Thieme

Standards in der Anästhesie

Praktische Handlungsempfehlungen für die Klinik

Herausgegeben von
Michael Winterhalter, Timur Puschmann

Mit Beiträgen von
Christian Alms, Robertas Celkis, Janica Cordes, Christian Delle, Maike Doden, Judith Gal, Jürgen Gatzka, Michael Germeshausen, Andreas Haeckel, Katja Hahn, Patrick Haltermann, Maike-Kristina Hassenpflug, Alexander Hein, Hanns-York Helmold, Patrick Herz, Paul Ihle, Moritz Jaeger, Sönke Janzen, Philipp Kral, Michael Kuhlmann, Daniel Lohr, Christian Lux, Manfred Meyer, Katharina Maria Puschmann, Timur Puschmann, Sabrina Regelin, Ann-Kathrin Riegel, Martin Rothe, Andreas Schilling, Marie-Jeannette Stahnke, Astrid Stegemann, Marion Steverding, Silke Sündermann, Hauke Supthut, Domenic Trieschmann, Ralf Trimmel, Michael Winterhalter, Eike Wrieden, Marina Zdravkovic

264 Abbildungen

Georg Thieme Verlag
Stuttgart • New York

Impressum

Bibliografische Information der Deutschen Nationalbibliothek
Die Deutsche Nationalbibliothek verzeichnet diese Publikation in der Deutschen Nationalbibliografie; detaillierte bibliografische Daten sind im Internet über http://dnb.d-nb.de abrufbar.

Ihre Meinung ist uns wichtig! Bitte schreiben Sie uns unter:
www.thieme.de/service/feedback.html

Wichtiger Hinweis: Wie jede Wissenschaft ist die Medizin ständigen Entwicklungen unterworfen. Forschung und klinische Erfahrung erweitern unsere Erkenntnisse, insbesondere was Behandlung und medikamentöse Therapie anbelangt. Soweit in diesem Werk eine Dosierung oder eine Applikation erwähnt wird, darf der Leser zwar darauf vertrauen, dass Autoren, Herausgeber und Verlag große Sorgfalt darauf verwandt haben, dass diese Angabe **dem Wissensstand bei Fertigstellung des Werkes** entspricht.
Für Angaben über Dosierungsanweisungen und Applikationsformen kann vom Verlag jedoch keine Gewähr übernommen werden. **Jeder Benutzer ist angehalten**, durch sorgfältige Prüfung der Beipackzettel der verwendeten Präparate und gegebenenfalls nach Konsultation eines Spezialisten festzustellen, ob die dort gegebene Empfehlung für Dosierungen oder die Beachtung von Kontraindikationen gegenüber der Angabe in diesem Buch abweicht. Eine solche Prüfung ist besonders wichtig bei selten verwendeten Präparaten oder solchen, die neu auf den Markt gebracht worden sind. **Jede Dosierung oder Applikation erfolgt auf eigene Gefahr des Benutzers.** Autoren und Verlag appellieren an jeden Benutzer, ihm etwa auffallende Ungenauigkeiten dem Verlag mitzuteilen.

Georg Thieme Verlag KG
Rüdigerstraße 14, 70469 Stuttgart, Germany
www.thieme.de

Printed in Germany

Satz: L42 AG, Berlin; gesetzt aus: PTC APP
Druck: Aprinta Druck GmbH, Wemding
Grafiken: Christiane und Dr. Michael von Solodkoff, Neckargemünd.
Covergestaltung: © Thieme
Bildnachweis Cover: © Thieme
Coverbilder: Hauptmotiv: © Dr. Christian Delle Klinikum Bremen Mitte gGmbH.
Bild rechts oben: © Prof. Michael Winterhalter Klinikum Bremen Mitte gGmbH.
Bild rechts mitte: © Striebel, Die Anästhesie 4. Auflage, Thieme, Stuttgart.
Bild rechts unten: © Delle, Puschmann, Schilling; Kapitel Spinalanästhesie in der Urologie, Unfallchirurgie und Orthopädie.
Redaktion: Lars Wilker, BioSzi Redaktionsbüro, Wittmoldt

DOI 10.1055/b000000060

ISBN 978-3-13-243108-9 1 2 3 4 5 6

Auch erhältlich als E-Book:
eISBN (PDF) 978-3-13-243109-6
eISBN (epub) 978-3-13-243110-2

Wo datenschutzrechtlich erforderlich, wurden die Namen und weitere Daten von Personen redaktionell verändert (Tarnnamen). Dies ist grundsätzlich der Fall bei Patienten, ihren Angehörigen und Freunden, z. T. auch bei weiteren Personen, die z. B. in die Behandlung von Patienten eingebunden sind.

Vorwort

Entscheidungen und Therapiepfade in der Medizin unterliegen einem ständigen Erneuerungs- und „Update"- Prozess.

In der klinischen Praxis orientieren wir uns als Ärzte an den gültigen Leitlinien der Fachgesellschaften und der aktuellsten wissenschaftlichen Literatur. Das Ziel ist es unsere Patienten mit der sichersten, bestverträglichsten und effizientesten Medizin auf höchstem Niveau zu versorgen.

Aufgrund der hohen Arbeitsteilung und vielfältigen interdisziplinären Zusammenarbeit im operativen Bereich und den zunehmenden ökonomischen Anforderungen ist es entscheidend, die täglichen Routineprozesse, im Sinne einer gleichbleibenden Versorgungssicherheit und Reproduzierbarkeit zu standardisieren und dennoch so flexibel zu sein, dass man auf akute Veränderungen sofort reagieren kann.

Vor diesen aktuellen Hintergründen haben wir ein SOP-Handbuch (= Standard Operating Procedures) mit den aus unserer Sicht wichtigsten Standards in der Anästhesiologie zusammengestellt, sowie sie derzeit in unseren eigenen Kliniken in Bremen und Berlin in der täglichen Routine zur Anwendung kommen. Darüber hinaus haben wir als Ausblick aber auch sehr spezielle Themen wie dem anästhesiologischen Vorgehen der Implantation eines Linksventrikulären Herzunterstützungssystem oder thorakalen Operationen mit dem DA Vinci Roboter dargestellt.

Das Format der SOPs bietet uns dabei zum einen die nötige Verbindlichkeit im klinischen Alltag und zum anderen aber auch die nötige Flexibilität sich an akute Neuerungen anpassen zu können.

Dabei war unser primärer Fokus praktische aktuelle „Hands-on"-Empfehlungen zu erstellen, die auf die höchstmögliche Sicherheit unserer Patienten abzielen und gleichzeitug die aktuellen Themen der meisten operativen Bereichen abbilden. Natürlich sollen SOPs nicht die Lektüre eines Lehrbuchs ersetzen. Dies war und ist in keiner Hinsicht unser Anspruch.

Ein besonderer Schwerpunkt dieses Buches liegt im Bereich der ultraschallassistierten und ultraschallgeführten Punktionen, Interventionen und Regionalanästhesien. Zu jedem dieser Themen haben wir eine aktuelle Handlungs- und eine Medikamentendosierungsempfehlung gegeben. Des Weiteren haben wir aktuelle Bilder zum klinischen Vorgehen mit den wichtigsten „Pitfalls" in jedem Kapitel aufgeführt. Natürlich spiegeln „praktische Empfehlungen" zum Vorgehen bei bestimmten Operationen sowie Einsatz und Dosierung bestimmter Medikamente auch immer die sehr persönlichen Meinungen und Erfahrungen der Herausgeber und Autoren wieder. Daher sind vor Übertragung der hier vorgestellten SOPs in die eigene Klinik und Anwendung am Patienten diese selbstverständlich kritisch zu hinterfragen und sehr sorgfältig zu prüfen.

Wir wünschen, dass unser Buch dem Berufsanfänger/in, durch viele anatomische und physiologische Hintergründe, und klare Handlungsempfehlungen einen sicheren Start in das Berufsleben ermöglicht, aber auch dem erfahrenen Facharzt/in als Nachschlagewerk dient. Kolleg/innen in leitender Position hoffen wir mit unseren SOPs ein umfangreiches Glossar für die klinikeigenen Prozesse basierend auf den aktuellsten Leitlinien und Empfehlungen geben zu können.

Michael Winterhalter
Timur Puschmann

Inhaltsverzeichnis

Perioperative Notfälle

Prämedikation und präoperative Evaluierung

Gefäßzugänge

Transfusionen

Schwieriger Atemweg

Perioperatives Management

Hygiene

Aufwachraum und postoperative Phase

Postoperatie Schmerztherapie

Regionalanästhesie

Allgemeinchirurgie

Dermatologie

Gefäßchirurgie

Gynäkologie

Geburtshilfe

Hals-Nasen-Ohren-Heilkunde

Kardiologie

Kinderchirurgie

Mund-Kiefer-Gesichts-Chirurgie

Neurochirurgie

Unfallchirurgie

Urologie

Anschriften

Herausgeber

Prof. Dr. med. Michael **Winterhalter**
Klinikum Bremen-Mitte
Klinik für Anästhesiologie und Schmerztherapie
St.-Jürgen-Str. 1
28205 Bremen

Dr. med. Timur **Puschmann D.E.S.A.**
Vivantes Klinikum Am Urban
Klinik für Anästhesie, operative Intensivmedizin und Schmerztherapie
Dieffenbachstr. 1
10967 Berlin

Mitarbeiter

Christian **Alms**
Klinikum Bremen-Mitte
Klinik für Anästhesiologie und Schmerztherapie
St.-Jürgen-Str. 1
28205 Bremen

Robertas **Celkis**
Klinikum Bremen-Mitte
Klinik für Anästhesiologie und Schmerztherapie
St.-Jürgen-Str. 1
28205 Bremen

Janica **Cordes**
Klinikum Bremen-Mitte
Klinik für Anästhesiologie und Schmerztherapie
St.-Jürgen-Str. 1
28205 Bremen

Dr. med. Christian **Delle**
Klinikum Bremen-Mitte
Klinik für Anästhesiologie und Schmerztherapie
St.-Jürgen-Str. 1
28205 Bremen

Maike **Doden**
Klinikum Bremen-Mitte
Klinik für Anästhesiologie und Schmerztherapie
St.-Jürgen-Str. 1
28205 Bremen

Dr. med. Judith **Gal**
Klinikum Bremen-Mitte
Zentrale Notaufnahme
St.-Jürgen-Str. 1
28205 Bremen

Jürgen **Gatzka**
Klinikum Bremen-Mitte
Klinik für Anästhesiologie und Schmerztherapie
St.-Jürgen-Str. 1
28205 Bremen

Dr. Michael **Germeshausen**
Klinikum Bremen-Mitte
Klinik für Anästhesiologie und Schmerztherapie
St.-Jürgen-Str. 1
28205 Bremen

Dr. med. Andreas **Haeckel**
Klinikum Bremen-Mitte
Klinik für Anästhesiologie und Schmerztherapie
St.-Jürgen-Str. 1
28205 Bremen

Katja **Hahn**
Klinikum Bremen-Mitte
Klinik für Anästhesiologie und Schmerztherapie
St.-Jürgen-Str. 1
28205 Bremen

Patrick **Haltermann**
Klinikum Bremen-Mitte
Klinik für Anästhesiologie und Schmerztherapie
St.-Jürgen-Str. 1
28205 Bremen

Maike-Kristina **Hassenpflug**
Klinikum Bremen-Mitte
Klinik für Anästhesiologie und Schmerztherapie
St.-Jürgen-Str. 1
28205 Bremen

Alexander **Hein**
Klinikum Bremen-Mitte
Klinik für Anästhesiologie und Schmerztherapie
St.-Jürgen-Str. 1
28205 Bremen

Dr. med. Hanns-York **Helmold**
Klinikum Bremen-Mitte
Klinik für Anästhesiologie und Schmerztherapie
St.-Jürgen-Str. 1
28205 Bremen

Dr. med. Patrick **Herz**
Klinikum Bremen-Mitte
Klinik für Anästhesiologie und Schmerztherapie
St.-Jürgen-Str. 1
28205 Bremen

Paul **Ihle**
Klinikum Bremen-Mitte
Klinik für Anästhesiologie und Schmerztherapie
St.-Jürgen-Str. 1
28205 Bremen

Dr. med. Moritz **Jaeger**
Klinikum Bremen-Mitte
Klinik für Anästhesiologie und Schmerztherapie
St.-Jürgen-Str. 1
28205 Bremen

Sönke **Janzen**
Klinikum Bremen Mitte
Klinik für Intensiv- und Notfallmedizin
St.-Jürgen-Str. 1
28205 Bremen

Philipp **Kral**
Klinikum Bremen-Mitte
Klinik für Anästhesiologie und Schmerztherapie
St.-Jürgen-Str. 1
28205 Bremen

Michael **Kuhlmann**
Klinikum Bremen-Mitte
Klinik für Anästhesiologie und Schmerztherapie
St.-Jürgen-Str. 1
28205 Bremen

Dr. med. Daniel **Lohr**
Vivantes Klinikum Am Urban
Klinik für Anästhesie, operative Intensivmedizin und Schmerztherapie
Dieffenbachstr. 1
10967 Berlin

Dr. med. Christian **Lux**
Vivantes Klinikum Am Urban
Klinik für Anästhesie, operative Intensivmedizin und Schmerztherapie
Dieffenbachstr. 1
10967 Berlin

Manfred **Meyer**
Klinikum Bremen-Mitte
Klinik Anästhesiologie und Schmerztherapie
St.-Jürgen-Str-1
28205 Bremen

Dr. med. Katharina Maria **Puschmann D.E.S.A.**
Klinikum Bremen-Mitte
Klinik Anästhesiologie und Schmerztherapie
St.-Jürgen-Str-1
28205 Bremen

Sabrina **Regelin**
Klinikum Bremen-Mitte
Klinik Anästhesiologie und Schmerztherapie
St.-Jürgen-Str-1
28205 Bremen

Dr. med. Ann-Kathrin **Riegel**
Universitätsklinikum Hamburg-Eppendorf
Anästhesiologie und Intensivmedizin
Martinistr. 52
20246 Hamburg

Dr. Martin **Rothe**
Klinikum Bremen-Mitte
Klinik für Anästhesiologie und Schmerztherapie
St.-Jürgen-Str. 1
28205 Bremen

Dr. med. Andreas **Schilling**
Klinikum Bremen-Mitte
Klinik für Anästhesiologie und Schmerztherapie
St.-Jürgen-Str. 1
28205 Bremen

Dr. med. Marie-Jeannette **Stahnke**
Klinikum Bremen-Mitte
Klinik für Anästhesiologie und Schmerztherapie
St.-Jürgen-Str. 1
28205 Bremen

Astrid **Stegemann**
Klinikum Bremen-Mitte
Klinik für Anästhesiologie und Schmerztherapie
St.-Jürgen-Str. 1
28205 Bremen

Marion **Steverding**
Klinikum Bremen-Mitte
Klinik für Anästhesiologie und Schmerztherapie
St.-Jürgen-Str. 1
28205 Bremen

Silke **Sündermann**
Klinikum Bremen-Mitte
Klinik für Anästhesiologie und Schmerztherapie
St.-Jürgen-Str. 1
28205 Bremen

Dr. med. Hauke **Supthut**
Klinikum Bremen-Mitte
Klinik für Anästhesiologie und Schmerztherapie
St.-Jürgen-Str. 1
28205 Bremen

Domenic **Trieschmann**
Klinikum Bremen-Mitte
Klinik für Anästhesiologie und Schmerztherapie
St.-Jürgen-Str. 1
28205 Bremen

Dr. med. Ralf **Trimmel**
Klinikum Bremen-Mitte
Klinik für Anästhesiologie und Schmerztherapie
St.-Jürgen-Str. 1
28205 Bremen

Eike **Wrieden**
Klinikum Bremen-Mitte
Lehrer im Bereich Ausbildung ATA und OTA
St.-Jürgen-Str. 1
28205 Bremen

Marina **Zdravkovic**
Klinikum Bremen-Mitte
Klinik für Anästhesiologie und Schmerztherapie
St.-Jürgen-Str. 1
28205 Bremen

Teil I

Perioperative Notfälle

I

1 Akutes Koronarsyndrom

Timur Puschmann

Besonderheiten

Basisinfos

- Kardiologie/ICU (Intensive Care Unit)
- ggf. NIV (nicht invasiven Beatmung)

Material

- PVK (periphere Venenverweilkanüle) 2-mal 16 G
- 12-Kanal-EKG
- ggf. TTE (transthorakale Echokardiografie)/TEE (transösophageale Echokardiografie)
- ggf. arterielle Kanüle
- ggf. ZVK (zentraler Venenkatheter) dreilumig

Medikamente

- Sauerstoff
- balancierte Vollelektrolytlösung, z. B. Jonosteril 500 ml

1.1 Material und Medikamente

Material

- PVK 2-mal: 1,8 mm (16 G) (beidseitig)
- 12-Kanal-EKG
- ggf. arterielle Kanüle in Lokalanästhesie (20 G, A. radialis links)
- Defibrillator in Bereitschaft
- ggf. ZVK dreilumig V. jugularis interna rechts
- ggf. Druckmessung arteriell
- ggf. TTE und TEE
- ggf. NIV

Medikamente

- balancierte Vollelektrolytlösung, z. B. Jonosteril 500 ml
- ggf. Sauerstoff
  Sauerstoff
- ASS (Acetylsalicylsäure) 75–250 mg i. v.
- Heparin 5000 I.E.
- Morphin 10 mg
- Nitroglycerin, 1 Kaps. (0,8 mg) oder 2 Hübe (0,8 mg) sublingual, Perfusor 1–5 mg/h i. v.
- ggf. Metoprolol (5 mg/5 ml)
- ggf. Ticagrelor/Prasugrel/Clopidogrel nach Rücksprache Kardiologie
- ggf. Atropin 0,5 mg
- Noradrenalin 10 ml (4 µg/ml)
- Noradrenalin-Perfusor mit 0,2 mg/50 ml (0,004 mg/ml)

1.2 Definition und Pathogenese

- Das akute Koronarsyndrom (ACS) umfasst verschiedene klinische Syndrome, die Teil des gleichen Krankheitsprozesses sind. Auslöser ist die Ruptur eines atheromatösen Plaques in einer der Koronararterien. Es kommt zu Einblutung, Kontraktion der glatten Gefäßmuskulatur und Thrombusbildung an der Plaqueoberfläche.
- All diese Prozesse führen zu einem teilweisen oder vollständigen Verschluss des Lumens. Das Ausmaß der folgenden Minderperfusion bestimmt die klinische Präsentation des daraus resultierenden ACS.
- Das ACS umfasst die instabile Angina pectoris (IAP), den Nicht-ST-Hebungsinfarkt (NSTEMI) und den ST-Hebungsinfarkt (STEMI):
  - IAP: belastungsunabhängige pektanginöse Beschwerden oder Belastungsangina, die über mehrere Tage mit steigender Häufigkeit und/oder zunehmend nach geringer Belastung verspürt wird (Crescendo-Angina), manchmal EKG-Veränderungen, i. d. R. Herzenzyme normal
  - NSTEMI: instabile Angina pectoris, unspezifische EKG-Veränderungen (ST-Streckensenkung, T-Negativierung, aber auch normales EKG möglich), Anstieg der Herzenzyme (Ausmaß der Freisetzung von Herzmuskelenzymen spiegelt Ausmaß der Herzmuskelschädigung wieder)
  - STEMI: akut auftretende pektanginöse Beschwerden, EKG: ST-Hebungen oder neu auftretender Linksschenkelblock (LSB), Anstieg der Herzenzyme als Ausdruck eines akuten transmuralen Herzinfarkts

1.3 Diagnostik

1.3.1 Allgemeine Diagnostik (prä- und innerklinisch)

- Anamnese:
  - Alter
  - Begleiterkrankungen
  - kardiale Risikofaktoren
  - Angina pectoris: Vorwiegend retrosternal lokalisierte Schmerzen mit möglicher Ausstrahlung in den Hals, den Unterkiefer, die Schulterregion und den Arm links (**Cave:** ältere Personen, Diabetiker, Frauen oder perioperative Patienten zeigen oft nur geringe pektanginöse Beschwerden)

  - Schwächegefühl
  - Angst
  - vegetative Begleitsymptomatik
  - Symptome einer Linksherzinsuffizienz
- Klinische Untersuchung (Differenzialdiagnose Aortendissektion):
  - TTE mit suprasternal langer Achse des Aortenbogens
  - Auskultation Lunge und Herz
  - Blutdruckmessung an beiden Armen
- 12-Kanal-EKG:
  - Grundlage für Einschätzung des Risikos, der Lokalisation und des Ausmaßes der Myokardschädigung, des Alters des Infarkts und der Planung der Behandlung
  - STEMI, Stadium 1: frischer Infarkt (akutes Stadium)
    - typische ST-Streckenhebung (ST-Strecke geht unmittelbar vom absteigenden R ab und verschmilzt mit T-Zacke zu einer Plateau-/Kuppelform)
    - V2 und V3 ≥ 0,35 mV bei Männern unter 40 Jahren
    - V2 und V3 ≥ 0,2 mV bei Männern über 40 Jahren
    - V2 und V3 ≥ 0,15 mV bei Frauen
    - übrige Ableitungen ≥ 0,1 mV
    - jeweils in 2 zusammenhängenden Ableitungen
    - atypische Veränderungen bei neu aufgetretenem Linksschenkelblock
  - STEMI, Stadium 2: Zwischenstadium
    - Abnahme der der ST-Hebung
    - R-Reduktion bzw. R-Verlust
    - Ausbildung eines QS-Komplexes oder einer breiten, tiefen Q-Zacke (pathologisches Q)
    - Ausbildung einer terminal negativen T-Zacke
  - STEMI, Stadium 3: alter Infarkt (chronisches Stadium)
    - fortbestehendes terminales T
    - tiefes Q bleibt meist bestehen
- transthorakale Echokardiografie zum Ausschluss von regionalen Wandbewegungsstörungen

Vorsicht

Ein neu auftretender Linksschenkelblock mit kardialer Symptomatik gilt bis zum Beweis des Gegenteils als STEMI und gehört unverzüglich in kardiologische Behandlung.

- NSTEMI:
  - persistierende oder dynamische ST-Streckensenkungen
  - T-Wellen-Abnormalitäten
  - auch unauffällige bzw. unspezifische EKG-Befunde
- IAP: keine der o. g. Zeichen

1.3.2 Weiterführende innerklinische Diagnostik

- Laboruntersuchungen:
  - Troponin T und I:
    - herzmuskelspezifisch als Teil des kontraktilen Apparates
    - ab 4 h nach Infarkt messbar
    - Sensitivität 100 %, Spezifität 60–70 %, daher Diagnosestellung Myokardinfarkt nur gemeinsam mit typischer klinischer Präsentation
    - zur Risikobeurteilung (positiv linearer Zusammenhang)
  - Kreatinkinase (CK):
    - Freisetzung bei Skelett-/Herzmuskelschädigung
    - zur Differenzialdiagnose CK-MB: spezifisches Herzenzym, ab 6 h nach Myokardinfarkt messbar, CK-MB-Anteile zwischen 6 und 20 % der Gesamt CK sprechen für eine Enzymfreisetzung aus Herzmuskulatur
  - bei initial normwertigen Herzenzymen nochmalige Abnahme nach 3 h
- bildgebende Verfahren:
  - TTE und ggf. TEE: Erkennen lokaler Wandbewegungsstörungen, Diagnose einiger Infarktkomplikationen etc.
  - Linksherzkatheteruntersuchung in Kompetenzzentrum

1.4 Therapie

- Allgemeine Maßnahmen:
  - Beruhigen des Patienten
  - Lagerung: Oberkörper hoch bei Atemnot und akuter Herzinsuffizienz
  - Sauerstoffgabe wenn SpO_2 (pulsoxymetrische Sauerstoffsättigung) < 94 %, Ziel: SpO_2 94–98 % (Abweichung bei bekannter chronisch-obstruktiver Lungenerkrankung (COPD), Ziel: SpO_2 88–92 %)
  - ggf. NIV-Therapie (PEEP [„positive end-expiratory pressure"]) zur Senkung der kardialen Nachlast bei kardialem Lungenödem
  - Monitoring (12-Kanal-EKG, Blutdruck, Herzfrequenz, SpO_2)
  - 2 i. v. Zugänge
  - Defibrillationsbereitschaft
- Sofortmaßnahmen:
  - ASS 75–250 mg i. v. als Bolus; Erhaltungsdosis 75–100 mg/Tag
  - UFH = Heparin 60 I.E./kg i. v. als Bolus, maximal 4000 I.E. + Heparin als Perfusor i. v. – Ziel-PTT 50–70 %, alternativ Enoxaparin
    - < 75 Jahre 30 mg/i. v. Bolus + 1 mg/kg s. c. alle 12 h
    - > 75 Jahre kein i. v. Bolus, 0,75 mg/kg s. c. alle 12 h, bei NI GFR < 30 ml/min/1,73m² alle 24 h

  - Analgesie: Morphin fraktioniert (2–5 mg Boli i. v.)
  - Nitroglycerin 0,8 mg sublingual oder 1–5 mg/h i. v. (**Cave:** Blutdruckabfall, Kontraindikation bei Infarkt des rechten Ventrikels)
  - Antiemetika nach Bedarf
  - ggf. Betablocker (Metoprolol) bei Tachykardie und fehlenden Zeichen der Linksherzinsuffizienz fraktioniert i. v.
  - bei vagaler Reaktion Atropin 0,5 mg i. v.
- Spezifische Therapie bei STEMI in enger Absprache mit den Kardiologen:
  - Bestehen der Symptomatik < 12 h und Zeit seit qualifizierten Arztkontakt < 90 min: primäre perkutane koronare Intervention (PCI)
  - Gabe eines ADP-Rezeptorantagonisten (Ticagrelor/Prasuquel/Clopidogrel) nur in Rücksprache mit Kardiologen des Katheterlabors
  - wenn Einhalten der o. g. Zeiten nicht möglich: in Rücksprache mit Experten aus Katheterlabor prä- oder innerklinische Thrombolyse (Abwägung von Nutzen-Risiko-Verhältnis durch erhöhtes Blutungsrisiko), bei Lyseversagen (20–30 %): Rescue-PCI.
- spezifische Therapie IAP und NSTEMI:
  - Verhinderung neuer Thromben:
    - UFH = Heparin 60 I.E./kg i. v. als Bolus, maximal 4000 I.E. + Heparin als Perfusor i. v. – Ziel-PTT 50–70 %, alternativ Enoxaparin: Patienten < 75 Jahre 30 mg/i. v. Bolus + 1 mg/kg s. c. alle 12 h und bei Patienten > 75 Jahre kein i. v. Bolus, 0,75 mg/kg s. c. alle 12 h, bei NI GFR < 30 ml/min/1,73m^2 alle 24 h
    - ASS 75–250 mg i. v. als Bolus; Erhaltungsdosis 75–100 mg/Tag
    - ADP-Rezeptorantagonist Ticagrelor/Prasugrel/Clopidogrel nach Rücksprache mit der Kardiologie
    - im Verlauf Beginn einer Statintherapie
  - Reduktion des Sauerstoffbedarfs:
    - Beginn einer Betablockertherapie bei Tachykardie und fehlenden Zeichen der Linksherzinsuffizienz
    - ACE-Hemmer (ACE: Angiotensin-converting Enzym)
    - Behandlung von Komplikationen wie Herzinsuffizienz oder Tachyarrhythmien

2 Anaphylaxie

Janica Cordes

Übersicht

- Allergenexpostion sofort unterbrechen
- Sauerstoffgabe
- medikamentöse Therapie je nach Stadium

2.1 Material und Medikamente

Material

- peripherer Venenkatheter (möglichst großlumig, möglichst mehr als einer)
- ggf. arterielle Kanüle
- ggf. ZVK
- Temperatursonde
- Alpha-Card, falls ZVK-Anlage erfolgt
- ggf. Dauerkatheter
- ggf. Magensonde
- Relaxometrie, falls Intubation erfolgt
- ggf. Tubus

Medikamente

kausal:

- Allergenexposition unverzüglich stoppen!
- Adrenalin 0,3–0,5 mg i. m. ab 30 kgKG bzw. 0,01 ml/kgKG i. m. bei 1 mg/ml, 50–100 µg i. v., bis zu 1000 µg, Kinder 1 µg/kgKG
- Prednisolon 250 mg, 500 mg bis zu 1000 mg i. v., Kinder 5–10 mg/kgKG
- Ranitidin (H2-Blocker; 10 mg/ml) 50 mg (1 Amp.) i. v., Kinder 1 mg/kgKG
- Dimetindenmaleat (H1-Blocker; 1 mg/ml) 4 mg (1 Amp.) i. v., 0,1 mg/kgKG, Kinder 0,03 mg/kgKG

symptomatisch:

- balancierte Vollelektrolytlösung, z. B. Jonosteril 500–1000 ml, Kinder 20 ml/kgKG
- Salbutamol vernebeln oder Reproterol i. v. 1 µg/kgKG
- ggf. Intubation und Atemwegssicherung, dann Thiopental (500 mg/20 ml) 3–7 mg/kgKG i. v., dann Isofluran 0,7 MAC (minimale alveoläre Konzentration), Sufentanil (50 µg/10 ml) 0,3–0,5 µg/kgKG zur Einleitung, Rocuronium (50 mg/5 ml) 0,6 mg/kgKG i. v.
- Ultima Ratio bei Status asthmaticus: Esketamin i. v. 1–2 mg/kgKG

2.2 Eingangsbemerkung

- Anaphylaxie ist eine meist immunologische Reaktion – am häufigsten eine Typ-1-IgE-vermittelte allergische Reaktion vom Soforttyp – auf ein Antigen, das über die Aktivierung von Mastzellen und Basophilen eine Mediatorfreisetzung bewirkt (Histamin, Prostaglandine, Leukotriene u. a.), die sich äußern kann in
  - Hauterscheinungen
  - Atembeschwerden
  - Kreislaufbeschwerden
  - zerebralen Störungen
  - gastrointestinalen Störungen
- Allgemeine Auslöser können eine Vielzahl von Stoffen sein, z. B. Pollen, Insekten- und Schlangengifte, Medikamente und Nahrungsmittel.
- Die häufigsten anästhesiespezifischen Auslöser sind:
  - Antibiotika
  - Muskelrelaxanzien
  - Latex
  - Kontrastmittel
  - Analgetika
- In ca. 25 % der Erkrankung ist kein Trigger zu finden.
- Die perioperative Häufigkeit der Anaphylaxie liegt bei 1:3500 bis 1:20 000, die Letalität wird mit 1:100 000 bis 1:250 000 Narkosen beziffert.
- Das Vorgehen bei Verdacht auf eine anaphylaktische Reaktion ist in ▸ Abb. 2.1 dargestellt.

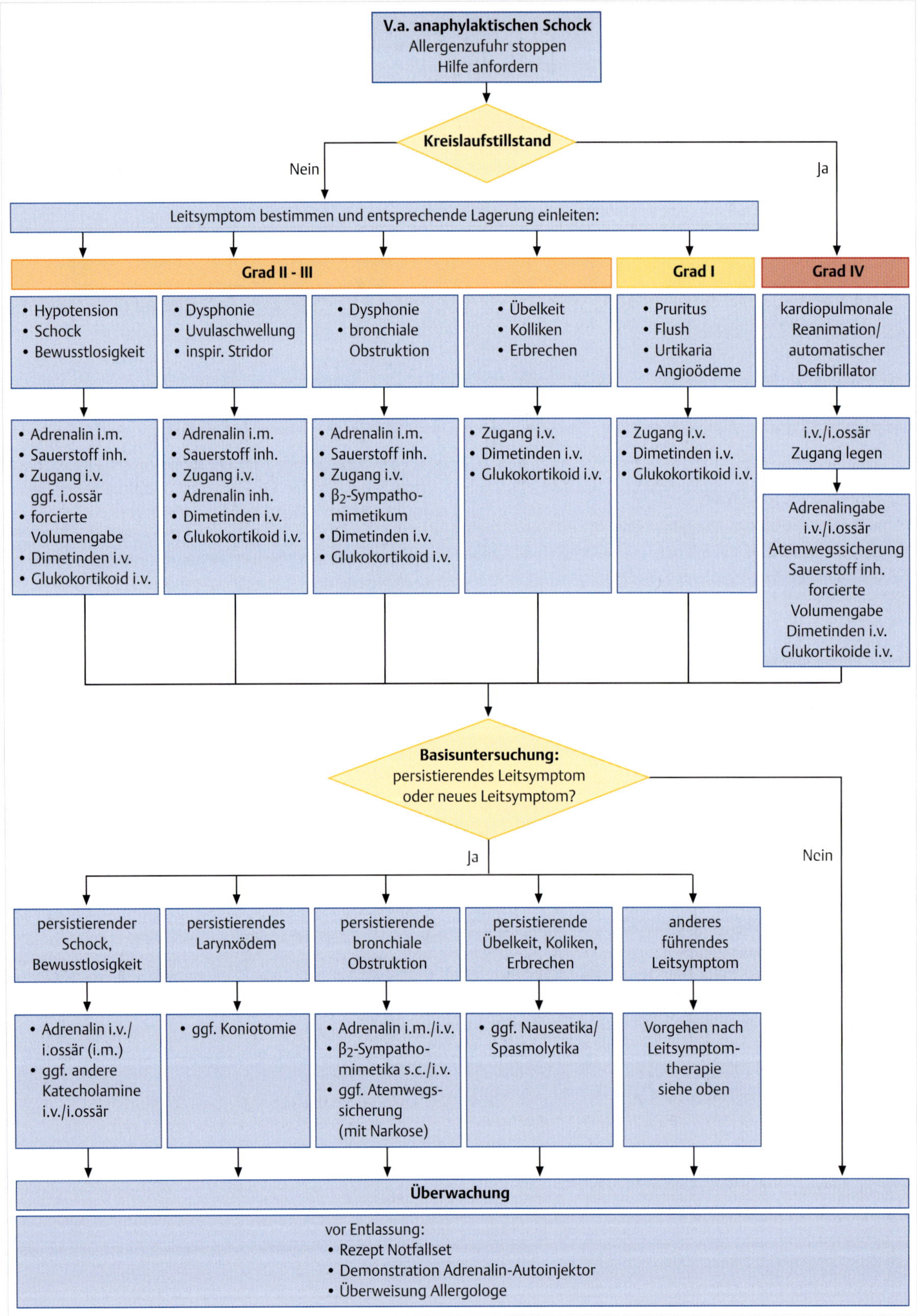

Abb. 2.1 Vorgehen bei Verdacht auf eine anaphylaktische Reaktion. (Quelle: nach Bohn A. Anaphylaxie. In: Gräsner J, Wnent J, Löcker J, Hrsg. Notfallsanitäter werden! 1. Auflage. Stuttgart: Thieme; 2016. doi:10.1055/b-004-129717)

2.3 Symptome

- Hauterscheinungen (ca. 90 %):
  - Pruritus
  - Flush
  - Erythem
  - Urtikaria
  - Angioödem (auch an Arealen, die keinen direkten Antigenkontakt hatten)
- Atemnot:
  - Globusgefühl durch Uvulaschwellung
  - kloßige Sprache
  - Kribbeln der Zunge
  - Speicheln
- gastrointestinale Symptome:
  - Koliken
  - Erbrechen
  - Diarrhö
- Hämodynamik:
  - Tachykardie
  - Hypotonie
  - periphere Vasodilatation
  - Schock
- zerebrale Symptome:
  - Angst
  - Kopfschmerzen
  - Schwindel
  - Verwirrtheit
  - Bewusstseinseinschränkung
  - Synkopen
  - Krampfanfälle
  - bei jungen Kindern Unruhe und Rückzugsverhalten

2.4 Therapie

- allgemeine Maßnahmen:
  - Auslöser suchen
  - Kontakt zur auslösenden Noxe unterbrechen (z. B. Latex entfernen)
  - Lagerung nach Zustand: z. B. Oberkörperhochlagerung bei Atemnot, Schocklagerung
  - Sauerstoffgabe und Sicherung der Atemwege
  - möglichst großlumige Zugänge mit kolloidalen/kristalloiden Infusionen
  - Monitoring: Blutdruck, Pulsoxymetrie, EKG
  - Überwachung: möglichst 12-stündige Monitorüberwachung, auch bei Therapieerfolg
- spezifische Maßnahmen in Abhängigkeit vom Stadium und den Symptomen:
  - Stadium 0:
    - lokale Hautreaktion
    - keine Therapie notwendig
  - Stadium 1:
    - ausgeprägte Hautreaktionen
    - Schleimhautreaktion (Nase, Augen)
    - Allgemeinreaktion (z. B. Unruhe)
    - H1- und H2-Antagonisten (Dimetindenmaleat/Ranitidin) i. v., i. v. Zugang, Sauerstoff, 50–250 mg Prednisolon i. v.
  - Stadium 2:
    - Kreislaufdysregulation
    - Luftnot/leichte Dyspnoe
    - Stuhl-Harn-Drang
    - zusätzlich zur Therapie von Stadium 1: Beta-2-Mimetika, Adrenalin 0,3–0,5 mg i. m. Oberschenkel (ab 30–50 kg), Adrenalin-Inhalation (2 mg über Vernebler), forcierte Volumentherapie mit Kristalloiden und/oder Kolloiden, Betasympathomimetika inhalativ (z. B. Salbutamol) bei Bronchialobstruktion
  - Stadium 3:
    - Schock (▶ Abb. 2.2)
    - Dyspnoe/Bronchospasmus
    - Bewusstseinstrübung/-verlust
    - zusätzlich zu Therapie von Stadium 1 und 2: Adrenalin i. v. (1 mg verdünnt fraktioniert 0,3–0,5 mg alle 5–10 min), 1000 mg Prednisolon i. v., evtl. Theophyllin, Nordadrenalin, forcierte Volumentherapie mit Kristalloiden und/oder Kolloiden
  - Stadium 4:
    - Atem-/Kreislaufstillstand
    - Reanimation, forcierte Volumentherapie mit Kristalloiden und/oder Kolloiden
  - Adrenalin:
    - Aktivierung der Alpha- und Betarezeptoren, mastzellstabilisierende Wirkung
    - primär i. m. Gabe außer bei Reanimation, da weniger kardiale Nebenwirkungen zu erwarten sind, inhalative Gabe von Adrenalin ersetzt nicht die parenterale
    - Es gibt keine absolute Kontraindikation in einer lebensbedrohlichen Situation, jedoch ist Vorsicht geboten bei kardial vorerkrankten Patienten. Auch eine Schwangerschaft ist keine absolute Kontraindikation.
    - Eine Therapie mit Betablockern kann zu verminderter Wirkung vasoaktiver Medikamente führen. Dann kann Glukagon verabreicht werden.
  - Dopamin: bei ungenügendem Ansprechen auf Adrenalin 2–15 µg/kgKG/min
  - Noradrenalin:
    - bei ungenügendem Ansprechen auf Adrenalin und Volumengabe
    - Noradrenalin-Perfusor mit 0,2 mg/50 ml (0,004 mg/ml) oder Noradrenalin-Perfusor mit 5 mg/50 ml (0,1 mg/ml) über ZVK
  - Volumen:
    - kolloidale Infusionslösungen können erwogen werden bei fehlender Ansprache auf Gabe größerer Mengen kristalloider Lösungen, jedoch zurückhaltender Einsatz
    - **Cave:** Gelatine- und Dextranlösungen können selber Auslöser von Anaphylaxien sein

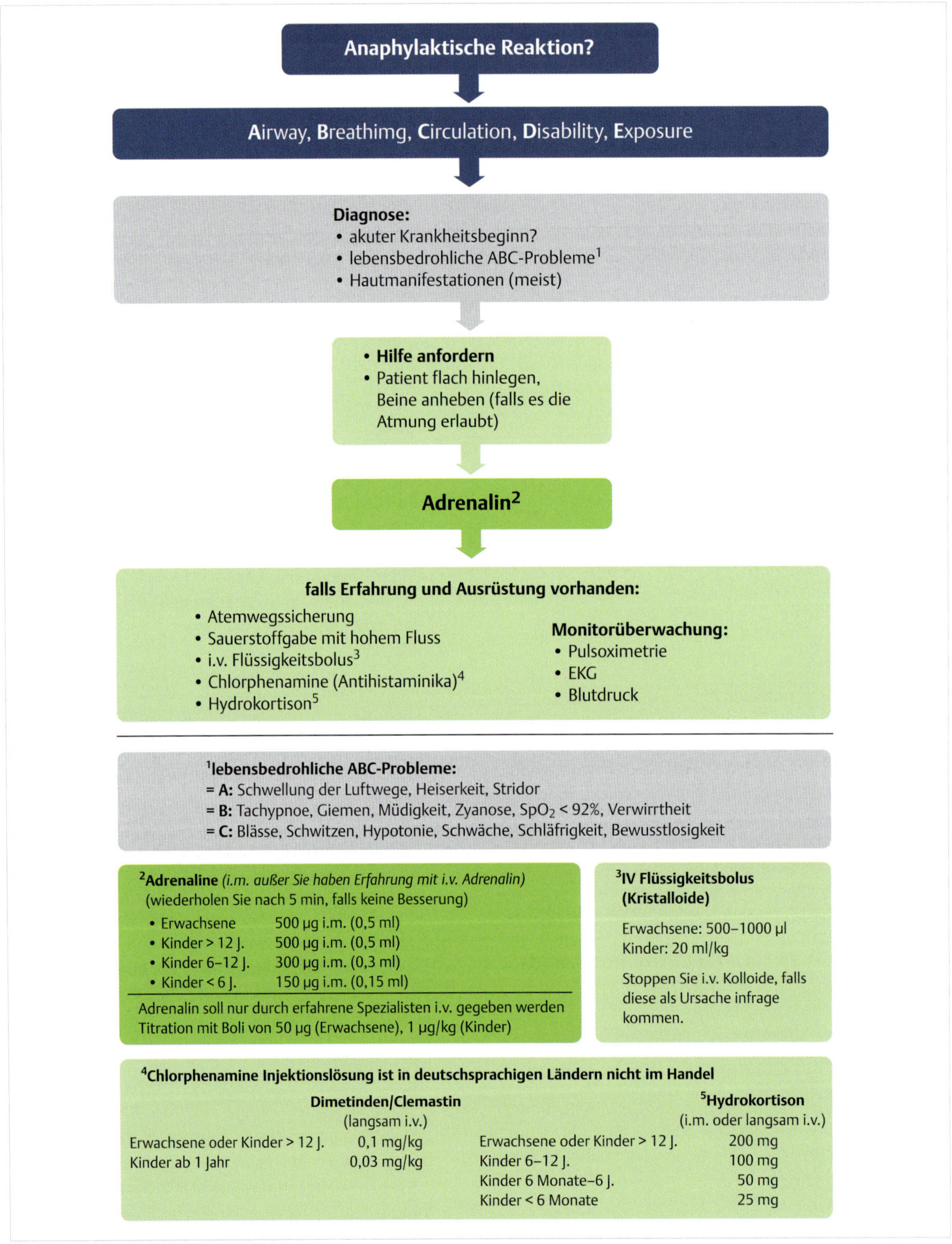

Abb. 2.2 Kardiopulmonale Reanimation bei anaphylaktischem Schock. (Quelle: © German Resuscitation Council (GRC) und Austrian Resuscitation Council (ARC) 2015. A. Truhlář, C.D. Deakin, J. Soar et al (2015) Kreislaufstillstand unter besonderen Umständen. Kapitel 4 der Leitlinien zur Reanimation 2015 des European Resuscitation Council. Notfall Rettungsmed, doi: 10.1007/s10049-015-0096-7)

2.5 Diagnostik und weiteres Prozedere

- Die anaphylaxiespezifische Mastzell-Tryptase kann in Blutproben nachgewiesen werden:
  - Die Tryptase wird von aktivierten Mastzellen ausgeschüttet und ist ein für aktivierte Mastzellen hochspezifischer Parameter.
  - Der Tryptase-Spiegel wird bestimmt
    - zur Diagnostik beim anaphylaktischen Schock
    - zur postmortalen Diagnose beim Asthmatod
    - zur Diagnostik der Mastozytose
    - bei der Provokationstestung auf eine allergische Rhinitis
  - Der Tryptase-Nachweis muss innerhalb von 2 h nach allergischer Reaktion stattfinden.
- Es können auch allergenspezifische IgE-Antikörper nachgewiesen werden:
  - Hierbei werden die IgE-Spiegel ermittelt, die sich konkret gegen eine Allergenquelle richten.
  - Heute üblich sind FEIA- (Fluoreszenz-Enzym-Immunoassay) und EIA-Bestimmungen (Enzym-Immunoassay).
- Sollte die anaphylaktische Reaktion perioperativ aufgetreten sein, sollte wie folgt vorgegangen werden:
  - Dem Patienten sollte bis zur endgültigen Klärung der Ursache der Anaphylaxie ein Anästhesieausweis mit den möglichen Ursachen der Reaktion ausgestellt werden.
  - Dem Patienten muss mitgeteilt werden, dass man erst 4 Wochen nach der Reaktion spezifische IgE-Antikörper nachweisen kann.
  - Der Patient muss nach dem Krankenhausaufenthalt zu seinem Allergologen/Dermatologen zur weiteren Allergietestung/Hauttest/Pricktest zur Ursachenabklärung überwiesen werden. Dort muss der Patient seinen Anästhesieausweis vorlegen, damit der Allergologe weiß, auf welche Substanzen er testen muss.
- Bei anaphylaktischem Schock oder schwerer Anaphylaxie Erstellung eines Ereignisberichtes.

2.6 Prämedikation bei Risikopatienten mit multiplen Allergien

- Die gezielte Anamnese umfasst neben früheren Narkosezwischenfällen auch ganz konkret die bekannten Allergene und das bisherige Therapiekonzept.
- Zudem sollten alle Hochrisikopatienten vor der Narkoseeinleitung Dimetindenmaleat und Ranitidin i. v. erhalten.
- Die vorherige Einnahme von Betablockern, ACE-Hemmern oder nicht steroidalen Antirheumatika kann die Symptome einer Anaphylaxie verstärken.

2.7 Anästhesieführung mit Risikopatienten mit multiplen Allergien

- Unabhängig von der Wahl des Narkoseverfahrens jeglichen Kontakt mit den auslösenden Allergenen vermeiden.
- Sollte ein Kontakt mit einem Allergen unvermeidlich sein, so sollte der Patient ca. 15–30 min vor dem Kontakt Dimetindenmaleat, Ranitidin und mindestens 250 mg Prednisolon i. v. zur Vorbereitung erhalten und es sollte eine Intubationsbereitschaft mit Adrenalin zur Verfügung stehen.
- Stressbedingte Einflüsse eliminieren, möglichst entspannte und ruhige Atmosphäre bei der Narkoseeinleitung schaffen.
- Die Indikation zur invasiven Blutdruckmessung und zur Anlage eines ZVK ist nach den gängigen Kriterien zu stellen.
- Zur Narkoseeinleitung und Aufrechterhaltung eignen sich alle i. v. verabreichten Anästhetika (Propofol, Benzodiazepine, Barbiturate und Etomidat). Als Analgetika stehen alle gängigen Opiate zur Verfügung. Eine Muskelrelaxierung ist mit allen nicht depolarisierenden Relaxanzien (Rocuronium, Cis-Atracurium) möglich, so keine Allergie gegen eines der genannten Medikamente besteht.

2.8 Postoperatives Vorgehen und Überwachung

- Bei unauffälligem Narkoseverlauf kann der Patient, nach seinem postoperativen Aufenthalt im Aufwachraum, auf die normale Station verlegt werden.
- Bei perioperativer Anaphylaxie muss der Patient in Abhängigkeit von seiner klinischen Verfassung mindestens 12 h an einem Monitor überwacht werden (Aufwachraum/IMC/ICU).

3 Aspiration

Robertas Celkis, Janica Cordes

Besonderheiten

Basisinfos
- IMC (Intermediate Care)/ICU (Intensive Care Unit)

Material
- ggf. arterielle Kanüle
- PVK (periphere Venenverweilkanüle)
- ggf. ZVK (zentraler Venenkatheter)
- ggf. Dauerkatheter
- Magensonde
- Temperatursonde

Medikamente
- balancierte Vollelektrolytlösung, z. B. Jonosteril

3.1 Material und Medikamente

Material

- PVK 2-mal
- Tubus
- ggf. arterielle Kanüle in Lokalanästhesie
- ggf. ZVK
- Bronchoskopie
- Temperatursonde
- Alpha-Card
- Dauerkatheter
- Magensonde
- Absaugung
- Relaxometrie

Medikamente

- balancierte Vollelektrolytlösung, z. B. Jonosteril 1000 ml
- Propofol-1-%-Perfusor (50 ml), zur Einleitung 1,5–2,5 mg/kgKG
- Sufentanil (50 µg/10 ml) 0,3–0,5 µg/kgKG zur Einleitung
- Remifentanil-Perfusor 40 µg/ml (2 mg/50 ml)
- Rocuronium (50 mg/5 ml) 0,6 mg/kgKG i. v.
- ggf. Piritramid (15 mg/10 ml) zur Ausleitung, 0,1 mg/kgKG
- Atropin (0,5 mg/ml)
- Noradrenalin (4 µg/ml) 10 ml
- Noradrenalin-Perfusor mit 0,2 mg/50 ml (0,004 mg/ml)

bei Bronchospasmus:
- 2 Hübe Salbutamol inhalativ bei Bedarf
- Reproterol 1 µg/kgKG i. v. bei Bedarf
- Prednisolon 250–1000 mg i. v. bei Bedarf
- Ranitidin 50 mg i. v. als Kurzinfusion bei Bedarf

3.2 Eingangsbemerkung

- Einatmen von flüssigem oder festem Material in die Atemwege Inzidenz: 1/6000 Narkosen, bei Schwangeren ab dem 2. Trimenon 1/1000 Narkosen.
- Letalität bei Erwachsenen 3–8 %
- Risikofaktoren:
  - nicht nüchterner Patient
  - Refluxkrankheit
  - Notfalleingriff
  - Adipositas
  - Ileus
  - Intoxikation
  - Hirndruck
  - Blutungen im Nasopharynxbereich
  - Schwangerschaft ab dem 2. Trimenon
  - eingeschränkte Vigilanz
  - schwieriger Atemweg
  - Übelkeit/Erbrechen präoperativ

Merke

Bei Risikopatienten „rapid sequence induction“ (RSI) durchführen.

3.3 Aspirationsprophylaxe bei Risikopatienten

- Rechtzeitige Verabreichung von Antazida, H2-Antagonisten und Protonenpumpenhemmern vor der Intubation senkt das Risiko der Aspiration und ihrer Auswirkungen, da insbesondere ein niedriger pH-Wert des Aspirats problematisch ist.
- Dosierung Ranitidin: 150 mg p. o. am Abend und Morgen präoperativ
- Dosierung Omeprazol: 40 mg p. o. am Abend und Morgen präoperativ

3.4 Management einer Aspiration

- keine weitere Maskenbeatmung
- Kopftieflagerung des Patienten
- Absaugen
- Intubation
- vor Beatmungsbeginn endotracheal absaugen
- kontrollierte Beatmung (FiO_2 1,0)
- ggf. pH-Bestimmung des Aspirats und Probe zur mikrobiologischen Diagnostik
- Bronchoskopie und Entfernung grober Partikel, dabei keine bronchoalveoläre Lavage – **Cave:** Verteilung in der gesamten Lunge
- symptomatische Therapie:
  - PEEP („positive end-expiratory pressure“) erhöhen
  - Expirationszeit verlängern
  - Bronchospasmolytika
  - Normotonie
  - Steroide nur bei Bronchospasmus
- ggf. Abbruch der Operation und Verlegung auf die Intensivstation in Abhängigkeit von der Dringlichkeit des Eingriffs und der Funktion der Lunge nach der Aspiration

Merke

Keine prophylaktische Gabe von Antibiotika zur „Pneumonieprophylaxe“ nach Aspiration von Mageninhalt.

3.5 Postoperative Maßnahmen

- Verlegung auf die Intensivstation, beatmet oder extubiert in Abhängigkeit von der Lungenfunktion. Extubation nur wach bei ausreichenden Schutzreflexen.
- Röntgen-Thorax-Kontrolle, ggf. CT-Thorax
- Bronchoskopiekontrolle, bei putridem Sekret mikrobiologische Untersuchung, bei Klinik und/oder Infektzeichen Antibiotikagabe nach Keimspektrum

4 Bronchospasmus

Marie-Jeannette Stahnke, Robertas Celkis

Übersicht

Definition

- Der Bronchospasmus ist eine potenziell lebensbedrohliche Konstriktion der glatten Bronchialmuskulatur.

Auftreten

- wichtigste Auslösefaktoren: Irritation der Atemwege bei der endotrachealen Intubation sowie zu niedrige Narkosetiefe
- während Narkoseeinleitungs- und Ausleitungsphase
- intraoperativ bei (chirurgischen) Manipulationen in zu flacher Narkose
- prädispositionierende Faktoren, z. B. obstruktive Ventilationsstörungen
- Kinder häufiger als Erwachsene betroffen

4.1 Material und Medikamente

Material

- peripherer Venenkatheter
- Verneblermaske
- Stethoskop
- Absaugung
- Relaxometrie
- Narkosebeatmungsgerät
- Endotrachealtubus
- ggf. Narkosetiefemessung
- ggf. arterielle Kanüle in LA
- ggf. Ultraschallvernebler mit Konnektoren
- ggf. NIV Maske (NIV = Nicht-Invasive Beatmung) inkl. Beatmungsgerät mit NIV-Funktion

Medikamente

Medikamente 1. Wahl:

- Sauerstoff in hoher Konzentration: FiO_2 1,0 bzw. hoher Frischgasfluss
- Propofol i. v. 2 mg/kgKG, ggf. Vertiefung
- Inhalationsanästhetikum, z. B. Sevofluran zur Narkoseaufrechterhaltung
- Reproterol (β_2-Sympathomimetikum, z. B. Bronchospasmin) i. v. (1 Amp. = 0,09 mg/ml): beim wachen oder intubierten Patienten 0,045–0,09 mg intravenös geben, bei Kindern 1 µg/kgKG, **Cave:** Tachykardien
- Salbutamol-Dosieraerosol (β_2-Sympathomimetikum) per inhalationem (0,025 ml = 0,12 mg pro Sprühstoß): beim wachen Patienten 2–4 Sprühstöße über Mundstück, beim intubierten Patienten mind. 2–4 Sprühstöße über Perfusorspritze in den Tubus, **Cave:** Anlagerung an der Tubusinnenwand
- Salbutamol-Lösung per inhalationem (1,25 mg/2,5 ml): 2,5–5 ml vernebeln
- Ipratropiumbromid (Anticholinergikum, z. B. Atrovent) per inhalationem (20 µg pro Sprühstoß): 2–4 Sprühstöße über Mundstück, beim intubierten Patienten 2–4 Sprühstöße über Perfusorspritze in den Tubus
- Ipratropiumbromid-Lösung (250 µg/ml) per inhalationem: 1–2 ml vernebeln
- Magnesium 2 g i. v., (z. B. 20 ml Magnesium 10 % Inresa): langsam intravenös, bei Kindern 0,5–1 ml/kgKG. **Cave:** bei wachen Patienten Übelkeit und Hitzewallungen möglich
- Epinephrin/Adrenalin 1 Amp. (1 mg/ml) plus 2–4 ml NaCl 0,9 % per inhalationem: beim wachen Patienten über Vernebler oder Verneblermaske, beim intubierten Patienten mittels Ultraschallvernebler und Konnektor
- Glucocorticoide i. v.: z. B. Prednisolon 125–250 mg
- ggf. Adrenalin-Boli à 50–100 µg i. v. repetitiv, bis zu 1000 µg, bei Kindern 1 µg/kgKG
- Ultima Ratio: Ketamin 1–2 mg/kgKG i. v.
- systemische Anaphylaxie (S. 29) zusätzlich:
  - Dimetindenmaleat oder Clemastin (H_1-Antihistaminikum, z. B. Fenistil): 1–2 Amp. (4 mg/4 ml) i. v., bei Kindern 0,03 mg/kgKG i. v.
  - Ranitidin (H_2-Antihistaminikum, z. B. Ranitic): 1 Amp. (50 mg/5 ml) i. v., bei Kindern 1 mg/kgKG i. v.
  - bei schwerer systemischer Anaphylaxie: Prednisolon bis zu 1000 µg i. v., bei Kindern 5–10 µg/kgKG i. v.

Medikamente 2. Wahl:

- Theophyllin 0,5 mg/kgKG (1 Amp: 200 mg/10 ml) langsam i. v. titrieren, **Cave:** enge therapeutische Breite, toxische Nebenwirkunge
- Lidocain (z. B. 20 mg/ml) 1–2 mg/kgKG i. v., topische Gabe irritiert die Atemwege

4.2 Ursachen und Differenzialdiagnose

- prädispositionierende Vorerkrankungen: COPD, Asthma bronchiale, akuter Infekt der Atemwege, allergische Rhinitis, multiple Allergien, bronchiale Hyperreagibilität, Nikotinabusus
- iatrogene Irritation der Atemwege (Laryngoskopie/endotracheale Intubation)
- (chirurgische) Manipulationen in unzureichender Narkosetiefe
- Aspiration
- schwere systemische Anaphylaxie (S. 29)
- Differenzialdiagnosen:
  - einseitige Intubation
  - Tubusdislokation/Abknicken des Tubus
  - Sekretverlegung
  - Linksherzdekompensation mit Lungenödem
  - Lungenarterienembolie
  - Pneumothorax/Spannungspneumothorax
  - bei wachen Patienten: Zurückfallen der Zunge oder Laryngospasmus ausschließen
  - anaphylaktoide/anaphylaktische Reaktion
- Intubationsprobleme sind beim Bronchospasmus im Gegensatz zum schweren Laryngospasmus prinzipiell nicht zu erwarten

4.3 Diagnostik

- klinische Symptome ähnlich der von akut exazerbierten obstruktiven Lungenerkrankungen wie Asthma bronchiale und COPD
- Auskultation: Giemen, Brummen, Pfeifen bis hin zu „silent lung"
- verlängertes Exspirium
- SpO_2-Abfall
- akute Erhöhung des Atemwegswiderstandes und der Beatmungsdrücke
- Abnahme von Atemzug- und Atemhubvolumen
- Ventilations- und Perfusionsmissverhältnis
- „Auto-PEEP" durch air-trapping
- steil ansteigende CO_2-Kurve in der Kapnographie

Vorsicht

Vor Beginn der Therapie weitere Differenzialdiagnosen der Bronchospastik, z. B. einseitige Intubation, abgeknickter Tubus, Anaphylaxie ausschließen!

4.4 Therapie

- oberstes Ziel: adäquate Oxygenierung herstellen
- Hinzuziehen einer anästhesiologischer Pflegekraft und Fach- bzw. Oberarzt
- (manuelle) Beatmung mit maximaler Sauerstoffkonzentration
- ggf. Exspirationszeit verlängern (Inspirations-/Exspirations-Verhältnis von 1:2 auf 1:3 ändern
- Limitierung der Beatmungsdrücke
- Vertiefung der Narkose vorzugsweise mit Propofol, ansonsten Inhalationsnarkotikum (z. B. Sevofluran), falls keine Besserung:
- β_2-Sympathomimetika per inhalationem und/oder intravenös, ggf. repetitiv, ggf. Anticholinergika per inhalationem
- bronchodilatatorische Effekte von β_2-Sympathomimetika und Inhalationsnarkotika wirken additiv
- Adrenalin per inhalationem, ggf. Adrenalin-Boli intravenös
- Magnesium intravenös relaxiert die Bronchialmuskulatur
- bei weiterer Therapieresistenz: Glucocorticoide intravenös, **Cave:** verzögerte Wirkung
- bei Anaphylaxie (S. 29): Allergenzufuhr stoppen! Therapie mit Adrenalin, Antihistaminika und Glucocorticoiden
- Ketamin und Lidocain intravenös als Ultima Ratio bei therapieresistenter Bronchospastik
- Theophyllin hat eine geringe therapeutische Breite und ist nicht mehr Mittel der Wahl

4.5 Anästhesieführung

- Beatmung mit verlängerter Exspirationszeit
- Vermeidung hoher Beatmungsdrücke
- Aufrechterhaltung der Narkose vorzugsweise mit Inhalationsanästhetikum (z. B. Sevofluran) und Opioid
- regelmäßige Auskultation und Kontrolle der Beatmung

Vorsicht

Bei Restrelaxierung Verzicht auf Antagonisierung von nicht depolarisierenden Muskelrelaxantien mit Cholinesterasehemmern (z. B. Neostigmin). Trotz prophylaktischer Gabe von Atropin kann es zu erneutem Bronchospasmus und vermehrter Sekretbildung kommen. Daher Fortführung der Narkose bis zur vollständigen Erholung von der neuromuskulären Blockade.

4.6 Prophylaxe

- Sorgfältige Prämedikation: Anamnese (Prädisposition zu Bronchospasmus, Vorerkrankungen, Medikation, Vornarkosen, kürzlich abgelaufener Atemwegsinfekt, Nikotinabusus, Dyspnoe), körperliche Untersuchung inkl. Auskultation der Lunge, Lungenfunktionstests und SpO_2-Messung
- präoperativ Fortsetzung der antiinflammatorischen und bronchodilatierenden Vormedikation
- patienteneigenes Notfall-Spray mit in den OP, ggf. bei geplanter Operation in Vollnarkose 15 min präoperativ 2–4 Hübe des Notfall-Sprays
- ggf. medikamentöse Prämedikation mit Benzodiazepinen zur präoperativen Stressreduktion
- Narkoseform: regionalanästhetische Verfahren bevorzugen, Vollnarkose vermeiden
- falls Vollnarkose notwendig: Atemwegssicherung vorzugsweise mit Larynxmaske, falls endotracheale Intubation unumgänglich:
  - Induktionshypnotikum: Propofol dämpft laryngobronchiale Reflexe, alternativ Ketamin, Thiopental wegen Histamin Freisetzung eher vermeiden
  - **Wichtig:** tiefe Narkoseinduktion
  - Histamin freisetzende Muskelrelaxantien vermeiden (z. B. Atracurium, Mivacurium)
  - Intubation erst bei vollständiger Relaxierung
  - sorgfältige Auskultation der Lunge
  - Aufrechterhaltung der Narkose vorzugsweise mit Inhalationsanästhetikum (z. B. Sevofluran) plus Opioid (**Cave:** Thoraxrigidität als Differenzialdiagnose zum Bronchospasmus)
  - vor der Extubation ggf. prophylaktische Gabe von β_2-Sympathomimetika
  - Absaugen von trachealem und oropharyngealem Sekret sowie Entfernen der Magensonde nur bei ausreichender Narkosetiefe um Irritation zu vermeiden
  - keine Extubation bei Restrelaxierung
  - ggf. Erwägen von Extubation in tiefer Inhalationsnarkose bei suffizienter Spontanatmung
  - postoperativ engmaschige Überwachung der Vitalparameter und Lungenfunktion (AWR, ggf. IMC oder ICU)

Fazit

Durch eine adäquate präoperative Vorbereitung mit Fortführung der antiobstruktiven und antiinflammatorischen Medikation, durch Kenntnis und Vermeidung von Triggern, die einen Bronchospasmus auslösen und letztlich durch eine optimale Narkoseführung kann die Wahrscheinlichkeit eines potenziell lebensbedrohlichen Bronchospasmus verringert werden.

5 Epileptischer Anfall

Sönke Janzen

Besonderheiten

Basisinfos

- neurologische Klinik

Material

- Pulsoxymetrie
- PVK (periphere Venenverweilkanüle) 1-mal 1,6 mm (18 G)
- Ohrthermometer
- Wärmedecke
- Blutzuckermessgerät
- ggf. Halswirbelsäulenschiene
- Sauerstoffmaske
- EKG
- nicht invasive Blutdruckmessung
- MAD („mucosal atomization device")
- ggf. Vakuummatratze

Medikamente

- balancierte Vollelektrolytlösung, z. B. Jonosteril 1000 ml

5.1 Material und Medikamente

Material

- PVK 1-mal: 1,6 mm (18 G)
- Pulsoxymetrie
- Blutzuckermessgerät
- nicht invasive Blutdruckmessung
- EKG
- MAD („mucosal atomization device")
- Ohrthermometer
- ggf. Halswirbelsäulenschiene
- ggf. Vakuummatratze
- Wärmedecke
- Intubationsbereitschaft bei Status epilepticus

Medikamente

- balancierte Vollelektrolytlösung, z. B. Jonosteril 1000 ml
- ggf. Glukose 40 %, ggf. 8 g i. v.
- Sauerstoffmaske mit Reservoirbeutel

Medikamente 1. Wahl:

- Midazolam (5 mg/ml) 0,1–0,5 mg/kgKG i. v., nasal, bukkal
- Lorazepam 0,05–0,1 mg/kgKG i. v.
- Clonazepam 0,015 mg/kgKG i. v.
- Diazepam 0,25 mg/kgKG i. v., bukkal, rektal

Medikamente 2. Wahl:

- Levetiracetam 500 mg als Kurzinfusion, dann 1–0–1 i. v.
- Valproinsäure 20–30 mg/kgKG als Kurzinfusion i. v.
- Phenobarbital 20 mg/kgKG i. v.
- Phenytoin 15–20 mg/kgKG i. v.

Ultima Ratio:

- Thiopental 4–7 mg/kgKG i. v. Bolus, dann 500 mg/h
- Propofol 1–2 mg/kgKG i. v. Bolus, dann 2–10 mg/kgKG/h
- Midazolam 0,2 mg/kgKG i. v. Bolus, dann 0,8–1 µg/kgKG/min

5.2 Eingangsbemerkung

- Epileptische Anfälle sind anfallsweise auftretende Spontanentladungen von Neuronen bzw. Neuronenverbänden des zentralen Nervensystems, welche zu motorischen und/oder sensiblen und/oder vegetativen Ausfallerscheinungen führen. Neurophysiologisch besteht ein Ungleichgewicht zwischen exzitatorischen und inhibitorischen Neuronen.
- Von einer Epilepsie spricht man, wenn mindestens zwei nicht provozierte einzelne Anfallsereignisse vorgefallen sind.
- Die Inzidenz eines isoliert auftretenden epileptischen Anfalls liegt zwischen 2 und 4 %. Epileptische Anfälle werden nach ihrem Ursprung im ZNS in zwei große Gruppen – generalisierte und partielle/fokale Anfälle – eingeteilt.
- Epileptische Anfälle sind meistens selbstlimitierend.

- Eine lebensbedrohliche Form des epileptischen Anfalles ist der **Status epilepticus**. Er ist definiert als ein epileptischer Anfall, dessen Dauer die festgelegte Grenze von 5 min bei generalisiert tonisch-klonischen Anfällen überschreitet, oder eine Sequenz von einzelnen epileptischen Anfällen in kurzen Abständen, zwischen denen klinisch oder elektroenzephalografisch keine vollständige Restitution erfolgt.

5.3 Diagnostik

- Akutdiagnose nur durch Verhaltensbeobachtung der typischen klinischen Symptome bzw. orientierende klinische Untersuchung. Ein epileptischer Anfall ist oftmals selbstlimitierend. Der Patient befindet sich in einem postiktalen Dämmerschlaf, sodass lediglich eine gezielte Anamnese der klinischen Anfallssymptomatik die Diagnose eines Anfalles festigt.
- Eine weiterführende Diagnostik umfasst:
  - Blutentnahme zur Routinelabordiagnostik (Blutbild, Differenzialblutbild, C-reaktives Protein, Blutzucker, Elektrolyte, Leberenzyme mit Harnstoff, Nierenretentionswerte, Toxikologie-Screening)
  - bei bekannter Epilepsie Serumspiegelbestimmung der Antikonvulsiva (vor Therapieeinleitung)
  - kraniale CT zum Ausschluss akuter symptomatischer Verursachung
  - EEG bei Therapieversagen zur Differenzialdiagnose
  - ggf. Lumbalpunktion bei differenzialdiagnostisch möglicher entzündlicher Genese

5.4 Therapie

- Allgemeine Maßnahmen:
  - Lagerung des Patienten zum Schutz vor Selbstgefährdung und Freihalten der Atemwege, ggf. Anlage von Halswirbelsäulenschiene und Vakuummatratze bei Anzeichen von Begleitverletzungen
  - Applikation jeglicher Gegenstände im Mundraum (z. B. Beißkeil) kontraindiziert
  - Überwachung der Vitalparameter (Herzfrequenz, Atemfrequenz, SpO_2, Blutdruck)
  - Anlage eines peripher-venösen Zuganges
  - Blutzuckermessung
  - ggf. Gabe von Glukose 40 % 8 g i. v. bei nachgewiesener Hypoglykämie
  - Sauerstoffinsufflation bei Zyanose
  - symptomatische Temperatursenkung bei Hyperthermie > 39 °C rektal
- medikamentöse antikonvulsiv-symptomatische Therapie bei gesichertem i. v. Zugang:
  - 1. Wahl:
    - Midazolam (5 mg/ml) 0,1–0,5 mg/kgKG i. v., nasal, bukkal
    - Lorazepam 0,05–0,1 mg/kgKG i. v. ggf. repetitiv, max. 10 mg
    - Clonazepam 0,015 mg/kgKG i. v.
    - Diazepam 0,25 mg/kgKG i. v., bukkal, rektal ggf. repetitiv, maximal 30 mg
  - 2. Wahl:
    - Levetiracetam 500 mg als Kurzinfusion, dann 1–0–1 i. v. – **Cave:** Niereninsuffizienz
    - Valproinsäure 20–30 mg/kgKG als Kurzinfusion i. v. – **Cave:** Leberinsuffizienz
    - Phenobarbital 20 mg/kgKG i. v.
    - Phenytoin 15–20 mg/kgKG i. v., 50 mg/min über ca. 5 min, Rest über 20–30 min, maximal 30 mg/kgKG
- Ultima Ratio im Status epilepticus mit Intubation:
  - Thiopental 4–7 mg/kgKG i. v. Bolus, dann 500 mg/h EEG gesteuert bis zum Burst-Suppression-Muster oder
  - Propofol 1–2 mg/kgKG i. v. als Bolus, dann 2–10 mg/kgKG/h
  - Midazolam 0,2 mg/kgKG i. v. Bolus, dann 0,8–1 µg/kgKG/min

Vorsicht

Phenytoin-Gabe unter Blutdruck- und EKG-Monitoring. Gewebenekrosen bei Extravasation möglich.

6 Hyper- oder Hypokaliämie

Marina Zdravkovic, Janica Cordes

Besonderheiten

Basisinfos
- i. v. Zugang
- ggf. ITN (Intubationsnarkose)/LAMA (Larynxmaske)
- ggf. Dialyse/Konsil Nephrologie
- ggf. Intensivstation

Material
- ggf. ZVK (zentraler Venenkatheter)
- ggf. Shaldon-Katheter

6.1 Material und Medikamente

Material

- PVK (periphere Venenverweilkanüle) 1-mal 18 G in Lokalanästhesie
- ggf. Tubus 7,5–8 mm oder LAMA Größe 4–5
- ggf. ZVK oder Shaldon-Katheter zur Notfalldialyse
- ggf. Intensivbett

Medikamente

- balancierte Vollelektrolytlösung, z. B. Jonosteril 500 ml

kardialer Schutz:
- 2–4 g Kalzium 10 % i. v.

Kaliumverschiebung:
- bei metabolischer Azidose Natriumbikarbonat 4,2 % 250 ml periphervenös oder Natriumbikarbonat 8,4 % 100 ml zentralvenös.
- Hyperventilation
- Glukose/Insulin-Perfusor (z. B. 20 g Glukose [50 ml G40 %] und 8 I.E. Insulin im Perfusor), Verhältnis 2:1 bis 3:1
- Betasympathomimetika, z. B. Salbutamol 2–6 Hübe inhalativ oder Reproterol 1 µg/kgKG i. v.

Kalium aus dem Körper entfernen:
- Natriumpolystyrolsulfonat oral und/oder rektal
- Schleifendiuretika
- ggf. Notfalldialyse

6.2 Definition

- Die **Hyperkaliämie** ist definiert als Serum-Kalium-Konzentration von über 5,5 mmol/l.
- allgemeine Klassifikation der Hyperkaliämie:
  - leicht: 5,5–6,0 mmol/l
  - mittel: 6,1–7,0 mmol/l
  - schwer: ≥ 7,0 mmol/l
- Kaliumkonzentrationen über 7 mmol/l können zu erheblichen hämodynamischen und neurologischen Konsequenzen führen. Konzentrationen von mehr als 8,5 mmol/l können Atemlähmung oder Herzstillstand verursachen und schnell tödlich sein.
- Die **Hypokaliämie** ist definiert als Serum-Kalium-Konzentration von unter 3,5 mmol/l.

6.3 Pathogenetische Mechanismen

- Kalium ist das primäre intrazelluläre Kation; 95–98 % des Gesamtkörperkaliums befindet sich im intrazellulären Raum, vor allem im Muskel.
- Eine **Hyperkaliämie** kann aufgrund folgender Ursachen entstehen:
  - übermäßige Einnahme/Zufuhr von Kalium (z. B. kaliumreiche oder natriumarme Diäten bei Niereninsuffizienz, totale parenterale Ernährung, Massivtransfusion)
  - verringerte Ausscheidung von Kalium (z. B. Niereninsuffizienz/akutes Nierenversagen, Morbus Addison, Heparingabe, Einnahme von ACE-Hemmern [ACE: Angiotensin-Converting-Enzym], Angiotensin-2-Rezeptorantagonisten, Aldosteronantagonisten, nicht steroidale Antirheumatika, Spironolacton oder Ketokonazol, Diabetes mellitus, 21-Hydroxylase-Mangel und anderen genetischen Störungen)
  - Verschiebung von Kalium vom intrazellulären zum extrazellulären Raum (z. B. bei metabolischer Azidose, betaadrenerger Blockade, akuter tubulärer Nekrose, elektrischen Verbrennungen, thermischen Verbrennungen, Zelldepolarisation, Schädel-Hirn-Trauma, Digitalisintoxikation, Fluoridintoxikation, Ciclosporin- oder Methotrexat-Einnahme, dem Propofol-Infusionssyndrom, Rhabdomyolyse, maligne Hyperthermie, Tumor-Lyse-Syndrom, Gabe von Succinylcholin, Transfusion von kaltem Blut, Tourniquet-Syndrom nach Eröffnung von arteriellen Gefäßverschlüssen)
- Antagonisten (Dimetindenmaleat, Ranitidin) i. v., i. v. Zugang, Sauerstoff, 50–250 mg Prednisolon i. v.

- Eine **Hypokaliämie** kann aufgrund folgender Ursachen entstehen:
  - übermäßiger Verlust von Kalium und Wasser (z. B. aufgrund von Durchfall, Erbrechen, Laxanzienabusus, Diuretika oder Erkrankungen wie z. B. dem Conn-Syndrom, Nierenarterienstenose)
  - Verschiebung von Kalium vom extrazellulären zum intrazellulären Raum (z. B. Alkalose, Insulinbehandlung)

6.4 Symptome und Diagnostik einer Hyperkaliämie

- oft symptomarm
- Parästhesien
- Dyspnoe, Brustschmerz
- Tachykardie, Herzklopfen
- Übelkeit, Erbrechen
- Muskellähmung bei Depolarisationsblock durch Steigerung der neuromuskulären Erregbarkeit
- im EKG spitze T-Welle (zeltförmig), breite QRS-Komplexe, QT verkürzt, P-Abflachung, Kammerflattern/-flimmern oder Asystolie, negativ inotroper und negativ dromotroper Effekt
- Blutgasanalyse
- ggf. erweiterte Diagnostik: Kalium im Urin, Natrium und Osmolalität, Blutbild, Kreatinin, metabolisches Profil, Digoxinspiegel, Kreatinkinase (CK), CK-MB, Myoglobin

6.5 Symptome und Diagnostik einer Hypokaliämie

- Obstipation
- Adynamie, Schwäche, Krämpfe
- Muskellähmung bei Hyperpolarisationsblock durch Abnahme der neuromuskulären Erregbarkeit
- im EKG: abgeflachte T-Welle, ST-Senkung, U-Welle, Arrhythmien, Extrasystolen
- Blutgasanalyse
- erweiterte Diagnostik: Kalium im Urin und im Serum: bei Urin-Kalium > 20 mmol/l renaler Kaliumverlust, bei < 20 mmol/l enteraler Kaliumverlust

6.6 Therapie der Hyperkaliämie

- Ursache beseitigen (▶ Abb. 6.1)
- Kalziumgabe: 10–20 ml 10 % Kalziumglukonat-Lösung über 2–3 min i. v., Wirkungseintritt innerhalb von Minuten, die Dauer beträgt 30–60 min – **Cave:** Kontraindikation Hyperkalzämie oder Digitaliseinnahme; regelmäßige Blutgasanalyse nötig
- Glukose-Insulin-Infusionen: 20 g Glukose (50 ml Glukose 40 %) mit 8–10 I.E. Insulin über 15 min im Perfusor, Effekt tritt innerhalb von 20–30 min ein, Dauer ist variabel von 2–6 h – **Cave:** Hypoglykämie, regelmäßige Blutgasanalyse notwendig
- konsequente Therapie der metabolischen Azidose (Definition: pH < 7,36, Base-Excess < –3
- Natriumbikarbonat 4,2 % (250 ml) peripehervenös oder Natriumbikarbonat 8,4 % (100 ml) zentralvenös, Bedarf: (–Base-Excess × Körpergewicht [kg])/3
- wenn Natriumspiegel > 148 mmol/l Gabe von Trispuffer
- Volumentherapie:
  - kristalloide Infusion, ggf. Blutprodukte bei entsprechender Indikation
  - Wegen der variablen Wirkung verschiedener Formen einer metabolischen Azidose auf den Serum-Kalium-Spiegel ist diese therapeutische Modalität weniger wirksam und weniger vorhersehbar zum Wiederherstellen einer Normokaliämie, insbesondere bei Patienten mit chronischem Nierenversagen.
- β_2-Sympathomimetika wie Reproterol oder Salbutamol – **Cave:** Tachykardie
- Kaliumausscheidung aus dem Körper erhöhen:
  - bei Patienten mit normaler Nierenfunktion renale Elimination steigern durch Verabreichung von Schleifendiuretika (z. B. Furosemid) – **Cave:** Monitoring von Volumenstatus, Ein- und Ausfuhr nötig
  - Eine weitere Möglichkeit ist, Kalium im Darm zu binden und dann rektal mit dem Stuhl auszuscheiden. Dabei wird Natriumpolystyrolsulfonat oral und/oder rektal verabreicht. Dieser Effekt tritt sehr langsam ein und sollte daher sehr früh bei leichten symptomlosen Kaliumerhöhungen erwogen werden.
- Notfalldialyse als letzter Schritt:
  - Notfallkonsil Nephrologie
  - Es werden ca. 45–60 min nach Indikationsbestätigung durch den Nephrologen benötigt, bis die Notfalldialyse am Patientenbett steht, bis dahin Shaldon-Katheter legen.

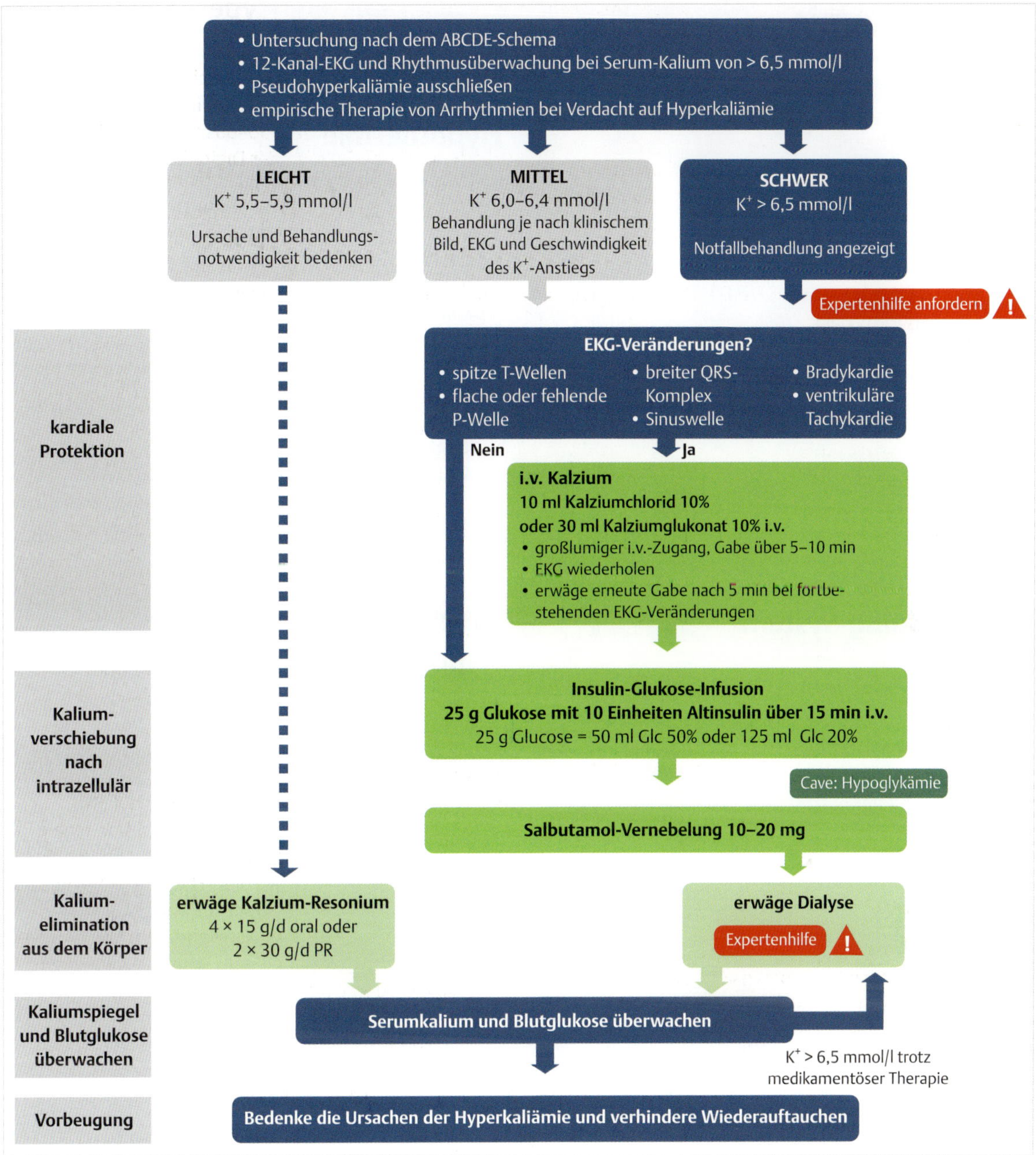

Abb. 6.1 Notfallbehandlung der Hyperkaliämie. (Quelle: © German Resuscitation Council (GRC) und Austrian Resuscitation Council (ARC) 2015. A. Truhlář, C.D. Deakin, J. Soar et al (2015) Kreislaufstillstand unter besonderen Umständen. Kapitel 4 der Leitlinien zur Reanimation 2015 des European Resuscitation Council. Notfall Rettungsmed, doi: 10.1007/s10049-015-0096-7)

6.7 Therapie der Hypokaliämie

- Substitution von Kalium, max. 40 mmol/h unter engmaschiger Kontrolle, max. 3 mmol/kgKG/d
- Ursache beseitigen

7 Hypothermie

Janica Cordes

Besonderheiten

Material

- Monitoring
  - Temperatursonde/Ohrthermometer
- angewärmte Flüssigkeit
  - vorgewärmte Infusionen
  - Infusionswärmegerät
  - Massentransfusionsgerät
- aktive konvektive Verfahren
  - Ober-/Ganzkörperwärmedecke
  - Mehrfachdecken (grün)
- konduktive Verfahren
  - angewärmte Decken (Frottee)

7.1 Einteilung nach dem Swiss-Staging-System

Tab. 7.1 Swiss Staging System.

Hypothermie	Körperkern-temperatur	Symptome
mild	32–35 °C	**Stadium I:** bewusstseinsklar, Muskelzittern
moderat	28–32 °C	**Stadium II:** beeinträchtigtes Bewusstsein ohne Muskelzittern
schwer	24–28 °C	**Stadium III:** beusstlos
Herz-Kreislauf-Stillstand	< 24 °C	**Stadium IV:** keine oder nur geringe Vitalzeichen
Tod	< 13,7 °C	**Stadium V:** Tod bei irreversibler Hypothermie

7.2 Klinische Symptomatik

Tab. 7.2 Klinische Symptome.

Temperatur	Symptome
bis 32 °C	Kältegefühl, Kältezittern
< 32 °C	Apathie, Somnolenz, zunehmende Muskelstarre, Bradypnoe, Bradykardie, Abnahme des Herzzeitvolumens, Zentralisation
< 28 °C	Bewusstlosigkeit, Atempause, EKG-Veränderungen. Bradykardie/ -arrhythmie. Hypotonie
< 24 °C	Herz-Kreislauf-Stillstand

7.3 Ursachen der intraoperativen Hypothermie

- Physiologische Regulation über den Hypothalamus. Körpertemperatur ↓ → Vasokonstriktion und Muskelzittern.
- Sowohl bei Allgemeinanästhesien (medikamentös bedingt) als auch bei rückenmarksnahen Verfahren (sympathikolyse und verringertes Muskelzittern) wird diese Autoregulation gestört.
- Zusätzliche Faktoren die zu intraoperativem Wärmeverlust führen können:
  - kalte Umgebungsluft im OP-Bereich
  - kühlende Hautdesinfektion
  - kalte Infusionslösungen
  - Perspiration und Verdunstung, ausgelöst durch die Eröffnung großer Körperhöhlen, laparoskopische Eingriffe sowie nicht angefeuchtete Atemluft.

7.4 Risiken intraoperativer Hypothermie

- Eine Hyperthermie von < 35,5 °C erhöht das Risiko für:
  - kardiale Komplikationen
  - Blutverluste durch gestörte Thrombozytenfunktion mit steigendem Transfusionsbedarf
  - Wundinfektionen
  - verlängerte Wirkung von Medikamenten (z. B. Propofol und Muskelrelaxantien)
  - Unwohlsein der Patienten, Risikofaktor für Shivering

Merke

Kinder, alte oder kachektische Menschen sind besonders gefährdet, eine Hypothermie zu erleiden.

7.5 Maßnahmen zur Vermeidung einer Hypothermie

- intraoperative Temperaturmessung, Temperaturziel mind. 36 °C, Narkoseausleitung bei Normothermie
- aktives präoperatives Vorwärmen (ca. 10–20 Minuten) durch warme Decken und/oder aktive konvektive Verfahren
- PatientInnen gut abdecken
- Niedrigflussnarkose und Benutzung von HME-Filtern
- Temperatur im OP-Saal nur so gering wie nötig (Erwachsene 21 °C, Kinder 24 °C empfohlen), Aufwärmen des Saals bei Säuglingen
- vorgewärmte Infusionen /ggf. Infusionswärmegerät bei Raten von > 500 ml/h

- aktives Wärmen ab Anästhesiedauer von über 30 Minuten (mit prewarming ab 60 Minuten)
- möglichst kurze Warte- und OP-Zeiten

7.6 Hypothermie bei Notfallpatienten

- Patienten möglichst wenig bewegen
- möglichst horizontale Körperhaltung des Patienten – **Cave:** Bergungstod
- nasse Kleidung entfernen, Abtrocknen der Haut und Abdeckung um weitere Auskühlung zu verhindern
- **Cave:** Auch *ungekühlte* Infusionen können eine weiter Auskühlung verursachen und sollten nur verhalten verabreicht werden.
- übliche Todeszeichen sind für eine sichere Todesfeststellung nicht zuverlässig

Merke

Auf die Wiederbelebung soll nur verzichtet werden, wenn die Ursache des Kreislaufstillstands eindeutig einer letalen Verletzung, einer tödlichen Erkrankung oder einem prolongierten Atemstillstand zugeschrieben werden kann oder falls der Brustkorb nicht komprimierbar ist.
Ansonsten gilt: **Niemand ist tot, ehe er nicht warm und tot ist.**

- Reanimantions- und Erwärmungsmaßnahmen sind deshalb auch ggf. über mehrere Stunden aufrechtzuerhalten.
- Zur Wiedererwärmung bei einer Körperkerntemperatur < 32 °C sollte, wenn verfügbar, eine Methode der extrakorporalen Zirkulation (ECMO/HLM) genutzt werden.
- Im Rettungsdienst sollte daher primär ein entsprechendes Zentrum angefahren werden.
- Faustregel zur **Medikamentengabe bei Reanimation** eines hypothermen Patienten:
  - < 30 °C Körperkerntemperatur: keine Medikamente
  - ab 30°C Körperkerntemperatur: Medikamentengabe halb so oft wie sonst üblich
  - ab 35 °C Körperkerntemperatur: Medikamentengabe im üblichen Zeitabstand
- Die Defibrillation soll bei einer Körpertemperatur < 30 °C nur 3 Mal, ab 30 °C im üblichen Zeitabstand erfolgen.
- **Versorgung im Schockraum:**
  - Patienten nur so viel wie nötig bewegen
  - aktive Erwärmung mit warmer Infusionslösung und Wärmedecken
  - ggf. Schockraum im Vorfeld aufheizen bei rechtzeitiger Ankündigung des Patienten
  - übliche Versorgung nach ABCDE-Schema

7.7 Postoperatives Shivering

- Einsatz von aktiven wärmenden Verfahren
- Ergänzende medikamentöse Therapie:
  - Clonidin 0,15–0,3 µg/kg i. v. bzw.
  - Pethidin 0,35–0,7 mg/kg i. v.; Off-Label-Use (Empfehlungsgrad 0)
- Die Körpertemperatur sollte im Aufwachraum und auf der nachfolgend übernehmenden Station auch weiterhin überwacht werden.

7.8 Risiken bei Wärmemaßnahmen

- Empfehlungen des Herstellers beachten
- Gefahr von Verbrennungen bei direktem Hautkontakt z. B. eine Gebläses
- möglicher Flüssigkeitsverhalt auf der Wärmedecke mit Hautkontakt (z. B. nach dem Abwaschen)
- besonders gefährdet sind schlecht oder nicht durchblutete Areale
- distal einer Abklemmung eines arteriellen Gefäßes sollte nicht aktiv gewärmt werden
- sind Infusions-/Blutwärmergeräte im Einsatz, ist eine Gasfreisetzung (1–3 ml/l Infusion) möglich, durch die Anwendung von Luftfallen kann das Risiko reduziert werden.

8 Kindlicher Fieberkrampf

Sönke Janzen

Besonderheiten

Basisinfos
- Kinderklinik

Material
- Pulsoxymetrie
- PVK (periphere Venenverweilkanüle) 1-mal 22–24 G
- Ohrthermometer
- ggf. Vakuummatratze
- Blutzuckermessgerät
- ggf. Halswirbelsäulenschiene
- ggf. EKG
- ggf. nicht invasive Blutdruckmessung

Medikamente
- balancierte Vollelektrolytlösung, z. B. Jonosteril 250–500 ml

8.1 Material und Medikamente

Material

- PVK 1-mal 22–24 G
- Pulsoxymetrie
- Blutzuckermessgerät
- ggf. nicht invasive Blutdruckmessung
- ggf. EKG
- Ohrthermometer
- ggf. Halswirbelsäulenschiene
- ggf. Vakuummatratze
- Wärmedecke

Medikamente

- Jonosteril 250–500 ml
- Paracetamol 15 mg/kgKG p. o./rektal
- Ibuprofen 10 mg/kgKG p. o./rektal
- Diazepam < 15 kg Körpergewicht 5 mg rektal, > 15 kg Körpergewicht 10 mg rektal, 0,1 mg/kgKG i. v.
- Midazolam 0,3 mg/kgKG nasal MAD („mucosal atomization device"), 0,1 mg/kgKG i. v., maximal 10 mg

8.2 Eingangsbemerkung

- Der kindliche Fieberkrampf ist ein epileptischer Gelegenheitsanfall, der im Säuglings- und Kleinkindesalter in Verbindung mit Fieber (> 38,5 °C) durch eine Senkung der Krampfschwelle auftritt, ohne dass ein Hinweis auf eine strukturelle zerebrale Ursache vorliegt.
- Die Inzidenz ist zwischen dem 6. Lebensmonat und dem 5. Lebensjahr am höchsten.
- Differenziert werden die **unkomplizierten** Fieberkrämpfe, welche kurzdauernd – generalisiert und isoliert – während einer Fieberperiode auftreten und die **komplizierten** Fieberkrämpfe, die anhaltend (> 15 min) – fokal und rezidivierend – auftreten.

8.3 Diagnostik

- Die gezielte Anamnese der Eltern bzw. die Fremdanamnese umfasst neben der detaillierten Befragung der Anfallssymptomatik auch die Erhebung einer familiären Anfallsbelastung.
- Informationen über etwaige Vorerkrankungen und Eigenmedikation können diagnostisch hilfreich sein. Apparative diagnostische Verfahren sind nicht obligat.
- Im Einzelnen kommen folgende diagnostische Verfahren in Betracht:
  - serologisch-hämatologisches Labor:
    - Infektionsnachweis (Meningitis)
    - Elektrolytentgleisungen
    - Hypoglykämie
  - Liquordiagnostik:
    - Ausschluss einer Entzündung des zentralen Nervensystems
  - EEG:
    - Nachweis genetisch determinierter Veränderungen in Form von charakteristischen Spike-Wave-Entladungen
  - cMRT:
    - Ausschluss hirnorganischer Ursachen

8.4 Therapie

- Der kindliche Fieberkrampf ist meistens terminiert, wenn der Rettungsdienst/Notarzt am Einsatzort eintrifft.
- gezielte Anamnese der Eltern
- grob neurologische Statuserhebung
- engmaschiges Monitoring der Vitalparameter (Herzfrequenz, Atemfrequenz, SpO_2 [pulsoxymetrische Sauerstoffsättigung], Blutzuckerkontrolle)
- symptomatisch-antipyretische Therapie
- Transport in die Kinderklinik

- bei erhaltender Spontanatmung das Kind in Seitenlage oder Bauchlage mit leicht rekliniertem Kopf lagern (Aspirationsvermeidung)
- Lagerung des Kindes umpolstert, um im Falle eines Rezidivanfalles mögliche Verletzungen zu vermeiden, ggf. Anlage einer Halswirbelsäulenschiene, Vakuummatratze bei vermuteten Verletzungen.
- Die medikamentöse Therapie umfasst die Applikation von antipyretisch wirksamen Substanzen wie Paracetamol 15 mg/kgKG p. o./rektal oder Ibuprofen 10 mg/kgKG p. o./rektal.
- Bei sistierendem oder rezidivierendem Fieberkrampf:
  - sofortige Sauerstoffapplikation zur Optimierung des Missverhältnisses zwischen Sauerstoffverbrauch und Sauerstoffangebot, $SpO_2 > 90\,\%$
  - Anlage eines peripher-venösen Zuganges
  - Krampfgeschehen muss medikamentös durchbrochen werden
  - folgende Medikamente und Applikationswege sind empfohlen:
    - Midazolam 0,3 mg/kgKG nasal über MAD, ggf. 0,1 mg/kgKG i. v.
    - Diazepam: < 15 kg Körpergewicht 5 mg rektal, > 15 kg Körpergewicht 10 mg rektal, ggf. 0,1 mg/kgKG i. v.

Merke

Falls es mit den o. g. Maßnahmen nicht zu einem Sistieren des Krampfanfalles kommt, ist eine erneute Gabe derselben Dosis von Diazepam oder Midazolam möglich.

9 Systemische Lokalanästhetikaintoxikationen

Christian Delle

Besonderheiten

Basisinfos

- allgemeine Maßnahmen:
  - unverzüglich Lokalanästhetikazufuhr stoppen
  - Hypoxie vermeiden/Oxygenierung optimieren, ggf. Intubation
  - antikonvulsive Therapie bei Krampfanfällen
  - leitliniengerechte kardiopulmonale Reanimation bei Herz-Kreislauf-Stillstand
  - Lipid Rescue/Lipidinfusion
- Lagerort einer 20 %igen i. v. Lipidlösung im OP/Aufwachraum oder der Intensivstation muss bekannt sein
- Lipid Rescue bei Reanimation:
  - schneller Bolus einer Lipidlösung 20 %
  - 1,5 ml/kgKG über 2–3 min
  - Lipidinfusion 0,25 ml/kgKG/min über 15–20 min
  - bei anhaltender Instabilität/Reanimation:
    - 1–2 Boluswiederholungen (max. 12 ml/kgKG)
    - Das Gesamtvolumen der Lipidinfusion bei anhaltender Reanimation (über 30 min) darf 1 l erreichen.

Medikamente

- Lipidlösung 20 %ig

9.1 Einleitung

- Die Intoxikation durch lang wirksame lipophile Lokalanästhetika (Bupivacain, Levobupivacain und Ropivacain) ist eine sehr selten auftretende Komplikation, die zu therapieresistenten lebensbedrohlichen bis letalen Zuständen führen kann.
- Die toxische Methämoglobinämie, verursacht durch kurz wirksame Lokalanästhetika, wie z. B. Prilocain, beruht auf einem anderen pathologischen Mechanismus und muss hier abgegrenzt werden, siehe auch toxische Methämoglobinämie (S. 49).
- Um das Risiko einer Lokalanästhetikaintoxikation zu minimieren, müssen versehentliche intravenöse Injektionen im Rahmen der Regionalanästhesie vermieden werden und die gewichtsadaptierte maximale Dosierung der Lokalanästhetika darf nicht überschritten werden.
- Die akuten Symptome einer Lokalanästhetikaintoxikation betreffen das zentrale Nervensystem und das Reizleitungssystem den Herzens.
- erste Symptome einer **zentralnervösen Intoxikation** sind:
  - metallischer Geschmack
  - Taubheit der Lippen
  - „Ohrensausen"
  - Sprechstörung
  - Verwirrtheit
  - Unruhe
  - Übelkeit/Erbrechen
  - Nystagmus
  - Störung der Atemfrequenz
  - Faszikulationen bis tonisch-klonische Krampfanfälle
  - Bewusstlosigkeit bis Atemstillstand
- erste Symptome der **kardiovaskulären Intoxikation** sind:
  - Herzfrequenzänderungen
  - Veränderung der Reizleitungszeiten des Herzen (QT-Zeit/QRS-Komplex/atrioventrikuläre Überleitungszeit)
  - Hypotonie
  - pathologische Herzrhythmusstörungen bis Kammerflimmern und Asystolie
- Bei Kreislaufstillständen muss umgehend eine leitliniengerechte kardiopulmonale Reanimation begonnen werden und bei Verdacht auf eine persistierende therapieresistente Lokalanästhetikaintoxikation muss auch die Verwendung einer Herz-Lungen-Maschine in Betracht gezogen werden.
- Durch das (geringe) Risiko einer Lokalanästhetikaintoxikation muss bei jeder Regionalanästhesie ein venöser Zugang vorhanden sein und ein Basismonitoring (EKG, Blutdruck, SpO_2) verwendet werden.

9.2 Therapie einer systemischen Lokalanästhetikaintoxikation

- Bei Verdacht auf eine Lokalanästhetikaintoxikation mit lang wirksamen lipophilen Lokalanästhetika (z. B. Bupivacain, Ropivacain) wird ein systematisches Vorgehen empfohlen, da immer das Risiko für einen lebensbedrohlichen Zustand besteht.
- Bei Symptomen muss die Zufuhr von Lokalanästhetika gestoppt werden und die Sicherstellung der Oxygenierung und der Atemwege erfolgen. Eine Hypoxie mit Azidose und Elektrolytverschiebungen verstärken die Symptome und müssen vermieden oder umgehend therapiert werden (ggf. Beatmung).
- Bei Krampfanfällen erfolgt die antikonvulsive Therapie.
- Im Falle eines Kreislaufstillstandes erfolgt die kardiopulmonale Reanimation nach Leitlinie. Eine spezifische Therapie mit einer **Lipidinfusion** (Lipid Rescue) wird empfohlen. Der genaue Mechanismus, über den die Infusion der Lipide wirkt, ist nicht restlos geklärt:

  - Initial werden 1,5 ml/kgKG Boli einer 20 %igen Lipidlösung über 1 min i. v. verabreicht.
  - Anschließend wird eine kontinuierliche Gabe von 0,25 ml/kgKG/min über 10–20 min empfohlen (nach DGAI- und ASRA-Leitlinie).
  - Bei persistierender Reanimationssituation kann der Lipidbolus 1- bis 2-mal im Abstand von 5 min wiederholt werden.
- Bei weiterhin persistierender reanimationspflichtiger Situation kann eine extrakorporale Zirkulation (Herz-Lungen-Maschine) erwogen werden.
- Betablocker, Kalziumantagonisten, Vasopressin, Hypokaliämie und eine Azidose sind zu vermeiden, Kontraindikationen von Lipidlösungen (z. B. Soja und Eiweißallergie) beachten. Propofol ist aufgrund des geringeren Lipidanteils keine Alternative zu Lipidlösungen.

9.3 Prozedere bei Zustand nach einer systemischen Lokalanästhetikaintoxikation

- nach leichter ZNS-Symptomatik ohne Residuen mindestens 2 h Monitoring
- nach leichten kardialen Symptomen mindestens 6 h symptomfreie Nachüberwachung am Monitor
- bei allen schwereren Komplikationen Überwachung auf Intensive Care Unit/Intermediate Care, nach Reanimation Intensive Care Unit
- sorgfältige Dokumentation (Aspirationstest negativ?; fraktionierte Injektion des Lokalanästhetikums bei Regionalanästhesie, Hinweis auf Gefäßpunktion?) im Narkoseprotokoll, Information an Operateur und Patient (Visite und Narkosepass)

9.4 Toxische Methämoglobinämie

Besondereiten

Basisinfos

- toxische Methämoglobinämie nach Lokalanästhesie: typisch ist eine sauerstofftherapieresistente Hypoxämie mit Zyanose und normalen Sauerstoffpartialdrücken in der arteriellen BGA (Blutgasanalyse)
- Diagnose: Methämoglobinkonzentration in der BGA
- Therapie: Sauerstoffgabe, Methylenblau, alternativ Toluidinblau

Medikamente

- Methylenblau 1–2 mg/kgKG i. v.
  - alternativ Toluidinblau 2–4 mg/kgKG i. v.

9.4.1 Einleitung

- Methämoglobin entsteht durch die Oxidation des zweiwertigen Eisens im Hämoglobin zu dreiwertigen Eisen. Damit verliert Hämoglobin die Fähigkeit, Sauerstoff reversibel zu binden.
- Der normale Anteil des Methämoglobins im Blut liegt bei 0,01–2 % und wird im Wesentlichen durch enzymatische Prozesse (Methämoglobinreduktase) im Blut konstant gehalten.
- Die Methämoglobinämie kann durch enzymatischen Mangel der Methämoglobinreduktase, Oxidationsmittel oder Pharmaka (u. a. Benzocain, Lidocain, Prilocain) verursacht werden.

9.4.2 Symptome und Diagnose

- Eine Methämoglobinämie kann – je nach Anteil des Methämoglobins – von asymptomatisch bis letal verlaufen:
  - Bei einem Methämoglobinanteil bis 15 % zeigen sich meist keine Symptome.
  - Ab Werten von mehr als 20 % entstehen vermehrt Symptome wie Kopfschmerzen, Übelkeit, Sättigungsabfall, Atemnot, Zyanose und Vigilanzminderung.
  - Methämoglobinkonzentrationen über 70 % führen meist zum Tode.
- Bei einer therapieresistenten Hypoxämie nach einer Gabe von Lokalanästhetika (z. B. Regionalanästhesie) muss an eine toxische Methämoglobinämie gedacht werden.
- Auffällig ist eine sauerstofftherapieresistente Hypoxämie mit zentraler Zyanose bei normalem Sauerstoffpartialdruck in der arteriellen BGA. Das abgenommene Blut ist auffällig dunkel („schokoladenbraun“). In der BGA beweist der Methämoglobinanteil die Diagnose.

9.4.3 Therapie

- Die Therapie der Wahl ist die intravenöse Gabe von Methylenblau und die hochprozentige Gabe von Sauerstoff.
- Durch das Methylenblau wird das dreiwertige Eisen des Hämoglobins wieder zu zweiwertigem und damit sauerstoffbindungsfähigem Eisen reduziert. Ab einem Methämoglobinanteil über 20 % werden 1–2 mg/kgKG Methylenblau über 10 min injiziert (alternativ Toluidinblau 2–4 mg/kgKG i. v.).

Vorsicht

Bei Patienten mit einem Glukose-6-phosphat-Dehydrogenasemangel besteht die Gefahr der Wirkungslosigkeit und die Gefahr einer Hämolyse mit Verschlechterung der Gewebeoxygenierung. Bei diesen Patienten können 250–1000 mg/d Ascorbinsäure verabreicht werden.

9.4.4 Prozedere bei Zustand nach Methämoglobinämie

- Überwachung bis Symptomfreiheit und nahezu normwertige Methämoglobinkonzentrationen in BGA erreicht sind
- ggf. Verlegung auf die Intensive Care Unit/Intermediate Care

10 Lungenarterienembolie

Janica Cordes

Übersicht

Basisinfos
- Intensivstation
- ggf. Intubation
- ggf. Lysetherapie
- Angio-CT
- ggf. TTE/TEE oder Röntgen-Thorax

Material
- PVK (periphere Venenverweilkanüle)
- 12-Kanal-EKG
- arterielle Kanüle
- ZVK (zentraler Venenkatheter)

Medikamente
- Sauerstoff
- Heparin
- ggf. Lysetherapie

10.1 Material und Medikamente

Material

- peripherer Venenkatheter, möglichst beidseits
- 12-Kanal-EKG
- arterielle Kanüle
- ZVK
- ggf. TTE oder TEE, ggf. Röntgen-Thorax
- Angio-CT
- ggf. Intubation

Medikamente

- balancierte Vollelektrolytlösung, z. B. Jonosteril 1000 ml
- Sauerstoff
- Heparin 5000–10 000 I.E. (1000 I.E./ml)
- ggf. Alteplase (rt-PA [„recombinant tissue-type plasminogen activator"]) 10 mg initial über 1–2 min, dann 90 mg über 2 h
- ggf. Streptokinase 250 000 I.E. über 30 min, dann 100 000 I.E. über 12–24 h
- ggf. Urokinase 4400 kE/kg über 10 min, dann 4400E/kg/h über 12–24 h
- Noradrenalin (4 µg/ml) 10 ml zur titrierten Gabe
- ggf. Noradrenalin-Perfusor mit 0,2 mg/50 ml (0,004 mg/ml) bzw. mit 5 mg/50 ml (0,1 mg/ml)

10.2 Definition und Pathogenese

- Bei der Lungenarterienembolie (LAE) handelt es sich um den Verschluss einer Lungenarterie oder eines Lungenarterienastes durch einen Embolus (in der Regel Thromben, aber auch Fett oder Luft). Ursache ist in über 90 % eine tiefe Venenthrombose (TVT). Die Letalität in der Akutphase liegt bei 7–11 %.
- Die Symptome sind abhängig vom Schweregrad der Embolie. Hämodynamische Auswirkungen treten meist ab ca. 30–50 % Verlegung der Lungenstrombahn auf. Diese entstehen durch eine Nachlaststeigerung bei pulmonalarterieller Drucksteigerung mit konsekutiver Rechtsherzbelastung, Abnahme des Herzzeitvolumens und Hypotonie. Auch eine Hypoxämie droht je nach Schweregrad.
- Risikofaktoren sind Immobilisation bzw. eine vorangegangene Operation in den letzten 4 Wochen, Tumorerkrankungen und Operationen am Hüft- oder Kniegelenk.
- Oftmals wird das Embolieereignis durch körperliche Anstrengung ausgelöst. Auch das Pressen beim Stuhlgang kann dazu gehören.
- Klinisch zeigt sich meist eine akut einsetzende Symptomatik.
- Die meisten letalen Verläufe erfolgen in Schüben. Beim Auftreten einer LAE muss daher ein weiteres Emboliegeschehen verhindert werden.

10.3 Diagnostik

- **Wells-Score:** Mit dem Wells-Score lässt sich die klinische Wahrscheinlichkeit einer LAE einschätzen. Bei unter 2 Punkten ist eine LAE unwahrscheinlich, bei mehr als 7 Punkten sehr wahrscheinlich:
  - prädisponierende Faktoren
    - frühere tiefe Venenthrombose oder LAE: 1,5 Punkte
    - kurz zurückliegende Operation oder Immobilisierung: 1,5 Punkte
    - Tumorleiden: 1 Punkt
  - Symptome
    - Hämoptyse: 1 Punkt
  - Klinische Zeichen
    - Herzfrequenz > 100bpm: 1,5 Punkte
    - klinische Zeichen einer tiefen Venenthrombose: 3 Punkte
  - Klinische Einschätzung
    - alternative Diagnose ist unwahrscheinlicher als LAE: 3 Punkte
- **allgemeine Diagnostik** (prä- und innerklinisch):
  - Anamnese:
    - Alter, Begleiterkrankungen, Risikofaktoren (v. a. Anzeichen einer TVT bzw. frühere TVT oder LAE)
    - Dyspnoe, Tachypnoe, Hyperventilation, Zyanose

- bei beatmeten Patienten CO_2-Abfall endexspiratorisch und pCO_2-Anstieg arteriell
- Thoraxschmerzen, Beklemmungsgefühl
- Symptome einer Rechtsherzinsuffizienz
- obere Einflussstauung
- Tachykardie
- Hypotonie, Synkope, Schock
- Husten, Hämoptyse

◦ klinische Untersuchung:
- Auskultation Herz und Lunge (Differenzialdiagnose: z. B. Pneumothorax)
- Blutdruckmessung

◦ 12-Kanal-EKG:
- SI-QIII-Typ und/oder die Rechtsdrehung des Lagetyps weisen auf eine Rechtsherzbelastung hin
- weitere mögliche Veränderungen im EKG können sein: z. B. Rechtstyp, Rechtsschenkelblock, P-pulmonale, T-Negativierungen in V1–3
- Vergleich mit Vorbefunden und kurzfristige EKG-Kontrollen sind wichtig

- **weiterführende innerklinisch Diagnostik:**
  - ◦ Laboruntersuchungen:
    - Blutgasanalyse: **Cave:** häufig falsch negatives Ergebnis! Der pCO_2-Wert ist bei beatmeten Patienten erhöht, bei wachen Patienten durch reaktive Hyperventilation häufig jedoch normwertig oder sogar erniedrigt. Der pO_2-Wert ist erniedrigt.
    - Troponin I/T und BNP (B-natriuretisches Peptid) haben Aussagekraft über die Prognose. Sind sie nicht erhöht, handelt es sich meist um eine milde LAE.
    - D-Dimere: zum Ausschluss, ein positives Ergebnis ist kein Beweis für eine LAE, aber ein negatives Ergebnis macht eine LAE sehr unwahrscheinlich. Bei niedrigerer bis mittlerer klinischer Wahrscheinlichkeit für eine LAE und normwertigen D-Dimeren ist keine weitere Diagnostik notwendig. Bei hoher klinischer Wahrscheinlichkeit für eine LAE soll kein D-Dimer-Test durchgeführt werden.
  - ◦ bildgebende Verfahren:
    - TTE und TEE: Zeichen einer Rechtsherzbelastung, Abschätzen des pulmonal-arteriellen Drucks, Ausschluss anderer Erkrankungen
    - Röntgen-Thorax in 2 Ebenen: Hinweise wie Stauung, Herzvergrößerung, Atelektasen, Ausschluss anderer Ursachen wie z. B. eines Pneumothorax
    - CT-Pulmonalisangiografie: Nachweis und Ausmaß der Embolie, bei Schwangeren auch Angio-MRT möglich
    - kombinierte Ventilations-/Perfusionsszintigrafie bei hämodynamisch stabilen Patienten als Alternative zum CT möglich
    - Sonografie der Beinvenen, bei Nachweis einer Beinvenenthrombose kann der Verdacht auf eine LAE als bestätigt angesehen werden
    - sehr selten Pulmonalisangiografie, falls Thrombolyse kontraindiziert ist

10.4 Therapie

- allgemeine Maßnahmen:
  - ◦ Lagerung: halbsitzende Position, Transport der Patienten sehr vorsichtig, da das Risiko weiterer Embolien besteht!
  - ◦ Monitoring (SpO_2, EKG, Blutdruck)
  - ◦ arterielle Kanüle
  - ◦ 2 i. v. Zugänge
  - ◦ Heparingabe 5000–10 000 I.E. i. v., Kontraindikationen beachten
  - ◦ ggf. Sedierung, jedoch Risiko der Atemdepression
  - ◦ ggf. Intubation
  - ◦ ZVK-Anlage
- Sofortmaßnahmen:
  - ◦ Sauerstoffgabe
  - ◦ Bei intraoperativem Auftreten ist eine sofortige Rücksprache mit dem Operateur erforderlich, dass der Verdacht auf eine LAE besteht. Die Operation sollte so schnell wie möglich beendet werden.
  - ◦ Bei hämodynamisch instabilen Patienten sofort TTE/TEE (diese kann zum Teil auch schon im OP-Saal möglich sein) bzw. CT-Pulmonalisangiografie.
  - ◦ Patienten ohne hohes Risiko erhalten eine Antikoagulation mit unfraktioniertem Heparin oder niedermolekularem Heparin. Faktor-Xa-Hemmer (Fondaparinux, Rivaroxaban, Apixaban) sind ebenfalls zugelassen. Ebenso Dabigatran. Bei HIT II kann Argatroban verwendet werden.
- Fibrinolysetherapie:
  - ◦ Die Thrombolyse erfolgt bei Patienten mit hohem Risiko. Das sind hämodynamisch instabile Patienten mit persistierender Hypotonie oder Schock.
  - ◦ Alteplase (rt-PA): 10 mg initial über 1–2 min, dann 90 mg über 2 h – Heparin weiter geben
  - ◦ Streptokinase: 250 000 E als „loading dose“ über 30 min, dann 100 000 E/h für 12–24 h – Heparin kann pausiert werden
  - ◦ (Urokinase: 4400 kE/kgKG über 10 min, dann 4400 E/kgKG/h über 12–24 h)
  - ◦ absolute Kontraindikationen zur Lysetherapie:
    - akute lebensbedrohliche, nicht stillbare und intrazerebrale Blutungen
  - ◦ relative Kontraindikationen zur Lysetherapie:
    - kürzlich vorangegangenes Trauma oder große Operationen bzw. Eingriffe mit Blutungsrisiko
    - kürzlich vorangegangene ZNS-Erkankung oder -Eingriffe wie intrakranielle Operationen oder Apoplex
    - erhöhtes Blutungsrisiko durch Begleiterkrankungen wie z. B. kürzlich vorangegangene gastrointestinale Blutungen, fortgeschrittene Leber- oder Tumorerkankung oder Thrombozytopenie
    - Schwangerschaft oder 1. postpartale Woche
    - therapieresistenter Hypertonus (> 180 mmHg)

11 Maligne Hyperthermie

Janica Cordes

Merke

Kontaktaufnahme mit MH-Zentrum

MH-Hotline: 08221/9600 oder www.emhg.org

- Beratung in der Akutsituation
- Fragen zur diagnostischen Abklärung bei MH-Verdacht werden beantwortet

11.1 Material und Medikamente

Material

- PVK 2-mal
- Tubus
- arterielle Kanüle
- ZVK dreilumig
- Alpha-Card bei ZVK
- Temperatursonde
- Dauerkatheter
- Magensonde
- Relaxometrie
- kontinuierliche Messung des zentralen Venendrucks (ZVD)
- Kühldecke/Cool Pads

Medikamente

- balancierte Vollelektrolytlösung, z. B. Jonosteril 1000 ml
- Propofol-1-%-Perfusor; Einleitung: 1–5 mg/kgKG, Aufrechterhaltung: 4–12 mg/kgKG/h
- Sufentanil (50 µg/10 ml), 0,3–0,5 µg/kgKG zur Einleitung
- ggf. Remifentanil-Perfusor 40 µg/ml (2 mg/50 ml)
- Rocuronium (50 mg/5 ml), 0,6 mg/kgKG i. v.
- Atropin (0,5 mg/ml)
- Noradrenalin (4 µg/ml), 10 ml
- Noradrenalin-Perfusor mit 0,2 mg/50 ml (0,004 mg/ml)
- Noradrenalin-Perfusor mit 5 mg/50 ml (0,1 mg/ml)
- **Dantrolen 2,5 mg/kgKG initial (20 mg Injektionsflasche in 60 ml Aqua auflösen, bis die Lösung klar ist).** Es werden ca. 20–40 Flaschen innerhalb von 24 h benötigt

11.2 Definition und Pathogenese

- seltene, aber lebensbedrohliche Komplikation in der Anästhesiologie
- autosomal-dominat vererbte Störung der Skelettmuskulatur
- Gesamtprävalenz: 1:3000 bis 1:10 000–20 000
- fulminante Verläufe ereignen sich bei 1:10 000–1:250 000 Allgemeinanästhesien
- 50 % davon Kinder bis zum 12. Lebensjahr
- häufiger männliche als weibliche Patienten betroffen
- Letalität > 3 %
- **Mechanismus:** Durch einen genetischen Defekt kommt es zu einer vermehrten Freisetzung von Kalzium-Ionen aus dem sarkoplasmatischen Retikulum. Mögliche Auslöser sind alle volatilen Anästhetika und Succinylcholin.

Merke

Unauffällige Vornarkosen in der Anamnese, auch mit Exposition der Triggersubstanzen, schließen eine Veranlagung zur MH nicht aus, da es bei einigen Patienten erst nach wiederholter Exposition zur MH kam.

11.3 Dantrolen

- Hydantoin-Derivat
- hemmt die Ca^{++}-Freisetzung, beeinflusst aber nicht die Wiederaufnahme
- Nebenwirkung ist eine geringe Muskelrelaxation, die zur Atemschwäche führen kann.
- weitere Nebenwirkungen: Übelkeit/Erbrechen, Schwindel, Kopfschmerzen, Diarrhöen und allergische Reaktionen
- kann auch in Schwangerschaft/Stillzeit, bei Neugeborenen und Kindern verabreicht werden

11.4 Diagnostik einer MH-Krise

- **Frühsystome:**
  - **Hyperkapnie und Herzrhythmusstörungen**
  - Anstieg des endexspiratorischen CO_2-Wertes und des CO_2-Partialdrucks
  - Masseterspasmus nach Succinylcholingabe
  - Muskelrigidität
  - Tachykardie
  - Arrhythmie
  - Tachypnoe bei spontan atmenden Patienten
  - Kreislaufinstabilität, starkes Schwitzen

Merke

Sind andere Ursachen ausgeschlossen bzw. besteht der V. a. eine MH, soll **umgehend** die Therapie eingeleitet werden.

!!! Kein Abwarten weiterer Symptome!!!

Der namensgebende Temperaturanstieg erfolgt oft erst später!

- **Spätzeichen:**
  - Hypoxie
  - Zyanose
  - Abfall der Sauerstoffsättigung
  - (hohes) Fieber
  - Kreislaufinstabilität bis ggf. Herzkreislaufstillstand
  - Nierenversagen
  - Rhabdomyolyse
  - bräunliche Verfärbung des Urins/Myoglobinurie
  - DIC (disseminierte intravasale Gerinnung)
- **Laborchemisch:**
  - Azidose mit erhöhtem p_aCO_2, negativem BE und erniedrigtem p_aO_2, Hyperkaliämie
  - Anstieg von Laktat, CK, Myoglobin und Transaminasen
- **Diffenrentialdiagnostik:**
  - zu flache Narkose
  - Defekt des Narkosegeräts/aufgebrauchter Atemkalk
  - Sepsis
  - Anaphylaxie
  - Phäochromozytom
  - thyreotoxische Krise
  - zerebraler Insult
  - Intoxikation
  - malignes neuroleptisches Syndrom

11.5 Therapie

- **Sofortmaßnahmen** (▸ Abb. 11.1):
  - Triggerzufuhr unterbrechen!
  - FiO_2 1,0, Frischgas-Flow ca. 10 l/min
  - Hilfe holen
  - Verdampfer vom Beatmungsgerät entfernen, Atemkalk wechseln, das Narkosegerät **muss nicht** ausgewechselt werden
  - Steigerung des Atemminutenvolumens, Normalisierung der CO_2-Konzentration
  - Narkose intravenös weiterführen
  - Die zügige Beendigung der Operation soll nach Absprache mit dem Operateur angestrebt werden.
  - **schnellstmögliche Dantrolen-Gabe:** → zusätzliches Personal zum Aufziehen sinnvoll, da viele Flaschen benötigt werden
    - Initialdosis: Bolusgabe von 2,5 mg/kgKG – wiederholt bis zum Sistieren der Symptome
    - 24-h-Erhaltungsdosis 5–10 mg/kgKG/24 h
    - Anforderung von zusätzlichem Dantrolen (50–60 Ampullen)

Merke

Muskelschwäche kann auftreten. Eine Flasche Dantrolen (20 mg Injektionsflasche) enthält 3 g Mannitol. Injektion möglichst über ZVK, da bei paravasaler Injektion Gewebsnekrosen auftreten können (pH 9,5 und hohe Osmolarität).

- **Überwachung/Monitoring/Labor:**
  - Fortführung EKG, nicht invasive Blutdruckmessung (NIBP), Sauerstoffsättigung, $etCO_2$, Temperatur
  - großlumige i. v. Zugänge
  - Anlage arterielle Kanüle, ZVK, Dauerkatheter
  - engmaschige Blutgasanalyse
  - Laborbestimmung: Kalium, CK, Myoglobin, Transaminase, Blutgerinnung
- **Symptomatische Maßnahmen:**
  - Hyperkaliämie (S. 41):
    - forcierte Diurese mit Schleifendiuretika (Zieldiurese 1–2 ml/kgKG/h: Furosemid 0,5–1 mg/kgKG, Infusion kristalloider Lösungen, ggf. Mannitol 1 g/kgKG [eine 20 mg Injektionsflasche Dantrolen enthält 3 g Mannitol])
    - 50 ml Glukose 40 % mit 8 I.E. Insulin als Perfusor
    - Kalzium 2–4 g i. v.
    - ggf. Hämodialyse
  - Azidose:
    - Hyperventilation bis Normokapnie erreicht ist
    - Natriumbikarbonat oder Trispufferung erwägen
  - Arrhythmie: Amiodaron 3 mg/kgKG, ggf. Betablocker
    - **Cave:** Kalziumantagonisten und Digitalis sind kontraindiziert!
  - zur Prävention einer DIC: Low-Dose-Heparinisierung
  - Fieber: gekühlte Infusionen, Coolpacks/Kühldecken/feuchte Tücher
- **Kontaktaufnahme mit MH-Zentrum:**
  - MH-Hotline: 08221/9600 oder www.emhg.org
  - Beratung in der Akutsituation
  - Fragen zur diagnostischen Abklärung bei MH-Verdacht werden beantwortet

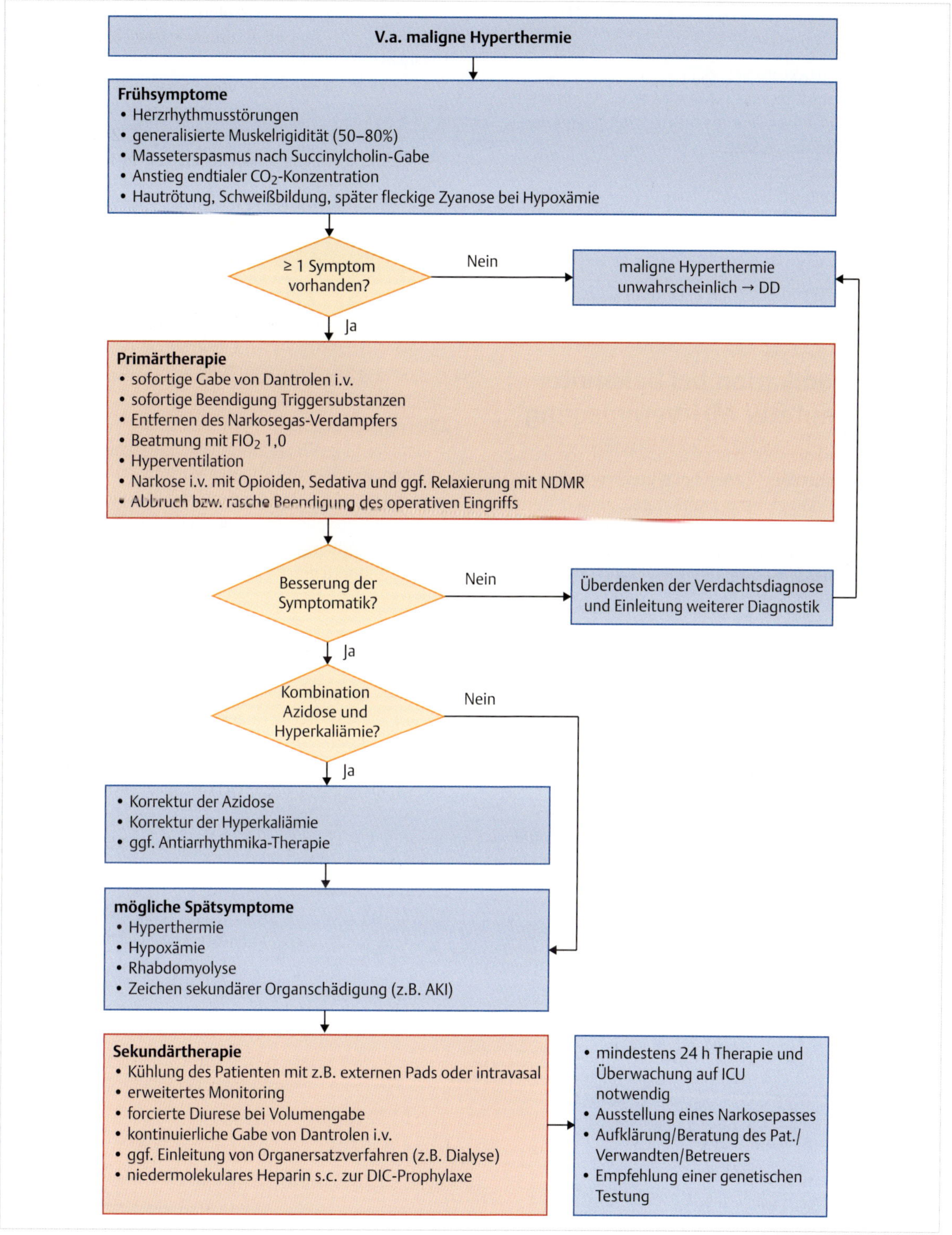

Abb. 11.1 Muskelrigidität – Vorgehen bei maligner Hyperthermie. DD: Differenzialdiagnose, DIC: disseminierte intravasale Koagulopathie, ICU: Intensive Care Unit, NDMR: nicht depolarisierenden Muskelrelaxanzien. (Quelle: Bösel J, Schönenberger S. Neuro-Intensivmedizin. Stuttgart: Thieme; 2018)

11.6 Weiterführende Diagnostik

- **1. Maßnahme:**
  - In-vitro-Kontrakturtest (IVCT)
  - mittels einer offenen Muskelbiopsie des M. quadriceps femoris wird in einem spezifischen Labor die MH-Veranlagung getestet
- **2. Maßnahme:**
  - Mutationsanalyse
  - Bei vielen MH-Patienten konnten Mutationen des Ryanodinrezeptors auf Chromosom 19 festgestellt werden.
- Auch Blutsverwandte sollten bei einem positiven Testergebnis untersucht werden.

11.7 Prämedikation bei bekannter oder vermuteter MH-Veranlagung

- Bei jedem Narkoseaufklärungsgespräch müssen frühere Narkosezwischenfälle – auch bei Blutsverwandten – und neuromuskuläre Vorerkrankungen, auch in der Familienanamnese, erfragt werden.
- Der Patient sollte ausreichend medikamentös prämediziert werden, da Stress ein möglicher Trigger für maligne Hyperthermie ist.

11.8 Narkoseführung bei MH-Veranlagung

Merke

Jeglicher Kontakt mit Triggersubstanzen muss vermieden werden! (den Vapor vom Beatmungsgerät entfernen, den Atemkalk und die Beatmungsschläuche erneuern, das gesamte System sollte vor der Narkose mit 10 l/min Frischgasfluss über 10 Minuten „gespült" werden)

- Regionalanästhesie bevorzugen
- Vereinzelt sind aber auch MH-Fälle unter Spinalanästhesie beschrieben.
- Dantrolen bei **jeder** Narkose in ausreichender Menge bereitstellen!
- stressbedingte Einflüsse eliminieren – Eine gute medikamentöse Prämedikation und eine entspannte und ruhige Atmosphäre bei der Narkoseeinleitung helfen.
- Indikation zur invasiven Blutdruckmessung und zur Anlage eines ZVK ist nach den gängigen Kriterien zu stellen
- Allgemeinanästhesien können problemlos, soweit keine anderen Kontraindikationen bestehen, als TIVA geführt werden, soweit keine anderen Kontraindikationen bestehen
- Opiate und depolarisierende Muskelrelaxanzien können ebenso verwendet werden.
- Überwachungszeit:
  - kleinere Eingriffe: 4-stündige engmaschige Überwachung postoperativ
  - große Eingriffe: 24 Stunden postoperative Laborchemische Untersuchungen des Serums auf Laktat, CK und Basenüberschuss sollten unmittelbar im Anschluss und 6 h nach Beendigung der Narkose erfolgen.

12 Medikamentöse Intoxikationen

Ralf Trimmel

Besonderheiten

Basisinfos
- ggf. Intermediate Care (IMC)/Intensive Care Unit (ICU)

Material
- PVK (periphere Venenverweilkanüle) 2-mal 16 G
- ggf. Magensonde
- Intubationszubehör
- ggf. Arterie
- ggf. ZVK (zentraler Venenkatheter)

Medikamente
- ggf. medizinische Kohle
- balancierte Vollelektrolytlösung, z. B. Jonosteril 1000 ml
- Antidote

12.1 Material und Medikamente

Material

- PVK 2-mal 1,8 mm (16 G)
- Tubus 7,5–8 mm Innendurchmesser
- Magensonde
- ggf. Arterie
- ggf. ZVK

Medikamente

- balancierte Vollelektrolytlösung, z. B. Jonosteril 1000 ml
- bei Bedarf Thiopental (500 mg/20 ml) 3–5 mg/kgKG zur Einleitung, evtl. Etomidat 0,1–0,3 mg/kgKG zur Einleitung
- bei Bedarf Propofol 1,5–2,5 mg/kgKG zur Einleitung
- bei Bedarf Sufentanil (50 µg/10 ml) 0,3–0,5 µg/kgKG zur Einleitung
- bei Bedarf Remifentanil-Perfusor (40 µg/ml) 2 mg/ 50 ml
- bei Bedarf Rocuronium (50 mg/5 ml) 0,6 mg/kgKG i. v.
- Atropin (0,5 mg/ml)
- Antidote (genaueres s. u.)
- medizinische Kohle 1 g/kgKG

12.2 Eingangsbemerkung

- Medikamentöse Intoxikationen sind nach alkoholbedingten Intoxikationen der zweithäufigste Grund für Intoxikationen (ca. 33 %).
- Häufig geschehen diese Intoxikationen im Rahmen suizidaler Absichten, die akzidentiellen Ursachen sind eher seltener. Am häufigsten sind medikamentöse Intoxikationen mit Schlaf- und Beruhigungsmitteln sowie Psychopharmaka.

12.3 Epidemiologie

- ca. 200 000 Anfragen/Jahr an Giftinformationszentralen
- ca. 50 % der Anfragen kommen von Laien
- ca. 2–3 Mio. Vergiftungsfälle/Jahr
- ca. 3500 Todesfälle/Jahr durch Vergiftungen
- ca. 5 % der präklinischen Notarzteinsätze sind Intoxikationen

12.4 Erstversorgung

- lebensrettende Basismaßnahmen
- Giftentfernung
- Asservierung von Urin, Blut, Erbrochenem, Tablettenpackungen
- Antidottherapie des Giftes
- symptomatische Therapie der Vitalparameter (Atemwegssicherung bei Glasgow Coma Score [GCS] < 9 und Kreislauftherapie)

12.5 Wirkung/Symptome bei Intoxikation

- anticholinerge Substanzen (Atropin, Antidepressiva, Neuroleptika, Antihistaminika, Amphetamine): u. a. Durst, Exsikkose, Schluckstörungen, Mydriasis (weite Pupillen), Tachykardie
- cholinerge Substanzen (Cholinesterasehemmer): u. a. Miosis (enge Pupillen), Bradykardie, Erbrechen, vermehrte Sekretion von Bronchialsekret und Speichel, Schwitzen
- Psychopharmaka (Benzodiazepine, Antidepressiva, Neuroleptika): wirken dämpfend/sedierend, Gefahr: reduzierte Schutzreflexe, Atemdepression
- trizyklische Antidepressiva (Amitriptylin, Clomipramin, Maprotilin, Doxepin, Serotonin): wirken stimmungsaufhellend, Gefahr: Irritation aller Elektrolytkanäle im Myokard, (Na^+, Ca^{2+}, K^+), hochkritische multiple Rhythmusstörungen, systemische Vasodilatation, Reentry-Tachykardie, Blutdruckabfall, Krampfanfälle, Bewusstlosigkeit (kritische Grenze bei QRS > 0,11s)

- atypische Neuroleptika: wirken antipsychotisch, Gefahr: Störungen des ZNS und extrapyramidalen Nervensystems, Somnolenz, Sprachaphasien, Bewusstlosigkeit. Atmung meist nicht betroffen! Reflextachykardie, anticholinerges Syndrom, ggf. Aspirationsgefahr
- Paracetamol: Gefahr: Leberfunktionsstörung ab 150 mg/kgKG, Leberzerfall/Leberkoma/Leberversagen und Tod

12.6 Therapie der Intoxikation

- Sofortmaßnahmen:
  - lebensrettende Sofortmaßnahmen nach dem ABCDE-Schema einleiten. Ab einem GCS < 9 Intubation notwendig
  - ggf. Kontaktaufnahme mit dem Giftinformationszentrum; notwendige Informationen: genaue Bezeichnung des Medikamentes, sicher/potenziell aufgenommene Menge des Medikamentes und Zeitpunkt sowie Identität und Anamnese des Patienten
  - Wirkung und Nutzen von Magenspülung und induziertem Erbrechen ist umstritten, deswegen stets sorgfältige Einzelfallprüfung
  - Gabe von medizinischer Kohle (1 g/kgKG)
- spezielle Maßnahmen: Gabe von Antidoten
  - anticholinerge Substanzen: 1–2 mg i. v. Physostigmin
  - Benzodiazepine: 0,5–1 mg i. v. Flumazenil
  - Neuroleptika: 5 mg i. v. Biperiden
  - trizyklische Antidepressiva: 250 mg i. v. Natriumbikarbonat 4,2 % oder 100 ml 8,4 % zentral i. v., ggf. Physostigmin und Katecholamine
  - atypische Neuroleptika: 5 mg i. v. Biperiden
  - Paracetamol: innerklinisch 1–5 Ampullen N-Acetylcystein (ACC) i. v.
  - Opiate: 0,4–0,8 mg i. v. Naloxon
  - Lokalanästhetika siehe SOP Lokalanästhetikaintoxikation (S. 48)
- Überwachung/Monitoring:
  - Fortführung EKG, nicht invasive Blutdruckmessung (NIBP), Sauerstoffsättigung, $etCO_2$, Körpertemperatur
  - großlumige i. v. Zugänge.
  - Laborbestimmung: ggf. Blutgasanalyse, Kalium, Natrium, Blutglukose sowie Nieren-/Leberparameter und toxikologische Analyse zur weiteren Diagnostik und ggf. besseren Steuerung der Therapie
  - Anlage Arterie und ZVK
  - Intensivstation

13 Spannungspneumothorax

Ralf Trimmel

Besonderheiten

Material

- PVK (periphere Venenverweilkanüle) 2-mal 14 G
- Thoraxdrainage
- Skalpell
- 20 ml NaCl 0,9 %
- Saugung für Thoraxdrainage
- 20 ml-Spritze

Medikamente

- balancierte Vollelektrolytlösung, z. B. Jonosteril 1000 ml

13.1 Material und Medikamente

Material

- PVK 2-mal 2,2 mm (14 G)
- Thoraxdrainage
  - bei Erwachsenen in der Regel 28 Ch und größer
  - bei Kindern in der Regel 12–16 Ch
- Kornzange
- Skalpell
- 20 ml-Spritze
- NaCl 0,9 %
- ggf. Tubus 7,5–8 mm

Medikamente

- balancierte Vollelektrolytlösung, z. B. Jonosteril 1000 ml
- Noradrenalin (4 µg/ml) 10 ml
- Atropin (0,5 mg/ml)
- Mepivacain (1 %) 10–15 ml
- bei Bedarf Thiopental (500 mg/20 ml) 3–5 mg/kgKG zur Einleitung, evtl. Etomidat 0,1–0,3 mg/kgKG zur Einleitung
- bei Bedarf Propofol 1,5–2,5 mg/kgKG zur Einleitung
- bei Bedarf Sufentanil (50 µg/10 ml) 0,3–0,5 µg/kgKG zur Einleitung
- bei Bedarf ggf. Remifentanil-Perfusor 40 µg/ml (2 mg/50 ml)
- bei Bedarf Rocuronium (50 mg/5 ml) 0,6 mg/kgKG i. v.

13.2 Eingangsbemerkung

- Der Spannungspneumothorax ist eine besondere und lebensgefährliche Form des Pneumothorax.
- Er entsteht durch einen Ventilmechanismus, bei dem bei der Einatmung (Inspiration) Luft entweder von außen (z. B. Einstich) oder von innen (z. B. eingerissener Lungenlappen) in die Brusthöhle eindringt. Bei der Ausatmung (Exspiration) wird das Ventil, z. B. ein kleines Stück der Thoraxwand, wie eine Tür von innen zurückgedrückt, sodass die Luft nicht mehr entweichen und sich nur noch in der Brusthöhle verteilen kann. Deshalb wird diese Verletzung auch als Ventilpneumothorax bezeichnet.
- Mit Zunahme des Luftvolumens steigt der intrathorakale Druck auf der verletzten Seite an und verdrängt das Mittelfell zur Gegenseite. Auf diese Weise werden die gesunde Lunge und die Hohlvenen komprimiert. Die Venenkompression drosselt den venösen Rückstrom zum Herzen, wodurch das Schlagvolumen bedrohlich abnimmt.

13.3 Prämedikation

- Die gezielte Anamnese umfasst neben den Vorerkrankungen auch die Frage nach einem möglichen Unfallvorgang.
- Der Patient sollte, wenn möglich, ausreichend medikamentös prämediziert werden.

13.4 Anästhesieführung

- Die Versorgung des Spannungspneumothorax erfolgt häufig in Lokalanästhesie.
- Ähnlich wie bei der Narkoseeinleitung sollten stressbedingte Einflüsse eliminiert und eine möglichst entspannte und ruhige Atmosphäre geschaffen werden.
- Sollte es im Rahmen der Versorgung zu Komplikationen kommen, sollte auf eine Allgemeinanästhesie zurückgegriffen werden.
- Zur Narkoseeinleitung und Aufrechterhaltung eignen sich alle i. v. verabreichten Anästhetika (Propofol, Benzodiazepine, Barbiturate und Etomidat). Als Analgetika stehen alle gängigen Opioide zur Verfügung. Eine Muskelrelaxierung ist mit allen nicht depolarisierenden Relaxanzien (Rocuronium, Cis-Atracurium) möglich.

13.5 Postoperatives Vorgehen und Überwachung

- engmaschige Überwachung der Kreislaufparameter sowie Kontrolle der Thoraxdrainage
- adäquate Schmerzmedikation

13.6 Diagnostik

- Diagnose sollte primär klinisch und nicht radiologisch gestellt werden
- Symptome sind Dyspnoe, Tachypnoe sowie Thoraxschmerzen
- Patient kann sich im Präschock- oder Schockzustand befinden, ggf. arterielle Hypotonie, Tachykardie
- Inspektion: gestaute Halsvenen
- Perkussion: hypersonorer tympanistischer Klopfschall auf der betroffenen Seite
- Auskultation: abgeschwächtes bis aufgehobenes Atemgeräusch auf der betroffenen Seite
- Blutgasanalyse: PaO_2 erniedrigt, $PaCO_2$ kann initial erniedrigt sein
- Radiologie:
  - Strichschatten der Pleura visceralis parallel zur Thoraxwand
  - transparenzerhöhter Bezirk zwischen Thoraxwand und Lungenoberfläche
  - partiell oder komplett kollabierte Lungenareale

13.7 Therapie

- notfallmäßige Entlastung des Pleuraraums:
  - mittels Nadeldekompression mit einer mindestens 4,5 cm langen großlumigen Venenverweilkanüle (PVK 14 G)
  - zwischen dem 2. und 3. Interkostalraum (ICR)
  - in der Medioklavikularlinie (MCL, Position nach Monaldi)
  - im Abstand von 3 Querfingern lateral vom Sternalrand (Schonung der A. thoracica interna)
- Als weiteres Hilfsmittel kann eine 20 ml-Spritze, die mit NaCl 0,9 % gefüllt ist, hinzugezogen werden, denn sollte beim Vorstoßen der Spritze plötzlich leicht Luft aspiriert werden können (welche sich als Blasen in der Spritze manifestieren), so ist ein Pneumothorax wahrscheinlich.
- Nach primärer notfallmäßiger Versorgung sollte eine definitive Versorgung mithilfe einer Thoraxdrainage erfolgen:
  - Größe des Drains sollte zwischen 16 und 24 Ch liegen
  - Lokalisation: 4.–6. Interkostalraum in der vorderen Axillarlinie (Position nach Bülau)
  - Technik: Großzügige Lokalanästhesie, ca. 2 cm lange Hautinzision parallel zum ICR oberhalb der Rippe, anschließend stumpfe Tunnelierung der Brustweichteile und Eröffnung der Pleura. Digitale Aufweitung der Pleurainzision und Austastung des Pleuraspaltes mit anschließender Einführung des Drains in die Pleurahöhle und Befestigung mit einer Haltenaht. Anschließend sollte ein Kontrollröntgen des Thorax erfolgen.
- „Standardpatient“ 20 cmH_2O, chronisch obstruktive Lungenerkrankung (COPD)/Emphysematiker 5–10 cmH_2O.

14 Polytrauma im Schockraum

Michael Kuhlmann, Judith Gal

Basisinfos

- Treat first what kills first – Erkenne und Behandle lebensbedrohliche Verletzungen
- strenges Zeitmanagement (max. 60 min) – Golden hour of shock
- ABCDE-Schema (ATLS [1], ETC etc.)
- Teamkommunikation
- klare Rollenzuteilung im Team (Traumaleader)

14.1 Material und Medikamente

Material und Raum

- mind. 25m² für 1 Patienten, idealerweise in der Notaufnahme
- Mitarbeiterschutz (Röntgenschürzen, Schutzkittel, Schutzmasken und -brillen)
- bildgebende Methode (Ultraschall (konvex und linear), CT, Röntgen)
- Narkosearbeitsplatz
- Schnelltransfusionssystem und Notfallkonserven
- Point of care labor (BGA, Gerinnung) + konventionelles „Schockraum-Labor“
- Notfallsets (schwieriger Atemweg, Trepanation, Thoraxdrainage, Laparotomieset etc.)

Medikamente

- Sufentanil (50 µg/10 ml)
- Thiopental (500 mg/20 ml)
- Rocuronium (100 mg/10 ml)
- Succinylcholin (100 mg/5 ml)
- Noradrenalin light (4 µg/ml) 10 ml
- Noradrenalin light Perfusor (0,2 mg/50 ml)
- Atropin (0,5 mg/ml)
- Ionosteril Freeflex 1x1000 ml mit Infusionssystem
- „Gerinnungsbox“ bereitstellen (Tranexamsäure 4 g, Minirin 40 µg, Fibrinogen 6 g, Calcium 8g)
- Reserve:
  - 1 Ampulle Adrenalin
  - Noradrenalin-Perfusor 5 mg/50 ml (0,1 mg/ml)
  - 1 Ampulle Midazolam 5 mg
  - 2 Ampullen Esketamin 25 mg
  - 1 Durchstechflasche Propofol 500 mg

14.2 Eingangbemerkung

- be prepared – der Schockraum muss vorbereitet sein, das komplette Team muss anwesend sein
- Fertigsets für dringliche Eingriffe sind zu empfehlen (Thoraxdrainageset, Bohrlochset, Schwieriger Atemweg)
- Notfall-Konserven in Bereitschaft und Nähe
- Gerinnungspräparate griffbereit

14.3 Besonderheiten

- Schockraumversorgungen von Schwer- und Schwerstverletzten erfolgen unter Zeitdruck – SOPs bieten Sicherheit für Mitarbeiter und Patienten
- Fachgruppenübergreifende Algorithmen sollten implementiert werden und allen Beteiligten geläufig sein. Regelmäßiges Teamtraining verbessert die Abläufe
- (Potenziell) lebensbedrohliche Verletzungen müssen erkannt und behandelt werden (Atemwegsverlegung, SHT, unstillbare Blutung, Spannungspneumothorax etc.)

14.3.1 Ablauf der Versorgung Schwer- und Schwerstverletzter

- digitale und telefonische Anmeldung (nach Schema) durch Rettungsdienst sind zu fordern
- Definition der Teamgröße und notwendiger Fachabteilungen (z. B. Neurochirurgie, HNO, MKG), mind. jedoch Traumaleader, Unfallchirurgie Arzt, ZNA Pflege, Anästhesie Arzt, Anästhesie Pflege, Radiologie Arzt, Radiologie MTRA
- Definition und Kommunikation der Funktion des Traumaleaders
- Hauptaufgabe des Traumaleaders: übergeordnete Koordination und Steuerung der Abläufe und des Teams. Die Versorgung beginnt mit einer strukturierten Übergabe (ABCDE, SBAR o. ä.) und der Wiederholung sowie Ergänzung durch Fragen

14.4 Notfall-Narkoseeinleitung

- **Ziel:** tiefe Narkoseinduktion (S. 138) in rascher Abfolge mit Sicherung des Atemweges und Vermeidung von Hypoxie und Aspiration
- jeder nicht intubierte Patient erhält so früh wie möglich O_2 (10l) über Maske mit Reservoir
- HWS-Immobilisation (infolgedessen früh an schwierigen Atemweg denken)
- Lagerung: immer an Wirbelsäulentrauma denken – Immobilisation und achsgerechte Lagerung! Ggf. 30° Oberkörper hoch bei SHT

- sorgfältige Präoxygenierung sofern zeitliche Dringlichkeit es zulässt (8 tiefe Atemzüge bei dicht sitzender Maske oder 3 min FiO_2 1,0)
- **stabiler Patient:**
  1. **Analgesie:** Sufentanil 0,2–0,5 g/kgKG
  2. **Hypnose:** Thiopental 3–5 mg/kgKG alternativ Propofol 2–3 mg/Kg KG
  3. **Relaxierung:** Succinylcholin 1 mg/kgKG **bei KI:** Rocuronium 0,9–1 mg/kgKG
- **instabiler Patient (Schock-Pat.):**
  1. **Analgesie:** Esketamin 0,5–1 mg/kgKG; (kein Esketamin zur Einleitung bei isoliertem Schädel-Hirn-Trauma Patienten/ICB Patienten)
  2. **Hypnose:** Midazolam 0,15–0,35 mg/kgKG
  3. **Relaxierung:** Succinylcholin 1 mg/kgKG bei KI: Rocuronium 0,9–1 mg/kgKG
- keine Maskenzwischenbeatmung
- Intubation, wenn möglich, durch den erfahrensten Kollegen; sicher richtige Tubuslage kann bei hypotonen Kreislaufverhältnissen manchmal anhand der Kapnometrie nur schwer zu validieren sein
- Bei Patienten mit immobilisierter HWS ggf. manuelle – In Line – Stabilisation zur Intubation
- Gerade während der Narkoseeinleitung hypotone Phasen bis zum Erreichen des individuellen Ziel Blutdrucks aggressiv ausgleichen (Volumen/Vasopressoren).

14.5 Narkose-Aufrechterhaltung

- **TIVA** mit Propofol 3–6 mg/kgKG/h oder Midazolam Boli 1–5 mg i. v.
- **Analgesie** via Sufentanil Boli 0,1–0,2 µg/kgKG oder Esketamin Boli alle 10–15 min halbe Initialdosis
- **Nachrelaxierung:** b.B.
- aggressives Volumenmanagement/aggressives Ausgleichen von hypotonen Phasen durch Vasopressoren je nach individuellem Ziel-Blutdruck
- regelmäßige Re-Evaluation „ABCDE“ mit Korrektur der betr. Parameter

14.6 Primary Survey (5–10 min)

- „Treat first what kills first“ mit modularem Ablauf nach ABCDE-Schema
- **A – Airway – mit HWS-Immobilisation**
  - **Evaluation:** HWS-Immobilisation korrekt? Atemweg frei ja/nein?, drohende Atemwegsverlegung?, prospektiv Denken (Gefahr der Schwellung bei Verbrennung im Gesichtsbereich, potenziell schwieriger Atemweg bei HWS-Immobilisation oder äußeren Gegebenheiten, etc.)
  - **mögliche Maßnahmen:** HWS Immobilisation, Sauerstoffgabe (10l), Sicherung des Atemwegs, Absaugen, Esmarch Handgriff, etc.
- **B – Breathing:**
  - **Evaluation:** SaO_2 Sättigung? Atemfrequenz/-tiefe/-muster?, Atemgeräusche?, instabiler Thorax, Zeichen eines Spannungspneumothorax (obere Einflussstauung), Zyanose, Emphysem, Penetrationswunden
  - **mögliche Maßnahmen:** Inspektion, Palpation, Auskultation, apparative Messung SpO_2, CO_2 Messung bei intubiertem Patienten, Lungenultraschall
- **C – Circulation:**
  - **Evaluation:** Zeichen für großen Blutverlust (Kopfschwartenverletzung)? Puls ja/nein/Qualität, Blutdruck, Schockindex/ .-klassifikation
  - **mögliche Maßnahmen:** Blutstillung durch Kompression, FAST, Palpation (Rekapillarisierungszeit), Erkennen mgl. Blutungen: nach außen oder intrathorakal, intra-, retroperitoneal, Becken/Oberschenkel), großlumige periphere Zugänge (mind. 2!), Blutentnahme inkl. Gerinnungstest, apparative Messung RR, EKG, EK-Gabe frühzeitig erwägen, Tranexamsäuregabe (1g) **Cave:** beim Traumapatienten ist eine relevante Hypotension bis zum Beweis des Gegenteils hypovolämiebedingt (z. B. Morel-Lavalée-Läsion)
- **D – Disability:**
  - **Evaluation:** groben neurologischen Status erheben (GCS, Pupillenstatus, Lateralisationszeichen, Lähmungen), Intoxikationsmöglichkeit beachten
  - **mögliche Maßnahmen:** Schutzintubation erwägen bei GCS ≤ 8, Sphinktertonus testen bei Querschnittslähmung, Immobilisation, Dokumentation
- **E – Environment:**
  - **Evaluation:** Auffinden bisher nicht bemerkter Verletzungen, Umfelddiagnostik
  - **mögliche Maßnahmen:** vollständige Entkleidung des Patienten mit folgendem „Logroll“ (achsengerechtes Drehen des Patienten zur Evaluation aller dorsalen Abschnitte), Wärmemessung/-erhalt, ggf. Magensonde, Dauerkatheter (**Cave:** Genital-, Beckenverletzung), Tetanus-Schutz-Status?, Allergien?, Vorerkrankungen?, Antikoagulantien?, Unfallmechanismus?
- Die Lösung eines höherwertigen Problems darf niemals durch die Lösung eines nachrangigen Problems behindert werden (z. B. Thorax-Röntgen oder neurologische Untersuchung im Rahmen von „D“ bei bestehender Intubationspflichtigkeit); bei Vorhandensein von genügend Personal kann/soll der modulare Ablauf unter Berücksichtigung o. g. Tatsache auch parallel erfolgen.
- Nach Lösung eines A–E-Problems wird reevaluiert, ob die Maßnahme erfolgreich war (Bsp.: Spannungspneumothorax durch Punktion und Drainageanlage beseitigt? Intubation auch sicher tracheal?); im Anschluss erfolgt eine Reevaluation beginnend bei „A“.
- Erst nach erfolgreichem „Primary Survey“ beginnt der „Secondary Survey“ und die weitere Versorgung (Ausnahme: instabiler Patient mit nicht zu lösendem A–D-Problem unter Schockraumbedingungen; z. B. große

Blutung aus der Milz erfordert eine sofortige Verbringung zur Laparotomie in den OP).
- Bis auf Röntgenthorax, -becken und FAST-Untersuchung oder CT-Traumaspirale gehören bildgebende Verfahren/Adjuncts in den „Secondary Survey“ (Extremitätenröntgen etc.)

14.7 Secondary Survey

- erweiterte klinische Untersuchung zum Erkennen nicht lebensbedrohlicher Verletzungen (komplette Untersuchung)
- weiterführende Diagnostik mit z. B. Extremitätenröntgen, MRT, Angiographie, Bronchoskopie, evtl. benötigtem invasivem Monitoring, etc.
- erweiterte Anamnese via **AMPEL** (**A** – Allergien, **M** – Medikation, **P** – Präerkrankungen, **E** – Ereignis/Unfallhergang, **L** – Letzte Mahlzeit)
- Team-Time-Out oder „10 for 10“ – Reevaluation im Team
- Teile des „Secondary Survey“ können parallel zum „Primary Survey“ abgearbeitet werden, sofern dies keine höherwertig abzuarbeitenden Probleme behindert und die personelle Kapazität vorhanden ist.

14.8 Stabiler Patient

- zügiges Abarbeiten von „Primary Survey“ und „Secondary Survey“
- Im Anschluss Versorgung mit individueller Priorisierung bestimmter Interventionen (z. B. arterielle Druckmessung obligat bei Schädel-Hirn-Trauma zur lückenlosen Überwachung eines suffizienten cerebralen Perfusionsdruckes, Hirndrucktherapie, differenziertes Volumenmanagement, Lagerung, etc.)
- Übergabe an Intensivstation oder bei nicht anästhesiologischer Anwesenheitsbedürftigkeit an jeweilige Fachabteilung
- sorgfältige Dokumentation der durchgeführten Maßnahmen

14.9 Instabiler Patient

- zügiges Abarbeiten des „Primary Survey“ mit Fokus auf lebensbedrohliche Verletzungen. Bei Lösung des Problems - > Reevaluation und ggf. Übergang zu **stabilem Patient**
- Ist eine Problemlösung im Rahmen der Schockraumversorgung nicht möglich, muss dies mit lauter, klarer Kommunikation des Problems an den Rest des Teams, insbes. „Traumaleader“, erfolgen (z. B. persistierende Hypovolämie trotz Volumenbolus und hochdosierter Katecholamintherapie bei vorhandener nicht stillbarer Blutung aus großen Röhrenknochen).
- danach rasches problemadaptiertes Vorgehen (z. B. Explorativlaparotomie)

Merke

Die potenzielle Dynamik der Ereignisse macht ein prospektives Denken unumgänglich, dazu gehört u. a. frühzeitiges Bestellen von Blut- und/oder Gerinnungsprodukten, rechtzeitiges Nachfordern von genügend Personal bei arbeitsintensiven Fällen, rechtzeitiges Reservieren eines Intensivbettes. Abschließend auf vollständige Dokumentation achten!

14.10 Literatur

[1] ACS - American College of Surgeons. Advanced Trauma Life Support (ATLS). München: Urban & Fischer Verlag/Elsevier GmbH, 2014.

Teil II

Prämedikation und präoperative Evaluierung

II

15 Dokumentation Anästhesieprotokoll und Aufklärung

Michael Kuhlmann

15.1 Allgemeines

Merke

Das Anästhesieprotokoll gilt sowohl bei möglichen juristischen Auseinandersetzungen als auch bei eventuellen Haftungsansprüchen als offizielles Dokument und fungiert als Nachweis für eine sorgfältige Vorgehensweise.

- Aufklärung:
  Die Aufklärung über anästhesiologische Maßnahmen erfolgt präoperativ im Rahmen eines Prämedikationsgesprächs. Das Prämedikationsgespräch erfolgt grundsätzlich durch einen Arzt und wird schriftlich anhand eines standardisierten Aufklärungsbogen der im Idealfall dem Patienten bereits im Vorfeld gegeben wurde festgehalten (s. Anlage). Die Aufklärung sollte so früh wie möglich in der Prämedikations-Ambulanz, nach der Indikationsstellung für einen operativen Eingriff erfolgen. Dies kann problemlos bis zu 3 Monaten vor der Operation erfolgen, für elektive Eingriffen spätestens am Vortag der Operation, bei vitaler Indikation aber auch auf dem OP Tisch.
  Der Pat. wird hierbei über die Risiken der vorgesehenen anästhesiologischen Maßnahmen aufgeklärt, und erhält Informationen wie er sich vor und nach der Narkose zu Verhalten hat.
  Die Bestätigung über das durchgeführte Prämedikationsgespächs erfolgt per Unterschrift von Patient und Arzt im Dokumentationsteil auf der letzten Seite des Aufklärungsbogen. Punkte, die im Aufklärungsgespräch betont werden, sollten im Bogen hervorgehoben werden. Handschriftlich oder durch verwenden und abhaken (individualisieren) der Abteilungscheckliste via „Prämedikationsstempels“ (ist leserlich). Der Pat. erhält auf Wunsch eine Kopie des individualisierten Bogens.
- Eine „Sammelaufklärung“ (antizipierte Aufklärung) ist nur unter der Prämisse möglich, dass betreffende Eingriffe in einem überschaubaren Zeitraum, am selben Organ, auf derselben Seite erfolgen und sich der Zustand des Patienten vom Zeitpunkt der Aufklärung zur betreffenden Reevaluation der Sammelaufklärung nicht grundlegend geändert hat (z. B. Hb von 13 auf 6 mg/dl, Infektparameter steigend etc.). Es muss jedes Mal präoperativ ein Narkoseprotokoll angefertigt werden. Mit der Unterschrift darauf wird die Kontrolle der o. g. Punkte quittiert und die Sammelaufklärung für valide befunden.
- Eine Mindestanforderung an das Narkose Protokoll erstreckt sich über:
  - präoperatives Zustandsprotokoll
  - intraoperatives Verlaufsprotokoll
  - postoperatives Zustandsprotokoll

15.2 Präoperative Evaluation

- Patientenstammdaten
- bei betreuten Patienten Name und Telefonnummer des Betreuers
- Versicherungsstatus
- Dringlichkeit dokumentieren (auch Name/Fachgebiet des die Indikation stellenden Arztes festhalten)
- aktuelle Anamnese; bei Patienten im Schockraum auch Dokumentation von Ankunftszeit, Unfallmechanismus, -zeit und -hergang, vom Notarzt applizierten Medikamenten, Besonderheiten und dem Patientenstatus bei Übernahme mit besonderem Augenmerk auf Kreislauf, (Be-)Atmung(-sparametern), Perfusoren, Neurologie, Pupillomotorik
- freitextliche Dokumentation von Untersuchungen, Konsilen und Befunden (Labor, Funktions- und bildgebende Diagnostik)
- Auflistung von Voroperationen mit Notiz bzgl. eventueller Narkosezwischenfälle; in dem Zuge auch unbedingt im Archiv alte Protokolle auf Besonderheiten durchschauen
- Erfassen des Ist-Zustands des Patienten anhand von Vorerkrankungen inkl. Dokumentation von Belastbarkeit des Patienten und Vermerke auf potenzielle Atemwegsprobleme; bei fraglicher Optimierbarkeit des Patienten Rücksprache mit Oberarzt und entsprechendes Konsil eindeutig formulieren (z. B. nicht „Kardiokonsil“, besser „Pat. mit progredienter KHK zu geplanter OP; erbitte Mitbeurteilung Indikation Herzkatheter? Optimierbarkeit?“)
- Dokumentation von Allergien
- Dokumentation von Dauermedikation
- Dokumentation des Nüchternheitsstatus
- Festlegung ASA-Klassifikation (ASA: American Society of Anesthesiologists)
- Festlegung des geplanten Narkoseverfahrens
- Festlegung der eventuellen medikamentösen Prämedikation
- Dokumentation des Infektionsstatus
- Dokumentation von Zeit/Mitarbeiternummer/Stempel/Unterschrift

Klinik/Praxis

Thieme Compliance

An 1E

Diomed

Narkose (Allgemeinanästhesie) und/oder Regionalanästhesie

bei Erwachsenen und Jugendlichen

Patientenname und -adresse

Sehr geehrte Patientin, sehr geehrter Patient, sehr geehrte Eltern,

dieser Informationsbogen bereitet Sie auf das Aufklärungsgespräch vor. Bitte lesen Sie ihn aufmerksam durch und füllen Sie den Fragebogen gewissenhaft aus.

Wahl des Betäubungsverfahrens

Damit Sie bei dem geplanten Eingriff keine Schmerzen verspüren,

- kann eine **Narkose** (**Allgemeinanästhesie**) erfolgen, die das Bewusstsein und Schmerzempfinden im ganzen Körper aufhebt,
- kann gezielt der **Körperbereich betäubt** werden, der **operiert** werden soll (**Regionalanästhesie**).

Die beiden Verfahren können auch kombiniert werden. Der Arzt bespricht mit Ihnen, welches Anästhesieverfahren sich für Sie am besten eignet und, falls auch andere Verfahren in Betracht kommen, deren Vor- und Nachteile sowie die unterschiedlichen Belastungen und Risiken.

Vor der Anästhesie wird eine **Verweilkanüle** in eine Vene (z.B. Ihre **Hand- oder Armvene**) gelegt, über die Sie Infusionslösungen und nach Bedarf Medikamente (z.B. Narkosemittel, Schmerzmittel, Antibiotika) erhalten.

Die Narkose

Zur Einleitung der Narkose spritzt der Arzt ein schnell wirkendes Narkosemittel über die **Verweilkanüle**.

Zur Fortführung der Narkose verabreicht der Arzt weitere Narkose-/Schmerzmittel (**intravenöse Narkose**) oder führt **Narkosegase** mit der Atemluft zu (Inhalationsnarkose). Oft werden beide Verfahren auch **kombiniert**.

Damit Sie gut atmen bzw. mit **Sauerstoff** beatmet und, falls nötig, mit **Narkosegas** versorgt werden können, wird

- eine **Atemmaske** über Mund und Nase platziert oder, wenn Sie schon schlafen,
- ein **Beatmungsschlauch** (**Tubus**) durch den Mund (oder die Nase) in Ihre Luftröhre eingeführt (**Intubationsnarkose**) oder
- eine **Kehlkopfmaske** (**Larynxmaske**, ein Beatmungsschlauch mit einem aufblasbaren Wulst an der Spitze) durch den Mund bis vor die Kehlkopföffnung geschoben (**Narkose mit einer Kehlkopfmaske**).

Vor allem der Tubus verringert die Gefahr, dass Speichel oder Mageninhalt in die Lunge dringt (**Aspiration**). Damit er schonend eingeführt werden kann, wird ein **muskelentspannendes Mittel** gegeben, das außerdem die Operationsbedingungen verbessern kann.

Die Regionalanästhesie

Bei einer Regionalanästhesie spritzt der Arzt ein **örtliches Betäubungsmittel** in die Nähe schmerzleitender Nerven. Dieses „blockiert" die Weiterleitung von Schmerzreizen aus dem Operationsgebiet zum Gehirn. Das Schmerzempfinden ist in der Regel für mehrere Stunden ausgeschaltet.

Die **Betäubung** macht sich zuerst durch ein Kribbeln und Wärmegefühl bemerkbar. Dann werden die betäubten Körperbereiche (z.B. Schulter, Arm, Unterkörper oder Beine) schwer und gefühllos. Solange die Wirkung anhält, können die betäubten Körperbereiche nur wenig oder gar nicht mehr bewegt werden.

Bei einer **Regionalanästhesie** sind Sie wach, können aber bei Bedarf ein **Beruhigungsmittel** erhalten (**„Dämmerschlaf"/Sedierung**). Falls dies geplant ist, werden Sie gesondert darüber aufgeklärt. Nach einer Sedierung werden Sie sich **nur noch eingeschränkt oder gar nicht an die Operation erinnern**.

Eventuell empfiehlt es sich, die **Regionalanästhesie zusätzlich zur Narkose** einzusetzen. Dann benötigen Sie weniger Narkosemittel, erholen sich schneller nach dem Eingriff und haben direkt nach der Operation kaum Schmerzen. Allerdings birgt die zusätzliche Regionalanästhesie auch eigene Risiken.

Dokumentierte Patientenaufklärung · Herausgeber: Prof. K. Ulsenheimer (vorm.), R.-W. Bock (Medizinrecht) · Empfohlen vom Berufsverband Deutscher Anästhesisten e.V. im Einvernehmen mit der Deutschen Gesellschaft für Anästhesiologie und Intensivmedizin. · Gründungshrsg.: Prof. W. Weißauer · Fachgebietshrsg.: Prof. B. Landauer · Autoren: Prof. B. Landauer, Prof. W. Weißauer ·
Bestell-Adresse: Thieme Compliance GmbH, Am Weichselgarten 30a, 91058 Erlangen, Tel. +49 (0)9131 93406-40, Bestell-Fax 93406-70 · www.thieme-compliance.de

Red. 09/2019
PDF 10/2019
Bestell-Nr. DE001002

An 1E · 09/2019 · 10/2019 · Seite 1/6

Abb. 15.1 Anamnesebogen. (Quelle: Aufklärungsbogen „Narkose/Regionalanästhesie", An01E. Erschienen bei Thieme Compliance GmbH, Am Weichselgarten 30a, 91058 Erlangen, www.thieme-compliance.de. Stand Oktober 2019.)

Spinalanästhesie und Periduralanästhesie

Sie eignen sich für **Operationen** im Bereich der **unteren Körperhälfte** (z.B. an **Beinen, Hüfte, Leiste**). Die thorakale Periduralanästhesie (PDA) bietet sich zudem für **Eingriffe im Brustkorb** und **Oberbauch** an. Beide Verfahren **betäuben die schmerzleitenden Nervenfasern des Rückenmarks.**

Der Arzt spritzt das Betäubungsmittel

- bei der **Spinalanästhesie** in Höhe der Lendenwirbelsäule durch die harte Rückenmarkshaut in den mit Gehirn-Rückenmark-Flüssigkeit gefüllten **Spinalraum** (Abb. 1, c);
- bei der **Periduralanästhesie** in den **Periduralraum** vor die harte Rückenmarkshaut entweder in Höhe der Lendenwirbelsäule (**lumbale PDA**, Abb. 1, b) oder in Höhe der Brustwirbelsäule (**thorakale PDA**, Abb. 1, a).

Beide Verfahren können auch miteinander **kombiniert** werden.

Armplexusanästhesie

Bei **Schulter-, Arm- und Handoperationen** wird der **Armplexus** betäubt – ein Geflecht aus Nerven, die von der Halswirbelsäule aus durch die Schulter und Achselhöhle den Arm hinab bis in die Finger verlaufen. Das Betäubungsmittel wird an einer der folgenden Stellen eingespritzt:

- in der Achselhöhle (**axillär**, Abb. 2, a),
- unterhalb des Schlüsselbeins (**infraklavikulär**, Abb. 2, b),
- oberhalb des Schlüsselbeins (**supraklavikulär**, Abb. 2, c),
- seitlich am Hals zwischen zwei Muskeln (**interskalenär**, Abb. 2, d).

Davor bestimmt der Arzt mit **Ultraschall** und/oder einem **Nervenstimulator** die richtige Lage der Injektionsnadel dicht am Nerv. Die Nervenstimulation kann kurzfristig Muskelzuckungen und ein „Elektrisieren“ auslösen.

Übergang zur Narkose

Gelingt es mit der Regionalanästhesie in Einzelfällen nicht, die Schmerzen komplett auszuschalten, breitet sich die Regionalanästhesie zu weit aus oder kommt es zu Komplikationen, kann es erforderlich sein, zur Narkose überzugehen.

Regionale Schmerzbehandlung nach dem Eingriff

Schmerzen im operierten Körperbereich können sehr wirksam durch die **Gabe von Medikamenten** über einen **dünnen Kunststoffschlauch (regionalen Katheter)** behandelt werden. Dieser wird vor, während oder nach der Operation in die Nähe schmerzleitender Nerven gelegt. Wird er vor dem Eingriff gelegt, kann er zur **Regionalanästhesie** verwendet und danach **zur Schmerzbehandlung belassen** werden. Empfiehlt sich die Schmerztherapie mit einem regionalen Katheter, wird der Arzt Sie gesondert darüber aufklären.

Risiken und mögliche Komplikationen

Der Arzt sorgt für Ihre Sicherheit, indem er während des gesamten Eingriffs Ihre **wichtigen Körperfunktionen überwacht** (v.a. Herztätigkeit, Atmung und Kreislauf) und bei Bedarf **unterstützt** (z.B. durch die Gabe von Kreislaufmitteln). Trotz aller Sorgfalt kann es jedoch zu – u.U. auch lebensbedrohlichen – Komplikationen kommen, die weitere Behandlungsmaßnahmen/Operationen erfordern. Die Häufigkeitsangaben sind eine allgemeine Einschätzung und sollen helfen, die Risiken untereinander zu gewichten. Sie entsprechen nicht den Definitionen für Nebenwirkungen in den Beipackzetteln von Medikamenten. Vor- und Begleiterkrankungen sowie individuelle Besonderheiten können die Häufigkeiten von Komplikationen wesentlich beeinflussen.

Beabsichtigt der Arzt, bei Ihnen Medikamente einzusetzen, die sich in der Anästhesie bewährt haben, dafür aber nicht formell zugelassen sind (**Off-Label-Use**), so wird er seine Gründe mit Ihnen besprechen und Sie über die bekannten Risiken aufklären. Unbekannte Risiken lassen sich aber nicht ausschließen, und es besteht u.U. keine Haftung des Herstellers.

Allgemeine Risiken von Einspritzungen/Kanülen/Kathetern

- **Verletzungen von Blutgefäßen** durch Injektionsnadeln, Kanülen oder Katheter können zu **Blutungen** und **Blutergüssen** führen. Nur selten ist eine Behandlung, insbesondere eine Operation, nötig.
- **Infektionen** können an der Einführungsstelle oder im Verlauf einer Verweilkanüle/eines Katheters auftreten. Mögliche Folgen sind **Venenentzündungen, eitrige Abszesse, Absterben von Gewebe** und **Narbenbildung**. Selten führen solche Infektionen zu einer **lebensgefährlichen Blutvergiftung (Sepsis)**.
- **Nervenverletzungen/-schädigungen** durch Nadeln, Kanülen oder Katheter können vorübergehende, in ungünstigen Fällen auch **dauerhafte Beschwerden** verursachen, z.B. Schmerzen, Missempfindungen, Taubheitsgefühl und Bewegungsstörungen.
- **Chronische Schmerzen** und **bleibende Lähmungen** nach schwerwiegenden Nervenverletzungen, Blutergüssen oder Entzündungen sind sehr selten.
- **Thrombose/Embolie:** Bilden sich Blutgerinnsel oder werden sie verschleppt und verschließen ein Blutgefäß,

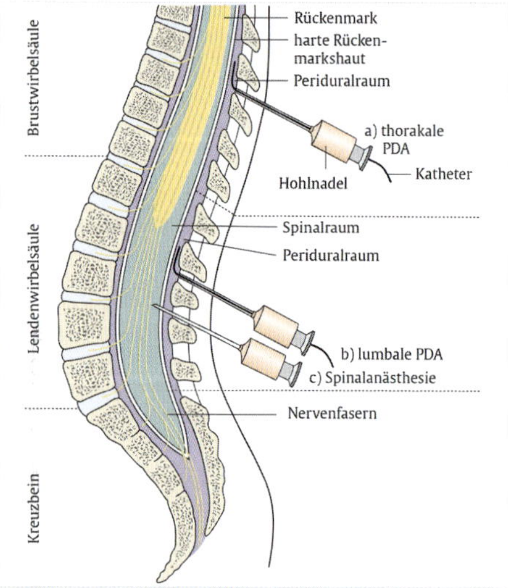

Abb. 1: Injektionsbereiche bei Spinal- und Periduralanästhesie

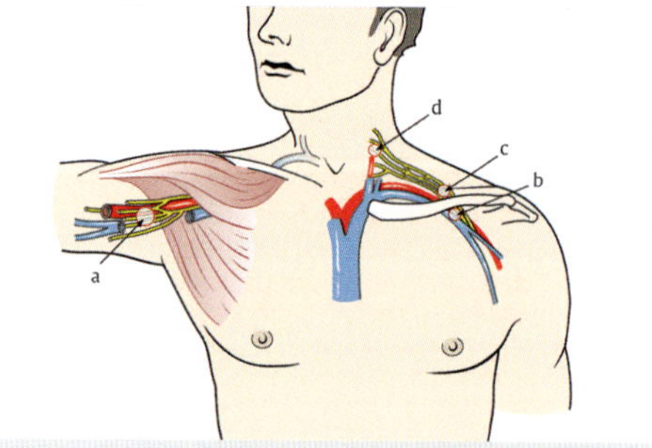

Abb. 2: Injektionsstellen bei der Armplexusanästhesie

An 1E · 09/2019 · 10/2019 · Seite 2/6

Abb. 15.2 Anamnesebogen. (Quelle: Aufklärungsbogen „Narkose/Regionalanästhesie“, An01E. Erschienen bei Thieme Compliance GmbH, Am Weichselgarten 30a, 91058 Erlangen, www.thieme-compliance.de. Stand Oktober 2019.)

Seite 3/6 An 1E Narkose/Regionalanästhesie (Erwachsene/Jugendliche)

kann dies lebensgefährliche Folgen haben (z.B. Lungenembolie, Schlaganfall, Herzinfarkt).

Allgemeine Risiken der Betäubungsverfahren und Nebenwirkungen von Medikamenten

- **Haut-, Gewebe- und Nervenschäden**, im äußersten Fall **Lähmungen an Armen/Beinen**, durch Druck, Zug oder Überstreckung während der Anästhesie (**„Lagerungsschäden"**) lassen sich nicht sicher ausschließen. Meist bilden sie sich innerhalb weniger Monate zurück, können selten aber auch von Dauer sein.
- Benötigte **Medikamente und Materialien** (z.B. Betäubungsmittel, Schmerzmittel, Desinfektionsmittel, Latexhandschuhe) können **unerwünschte Reaktionen** wie z.B. **Übelkeit und Erbrechen, Juckreiz, Hautausschlag** oder **Atem- und Kreislaufbeschwerden** hervorrufen. Solche meist **leichteren, vor allem allergischen Reaktionen** lassen sich i.d.R. rasch und gut behandeln.
  Schwere Nebenwirkungen und **schwere allergische Reaktionen** bis hin zum **akuten Kreislaufschock** oder **unerwartet auftretende Komplikationen** wie **Krämpfe** oder ein **Herz-, Kreislauf-, Atem- und Organversagen** sind selten. Sie können aber u.U. **schwerwiegende Dauerschäden** verursachen (z.B. Hirnschädigung, andere Organschäden, Lähmungen).
  Jedes Medikament hat zudem eigene Risiken. Sehr selten kann es z.B. durch Schmerzmittel, die **Paracetamol** enthalten, zu **Organschäden (Leberschäden)** kommen oder durch Schmerzmittel mit dem Wirkstoff **Metamizol** zu **Veränderungen des Blutbilds** (z.B. zu einer lebensbedrohlichen Verminderung weißer Blutkörperchen [**Agranulozytose**]). Der Arzt wird Sie deshalb gesondert über **mögliche schwere Nebenwirkungen einzelner, für Sie vorgesehener Medikamente**, ihr **Nutzen-Risiko-Verhältnis** und **mögliche Alternativen** aufklären.
- **Eine lebensbedrohliche Stoffwechselentgleisung mit drastischem Anstieg der Körpertemperatur (maligne Hyperthermie)** kommt äußerst selten bei Patienten mit einer speziellen genetischen Veranlagung nach Gabe von Narkosegas oder bestimmten muskelentspannenden Mitteln vor. Sie muss intensivmedizinisch behandelt werden.
- **Verwirrtheit** und **Einschränkungen der geistigen Leistungsfähigkeit** treten meist nur vorübergehend und vor allem bei älteren Menschen infolge der Trennung von ihrer gewohnten Umgebung sowie der Belastung durch Operation und Anästhesie auf. Im Einzelfall lassen sich auch anhaltende Beeinträchtigungen nicht ausschließen.

Spezielle Risiken der Narkose

- **Ein Einfließen von Speichel oder Mageninhalt in die Lunge (Aspiration)** ist **lebensgefährlich**. Es drohen im schlimmsten Fall Ersticken oder Lungenversagen und Lungenentzündung bis hin zu bleibenden Lungenschäden. Bei nüchternen Patienten ist eine Aspiration selten.
- **Ein krampfartiger Verschluss der Luftwege (Laryngo-/Bronchospasmus)** bei der Einführung oder Entfernung des Tubus, seltener der Kehlkopfmaske, lässt sich in der Regel rasch mit Medikamenten beheben. Im Ausnahmefall ist eine intensivmedizinische Behandlung nötig.
- **Schluckbeschwerden und Heiserkeit** können vor allem durch den Tubus, aber auch durch die Kehlkopfmaske verursacht werden und sind meist nur vorübergehend. **Dauerhafte Stimmbandschäden** (z.B. Stimmbandlähmung) mit **bleibenden Stimmstörungen (Heiserkeit)**, **Atemnot, Verletzungen von Rachen, Kiefer, Kehlkopf und Luftröhre** sind selten. Bleibende **Missempfindungen an der Zunge** ebenfalls.
- **An Zähnen, Implantaten und festsitzendem Zahnersatz** (z.B. Kronen, Brücken, Prothesen) sind **Schäden** bis hin zum **Zahnverlust** möglich, v.a. bei lockeren oder kariösen Zähnen.
- **Wachheit** während der Narkose kann trotz sorgfältiger Narkoseführung in seltenen Fällen auftreten; noch seltener sind **Schmerzempfindungen**. Belastende Erinnerungen daran können eine Behandlung erfordern.

Allgemeine Risiken der Regionalanästhesie

- **Krampfanfälle, Bewusstlosigkeit** und schwerwiegende, in sehr seltenen Fällen auch **lebensgefährliche Herz-Kreislauf- und Atemstörungen** können auftreten, wenn das Betäubungsmittel bei der Einspritzung direkt in den Blutkreislauf gelangt oder sehr schnell vom Gewebe in das Blut übertritt. Diese Komplikationen sowie vorübergehende **Lähmungen** sind auch möglich, wenn sich das Betäubungsmittel bei der Spinalanästhesie zu weit ausbreitet, bei der PDA unbeabsichtigt in den Spinalraum gelangt oder bei der interskalenären Armplexusanästhesie auf das Halsrückenmark einwirkt. Eine intensivmedizinische Behandlung ist dann nötig.
- **Durch eine Verletzung des Rippenfells** kann bei der thorakalen PDA und bei den Armplexusanästhesien – mit Ausnahme der axillären – **Luft in die Brusthöhle eindringen (Pneumothorax), die Atmung erschweren** und **Schmerzen in der Brust** verursachen. Die eingedrungene Luft muss eventuell abgesaugt werden.
- Wird ein **regionaler Katheter zur Schmerzbehandlung** gelegt, kann es in sehr seltenen Fällen zu **Schlingenbildungen** oder einem **Abriss von Katheterteilen** und dadurch zu **Gefäß- und Nervenverletzungen** kommen. Eine operative Behandlung und/oder die operative Entfernung des Katheters/der abgerissenen Katheterteile kann dann nötig sein.

Spezielle Risiken der Spinal- und Periduralanästhesie

- **Direkte Verletzungen des Rückenmarks** sind bei der Spinalanästhesie und lumbalen Periduralanästhesie (PDA) nahezu ausgeschlossen, weil das Betäubungsmittel in der Regel unterhalb des Rückenmarks eingespritzt wird. Bei der thorakalen PDA sind sie sehr selten.
- **Bleibende Lähmungen** (z.B. **Störungen der Blasen-/Darmentleerung**), im Extremfall bis hin zu einer **Querschnittslähmung**, sind selten. Sie können durch **Blutergüsse oder Infektionen (Abszess) im Spinal-/Periduralraum** oder durch **Schädigungen von Rückenmarksnerven oder des Rückenmarks** verursacht werden.
  Selten kann eine aufsteigende Infektion auch zu einer **Hirnhautentzündung** führen.
- Bei einer Spinalanästhesie oder wenn bei einer PDA die harte Rückenmarkshaut unbeabsichtigt durchstochen wird, sind folgende Komplikationen möglich:
  - eine **Reizung von Hirnnerven**, die vorübergehende, selten auch dauerhafte **Seh- und Hörstörungen** sowie **starke Kopfschmerzen** zur Folge haben kann. Klingen die Kopfschmerzen trotz Medikamentengabe nicht ab, kann Eigenblut eingespritzt werden, um die Stelle abzudichten, an der die Nadel die harte Rückenmarkshaut durchstoßen hat. Dadurch lassen sich die Kopfschmerzen fast immer beseitigen. Nur sehr selten können sie noch längere Zeit anhalten (im Ausnahmefall über einige Monate).
  - selten eine lebensbedrohende **Hirnblutung**, eine **Ansammlung von Blut bzw. Flüssigkeit** unter der das Gehirn umgebenden harten Rückenmarkshaut (**subdurales Hämatom/Hygrom**) oder eine **Hirnve-**

An 1E · 09/2019 · 10/2019 · Seite 3/6

Abb. 15.3 Anamnesebogen. (Quelle: Aufklärungsbogen „Narkose/Regionalanästhesie", An01E. Erschienen bei Thieme Compliance GmbH, Am Weichselgarten 30a, 91058 Erlangen, www.thieme-compliance.de. Stand Oktober 2019.)

An 1E Narkose/Regionalanästhesie (Erwachsene/Jugendliche) Seite 4/6

nenthrombose mit möglichen **Dauerschäden des Gehirns.**

- **Vorübergehende Rückenschmerzen** sind häufig, **chronische Rückenschmerzen** selten.
- Vorübergehende **Probleme beim Wasserlassen** (**Harnverhalt**) sind ebenfalls häufig. Eventuell muss dann für kurze Zeit ein **Blasenkatheter** gelegt werden. Dadurch kann es u.a. zu Blutungen und Harnwegsinfekten/-verletzungen kommen. Die Betäubung kann auch vorübergehend zu **Potenzstörungen** führen.

Spezielle Risiken der Armplexusanästhesie

- **Empfindungsstörungen** (z.B. Kribbeln, Taubheitsgefühl im Arm oder Nacken) und **Bewegungsstörungen** bis hin zu **Lähmungen** klingen meist innerhalb einiger Wochen oder Monate wieder ab. **Bleibende Empfindungsstörungen, chronische Schmerzen und dauerhafte Lähmungen** (z.B. Armlähmungen) nach Infektion, Verletzung oder Schädigung von Armplexusnerven sind selten.
- **Eine vorübergehende Lähmung des Zwerchfellnervs** kommt häufig bei einer interskalenären und supraklavikulären Armplexusanästhesie vor, im Einzelfall auch bei einer infraklavikulären, nicht jedoch bei einer axillären Armplexusanästhesie. Die Lähmung bleibt i.d.R. unbemerkt. Gelegentlich kommt es zu **Atembeschwerden**, die meist von selbst wieder abklingen und nur sehr selten eine künstliche Beatmung erforderlich machen. Speziell nach einer **interskalenären Armplexusanästhesie** ist gelegentlich eine **dauerhafte Lähmung des Zwerchfellnervs** mit **Beeinträchtigung der Atmung** möglich. Eine **vorübergehende Lähmung des Stimmbandnervs** kann **vorübergehende Heiserkeit** verursachen.
- **Ein hängendes Augenlid (Horner-Syndrom)**, ein **Wärmegefühl im Gesicht** und **Heiserkeit** sind typische vorübergehende Folgen der Armplexusanästhesien, mit Ausnahme der axillären Plexusanästhesie.

Neben- und Folgeeingriffe

- Auch **vorbereitende, begleitende oder nachfolgende Maßnahmen** (z.B. die Anlage eines zentralen Venenkatheters) sind nicht ohne Risiken. Kommt eine **Fremdbluttransfusion** ernsthaft in Betracht, werden Sie über deren Durchführung und auch über **fremdblutsparende Maßnahmen** (z.B. Eigenblutspende, Blutverdünnung, Rückgewinnung eigener roter Blutkörperchen aus Wundblut) sowie die Vor- und Nachteile, unterschiedlichen Belastungen und Risiken (z.B. Unverträglichkeitsreaktionen, Infektionen) **gesondert aufgeklärt**. Das Risiko der Übertragung einer Hepatitis oder HIV-Infektion (AIDS) durch Fremdblutkonserven ist heute extrem gering. Nach einer Transfusion kann durch eine Kontrolluntersuchung geprüft werden, ob es wider Erwarten zu einer derartigen Infektion gekommen ist.

Verhaltenshinweise

Vor der Anästhesie

Beachten Sie unbedingt folgende Hinweise zur NÜCHTERNHEIT, sofern der Arzt nichts anderes angeordnet hat:

- **ESSEN:** Bis **6 Stunden** vor der Anästhesie dürfen Sie noch eine kleine Mahlzeit (z.B. eine Scheibe Weißbrot mit Marmelade, ein Glas Milch) zu sich nehmen. **Ab dann dürfen Sie nichts mehr essen** (auch kein Kaugummi o.Ä.)!
- **TRINKEN: 6–2 Stunden** vor der Anästhesie dürfen Sie nur noch **1–2 Gläser/Tassen klare, fettfreie Flüssigkeit ohne feste Bestandteile** trinken (z.B. Wasser, Tee), aber keine Milch und keinen Alkohol! Ab dann dürfen Sie nichts mehr trinken!

Informieren Sie unbedingt Arzt oder Mitarbeiter, falls Sie sich nicht genau an diese Anweisungen gehalten haben!

RAUCHEN erhöht grundsätzlich die Risiken der Anästhesie und Operation (z.B. erhöhte Gefahr von Lungenentzündungen, Durchblutungsstörungen, Herz-Kreislauf-Problemen).

Der Arzt bespricht mit Ihnen, welche **Medikamente** Sie **einnehmen** dürfen bzw. **absetzen** oder **ersetzen** müssen. Bitte legen Sie ggf. auch Ihre **Patientenausweise (z.B. Marcumar-, Diabetiker-, Schrittmacher-, Narkose-, Allergieausweis)** vor. Falls eine **Patientenverfügung, Betreuungsverfügung** oder **Vorsorgevollmacht** besteht, bringen Sie diese bitte mit.

Kontaktlinsen, herausnehmbarer Zahnersatz, Ringe, Schmuck (auch Piercings!) und künstliche Haarteile müssen vor der Anästhesie **entfernt** werden. Bitte klären Sie, wo Sie diese **aufbewahren** können und ob Sie ggf. **Brille und Hörgerät** noch bis in den Vorraum des Operationssaals mitnehmen dürfen. Verwenden Sie bitte **keine Gesichtscreme und Kosmetika** (Make-up, Nagellack etc.)!

Nach der Anästhesie

Bis Ihre wichtigen Körperfunktionen wieder stabil sind, werden Sie noch **überwacht**, eventuell auf einer Wach- oder Intensivstation. Um Sie **vor Verletzungen zu schützen**, kann es nötig sein, **Ihre Bewegungsfreiheit vorübergehend einzuschränken** (z.B. durch **Bettgitter**).

Wegen der **Sturzgefahr** dürfen Sie zunächst **nicht allein aufstehen**! Bitte **schützen** Sie eventuell noch betäubte Körperbereiche vor Druckschäden und Verletzungen. **Medikamente** dürfen Sie nur nach ärztlicher Anweisung einnehmen. Bei **Frauen**, die **empfängnisverhütende Mittel** nehmen, ist die **Wirkung der „Pille"** nach einer Narkose vorübergehend **beeinträchtigt**.

Bitte verständigen Sie sofort einen Arzt, wenn Beschwerden auftreten wie Atem- oder Kreislaufstörungen, Störungen des Bewusstseins, Schmerzen, Fieber (über 38 °C), Schüttelfrost, Übelkeit, Erbrechen, Halsschmerzen, Heiserkeit, Sprechstörungen, Schluckbeschwerden sowie Entzündungen, z.B. im Mund, Probleme beim Wasserlassen oder Stuhlgang, Missempfindungen (z.B. an einer Einstichstelle oder an Gliedmaßen), Bewegungsstörungen, Anzeichen von Lähmungen!

Hinweise für ambulante Eingriffe

Nach einem **ambulanten Eingriff** ist Ihr Reaktionsvermögen durch Betäubungsmittel, Schmerzmittel und andere Medikamente vorübergehend beeinträchtigt. Deshalb müssen Sie sich von einer **erwachsenen Person abholen** und in den ersten 24 Stunden bzw. für die vom Arzt angegebene Zeit **zu Hause betreuen** lassen.

Wegen der Medikamentennachwirkungen dürfen Sie 24 Stunden bzw. so lange wie vom Arzt angegeben auch **nicht aktiv am Straßenverkehr teilnehmen, keine gefährlichen Tätigkeiten ausüben, keinen Alkohol trinken** und **nicht rauchen**. Sie sollten in dieser Zeit auch **keine wichtigen Entscheidungen treffen.**

____
Ort, Datum, Uhrzeit

____
Ärztin/Arzt

An 1E · 09/2019 · 10/2019 · Seite 4/6

Abb. 15.4 Anamnesebogen. (Quelle: Aufklärungsbogen „Narkose/Regionalanästhesie", An01E. Erschienen bei Thieme Compliance GmbH, Am Weichselgarten 30a, 91058 Erlangen, www.thieme-compliance.de. Stand Oktober 2019.)

Patientenname und -adresse

Narkose/Regionalanästhesie (Erwachsene/Jugendliche)

An 1E

Diomed

Fragebogen (Anamnese)

Bitte beantworten Sie die folgenden Fragen sorgfältig, damit wir etwaigen Risiken besser vorbeugen können. Zutreffendes bitte ankreuzen und unterstreichen bzw. ergänzen. Bei Bedarf helfen wir Ihnen gerne beim Ausfüllen.

Alter: ______ Jahre • Größe: ______ cm • Gewicht: ______ kg

Geschlecht: ______

n = nein/j = ja

1. Beruf: ______
2. Ist in letzter Zeit eine **andere ärztliche Behandlung** erfolgt? ☐ n ☐ j
   Wenn ja, wann und weswegen? ______
3. Besteht akut/Bestand in den letzten 4 Wochen ein **Infekt** (z.B. Erkältung, Fieber, Magen-Darm)? ☐ n ☐ j
   Wenn ja, welcher? ______
4. Besteht/Bestand eine **Infektionskrankheit** (z.B. Hepatitis, Tuberkulose, HIV/AIDS)? ☐ n ☐ j
   Wenn ja, welche? ______
5. Werden regelmäßig oder derzeit **Medikamente** eingenommen (z.B. gerinnungshemmende Mittel [z.B. Marcumar®, Aspirin®, Plavix®, Xarelto®, Pradaxa®, Eliquis®, Lixiana®, Heparin], Schmerzmittel, Herz-/Kreislauf-Medikamente, Hormonpräparate, Schlaf- oder Beruhigungsmittel, Antidiabetika [v.a. metforminhaltige])? ☐ n ☐ j
   Wenn ja, welche? ______
6. Besteht eine **Allergie** wie Heuschnupfen oder allergisches Asthma oder eine **Unverträglichkeit** bestimmter Substanzen (z.B. Medikamente, Latex, Desinfektionsmittel, Betäubungsmittel, Röntgenkontrastmittel, Jod, Pflaster, Pollen)? ☐ n ☐ j
   Wenn ja, welche? ______
7. Wurde schon einmal eine **Operation** durchgeführt? ☐ n ☐ j
   Wenn ja, welche/wann? ______
8. Wurde schon einmal eine **Narkose, Regionalanästhesie** oder **örtliche Betäubung** (z.B. beim Zahnarzt) durchgeführt? ☐ n ☐ j
   Wenn ja, gab es dabei Komplikationen? ☐ n ☐ j
   Wenn ja, welche? ______
9. Traten bei **Blutsverwandten** Probleme im Zusammenhang mit einer Anästhesie auf? ☐ n ☐ j
10. Besteht eine Neigung zu **Übelkeit/Erbrechen**? ☐ n ☐ j
11. Besteht bei Ihnen bzw. Blutsverwandten die Veranlagung zu hohem Fieber bei/nach Narkose (**maligne Hyperthermie**)? ☐ n ☐ j
12. Ist schon einmal eine **Übertragung** von **Blut/Blutbestandteilen** (Transfusion) erfolgt? ☐ n ☐ j
    Wenn ja, gab es dabei Komplikationen? ☐ n ☐ j
    Wenn ja, welche? ______
13. Besteht bei Ihnen oder in Ihrer Blutsverwandtschaft eine erhöhte **Blutungsneigung** wie z.B. häufig Nasen-/Zahnfleischbluten, blaue Flecken, Nachbluten nach Operationen? ☐ n ☐ j
14. Besteht/Bestand eine **Gefäßerkrankung** (z.B. Durchblutungsstörung, Arteriosklerose, Aneurysma, Krampfadern)? ☐ n ☐ j
    Wenn ja, welche? ______
15. Kam es schon einmal zu einem Gefäßverschluss durch Blutgerinnsel (**Thrombose/Embolie**)? ☐ n ☐ j
16. Besteht/Bestand eine **Herz-Kreislauf-Erkrankung** (z.B. Herzfehler, Herzklappenfehler, Angina pectoris, Herzinfarkt, Schlaganfall, Rhythmusstörungen, Herzmuskelentzündung, hoher Blutdruck)? ☐ n ☐ j
    Wenn ja, welche? ______
17. Tritt **Atemnot** beim Treppensteigen auf? ☐ n ☐ j
18. Besteht/Bestand eine **Atemwegs-/Lungenerkrankung** (z.B. Asthma bronchiale, chronische Bronchitis, Lungenentzündung, Lungenblähung)? ☐ n ☐ j
    Wenn ja, welche? ______
19. Tritt **starkes Schnarchen** auf, liegt eine **Schlafapnoe** vor oder besteht eine **Stimmband-/Zwerchfelllähmung**? ☐ n ☐ j
    Wenn ja, was? ______
20. Besteht/Bestand eine **Erkrankung des Verdauungssystems** (z.B. Speiseröhre, Magen, Bauchspeicheldrüse, Darm)? ☐ n ☐ j
    Wenn ja, welche? ______
21. Tritt **Sodbrennen** auf oder besteht eine **Refluxkrankheit**? ☐ n ☐ j
22. Besteht/Bestand eine **Erkrankung der Leber, Gallenblase/-wege** (z.B. Entzündung, Fettleber, Zirrhose, Gallensteine)? ☐ n ☐ j
    Wenn ja, welche? ______
23. Besteht/Bestand eine **Erkrankung oder Fehlbildung der Nieren bzw. Harnorgane** (z.B. Nierenfunktionsstörung, Nierenentzündung, Nierensteine, Blasenentleerungsstörung)? ☐ n ☐ j
    Wenn ja, welche? ______
24. Besteht eine **Stoffwechselerkrankung** (z.B. Zuckerkrankheit, Gicht)? ☐ n ☐ j
    Wenn ja, welche? ______
25. Besteht/Bestand eine **Schilddrüsenerkrankung** (z.B. Überfunktion, Unterfunktion, Kropf)? ☐ n ☐ j
    Wenn ja, welche? ______
26. Besteht/Bestand eine **Muskel- oder Skeletterkrankung** (z.B. Muskelschwäche, Gelenkerkrankung, Osteoporose)? ☐ n ☐ j
    Wenn ja, welche? ______
27. Besteht/Bestand eine **Erkrankung des Nervensystems** (z.B. Lähmungen, Krampfleiden [Epilepsie], chronische Schmerzen)? ☐ n ☐ j
    Wenn ja, welche? ______
28. Besteht eine **Augenerkrankung** (z.B. Grauer Star, Grüner Star/Glaukom)? ☐ n ☐ j
    Wenn ja, welche? ______
29. Bestehen **weitere Erkrankungen/Beeinträchtigungen** (z.B. Wirbelsäulenschäden, Multiple Sklerose, Schulter-Arm-Syndrom, Restless-Legs-Syndrom, häufige Kopfschmerzen, Depressionen, Hörschwäche)? ☐ n ☐ j
    Wenn ja, welche? ______
30. Gibt es Besonderheiten beim **Zustand der Zähne** (z.B. Parodontose, lockere Zähne, Zahnfehlstellung [Zahnspange], Prothese, Brücke, Krone, Implantat)? ☐ n ☐ j

An 1E · 09/2019 · 10/2019 · Seite 5/6

Abb. 15.5 Anamnesebogen. (Quelle: Aufklärungsbogen „Narkose/Regionalanästhesie“, An01E. Erschienen bei Thieme Compliance GmbH, Am Weichselgarten 30a, 91058 Erlangen, www.thieme-compliance.de. Stand Oktober 2019.)

An 1E Narkose/Regionalanästhesie (Erwachsene/Jugendliche) Seite 6/6

Wenn ja, welche? ______

31. Befinden sich **Implantate** im Körper (z.B. Schrittmacher/Defibrillator, Gelenkendoprothese, Herzklappe, Stent, Metall, Kunststoffe, Silikon)? ☐ n ☐ j

Wenn ja, welche? ______

32. Regelmäßiger **Tabakkonsum**? ☐ n ☐ j

Wenn ja, was und wie viel? ______

33. Regelmäßiger **Alkoholkonsum**? ☐ n ☐ j

Wenn ja, was und wie viel? ______

34. Werden **Drogen** genommen? ☐ n ☐ j
35. Besteht eine **Patientenverfügung**, **Betreuungsverfügung** und/oder **Vorsorgevollmacht**? ☐ n ☐ j

Zusatzfragen bei Frauen

1. Könnten Sie **schwanger** sein? ☐ n ☐ j
2. **Stillen** Sie? ☐ n ☐ j

Zusatzfragen für ambulante Eingriffe

1. Wer bringt Sie nach dem Eingriff nach Hause (Name und Alter)? ______
2. Wo sind Sie in den ersten 24 Stunden nach dem Eingriff erreichbar (Adresse, Tel.-Nr.)? ______
3. Wer betreut Sie in den ersten 24 Stunden nach dem Eingriff (Name, Alter)? ______
4. Wie weit ist die nächste Klinik/Notfallpraxis von Ihrem Aufenthaltsort entfernt (km)? ______
5. Könnten Sie innerhalb von 30 Minuten in die nächste Klinik/Notfallpraxis gebracht werden? ☐ n ☐ j

Arztanmerkungen zum Aufklärungsgespräch

Besprochen wurden insbesondere: die geplante Anästhesie, eventuelle Sedierung, Gabe von Schmerzmitteln, Schmerzbehandlung nach dem Eingriff, Vorteile, Nachteile und Risiken gegenüber anderen in Betracht kommenden Betäubungsverfahren, eventueller Off-Label-Use von Medikamenten, mögliche schwere Nebenwirkungen einzelner Medikamente (z.B. Agranulozytose nach Gabe von Metamizol), mögliche Alternativen und deren Nutzen-Risiko-Verhältnis, allgemeine Risiken, spezielle Risiken der gewählten Anästhesie, individuelle risikoerhöhende Umstände, mögliche Änderungen/Erweiterungen des Betäubungsverfahrens, etwaige Neben- und Folgeeingriffe (z.B. Legen von Kathetern, Bluttransfusion), Verhaltenshinweise sowie (bitte hier individuelle Gesprächsinhalte dokumentieren, z.B. Risiken mit besonderer Bedeutung bezüglich der Lebensumstände der Patientin/des Patienten [z.B. Stimmstörungen bei einem Sänger], Erläuterungen auf Fragen, Ablehnung einer Maßnahme oder eines Verfahrens, generelle Ablehnung einer Anästhesie, mögliche nachteilige Folgen der Ablehnung [z.B. Nichtstattfinden der Operation], Einsichtsfähigkeit Minderjähriger, gesetzliche Vertretung, Betreuungsfall, Bevollmächtigter, Gesprächsdauer):

______

Anmerkungen zum Zahnstatus der Patientin/des Patienten:

______

Vorgesehener Eingriff: ______

Vorgesehene Anästhesie:

☐ **Narkose** und **Beatmung** mittels
- ☐ einer **Atemmaske**
- ☐ einer **Kehlkopfmaske** (**Larynxmaske**)
- ☐ eines **Beatmungsschlauchs** (**Tubus**).

☐ **Regionalanästhesie**, ggf. mit **Gabe eines Beruhigungs-/Schmerzmittels** („**Dämmerschlaf**"/**Sedierung**):
- ☐ **Spinalanästhesie**
- ☐ **lumbale Periduralanästhesie**
- ☐ **thorakale Periduralanästhesie**
- ☐ **Armplexusanästhesie** ☐ rechts ☐ links
  - ☐ **axillär** ☐ **supraklavikulär**
  - ☐ **infraklavikulär** ☐ **interskalenär**

☐ ambulant

☐ stationär

Datum des Eingriffs: ______

Einwilligung

Den Aufklärungsbogen habe ich gelesen und verstanden. Über die geplante Anästhesie, mögliche alternative Betäubungsverfahren, Art und Bedeutung der Anästhesie, Risiken und mögliche Komplikationen, medizinisch erforderliche Neben- und Folgeeingriffe (z.B. Legen eines Katheters, Fremdbluttransfusion) sowie evtl. erforderliche Änderungen oder Erweiterungen des Betäubungsverfahrens (z.B. bei einer Regionalanästhesie der Übergang zur Narkose) wurde ich in einem Aufklärungsgespräch mit

der Ärztin/dem Arzt ______

ausführlich informiert. Alle mir wichtig erscheinenden Fragen wurden vollständig und verständlich beantwortet. Ich habe **keine weiteren Fragen**, fühle mich **genügend informiert**, benötige **keine weitere Bedenkzeit** und **willige** in die vorgesehene Anästhesie **ein.** Mit unvorhersehbaren, medizinisch erforderlichen Änderungen oder Erweiterungen des Betäubungsverfahrens, Neben- und Folgeeingriffen bin ich ebenfalls einverstanden. Die **Verhaltenshinweise** werde ich beachten.

______
Ort, Datum, Uhrzeit

______
Patientin/Patient

______
Sorgeberechtigter*

______
Ärztin/Arzt

* Nur bei minderjährigen Patienten: Unterschreibt nur ein Sorgeberechtigter, erklärt er mit seiner Unterschrift zugleich, dass ihm das Sorgerecht allein zusteht oder dass er im Einverständnis mit dem anderen Sorgeberechtigten handelt. Bei schwereren Eingriffen sollten grundsätzlich beide Sorgeberechtigte unterschreiben. Einsichtsfähige Patienten sollten immer mit unterschreiben.

An 1E · 09/2019 · 10/2019 · Seite 6/6

Abb. 15.6 Anamnesebogen. (Quelle: Aufklärungsbogen „Narkose/Regionalanästhesie", An01E. Erschienen bei Thieme Compliance GmbH, Am Weichselgarten 30a, 91058 Erlangen, www.thieme-compliance.de. Stand Oktober 2019.)

15.3 Intraoperatives Verlaufsprotokoll

- Name/Team/Datum und Unterschrift
- Eingriff
- verworfene Betäubungsmittel
- Dokumentation der Atemwegssicherung, Zeitpunkt, Device,Größe, Tubustiefe Mundwinkel, Cuffdruck
- bei Regionalanästhesien Dokumentation von Höhe, Tiefe, Tunnel, ultraschallassistiert, Katheterverfahren, Seite etc.
- kurze Dokumentation bzgl. Verlauf der durchgeführten Tätigkeiten und Besonderheiten, besonders in Hinblick auf die durchgeführte Operation, z. B.:
    - Intubationsnarkose/fiberoptische Wachintubation/Larynxmaske – atraumatisch, Atemgeräusch beidseits seitengleich, Zahnstatus idem, CO_2, problemlose Maskenbeatmung (Guedel?)
    - Spinalanästhesie – nach SOP unter sterilen Kautelen problemlos, keine Parästhesien, kein Blut, Liquor klar, prompte Wirkung; Sonografie?
    - Periduralkatheter – nach SOP unter sterilen Kautelen problemlos, keine Parästhesien, kein Blut/Liquor, Testdosis 3 ml ohne spinale Wirkung, Sonografie?
    - neurochirurgische Eingriffe – prä-/postoperative. Dokumentation von Pupillenstatus, Neurologie bei z. B. intrakraniellen Eingriffen; Motorik/Sensibilität bei Wirbelsäuleneingriffen
    - Dokumentation von sonstigen Parametern/Messwerten wie Blutzucker, Relaxometrie, Temperaturmessung, zentraler Venendruck, Cuffdruck etc.; entsprechend der Zeitleiste eintragen
    - differenzierte Dokumentation der Beatmungsparameter (bei spontanatmendem Patienten unter Paw [Atemwegsdruck]/PEEP [„positive end-expiratory pressure"] z. B. SPA für Spontanatmung, PSV für assistierte Spontanatmung)
    - sorgfältige Dokumentation von applizierten Medikamenten mit Einheiten
- Dokumentation der relevanten Symbole auf der Zeitlinie

15.4 Postoperatives Zustandsprotokoll

- Name
- ggf. besondere Anweisungen für Aufwachraum, Station etc.
- Schmerztherapievorschlag für periphere Station
- Kodieren von unerwünschten/ungeplanten Ereignissen und Zwischenfällen als Anästhesie Verlaufsbeobachtung (AVB)
- Bei Verlegung aus dem Operationssaal ausführliche Dokumentation des Patientenzustands und ggf. Name des übernehmenden Arztes bei Übergabe an z. B. den Notarzt; ggf. Verlegungsprotokoll ausfüllen.

15.5 „Blutprodukte-Dokumentationsbogen"

- Sorgfältige Dokumentation aller gegebenen Blutprodukte inkl. Dokumentation, Fixieren aller Chargennummern/-aufklebern auf dem „Blutzettel" und auf den das Produkt begleitenden Verpackungen/Begleitzetteln.
- Kontrolle, dass parallel dazu auch auf dem intraoperativen Verlaufsprotokoll alle gegebenen Blutprodukte zeitcodiert erwähnt werden und darüber zugeordnet werden können.
- Dokumentation des durchgeführten Bedside-Tests

16 Präoperative Diagnostik

Hauke Supthut

Besonderheiten in Abhängigkeit des Eingriffs und des perioperativen Risikos

Basisinfos
- ASA-Klassifikation (ASA: American Society of Anesthesiologists)
- Blutgruppe
- (kardiales) Operationsrisiko
- Blutungsrisiko
- Körperliche Belastbarkeit
- Laborwerte
- Lungenfunktion
- Komorbiditäten

Material
- EKG
- Röntgen-Thorax
- Echokardiografie

Das Folgende gilt in erster Linie für geplante Operationen. Bei dringenden Eingriffen oder Notfalloperationen besteht in der Regel keine Zeit für apparative Untersuchungen, siehe dazu auch SOP Evaluation des kardialen Risikos (S. 80). Die entscheidende Frage bei geplanten Eingriffen ist, ob sich der Zustand des Patienten/das Narkoserisiko durch Maßnahmen signifikant verbessern lassen, da bei elektiven Operationen die dafür nötige Zeit i. d. R. zur Verfügung steht.

Das Folgende basiert auf den gemeinsamen diesbezüglichen Empfehlungen der Deutschen Gesellschaft für Anästhesiologie und Intensivmedizin, der Deutschen Gesellschaft für Chirurgie und der Deutschen Gesellschaft für Innere Medizin [2] sowie den Empfehlungen der Europäischen Fachgesellschaft für Anästhesiologie und der Europäischen Fachgesellschaft für Kardiologie [3].

16.1 Prämedikation

- Erfassen und Dokumentation der Gesamtsituation des Patienten (angemessene und zielgerichtete Anamnese) hinsichtlich des Eingriffs
- Grundlage der Anästhesieplanung sind Anamnese und klinische Untersuchung
- Erkennen und Behandeln bisher nicht ausreichend bekannter/behandelter anästhesierelevanter Erkrankungen und Risikofaktoren (z. B. Mangelernährung)
- Auswahl des Narkoseverfahrens, des perioperativen Monitorings und der postoperativen Betreuung des Patienten (Aufwachraum, 24 h-Aufwachraum, Intermediate Care oder Intensivstation) in Abhängigkeit des Eingriffs und des perioperativen Risikos
- keine unnötigen Untersuchungen, aber auch kein unnötiges Verschieben elektiver Operationen
- Zusätzliche weitere Untersuchungen hängen ab von patientenindividuellen Risikofaktoren sowie der Art der geplanten Operation, dem kardialen Risiko des Eingriffs und der Dringlichkeit.
- Die Prämedikationsvisite findet i. d. R. spätestens einen Tag vor der Operation statt

16.2 Anamnese

16.2.1 ASA-Klassifikation (american society of anaesthesiologists)

- ASA I: sonst gesunder Patient
- ASA II: Patient mit leichter Allgemeinerkrankung (z. B. Rauchen, Adipositas bis BMI 40, gut eingestellter arterieller Hypertonus/Diabetes mellitus)
- ASA III: Patient mit schwerer Allgemeinerkrankung (z. B. Adipositas BMI > 40, KHK (koronare Herzkrankheit), symptomatische Lungenerkrankungen, schlecht eingestellter arterieller Hypertonus/Diabetes mellitus)
- ASA IV: Patient mit schwerer lebensbedrohlicher Allgemeinerkrankung
- ASA V: moribunder Patient, der ohne Operation wahrscheinlich nicht überleben wird
- ASA VI: Patient mit Hirntod, Organspender

16.2.2 Körperliche Belastbarkeit

- Prognostisch sind körperliche Belastbarkeit sowie Komorbiditäten, (Selbst-)Versorgerstatus/Frailty und das kardiale OP-Risiko zusammen relevant [2].
- Messung in „metabolic equivalent" (MET), Ruheumsatz des Menschen = 1 MET
- ausreichende körperliche Belastbarkeit ≥ 4 MET (> 100 W, z. B. 2 Stockwerke Treppen steigen)
- schlechte Belastbarkeit liegt bei < 4 MET vor (≤ 100W)

16.3 Klinische Untersuchung

- Kopf und Hals:
  - zu erwartende Probleme bei Airway-Management (Reklination, Mundöffnung, Zahnstatus)
  - neurologischer Status
  - Pupillen
  - Glasgow Coma Score (GCS)
- kardiopulmonale Ausgangssituation, Kreislaufparameter:
  - Herzfrequenz
  - Blutdruck
  - Herz: Auskultation
  - Lunge: Auskultation
  - pulsoxymetrische Sauerstoffsättigung (SpO_2)

- Volumenstatus:
  - peripherer Venenstatus
  - Ödeme
  - Aszites
- zu erwartenden Probleme bei geplanten Punktionsorten (z. B. für Spinalanästhesie/Periduralkatheter: Skoliose, Abszess; ggf. Leiste etc. bei geplanter peripherer Regionalanästhesie [pRA])
- Ernährungsstatus

16.4 Apparative Untersuchungen

- Es sind keine apparativen Untersuchungen bei gesunden/beschwerdefreien Patienten (ASA I/II), welche sich einem Eingriff mit niedrigem kardialem Risiko unterziehen, nötig.
- Für die Indikation weiterer apparativer Untersuchungen sind das kardiale Eingriffsrisiko und das patientenindividuelle Risikoprofil (Vorliegen einer symptomatischen Herzerkrankung? Auswertung des Revised Cardiac Risk Index, körperliche Belastbarkeit) auszuwerten.

16.4.1 Kardiales Risiko verschiedener Eingriffe

- kardiales Risiko verschiedener Eingriffe nach [3]:
  - niedriges Risiko (< 1 %)
    - Oberflächenchirurgie
    - Mammaoperation
    - Zahnbehandlung
    - endokrine Operation: Schilddrüse
    - Augenoperation
    - rekonstruktive Operation
    - asymptomatische Karotisoperation (Karotisendarteriektomie, stentgestützte Angioplastie)
    - kleine gynäkologische Operation
    - kleine orthopädische Operation (Kniechirurgie)
    - kleine urologische Operation (transurethrale Resektion der Prostata)
  - mittleres Risiko (1–5 %)
    - abdominelle Operation: Splenektomie, Hiatushernieoperation, Cholezystektomie
    - symptomatische Karotisoperation (Karotisendarteriektomie, stentgestützte Angioplastie)
    - perkutane transluminale Angioplastie
    - endovaskuläre Aneurysmaausschaltung
    - Kopf- und Halschirurgie
    - große neurologische/orthopädische Operation (Hüft- oder Rückenmarkchirurgie)
    - große urologische oder gynäkologische Operation
    - Nierentransplantation
    - nicht große intrathorakale Operation
  - hohes Risiko (> 5 %)
    - Operation der Aorta und anderer größerer Gefäße
    - offene Revaskularisation oder Amputation der unteren Extremitäten oder Thrombembolektomie
    - Duodenal- und Pankreasoperation
    - Leberresektion, Gallengangchirurgie
    - Ösophagektomie
    - Operation eines Darmdurchbruchs
    - Nebennierenresektion
    - radikale Zystektomie
    - Pneumonektomie
    - Lungen- oder Lebertransplantation

16.4.2 Revised Cardiac Risk Index (rCRI)

- Erfassung der kardialen Risikofaktoren mittels Revised Cardiac Risk Index (rCRI nach Lee, nach [2] und [3])
  - Herzinsuffizienz
  - KHK (AP [Angina pectoris] und/oder Zustand nach Myokardinfarkt)
  - zerebrovaskuläre Insuffizienz (Apoplex oder transitorische ischämische Attacke [TIA])
  - insulinpflichtiger Diabetes mellitus
  - Niereninsuffizienz (Kreatinin > 2 mg/dl)

16.4.3 Symptomatische Herzerkrankungen

nach [1] und [2]

- instabile Koronarsyndrome:
  - Zustand nach Myokardinfarkt (> 7d und < 30d)
  - instabile/schwere AP (CCS III oder IV [CCS: Canadian Cardiovascular Society])
- dekompensierte Herzinsuffizienz:
  - NYHA IV (NYHA: New York Heart Association) oder Symptomverschlechterung oder Erstmanifestation der Herzinsuffizienz
- signifikante Arrhythmien:
  - höhergradiger AV-Block (Mobitz II, AVB III. Grades)
  - jede symptomatische Herzrhythmusstörung
  - neue ventrikuläre Tachykardie
- relevante Herzklappenerkrankungen:
  - schwere Aortenstenose (Gradient > 40 mmHg, Aortenöffnungsfläche < 1 cm^2 oder symptomatisch)
  - schwere Mitralstenose (fortschreitende Belastungsdyspnoe, Belastungssynkopen, Zeichen der Herzinsuffizienz)

16.5 12-Kanal-EKG

nach [2]

Merke

Bei kardial unauffälligen asymptomatischen Patienten ist ein präoperatives EKG nicht indiziert. Dies gilt auch für Patienten mit Herzschrittmacher, wenn die regelmäßigen Kontrollen eingehalten werden und die Patienten asymptomatisch sind.

- kardial asymptomatische Patienten: EKG bei Operation mit hohem Risiko oder mittlerem Risiko und ≥ 1 kardialer Risikofaktor entsprechend dem rCRI (Kap. 16.4.2) (▸ Abb. 16.1)
- EKG erwägen bei:
  - Patienten über 65 Jahre mit mittlerem Operationsrisiko (schwache Evidenz der Altersgrenze)
  - Patienten mit kardialen Risikofaktoren entsprechend dem rCRI (Kap. 16.4.2) und niedrigem Operationsrisiko
- immer EKG bei Patienten mit Symptomen einer KHK, Herzinsuffizienz, Herzrhythmusstörungen, Klappenerkrankungen, Vitien oder Trägern eines implantierbaren Kardioverter/Defibrillators (für das Vorgehen siehe auch ▸ Abb. 16.1)

16.6 Thorax-Röntgen

nach [2]

- nur indiziert, wenn anästhesierelevante Konsequenzen aus neuen Befunden resultieren (z. B. Pneumothorax, Infiltrate) (▸ Abb. 16.2)
- neu aufgetretene pulmonale Symptome
- außerdem: – aufgrund von anatomischen Besonderheiten, z. B. Trachealverlagerung bei Struma
- vor Thorakotomie

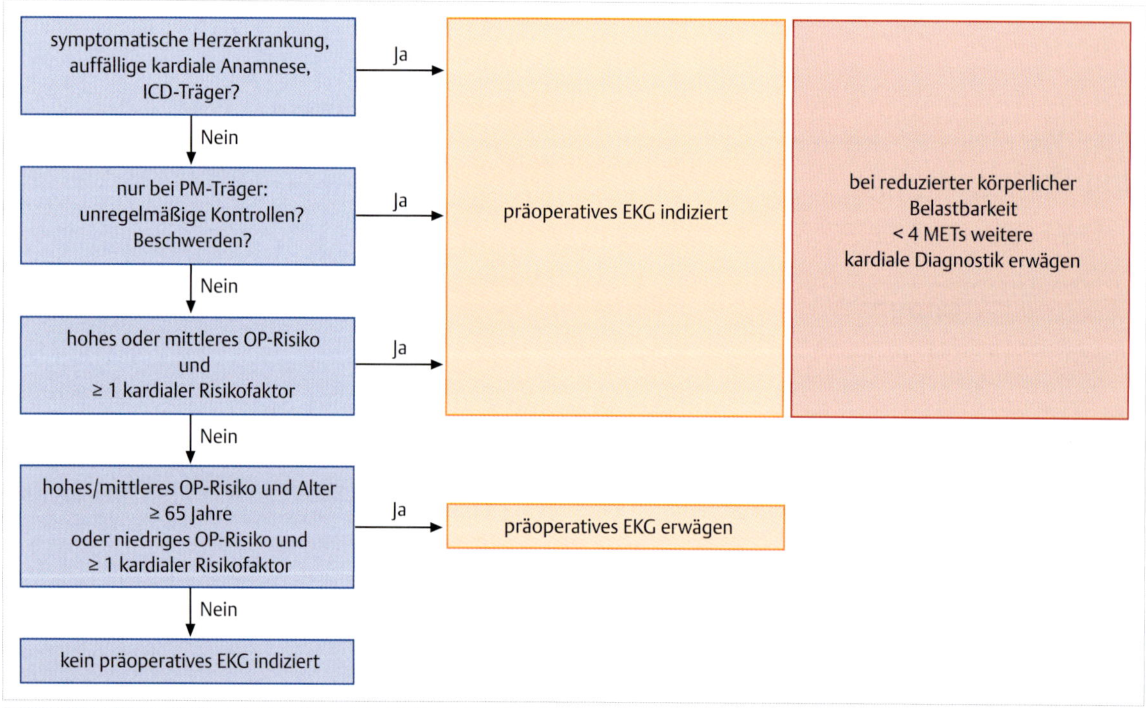

Abb. 16.1 Einsatz eines präoperativen 12-Kanal-EKGs. (Quelle: [2]). ICD: implantierbarer Kardioverter/Defibrillator, PM: Herzschrittmacher.

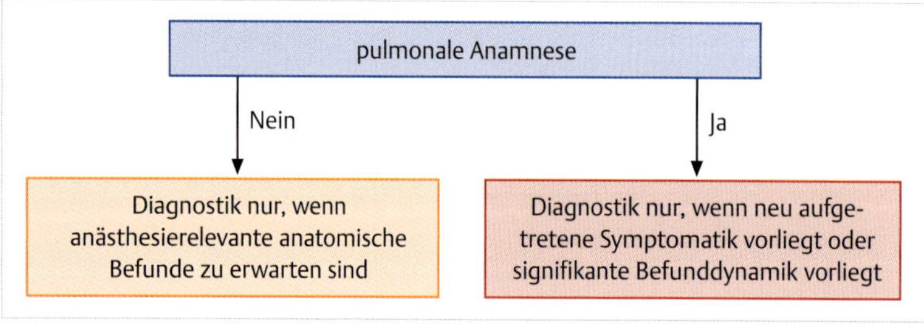

Abb. 16.2 Einsatz des präoperativen Röntgen-Thorax. (Quelle: [2])

16.7 Lungenfunktionsdiagnostik

nach [2]

- immer bei Thorakotomie
- Indiziert bei neu aufgetretenen Lungenfunktionsstörungen und/oder akuten Verschlechterungen bestehender Lungenfunktionsstörungen (auch bei entsprechendem Verdacht)
- Erwägen bei großen Oberbaucheingriffen

16.8 Ultraschall

modifiziert nach [2]

16.8.1 Echokardiografie

- indiziert bei – neu aufgetretener Dyspnoe
- Symptomverschlechterung bei bestehender Herzinsuffizienz
- Erwägen bei Patienten mit neuem/nicht abgeklärtem Herzgeräusch und mittlerem/hohem Operationsrisiko
- Bezüglich weiterführender kardiologischer Diagnostik siehe SOP Evaluation des kardialen Risikos (S. 80).

16.8.2 Abdomensonografie

präoperativ i. d. R. nicht erforderlich

16.8.3 Thoraxsonografie

präoperativ i. d. R. nicht erforderlich

16.8.4 Sonografie der Halsgefäße

- kein etabliertes Scoring-Instrument
- bei Patienten mit Symptomen eines Insultes innerhalb der letzten 6 Monate
- Bei Symptomfreiheit innerhalb der letzten 6 Monate hat eine präoperative Diagnostik keinen Einfluss auf das Outcome und kann unterbleiben.

16.9 Laboruntersuchungen

Tab. 16.1 Laboruntersuchungen bei Verdacht auf eine Organerkrankung (Quelle: [2]).

Parameter	Herz/Lunge	Leber	Niere	Blut
Hämoglobin	+	+	+	+
Leukozyten	-	-	-	+
Thrombozyten	-	+	-	+
Natrium, Kalium	+	+	+	+
Kreatinin	+	+	+	+
Aspartat-Aminotransferase (ASAT), Bilirubin, aktivierte partielle Thromboplastinzeit (aPTT), International Normalized Ratio (INR)	-	+	-	-

16.10 Evaluation und mögliche Interventionen bezüglich der Gerinnungsanamnese

Tab. 16.2 Fragebogen zur Evalution der Gerinnungsanamnese (Quelle: [4]).

Fragen an den Patienten	Ja	Nein	Zusätzliche Fragen/Notizen	Punktwert bei „Ja"
Wurde bei Ihnen jemals eine Blutgerinnungsstörung oder Thrombose festgestellt?			Wie lautete die Diagnose?	2
Leiden Sie an Nasenbluten (ohne andere Ursachen wie Schnupfen, trockene Luft, starkes Naseputzen)?			bei Medikamenteneinnahme	1
			schon immer	2
			nur saisonal	3
			arterielle Hypertonie	4
			HNO-Befund vorhanden	
Haben Sie blaue Flecken oder punktförmige Blutungen (auch am Körperstamm, auch ohne sich anzustoßen?)			unfallträchtige Tätigkeiten	0
			bei Medikamenteneinnahme	1
			immer schon	2
Leiden Sie an Gelenksblutungen, Blutungen in Weichteile oder Muskeln?				2
Bluten Sie bei Schnitt- oder Schürfwunden länger nach?			bei Medikamenteneinnahme	1
			bei typischen Verletzungen, Nassrasur	2
			länger als 5 Minuten	2
Haben Sie beim Zahnziehen länger oder verstärkt nachgeblutet?			bei Medikamenteneinnahme	1
			Nachbehandlung nötig	2
			länger als 5 Minuten	2
Haben Sie während oder nach Operationen verstärkt geblutet?			Welche Art von Operation?	5
			War die Blutung über der Norm?	5
Haben Sie eine schlechte Wundheilung?			lange nass und kläffend	2
			vereitern	2
			Kelloidbildung	2
Gibt/Gab es bei Blutsverwandten Fälle von Blutungsneigung?			Verwandschaftsgrad	
			Diagnose bekannt	2
Nehmen oder haben Sie in letzter Zeit Medikamente zur Blutverdünnung eingenommen (z. B. Sintrom, Marcoumar, Plavix, Tiklide, Thrombo-ASS, Herz-ASS, Colfarit)			Blutungsneigung seit Medikamenteneinnahme	2
				4
				6
Nehmen Sie Schmerz- oder Rheumamittel ein (auch frei verkäufliche, nicht vom Arzt verschriebene) (z. B. Aspirin, Thomapyrin, Voltaren, Proxen, Seractil, Xefo)			Blutungsneigung seit Medikamenteneinnahme	2
				4
				6
Für Frauen: Sind Ihre Regelblutungen länger (>7 Tage) oder stärker (häufiger Binden-/Tamponwechsel) als bei anderen Frauen?			seit Menarche	2

Auswertung:
0: keine Konsequenzen, 1: Medikamentenanamnese, 2: Konsultation Gerinnungsteam, 3: Konsultation Facharzt für HNO, 4: Konsultation Internist, 5: Befundaushebung, 6: Konsultation Internist/Chirurg und ggf. Karenz und Bridging

16.11 Literatur

[1] Fleisher LA, Beckman JA, Brown KA et al. ACC/AHA 2007 Guidelines on Perioperative Cardiovascular Evaluation and Care for Noncardiac Surgery: Executive Summary: A Report of the American College of Cardiology/American Heart Association Task Force on Practice Guidelines. Circulation 2007; 116(17): 1971–1996

[2] Gemeinsame Empfehlung der DGAI, DGCH und DGIM. Präoperative Evaluation erwachsener Patienten vor elektiven, nicht Herz-Thorax-chirurgischen Eingriffen. Anästh Intensivmed 2017; 58: 349–364. DOI: 10.19224/ai2017.349

[3] Kristensen SD, Knuuti J, Saraste A et al. 2014 ESC/ESA Guidelines on non-cardiac surgery: cardiovascular assessment and management: The Joint Task Force on non-cardiac surgery: cardiovascular assessment and management of the European Society of Cardiology (ESC) and the European Society of Anaesthesiology (ESA). Eur J Anaesthesiol 2014; 31 (10): 517–573

[4] Pfanner G, Koscielny J, Pernerstorfer T et al. Präoperative Blutungsanamnese. Anaesthesist 2007; 56(6): 604–611

17 Präoperative Einschätzung des herzkranken Risikopatienten

Hauke Supthut

Besonderheiten

Basisinfos
- Medikation
- körperliche Belastbarkeit
- arterieller Hypertonus
- postoperativ Intermediate Care/Intensivstation
- relevante Diagnosen
- Diabetes mellitus
- NYHA-/CCS-Klassifikation (NYHA: New York Heart Association, CCS: Canadian Cardiovascular Society)
- Dyslipoproteinämie
- Revised Cardiac Risk Index (rCRI)
- Nikotinabusus
- Stent (BMS [Bare-Metal-Stent]/DES [Drug-Eluting-Stent])

Material
- Echokardiografie
- Bypässe
- 12-Kanal-EKG

Das Folgende gilt vor allem in Ergänzung zur SOP Voruntersuchungen (S. 74) und folgt den aktuellen ESC/ESA-Empfehlungen (ESC: European Society of Cardiology, ESA: European Society of Anaesthesiology) bezüglich des kardialen Risikos bei nicht herzchirurgischen Eingriffen [1], [4]. Bei (vitalen) Notfällen ist vor allem die zeitnahe Durchführung der OP entscheidend. Die Risikostratifizierung muss im Zweifel im Anschluss erfolgen.

17.1 Prämedikation

- Patienten mit erhöhtem kardialen Risiko sollen identifiziert und zur Senkung des Risikos im aktuellen Zustand entsprechend optimiert werden.
- Das Vorgehen hängt im Wesentlichen ab von:
  - Dringlichkeit des Eingriffs
  - kardiales Risiko der Operation
  - Ergebnisse der Patientenevaluation
- Dies dient der Festlegung, ob weiterführende kardiale Konsile/Diagnostik erforderlich und das Abwarten auf das Vorliegen der Ergebnisse/Durchführung zeitlich vertretbar sind.
- weiterführende Konsile nur in Rücksprache mit dem diensthabenden Oberarzt zum Vermeiden nicht zielführender Untersuchungen
- Optimierung der Medikation, ggf. Neuansetzen der entsprechenden Medikamente

17.2 Patientenevaluation

nach [1], [4] und [5], Flow-Chart siehe ▶ Abb. 17.1

17.2.1 Dringlichkeit der OP

- Dringlichkeit (▶ Abb. 17.1):
  - bei Notfallindikation bleibt i. d. R. keine Zeit für eine erweiterte (kardiale) Evaluation, umgehende OP (!), postoperative Risikostratifizierung
  - nach Möglichkeit trotzdem kardiologisches Konsil bzgl. perioperativem Management, Besonderheiten, Medikation/Antikoagulation anfragen
  - bei dringlichen Eingriffen ist eine Abklärung i. d. R. vertretbar

17.2.2 Akut symptomatische Herzerkrankungen

nach [2], [3] und [5]
- instabile Koronarsyndrome:
  - Zustand nach Myokardinfarkt (> 7d und < 30d)
  - instabile/schwere AP (CCS III oder IV [CCS: Canadian Cardiovascular Society])
- dekompensierte Herzinsuffizienz:
  - NYHA IV (NYHA: New York Heart Association) oder Symptomverschlechterung oder Erstmanifestation der Herzinsuffizienz
- signifikante Arrhythmien:
  - höhergradiger AV-Block (Mobitz II, AVB III. Grades)
  - jede symptomatische Herzrhythmusstörung
  - neue ventrikuläre Tachykardie
- relevante Herzklappenerkrankungen:
  - schwere Aortenstenose (Gradient > 40 mmHg, Aortenöffnungsfläche < 1 cm^2 oder symptomatisch)
  - schwere Mitralstenose (fortschreitende Belastungsdyspnoe, Belastungssynkopen, Zeichen der Herzinsuffizienz)

17.2.3 OP-Risiko

- Wie hoch ist das Operationsrisiko?
  - Bei niedrigem Operationsrisiko und kardial stabilen Patienten ist keine weitere Evaluation erforderlich.
- kardiales Risiko verschiedener Eingriffe (nach [4]):
  - niedriges Risiko (< 1 %)
    - Oberflächenchirurgie
    - Mammaoperation
    - Zahnbehandlung
    - endokrine Operation: Schilddrüse
    - Augenoperation
    - rekonstruktive Operation
    - asymptomatische Karotisoperation (Karotisendarteriektomie, stentgestützte Angioplastie)
    - kleine gynäkologische Operation
    - kleine orthopädische Operation (Kniechirurgie)
    - kleine urologische Operation (transurethrale Resektion der Prostata)
  - mittleres Risiko (1–5 %)
    - abdominelle Operation: Splenektomie, Hiatushernieoperation, Cholezystektomie

    - symptomatische Karotisoperation (Karotisendarteriektomie, stentgestützte Angioplastie)
    - perkutane transluminale Angioplastie
    - endovaskuläre Aneurysmaausschaltung
    - Kopf- und Halschirurgie
    - große neurologische/orthopädische Operation (Hüft- oder Rückenmarkchirurgie)
    - große urologische oder gynäkologische Operation
    - Nierentransplantation
    - kleine intrathorakale Operation
- ◦ hohes Risiko (> 5 %)
    - Operation der Aorta und anderer größerer Gefäße
    - offene Revaskularisation oder Amputation der unteren Extremitäten oder Thrombembolektomie
    - Duodenal- und Pankreasoperation
    - Leberresektion, Gallengangchirurgie
    - Ösophagektomie
    - Operation eines Darmdurchbruchs
    - Nebennierenresektion
    - radikale Zystektomie
    - Pneumonektomie
    - Lungen- oder Lebertransplantation

17.2.4 MET und rCRI

- weiterhin zu berücksichtigen sind die funktionelle Belastbarkeit in MET („metabolic equivalent") und das Vorliegen kardialer Risikofaktoren mittels Revised Cardiac Risk Index (rCRI nach Lee, nach [2], [4] und [5]):
    - ◦ rCRI nach Lee: Herzinsuffizienz, koronare Herzkrankheit (KHK), zerebrovaskuläre Insuffizienz, insulinpflichtiger Diabetes mellitus, Niereninsuffizienz (Kreatinin > 2 mg/dl)

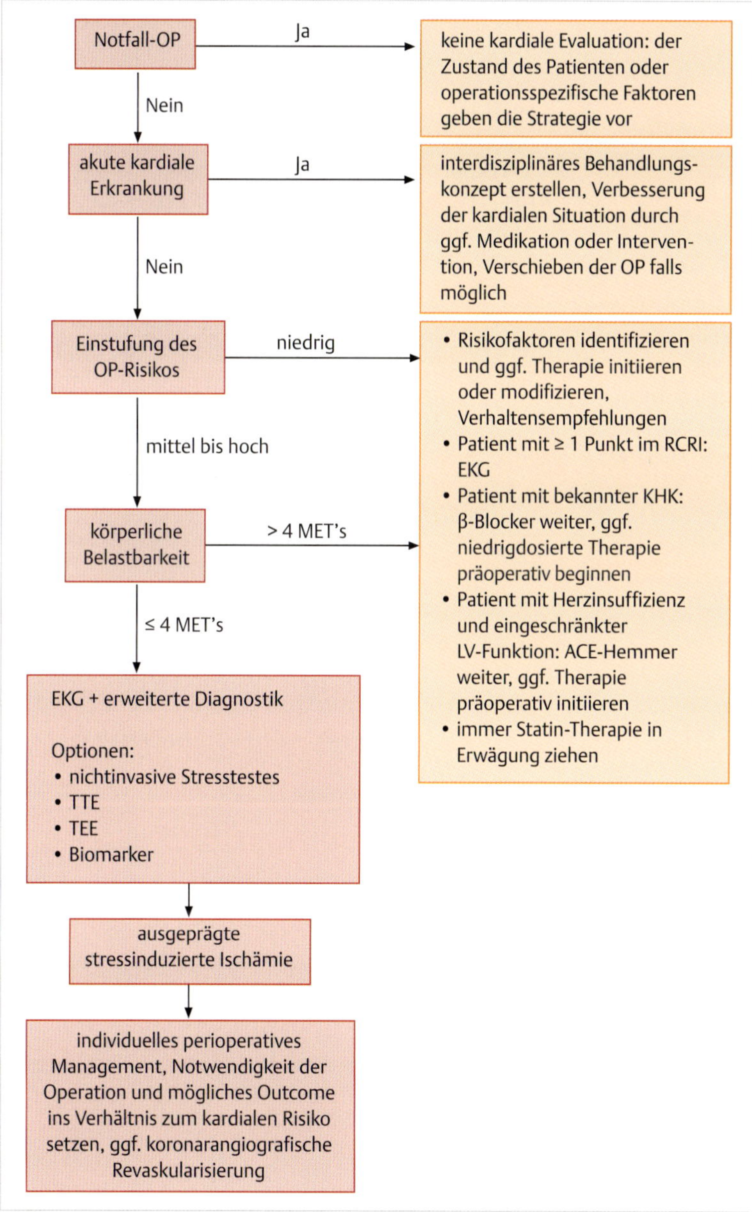

Abb. 17.1 Algorithmus zur Patientenevaluation. ACE: Angiotensin-Converting-Enzym, EKG: Elektrokardiogramm, KHK: koronare Herzkrankheit, MET: „metabolic equivalent", RCRI: Revised Cardiac Risk Index, TEE: transösophageale Echokardiografie, TTE: transthorakale Echokardiografie. (Quelle: Möllmann M, Hemping-Bovenkerk A, Hrsg. Anästhesie in der Gefäßchirurgie. Stuttgart: Thieme; 2016)

- ausreichende körperliche Belastbarkeit ≥ 4 MET (> 100 W, z. B. 2 Stockwerke Treppen steigen)
- eingeschränkte körperliche Belastbarkeit (< 100 W)

17.3 Medikamentöse Strategien zur Risikoreduktion

nach [1], [4] und [5]

- Betablocker:
  - perioperative Fortsetzung einer bestehenden Therapie
  - präoperativen Beginn einer Betablockertherapie erwägen bei Patienten mit 2 oder mehr Risikofaktoren oder ASA-Status von 3 oder höher bei Hochrisikooperation oder bei bekannter KHK oder Myokardischämie
  - Auftitration, keine feste Dosis
  - Bisoprolol (oder Atenolol) als erste Wahl
- Statine:
  - perioperative Fortsetzung einer bestehenden Therapie
  - präoperativer Beginn einer Statintherapie erwägen bei gefäßchirurgischer Operation, idealerweise 14 Tage vor Operation
- ACE-Hemmer/ARB (Angiotensin-II-Rezeptorblocker):
  - perioperative Fortsetzung einer bestehenden Therapie
  - Einleitung einer ACE-Hemmer-/ARB-Therapie 1 Woche vor Operation bei kardial stabilen Patienten mit linksventrikulärer Herzinsuffizienz erwägen
- Kalziumkanalblocker und Diuretika: Therapie fortführen
- Alpha-2-Agonisten: perioperativ pausieren

17.4 Vorgehen nach perkutaner koronarer Intervention (PCI)

nach [1] und [4]

- Keine elektiven Eingriffe bei vorliegendem akutem Koronarsyndrom (ACS) und für mindestens 14 Tage nach koronarer Ballonangioplastie (alleinige perkutane transluminale Koronarangioplastie [PTCA] ohne Stentimplantation) (▶ Abb. 17.2).
- Keine elektiven Eingriffe für mindestens 6 Wochen nach BMS-Implantation (optimal sind wenigstens 3 Monate). Keine elektiven Eingriffe für mindestens 12 Monate nach DES-Implantation (bei DES der neueren Generation kann diese Verzögerung gemäß ESC-Leitlinie auf 6 Monate reduziert werden). Dringliche Eingriffe vor Ablauf dieser Fristen erfordern eine strenge Indikationsstellung unter sorgfältiger Nutzen-Risiko-Abwägung.
- Die Fortsetzung der Acetylsalicylsäure-Therapie sollte, in Rücksprache mit dem Operateur, grundsätzlich erwogen werden (individuelles Abwägen Risiko Blutung vs. Risiko Ischämie). Die Fortsetzung mit ASS sollte für mindestens 4 Wochen nach BMS-PTCA und mindestens 3–12 Monate nach DES-PTCA erfolgen.
- Die Fortsetzung der Therapie mit P2Y12-Hemmern sollte, sofern kein unvertretbar hohes Blutungsrisiko besteht, für 4 Wochen nach BMS-PTCA bzw. für 3–12 Monate nach DES-PTCA erfolgen.
- Bei P2Y12-Hemmer-behandelten Patienten sollte, sofern klinisch vertretbar, eine Pausierung von Clopidogrel/Ticagrelor für 5 Tage bzw. Prasugrel für 7 Tage vor einer geplanten OP erwogen werden. Im Zweifel sollte immer die Absprache mit einem Kardiologen erfolgen.

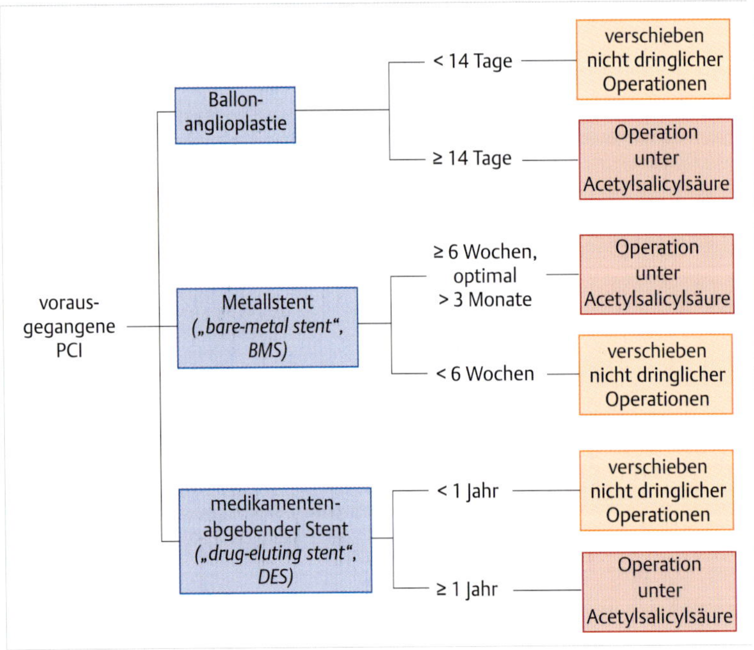

Abb. 17.2 Vorgehen nach perkutaner koronarer Intervention (PCI). (Quelle: Wappler F, Tonner P, Bürkle H, Hrsg. Anästhesie und Begleiterkrankungen. 2. Auflage. Stuttgart: Thieme; 2011)

17.5 Literatur

[1] Deutsche Gesellschaft für Kardiologie – Herz- und Kreislaufforschung e. V. ESC Pocket Guidelines. Nichtkardiale chirurgische Eingriffe, Version 2014. Grünwald: Börm Bruckmeier; 2015. Kurzfassung der "ESC/ESA Guidelines on non-cardiac surgery: cardiovascular assessment and management" European Heart Journal 2014; doi:10.1093/eurheartj/ehu282

[2] Gemeinsame Empfehlung der DGAI, DGCH und DGIM. Präoperative Evaluation erwachsener Patienten vor elektiven, nicht Herz-Thorax-chirurgischen Eingriffen. Anästh Intensivmed 2017; 58: 349–364. DOI: 10.19224/ai2017.349

[3] Fleisher LA, Beckman JA, Brown KA et al. ACC/AHA 2007 Guidelines on Perioperative Cardiovascular Evaluation and Care for Noncardiac Surgery: Executive Summary: A Report of the American College of Cardiology/American Heart Association Task Force on Practice Guidelines. Circulation 2007; 116(17): 1971–1996

[4] Kristensen SD, Knuuti J, Saraste A et al. 2014 ESC/ESA Guidelines on non-cardiac surgery: cardiovascular assessment and management: The Joint Task Force on non-cardiac surgery: cardiovascular assessment and management of the European Society of Cardiology (ESC) and the European Society of Anaesthesiology (ESA). Eur J Anaesthesiol 2014; 31 (10): 517–573

[5] Menzenbach J, Boehm O. Kardiale Evaluation vor nicht herzchirurgischen Eingriffen – Nach den ESA-Leitlinien. Anästhesiol Intensivmed Notfallmed Schmerzther 2016; 51: 440–446

18 Patienten mit implantiertem Kardioverter/Defibrillator oder Herzschrittmacher

Michael Germeshausen, Hauke Supthut

Besonderheiten

Basisinfos

- Schrittmacherausweis
- postoperative Schrittmacherkontrolle
- postoperative Monitorüberwachung
- Magnet
- bipolares Kautern
- Entfernung Aggregat zum OP-Gebiet

Bei Patienten mit implantiertem Herzschrittmacher (HSM) oder implantiertem Kardioverter/Defibrillator (ICD) kann es während einer Operation durch medizinische Geräte wie insbesondere Elektrokauter zu Funktionsstörungen kommen. Schuld daran sind elektromagnetische Interferenzen.

Mögliche Störbeeinflussung bei HSM und ICD durch Elektrokauter:

- Inhibierung der Stimulation
- asynchrone Stimulation
- Triggerung einer schnellen Stimulation
- inadäquater Mode-Switch
- abnorme Frequenzanstiege durch Beeinflussung von Atemminutenvolumensensoren
- inadäquate Tachykardiedetektion
- inadäquate Tachykardietherapie (Stimulation oder Schock)
- Inhibierung einer adäquaten Tachykardietherapie
- Umprogrammierung/Reset
- Backup-Stimulation
- Aktivierung des End-of-Life-Indikators
- Reizschwellenanstieg
- Induktion von ventrikulären Tachykardien oder Kammerflimmern
- Aggregatdefekte/Aggregatausfall

18.1 Präoperatives Management, Prämedikationsgespräch

- Der Aggregatsausweis muss vorgelegt werden mit Herstellernamen, Stimulationsmodus, Implantationsindikation, Zeitpunkt der Implantation und der letzten Kontrolle
- präoperative Funktionskontrolle, wenn letzte Kontrolle älter als 12 Monate
- Abfrage der Batteriespannung, wenn System älter als 5 Jahre und letzte Kontrolle älter als 6 Monate
- Ist der Patient schrittmacherabhängig? Synkopen in der Anamnese? Atrioventrikularknotenablation? Aktuelles EKG anfordern – Eigenaktivität?
- schrittmacherabhängiger Patient: präoperativ für die Dauer des Eingriffs eventuell in asynchronen Modus umprogrammieren lassen (Kardiologen informieren)
- Bereitstellung alternativer Stimulationsmöglichkeiten (transkutaner oder transvenöser Schrittmacher), Auflegemagnet
- Kontaktadresse bzw. Telefonnummer des verantwortlichen Rhythmologen erfragen, perioperatives Vorgehen diskutieren (Wie ist das Aggregat programmiert, was passiert durch Anwendung des Auflegemagneten?).
- ICD-Träger: antitachykarde Funktion muss intraoperativ deaktiviert sein – Umprogrammieren oder Auflegemagnet anwenden
- Hinweis an die operative Klinik bzw. Station bzgl. der erweiterten organisatorischen Erfordernisse (s. u.).

Merke

Es ist präoperativ abzuklären, ob die Operation > 15 cm vom Aggregat stattfindet und ob sie nur mit bipolarem Strom durchgeführt werden kann. Dann ist keine sofortige postoperative Aggregatkontrolle notwendig.

- Bei Verwendung von monopolarem Strom, Operation < 15 cm vom Aggregat entfernt und Ausschalten der antitachykarden Funktion (ICD) ist immer eine postoperative Kontrolle durch einen Kardiologen notwendig und der Patient bis dahin monitor- und damit IMC-pflichtig!
- Bei perioperativen Beschädigungen des Aggregats ist der Patient bis zum kardiologischen Konsil monitor- und damit IMC-pflichtig!

18.2 Intraoperatives Management

- Bei ICD-Trägern: Bei Ausschaltung der antitachykarden Therapieoption muss eine alternative Defibrillationsmöglichkeit sichergestellt werden, d. h. ein externer Defibrillator, dabei werden die Klebeelektroden bereits vorher angebracht und zwar in vertikaler Anordnung (1. Sternum, 2. Rücken, links-anterior-posterior, nicht direkt über das Aggregat kleben). Bei aufgelegtem Magneten kann dieser entfernt werden und der Elektroschock abgewartet werden.

- Bei Patienten mit HSM muss bei Operationen in der Nähe des Aggregats (< 15 cm Abstand, Thoraxoperation) mit monopolarem aber auch bipolarem Strom mit Funktionsstörungen gerechnet werden. Bei schrittmacherabhängigen Patienten wird eine alternative Stimulationsmöglichkeit bereitgestellt, entweder ein externer transvenöser oder transkutaner HSM.
- Monitoring der mechanischen Aktivität des Herzens mittels Pulsoxymetrie, bei Patienten in schlechtem Zustand mittels arterieller Kanüle.
- Vermeidung von elektromagnetischen Interferenzen: bipolares Kautern, Nullelektrode weit vom Aggregat platzieren.

18.3 Postoperatives Management

- Bei ICD-Trägern muss postoperativ die antitachykarde Therapieoption so schnell wie möglich wiederhergestellt werden. Dies geschieht durch Entfernung des Auflegemagneten. Anschließend hat eine Funktionskontrolle zu erfolgen. Diese wird durch einen Mitarbeiter der Herstellerfirma in Zusammenarbeit mit dem Hauskardiologen durchgeführt. Bis dies geschehen ist, verbleibt der Patient im Aufwachraum oder im Intensiv-/IMC-Bereich.
- Bei HSM-Patienten, bei denen der HSM auf den asynchronen Modus umprogrammiert wurde oder bei denen im Thoraxbereich und damit in Aggregatnähe operiert wurde, findet eine Funktionskontrolle bzw. Neuprogrammierung durch den Hauskardiologen noch im Aufwachraum statt.
- Andere HSM-Patienten verbleiben für wenigstens 4 h im Aufwachraum. Bleiben das Monitor-EKG und die Kreislaufsituation unauffällig, wird der Patient auf Station verlegt. Eine HSM-Kontrolle durch den Kardiologen wird kurzfristig angestrebt.

18.4 Organisation

- Da bei Wahleingriffen an ICD-Patienten eine zeitgleiche Terminierung von Operationstermin und Bereitstellung eines Mitarbeiters der ICD-Herstellerfirma und des Kardiologen erfolgen muss, sollte dies durch die Station bzw. den Stationsarzt erfolgen.

18.5 Literatur

[1] Gombotz H, Anelli Monti M, Leitgeb N et al. Perioperatives Management von Patienten mit implantiertem Schrittmacher oder Kardioverter/Defibrillator. Der Anaesthesist 2009; 58: 485–498

19 Endokarditisprophylaxe

Hauke Supthut

Besonderheiten

Basisinfos
- Anamnese
- Art und Risiko des Eingriffs

Medikamente

- Ampicillin
- Amoxicillin
- Clindamycin
  - alternativ Celefaxin, Ceftriaxon, Cefazolin

- Die infektiöse Endokarditis (IE) ist eine in der Normalbevölkerung eher seltene Erkrankung, deren Inzidenz und Prävalenz und deren Wahrscheinlichkeit für schwere oder letale Verläufe unter bestimmten kardialen Risikokonstellationen stark ansteigt. Nur entsprechende Höchstrisikopatienten sollen bei Höchstrisikoeingriffen eine antibiotische Endokarditisprophylaxe erhalten.
- Die Prophylaxe soll 30–60 min vor dem Eingriff erfolgen und kann intravenös oder oral gegeben werden. Die Empfehlungen entsprechen den gegenwärtig aktuellen Empfehlungen des ESC [1] und der DGK [2].

Höchstrisikopatienten

nach [1], [2]
- Patienten mit jeder Art von Klappenprothesen, einschließlich Transkatheterklappen oder rekonstruierte Klappen
- Patienten mit überstandener Endokarditis
- Patienten mit angeborenen Vitien (jegliche zyanotische Vitien; bis 6 Monaten nach Vitienkorrektur mit prothetischem Material; lebenslang bei residuellem Shunt oder Insuffizienz)
- Bei anderen Klappenerkrankungen oder Vitien wird eine Prophylaxe nicht mehr empfohlen.

Höchstrisikoeingriffe

nach [1] und [2]
- zahnärztlicher Eingriff mit Manipulation an Gingiva
- zahnärztlicher Eingriff mit Manipulation an apikaler Zahnregion
- zahnärztlicher Eingriff mit Perforation der oralen Mukosa
- Bei anderen zahnärztlichen und nicht zahnärztlichen Eingriffen wird seit 2007 keine antibiotische I.E.-Prophylaxe mehr empfohlen.

Antibiotische IE-Prophylaxe

nach [1] und [2]
- keine Allergie gegen Penicillin oder Ampicillin: Ampicillin oder Amoxicillin
  - Erwachsene: 2 g i. v. oder p. o.
  - Kinder: 50 mg i. v. oder p. o.
- Allergie gegen Penicillin oder Ampicillin: Clindamycin
  - Erwachsene: 600 mg i. v. oder p. o.
  - Kinder 20 mg/kg/KG i. v. oder p. o.
  - Celefaxin, Ceftriaxon oder Cefazolin können alternativ ebenfalls eingesetzt werden

19.1 Literatur

[1] ESC Guidelines for the Management of Infective Endocarditis. The Task Force for the Management of Infective Endocarditis of the European Society of Cardiology (ESC). European Heart Journal 2015; 36: 3075–3123. doi:10.1093/eurheartj/ehv319

[2] Frantz et al. Deutsche Gesellschaft für Kardiologie – Herz- und Kreislaufforschung e. V. ESC Pocket Guidelines. Infektiöse Endokarditis, Version 2015. Grünwald: Börm Bruckmeier; 2016. Kurzfassung der „ESC Guidelines for the management of infective endocarditis“ (European Heart Journal, doi/10.1093/eurheartj/ehv319)

20 Perioperatives Procedere bei Patienten mit Diabetes mellitus

Hauke Supthut

20.1 Material und Medikamente

Material

- BGA (Blutgasanalyse)
- Blutzuckermessgerät

Medikamente

- Ranitidin
- „Basal-Insulin"
- „Normalinsulin"
- Kaliumperfusorlösung
- Glukoselösung

20.2 Prämedikation

- Erfassen der relevanten Begleiterkrankungen und ggf. Optimierbarkeit der Diabeteseinstellung
- präoperativ immer Nüchtern-Blutzucker nötig bei Adipositas (BMI > 30 kg/m^2), Vorliegen weiterer kardialer Risikofaktoren (rCRI [Revised Cardiac Risk Index] oder Hochrisikoeingriff [2]
- Dokumentieren der aktuellen Antidiabetika
- bei Hinweisen auf eine diabetische Gastroparese 150 mg Ranitidin p. o. 1-0-1 spätestens am Vorabend beginnen
- eindeutige Anordnung auf dem Protokoll: z. B. „7:00 BZ, 2 stdl. Kontrollen bis OP, Rücksprache bei BZ unter 140 mg/dl oder über 180 mg/dl"

20.3 Orale Antidiabetika

nach [1] und [2]

- grundsätzlich am Operationstag pausieren, jedoch Abwägung in Anhängigkeit von Komorbiditäten, Art des Eingriffs und Güte der Blutzuckereinstellung entsprechend DGAI-Empfehlungen sinnvoll [2]
- Sulfonylharnstoffe und Glitazone mindestens 12 h Pause, bei älteren Menschen im Einzelfall deutlich verlängert
- Gliptine/Inkretine im Einzelfall bei Monotherapie Fortsetzung möglich, i. d. R. kein Hypoglykämierisiko [2]
- Metformin i. d. R. 48 h Pause, bei Nierengesunden ohne Kontrastmitteleinsatz im Einzelfall Fortsetzung bis zum OP-Vorabend bzw. im Einzelfall durchgehende Einnahme erwägen [2]

20.4 Insuline

nach [1]

- perioperativer Zielbereich der Blutzuckereinstellung liegt bei 140–180 mg/dl
- Unterscheidung zwischen Vorgehen bei intensivierter Insulintherapie vs. konventioneller Therapie, aber aus pragmatischen Gründen (Nutzen-Risiko-Abwägung) für Narkose/Operation folgendes Vorgehen angeraten, auch wenn pathophysiologisch die Fortsetzung einer gering dosierten Basalinsulingabe sinnvoll wäre:
    - kurz wirksames Insulin am OP-Tag nur zur Korrektur
    - Mischinsulin/lang wirksames Insulin: Dosis am Vorabend um 20 % reduzieren, am Operationstag Dosisreduktion um 50 %, sofern morgendliche Gabe vorgesehen
- bei Insulinpumpe:
    - prä- und postoperativ unveränderte Einstellungen verwenden
    - für kleine Eingriffe bzw. kurze Nüchternheit kann die Basalrate belassen werden
    - für größere Eingriffe bzw. längere Nüchternheit Unterbrechung der Basalrate und Umstellung auf intensivierte Insulintherapie
- Bei Diabetes mellitus Typ 1 ist eine Insulingabe grundsätzlich auch perioperativ erforderlich (z. B. mittels Langzeitinsulin oder ggf. Insulinperfusor)
    - Bei BZ unter 140 mg/dl perioperativ ggf zusätzlich zusätzlich auch Glukosegabe (z. B. 5 g/h)

20.5 Anästhesieeinleitung

- auf Hypoglykämiezeichen achten und gemessenen Blutzucker kontrollieren
- ggf. erneut Blutzucker bestimmen (z. B. mittels BGA)
- bei Gastroparese RSI („rapid sequence induction") erwägen
- spätestens nach Einleitung Blutzuckerkontrolle

20.6 Blutzuckermanagement während der Narkose

nach [1] und [2]

- Ziel der perioperativen Blutzuckereinstellung liegt zwischen 140 und 180 mg/dl
- bei Glukosewerten über 180 mg/dl: Korrektur mit Normalinsulin als i. v. Bolus (höchstens 0,1 I.E./kgKG), ggf. nach Kontrolle erneute Gabe eines entsprechenden Bolus
- Kontrolle 20–30 min nach Bolusgabe bei i. v. Gabe
- Bei s. c. Gabe Effekt/Kontrolle erst nach 1–2 h zu erwarten, vorher kein messbarer Effekt

- Bei Patienten mit Diabetets mellitus Typ 1 ist eine Insulingabe grundsätzlich auch perioperativ erforderlich (z. B. mittels Langzeitinsulin oder Insulinperfusor)
  - bei BZ unter 140 mg/dl perioperativ ggf. auch zusätzliche Glukosegabe erforderlich (z. B. 5 g/h, engmaschige Kontrollen nötig)
- Kontrollen des Blutzuckers müssen intraoperativ mindestens alle 2 h erfolgen (z. B. mittels BGA)
- Insulinperfusor, falls erforderlich:
  - Blutzucker ab 180–200 mg/dl: 2 I.E./h
  - Blutzucker 200–400 mg/dl: 4 I.E./h usw.

Vorsicht

Immer auch Kaliumkontrolle vornehmen.

20.7 Intervention bei Hypoglykämie

Blutzucker < 140 mg/dl: Insulinzufuhr stoppen, falls laufend
Blutzucker < 80 mg/dl: 8 g Glukose (20 ml G40)
Blutzucker < 50 mg/dl: 20 g Glukose (50 ml G40)
Glucagon 1 mg s. c./i. v. erwägen bei anhaltender Hypoglykämie trotz Therapie
nach spätestens 30 min Kontrolle Blutzucker, Kalium z. B. per BGA

20.8 Postoperatives Vorgehen und Überwachung

- Ziel der perioperativen Blutzuckereinstellung liegt bei 140 - 180 mg/dl
- Insulin-/Glukoseanwendung grundsätzlich wie intraoperativ
- möglichst frühe Wiederaufnahme der oralen Nahrungsaufnahme und der antidiabetischen Therapie
- Bei absehbar postoperativ fortbestehender oraler/enteraler Nahrungskarenz muss eine Insulin-Glukose-Infusion (alternativ parenterale Ernährungslösung und Insulin nach BZ-Kontrollen) bis zur Aufnahme der oralen/enteralen Ernährung mit den entsprechenden Kontrollen fortgesetzt werden.
- im Überwachungsbereich stündliche Kontrollen, mindestens 1-mal dokumentierte postoperative Kontrolle
- Anordnung für Normal-Station: „BZ-Tagesprofil bis Folgetag, Rücksprache bei BZ unter 140 oder über 180 mg/dl
- im Zweifel vor Verlegung Rücksprache mit diensthabendem Oberarzt

Merke

Bei entsprechenden Komorbiditäten und/oder Pankreaserkrankungen kann auch eine weitere Behandlung im Aufwachraum bzw. IMC allein aus diesem Grund indiziert sein.

20.9 Literatur

[1] Bischoff M, Graf BM, Redel A. Perioperativer Umgang mit Begleitmedikation. Anästh Intensivmed 2019; 60: 560–571. doi 10.19224/ai2019.560

[2] Gemeinsame Empfehlung der DGAI, DGCH und DGIM. Präoperative Evaluation erwachsener Patienten vor elektiven, nicht Herz-Thorax-chirurgischen Eingriffen. Anästh Intensivmed 2017; 58: 349–364. DOI: 10.19224/ai2017.349

21 Perioperativer Umgang mit bestehender Dauermedikation

Hauke Supthut

21.1 Prämedikation

- Dokumentation und kritische Prüfung der aktuellen Dauermedikation und der relevanten Begleiterkrankungen/Indikationen
- Erfassung der entsprechenden Indikation bei potenziell problematischen Substanzen:
  - Falls Indikationen nicht ersichtlich sind und das Absetzen einer Substanz therapeutische Konsequenzen hat, sollte die Rücksprache mit den vorbehandelnden Kollegen erfolgen.
  - Substanzen keinesfalls einfach absetzen, wenn dadurch ein relevanter Schaden für den Patienten entstehen kann.
- präoperative Optimierung der Narkose-/OP-Bedingungen und ggf. Anpassen der Medikation
- konsequente perioperative Fortführung einer präoperativ begonnenen medikamentösen Behandlung relevanter Begleiterkrankungen
- in der Regel Fortsetzen der Dauermedikation bis zum Vorabend der Operation

Merke

Am Operationstag kann die Morgenmedikation, je nach Situation, stark von der üblichen Dauermedikation abweichen. Der Patienten sollte im Rahmen des Gesprächs darauf hingewiesen werden, auch um eine ungesteuerte Selbstmedikation zu vermeiden.

- in jedem Fall muss die eindeutige schriftliche Anordnung auf dem Narkoseprotokoll erfolgen
- bei laufender antibiotischer Therapie soll diese in der Regel fortgeführt werden; jedoch ist die Rücksprache mit dem Operateur sinnvoll; Prüfung ob verwendete Substanz als präoperativer Single Shot sinnvoll geeignet ist (z. B. Flucloxacillin bei Staphylococcus-aureus-Infekt geeignet, aber in der Regel nicht für den Hautschnitt)

21.2 Grundsätzliches pragmatisches Vorgehen

bezüglich der bestehenden Dauermedikation (orientiert an [1], [2] und [3])

Weiterverabreichen

- Acetylsalicylsäure (ASS) 100 mg, Antianginosa (Nitrate und Ähnliche), Statine
- Betablocker, Antiarrhythmika
- antiobstruktive Medikamente
- Antiparkinsonmittel, Antikonvulsiva, Neuroleptika
- Thyreostatika
- Kortikoide (SOP beachten (S. 91))

Differenziert betrachten eher weiterverabreichen

- Diuretika
- Digitalis
- Kalziumantagonisten, ACE-Hemmer (ACE: Angiotensin-Converting-Enzym), AT-1-Antagonisten
- Opioide, sowohl analgetisch als auch im Rahmen einer Substitutionsbehandlung; Ausnahme: Buprenorphin (rechtzeitige Umstellung bei Eingriffen mit höherem Schmerzniveau, z. B. Fentanyl-Präparate [Analgesie] oder Levomethadon [Substitution])
- Antidepressiva (Kontraindikationen beachten):
  - interdisziplinäres Vorgehen entsprechend der jeweiligen Indikation unter Miteinbeziehung der beteiligten Fachdisziplinen (i. d. R. Chirurgie, Innere Medizin und Anästhesie); potenzielle therapeutische Konsequenzen antizipieren (!)
  - irreversible MAO-Hemmer (MAO: Monoaminoxidase) 14d präoperativ durch reversible MAO-Hemmer ersetzen. KI: Pethidin, Tramal, indirekte Sympathomimetika

differenzierte Bewertung, i. d. R. pausieren/Dosis reduzieren:

- Insulin und orale Antidiabetika (SOP beachten (S. 87))
- weitere Antihypertonika, z. B. Clonidin, Urapidil
- ASS > 100 mg, weitere Thrombozytenaggregationshemmer, Vitamin-K-Antagonisten, NOAK (Neue Orale Antikoagulanzien):
  - interdisziplinäres Vorgehen entsprechend der jeweiligen Indikation unter Miteinbeziehung der beteiligten Fachdisziplinen (i. d. R. Chirurgie, Innere Medizin und Anästhesie); potenzielle therapeutische Konsequenzen antizipieren (!)
  - je nach Substanz und Komorbiditäten sind teilweise lange Vorlaufzeiten nötig

21.3 Postoperatives Vorgehen

- rasche Wiederaufnahme der bisherigen oralen Dauermedikation, sofern nicht gerinnungsaktiv oder aufgrund der Operation nicht möglich, dann Rücksprache mit dem Operateur über das Prozedere
- ggf. i. v. oder s. l. Alternativen einsetzen

21.4 Literatur

[1] Bischoff M, Graf BM, Redel A. Perioperativer Umgang mit Begleitmedikation. Anästh Intensivmed 2019; 60: 560–571. doi 10.19224/ai2019.560

[2] Deutsche Gesellschaft für Kardiologie und Kreislaufforschung e.V. ESC Pocket Guidelines, Nichtkardiale chirurgische Eingriffe, Version 2014, Grünwald: Börm Bruckmeier; 2015. Kurzfassung der "ESC/ESA Guidelines on non-cardiac surgery: cardiovascular assessment and management"European Heart Journal 2014; doi:10.1093/eurheartj/whu282

[3] Gemeinsame Empfehlung der DGAI, DGCH und DGIM. Präoperative Evaluation erwachsener Patienten vor elektiven, nicht Herz-Thorax-chirurgischen Eingriffen. Anästh Intensivmed 2017; 58: 349–364. DOI: 10.19224/ai2017.349

22 Anästhesiologisches Vorgehen bei bestehender Kortikoidtherapie

Hauke Supthut

Medikamente

- Hydrocortison

22.1 Prämedikation

- Unabhängig von Dosis (unabhängig von der Cushing-Schwelle des jeweiligen Präparats) und Applikation (auch bei topischer Gabe) liegt bei Patienten bei Steroidtherapie über mehr als 5 Tage in den zurückliegenden 3 Monaten ein relevantes Risiko einer insuffizienten Kortisolproduktion vor [2].
- Die aktuelle Steroiddauermedikation wird unverändert perioperativ fortgesetzt.
- Die zusätzliche perioperative Steroidgabe hängt vom Operationsausmaß ab.

22.2 Einleitung

- basierend auf geringer Evidenz/Expertenmeinungen wird wie folgt vorgegangen [1], [2]:
- kleine Eingriffe:
  - 25 mg Hydrocortison zur Narkoseeinleitung zusätzlich zur Dauertherapie
  - Fortsetzung der aktuellen Steroidtherapie
- mittelgroße Eingriffe:
  - 100 mg Hydrocortison über 24 h
  - Beginn zur Narkoseeinleitung zusätzlich zur Dauertherapie
  - Fortsetzung der aktuellen Steroidtherapie
- große Eingriffe:
  - 100 mg Hydrocortison über 24 h
  - Beginn zur Narkoseeinleitung zusätzlich zur Dauertherapie
  - Fortsetzung der aktuellen Steroidtherapie
  - am Folgetag 50 mg über 24 h, am darauf folgenden Tag 25 mg

Die **Glukokortikoide Potenz** beschreibt die Stärke des Glukokortikoids im Vergleich mit Kortisol, welches die Potenz von 1 hat.

Die **Cushing Schwellendosis** (7,5 – 9 mg Prednisolon-Äquivalent) beschreibt die Menge an Kortison ab welcher der Körper seine endogene Kortisonsynthese aufgrund der exogenen Zufuhr einstellt. Ab dieser Dosis treten vermehrt Nebenwirkungen und Infektionen auf. Daher sollte in der Dauertherapie diese Schwelle nicht überschritten werden.

Vorsicht

- Bei Patienten unter Steroiddauertherapie kann eine perioperative Addison-Krise auch unter Gabe einer korrekten Hydrocortison-Dosis auftreten (z. B. bei Sepsis/SIRS [systemisches inflammatorisches Response-Syndrom] oder Massenblutung).
- In diesem Fall ist eine umgehende Therapie mit Hydrocortison bis zu insgesamt 300 mg/d angezeigt.

22.3 Literatur

[1] Bischoff M, Graf BM, Redel A. Perioperativer Umgang mit Begleitmedikation. Anästh Intensivmed 2019; 60: 560–571. doi 10.19224/ai2019.560

[2] Gemeinsame Empfehlung der DGAI, DGCH und DGIM. Präoperative Evaluation erwachsener Patienten vor elektiven, nicht Herz-Thorax-chirurgischen Eingriffen. Anästh Intensivmed 2017; 58: 349–364. DOI: 10.19224/ai2017.349

Tab. 22.1 Auswahl der häufigsten verwendeten Glukokortikoidpräparate mit Kortikoider – Potenz und Cushingschwellendosis.

Substanz	Glukokortikoide – Potenz	Präparatename	Cushing – Dosis mg/Tag
Betamethason	30	z. B. Betnesol	1 – 1,5
Dexamethason	30	z. B. Fortecortin	2
Hydrocortison	1	z. B. Hydrocortone	30
Methylprednisolon	6	Medrol	6 – 9
Prednisolon	5	z. B. Decortin H	7,5 – 9
Prednison	5	z. B. Decortin	7,5 – 9

Teil III

Gefäßzugänge

III

23 Zentraler Venenkatheter

Michael Kuhlmann, Christian Delle, Timur Puschmann

Besonderheiten

Basisinfos
- Inspektion der Einstichregion während Prämedikation
- Adäquate Gerinnung
- Basismonitoring
- ggf. Lokalanästhesie

Material
- einlumiger ZVK (zentraler Venenkatheter)
- dreilumiges ZVK-Set
- Schleuse klein oder groß
- Shaldon-Katheter
- ultima ratio Notfallzugang: EZ-IO Intraosseous vascular Access System (Nadel für Erwachsene > 40 kg oder Kinder 3–39 kg)
- Alphacard/EKG-Kontrolle
- Sonografie mit Überzug

23.1 Voraussetzungen

- Jede Anlage eines zentralen Venenkatheters bedarf neben der Indikation einer ausführlichen Aufklärung über die möglichen Risiken und den Ablauf (im Notfall kann diese Aufklärung, je nach Dringlichkeit, sehr problemorientiert stattfinden oder entfallen).
- Zu erwartende ZVK-Anlagen intraoperativ werden im Rahmen der Narkoseaufklärung besprochen, ZVK, die konsiliarisch, z. B. für Hämatoonkologen oder Nephrologen gelegt werden sollen, werden ausnahmslos vom jeweiligen Stationsarzt aufgeklärt.
- Die Aufklärungen erfolgen anhand des Diomed-Aufklärungsbogens „Zentralvenöser Katheter"/„Kava-Katheter".
- Je nach Art/Größe des indizierten Katheters und des Patientenstatus ist eine aktuelle Gerinnungsüberprüfung notwendig nebst vollständiger Akte/Kurve mit aktueller Medikation (insbesondere letzte Gabe von Antikoagulanzien).

23.2 Material und Medikamente

Material

- PVK (periphere Venenverweilkanüle) 1,3 mm (18 G) bis 1,8 mm (16 G) i. v.
- ZVK-Tisch für einlumigen ZVK im AWR (Aufwachraum)
- ZVK-Set für dreilumigen ZVK (steriler Kittel im Set)
- Schleusen (groß/klein) werden zu einem dreilumigen ZVK Set angereicht
- Shaldon-Tisch im Schockraum oder der Shaldon-Katheter wird einzeln im Operationssaal zu einem dreilumigen ZVK-Set angereicht
- im Notfall: EZ-IO Intraosseous Vascular Access System
- sterile Handschuhe, Mundschutz, Haube,
- steriler Kittel siehe SOP Hygiene bei Katheteranlagen (S. 172)
- Kanülenfixierpflaster
- ggf. 2. Faden zur Annaht
- Sonografie + steriler Überzug (▸ Abb. 23.1)
- Alphacard/EKG-Kontrolle

Medikamente

- 500 ml balancierte kristalloide Infusionslösung z. B. Jonosteril
- Lokalanästhesie: Mepivacain 1 % zur Hautinfiltration 5–10 ml
- NaCl (0,9 %) 20 ml
- ggf. fraktionierte Gabe von Midazolam (1 mg/ml), bei aufgeregten und/oder ängstlichen Patienten
- ggf. fraktionierte Gabe eines Opioids, z. B. Alfentanil (1 mg/2 ml) bei Patienten mit starken Schmerzen

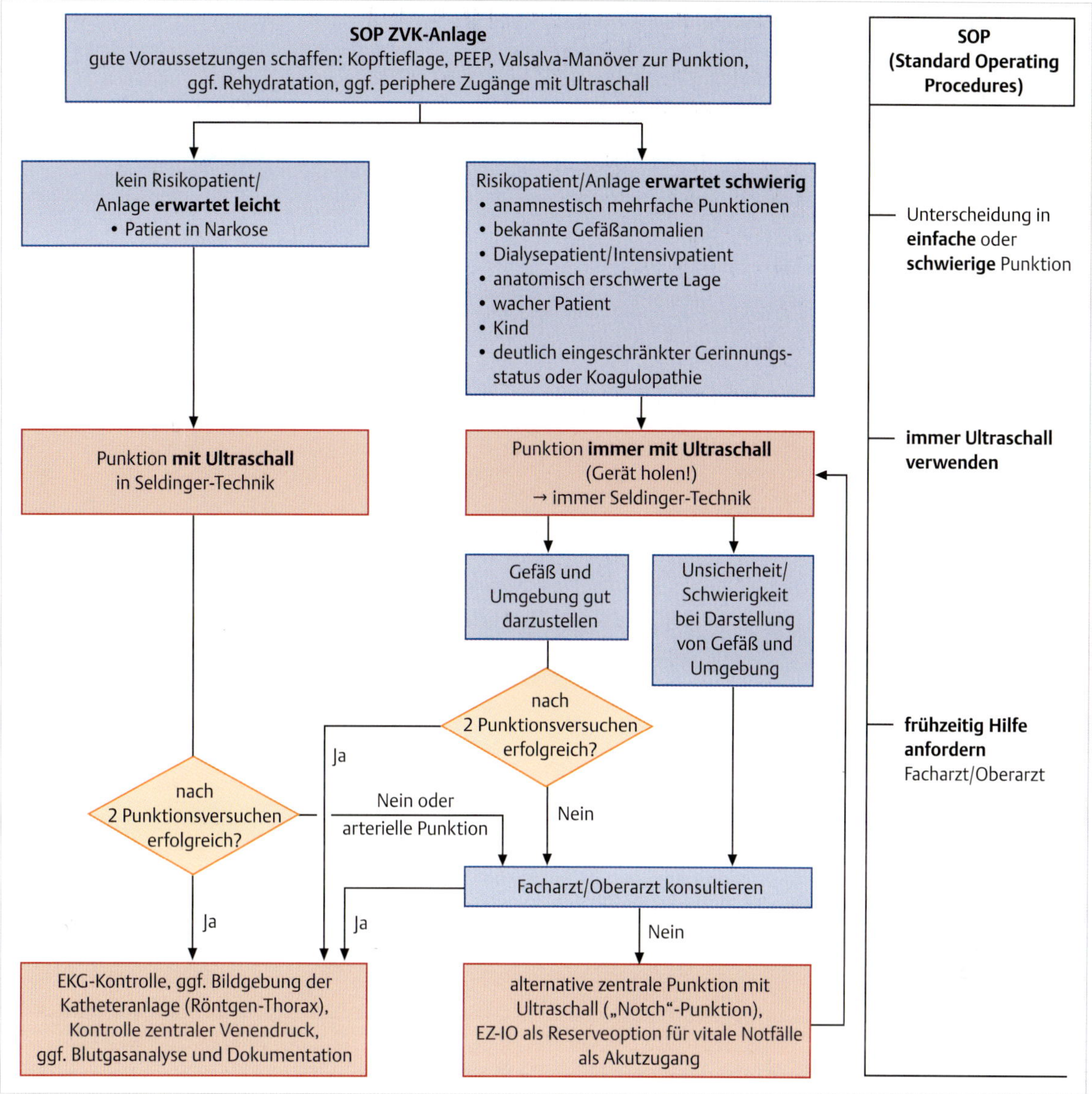

Abb. 23.1 Standard Operating Procedure (SOP) zur Anlage eines zentralen Venenkatheters (ZVK). BGA: Blutgasanalyse, EKG: Elektrokardiogramm, EZ-IO: Intraosseous Vascular Access System, FA: Facharzt, OA: Oberarzt, ZVD: zentraler Venendruck.

23.3 Auswahl an zentralen Venenkathetern und Indikationen in der Anästhesie

- ZVK einlumig (▶ Tab. 23.1):
  - Katheter als Serviceleistung an andere Fachdisziplinen bei folgenden Indikationen:
    - parenterale Ernährung
    - schwierige Venenverhältnisse
    - länger geplante i. v. Therapie mit venenreizenden/ venenschädigenden Pharmaka z. B. i. v. Antibiotikatherapie, i. v. Chemotherapie
  - Die Anlage erfolgt gemeinsam mit dem AWR-Team im AWR oder im Dienst mit der Anästhesiepflege auf Station an allen Patienten immer mit Ultraschall.
- ZVK dreilumig (▶ Tab. 23.1):
  - Standardkatheter bei allen Notfall- und Elektiveingriffen in der Anästhesie, bei
    - denen mit dem längeren Bedarf an vasoaktiven Substanzen (Katecholaminen) gerechnet werden muss
    - denen ggf. ein hämodynamisches Monitoring zur Diagnostik von intraoperativen Problemen erfolgen muss, z. B. Messung des zentralen Venendruckes bei

Tab. 23.1 Zentrale Venenkatheter (ZVK) im Überblick.

Kathetermodell	Durchmesser/Länge	Einführtiefe/Lagekontrolle	Patientengruppe
ZVK dreilumig (OP), 24 G	4,0Fr	ca. 4 cm einführen, EKG-kontrolliert	Säugling/Kleinkind < 5 kg
ZVK dreilumig (OP), 20 G	5,5Fr	8–10 cm einführen, EKG-kontrolliert	Kinder und Jugendliche 5–30 kg
ZVK dreilumig (OP), 16 G	7Fr, 20 cm	EKG-kontrolliert	Erwachsene > 30 kg
ZVK einlumig (Aufwachraum)	6Fr, 30 cm	EKG-kontrolliert	Erwachsene
ZVK dreilumig (Intensivstation)	8,5Fr, 20 cm	EKG-kontrolliert	Erwachsene
ZVK fünflumig (Intensivstation)	9,5Fr, 30 cm	EKG-kontrolliert	Erwachsene
Schleuse klein einlumig (Schrittmacher)	6Fr, 10 cm	Röntgen-Thorax	Erwachsene
Schleuse groß einlumig (pulmonalarterieller Katheter, Volumen)	8,5Fr, 10 cm	Röntgen-Thorax	Erwachsene
Shaldon dreilumig (Dialyse, Massentransfusion)	12Fr, 16 cm	Röntgen-Thorax	Erwachsene
intravenöser Schrittmacher	5Fr, 110 cm	Röntgen-Thorax	Erwachsene
Reserveoption für vitale Notfälle als Akutzugang (Rettungsdienst/Schockraum/Reanimation)			
EZ-IO Intraosseous Vascular Access System rot			Säuglinge und Kinder 3–39 kg
EZ-IO Intraosseous Vascular Access System blau bzw. bei adipösen Patienten gelb			Erwachsene > 40 kg

EKG: Elektrokardiogramm, OP: Operationssaal

Lebereingriffen oder Messung $ScvO_2$ zur differenzierten Katecholamintherapie
  - Patienten die postoperativ parenteral ernährt werden müssen oder denen länger hyperosmolare Substanzen (z. B. Kalium, Natrium) verabreicht werden müssen
- Die Anlage erfolgt überwiegend in Narkose am schlafenden Patienten.
- Die Bestückung des ZVK sollte nach folgendem Schema erfolgen:
  - brauner Schenkel (distal) wird für die Katecholamintherapie verwendet
  - blauer Schenkel (medial) wird für das hämodynamische Monitoring verwendet
  - weißer Schenkel (proximal) wird für alle anderen Substanzen verwendet (z. B. Sedativa, Analgetika, Elektrolyte)

- Schleuse (groß) (▶ Tab. 23.1):
  - Standardkatheter in der Anästhesie als großer Volumenzugang bei allen Patienten
    - mit voraussichtlich großem intraoperativem Blutverlust oder Volumenumsatz ohne das Vorhandensein von peripheren Venen, um ausreichend große PVK für die Volumentherapie legen zu können
    - bei denen intraoperativ mit dem Einschwemmen eines pulmonalarteriellen Katheters (Swan-Ganz-Katheter) zur differenzierten rechtskardialen Therapie gerechnet werden muss
- Schleuse (klein) (▶ Tab. 23.1): Standardkatheter vor Einschwemmen eines intravenösen Schrittmachers
- Shaldon-Katheter (▶ Tab. 23.1):
  - Der Katheter wird immer unter Ultraschallkontrolle bei Dialysepatienten zur temporären Hämodialyse gelegt oder zur Stammzellgewinnung für hämatoonkologische Patienten vor Stammzelltherapie.
  - Standardkatheter im Schockraum beim hämodynamisch instabilen Patienten mit schlechtem Venenstatus und akutem Volumen-/Blutbedarf im hypovolämen Schock (brauner distaler Schenkel: Katecholamine, blauer medialer und weißer proximaler Schenkel zur Volumentherapie, z. B. für das Massentransfusionsgerät).
  - Sollte für die Intensivstation intraoperativ gelegt werden, wenn absehbar ist, dass der Patient ein akutes Nierenversagen erleidet und mit hoher Wahrscheinlichkeit postoperativ dialysiert werden muss.

23.4 Kontraindikationen

- bei elektiven Katheteranlagen:
  - Ablehnung durch den Patienten
  - Aufklärung nicht vorhanden/nicht erfolgt
  - Gerinnungsstörungen (Gerinnung, Thrombozyten und Antikoagulation) siehe SOP Gerinnung (S. 428)
- bei Notfallkatheteranlagen:
  - es gibt keine absoluten Kontraindikationen im Notfall
  - es wird empfohlen immer ultraschallgesteuert unter Sicht zu punktieren und wenn möglich die Gerinnung vorher zu optimieren

23.5 Auswahl des Punktionsortes bei zentralen Venenkathetern

- Bei elektiver Anlage eines ZVK (ein- oder dreilumig):
  - 1. Wahl V. jugularis interna rechts (geringste Komplikationsrate)
  - 2. Wahl V. jugularis interna links (**Cave:** bei tiefer Punktion: Ductus thoracicus)
  - 3. Wahl V. femoralis rechts (höhere Infektions- und Thromboserate)
  - 4. Wahl V. femoralis links
  - 5. Wahl V. subclavia rechts (**Cave:** Pneumothorax, schlechte Komprimierbarkeit bei Blutungen und Gerinnungsstörungen)
  - 6. Wahl V. subclavia links
- Bei elektiver Anlage einer Schleuse (groß oder klein) als Volumenzugang, zur Einschwemmung eines intravenösen Schrittmachers (Notfall) oder eines pulmonalarteriellen Katheters (Swan-Ganz-Katheters) (Notfall):
  - 1. Wahl V. jugularis interna rechts
  - 2. Wahl V. jugularis interna links
  - 3. Wahl V. subclavia rechts
  - 4. Wahl V. subclavia links
  - Das Einschwemmen eines intravenösen Schrittmachers oder eines pulmonalarteriellen Katheters ist über die Vv. femoralis nur unter Verwendung eines C-Bogens (mobiles Röntgengerät) möglich.
- Bei elektiver Anlage eines Shaldon-Katheters zur Dialyse oder Stammzellgewinnung:
  - 1. Wahl V. jugularis interna rechts (geringste Komplikationsrate)
  - 2. Wahl V. jugularis interna links (**Cave:** bei tiefer Punktion: Ductus thoracicus)
  - 3. Wahl V. femoralis rechts (höhere Infektions- und Thromboserate)
  - 4. Wahl V. femoralis links
  - 5. Wahl V. subclavia rechts (**Cave:** Pneumothorax, schlechte Komprimierbarkeit bei Blutungen und Gerinnungsstörungen)
  - 6. Wahl V. subclavia links
- Bei notfallmäßiger Anlage eines Shaldon-Katheters im Schockraum, bei einem hämodynamisch instabilen Patienten mit schlechtem Venenstatus und akutem Volumen-/Blutbedarf im hypovolämischen Schock:
  - Wahl des Punktionsortes in Abhängigkeit vom Verletzungsmuster
  - Patient mit fraglichem Schädel-Hirn-Trauma mit Halswirbelsäulenschiene ohne Beckentrauma:
    - 1. Wahl V. femoralis rechts
    - 2. Wahl V. femoralis links
    - 3. Wahl V. subclavia rechts
    - 4. Wahl V. subclavia links
  - Patient mit fraglichem Schädel-Hirn-Trauma mit Halswirbelsäulenschiene mit Verdacht auf Beckentrauma mit Thoraxtrauma (Ripppenserienfraktur/Pneumothorax):
    - 1. Wahl Punktion auf der Seite des schweren Thoraxtraumas/Pneumothorax in die V. subclavia
  - Patient mit fraglichem Schädel-Hirn-Trauma mit Halswirbelsäulenschiene mit Verdacht auf Beckentrauma ohne Thoraxtrauma:
    - 1. Wahl V. subclavia rechts
    - 2. Wahl V. subclavia links

23.6 ZVK-Anlage und Methodik

Merke

Die Anlage soll grundsätzlich unter sterilen Kautelen, in Seldinger-Technik, immer mit Ultraschall (▶ Abb. 23.1), mit kontinuierlicher EKG-Ableitung, QRS-Ton und unter Verwendung des Endo-EKG (Alphacard) zur Lagekontrolle erfolgen.

23.6.1 Methodik der V.-jugularis-interna-Punktion

- Lagerung:
  - Rückenlage
  - ggf. leichte Kopftieflage zur besseren Venenfüllung unter Beachtung der Kontraindikationen (zerebrale Aneurysmata, erhöhter ICP [intrakranieller Druck] usw.)
- immer Verwendung des Ultraschallgerätes zur Punktion (▶ Abb. 23.1)
- Hygiene:
  - chirurgische Händedesinfektion
  - steriler Kittel, sterile Handschuhe, Mundschutz, Haube
  - steriler Ultraschallkopfüberzug, ZVK-Set oder steriler Tisch mit Katheter und Lochtuch
  - ZVK-Schenkel mit 3-Wege-Hähnen bestücken und mit sterilem NaCl füllen
  - Hautdesinfektion siehe SOP Hygiene bei Katheterverfahren (S. 172)

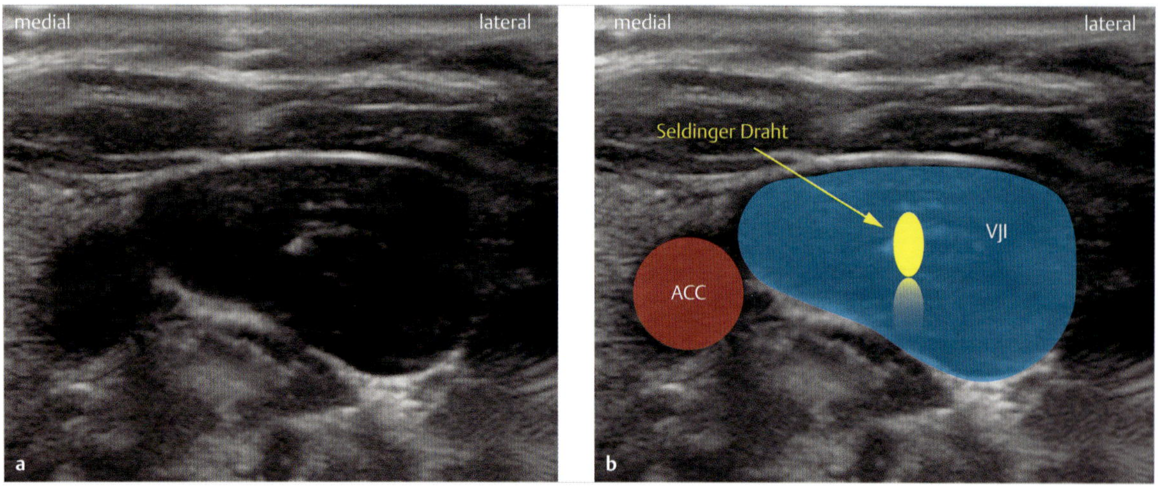

Abb. 23.2 Punktion der V. jugularis interna rechts.
a Native Sonoanatomie.
b Abgegrenzte Strukturen; ACC: A. carotis communis, VJI: V. jugularis interna.

- großzügige Lokalanästhesie (Mepivacain 1 % 5–10 ml) bei wachen Patienten
- Punktion:
  - ultraschallgesteuerter Einstich über Vena jugularis interna unter ständiger Aspiration
  - Die Lagelokalisation erfolgt durch die Sonografie in SAX/OOP-Technik (SAX: „short axis view", OOP: „out of plane").
  - Darstellung der Doppelspitze der Nadel im Gefäßlumen, dann Aspiration und Vorschieben des Drahtes.
  - Anschließend sonografische Darstellung des Drahtverlaufes und Alphacard-Lagekontrolle.
- bei Fehlpunktion Vorgehen siehe ▶ Abb. 23.1
- Nach erfolgreicher Punktion, Aspiration von Blut. Entfernen der Spritze unter Fixierung der Nadel. Beobachtung der Fließeigenschaften des austretenden Blutes (arterielle Punktion? Farbe?).
- Einführung des Seldinger-Drahtes (▶ Abb. 23.2):
  - Sonografische Kontrolle des Drahtverlaufes, dann entfernen der Nadel.
  - Falls Extrasystolen durch den Draht ausgelöst werden, umgehendes Zurückziehen des Drahtes, bis diese sistieren.
  - Bei Unmöglichkeit den Draht vorzuschieben, erneute Aspiration von Blut und ggf. Veränderung des Einstichwinkels. Zudem ausgiebige Sonografie zum Ausschluss von Thrombosen oder anatomischen Variationen. Falls das Problem weiterhin besteht, neue Punktion und ggf. Vorgehen siehe ▶ Abb. 23.1.
- Dilatation der Einstichstelle, ggf. nach vorheriger Stichinzision, Entfernung des Dilatators und Einführung des Katheters auf 15 cm
- Lagekontrolle des ZVK:
  - wenn V. jugularis interna oder V. subclavia punktiert werden, mit Endo-EKG (Alphacard) über den Seldinger-Draht
  - gesucht wird der Umschlagspunkt, zwischen hoher spitzer P-Welle (noch intrakardial, rechts atrial) und einer normalen konfigurierten P-Welle, als Zeichen der Lage des Katheters in der V. cava superior
- Beachte Kontraindikationen für das Endo-EKG (Alphacard), z. B. Arrhythmia absoluta oder implantierter Schrittmacher, dann mittels Röntgen-Thorax Lagekontrolle durchführen!
- Aspiration aller Schenkel zur intravasalen Lagekontrolle
- Fixierung des Katheters mittels Flügel und Klemme in dieser Lage (Dokumentation der Kathetertiefe in cm auf Hautniveau) und Annaht des Katheters nach dem Schema in ▶ Abb. 23.3. Anschließend Kanülenfixierpflaster mit Polyurethanfolie als sterilen Pflasterverband verwenden.
- Dokumentation der Katheteranlage auf dem Narkoseprotokoll:
  - Punktionsort
  - Seite
  - Kathetertiefe
  - Schwierigkeiten
  - Lagekontrolle (EKG)
  - Verwendung des Ultraschallgerätes

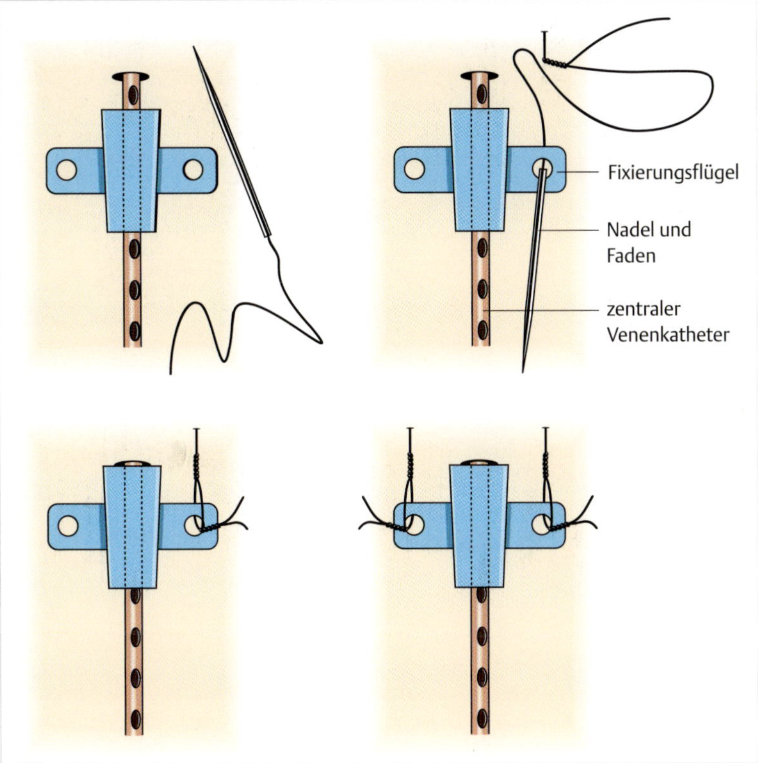

Abb. 23.3 Fixierung des Katheters.

23.6.2 Methodik der V.-subclavia-/ V.-axillaris-Punktion

- Lagerung:
  - Rückenlage
  - bei der sonografischen Punktion wird der Arm auf der Punktionsseite 90° abduziert gelagert
  - ggf. leichte Kopftieflage zur besseren Venenfüllung unter Beachtung der Kontraindikationen (zerebrale Aneurysmata, erhöhter ICP usw.)
- immer Verwendung des Ultraschallgerätes zur Punktion (▶ Abb. 23.1)
- Hygiene:
  - chirurgische Händedesinfektion
  - steriler Kittel, sterile Handschuhe, Mundschutz, Haube
  - steriler Ultraschallkopfbezug, ZVK-Set oder steriler Tisch mit Katheter und Lochtuch
  - ZVK-Schenkel mit 3-Wege-Hähnen bestücken und mit sterilem NaCl füllen
  - Hautdesinfektion siehe SOP Hygiene bei Katheterverfahren (S. 172)
- großzügige Lokalanästhesie (Mepivacain 1 % 5–10 ml) bei wachen Patienten
- Punktion: sonografische Darstellung der V. subclavia/ V. axillaris in der SAX- („short axis view") und anschließende Punktion in der OOP-Technik (OOP: „out of plane") (▶ Abb. 23.4, ▶ Abb. 23.5).
- Landmarkentechnik:
  - 1–2 cm unterhalb der Klavikula am Übergang zwischen lateralem und medialem Drittel der Klavikula
  - flach unter der Klavikula
  - in Stichrichtung auf das Jugulum unter ständiger Aspiration
- Bei Fehlpunktion Vorgehen siehe ▶ Abb. 23.1
- Nach erfolgreicher Punktion Aspiration von Blut. Entfernen der Spritze unter Fixierung der Nadel. Beobachtung der Fließeigenschaften des austretenden Blutes (arterielle Punktion? Farbe?).
- Einführung des Seldinger-Drahtes:
  - Sonografische Kontrolle des Drahtverlaufes, dann Entfernen der Nadel.
  - Falls Extrasystolen durch den Draht ausgelöst werden, umgehendes Zurückziehen des Drahtes, bis diese sistieren.
  - Bei Unmöglichkeit den Draht vorzuschieben, erneute Aspiration von Blut und ggf. Zug am gleichseitigen Arm durch eine zweite Person. Falls das Problem weiterhin besteht, neue Punktion und ggf. Vorgehen siehe ▶ Abb. 23.1.

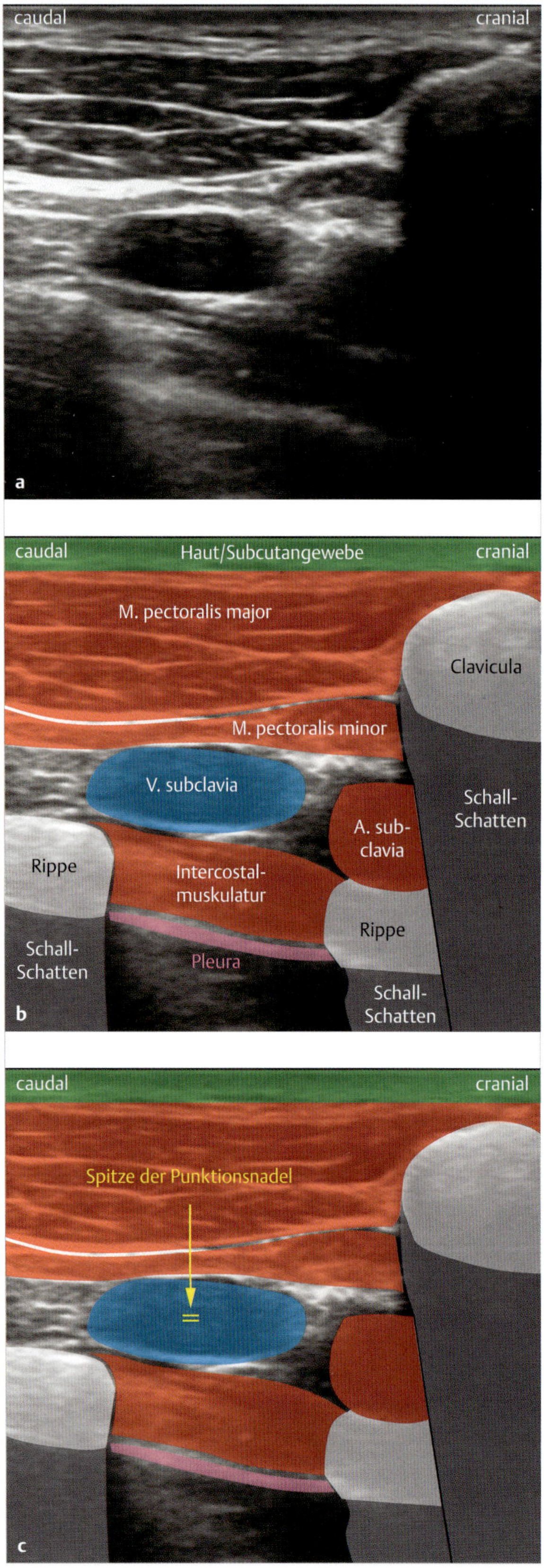

Abb. 23.4 Punktion der V. subclavia. Sonogramm in „out of plane" (OOP) Punktionsposition für die ZVK-Anlage. Der Linearschallkopf ist sagittal auf die Klavikula (rechts im Bild) aufgesetzt und die V. subclavia wurde zentral im Bild eingestellt.
a Native Sonoanatomie.
b Abgegrenzte Strukturen.
c Bei der Punktion der Vene sollte die Spitze der Kanüle als doppelter Strich in der OOP Punktion dargestellt werden.

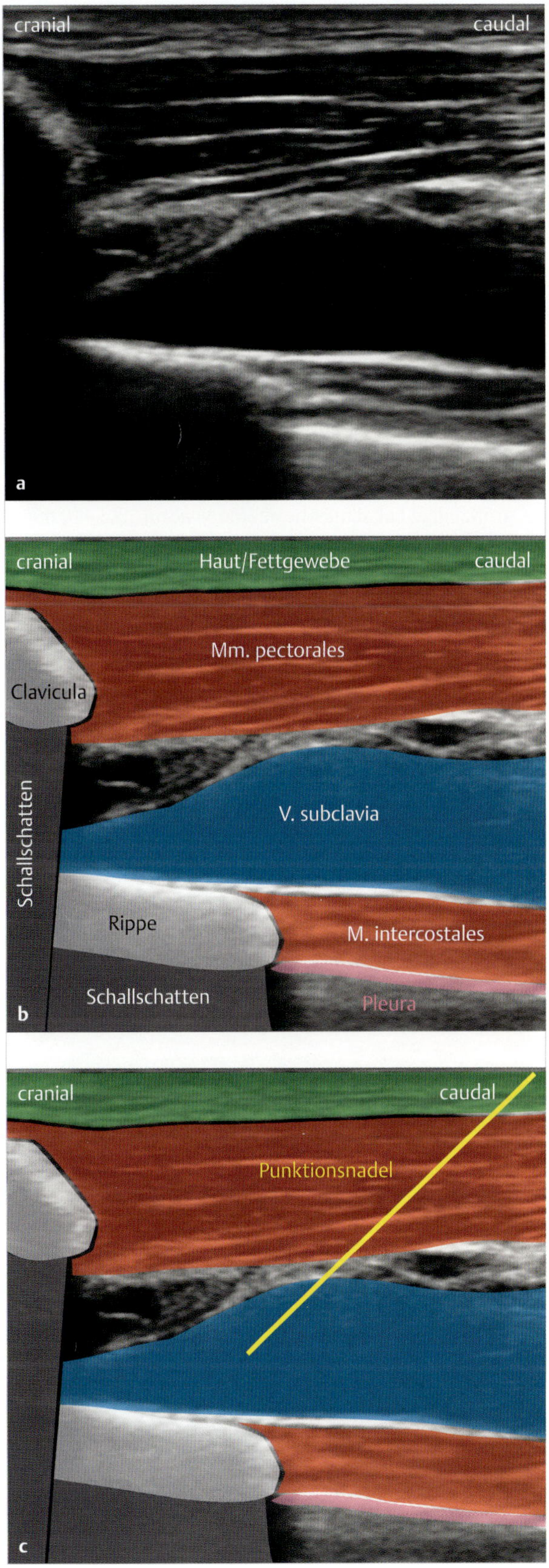

Abb. 23.5 Punktion der V. subclavia. Darstellung der V. subclavia in der langen Achse für die „in plane“ (IP) Punktion. **Cave:** Punktion zentraler Venen „in plane“ (IP) sind nur absolute Reservetechniken/Ausnahmen und die letzte mögliche Wahl, da es eine große Verwechselungsgefahr mit der gleichnamigen Arterie gibt. Als Orientierung wurde die Klavikula (links) eingestellt.

a Native Sonoanatomie.
b Abgegrenzte Strukturen.
c „In plane“ Punktion der V. subclavia mit der Rippe in Punktionsrichtung, um das Risiko einer Pleuraverletzung zu minimieren.

- Dilatation der Einstichstelle, ggf. nach vorheriger Stichinzision, Entfernung des Dilatators und Einführung des Katheters auf 15 cm
- Lagekontrolle des ZVK:
  - wenn V. jugularis interna oder V. subclavia punktiert werden, mit Endo-EKG (Alphacard) über den Seldinger-Draht
  - Gesucht wird der Umschlagspunkt, zwischen hoher spitzer P-Welle (noch intrakardial, rechts atrial) und einer normalen konfigurierten P-Welle, als Zeichen der Lage des Katheters in der V. cava superior.
- Beachte Kontraindikationen für das Endo-EKG (Alphacard), z. B. Arrhythmia absoluta oder implantierter Schrittmacher, dann mittels Röntgen-Thorax Lagekontrolle durchführen!
- Bei V.-subclavia-ZVK-Anlage immer Röntgen-Thorax-Kontrolle!
- In der Hand des ultraschallerfahrenen Facharztes ist bei atraumatischer V.-axillaris-Punktion mittels Ultraschall und positiver Endo-EKG(Alphacard)-Kontrolle **keine** Röntgen-Thorax-Kontrolle notwendig.
- Aspiration aller Schenkel zur intravasalen Lagekontrolle
- Fixierung des Katheters mittels Flügel und Klemme in dieser Lage (Dokumentation der Kathetertiefe in cm) und Annaht des Katheters nach dem Schema in ▸ Abb. 23.3. Anschließend Kanülenfixierpflaster mit Polyurethanfolie als sterilen Pflasterverband verwenden.
- Dokumentation der Katheteranlage auf dem Narkoseprotokoll:
  - Punktionsort
  - Seite
  - Kathetertiefe
  - Schwierigkeiten
  - Lagekontrolle (EKG)
  - Verwendung des Ultraschallgerätes

23.6.3 Methodik der V.-femoralis-Punktion

- Lagerung:
  - Rückenlage
  - ggf. leichte Außenrotation des zu punktierenden Beines
- immer Verwendung des Ultraschallgerätes zur Punktion (▸ Abb. 23.1)
- Hygiene:
  - chirurgische Händedesinfektion
  - steriler Kittel, sterile Handschuhe, Mundschutz, Haube
  - steriler Ultraschallkopfbezug, ZVK-Set oder steriler Tisch mit Katheter und Lochtuch
  - ZVK-Schenkel mit 3-Wege-Hähnen bestücken und mit sterilem NaCl füllen
  - Hautdesinfektion siehe SOP Hygiene bei Katheterverfahren (S. 172)
- großzügige Lokalanästhesie (Mepivacain 1 % 5–10 ml) bei wachen Patienten
- Punktion: sonografische Darstellung der V. femoralis in der SAX auf Höhe des Leistenbandes und anschließende Punktion in der OOP-Technik (▸ Abb. 23.6).
- Landmarkentechnik:
  - Einstich auf Höhe des Leistenbandes, oberhalb der A. femoralis
  - Angulation nach medial unter ständiger Aspiration
  - bei Fehlpunktion Vorgehen siehe ▸ Abb. 23.1
- Nach erfolgreicher Punktion Aspiration von Blut. Entfernen der Spritze unter Fixierung der Nadel. Beobachtung der Fließeigenschaften des austretenden Blutes (arterielle Punktion? Farbe?).
- Einführung des Seldinger-Drahtes:
  - Sonografische Kontrolle des Drahtverlaufes, dann Entfernen der Nadel.

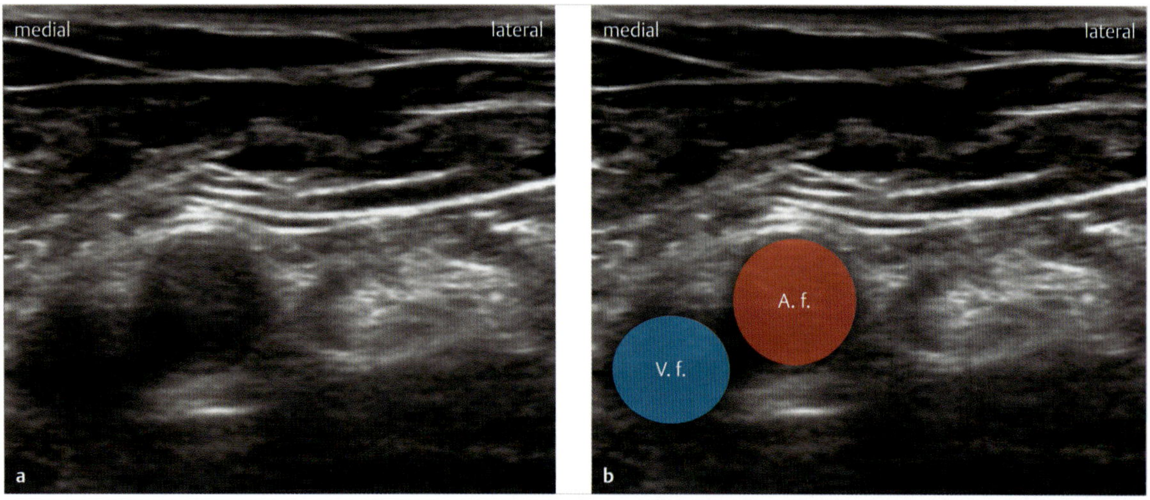

Abb. 23.6 Punktion der V. femoralis.
a Native Sonoanatomie.
b Abgegrenzte Strukturen; A. f.: A. femoralis, V. f.: V. femoralis.

  - Bei Unmöglichkeit den Draht vorzuschieben, erneute Aspiration von Blut und ggf. Veränderung des Einstichwinkels. Falls das Problem weiterhin besteht, neue Punktion und ggf. Vorgehen siehe ▶ Abb. 23.1.
- Dilatation der Einstichstelle, ggf. nach vorheriger Stichinzision, Entfernung des Dilatators und Einführung des Katheters bis zum Anschlag auf 20 cm
- Lagekontrolle des ZVK (venös):
  - durch eine BGA (Blutgasanalyse) und Vergleich mit einer arteriellen BGA desselben Patienten
  - Keine Röntgen-Thorax-Kontrolle!
- Aspiration aller Schenkel zur intravasalen Lagekontrolle
- Fixierung des vollständig eingeführten Katheters (Dokumentation der Kathetertiefe in cm) und Annaht des Katheters nach dem Schema in ▶ Abb. 23.3. Anschließend Kanülenfixierpflaster mit Polyurethanfolie als Pflasterverband verwenden.
- Dokumentation der Katheteranlage auf dem Narkoseprotokoll:
  - Punktionsort
  - Seite
  - Kathetertiefe
  - Schwierigkeiten
  - Lagekontrolle (BGA)
  - Verwendung des Ultraschallgerätes

23.6.4 Vorgehen bei arteriellen Fehlpunktionen

- einmalige arterielle Fehlpunktion, Vorgehen:
  - Nadel entfernen
  - 3–5 min Kompression der Einstichstelle und anschließend sonografische Kontrolle
  - bei Hämatom und weiterer Blutung, vorsichtige Kompression und sofortige Information (Konsil) der Gefäßchirurgie und weiteres Vorgehen nach Empfehlung der Gefäßchirurgie
- Katheterfehllage in Arterie (Shaldon-Katheter, Schleuse oder dreilumiger ZVK):
  - Katheter in situ belassen
  - sofortige Information (Konsil) der Gefäßchirurgie und weiteres Vorgehen nach Empfehlung der Gefäßchirurgie
- arterielle Fehlpunktion unter effektiver Antikoagulation: sofortige Information (Konsil) der Gefäßchirurgie und weiteres Vorgehen nach Empfehlung der Gefäßchirurgie

23.7 Postinterventionelle Nachsorge

- Jeder zentralvenöse Katheter ist eine extrem invasive Maßnahme und bedarf genauer Nachsorge im Sinne der KRINKO-Empfehlungen (KRINKO: Kommission für Krankenhaushygiene und Infektionsprävention) für zentralvenöse nicht getunnelte Katheter, diese sind als Anordnung für die Station zu dokumentieren.
- Frühestmögliche Entfernung des ZVK anstreben.
- Bei fortdauerndem Bedarf soll der elektiv gelegte ZVK nicht routinemäßig nach einer bestimmten Liegedauer, sondern nach individuellem Setup entfernt werden.
- Im Rahmen der Notfallversorgung angelegte ZVK sollen innerhalb von 24 h entfernt werden und durch einen Katheter an anderer Stelle ersetzt werden.
- Ein Katheterwechsel über Führungsdraht soll nur nach sehr sorgfältiger Abwägung stattfinden, die Infektionsrate ist deutlich erhöht.
- Ein Wechsel des Katheters bei Patienten mit Fieber ist nicht ausnahmslos anzustreben, vielmehr erfolgt die Entfernung nach komplexen medizinischen Abwägungen, wie z. B. anderen potenziellen Infektionsfoki.
- Gaze- und Pflasterverbände sollen mindestens alle 72 h und transparente semipermeable Folienverbände alle 7 Tage gewechselt werden.

Merke

Für sämtliche Manipulationen am ZVK gilt das Prinzip der strengen Asepsis.

24 Venenverweilkanüle

Eike Wrieden

24.1 Material und Medikamente

Material

- 2-ml-Spritze
- 10 ml steriles NaCl
- Aufziehkanüle
- Sicherheitsinjektionskanüle 27 G
- Erwachsene: Dreiwegehahn mit Zuspritzschlauch
- Kinder: Dreiwegehahn 1,2 × 2,2 mm/10 cm
- Sicherheitsvenenverweilkanüle 18 G bzw. nach Bedarf

Medikamente

- 1 ml Xylocain 1 %, immer Lokalanästhesie bei wachen Patienten

24.2 Vorgehen

- sorgfältige Desinfektion des entsprechenden Hautareals mit Octeniderm
- bei wachen Patienten: Setzen einer kleinen Hautquaddel Lokalanästhetikum knapp neben dem Gefäß
- Legen der Venenverweilkanüle (▶ Abb. 24.1)
- periphere Venenkatheter können unmittelbar nach der Anlage z. B. an ein kurzes flexibles Verbindungsstück angeschlossen und mit steriler Kochsalzlösung ohne Heparinzusatz gespült (▶ Abb. 24.2) und geblockt werden, perioperativ immer mit Dreiwegehahn (▶ Abb. 24.3)
- steriler Verband (▶ Abb. 24.2)

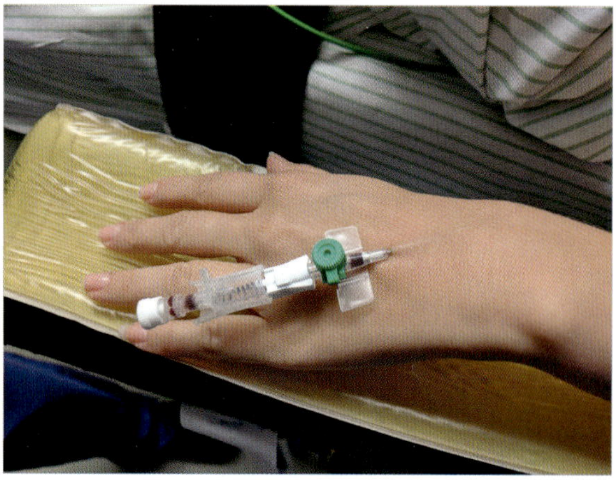

Abb. 24.1 Gelegte Venenverweilkanüle.

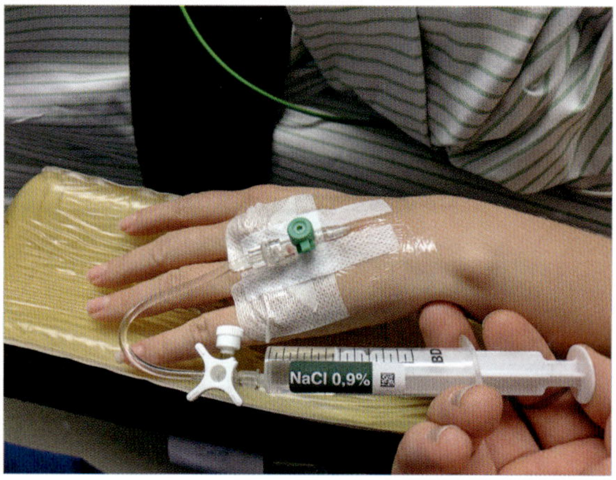

Abb. 24.2 Spülung der Kanüle mit steriler Kochsalzlösung.

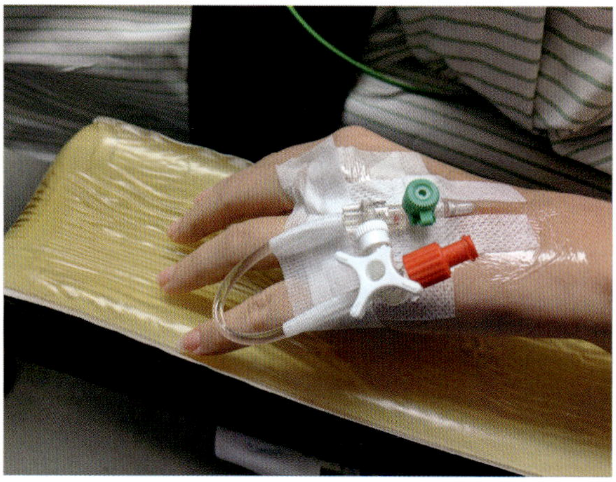

Abb. 24.3 Kanüle mit Dreiwegehahn.

25 Arterielle Kanülierung

Timur Puschmann

Besonderheiten

- Kanüle Erwachsene > 40 kg:
  - A. radialis
    - 20 G, 4,5 cm
    - 20 G, 8 cm
  - A. femoralis:
    - 18 G, 10–16 cm
    - 16 G, 20 cm
- Kinder und Jugendliche 10–40 kg:
  - A. radialis: 22 G, 5 cm
  - A. femoralis: 20 G, 8 cm
- Säugling/Kleinkind 0–10 kg:
  - A. radialis: 24 G, 2,5 cm
  - A. femoralis: 22 G, 5 cm

25.1 Punktionsort

- Art und Ort des operativen Eingriffs berücksichtigen:
  - in der Regel A. radialis der nicht dominanten Hand punktieren
  - Gefäßchirurgie: bei Eingriffen an Halsschlagader oder A.-subclavia-Eingriffen kontralaterale Punktion der A. radialis
- Palpationsbefund erheben:
  - A. radialis und A. ulnaris
  - bei unklaren Gefäßverhältnissen Sonografie
  - frühere Punktionen bei Voroperationen berücksichtigen
- nachgeordnete Punktionsorte:
  - A. femoralis
  - A. brachialis
  - A. axillaris (Ausnahme)

25.2 Katheterwahl

- Bei einer geplanten Liegedauer des Katheters unter 24 h und gut palpabler A. radialis kann die Direktpunktion der A. radialis mit Kanüle 20 G mit sterilem Lochtuch, sterilen Handschuhen, Mundschutz und Haube durchgeführt werden.
- Längere Liegedauer und/oder schlecht palpable Gefäße:
  - Arterie zur Punktion in Seldinger-Technik
  - A. radialis: 20 G
  - A. femoralis: 18 G, hier muss die Punktion mittels sterilem Kittel, Lochtuch, sterilen Handschuhen, sterilem Ultraschallkopfüberzug, Haube und Mundschutz durchgeführt werden.
- alternativ bei Erwachsenen mit schlecht palpablen Gefäßen: 24 G-Set mit dünnem Draht und 0,18-Inch-Nadel für A.-radialis-Punktion und Sonografie mit sterilem Schallkopfüberzug
- Kleinkinder und Säuglinge:
  - 22–24 G (je nach Punktionsort) mit 2,5 (radial) oder 5 cm (femoral) Katheterlänge
  - immer Sonografie mit sterilem Schallkopfüberzug

25.3 Durchführung der Punktion

- Hand mit saugfähiger Unterlage unterpolstern, mit Arterienbänkchen leicht überstreckt lagern und fixieren
- beim wachen Patienten: Punktion in Lokalanästhesie (evtl. Opioid vor Punktion)
- Punktion unter sterilen Kautelen (siehe oben), mit sterilem Lochtuch, Mundschutz, Haube, sterilen Handschuhen und Verwendung entsprechender Desinfektionslösungen
- für Punktionen in Seldinger-Technik:
  - Tisch mit steriler Abdeckung, sterilem Kittel, sterilen Handschuhen, Mundschutz, sterilem Ultraschallkopfbezug und Haube obligat
  - Seldinger-Draht muss leicht vorschiebbar sein
- Wann immer möglich Einsatz der Sonografie mit sterilem Schallkopfüberzug

Tab. 25.1 Arterielle Katheter im Überblick.

Material	A. radialis	Patientengruppe	A. femoralis
Arterie BD	20 G, 4,5 cm	Erwachsene > 40 kg	
Arterie Seldinger	20 G, 2,5 cm	Säugling/Kleinkind 0–10 kg	22 G, 4,5 cm
	22 G, 5 cm	Kinder und Jugendliche 10–40 kg	20 G, 8 cm
	20 G, 8 cm	Erwachsene > 40 kg	18 G, 10–16 cm
Picco Seldinger (intensiv)		Erwachsene > 40 kg	16 G, 20 cm

25.4 Verband und Verbindung mit Druckmesssystem

- steriler Verband mit PVK-Pflaster; bei Anlage A. femoralis muss zusätzlich immer ein steriler Kittel und ggf. bei Blutung ein Pflasterverband geklebt werden
- Dreiwegehähne: rot, rote Nullstopfen, Anzahl auf Minimum reduzieren
- Kennzeichnung mit Aufkleber „Arterie“
- Leitung sicher und knickfrei, Dreiwegehähne unterpolstert, am Patienten fixieren
- auf korrekte Transducerhöhe und Nullpunkteichung achten
- Katheterentfernung mit Druckverband (Pflasterverband)

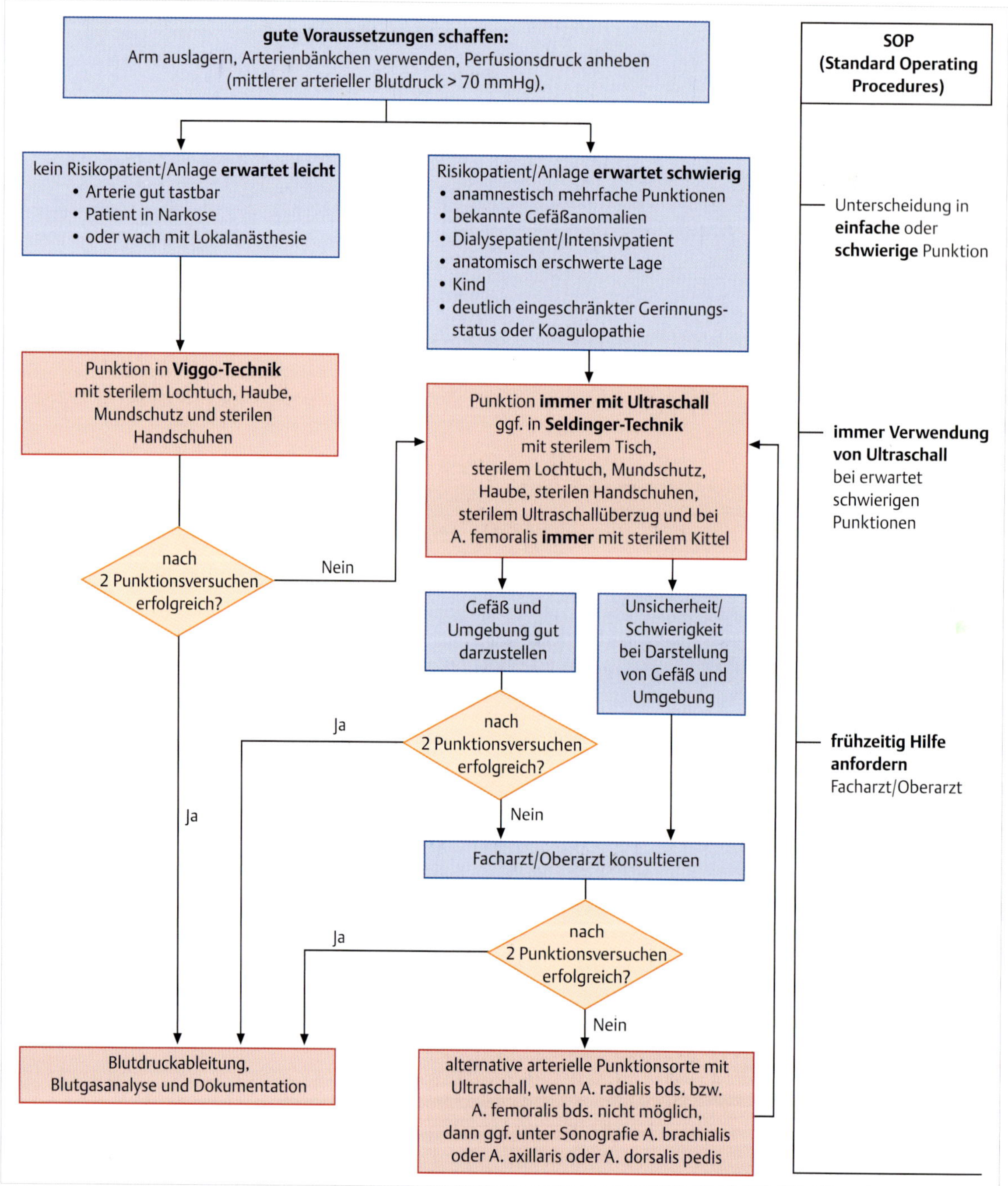

Abb. 25.1 Vorgehen bei arterieller Kanülierung, BGA: Blutgasanalyse, FA: Facharzt, OA: Oberarzt.

Teil IV

Transfusionen

IV

26 Dokumentation und Transfusion von Blutkonserven und Hämoprodukten

Patrick Haltermann, Andreas Schilling

26.1 Rechtliche Grundlage

- das Transfusionsgesetz (TFG) in der gültigen Fassung vom Juli 1998 [3]
- die Richtlinien zur Gewinnung von Blut und Blutbestandteilen und zur Anwendung von Blutprodukten (Hämotherapie), erstellt vom Wissenschaftlichen Beirat der Bundesärztekammer und vom Paul-Ehrlich-Institut [1]
- die Leitlinien zur Therapie mit Blutkomponenten und Plasmaderivaten, aufgestellt vom Wissenschaftlichen Beirat der Bundesärztekammer und vom Paul-Ehrlich-Institut [2]
- Darüber hinaus gelten das Arzneimittelgesetz sowie die offiziellen Mitteilungen der Deutschen Gesellschaft für Transfusionsmedizin und Immunhämatologie (DGTI).

26.2 Präoperative Aufklärung

- Die Transfusion von Blutkomponenten (Erythrozytenkonzentrate [EK], gefrorene Frischplasmen und Thrombozytenkonzentrate [TK]) sowie die Gabe von chargendokumentationspflichtigen Plasmaderivaten sind aufklärungspflichtige ärztliche Eingriffe. Die Verantwortung obliegt ausschließlich dem durchführenden Arzt.
- Die Aufklärung umfasst die Erklärung der geplanten Transfusion mit Risiken und Nebenwirkungen, die Einverständniserklärung und eine Ermächtigung zur Weitergabe persönlicher Daten an zuständige Aufsichtsbehörden und betroffene Arzneimittelhersteller entsprechend § 16 und 19 TFG (Unterrichtungspflichten und Rückverfolgungsverfahren).
- Erfolgt eine Transfusion unplanmäßig/notfallmäßig, ist der Patient im Nachhinein zu informieren und aufzuklären.

26.3 Bestellung von Blutprodukten

- Die Bestellung von Blutprodukten erfolgt über den Bestellschein des DRK-Blutspendedienstes. Das obere, grau unterlegte Feld muss bei der Einsendung zur Blutgruppenbestimmung und für den Antikörpersuchtest vollständig ausgefüllt werden (es umfasst Abnahmedatum, Uhrzeit, Indikation, Name des Arztes).
- Die Blutgruppenuntersuchung umfasst:
  - kleine Blutgruppen:
    - ABO-Blutgruppe
    - Rhesus-Faktor D
    - Antikörpersuchtest
    - Rhesusformel (Untergruppen CcEe) und Kell-Merkmal
  - große Blutgruppe nur bei Mädchen und Frauen im gebärfähigen Alter
- **Cave:** Bei unbekannten Patientinnen und Patienten aus Indien oder Pakistan und einer möglichen familiären Anamnese für Transfusionszwischenfälle, an den Bombay-Blood-Type denken. Das ist ein sehr seltenes AB0-Merkmal, ca. 20 000 Patienten weltweit, die nur Bombay-Blood transfundiert kriegen dürfen, da ihr Anti-H-Antigen EK der Blutgruppe 0 sofort hämolysiert (▶ Abb. 26.1).
- Ist frühzeitig absehbar, dass ein Patient in den nächsten Wochen wiederholt Transfusionen brauchen wird, ist eine differenzierte Antigenbestimmung der Erythrozyten des Patienten empfohlen, um durch genaueres Antigen-Matching Immunisierungen in den Antigenuntergruppen (Rhesus, Kell, Duffy, Kid) vorzubeugen.
- Der Ersatz der serologischen Blutgruppenbestimmung durch einen Notfallausweis ist auch im Notfall unzulässig, aber er liefert wichtige Hinweise, ob es schwieriger sein wird, zügig EK zur Verfügung zu stellen!
- Zur Anforderung einer Blutgruppenbestimmung (kleine Blutgruppe) mit Antikörpersuchtest wird ein 7,5 ml-EDTA-Röhrchen (EDTA: Ethylendiamintetraessigsäure) benötigt:
  - Vor Abnahme werden das EDTA-Röhrchen sowie der Bestellschein zur Vermeidung einer Verwechslung mit einem Patientenetikett beklebt.
  - Patientenidentität verifizieren (Abgleich Name, Vorname und Geburtsdatum)
  - Die Abnahme erfolgt durch den Arzt selbst oder unter seiner direkten Aufsicht.
  - Der Arzt, der das Rezept unterschreibt, ist für die Richtigkeit der Patientenangaben auf dem Bestellschein und dem Proberöhrchen allein verantwortlich.
- Notfallpatienten haben eine fortlaufende Polytraumanummer (z. B. P-xxx-2015):
  - Wichtig ist, dass die Polytraumanummer auch nach Identitätssicherung dem richtigen Patienten zugeordnet werden kann, um bereits bestellte Blutprodukte zuordnen zu können. Dementsprechend muss die Polytraumanummer auf der Patientenakte vermerkt werden, da sonst im weiteren stationären Verlauf, z. B. auf der Intensivstation, das Zuordnen von Blutprodukten zu den entsprechenden Patienten erschwert ist.
  - Dem Bereitschaftsdienst der Blutbank muss mitgeteilt werden, wenn der Notfall ein Mädchen oder eine Frau im gebärfähigen Alter ist, dann erfolgt die Bestimmung der großen Blutgruppe, damit Rh-Untergruppen-kompatible EK bereitgestellt werden.

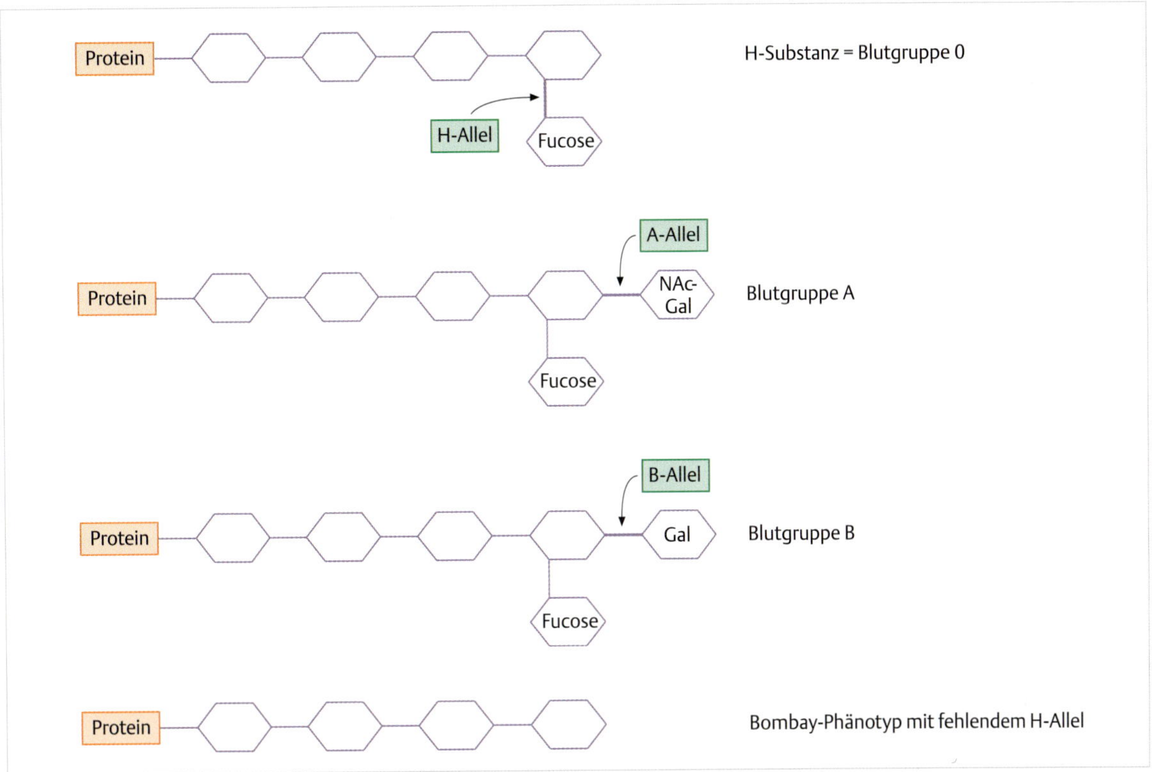

Abb. 26.1 Antigenstruktur beim Bombay-Blood-Type im Vergleich zu Antigenen des AB0-Systems. (Quelle: Poeggel G. Vererbung der Blutgruppen. In: Poeggel G, Hrsg. Kurzlehrbuch Biologie. 3. überarbeitete Auflage. Stuttgart: Thieme; 2013)

 - ◦ Blutkomponenten, welche „dringlich“ (innerhalb einer Stunde) oder „sofort“ (ungekreuzt) angefordert werden, bedürfen einer telefonischen Ankündigung.
- Bei geplanten Operationen soll das Datum des Operationstages und der Lieferort der Blutkomponente auf dem Bestellschein vermerkt werden. Sofern eine Transfusion bei einer geplanten Operation wahrscheinlich ist, wird entsprechend der SOP eine Bestellung über die Station erfolgen.

26.4 Indikation für bestrahlte Präparate

nach [2]

- gerichtete Blutspenden
- alle HLA-ausgewählten (HLA: „human leukocyte antigen“) Blutkomponenten
- Granulozytenpräparate
- autologe Stammzell-/Knochenmarktransplantation bis 3 Monate danach (bei Transplantation ab Beginn der Chemotherapie und 14 Tage vor Stammzellentnahme)
- allogene Stammzell-/Knochenmarktransplantation ab Beginn der Konditionierung bis mindestens 6 Monate danach bzw. bis zur Immunrekonstitution und Patienten mit Graft-versus-Host-Reaktion
- Morbus Hodgkin (alle Stadien)
- Non-Hodgkin-Lymphom (alle Stadien)
- schweres Immundefektsyndrom
- intrauterine Transfusion, postpartale Austauschtransfusion
- Therapie mit Purinanaloga (Fludarabin, Cladribin, Deoxycoformycin)
- Therapie mit Anti-T-Lymphozyten-Antikörper (Alemtuzumab, ATG [Anti-T-Lymphozyt-Globuline]/ALG [Antilymphocyte Globulin])
- Transfusion von Neugeborenen mit Verdacht auf Immundefizienz
- Die mittlere Bestrahlungsdosis beträgt 30 Gy. Die Bestrahlung verlängert die Zeit für die Bereitstellung von Blutprodukten um ca. 20 min. Wenn die Indikation für bestrahlte Präparate bekannt ist, sollte dieses auf dem Aufklärungsbogen vermerkt werden, bzw. mit dem diensthabenden Arzt des Blutspendedienstes abgeklärt werden.
- Indikationen für kryokonservierte Erythrozytenkonzentrate: Patienten mit komplexen Antikörpergemischen oder mit Antikörpern gegen ubiquitäre Antigene, die anders nicht versorgt werden können.
- Indikationen für gewaschene Erythrozytenkonzentrate: Patienten mit nachgewiesenen IgA-Antikörpern oder An-

tikörpern gegen andere Plasmaproteine und die bereits allergisch auf vorherige Transfusionen reagiert haben.
- Indikationen für Zytomegalievirus-negative Erythrozytenkonzentrate: Für intrauterine Transfusionen, für knochenmarktransplantierte Patienten und für Frühgeborene

26.5 Vor Anästhesieeinleitung

- Verifizierung der Patientenidentität (Abgleich Unterlagen und Patientenarmband mit den Angaben des Patienten)
  - Dies sollte routinemäßig im Rahmen des zu dokumentierenden „Sign in" geschehen.
  - Bei einer erwarteten Transfusion (Risiko größer 10 %) Transfusionseinwilligung kontrollieren.
  - Der Blutgruppenschein mit dem Ergebnis des Antikörpersuchtests sollte bei Einleitung vorliegen.
  - Während der Einleitung (während Venenpunktion oder bei der Anlage invasiverer Zugänge) soll der Bedside-Test mit dem Serafol-Teststreifen durchgeführt werden. Das Ergebnis wird sowohl auf dem Narkoseprotokoll mit Unterschrift des Durchführenden dokumentiert, als auch auf dem Blutprodukteprotokoll vermerkt. Auf Letzterem wird auch das genaue Blutgruppenergebnis vermerkt, um Verwechselungen zu vermeiden.

26.6 Lieferung von Blutprodukten

- Die Lieferung der Konserven erfolgt z. B. über den DRK-Blutspendedienst oder durch die Blutrohrpost ohne Zwischenlagerung in den Zentral-OP.
- Die Nachbestellung erfolgt ebenfalls durch den Anruf beim DRK-Blutspendedienst sowie digital.

26.7 ABO-Identitätstest (Bedside-Test)

- Der transfundierende Arzt führt den ABO-Identitätstest (Bedside-Test)selbst oder unter direkter Aufsicht durch und wird so bei Personalwechsel immer wiederholt.
- Der Bedside-Test dient der Bestätigung der im Labor immunhämatologisch bestimmten ABO-Blutgruppenmerkmale des Patienten und wird auf dem Blutprodukteprotokoll und dem Narkoseprotokoll vermerkt.
- Bei Eigenbluttransfusionen ergänzender Bedside-Test aus der gelieferten Konserve.
- Die Retransfusion von Blut, welches mittels Cellsaver gewonnen wird oder aus der Herz-Lungen-Maschine stammt (Restblut), muss für die Zuordnung zum Patienten mit den entsprechenden Patientendaten versehen werden. Falls die Retransfusion nicht sofort erfolgt, muss auch hier ein ergänzender Bedside-Test aus diesem Material erfolgen.

26.8 Transfusionsvorbereitung

- Gültigkeit der Kreuzprobe: die Kreuzprobe ist 72 h gültig, dies ist eine Konvention, keine Wissenschaftliche Tatsache.
- Bei eiliger Transfusionsindikation (s. u.) Kreuzprobe vor Transfusion abnehmen.
- Unmittelbare (bettseitige) Vorbereitung:
  - Verifizierung der Patientenidentität und korrekte Zuordnung des Blutgruppenbefundes
  - ABO-Identitätstest bestätigt immunhämatologische ABO-Blutgruppenmerkmale
  - Übereinstimmung der gelieferten Komponente mit Anforderung
  - Die zuvor verifizierte Patientenidentität muss mit dem Konservenbegleitschein und die Konservenkennung mit der Kennung auf dem Begleitschein übereinstimmen
  - Blutgruppe der Konserve kompatibel mit der Blutgruppe des Patienten
  - Die Konserve muss bezüglich Haltbarkeit, Beschädigungen und Gerinnselbildung überprüft werden
- Bei Früh- und Neugeborenen ist die Kreuzprobe aus dem mütterlichen Blut bis 4 Wochen nach dem errechneten Geburtstermin verwendbar.

26.9 Durchführung und Dokumentation

- Die Gabe von Blutprodukten erfolgt mittels normiertem Standardtransfusionsbesteck (Porengröße 170-230 Mikrometer). Bei der Transfusion und Verabreichung von Blutprodukten besteht patienten- und produktbezogene Chargendokumentationspflicht gemäß § 14 Transfusionsgesetz [2]: Im Narkoseprotokoll durch Benennung des Produkts mit einer zusätzlichen fortlaufenden Nummer (z. B. EK 1, FFP 1) und auf dem Blutprodukteprotokoll mit der abtrennbaren Konservenkennung oder der Chargennummer sowie Angabe der Uhrzeit.
  - Durch nachvollziehbare Dokumentation der Produkte und der Applikationszeiten können eventuelle Zwischenfälle dem jeweiligen Produkt besser zugeordnet werden.
  - Der Blutkomponentenbegleitschein ist komplett und exakt auszufüllen und der Patientenakte anzufügen.
  - Nur durch vollständige, nachvollziehbare und exakte Dokumentation ist eine forensische Absicherung, gerade im Fall der Massentransfusion, zu gewährleisten.
- Eine Transfusionsreaktion ist eine bei korrekter Durchführung seltene schwerwiegende Komplikation und der Patient muss dahingehend durch den transfundierenden Arzt überwacht werden. Nach Transfusion wird die Verträglichkeit auf dem Blutproduktebegleitschein vermerkt und abgezeichnet.
- Verabreichte Konserven werden steril verschlossen und 24 h gekühlt gelagert. Die Verpackung ist mit der Pa-

tientenkennung (Aufkleber), Datum und Uhrzeit zu kennzeichnen. Zuständig und verantwortlich für die Lagerung und Rückgabe im Zentral-OP sind die diensthabenden Anästhesieoberärzte.

26.10 Dringlichkeitsstufen der Transfusion

Merke

Versäumnisse oder Probleme bei der Organisation sollten nicht zu einer Notfall-Bestellung führen, da das Unverträglichkeitsrisiko erhöht ist. Die Verantwortung obliegt dem Transfundierenden.

- Dringlichkeitsstufen:
  - 1. ungekreuzte EK (bei akut und vital bedrohliche Blutung): Blut aus dem „Schockkühlschrank" nach Rücksprache Zentrale Notaufnahme sofort verfügbar (4 EK 0 neg., Kell neg.). Unmittelbar nach der Verwendung ist der Konservenbegleitschein mit Kreuzblut an die Blutbank zurückzusenden (siehe SOP Blutkonservenkühlschrank (S. 120)).
  - 2. angekreuzte EK (bei akut und vital bedrohliche Blutung sobald verfügbar): Kreuzblut in der Blutbank und AB0-Blutgruppe bestimmt, aber keine Zeit um die Kreuzprobe abzuwarten, dann Abrufen von AB0-kompatiblen EK, die Kreuzprobe wird sobald fertig von der Blutbank nachgeschickt, Verfügbarkeit ca. 30–40 min.
  - 3. gekreuzte EK (bei kompensierte/kontrollierte Blutung): Verfügbarkeit ca. 60 min
- Eine Transfusion erfolgt immer nach Abnahme eines Bedside-Tests und bei angekreuzten Erythrozytenkonzentraten (EK) vor Fertigstellung der Kreuzprobe mit erhöhtem Unverträglichkeitsrisiko.

26.11 Unerwünschte Wirkungen

- Besteht bei der Transfusion von Blutkomponenten der Verdacht auf eine Konservenunverträglichkeit oder eine allergische Reaktion, muss die Applikation sofort beendet werden und der zuständige anästhesiologische Oberarzt hinzugezogen werden.Zudem wird eine symptomatische Therapie begonnen.
- Es erfolgt neben der Dokumentation der Symptome auf dem Freitextfeld des Narkoseprotokolls, mit zeitlichen Verlauf der Symptome, die Abnahme von 2 EDTA-Blutröhrchen (7,5 ml) sowie die Asservierung von Konserve und Transfusionsbesteck.
- Über den DRK-Blutspendedienst muss Kontakt zum zuständigen Dienstarzt aufgenommen werden und das weitere Procedere geregelt und dokumentiert werden. Zudem wird das Protokoll für Transfusionszwischenfälle ausgefüllt. Diese Dokumentation ist nach dem Arzneimittelgesetz (AMG) geregelt.
- Der DRK-Blutspendedienst sorgt für die Sicherung aller mit der Transfusion im Zusammenhang stehenden Dokumente und sorgt für entsprechende Meldungen, falls erforderlich.
- Des Weiteren sollte über den Dienstarzt der Intensivstation oder im Regeldienst den Oberarzt der Intensivstation ein Überwachungsbett organisiert werden.
- Wenn eine bakterielle Verunreinigung in Erwägung gezogen wird, sollten Blutkulturen gewonnen werden.
- Meldung an den für die Abteilung zuständigen Transfusionsbeauftragten, sowie dessen Vorgesetzten (Chefarzt der Klinik für Anästhesiologie).

26.12 Anmerkungen und Haltbarkeit von Erythrozytenkonzentraten

- Prothrombinkomplexpräparat (PPSB) enthält Heparin und ist bei vorbekannter heparininduzierte Thrombozytopenie (HIT) 2 aufgrund des zusätzlichen Thrombembolierisikos kontraindiziert.
- Antithrombin ist beim nephrotischen Syndrom nicht indiziert.
- Erythrozytenkonzentrate außerhalb der Kühlkette, aufgetaute Frischplasmen und TK nach Lieferung durch die Blutbank können unversehrt (nicht angestochen) und ohne schädigenden Einflüssen ausgesetzt zu sein (z. B. auf dem Ofen oder in der Sonne liegend) bis Mitternacht desselben Tages verwendet werden.
- Angestochene Blutprodukte müssen innerhalb von 6 h transfundiert werden.

26.13 Blutprodukterückgabe

- Unbenutzte Blutprodukte werden unter Berücksichtigung der Kühlkette und der Lagerungsbestimmungen an den DRK-Blutspendedienst zurückgegeben und der Grund auf dem Konservenbegleitschein vermerkt.
- Abgelaufene, beschädigte oder nicht sterile Blutkonserven müssen ebenfalls zurückgesendet bzw. beanstandet werden, da diese dem Patienten andernfalls als verabreicht zugeschrieben werden.
- Konzentrate mit abgelaufener Kreuzprobe sollten ebenfalls unter Beachtung der Kühlkette zurückgesandt werden.

26.14 Literatur

[1] Richtlinie zur Gewinnung von Blut und Blutbestandteilen und zur Anwendung von Blutprodukten (Richtlinie Hämotherapie) nach §12a und 18 Transfusionsgesetz, Gesamtnovelle 2017 der Bundesärztekammer
[2] Querschnitts-Leitlinie der Bundesärztekammer zur Therapie mit Blutkomponenten und Plasmaderivaten-Gesamtnovelle 2020
[3] Transfusionsgesetz in der gültigen Fassung vom Juli 1998

27 Massentransfusion

Andreas Schilling

Besonderheiten

Material

- PVK (periphere Venenverweilkanüle) 2-mal 16 G
- Massentransfusionsgerät 39 °C
- Temperatursonde
- arterielle Kanüle
- Blutrückgewinnungssystem
- Wärmeunterdecke
- Gerinnungsbox
- ZVK (zentraler Venenkatheter) dreilumig V. jugularis interna rechts
- Infusionswärmegerät
- Schockkühlschrank mit 4 Erythrozytenkonzentrat (EK), 0 neg.
- lyophilisierte Plasmen
- Dauerkatheter
- ggf. Schleuse oder Shaldon-Katheter
- Magensonde
- ggf. Wärmedecke

Medikamente

- Gerinnungsfaktoren VIII und IX
- Gerinnungsfaktor rVIIa

27.1 Material und Medikamente

Material

- PVK 2-mal 1,8 mm (16 G)
- arterielle Kanüle
- ZVK dreilumig V. jugularis interna rechts
- ggf. Schleuse oder Shaldon-Katheter bei schlechten Venenverhältnissen
- Druckmessung arteriell
- Wärmedecke (Ganzkörper und/oder Oberkörper)
- Infusionswärmegerät (Ziel: Normothermie)
- Temperatursonde
- Alpha-Card
- Dauerkatheter
- Magensonde
- Blutrückgewinnungssystem siehe Kontraindikationen
- Massentransfusionsgerät 39 °C
- Schockkühlschrank (Blutbank 4 EK, 0 neg.)
- Gerinnungsbox

Medikamente

- balancierte Vollelektrolytlösung, z. B. Jonosteril 1000 ml warm
- ggf. 500 ml balancierte Gelatine-Lösung
- Erythrozytenkonzentrate: im Notfall 4 EK 0 neg. aus dem Schockkühlschrank, dann nach Kreuzung aus der Blutbank
- Plasmen: ca. 20 lyophilisierte Plasmen im Schockraum vorrätig, ansonsten aus der Blutbank
- Thrombozytenkonzentrate: aus der Blutbank anfordern
- Kalziumglukonat 10 % i. v. (10 ml = 1 g), Ziel: Ca^{2+} 1,1–1,3 mmol/l
- initial Tranexamsäure 2 g i. v. (20–30 mg/kgKG), dann 1 g über 8 h i. v.
- DDAVP (Desmopressin) (FaktorVIII und Von-Willebrand-Jürgens-Faktor)
- Fibrinogen, initial 2–6 g (30 mg/kgKG), dann nach Labor/Rotationsthrombelastometrie (ROTEM/Quantra Hemostasis Analyzer)
- PPSB (Prothrombinkomplexpräparat), 1 I.E./kgKG erhöht den Quickwert um 1 %
- Faktor XIII, 1250 I.E. i. v. bzw. 30 I.E./kgKG i. v., klinikspezifisch
- Faktoren VIII und IX
- Ultima Ratio bei unstillbaren Blutungen Faktor rVIIa 90 µg/kgKG i. v. nach Rücksprache mit Oberarzt (Off-Label-Use bei unstillbaren Blutungen)
- Blutungen unter Dabigatran: Antikörper Idarucizumab (2-mal 2,5 g als Kurzinfusion bei akuter Blutung z. B. intrazerebrale Blutungen)

27.2 Eingangsbemerkungen

- Blutvolumen:
  - Kinder 80 ml/kgKG
  - Frauen 65 ml/kgKG
  - Männer 75 ml/kgKG
- Definition Massentransfusion:
  - 4 EK in 1 h
  - 10 EK in 24 h
  - Blutverlust > 100 % in 24 h
  - Blutverlust > 50 % in 3 h
  - Blutverlust > 150 ml/min

27.3 Allgemeine Therapie

- Gabe von Sauerstoff:
  - FiO_2 (inspiratorische Sauerstofffraktion) von 1,0 zur Erhöhung des physikalisch gelösten Sauerstoffs
  - ist äquivalent zu 1 EK
- Gabe von warmem balanciertem kristalloidem Volumen (Jonosteril), ggf. Gabe von balancierter Gelatine-Lösung (500 ml) – **Cave:** Dilutionskoagulopathie
- adäquate intravenöse Zugänge legen (Schleuse, Shaldon-Katheter, periphere venöse Kanülen 14 oder 16 G)
- permissive Hypotension (systolischer Blutdruck 90 mmHg, MAP [mittlerer arterieller Blutdruck] ca. 65 mmHg) wenn koronare Herzkrankheit oder zentralnervöse Verletzung wahrscheinlich, sonst MAP 50 mmHg, wenn ein SHT (Schädel-Hirn-Trauma) oder eine Schwangerschaft bestehen, dann MAP 85–90 mmHg
- Blutung stillen (Operation, interventionelle Radiologie – nach dem Prinzip „Damage Control Resuscitation")
- Wärme (warme Infusionen, Infusionswärmer, Wärmedecke, Massentransfusionsgerät 39 °C), Zieltemperatur > 35 °C
- Blutrückgewinnungssystem/Autotransfusionsgerät (Kontraindikationen: heparininduzierte Thrombozytopenie [HIT] 2, Eingriffe mit Keimbelastung wie Peritonitis, Hohlorganperforation oder Osteomyelitis, Eingriffe mit potenzieller Tumoraussaat/Metastasen im Operationsgebiet)
- Massentransfusionsgerät auf 39 °C einstellen und immer an einen großen Zugang anschließen
- Blutprodukte: vorerst, wenn nötig, ungekreuzte EK der Blutgruppe 0 neg. aus dem Schockkühlschrank, dann gekreuzte EK, FFP (Fresh frozen Plasma), TK (Thrombozytenkonzentrat)
- Blutbank: initial Blutgruppe und Kreuzprobe und Anforderung/Kreuzung von mindestens 10 EK
- Labor: kleines Blutbild, Quickwert, PTT (partielle Thromboplastinzeit), Fibrinogen initial, dann stündlich bei Massentransfusion
- Blutgasanalyse insbesondere für Hb (Hämoglobin), Elektrolyte, Säure-Basen-Haushalt initial, dann halbstündlich

27.4 Spezifische Therapie

- Stabilisierung der Rahmenbedingungen:
  - Kerntemperatur Ziel > 35 °C/möglichst Normothermie (1 °C Temperaturabfall bewirkt Gerinnungsfaktorenverlust von ca. 10 %)
  - pH > 7,2, möglichst Norm-pH anstreben (7,36–7,44)
    - 1. Wahl: Natriumbikarbonat (8,4 %) 100 ml möglichst über ZVK und Extrainfusionslinie (ml Natriumbikarbonat = BE [Base-Excess; mmol/l] × 0,3 × kgKG und dann davon 50 %), bis Natriumwert > 148 mmol/l
    - 2. Wahl (wenn Natriumwert > 148 mmol/l): Trispuffer (Trometamol), Gabe über ZVK, 10–50 ml/h (1 Amp. = 20 ml = 60 mmol, mmol Trispuffer = (Volumen BE [mmol/l] × 0,3 × kgKG)/3 und davon 50 %
  - ionisiertes Kalzium:
    - immer > 0,9 mmol/l
    - möglichst Normokalzämie anstreben (1,1–1,3 mmol/l)
    - Gabe in Form von Kalziumglukonat 10 % (10 ml = 1g)
- Substitution von Sauerstoffträgern:
  - EK-Gabe (bei ungestillter Blutung ist Hb-Wert von 7–9 g/dl bzw. ein Hämatokrit von 30 % anzustreben)
  - ab 10 EK Gabe von EK:FFP:TK im Verhältnis 4:4:1 empfohlen
  - im Kühlschrank im Schockraum 4 EK 0 neg. und ca. 20 lyophillisierte Plasmen im Schockraum vorrätig
  - Hemmung der potenziellen (Hyper-)Fibrinolyse:
    - initiale Gabe von 2 g Tranexamsäure (20–30 mg/kgKG), dann Gabe von 1 g über 8 h i. v.
    - Gabe immer vor Gabe von Fibrinogen
- Substitution von Gerinnungsfaktoren, mittels POC-Geräte Analyse: nach ROTEM (Rotationsthrombelastometrie), Quantra Hemostasis Analyser und Multiplate, wenn nicht möglich, nach den Laborparametern:
  - FFP: 30 ml/kgKG (1 ml FFP/kgKG erhöht Faktorenaktivität um ca. 0,5 %)
  - PPSB: Faktorenkonzentrat II, VII, IX, X, vor allem bei Patienten unter Therapie mit Kumarinen/Phenprocoumon (1 I.E./kgKG erhöht den Quickwert um 1 %), initial bei persistierender Blutung, ohne Labor, trotz Fibrinogen 20–40 I.E./kgKG als Kurzinfusion – **Cave:** enthält Heparin, bei HIT 2 heparinfreies PPSB geben
  - Fibrinogen: initial 2–6 g (30 mg/kgKG) oder nach BE und Hb-Wert nach aktuellem Laborwert/ROTEM; Ziel: > 150–200 mg/dl, Vorgehen nach BE und Hb-Wert:
    - Hb 8–10 g/dl, BE bis –10: 2–4 g Fibrinogen
    - Hb < 8 g/dl, BE bis –10: 4–6 g Fibrinogen
  - DDAVP (Desmopressin): vor allem bei Patienten mit aktiver Blutung unter Acetylsalicylsäure, Clopidogrel, Patienten mit von-Willebrand-Jürgens-Syndrom Typ 1/2, Hämophilie A und bei Verdacht auf Thrombozytopathie, z. B. bei Urämie oder Hypothermie (0,3–0,4 µg/kgKG über 30 min bzw. 1 Amp. mit 4 µg/10 kgKG)
  - ggf. Faktor XIII: bei unstillbaren Blutungen und Versagen aller vorherig genannten Maßnahmen (1250–2500 I.E. bzw. 30 I.E. kgKG)
- Substitution von Thrombozyten:
  - Zielwert bei aktiver transfusionspflichtiger Blutung > 50/µl bzw. > 100/µl bei SHT oder Verdacht auf erworbene oder hereditäre Störung der Thrombozytenfunktion (Gabe von 1 TK entspricht ca. 20 000–30 000/µl; nicht wärmen, nicht kühlen, „schütteln", nicht mit Druck infundieren, sofort verabreichen)
  - ggf. „Thrombinburst" (Off-Label-Use)

- ◦ Gabe von rekombinantem aktiviertem Faktor rVIIa (90 µg/kgKG über 3–5 min alle 2–3 h)
- ◦ Gabe nur bei lebensbedrohlichen Blutungen und bei Versagen aller konventionellen Maßnahmen (Chirurgie, interventionelle Radiologie und vor allem bei adäquatem Gerinnungsmanagement)
- ◦ Voraussetzung für Wirkung:
  - Fibrinogen > 1,5 g/dl
  - Thrombozyten 100 000/µl
  - Hb-Wert > 8–10 g/dl
  - pH > 7,2
  - Temperatur > 34 °C
  - ionisiertes Kalzium > 0,9 mmol/l
  - Ausschluss einer Hyperfibrinolyse oder eines Heparineffekts

- Antagonisierung:
  - ◦ von unfraktioniertem Heparin mit Protamin (1000 I.E. Protamin antagonisieren 1000 I.E. Heparin)
  - ◦ von niedermolekularem Heparin und einigen neuen oralen Antikoagulantien (NOAK) nicht spezifisch möglich, PPSB-Gabe erwägen
  - ◦ Dabigatran-Antikörper Idarucizumab (2-mal 2,5 g als Kurzinfusion bei akuter Blutung), Apixaban und Rivaroxaban können durch Andexanet Alfa antagonisiert werden. Dosierungen siehe Fachinformation.
  - ◦ von Kumarinen mit PPSB nach Quickwert (Laborwert oder nach Schnelltest, z. B. CoaguChek)

28 Maschinelle Autotransfusion – Qualitätskontrolle

Andreas Schilling, Michael Winterhalter

28.1 Grundsätzliches zur maschinellen Autotransfusion

- Angaben basieren auf der aktuellen Richtlinie Hämotherapie
- Im Rahmen der MAT (maschinelle Autotransfusion) wird intra- und postoperatives Wund- und/oder Drainageblut gesammelt, mittels eines Blutrückgewinnungssystems aufbereitet und als Erythrozytensuspension retransfundiert.
- Eine MAT ist kontraindiziert bei dem Verdacht einer Kontamination des Operationsgebietes, auf jeden Fall bei Nachweis einer Infektion und bei Verdacht auf eine Bakteriämie z. B. im Rahmen einer Sepsis.
- Bei tumorchirurgischen Eingriffen wird eine Bestrahlung des hergestellten EK (Erythrozytenkonzentrat) mit 50 Gy empfohlen.
- Die hergestellten Erythrozytensuspensionen müssen mit Namen, Vornamen und dem Geburtsdatum des Patienten versehen werden und innerhalb von 6 h nach Beginn der Sammlung retransfundiert werden, da das Produkt nicht lagerungsfähig ist.
- Da aufbereitetes Eigenblut retransfundiert wird, ist eine Untersuchung auf Infektionsmarker gemäß Transfusionsgesetz nicht erforderlich.
- Ärzte und Pflegepersonal müssen in das Blutrückgewinnungssystem eingewiesen und mit den Besonderheiten der Wundblutaufbereitung vertraut sein.
- Bei jeder MAT ist ein Protokoll zu führen, dass den Vorgaben der Richtlinie zur Hämotherapie entspricht (▸ Abb. 28.1).
- Der Transfusionsbeauftragte überwacht mindestens vierteljährlich die Produkt- und Prozessqualität durch Sichtung der Herstellungsprotokolle und Ergebnisse der Qualitätskontrollen. Bei Notwendigkeit werden Korrekturmaßnahmen ergriffen und deren Wirksamkeit geprüft und dokumentiert.
- Die Durchführung der MAT erfordert die Anmeldung bei der zuständigen Landesbehörde.

Merke

Die Durchführung der MAT ist nur zulässig, wenn Gewinnung und Herstellung sowie die Retransfusion unter der unmittelbaren fachlichen Verantwortung des anwendenden Arztes zur persönlichen Anwendung an demselben Patienten erfolgt.

- Die Qualitätskontrollen bei Einsatz der MAT sind entsprechend den gesetzlichen Vorgaben bei mindestens 5 % der Einsätze oder aber mindestens einmal im Monat durchzuführen.
- Als Qualitätskontrolle zu bestimmen sind Hämatokrit (Sollwert > 50 % am aufbereiteten Präparat) und Eliminationsrate des Gesamteiweißes oder Albumins (Sollwert > 90 % des Ausgangswertes)
- Bei jedem Einbau der Waschglocke ist das QM-Entnahmeset (QM: Qualitätsmanagement) einzubauen.
- Für die sterile Entnahme der Blutproben zur Qualitätskontrolle sind die entsprechenden Sets des Herstellers zu verwenden.
- Es müssen 2 Proben gewonnen und analysiert werden:
  - 1. Probe aus dem Reservoir – vor der Aufbereitung
  - 2. Probe aus dem Retransfusionsbeutel hinter der Glocke – nach der Aufbereitung
- Die entsprechenden Probenröhrchen sind entsprechend zu beschriften und im Zentrallabor unmittelbar zu analysieren.
- Das Protokoll des MAT-Einsatzes (▸ Abb. 28.1) ist bei jeder Verwendung der MAT auszufüllen und genauso wie der Durchschlag des Narkoseprotokolls in Kopie der Patientenakte zuzufügen. Das Original wird ebenfalls aufgehoben.
- Die Kontrollen und Ergebnisse sollen nicht patientenbezogen, sondern gerätebezogen in der dafür vorgesehenen Tabelle dokumentiert werden (MAT-Qualitätskontrollen-Datenblatt).
- Die Probenentnahme sollte immer aus einer komplett gefüllten Glocke erfolgen.
- Es wird unterschieden zwischen einer „Endaufbereitung“ (Probe aus dem komplett verarbeiteten Volumen und dem kompletten Volumen des autologen EK) und einer „Zwischenaufbereitung“ (Probenentnahme nur aus dem Volumen, was zur Füllung einer Glocke benötigt wurde und dem daraus gewonnenen autologen EK). Dabei beachten:
  - Proben nicht in der Blutungsphase abnehmen.
  - Das Reservoir vorher etwas schwenken.
  - Die Abnahme aus dem Sammelreservoir sollte während des Füllvorganges erfolgen.
  - Keine Probenentnahme aus dem 1. Lauf der ersten Glocke wegen der Sedimentbildung
- Der für die MAT verantwortliche Anästhesist und die Pflegekraft tragen die Durchführungsverantwortung.

Protokoll des MAT-Einsatzes

Patientenetikett

Klinik/Abteilung

Straße

Ort

Datum: ____________________

verantwortlicher Arzt: ____________________

verantwortliche Pflegekraft: ____________________

Typ und Nummer des eingesetzten Gerätes: ____________________

Uhrzeit Sammelbeginn: ____________________

Uhrzeit MAT-Ende: ____________________

Uhrzeit des Sammelblutes: ____________________

Blutverlust intra-/postoperativ: ____________________

Volumen des aufbereiteten Blutes: ____________________

Hämatokrit des aufbereiteten Blutes: ____________________

Ausdruck des Gerätes

Bei mind. 5% aller Einsätze, mind. jedoch einmal pro Monat und Gerät sind am aufbereiteten Präparat die Eliminationsrate von Gesamteiweiß oder Albumin des Ausgangswertes zu bestimmen. ____________________

Bei jeder Verwendung der MAT muss die Qualitätskontrolle erfolgen!

Dokumentation Verbrauchsmaterial

Aufkleber Lotnummer Sammelset	Aufkleber Lotnummer Waschset

Unterschrift des verantwortlichen Arztes: ____________________

Abb. 28.1 Protokoll für den Einsatz der maschinellen Autotransfusion (MAT).

28.2 Benötigte Materialien:

- 50-ml-Spritze mit Luer-Lock-Anschluss
- 2 EDTA-Blutentnahmeröhrchen (EDTA: Ethylendiamintetraessigsäure) mit Adapter zur Gesamteiweißbestimmung aus dem Reservoir und dem Retransfusionsbeutel
- 2 Serum-Blutentnahmeröhrchen mit Adapter zur Gesamteiweißbestimmung im Serum aus dem Reservoir und im aufbereiteten Produkt.
- steriles MAT-QM-Set

28.3 Durchführung der Entnahme am Reservoir:

- das MAT-QM-Set wird steril zwischen dem Waschset-Anschlussport am Reservoir und der Waschset-Leitung angeschlossen
- Reservoir leicht schwenken
- Entnahmespritze auf den Drei-Wege-Hahn setzen
- Füllvorgang starten
- nach ca. zwei Drittel des Füllvorganges Pausentaste am MAT-Gerät drücken
- ca. 20 ml Sammelblut abziehen, Spritze nicht vom Drei-Wege-Hahn entfernen
- Zugang zur Leitung mit dem Drei-Wege-Hahn verschließen
- erneut die Pausetaste drücken, um den Füllvorgang fortzusetzen
- die Blutentnahmeröhrchen an die Drei-Wege-Hähne anschließen und diese mit dem Sammelblut aus der Spritze befüllen
- die Drei-Wege-Hähne verschließen
- die Blutentnahmeröhrchen abnehmen und beschriften
- ggf. den restlichen Spritzeninhalt zurück ins System spritzen

28.4 Durchführung der Entnahme aus dem Retransfusionsbeutel

- den Retransfusionsbeutel vorsichtig durchmischen
- den Minispike aus dem MAT-QM-Set in einen der Anschlüsse des Retransfusionsbeutels stecken
- mit 10 ml-Spritze den Entnahmeschlauch entlüften
- Blutentnahmeröhrchen anschließen, den Hahn öffnen und die Blutentnahmeröhrchen befüllen
- Hahn schließen, Blutentnahmeröhrchen abnehmen und beschriften
- Laborversand: Hämatokrit und Gesamteiweiß bestimmen lassen

Merke

Das Gesamteiweiß im Wundblut wird im Serum bestimmt, das Gesamteiweiß des EK wird im Urin-Messbereich bestimmt.

28.5 Fehlerquellen bei der Entnahme

- unvollständige Füllung der Blutentnahmeröhrchen
- Reservoir/Transfusionsbeutel nicht durchmischt, dadurch Sedimentbildung
- Wenn die Entscheidung zum Waschen des Reservoirblutes gefallen ist, aus Sterilitätsgründen beim Aufbau an den Einbau des MAT-QM-Entnahmesystems denken.

28.6 Prozedere bei der Laboranmeldung

- getrennte Anforderung für Reservoirblut- und Konservenblutprobe
- Bei Laboranmeldung unbedingt im Kommentarfeld der Laboranforderung Folgendes eingeben:
  - Befundbemerkung: Qualitätskontrolle Blutrückgewinnungssystem für Reservoirblut; Gesamteiweißbestimmung bitte im Urin-Messbereich
  - Befundbemerkung: Qualitätskontrolle Blutrückgewinnungssystem für Retransfusionsbeutel
- Auf die Notwendigkeit hinweisen, dass der Kommentar in die Befundbemerkung aufgenommen wird. Dies ist wichtig, damit es nicht zu Fehlinterpretationen kommt.
- Unter Notfall einsenden, entsprechendes Feld ankreuzen. Befunde sollen vor Abgabe des Patienten auf die Intensivstation vorliegen, damit die Eliminationsrate gleich vor Ort berechnet werden kann.
- Die Eliminationsrate ist zu berechnen und in die dafür vorgesehene Dokumentation der MAT-Qualitätskontrolle zusammen mit den anderen Variablen einzutragen. Hierbei ist nicht der Name des Patienten, sondern die Gerätenummer des Autotransfusionsgerätes einzutragen.

$$\text{Eliminationsrate} = 100\text{–}100 \times \frac{GE_{EK} \times Vol_{EK} \times (1 - \frac{HKT_{EK}}{100})}{GE_{WB} \times Vol_{WB} \times (1 - \frac{HKT_{BW}}{100})}$$

29 Anästhesiologisches Management bei Mitgliedern der Zeugen Jehovas

Christian Delle, Domenic Trieschmann

Bei der Behandlung von Mitgliedern der Zeugen Jehovas sollten vor Behandlungsbeginn die verwendbaren Blutprodukte (▸ Tab. 29.1), fremdblutsparenden Verfahren (▸ Tab. 29.2) und Medikationen (▸ Tab. 29.3) sowie eine Aufstellung von Gerinnungsfaktorenpräparaten (▸ Tab. 29.4) und mit der Unterschrift des Patienten dokumentiert werden.

Die Indikation und der Einsatz der akzeptierten Produkte und Methoden werden individuell durch die behandelnden Ärzte entschieden. Eine Einwilligung führt also nicht automatisch zum Einsatz.

Tab. 29.1 Human (menschlichen Ursprungs) und nicht human (nicht menschlichen Ursprungs) Blutprodukte.

Blutprodukt	ja	nein
Erythrozytenkonzentrat – human		X
Thrombozytenkonzentrat – human		X
Fresh frozen Plasma (FFP) – human		X
Immunglobuline (z. B. Privigen, Intratect) – human		
Albumin – human		
Antithrombin (AT) III – human		
Fibrinogen – human		
PPSB (Prothrombinkomplexpräparat) – human		
Gerinnungsfaktoren (siehe ▸ Tab. 29.4)		
Serumcholinesterase – human		
C 1-Esteraseinhibitor – human		
Fibrinkleber – human		
Idarucizumab – nicht human		

Tab. 29.2 Fremdblut sparende Verfahren.

Verfahren	ja	nein
präoperative Eigenblutspende		
maschinelle Autotransfusion		

Tab. 29.3 Fremdblut sparende Medikation.

Medikation	ja	nein
Erythropoetin – nicht human		
Desmopressin – nicht human		
rekombinanter aktivierter Faktor VII – nicht human		
Antifibrinolytika (Aprotinin, Tranexamsäure) – nicht human		

Tab. 29.4 Aufstellung von Gerinnungsfaktorenpräparaten.

Materialkurztext	Freiname	ja	nein
Beriate P – human	VIII		
Faktor VIII SDH Intersero – human	VIII		
Fanhdi – human	VIII		
Haemate P – human	VIII		
Haemoctin SDH – human	VIII		
Voncento – human	VIII		
Alphanine – human	IX		
Berinin P – human	IX		
Faktor IX SDN – human	IX		
Immunine STIM plus – human	IX		
Octanine F – human	IX		
Mononine – human	IX		
Immuseven – human	VII		
Faktor X P – human	X		
Fibrogammin – human	XIII		
Feiba NF – human	VIIa		
Wilate – human	Von-Willebrand-Faktor		
Willfact – human	Von-Willebrand-Faktor		
Beriplex P/N – human	PPSB		
Cofact – human	PPSB		
Octaplex – human	PPSB		
Novoseven – nicht human	rVIIa (Eptacog alfa)		
Advate – nicht human	rVIII (Octocog alfa)		
Adynovi – nicht human	rVIII (Aftrenonacog alfa		
Afstyla – nicht human	rVIII (Lonoctocog alfa)		
Elocta – nicht human	rVIII (Efmoroctocog)		
Helixate Nexgen – nicht human	rVIII (Octocog alfa)		
Kogenate – nicht human	rVIII (Octocog alfa)		
Kovaltry – nicht human	rVIII (Octocog alfa)		
Novoeight – nicht human	rVIII (Turoctocog alfa)		
Refacto – nicht human	rVIII (Morotocog alfa)		
Alprolix – nicht human	rIX (Eftrenonacog alfa)		
Benefix – nicht human	rIX (Nonacogog alfa)		
Obizur – nicht human	prVIII Susoctogog alfa		

30 Betreuung des Konservenkühl- und -tiefkühlschranks im Zentral OP (Dezentrales Blutdepot)

Andreas Schilling

Besonderheiten

- Pflegekraft an der Schleuse des Operationssaals
- Oberarzt der Anästhesie
- Pflegekräfte des AWR (Aufwachraum)

30.1 Eingangsbemerkung

Die ständige Aktualisierung des Inhaltes des Notfalldepots ist von großer Bedeutung, da nur so eine unmittelbare Versorgung der Patienten mit den geeigneten Erythrozytenkonzentraten und Frischplasmen bei Notwendigkeit einer Transfusion erfolgen kann. Dies kann bei alten oder Risikopatienten von vitaler Bedeutung sein.

30.2 Zuständigkeit

- Die tägliche Überprüfung des Notfall-EK's im Blutkühlschrank erfolgt zu Beginn des Dienstes der Pflegekraft, die für die Betreuung der Schleuse zuständig ist.
- Die tägliche Überprüfung und schriftliche Dokumentation der Temperatur des Blutkühlschrankes erfolgt 2-mal täglich durch die Pflegekräfte des AWR.

30.3 Ablauf

- Es werden 4 EK BG 0 Rh negativ vorgehalten. Diese EK's dienen nur einem Erstangriff im OP in Situationen mit unmittelbarem Transfusionsbedarf und sind nur für die Verwendung im OP bestimmt.
- Das Verfallsdatum der Konserven wird von der Blutbank geprüft und der Bestand dahingehend aktualisiert. Darüber hinaus werden 6 lyophilisierte Plasmen bevorratet, die im Notfall zum Einsatz kommen können. Bei Eintreffen eines Patienten in der Notfallambulanz oder im Zentral-OP dienen die vorgehaltenen Ek´s und die lyophilisierten Plasmen lediglich dem Erstangriff. Eine qualifizierte Blutbestellung in ausreichender Menge muss mit schriftlicher Anforderung und Kreuzblut in der Blutbank erfolgen. Die Konserven sind mit dem Taxi in einer Kühlbox zu versenden und umgehend im Kühlschrank zu lagern.
Sollten nach der operativen Versorgung Konserven übrig sein, sind diese unverzüglich an die Blutbank in einer Kühlbox zu retournieren und mit einem entsprechenden Retoure-Schein zu versehen. Dies ist Aufgabe des jeweils diensthabenden Oberarztes.
Vor Rückgabe kurze Rücksprache mit dem AWR, um zu klären, ob sich noch ein Patient im AWR befindet, dessen Erythrozytenkonzentrate oder Frischplasmen retourniert werden sollen.
Ein Transport der Konserven auf die Intensivstation ist unzulässig.

Merke

Thrombozytenkonzentrate dürfen nicht in den Kühlschränken gelagert werden. Sie müssen sofort bei Eintreffen an der Schleuse in den Saal, in dem sie benötigt werden, gebracht und sofort transfundiert werden. Sollten Thrombozytenkonzentrate nicht einem Saal zugeordnet werden können und somit fälschlicherweise geliefert worden sein, müssen sie sofort, ohne Zeitverzug an die Blutbank zurückgeschickt werden.

Merke

Die vorgehaltenen 0 Rh neg. EK's dienen nur einem Erstangriff im OP in Situationen mit unmittelbarem Transfusionsbedarf und sind nur für die Verwendung im OP bestimmt.

Das Verfallsdatum der Konserven wird von der Blutbank geprüft und der Bestand dahingehend aktualisiert.

31 Patient Blood Management

Michael Winterhalter

Besonderheiten

Basisinformationen
- HB-Messung präoperativ
- Point-of-care-Labor

Material
- Cellsaver
- Wärmedecke

Medikamente
- i. v. Eisengabe
- Antifibrinolytika

31.1 Medikamente

Medikamente

- 500–1000 mg Fe-Carboxymaltose i.v
- Vitamin B_{12} 1 mg s. c.
- Folsäure 5 mg p. o.
- Erythropoietin 40.000 U s. c.
- Tranexansäure 1–2 g i. v. (20–25 mg/kgKG)
- Minirin (0,3–0,4 µg/kgKG) i. v.

31.2 Einleitung

Patient Blood Management (PBM) ist ein interdisziplinäres Konzept, das sich auf mehrere Säulen stützt:
- Optimierung der patienteneigenen Blutbildung
- Minimieren des Blutverlustes
- Ausschöpfung und Verbesserung der patienteneigenen Toleranz bei Blutarmut
- rationaler Einsatz von Erythrozytenkonzentraten und Gerinnungsprodukten

Präoperativ gilt es früh die Diagnose einer eventuell vorhandenen Anämie oder einer Gerinnungsstörung zu stellen und diese zu therapieren, insbesondere bei verschiebbaren Operationen mit hohem Transfusionsrisiko. Intraoperativ sollten alle Maßnahmen zur Minimierung des Blutverlustes ergriffen werden. Perioperativ sollte die Gabe von Blutprodukten nur nach strenger Indikationsstellung erfolgen und fremdblutsparende Maßnahmen müssen konsequent durchgeführt werden.

Fallbeipiel für den klinischen Ablauf von Patient Blood Management:

71 jährige Patientin mit Harnblasenkarzinom. Vor operativer Zystektomie mit Ileumkonduit erhält die Dame durch die Onkologen eine neoadjuvante Chemotherapie zur zytoreduktiven Therapie. Darunter kommt es bei der Patientin zur Panzytopenie. Die Leukozyten und Thrombozyten erholen sich schnell, doch 4 Wochen vor geplanter OP hat die Patientin eine relevante normochrome, normozytäre Anämie mit einem Hb von 7 g/dl. Nach Absprache zwischen Onkologen, Urologen und Anästhesie präoperative Behandlung der Patientin für 4 Wochen mit Patient Blood Management mit dem Ziel eines Hb von mindestens 9 g/dl.

31.3 Präoperativ

- Identifizieren und therapieren einer Anämie und eines Eisenmangels
- Abschätzen der cardiopulmonalen Reserve
- Gerinnungsanamnese

Fallbeispiel präoperativ:
- Normochrome, normozytäre Anämie aufgrund der neuadjuvanten Chemotherapie; Ferritin im Serum grenzwertig normal, Transferrin leicht erhöht, Vitamin B12 und Folsäure im Serum vermindert
- Entschluss zur einmaligen Gabe von 40.000 U Erythropoetin s. c. + 1 mg Vitamin B12 s. c.
- Anschließend wöchentliche Gabe von 1000 mg Fe-Carboxymaltose i. v. und tägliche Einnahme von 5 mg Folsäure p. o. für 4 Wochen bis zum OP-Tag
- Am OP-Tag Hb 9,8 g/dl

31.4 Intraoperativ

- Minimierung des intraoperativen Blutverlusts z. B. durch OP-Technik
- Cellsaver
- Wärmemanagement, Normothermie anstreben
- Invasives Monitoring zur Optimierung der kardiopulmonalen Funktion
- Optimierung der Ventilation und Oxygenierung
- Point of care Messung bei Blutung (Rotem, Quantra)
- Erfassung und Vermeidung von Koagulopathien
- Tranexansäure, Minirin
- ggf. Gabe von Gerinnungsfaktoren
- Restriktives Transfusionsregime, Transfusionstrigger beachten
- Transfusionsrichtlinien der Bundesärztekammer beachten und anwenden

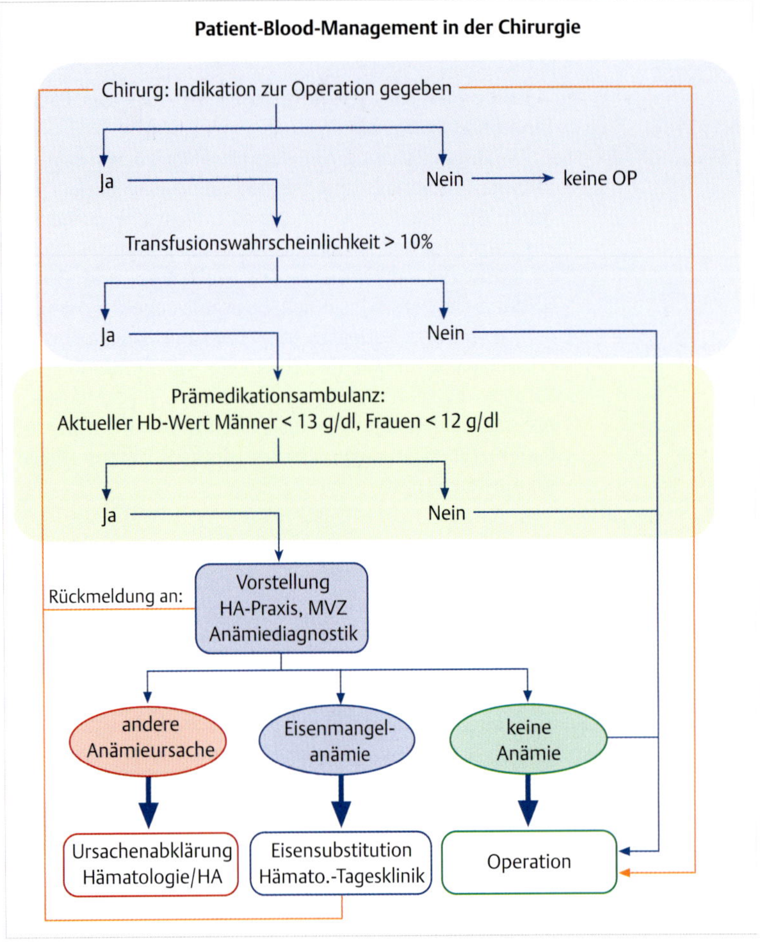

Abb. 31.1 Patient-Blood-Management in der Chirurgie. HA: Hausarzt, MVZ: medizinisches Versorgungszentrum.

Fallbeispiel intraoperativ:

- minimalinvasives urologisches Vorgehen, Cellsaver bei onkologischer Indikation kontraindiziert, Normothermie, keine Substitution von Hämopräparaten notwendig
- Blutverlust 100 ml
- Hb Post-OP 8,5 g/dl
- Verlegung der Patientin für eine Nacht auf die intermediate Care Station

31.5 Postoperativ

- Unnötige Blutabnahmen vermeiden
- i. v. Eisengabe
- Oxygenierung verbessern
- Restriktives Transfusionsregime beibehalten

Fallbeispiel postoperativ:

- Verlegung nach einer Nacht auf der intermediate Care Station auf die Normalstation, unnötige Blutabnahmen werden vermieden, noch einmalige Gabe von 1000 mg Fe-Carboxymaltose am 2. Post-OP Tag i. v.
- Hb Kontrolle sieben Tage nach OP, am Tag der Entlassung, 9,0 g/dl

Teil V

Schwieriger Atemweg

V

32 Allgemeines zur Atemwegssicherung

Michael Winterhalter

Checkliste Atemwegssicherung

A: Wie soll der Atemweg gesichert werden?
- Wachintubation versus Intubation in Allgemeinanästhesie
- nicht invasive versus invasive Technik
- Videolaryngoskopie
- Erhalt versus Beendigung der Spontanatmung

B: Kontinuierliche Sauerstoffgabe, über Nasensonde bzw Gesichtsmaske während der gesamten Prozedur

C: Re-Evaluation der Situation je nach Problemlage
- sprachliche oder Verständnisprobleme bei Kommunikation/Interaktion mit Patient
- schwierige Maskenbeatmung
- schwierige Platzierung des supraglottischen Atemwegsdevices
- schwierige Laryngoskopie
- schwierige Intubation
- schwieriger chirurgischer Atemwegszugang

D: primäre und sekundäre Techniken/Vorgehen:
- Alternative Optionen beinhalten unter anderem: OP in Maskennarkose oder mittels einem supraglottischen Atemwegsdevice = SGA (z. B. LAMA, LAMA Aura-i, Larynxtubus); Lokalanästhesieinfiltration oder regionale Nervenblockade → Diese Optionen stehen ggf. nicht zur Verfügung, wenn man diesen Schritt über den Notfallweg einschlagen muss.
- Der invasive Atemwegszugang beinhaltet den chirurgischen oder perkutanen Atemwegszugang und die retrograde Intubation.
- Alternativen beim schwierigen Atemweg sind unter anderem: Videolaryngoskopie, alternative Laryngoskopspatel (McCoy, Miller etc.), SGA (z. B. LAMA, LAMA Aura-i, Larynxtubus) als Intubationshilfe (mit oder ohne fiberoptische Führung), fiberoptische Intubation, Intubations-Stylet oder -Introducer (z.b. S-Guide) und blind orale oder nasale Intubation.
- Erwäge, den Patienten erneut für eine Wachintubation vorzubereiten oder den Eingriff abzusetzen.
- Nichtinvasive, notfallmäßige Beatmung beinhaltet SGA.
- Verifiziere eine korrekte Ventilation, endotracheale Intubation oder die korrekte Platzierung des SGA mittels endexspiratorischer CO_2-Messung.

Ausstattung Airwaywagen (Wanne 1–4), Bronchoskopwagen und Videolaryngoskop

Wanne 1
- Laryngoskopgriff
- Macintosh-Spatel Gr. 3 + 4
- McCoy-Spatel Gr. 4
- Standardtuben Gr. 5,5–8,0
- Woodbridge-Tuben Gr.3, 5,5–8,0
- Führungsstäbe (4,3 + 5,6 mm)
- Magill-Zange
- Guedel-Tuben Gr. 3/4/5
- Wendel-Tuben (Ch. 28 + 30)
- Beatmungsmasken (klein/mittel/groß)
- Larynxmasken Gr. 3/4/5
- Spritzen (10 ml/50 ml)

Wanne 2
- Airtraq Gr. 3
- Tracheo-Quick-Set 4 mm (Notkoniotomie–Set)
- Intubationslarynxmaske Aura-i Gr. 3/4/5
- Larynxtubus-Set Gr. 3/4/5
- Viggo orange 14 G
- Skalpelle Gr. 11 und Gr.15

Tab. 32.1 Führungsstab: S-Guide.

Führungsstab	Länge	Trachealtubus I.D. (Innendurchmesser)
8 Fr	40 cm	≥ 3,0 mm
11 Fr	65 cm	≥ 4,5 mm
15 Fr	65 cm	≥ 6,0 mm

Wanne 3
- Antibeschlag, Zahnschutz, Beißring, Drehkonnektor, NaCl, Silikon-Spray, Lidocain-Gel, Lidocain-Spray, Lidocain 2 % (Xylocitin), Otriven-Nasentropfen, O_2-Masken, Aufziehkanülen, 10-ml-Spritzen, Kompressen, Schere, Batterien, Absaugventil (Einmalgebrauch), Lippenventil (Einmalgebrauch), Glandosane
- Ersatzbatterien, Gänsegurgel, Universalkonnektor, Blockerspritze 5 ml
- Drehkonnektor, Pflasterrolle Breite 2,5 cm und 1,25 cm, Sauerstoffmasken (Päd. + Erw.)/-brillen

Wanne 4

Kinderbox
- Rüsch-Trachealtubus ohne Cuff Gr. 3,0–6,5
- Mall.-/Covidien-Trachealtubus mit Cuff Gr. 5 und 5,5
- Tracheal-Tube Guide Ch 5
- Führungsstab 2,6 mm/3,3 mm/4,3 mm/5,6 mm
- Beatmungsmaske (grün, gelb, rosa-rot)
- Guedel-Tuben Gr. 00, 0, 1, 2, 3
- Intubationslarynxmaske Aura-i Gr.1, 1,5, 2, 2,5
- Wendel-Tuben (16, 18, 19, 22, 24)
- Laryngoskopgriff Kinder, Ersatzbatterien Gr. AA
- Macintosh-Spatel Gr. 0, 1 und 2
- Miller-Spatel Gr 0, 1
- Endoskopiemaske nach Frei Gr. 3 und 5
- Kinderambubeutel
- Neugeborenenbeatmungsbeutel
- Beatmungsfilter klein/mittel
- Universalkonnektor

Bronchoskopwagen
- Kinderbronchoskop 2,8 mm
- Standardbronchoskop 4,2 mm dünn und dick 5,5 mm
- Einmalbronchoskop (Ambu)

Videolaryngoskop
- Erwachsenen D-bladde und „Kinder D-bladde"
- Miller-Spatel Gr 0, 1

33 Erwartet schwieriger Atemweg bei Erwachsenen

Michael Winterhalter, Timur Puschmann

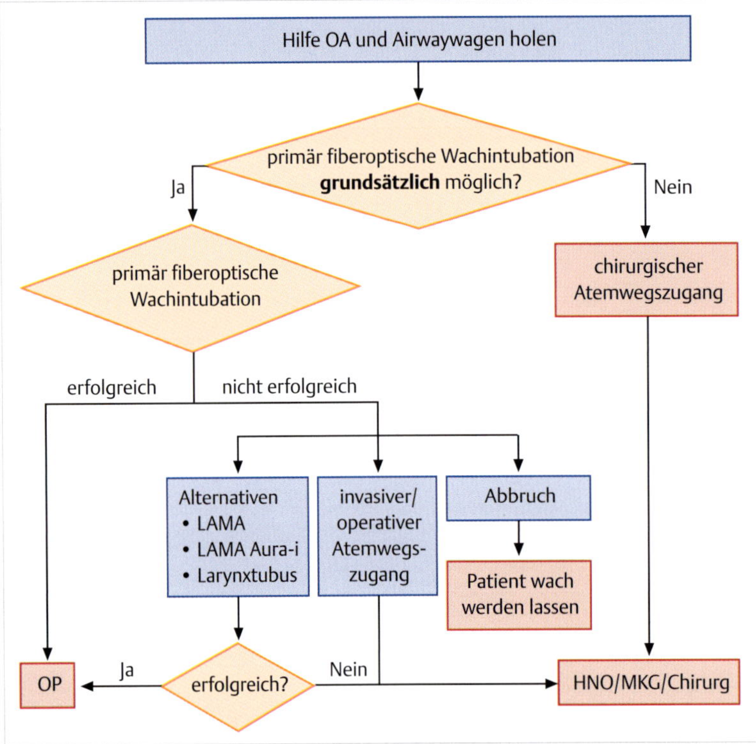

Abb. 33.1 Vorgehen beim erwartet schwierigen Atemweg beim Erwachsenen. (Quelle: [1])

33.1 Literatur

[1] Apfelbaum J.L.: Hagberg C. A.; Caplan R. A. et al. Practice Guidelines for Management of the Difficult Airway: An Updated Report by the American Society of Anesthesiologists Task Force on Management of the Difficult Airway Anesthesiology 2013; 118: 251–270.https://doi.org/10.1097/ALN.0b013e31827773b2

34 Unerwartet schwieriger Atemweg bei Erwachsenen

Michael Winterhalter, Timur Puschmann

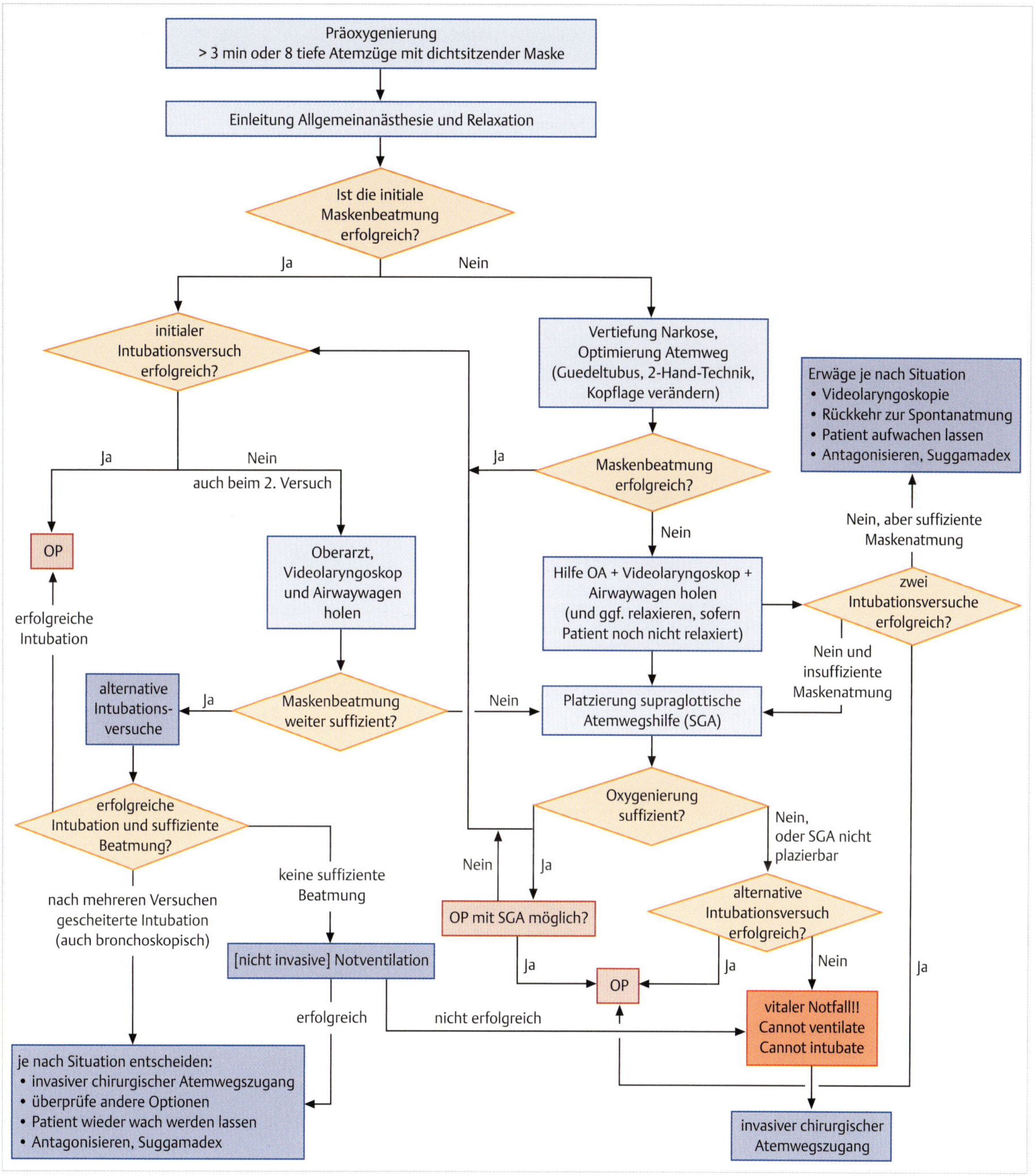

Abb. 34.1 Vorgehen beim unerwartet schwierigen Atemweg beim Erwachsenen. (Quelle: [1])

34.1 Literatur

[1] Apfelbaum J.L.: Hagberg C. A.; Caplan R. A. et al. Practice Guidelines for Management of the Difficult Airway: An Updated Report by the American Society of Anesthesiologists Task Force on Management of the Difficult Airway Anesthesiology 2013; 118: 251–270.https://doi.org/10.1097/ALN.0b013e31827773b2

35 Erwartet schwieriger Atemweg bei Kindern

Jürgen Gatzka, Maike Doden, Katja Hahn, Silke Sündermann

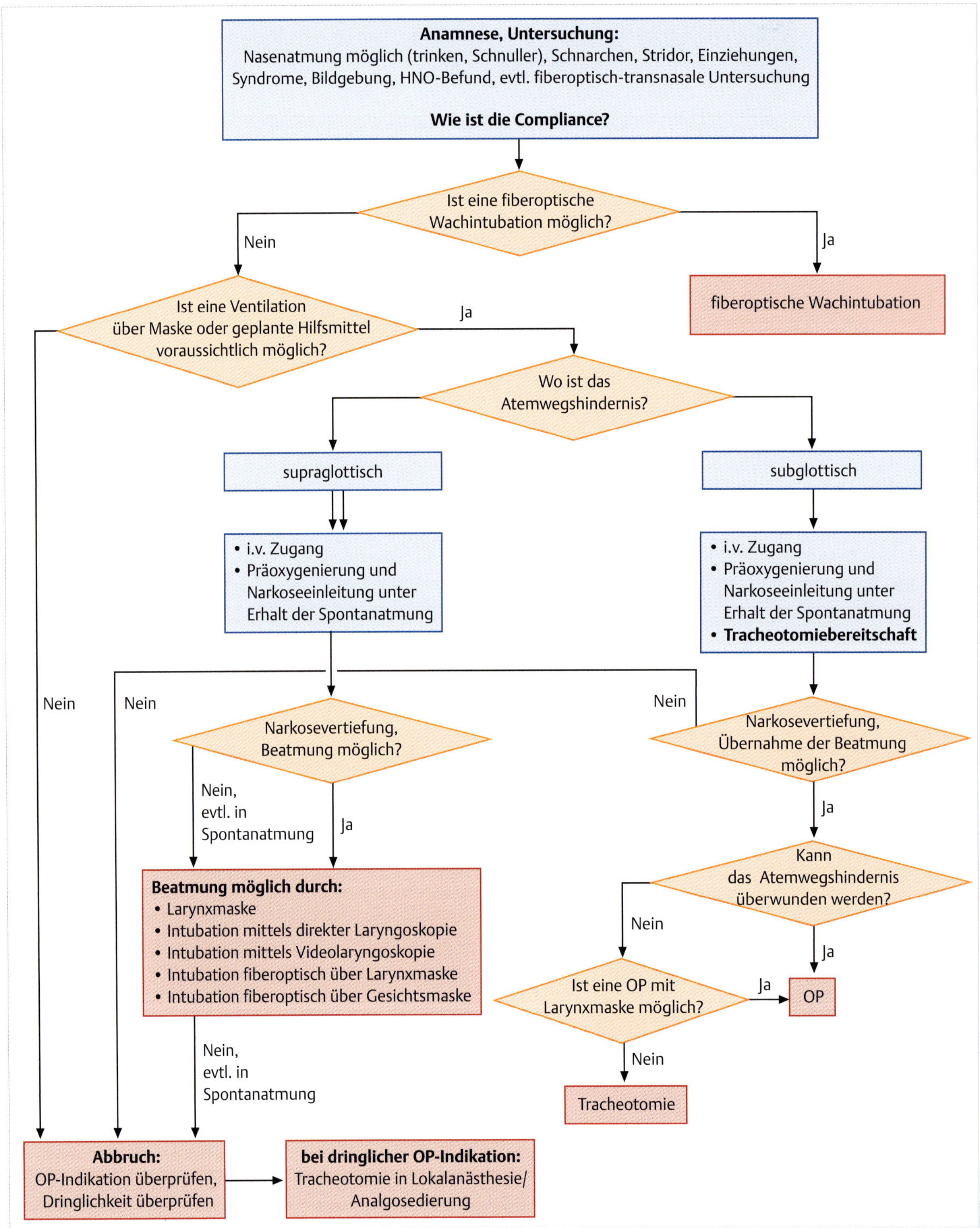

Abb. 35.1 Vorgehen beim erwartet schwierigen Atemweg beim Kind.

36 Unerwartet schwieriger Atemweg bei Kindern

Jürgen Gatzka, Maike Doden, Katja Hahn, Silke Sündermann

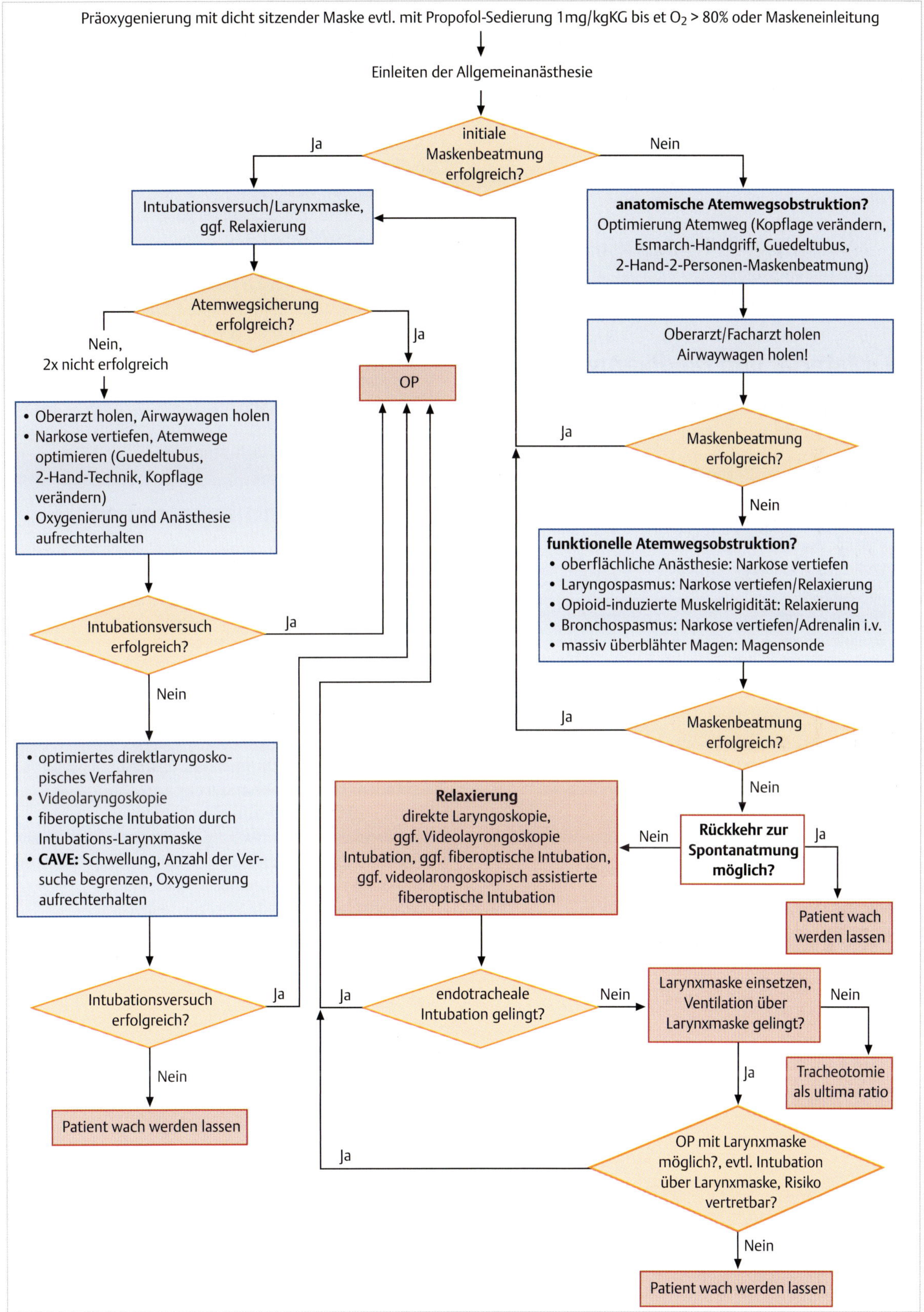

Abb. 36.1 Vorgehen beim unerwartet schwierigen Atemweg beim Kind.

37 Schwieriger Atemweg in der Geburtshilfe

Katharina Puschmann, Christian Lux, Michael Germeshausen

Besonderheiten

- Videolaryngoskop
- Tubus < 7,5 mm
- Monitor
- Intubationslarynxmaske
- Bronchoskop z. B. Einmalbronchoskop
- Gleitmittel z. B. Silikonspray
- Notkoniotomieset
  - alternativ Skalpell Nr. 11 + Tubus 6,5 mm mit langem Führungsstab

37.1 Material und Medikamente

Material

- siehe SOP ITN-/Notsectio (S. 401)
- Einmalbronchoskop
- Monitor
- Videolaryngoskop
- LAMA (Larynxmaske)
- Silikonspray
- Tubus < 7,5 mm
- Koniotomieset

Medikamente

- siehe SOP ITN-/Notsectio (S. 401)

37.2 Anästhesievorbereitung

- siehe SOP ITN-/Notsectio (S. 401)

37.3 Anästhesieeinleitung

- siehe SOP ITN-/Notsectio (S. 401)

37.4 „Can not intubate“

- Videolaryngoskop: wenn kein Erfolg, dann Mutter oxygenieren
- Einlage LAMA, wenn Ventilation möglich:
  - bei Notsectio und unsicherer Kindssituation sofortige Operationsfreigabe
  - nach Kindesentwicklung fiberoptische Intubation über die Intubationslarynxmaske
  - bei elektiver Sectio und stabiler Kindssituation ggf. erst FOI (fiberoptische Wachintubation) mit Bronchoskop, wenn Situs einfach, dann Operationsfreigabe
  - Ventilation mit LAMA nicht möglich: ggf. Maskenbeatmung mit 2 Personen!
  - bei stabiler Kindssituation Mutter ggf. aufwachen lassen, fiberoptische Wachintubation!

37.5 „Can not intubate, can not ventilate“

- Hilfe rufen (Oberarzt Anästhesie/HNO)
- Notkoniotomie durchführen
- perimortale Sectio erwägen

37.6 Anleitung zur Verwendung eines Einmalbronchoskops

- Lichtkabel des Einmalbronchoskops mit dem Monitor verbinden (**Cave:** Pfeilmarkierung)
- Monitor und Bronchoskop einschalten
- Antibeschlag nicht notwendig, da Bronchoskop beheizt
- Tubus und ggf. Bronchoskop mit Silikonspray benetzen
- Tubus < 7,5 mm auf Bronchoskop fädeln
- fiberoptische Intubation über die LAMA

38 Fiberoptische Wachintubation (FOI)

Patrick Haltermann

Übersicht

Material
- Woodbridge-Tubus
- PVK (periphere Venenverweilkanüle) 1,3 mm (18 G)
- evtl. AGT (anatomisch geformter Tubus) oder Murphy-Tubus, siehe SOP-HWK Fraktur (S. 560)
- Airway-Exchanger/Bougie
- Bronchoskop/Airwaywagen

Medikamente
- Remifentanil-Perfusor (40 µg/ml)
- Xylometazolin-Nasentropfen

38.1 Material und Medikamente

Material

- PVK 1,3 mm (18 G) in Lokalanästhesie
- Woodbridge-Tubus 7–7,5 mm Innendurchmesser
- ggf. AGT oder Murphy-Tubus
- Gänsegurgel
- Bronchoskop
- Wendel-Tuben (7,0 und 7,5 mm)
- Sauerstoffmaske (6 l/min) mit präparierter Öffnung für FOI
- Antibeschlag für Bronchoskop
- Silikonspray für Bronchoskop

Medikamente

- balancierte Vollelektrolytlösung, z. B. Jonosteril 1000 ml
- Lokalanästhesie: 2-mal 2 ml Lidocain/Luft für Lokalanästhesie des Kehlkopfes/der Trachea
- Xylometazolin-Nasentropfen (0,1 %) in beide Nasenlöcher
- Instillagel (2 %) in das FOI-Nasenloch
- Lidocain-Pumpspray (10 mg/ml) für Rachenanästhesie
- Remifentanil-Perfusor (40 µg/ml)
- Propofol-1-%-Perfusor (50 ml), zur Einleitung 1,5–2,5 mg/kgKG
- ggf. 0,5 mg Atropin bei starker Salivation (**Cave:** Tachykardie)
- Noradrenalin (4 µg/ml) 10 ml
- ggf. Rocuronium (50 mg/5 ml) zur Einleitung 0,6 mg/kgKG i. v.
- Midazolam (5 mg/5 ml)
- Succinylcholin 1 Amp. bereitlegen

38.2 Anästhesievorbereitung

- Funktionsprüfung und Materialcheck.
- Tubus auf Bronchoskop auffädeln und mit Klebestreifen oben leicht fixieren.
- Indikationen: z. B. pathologische Reklination der Halswirbelsäule, kleiner thyreomentaler Abstand (< 6,5 cm) und sternomentaler Abstand (< 13,5 cm), Kieferklemme, nasopharyngealer Tumor, eingeschränkte Mundöffnung (< 4 cm), syndromale Fehlbildungen, stridor, vorhandener Anästhesieausweis.
- Procedere der fiberoptischen Wachintubation und Risiken (Nasenbluten, Septumperforationen, invasive Blutstillung etc.) i.R. des Prämedikationsgespräches ausführlich erläutern, Compliance dadurch verbessert.
- Basismonitoring (EKG, NIBD, SpO_2).
- Bronchoskop mit Silikonspray vorbereiten.

38.3 Anästhesieeinleitung

- Remifentanil-Perfusor 0,1 µg/kg/KG/min unmittelbar starten.
- Sauerstoffgabe (6 l/min) via O_2-Maske (mit präparierter Öffnung über dem geplanten Nasenloch).
- Xylometazolin- Nasentropfen (0,1 %) bds. zur Vasokonstriktion (Blutungsrisiko minimiert).
- Lidocain-Spray (10 mg/ml) mehrfach in den Oropharynx.
- Längs geschlitzter Wendel-Tubus (konkav Seite) mit Instillagel (2 %) in das Nasenloch einführen- dient zur leichten Bougierung und als Einführhilfe des Bronchoskops.
- Durch den Wendel-Tubus das Bronchoskop einführen und anschließend den wendel-Tubus entfernen.
- Bronchoskop unter Sicht vorschieben und Darstellung der Glottis, dann Applikation von 2 ml Lidocain/Luft-Gemisch vor den Kehlkopf und in die Trachea, dann 2-3 Minuten warten (Cave: Hustenreiz).
- weiteres Vorschieben des Bronchoskop auf Glottisebene und erneute Applikation von Lidocain/Luft-Gemisch, nochmals 2-3 min warten.
- Jetzt Bronchoskop tief in die Trachea vorschieben und Tubus darüber einführen (ggf. schraubend einführen).
- Hypnotikagabe nach Verifizierung der trachealen Tubuslage (Bronchoskopie, Kapnometrie).

- Dokumentation des Procederes und Chargendokumentation des Endoskopieaufbereitungsprozesses im Narkoseprotokoll.
- Reinigung des Bronchoskop durch ausreichende Spülung von Absaug- und Zuspritzkanal sowie Entfernung von äußeren Verschmutzungen (Sekret, Blut etc.).

38.4 Anästhesieführung

- i. v. Narkoseinduktion, Aufrechterhaltung auch als balancierte Anästhesie.
- Extubation nach Rückkehr aller Schutzreflexe und Mitarbeit des Patienten (keine Extubation in der frühen Aufwachphase).
- Ausschluss potentieller Blutungsquellen, vor allem im Nasopharynx (evtl. invasive Blutstillung durch HNO).
- Indikation für Nachbeatmung bei Schleimhautödemen oder Nutzen eines Airway-Exchangers großzügig stellen.
- Extubation nur mit der nötigen Expertise durchführen (Management eines evtl. erneut schwierigen Atemwegs nach Extubation).

Vorsicht

Engstellen (vor allem im Nasopharynx) mit erschwertem Tubusvorschub.

Vorsicht

Massive Blutung (Gefäßarrodierung, Tumor) mit Sichtbehinderung und Aspirationsgefahr.

Gerinnung vor FOI kontrollieren, sofern möglich Normwerte anstreben.

38.5 Postoperatives Vorgehen und Überwachung

- Bei Extubation mit Airway-Exchanger und/oder Gefahr der postoperativen Schwellung im Glottis- und/oder Hypopharnxbereich IMC-Bett (IMC: Intermediate Care) oder 24 h Aufwachraum anmelden.
- Immer Transport des Patienten mit Monitoring und Sauerstoff auf IMC oder in den Aufwachraum.

39 Nasotracheale Intubation

Patrick Haltermann

Übersicht

Basisinfos
- Gerinnungsanamnese

Material
- Woodbridge-Tubus
- PVK (periphere Venenverweilkanüle) 1,3 mm (18 G)
- evtl. AGT (anatomisch geformter Tubus)
- fiberoptische Wachintubation siehe SOP FOI (S. 131)

Medikamente
- Xylometazolin-Nasentropfen

39.1 Material und Medikamente

Material

- PVK 1,3 mm (18 G) in Lokalanästhesie
- Woodbridge-Tubus 6,5 w/7,0 m
- evtl. AGT
- Absaugkatheter (14 Ch)
- Magill-Zange
- ggf. FOI vorbereiten, siehe SOP FOI (S. 131)

Medikamente

- Xylometazolin-Nasentropfen 0,1 %
- Lidocain-Gel 2 %
- balancierte Vollelektrolytlösung, z. B. Jonosteril 1000 ml
- Propofol-1-%-Perfusor (50 ml)
- Sufentanil (50 µg/10 ml)
- Rocuronium (50 mg/5 ml)
- Atropin (0,5 mg/ml)
- Noradrenalin (4 µg/ml) 10 ml
- Succinylcholin 1 Amp. bereitlegen

39.2 Anästhesievorbereitung

- PVK 1,3 mm in LA legen
- Basismonitoring (EKG, NIBD, SpO_2)
- Laborchemische Gerinnung prüfen, Gerinnungsanamnese
- Indikation zur nasalen Intubation prüfen und Seitenwahl angepasst an die intraoperativen Erfordernisse
- Xylometazolin Nasentropfen bds. zur Schleimhautabschwellung
- Tubus und Absaugkatheter mit Silikon vorbereiten

39.3 Anästhesieeinleitung

- sorgfältige Präoxygenierung (8 tiefe Atemzüge bei dicht sitzender Maske oder 3 Minuten mit FiO2 1,0)
- Einleitung mit z. B. Propofol 1,5-2,5 mg/kgKG, Sufentanil 0,3-0,5 Mikrogramm/kgKG, Rocuronium 0,6 mg/kgKG
- Relaxometrie zur Einleitung (wenn T 4-Zahl 0, dann Intubation)
- vorsichtiges und atraumatisches Einführen des Tubus mit vorgeschobenem Absaugkatheter in den Epipharynx
- Vorschub in die Trachea mit Hilfe des Laryngoskops oder Videolaryngoskops
- ggf. Magill-Zange nutzen (Cuff-Beschädigung häufig)
- ggf. Lagerung optimieren (Anteflexion Kopf, Kehlkopfdruck, Lagerungskissen etc.)

Vorsicht

Verletzungen des Nasopharynx und Blutungen mit anschließender Sichtbehinderung.

Vorsicht

Umschlagen des Tubus nach oral.

Vorsicht

Gute Fixierung zur Vermeidung akzidenteller Dislokationen und Druckstellen am Nasenflügel.

39.4 Postoperatives Vorgehen und Überwachung

- Verletzungen durch den Cuff i.R. der Extubation vermeiden (vorsichtiges Zurückziehen und Entblocken
- Extubation nach Rückkehr aller Schutzreflexe und unter Kooperation des Patienten (keine Extubation in der frühen Aufwachphase)

Teil VI

Perioperatives Management

VI

40 Assistenz bei Ein- und Ausleitung einer Intubationsnarkose

Christian Alms, Marion Steverding

40.1 Material und Medikamente

Material

- Material für Intubationstisch
  - Laryngoskopgriff
  - Laryngoskopspatel Größe 3, 4
  - ggf. McCoy-Spatel
  - Magill-Zange
  - Führungsstab
  - Trachaeltuben mit Cuff oral Größe 7,0, 7,5, 8,0
  - Larnyxmasken Größe 3, 4, 5
  - Gleitmittel für Führungsstab (z. B. Glandosane)
  - 10 ml-Blockerspritze
  - Cuffdruckmesser
  - Guedel-Tuben Größe 3, 4, 5
  - Tubusfixierung: hautfreundliches Pflaster (schmal, breit), feuchtigkeitsabweisendes Pflaster
  - Augenschutz: Augensalbe, Pflaster
  - Magensonde 18 Ch
  - Magensondenspritze
  - Magensondenbeutel
  - Gänsegurgel
- Material für periphere Venenverweilkanüle
  - siehe SOP Anlage einer Venenverweilkanüle (S. 104)
- Material für Beatmungsgerät
  - HME-Filter (HME: „heat and moisture exchanger“)
  - Beatmungsmasken in verschiedenen Größen
  - Relaxometrie mit EKG-Elektroden
  - Beatmungsbeutel
  - Stethoskop
  - Vaporisator für Inhalationsanästhesie
  - Absaugkatheter
  - Absaugung
  - Halterung für Beatmungsschlauch

Medikamente

- siehe SOP Standardallgemeinanästhesie (S. 141)

40.2 Vorbereitung der Materialien

- Testung des Beatmungsgerätes nach Herstellerangaben
  - Überprüfung auf Vollständigkeit der Beatmungsmaterialien (Absauger, Stethoskop, Notstrom, Füllstand des Vaporisators, Beatmungsbeutel, Absaugkatheter, Relaxometrie)
- Vorbereitung des Intubationstisches
  - Überprüfung des Laryngoskops
  - Kontrolle des Tubus auf Cuffdichtigkeit und Einführen des Führungsstabs
  - Richten der weiteren Materialien
- Richten der Anlage einer peripheren Venenverweilkanüle (siehe SOP Venenverweilkanüle (S. 104))
- Richten der Narkose- und Notfallmedikamente
- Vorbereiten der Antibioseprophylaxe

40.3 Vorbereitung des Patienten

- Identitätsüberprüfung des Patienten:
  - Abfragung und Abhaken der Operationssicherheitscheckliste
    - Patientenname
    - Operationsprozedur
    - Körperseite/Markierung
  - Einwilligungen zur Anästhesie und Operation
  - Abfragung der Nüchternheit, Allergien, Zahnprothesen, Schmuck, Implantaten
- bei aufgeregten, aufgelösten Menschen ggf. Ängste nehmen und für Privatsphäre sorgen
- Anlegen der Basisüberwachung
  - noninvasive Blutdruckmessung
  - pulsoxymetrische Sauerstoffsättigung (SpO_2)
  - 5-Kanal-EKG
- Legen einer peripheren Venenverweilkanüle
- Patienten lagern und Sichern (Arme, Beine)

40.4 Anästhesieeinleitung

- Applikation der Narkosemedikamente nach Zuruf des Arztes
- Anreichen des Tubus mit Laryngoskop
- Sicherstellung der Tubusfixierung mit Pflasterstreifen
- Überprüfung des Cuffdrucks
- Sicherstellung des Lidschlusses
- ggf. assistieren und sichern einer Magensonde
- Verabreichung der Antibiotikaprophylaxe nach Zuruf

40.5 Intraoperatives Management

- Anschließen der Beatmung und Überwachung
- Sicherstellung der Beatmung durch Kontrolle
- gemeinsames Lagern des Patienten
  - Verhindern von Druckstellen
  - Überprüfung der Lagerung der Extremitäten (**Cave:** Plexusschäden)
- Temperaturmanagement (siehe SOP Wärmemanagement (S. 158))

40.6 Extubation des Patienten

- Extubation generell mit Arzt und Pflegekraft gemeinsam
- Überprüfung der Patientensicherung (Bauchgurt, Armgurt)
- Blockerspritze und Beatmungsmaske in Bereitschaft
- Intubationstisch für Notfälle in Reichweite
- Extubation durch Überblähung oder endotracheale Absaugung
- bei insuffizienter Spontanatmung nach Extubation:
  - Vorhalten einer Sauerstoffflasche mit Sauerstoffbrille oder -maske
  - Atemwegshilfe (Guedel-, Wendel-Tubus)
  - Patient nach Extubation unter Fortführen des Basismonitorings und O2 Gabe gemeinsam in den Aufwachraum zur weiteren Überwachung bringen

41 Narkoseeinleitung bei nicht nüchternen Patienten (Ileuseinleitung/Blitzeinleitung/rapid sequence induction/RSI)

Sönke Janzen, Michael Winterhalter

Besonderheiten

- PVK (periphere Venenverweilkanüle) möglichst großlumig
- Laryngoskop mit zwei Spateln, Videolaryngoskopie, Airwaywagen bereithalten
- großlumiger Absaugkatheter
- ggf. invasive Blutdruckmessung
- Atemwegshilfen (Guedel-, Wendel-Tubus)
- ggf. ZVK (zentraler Venenkatheter)/Schleusenanlage
- Endotrachealtubus mit Cuff und Führungsstab
- ggf. großlumige nasogastrale Magensonde

41.1 Material und Medikamente

Material

- PVK 14–24 G (je nach Alter und Patient)
- Standardtubus
- Testung der Cuffdichtigkeit
- immer: Führungsstab
- 10 ml Blockerspritze
- funktionsfähiges Laryngoskop mit zwei Spateln
  - alternative Atemwegsdevices bereithalten (LM, LT)
- Videolaryngoskopie auf Funktionsfähigkeit testen, bereithalten
- griffbereiter großlumiger Absaugkatheter (ggf. Operationssauger) in Betrieb
- ggf. großlumige nasogastrale Magensonde

Medikamente

- bei ausreichendem Zeitintervall (6–12 h präoperativ):
  - H2-Blocker (Ranitidin, Cimetidin) peroral
  - Protonenpumpenhemmer peroral
    - bei Dauermedikation fortsetzen +
    -
    - in 30–40 % der Fälle Nonresponder
- bei Sectio cesarea Natriumzitrat (0,3 mol/l) 30 ml (5–10 min präoperativ)
- kristalloide Infusionslösungen (500–1000 ml)
- Sufentanil 5 µg/ml, Induktionsdosis 0,3–0,4 µg/kgKG
- Thiopental 3–5 mg/kgKG (auf sicheren i. v. Zugang achten)
- alternative Hypnotika:
  - Propofol 2–3 mg/kgKG
  - Esketamin 0,5–1,0 mg/kgKG
  - Etomidat 0,2–0,4 mg/kgKG
- Succinylcholin, Induktionsdosis 1,0–1,5 mg/kgKG – **Cave:** Kontraindikationen beachten
- ggf. Rocuronium, Induktionsdosis 1,0 mg/kgKG
- Noradrenalin 10 ml (4 µg/ml) zur Bolusgabe
- Atropin (0,5 mg/ml)

41.2 Anästhesievorbereitung

- bei erwartet schwieriger Intubation:
  - primär Regional- oder Spinalanästhesie, sofern möglich
  - unter Erhalt der Spontanatmung und topischer Anästhesie:
    - fiberoptische Wachintubation
    - Videolaryngoskopie
- Patienten über notwenige Maßnahmen (insbesondere Lagerungen, Anlage einer Magensonde, Präoxygenierung) ausreichend aufklären
- Fach-, Oberarzt hinzuziehen (mindestens 1 erfahrener Anästhesist)
- gut vorbereiteter Arbeitsplatz (notwendige Materialen alle vorhanden und griffbereit, gemeinsame Evaluation)
- Basismonitoring (SpO_2 [pulsoxymetrische Sauerstoffsättigung], NIBP [„non-invasive blood pressure“], EKG), bei hämodynamischer Instabilität vor Narkoseinduktion invasive Blutdruckmessung, sicheren, möglichst großlumigen intravenösen Zugang, ggf. ZVK in Lokalanästhesie
- nasogastrale Magensonde vor Induktion der RSI („rapid sequence induction“) legen und ausreichend manuelle Absaugmanöver durchführen
  - bei festen Nahrungsbestandteilen wirkungslos
  - **Cave:** deutliche Vigilanzminderung mit reduzierten Schutzreflexen (Aspirationsrisiko durch die Maßnahme selbst)
  - kontroverse Diskussion ob Magensonde belassen oder vor der Atemwegssicherung entfernt werden soll
- Lagerung der Patienten während Narkoseeinleitung:
  - Trendelenburg-Lagerung:
    - verhindert am ehesten Aspiration
    - erschwerte Präoxygenierung
    - hämodynamische Stabilität durch Preloading
    - erschwerte Intubationsbedingungen

- Anti-Trendelenburg-Lagerung:
  - präventiv bei Regurgitation
  - bei aktivem Erbrechen kein Aspirationsschutz
  - effektive Präoxygenierung
  - evtl. erschwerte Intubationsbedingungen
  - hämodynamische Instabilität (Vorlast sinkt)
- normale Rückenlage
  - bei Erbrechen/Regurgitation sofortige Kopftieflage
- Generell: Verfahren wählen, mit dem am sichersten und schnellsten die Intubation gelingt (individuelle Einzelfallentscheidung)

41.3 Indikationen für eine Ileuseinleitung/Blitzeinleitung/rapid sequence induction

- absolute Indikationen:
  - Polytrauma
  - nicht nüchterne Patienten
  - komatöse Patienten (Schädel-Hirn-Trauma, Urämie, Intoxikationen)
  - Erhöhung des intraabdominellen Druckes:
    - Ileus
    - gastrointestinale Blutungen
    - Pylorusstenose
    - akutes Abdomen
    - Aszites
    - Peritonitis
  - Schwanger ab der 16. Schwangerschaftswoche
- relative Indikationen (ggf. modifizierte RSI):
  - Adipositas
  - Hiatushernie
  - gastroösophageale Refluxkrankheit (GERD)
  - manifeste Hypothyreose
  - Ösophagusdivertikel, -atresie
  - Magenatonie bei diabetischer Gastroparese

41.4 Anästhesieeinleitung

Merke

Vor Narkoseinduktion immer gemeinsame Evaluation des Anästhesieteams bzgl. der getroffenen Vorbereitungen.

- Ziel: Schnelle und tiefe Narkoseinduktion (Opiat, Hypnotikum, Relaxanz Gabe) in rascher Folge mit sofortiger Sicherung der Atemwege unter Vermeidung einer Hypoxie und/oder einer Aspiration
- sofern noch nicht vorhanden nasogastrale Magensonde legen, ggf. mit Sog belassen
- individuelle Abwägung der Lagerung zur Narkoseinduktion
- Präoxygenierung mit einer FiO_2 (inspiratorische Sauerstofffraktion) von 1,0:
  - 8 tiefe Atemzüge suffizienter als 3–5 min präoxygenieren bei normalem Atemzugvolumen
  - dicht sitzende Maske (Kontrolle: Kapnografie, endtidale Sauerstoffkonzentration)
  - mindestens 10 l/min O_2-Frischgasfluss
  - bei reduzierter FRC (funktionelle Residualkapazität), z. B. bei Adipositas permagna, Ileus:
    - CPAP („continuous positive airway pressure") etablieren mit 5–10mbar
- ausreichende Narkosetiefe:
  - Opioidgabe (Nausea und Vomesis sind keine Kontraindikationen), einzige Kontraindikation: Sectio cesarea in Allgemeinanästhesie vor Abnabelung des Neugeborenen
  - fixe Dosierung des Hypnotikums, Muskelrelaxanzien nach Realgewicht verabreichen
- unter Abwägung eines drohenden Kreislaufversagens bei Patienten mit instabilen Kreislaufverhältnissen ggf. titrierte Gabe des Hypnotikums frühzeitige Vasopressorgabe
  bei systemischer Kreislaufinsuffizienz
- keine Maskenzwischenbeatmung
  - aber: Apnoeoxygenierung aufrechterhalten (dicht sitzende Maske mit Highflow-O_2-Zufuhr)
  - Ausnahme **Neugeborenen-/Säuglingsanästhesie:**
    - geringe FRC
    - hoher Sauerstoffverbrauch
    - Hypoxiegefahr
    - hier manuelle/maschinelle druckkontrollierte Zwischenbeatmung mit einem niedrigen inspiratorischen Druck (P_{insp})
    - Neugeborene/Säuglinge: 10–12 cmH_2O
- zügige endotracheale Intubation (Blitzintubation):
  - vorsichtiges Verwenden des Führungsstabes (**Cave:** Trachealverletzungen)
  - Tubuscuff blocken (Cuffdruck prüfen)
  - auf sichere Intubationszeichen achten:
    - Kapnografie, -metrie
    - Intubation unter Sicht
    - ggf. fiberoptische Lagekonrolle
  - immer: Auskultation um einseitige Intubation oder Fehlintubation auszuschließen

41.5 Anästhesieführung

- balancierte oder total intravenöse Anästhesie
- erneute Anlage einer Magensonde
- obligat: neuromuskuläres Monitoring
- ggf. Sugammadex applizieren

Vorsicht

- Aspiration:
  - Gefahr bei Ein- und Ausleitung
  - verursacht 10–30 % der anästhesiebedingten Mortalität
  - in 14,2 % der Fälle Entwicklung eines ARDS („acute respiratory distress syndrome")
- cave zu flache Narkoseinduktion vermeiden
- klinische Symptomatik nach Aspiration:
  - Bronchospasmus
  - SpO_2-Abfall
  - hohe Beatmungsspitzendrücke
  - Symptome treten meist innerhalb von 2 h auf

41.6 Maßnahmen bei Aspiration

- sofortige Kopftieflagerung
- wenn notwendig oropharyngeales Absaugen
- zügige Intubation anstreben
- vor erster initialer Beatmung: tief endotracheales Absaugen
- Bronchoskopie durchführen
  - Inspektion
  - Aspirat sicherstellen
    - pH-Wert-Bestimmung
    - mikrobiologische Diagnostik
  - obsolet: bronchioalveoläre Lavage
  - ggf. invasive Blutdruckmessung etablieren (Blutgasanalyse)
  - symptomatisch-inhalative bronchospasmolytische Therapie
  - keine prophylaktische Glukokortikoidgabe
  - keine prophylaktische Antibiotikatherapie
- empfohlene antibiotische Therapie bei nachgewiesener Aspiration (klinisch, laborchemisch, radiologisch):
  - nicht hospitalisierte Patienten:
    - Ampicillin/Sulbactam 3-mal 3 g Kurzinfusion i. v.
  - hospitalisierte Patienten:
    - veränderte physiologische Rachenflora
    - gramnegatives Keimspektrum
    - Piperacillin/Tazobactam
    - bei nachgewiesenem Darminhalt: Carbapeneme und Metronidazol

41.7 Postoperatives Vorgehen und Überwachung

- sofern Aspiration bei Narkoseeinleitung: Abwägung Operationsindikation/Dringlichkeit/klinischer Zustand des Patienten, ggf. Verschieben des Eingriffes
- Extubationskriterien:
  - ausreichende Vigilanz
  - suffiziente Schluckreflexe (neuromuskuläres Monitoring obligat)
  - global suffizienter pulmonaler Gasaustausch
- ggf. intensivmedizinische Therapie notwendig
  - Aspirationspneumonie
  - Mendelson-Syndrom (chemische Pneumonitis bei Aspiration von saurem Magensaft)

42 Standardallgemeinanästhesie

Katja Hahn, Michael Winterhalter

Besonderheiten

- Arbeitsplatzvorbereitung
- geplanter Eingriff/elektiv/dringlich/Notfall
- Blutgruppenschein
- Bestellen der Patienten
- Anästhesieverfahren
- Konservenanforderung
- Identitätsüberprüfung/Surgical-Safety-Checkliste
- Einwilligung
- Prothese, Brille
- Nüchternheit
- Prämedikation

42.1 Material und Medikamente

Material

- **Gerätecheck A:** vor jeder Inbetriebnahme eines Narkosegeräts; Überprüfung auf ordnungsgemäßen Zustand und Funktion; i. d. R. Durchführung durch das Pflegepersonal
- **Gerätecheck W:** Geräte-Kurzcheck unmittelbar bevor ein Patient an das Narkosegerät angeschlossen wird; muss vom Anästhesisten durchgeführt werden und im Narkoseprotokoll dokumentiert werden
- Kontrolle der Sekretabsaugung auf Vollständigkeit und Funktion
- Kontrolle des Punktionstisches auf Vollständigkeit
- Kontrolle des Intubationszubehörs auf Zustand, vorhandenen Absaugkatheter und Funktion
- Kontrolle des Notfallzubehörs
- Basismonitoring: EKG, Sauerstoffsättigung, NIBP („non-invasive blood pressure"), Relaxometrie
- invasives Monitoring
- Wärmemanagement in der Einleitung
- Temperatursonde
- Überwachung der Beatmungsparameter

Medikamente

Dieses ist als allgemeine Handlungsanweisung zu verstehen. Abweichungen davon sind in den SOP für die speziellen Anästhesiebereiche definiert.

- Larynxmaskennarkose (totale intravenöse Anästhesie)
  - bei kurzen Anästhesien (30–60 min) Remifentanil (1 mg/25 ml), sonst Remifentanil (2 mg/50 ml)
  - Propofol 1 % (500 mg/50 ml)
  - ggf. Sufentanil (50 µg/10 ml)
  - Piritramid (15 mg/10 ml), für postoperative Schmerztherapie
  - Wichtig: keine Relaxierung
  - balancierte Vollelektrolytlösung, z. B. Jonosteril 1000 ml
- Basisnotfallmedikamente
  - Atropin (0,5 mg/ml)
  - Noradrenalin (4 µg/ml) 10 ml
  - Adrenalin (4 µg/ml) 10 ml
    - ggf. Nitroglycerin (1 mg/10 ml) NaCl 0,9 %

    weiteres nach Rücksprache mit dem zuständigen Bereichsoberarzt
- Lidocain 1 % zur Lokalanästhesie zur Anlage der Venenverweilkanülen
- Intubationsnarkose (balancierte/volatile Anästhesie)
  - Thiopental (500 mg/10 ml) 3–5 mg/kgKG
    - alternativ: Propofol (1 %) 1,5–2,5 mg/kgKG
    - alternativ: Etomidat (20 mg/10 ml) 0,3 mg/kgKG
  - Isofluran 0,8–1,0 Vol%et, 0,7–1,0 MAC (minimale alveoläre Konzentration)
    - alternativ: Desfluran 4–6 Vol%et, 0,7–1 MAC
    - alternativ: Sevofluran 0,7–3 Vol%et, 0,7–1 MAC
  - Sufentanil (50 µg/10 ml) 0,3–0,5 µg/kgKG zur Einleitung
  - Remifentanil-Perfusor 40 µg/ml (2 mg/50 ml)
  - Rocuronium (50 mg/5 ml) 0,6 mg/kgKG i. v.
  - alternativ bei Niereninsuffizienz: Cis-Atracurium 10 mg/5 ml, 0,1 mg/kgKG i. v.

42.2 Anästhesievorbereitung

- Anlegen des Basismonitorings (Sauerstoffsättigung, Blutdruck, EKG [5-polig])
- Patient in Einleitung wärmen
- Legen einer peripheren Venenverweilkanüle
- Anschluss einer Infusion
- Dokumentation der Ausgangsvitalparameter

42.3 Anästhesieeinleitung

- Präoxygenieren mit 100 % Sauerstoff (3 min oder 8 tiefe Atemzüge bei dicht sitzender Maske und mindestens 8 l Frischgasfluss, FiO_2 [inspiratorische Sauerstofffraktion] > 0,6)
- sofern ein schwieriger Atemweg erwartet wird; s. genaues Vorgehen SOP erwarteter schwieriger Atemweg (S. 124)
- Gabe des Opioids, danach Gabe des Kurzzeithypnotikums
- Nach Erlöschen des Lidreflexes erfolgt Applikation des Muskelrelaxans.
- Beginn der Maskenbeatmung
  - wenn Maskenbeatmung nicht möglich, sofortige Benachrichtigung des Oberarztes, weiteres s. SOP unerwarteter schwieriger Atemweg Kap. 33
- Bei erloschenem Twitch:
  - Intubation
  - Kontrolle der Kapnometrie
  - Auskultation beider Lungen
  - Fixierung des Tubus
  - Kontrolle des Cuffdrucks
- > 20 bis < 30mbar bei Endotrachealtubus
- < 60mbar bei Larynxmaske
- ggf. Magensonde legen und kontrollieren
- Augenschutz
- Auslagerung eines Armes vorbereiten, weitere Lagerung des Patienten in Absprache und zusammen mit dem Chirurgen
- Kontrolle der Zugänge und des Monitorings

42.4 Anästhesieführung

- Fortführung der Narkose (30 % Sauerstoff FiO_2 > 0,3, Inhalationsanästhesie als Low-Flow-Anästhesie (< 1 l), totale intravenöse Anästhesie [TIVA])
- Wärmemanagement fortführen
- Gabe von Opioiden, in der Regel keine Nachrelaxierung bei ausreichender Narkosetiefe erforderlich, Normoventilation anstreben
- Dokumentation
- Dauer der Operation abschätzen (Kontakt zu Operateur/den Operateuren halten)
- rechtzeitige Reduktion/Abstellen des Inhalationsanästhetikums
- Gabe von 80 % Sauerstoff (FiO_2 > 0,8) vor Extubation

42.5 Extubationskriterien

- Exitationsstadium durchlaufen
- fehlende Restwirkung von Muskelrelaxanzien (vorher Kontrolle mittels Relaxometrie – Cave: quantitativer TOF [Train-of-Four]/subjektive Relaxierung?)
- vorhandene Schutzreflexe, ausreichende Spontanatmung und stabile Kreislaufverhältnisse
- Im Narkoseprotokoll schriftliche Anordnung für die Überwachung und Schmerztherapie des Patienten im Aufwachraum und Empfehlungen für die Normalstation.

42.6 Postoperatives Vorgehen und Überwachung

- Im Narkoseprotokoll schriftliche Anordnung für die Überwachung und Schmerztherapie des Patienten im Aufwachraum und Empfehlungen für die Normalstation.
- Aufwachraum
- Schmerztherapie nach Anordnung durch den narkoseführenden Anästhesisten

Merke

Geräte-Check W

Geräte-Check W (10 s Kurzcheck) nicht delegierbar:

- korrekter Sitz von In- und Expirationsschlauch? Notfallbeatmungsbeutel vorhanden?
- kurzer Dichtigkeitstest und Ventilfunktion überprüfen
- O_2 vorhanden, FiO_2-Anzeige, Kapnografie, Kontrolle Vapor, Atemkalk, Absaugung

42.7 Verlegungskriterien

- Bewusstseinslage wach oder wie präoperativ
- Schutzreflexe vorhanden
- Spontanatmung ausreichend
- Kreislauf ohne Therapie stabil
- Muskelrelaxanzwirkung klinisch nicht nachweisbar
- keine Blutung
- Diurese (bei Urinableitung) > 0,5 ml/kgKG/h
- Schmerzfreiheit bzw. tolerable Schmerzen (Ratingskala [NRS] < 3)
- Normothermie (> 36 °C)
- keine Übelkeit, kein Erbrechen

43 Standardallgemeinanästhesie bei Coronavirus-Infektion und COVID-19

Christian Delle, Michael Winterhalter

Übersicht

Basisinfos
- Arbeitsplatzvorbereitung COVID-19, Isolieroperationssaal vorbereiten (Umstellung der Klimaanlage auf Unterdruck und Abluftfilterung)
- vollständige Vorbereitung der Ausrüstung und Medikamente
- Bestellen der Patienten mit chirurgischem Mund-Nasen-Schutz (MNS)
- Anästhesieverfahren bei Beatmung immer Intubation (keine Larynxmaske)
- wenn postoperativ Intensiv-/IMC-Station, dann Ausleitung auf Station
- Identitätsüberprüfung/Surgical-Safety-Checklist

Material
- vollständige persönliche Schutzausrüstung (PSA)
- Videolaryngoskop

43.1 Material und Medikamente

Material

- Kontrolle des Narkosegerätes auf Vollständigkeit und Funktionsprüfung
- Kontrolle der Sekretabsaugung auf Vollständigkeit und Funktion
- Kontrolle des Punktionstisches auf Vollständigkeit
- Kontrolle des Intubationszubehörs auf Vollständigkeit und Funktion
- Kontrolle des Notfallzubehörs
- Basismonitoring: EKG, SpO_2, NIBP (nicht invasive Blutdruckmessung), Relaxometrie
- invasives Monitoring
- Wärmemanagement in der Einleitung
- Temperatursonde
- Überwachung der Beatmungsparameter
- geschlossene Absaugung
- Videolaryngoskop
- PSA mit FFP3-Maske (bei Ventil mit MNS; FFP: „filtering face piece"), Operationshaube, Schutzbrille/Visierbrille, wasserdichter Kittel (Operationskittel oder gummibedampfter gelber Kittel [Polypropylen-Isolationskittel])
- Schutzfolie (z. B. von Wärmedecke, um Gesicht abzudecken, s. ▶ Abb. 43.4, ▶ Abb. 43.5)
- Klemme für Beatmungsschläuche

Medikamente

Intubationsnarkose RSI („rapid sequence induction") mit balancierter/volatiler Anästhesie oder total intravenöser Anästhesie (TIVA)
- Thiopental 500 mg, bei TIVA Propofol 1 % (10 mg/ml)
- Desfluran 0,7–1 MAC (minimale alveoläre Konzentration)
- Sufentanil 50 µg/10 ml
- Remifentanil (2 mg/50 ml)
- Rocuronium (10 mg/ml), ggf. Succinylcholin (10 mg/ml) für RSI
- Piritramid (15 mg/10 ml)
- balancierte Vollelektrolytlösung, z. B. Jonosteril 1000 ml
- Noradrenalin 4 µg/ml Perfusor
- ggf. Midazolam 5 mg/5 ml
- Atropin 0,5 mg/ml
- Notfallmedikamente (nach Rücksprache mit dem zuständigen Bereichsoberarzt) oder nach SOP
- Lidocain 1 % zur Lokalanästhesie zur Anlage peripherer Venenkatheter

43.2 Eingangsbemerkung

- Das neuartige Coronavirus SARS-CoV-2 („severe acute respiratory syndrome coronavirus 2") zeichnet sich durch ein sehr hohes Ansteckungspotenzial aus und führt bei einem Teil der Infizierten zu der potenziell schwer bis letal verlaufenden Krankheit COVID-19 unter anderem bedingt durch ein ARDS („acute respiratory distress syndrome").
- Der wesentliche Übertragungsweg erfolgt durch Aerosolbildung und Tröpfcheninfektion, welche gerade im Rahmen einer Atemwegssicherung bei der In- und Extubation ein Risiko für das Anästhesiepersonal darstellt.

Merke

Der Vermeidung nosokomialer Infektionen durch den korrekten Umgang mit infizierten oder potenziell infizierten Patienten sowie durch die richtige Verwendung der PSA und der Reinigung eingesetzter Materialien (z. B. kontaminierter Spatel vom Videolaryngoskop) kommt eine zentrale Bedeutung zu. Nur auf diese Weise lässt sich das Infektionsrisiko für das Personal und die weiteren Patienten minimieren und die Aufrechterhaltung des OP-Betriebes sicherstellen.

43.3 Anästhesievorbereitung

- Einschleusen des Patienten mit MNS unter vollständiger PSA des Personals (unnötige Personalwechsel während der Operation vermeiden)
- Anlegen der kompletten PSA (▶ Abb. 43.1, ▶ Abb. 43.2)
- Wichtig: Bartträger sollten eine Rasur in Erwägung ziehen, um einen dichten Sitz der FFP3-Maske sicherzustellen.
- Bei FFP3-Maske mit Ventil muss ein MNS über der FFP3-Maske getragen werden (▶ Abb. 43.3)
- Anlegen des Basismonitorings (SpO_2, Blutdruck, EKG [5-polig])
- Legen einer periphervenösen Kanüle
- Anschluss einer Infusion
- Dokumentation der Ausgangsvitalparameter
- rechtzeitiges Umstellen der Belüftungsanlage (Unterdruck und Abluftfilterung)

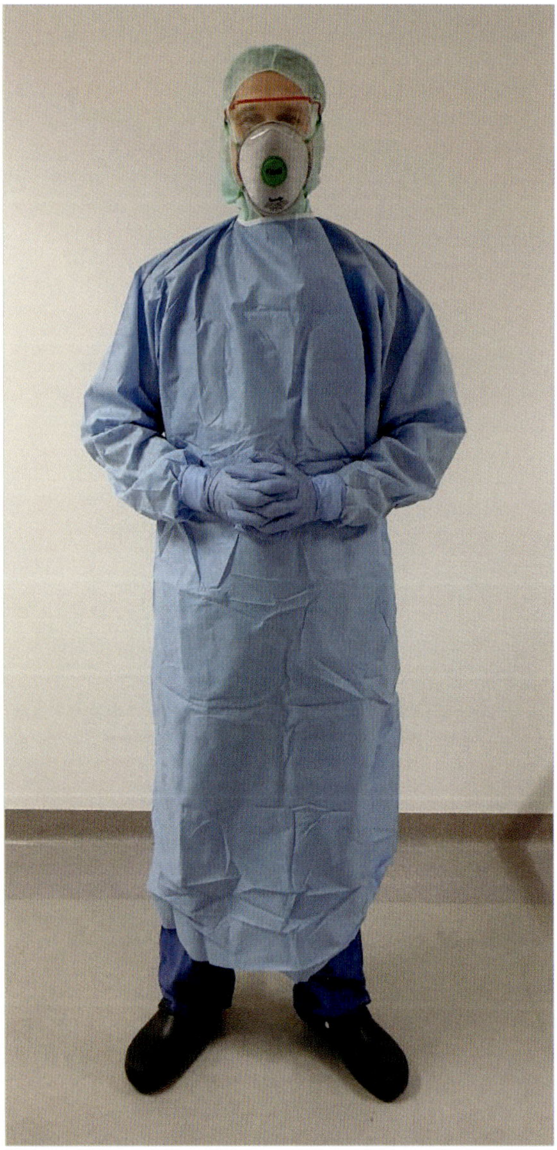

Abb. 43.1 Persönliche Schutzausrüstung. FFP3-Maske (FFP: „filtering face piece"), Operationskittel und Brille; alternativ zur Brille kann auch ein Visier getragen werden. Wichtig: bei sterilem Arbeiten (z. B. Operation, zentraler Venenkatheter) mit FFP3-Maske mit Ventil, muss ein Mund-Nasen-Schutz über der FFP3-Maske getragen werden.

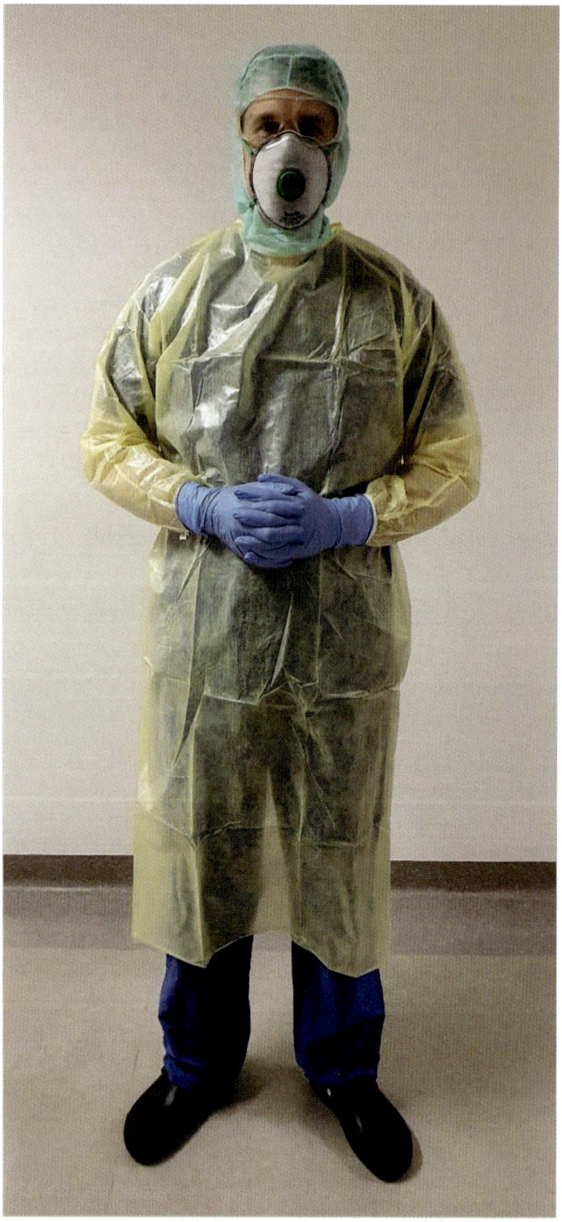

Abb. 43.2 Persönliche Schutzausrüstung mit Polypropylen-Isolationskittel und Schutzbrille. Wichtig: bei sterilem Arbeiten (z. B. Operation, zentraler Venenkatheter) mit FFP3-Maske (FFP: „filtering face piece") mit Ventil, muss ein Mund-Nasen-Schutz über der FFP3-Maske getragen werden.

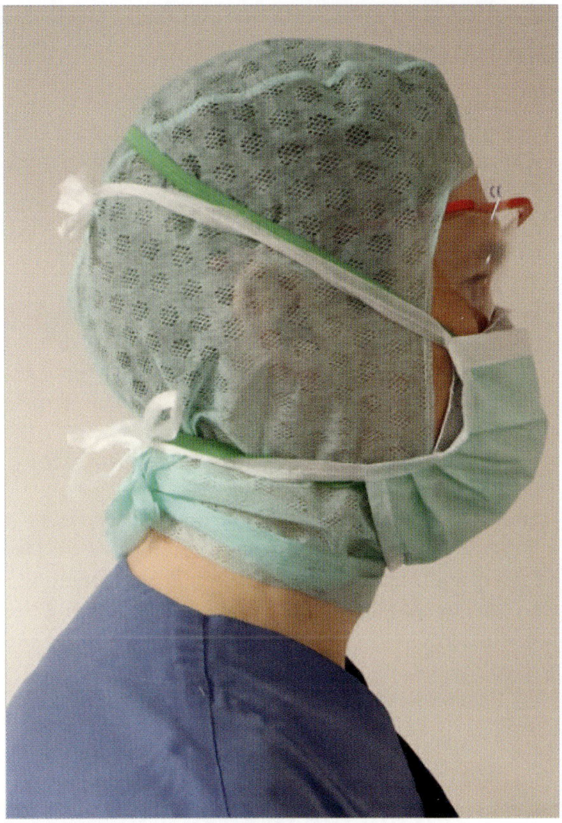

Abb. 43.3 Mund-Nasen-Schutz über FFP3-Maske (FFP: „filtering face piece“) mit Ventil für sterile Arbeiten.

43.4 Anästhesieeinleitung

- MNS des Patienten erst für die Präoxygenierung entfernen
- Aerosolbildung vermeiden (fiberoptische Intubation/ LAMA [Larynxmaske], NIV [nicht invasiven Beatmung] und Maskenbeatmung bei nicht dichter Maske vermeiden)
- Präoxygenieren mit 100 % Sauerstoff (3 min oder 8 tiefe Atemzüge bei dicht sitzender Maske und mindestens 8 l Frischgasfluss, $FiO_2 > 0,6$)
- Gabe des Opioids (Sufentanil 0,1–0,3 µg/kgKG), danach Gabe des Kurzeithypnotikums (Thiopental 3–5 mg/ kgKG; Propofol 1–2 mg/kgKG und Relaxierung (Rocuronium 1 mg/kgKG; Succinylcholin 1–1,5 mg/kgKG)
- vollständige Relaxierung sicherstellen, um Husten zu vermeiden, RSI mit Intubation per Videolaryngoskop, um den Abstand des Anästhesisten zu den Atemwegen des Patienten zu maximieren
- Maskenbeatmung vermeiden, falls erforderlich, Plastikfolie (z. B. Folie von einer Wärmedecke; ▸ Abb. 43.4) über Gesicht legen, mit kleiner Öffnung für Atemschlauch, um die Ausbreitung von Aerosolen zu minimieren und die Maske ggf. mit Zweihandgriff dicht zu halten
- nach Intubation Handschuhwechsel, Kapnometrie, ggf. Auskultation beider Lungen, Fixierung des Tubus und Kontrolle des Cuffdrucks, Schutzfolie soweit möglich über Gesicht legen und Tubus durchführen (▸ Abb. 43.5)
- ggf. Magensonde legen, kontrollieren und Handschuhwechsel
- ggf. Augenschutz
- Auslagerung eines Armes vorbereiten, weitere Lagerung des Patienten in Absprache und zusammen mit dem Chirurgen
- Kontrolle der Zugänge und des Monitorings

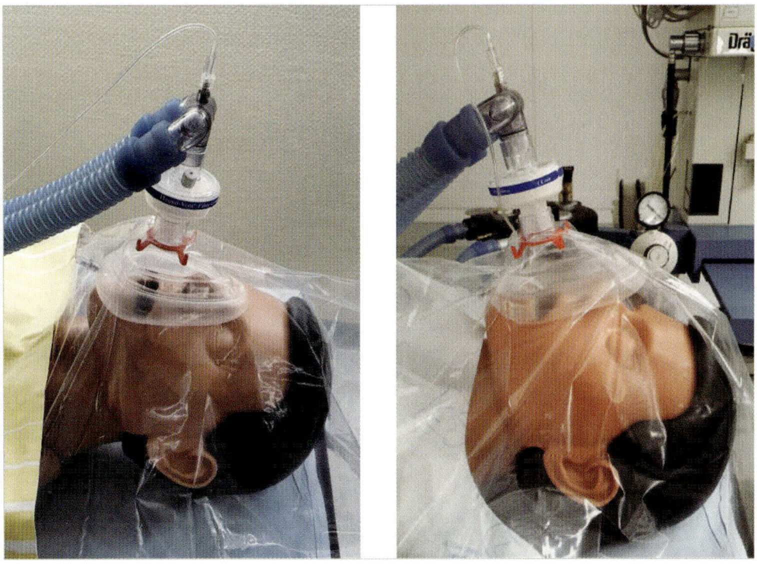

Abb. 43.4 Schutzfolie zur Aerosolvermeidung bei Maskenbeatmung (Maske unter Folie).

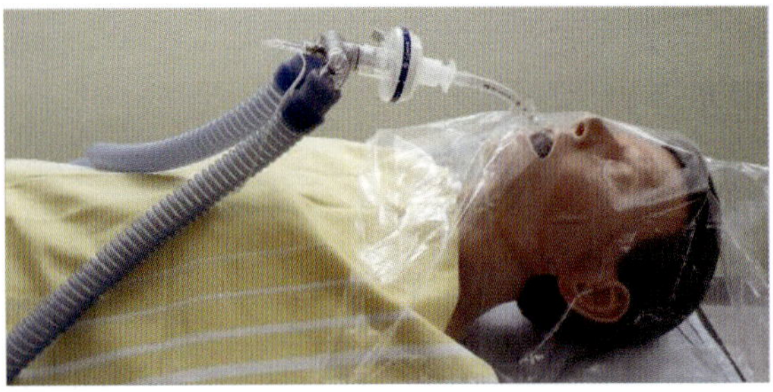

Abb. 43.5 Schutzfolie zur Aerosolvermeidung nach Intubation.

43.5 Anästhesieführung

- Fortführung der Narkose (30 % Sauerstoff $FiO_2 > 0{,}3$
- Inhalationsanästhesie mit Desfluran 0,7–1 MAC mit Low-Flow-Anästhesie (< 1 l) oder TIVA
- Überdruckbeatmung nur mit geblocktem Tubuscuff
- Abdeckung des Gesichtes mit einer Folie (z. B. von Wärmedecke, mit kleiner Öffnung für den Durchtritt des Tubus/Beatmungsschlauches; ▶ Abb. 43.4)
- Wärmemanagement fortführen
- Gabe von Opioiden, in der Regel keine Nachrelaxierung bei ausreichender Narkosetiefe erforderlich, Normoventilation anstreben
- Dokumentation
- Dauer der Operation abschätzen (Kontakt zu Operateur/den Operateuren halten)
- rechtzeitige Reduktion/Abstellen des Inhalationsanästhetikums
- Gabe von 80 % ($FiO_2 > 0{,}8$) Sauerstoff vor Extubation, wenn Extubation im Saal vorgesehen (siehe postoperatives Vorgehen und Überwachung (S. 146))

43.6 Extubationskriterien

- Exitationsstadium durchlaufen
- fehlende Restwirkung von Muskelrelaxanzien (vorher Kontrolle mittels Relaxometrie – **Cave:** quantitativer TOF [Train-of-Four]/subjektive Relaxierung?)
- vorhandene Schutzreflexe, ausreichende Spontanatmung und stabile Kreislaufverhältnisse

43.7 Postoperatives Vorgehen und Überwachung

- Extubation bei nicht erwarteten Komplikationen im Operationssaal mit möglichst zeitnahem Aufsetzen des MNS für den Patienten und Nachüberwachung im Operationssaal.
- Wenn der Patient postoperativ auf die Intensivstation oder Überwachungsstation geplant ist, Extubation erst auf der Intensivstation im Patientenzimmer.
- Bei beatmetem Transport unnötige Diskonnektionen (Patient/Beatmungsgerät) vermeiden. Wenn für den Transport ein Beatmungsgerät erforderlich ist, Gerät auf Standby stellen, abklemmen, diskonnektieren und konnektieren.
- Beatmungsgerät: Schläuche und Filter nach Vorgabe DGAI (Deutsche Gesellschaft für Anästhesiologie und Intensivmedizin)/Hygieneplan postoperativ wechseln
- Im Narkoseprotokoll schriftliche Anordnung für die Intensivstation oder die Normalstation dokumentieren.
- Strikte Einhaltung der Entkleidungsregeln für Schutzausrüstung.
- Handhygiene
- ggf. Teambesprechung

43.8 Verlegungskriterien wacher Patienten auf die Normalstation (Isolationszimmer)

- Bewusstseinslage wach oder wie präoperativ
- Schutzreflexe vorhanden
- Spontanatmung ausreichend
- Kreislauf ohne Therapie stabil
- Muskelrelaxanzwirkung klinisch nicht nachweisbar
- keine Blutung
- Diurese (bei Urinableitung) > 0,5 ml/kgKG/h
- Regionalanästhesie (Spinalanästhesie) deutlich rückläufig
- Schmerzfreiheit bzw. tolerable Schmerzen (Numerische Ratingskala < 3)
- Normothermie (> 36 °C)
- keine Übelkeit/Erbrechen

44 Intraoperative Katecholamintherapie

Michael Winterhalter, Silke Sündermann

44.1 Allgemeine Richtlinien

- Als intraoperativer „Standardvasopressor“ wird generell Noradrenalin in einer Konzentration von 4 µg/ml („dünne Mischung“) über eine periphervenöse Venenverweilkanüle verwendet. Hierzu wird eine 10 ml-Noradrenalin-Spritze mit einer Konzentration von 4 µg/ml für i. v. Bolusgaben vorgehalten und/oder eine (0,2 mg/ 50 ml)-Noradrenalin-Perfusorspritze mit einer Konzentration von 4 µg/ml für eine kontinuierliche i. v. Gabe. Die temporäre Applikation über einen Notfalltropf 1 mg/250 ml NaCl (20 Tropfen = 1 ml = 4 µg) ist ebenfalls möglich.
- Katecholamine können bei akuter Kreislaufinstabilität als Bolus oder auch kontinuierlich über eine periphere Venenverweilkanüle infundiert werden. Bei fortbestehender Kreislaufinstabilität und hohen Katecholamindosierungen ist die Anlage eines zentralvenösen Katheters (ZVK) zwingend notwendig.
- Die kontinuierliche Infusion von Noradrenalin oder Adrenalin in einer Konzentration von 0,1 mg/ml (5 mg auf 50 ml) oder 1 mg/ml (pur = unverdünnte Lösung 50 mg/50 ml) sollte generell über einen zentralvenösen Zugang erfolgen.

44.2 Medikamente und Verdünnungen

- Noradrenalin „dünne Mischung“ (4 µg/ml):
  - 10 ml-Spritze (4 µg/ml), Anästhesiestandard
  - Notfalltropf 250 ml NaCl plus 1 mg Noradrenalin (4 µg/ml)
  - Perfusor (0,2 mg/50 ml), (4 µg/ml)
- Noradrenalin-Perfusor, große Eingriffe (Viszeral-, Gefäß,- Unfallchirurgie) mit ZVK:
  - 5 mg/50 ml (0,1 mg/ml), Intensivstandard
  - 50 mg/50 ml (1 mg/ml), pur, Reanimationssituation, nur bei extrem kreislaufinstabilen Patienten
- Adrenalin „dünne Mischung“ (4 µg/ml):
  - 10 ml-Spritze (4 µg/ml), Anästhesiestandard
  - Notfalltropf 250 ml NaCl plus 1 mg Adrenalin (4 µg/ml)
  - Perfusor (0,2 mg/50 ml), (4 µg/ml)
- Adrenalin-Perfusor:
  - 5 mg/50 ml (0,1 mg/ml), Intensivstandard
  - 50 mg/50 ml (1 mg/ml), pur, Reanimation, nur bei extrem kreislaufinstabilen Patienten
- Dobutamin-Perfusor:
  - 250 mg/50 ml (5 mg/ml), Herzinsuffizienz

45 Muskelrelaxierung während einer Allgemeinanästhesie

Ann-Kathrin Riegel, Michael Winterhalter

Besonderheiten

Basisinfos

- Mit der Einführung der Muskelrelaxanzien (1942) konnte die Dosierung von inhalativen und intravenösen Anästhetika reduziert werden und größere hämodynamische Stabilität während der Narkose erreicht werden.
- Eine Optimierung chirurgischer Bedingungen war möglich.

Wirkungsweise

- Muskelrelaxanzien binden an den postsynaptischen nACh-Rezeptor.
- Succinylcholin als depolarisierendes Muskelrelaxanz wirkt als nACh-Rezeptor-Agonist: durch eine Dauerdepolarisation kommt es zu einer Muskellähmung.
- Die übrigen nichtdepolarisierenden Relaxanzien wirken als kompetitive Antagonisten durch Verdrängung von ACh vom postsynaptischen Rezeptor. Damit stehen diese Rezeptoren für die ACh-vermittelte Signalübertragung auf den Muskel nicht mehr zur Verfügung und der Muskel bleibt entspannt.

Aufhebung der Muskelrelaxierung

- physiologisch wird die Blockade aufgehoben:
  - Succinylcholin: Plasmacholinesterase, Butyrylcholinesterase und unspezifische Esterasen
  - Mivacurium: Plasmacholinesterase (Wirkdauer bei Pseudocholinesterasemangel verlängert)
  - Rocuronium: überwiegend hepatische, 10–20 % renale Metabolisierung
  - Cis-Atracurium: Hofmann-Elimination
- Medikamentös kann lediglich die durch nicht depolarisierende Muskelrelaxanzien hervorgerufene Blockade beschleunigt aufgehoben werden durch Neostigmin/Pyridostigmin (ACh-Esterase-Inhibitoren) mittels einer höheren Verfügbarkeit von ACh im synaptischen Spalt. Durch kompetitiven Antagonismus werden so Muskelrelaxanzien aus ihrer Bindung mit dem nACh-Rezeptor verdrängt.
- Sugammadex: Alternativ können Rocuronium (Pancuronium und Vecuronium) durch Sugammadex unmittelbar inaktiviert werden, dadurch dass die Muskelrelaxanzienmoleküle durch Sugammadex eingekapselt und so inaktiviert werden.

45.1 Material und Medikamente

Material

- 2 EKG-Klebeelektroden
- Train-of-Four-Ratio-Relaxometer

Medikamente

- Rocuronium i. d. R. Amp. mit 50 mg in 5 ml ≙ 10 mg/ml
- Cis-Atracurium i. d. R. Amp. mit 5 mg in 2,5 ml ≙ 2 mg/ml
- Succinylcholin i. d. R. Amp. mit 100 mg in 5 ml ≙ 20 mg/ml
- Sugammadex i. d. R. Amp. mit 200 mg in 2 ml ≙ (100 mg/ml)
- Remifentanil, Sufentanil
- Propofol
- Pyridostigmin i. d. R. Amp. mit 5 mg in 1 ml
- Atropin i. d. R. Amp. mit 0,5 mg in 1 ml

45.2 Eingangsbemerkung

- Alle Patienten, die mittels neuromuskulär blockierenden Medikamente relaxiert werden, werden bereits zur Narkoseeinleitung mit einer Relaxometrie überwacht.
- Über dem N. ulnaris am Handgelenk werden beide Elektroden angebracht (rote Elektrode „herznah“, schwarze „herzfern“).
- Sobald der Patient „eingeschlafen“ ist, auf „alle 15 s TOF“ (Train-of-Four) einstellen. Sobald keine Reaktion mehr erkennbar ist und der TOF von 4 auf 0 abgesunken ist, dann Intubation.

45.3 Relaxierung bei elektiver Intubationsnarkose

- Standard bei sonst organgesundem Patienten und entsprechender OP-Dauer: 1. Wahl ist Rocuronium 0,6 mg/kgKG
- bei Patienten mit Organinsuffizienz: 1. Wahl ist Cis-Atracurium 0,15 mg/kgKG (Hofmann-Eliminierung, Zerfall pH und temperaturabhängig)
- bei kurzen Eingriffen (mind. 20 min): Mivacurium 0,2 mg/kgKG langsam über 30 s (**Cave:** Histaminfreisetzung KI: Plasma-CHE-Mangel)
- bei sehr kurzen elektiven Eingriffen oder (rel.) KI gegen o. g. Relaxanzien (z. B. bei Myasthenie) nach Rücksprache mit Oberarzt/-ärztin: „Remifentanil-Intubation“

ohne Relaxans möglich [5], [9]; Propofol + Remifentanil hoch dosiert mit 1 µg/kgKG/min. **Cave:** Herzfrequenz (Bradykardie), Thoraxrigidität, Remifentanil zügig nach ITN reduzieren
- kein Succinylcholin bei elektiven Intubationsnarkosen

45.4 RSII (= „rapid sequence induction and intubation“) bei Aspirationsrisiko

- beim Fehlen von KI möglich: Succinylcholin 1–1,5 mg/kgKG. Sonst: Rocuronium (0,9–)1–1,2 mg/kgKG unmittelbar nach Verlust des Bewusstseins des Patienten, i. d. R. unmittelbar nach Gabe des Hypnotikums
- Kinder: Succinylcholin nur nach Rücksprache OA (**Cave:** Rhabdomyolyse mit Hyperkaliämie kann v. a. bei männlichen Kindern bei unerkannter Muskeldystrophie einen lebensbedrohlichen Zwischenfall auslösen [4], [14]
- Kontraindikationen für die Gabe von Succinylcholin (**Cave:** bei der Vielzahl an Kontraindikationen kommt ein Übersehen zu ca. 13 % vor):
  - immobile Patienten > 24 h/verlängerter Intensivstationsaufenthalt [19]
  - schwere Infektionen/kritische Erkrankung/hohes Fieber/Sepsis [11], [18], [25]
  - Patienten mit Risiko für maligne Hyperthermie, homozygot atypische Pseudocholinesterase oder reduzierte Plasmacholinesteraseaktivität [8]
  - neuromuskuläre Erkrankungen (Guillain-Barré-Syndrom, schwerer Morbus Parkinson, Enzephalitis, Myopathien: z. B. Duchenne Muskeldystrophie [8], Denervierung [Querschnitt/Schlaganfall] ab 2 Tagen)
  - Verbrennungskrankheiten > 24 h (24–72 h [8])
  - Polytrauma > 24 h (24–72 h [8])
  - Hyperkaliämie
  - erhöhter intrakranieller Druck [3], traumatischer Hirnschaden [18]
- **Cave** bei relativen/möglichen Kontraindikationen:
  - Kinder < 18 Jahre
  - Diabetes mellitus mit Neuropathien
  - Mastozytose [8]
  - (Engwinkel-)Glaukom [8]
  - rupturiertes zerebrales Aneurysma
  - hämorrhagischer Schock mit metabolischer Azidose
  - chronische Ischämien (pAVK)
  - Myxödem [8]
  - eingeschränkter Nieren- oder Leberfunktion
  - Therapie mit Aminoglykosiden oder Cholinesteraseinhibitoren → reduzierter Metabolismus [8]
  - Drogenabusus [11]
  - offene Augenverletzung [3]
  - Baseline-Bradykardie [7]

45.5 Nachrelaxation

- Wenn möglich keine Nachrelaxation.
- ggf. Propofol 50–100 mg i. v., z. B. bei Verschluss der Bauchdecke am Ende einer Operation
- Wenn Nachrelaxation erforderlich: TOF-Kontrolle vor Nachrelaxation
- Dosierungen zur Nachrelaxation: Rocuronium 0,15 mg/kgKG, bei längerer Narkosedauer 0,075–0,1 mg/kgKG, Cis-Atracurium 0,03 mg/kgKG, Mivacurium 0,1 mg/kgKG
- Insbesondere bei der Verwendung von Succinylcholin und späterer Relaxation mit einem anderen Relaxans TOF-Kontrolle zum Ausschluss des Vorliegens einer atypischen Pseudocholinesterase [12], [24].

45.6 TOF und TOF-Ratio vor Extubation

- Ein TOF von 1 entspricht etwa 5 % Erholung, von 2 etwa 15 %, von 3 etwa 25 % und 4 von mindestens 35 bis zu 100 % [20].
  - Im Bereich zwischen 35 und 100 % ist zur Beurteilung die TOF-Ratio (4 aufeinanderfolgende Reize zwischen 40–60 mA von 0,2 ms Dauer) erforderlich.
  - Bei nichtdepolarisierenden Muskelrelaxanzien lässt sich bei nicht vollständig abgeklungener Wirkung eine Abnahme/ein „Fading“ von der ersten bis zur vierten Antwort feststellen.
  - Bei dem Quotienten T 4/T 1 (= Stärke der muskulären Antwort auf den 4. Reiz geteilt durch Stärke der muskulären Antwort auf den ersten Reiz) handelt es sich um die TOF-Ratio.
  - Ist die 4. Antwort genauso stark wie die erste, beträgt die TOF-Ratio 1,0 und der Muskel ist nicht mehr relaxiert.
  - Vor der Extubation muss eine TOF-Ratio von mindestens 0,9 vorliegen.
- Wurde ein Patient relaxiert, wird vor Ende der Narkose zumindest einmal „geTOFt“ und damit die ausreichend zurückgekehrte neuromuskuläre Funktion überprüft.
- Auch bei der Verwendung von Succinylcholin wird im Idealfall zumindest einmal „geTOFt“ zum Ausschluss des Vorliegens einer atypischen Pseudocholinesterase.

45.7 Antagonisierung

- Antagonisierung mit einem Azetylcholinesteraseinhibitor:
  - Hierfür müssen mindestens 2 Reizantworten beim TOF vorhanden sein [17], [21].
  - Antagonisierung erfolgt mit: 0,5 mg Atropin, dann 5 mg Pyridostigmin (Verhältnis 0,1 mg Atropin pro 1 mg Pyridostigmin bei anderer Dosierung)

    - Wirkbeginn von Pyridostigmin erfolgt nach 10–15 min, daher früh genug antagonisieren [13], [15].
- Antagonisierung mit Sugammadex am Narkoseende:
    - Bei 1–2 „posttetanic counts“ nach 5 s Tetanus = 4 mg/kgKG
    - TOF > 2 = 2 mg/kgKG
    - TOF-Ratio 0,5 = 0,25 mg/kgKG
    - **Cave:** bei glomerulärer Filtrationsrate < 30 ml/min: Anwendung nicht empfohlen, vorsichtige Anwendung bei Leberinsuffizienz

45.8 Notfallmanagement

- „Cannot ventilate, cannot intubate“-Situation nach Gabe von 1 mg/kgKG Rocuronium: Gabe von Sugammadex 16 mg/kgKG:
    - Konzentration 100 mg/ml
    - in Ampullen zu 2 ml und 5 ml erhältlich
    - Dosierungsbeispiele siehe ▸ Tab. 45.1
- signifikante Bradykardie nach Succinylgabe [2], [6]:
    - in der Regel gut therapierbar mit Atropin
    - bei Kindern Atropingabe 0,02 mg/kgKG vor Succinylcholin. Kinder erhalten jedoch im Normalfall kein Succinylcholin.
- hyperkaliämischer Herz-Kreislauf-Stillstand nach Succinylcholingabe [1], [10]:
    - kann zusätzlich zu Standardreanimationsmaßnahmen weitere Maßnahmen erfordern
    - Gabe von Kalzium
    - Insulin und Glukose
    - Bikarbonat
    - unter Umständen Anschluss an eine Herz-Lungen-Maschine, bis Kaliumwerte wieder normwertig

Tab. 45.1 Dosierung von Sugammadex.

Körpergewicht Patient	Menge	Volumen
50 kg	800 mg	8 ml
60 kg	960 mg	9,6 ml
70 kg	1120 mg	11,2 ml
80 kg	1280 mg	12,8 ml
90 kg	1440 mg	14,4 ml
100 kg	1600 mg	16 ml

45.9 Maskenbeatmung und Relaxation

- festgelegtes Vorgehen:
    - Assistenzärzte ziehen den/die Oberarzt/-ärztin hinzu, wenn Maskenbeatmung nicht erfolgreich
    - Oberarzt/-ärztin wird außerdem vor einer zu erwartend schwierigen Intubation informiert
- eine schwierige Intubation wird erwartet bei:
    - Mallampati > 2, thyreomentaler Abstand < 6 cm, eingeschränkte Beweglichkeit Halswirbelsäule, SARI-Index ≥ 4
    - Neoplasien im Pharynx-/Larynxbereich (auch nach Ende der Behandlung), daher, wenn immer möglich, HNO-Spiegelbefund vor Einleitung überprüfen, ggf. Rücksprache mit HNO bei schwierigem Befund
    - Abszesse/Phlegmone im Pharynx-/Larynxbereich
    - Trauma Gesicht und Hals
    - Fremdkörper
    - **Cave:** inspiratorischer Stridor, relevante Einengung möglich (z. B. Tumor) → ggf. an Bereitlegen von kleinen Tuben, an Bereitstellen von Videolaryngoskop denken und ggf. fiberoptische Intubation erwägen

Merke

Bei Diagnose „erwartet schwierig“ großzügig die Indikation zur fiberoptischen Wachintubation (FOI) stellen, Videolaryngoskop bereitstellen. Bei „unerwartet schwieriger“ Intubation Videolaryngoskop verwenden, und wenn dieses nicht zum Intubationserfolg führt, Larynxmaske und ggf. fiberoptische Intubation über die Larynxmaske.

45.10 Elektrodenplatzierung

- Standard:
    - N. ulnaris am Handgelenk
    - hier Bestimmung der TOF-Ratio möglich
- andere Möglichkeiten (▸ Abb. 45.1):
    - N. facialis und M. orbicularis oculi
    - N. ulnaris über dem Ellenbogen
    - N. peroneus
    - N. tibialis

  bei diesen Lokalisationen keine Aussage über TOF-Ratio möglich

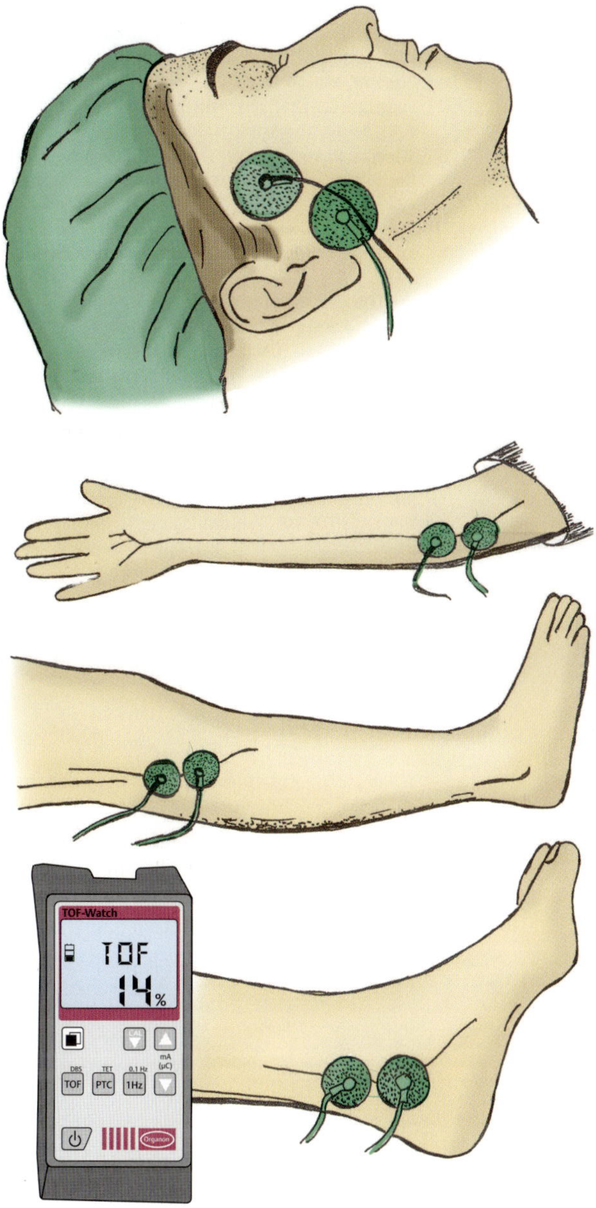

Abb. 45.1 Elektrodenpositionen. Mögliche alternative Elektrodenpositionen für die Reizung verschiedener Nerven mit dem TOF-Watch-Gerät (TOF: Train-of-Four). **a** N. facialis, **b** N. ulnaris, **c** N. fibularis (peroneus), **d** N. tibialis. (Quelle: Striebel H. Die Anästhesie. 4., vollständig überarbeitete Auflage. Stuttgart: Thieme; 2019)

45.11 Literatur

[1] Al-Takrouri H, Martin TW, Mayhew JF. Hyperkalemic cardiac arrest following succinylcholine administration: The use of extracorporeal membrane oxygenation in an emergency situation. J Clin Anesth 2004; 16(6): 449–451. doi:10.1016/j.jclinane.2003.09.020

[2] Baldassarre M, Palagiano V. [On the bradicardia inducing effect of succinylcholine]. Acta Anaesthesiol 1967; 18(4): 483–497

[3] Bohringer C, Moua H, Liu H. Is There Still a Role for Succinylcholine in Contemporary Clinical Practice? Transl Perioper & Pain Med 2019; 6 (4): 129–135

[4] Deutsche Gesellschaft für Anästhesiologie und Intensivmedizin (DGAI)/Berufsverband Deutscher Anästhesisten (BDA). Verwendung von Succinylcholin. Aktualisierte Stellungnahme der DGAI. Anästh Intensivmed 2002; 43: 831

[5] Erhan E, Ugur G, Alper I et al. Tracheal intubation without muscle relaxants: remifentanil or alfentanil in combination with propofol. Eur J Anaesthesiol 2003; 20: 37–43

[6] Green DW, Bristow ASE, Fisher M. Comparison of i. v. glycopyrrolate and atropine in the prevention of bradycardia and arrhythmias following repeated doses of suxamethonium in children. Brit J Anaesth 1984; 56(9): 981–985. Im Internet: https://doi.org/10.1093/bja/56.9.981; Stand: 01.10.2020

[7] Groth et al. Current practices and safety of medication use during rapid sequence intubation. J Crit Care 2018; 45: 65–70

[8] Hager HH, Burns B. Succinylcholine Chloride. [Updated 2020 Jun 22]. In: StatPearls [Internet]. Treasure Island (FL): StatPearls Publishing; 2020. Available from: https://www.ncbi.nlm.nih.gov/books/NBK499984/

[9] Hanci V. Tracheal Intubation Without Use of Muscle Relaxants: Comparison of Remifentanil and Alfentanil. Anesth Pain Med 2012; 1 (3): 210–211

[10] Huggins RM, Kennedy WK, Melroy MJ et al. Cardiac arrest from succinylcholine-induced hyperkalemia. Am J Health Syst Pharm 2003; 60(7): 694–697. doi:10.1093/ajhp/60.7.694

[11] Jeevendra Martyn JA, Richtsfeld M. Succinylcholine-induced Hyperkalemia in Acquired Pathologic States: Etiologic Factors and Molecular Mechanisms. Anesthesiol 2006; 104(1): 158–169

[12] Jensen FS, Viby-Mogensen J. Plasma cholinesterase and abnormal reaction to succinylcholine: twenty years' experience with the Danish Cholinesterase Research Unit. Acta Anaesthesiol Scand 1995 Feb; 39(2): 150–156. doi:10.1111/j.1399-6576.1995.tb04034.x

[13] Kirkegaard-Nielsen H, Helbo-Hansen HS, Lindholm P et al. Optimum time for neostigmine reversal of atracurium-induced neuromuscular blockade. Can J Anaesth 1996; 43(9): 932–938. doi:10.1007/BF03011807

[14] Larach MG, Rosenberg H, Gronert GA et al. Hyperkalemic cardiac arrest during anesthesia in infants and children with occult myopathies. Clin Pediatr (Phila) 1997; 36(1): 9–16. doi:10.1177/000992289703600102

[15] Miller RD, Van Nyhuis LS, Eger EI et al. Comparative times to peak effect and durations of action of neostigmine and pyridostigmine. Anesthesiology 1974; 41(1): 27–33. doi: 10.1097/00000542-197407000-00005

[16] Morgan, Mikhail. Clinical Anesthesiology. New York: McGraw-Hill; 2013

[17] Paech MJ, Kaye R, Baber C et al. Recovery characteristics of patients receiving either sugammadex or neostigmine and glycopyrrolate for reversal of neuromuscular block: a randomised controlled trial. Anaesthesia 2018; 73(3): 340–347. doi:10.1111/anae.14174

[18] Patanwala AE, Erstad BL, Roe DJ et al. Succinylcholine is associated with increased mortality when used for rapid sequence intubation of severely brain injured patients in the emergency department. Pharmacother 2016; 36: 57–63

[19] Plane AF, Marsan PE, du Cheyron D et al. Rapidly changing ECG in hyperkalemia after succinylcholine. The Lancet 2019; 393(10184): 1983. doi:10.1016/S0140-6736(19)30838-4

[20] Schreiber JU, Fuchs-Buder T. Neuromuskuläre Blockade – Substanzen, Überwachung, Antagonisierung. Der Anaesthesist 2006; 55(11): 1225–1236

[21] Sorin J. Brull SJ, Kopman AF. Current Status of Neuromuscular Reversal and Monitoring Challenges and Opportunities. Anesthesiol 2017; 126: 173–190. Im Internet: https://doi.org/10.1097/ALN.0000000000001409; Stand: 01.10.2020

[22] Spies C, Kastrup M, Kerner T et al. SOPs in Anaesthesiologie und Schmerztherapie. 1.Aufl. Stuttgart: Thieme; 2013

[23] Taeger K. Kommentar zur aktualisierten Stellungnahme der DGAI: Verwendung von Succinylcholin. Anästhesiologie & Intensivmedizin 2003; 44: 326

[24] Thomsen L, Nielsen CV, Eskildsen KZ et al. Awareness during emergence from anaesthesia: significance of neuromuscular monitoring in patients with butyrylcholinesterase deficiency. Brit J Anaesth 2015; 115(1): i78–i88. https://doi.org/10.1093/bja/aev096; Stand: 01.10.2020

[25] Torres P. Succinylcholine: a major culprit of peri-intubation cardiac arrest. Crit Care Med 2020; 48(1): 731

46 Blutgasanalyse

Alexander Hein

Übersicht

- Blutprobe in Entnahmespritze oder Glaskapillare
- BGA-Gerät (BGA: Blutgasanalyse)
- ggf. Clot-Catcher

46.1 Material und Medikamente

Material

- Blutprobe venös/arteriell/kapillar
- ggf. Clot-Catcher

46.2 Einleitung

- Mit der Blutgasanalyse steht ein einfaches Tool zur Verfügung, welches zahlreiche Aussagen über den metabolischen und respiratorischen Zustand eines Patienten erlaubt.
- Es können arterielle, (zentral-)venöse und auch kapillare Blutproben analysiert werden.

46.3 Vorbereitung

- Das Blutgasanalysegerät muss funktionsfähig und kalibriert sein.
- Eine Messung während eines (teilweise minutenlangen) Kalibrierungsvorgangs muss verschoben werden. In Notfallsituationen kann dieser auch manuell abgebrochen werden.

46.4 Durchführung

- Die Blutprobe sollte unter sterilen Bedingungen, ohne Verdünnung und ohne mechanischen Stress entnommen werden. Dies ist sowohl über eine arterielle Kanüle, einen zentral- oder periphervenösen Zugang als auch mittels Lanzette oder konventioneller Punktion eines Gefäßes möglich. Hierbei sollte darauf geachtet werden, dass sich die Probe nicht mit anderen Flüssigkeiten vermischt (z. B. durch venöse Abnahme am Infusionsarm) oder zu viel mechanischer Stress ausgeübt wird (z. B. bei Entnahme aus einer kleinlumigen Venenverweilkanüle oder bei zu starkem Zug am Spritzenstempel bzw. zu heftigem Ausmelken bei kapillärer Entnahme).
- Bei geplanter, regelmäßiger Blutentnahme sollte ein separater Venenzugang verwendet werden, sofern kein arterieller oder zentralvenöser Zugang zur Verfügung steht.
- Nach der Entnahme sollte der Probenbehälter möglichst luftfrei sein.
- Die Probe muss sofort analysiert werden und sollte nicht zu lange liegen bleiben.
- Bei Blutentnahme mit einer Glaskapillare muss zur Probenaspiration in das Gerät ein Clot-Catcher aufgesetzt werden, um ein Verstopfen des Geräts zu verhindern.
- Normwerte auf dem Ergebnisausdruck sind nur valide, wenn zu Beginn der Messung die korrekte Probenart gewählt wurde.

46.5 Dokumentation

- Sofern die Patienten-ID gescannt wurde, ist die Messung im SAP abrufbar.
- Im Narkoseprotokoll steht eine Seite zur Verfügung, um die Werte einzutragen.

46.6 Anhang

Tab. 46.1 Normwerte der Blutgasanalyse (geräteabhängig).

Parameter	Einheit	arteriell/kapillar	gemischt-/zentral-venös	periphervenös
Blutgase				
pH	dimensionslos	7,36–7,44	7,32–7,36	7,32–7,38
pO_2	mmHg	70–100	38–42	40
pCO_2	mmHg	36–44	44–46	42–50
Oxymetrie				
Hämoglobinkonzentration gesamt (ctHb)	g/dl	Frauen 12–14,5; Männer 14–17,5		
Hämatokrit (Hct)	%	Frauen 37–45; Männer 42–50		
Sauerstoffsättigung (sO_2)	%	> 95	> 75/ > 70	65–75
Carboxihämoglobinfraktion (FCOHb)	%	< 3	k.A.	k.A.
Desoxyhämoglobinfraktion (FHHb)	%	< 4	k.A.	k.A.
Oxyhämoglobinfraktion (FO_2Hb)	%	> 96	k.A.	k.A.
Methämoglobinfraktion (FMetHb)	%	0,2–1,0	k.A.	k.A.
Säuren-Basen-Status				
$cHCO_3^-$ (P, st)c	mmol/l	22–26	24–30	23–27
Standard Base Excess (SBEc)	mmol/l	–2 bis + 2		
Elektrolyte				
cNa^+	mmol/l	136–148		
cK^+	mmol/l	3,6–5,2		
cCa^{2+}	mmol/l	1,15–1,32		
cCl^-	mmol/l	95–110		
Anion-Gap c	mmol/l	3–11		
Metabolite				
c Glukose	mg/dl	70–115 (nüchtern)		
c Laktat	mmol/l	< 2,2		

c (vorangestellt): Konzentration, c (nachgestellt): berechneter Wert, p: Partialdruck, P: Konzentration im Plasma, st: standardisiert auf 37 °C Körpertemperatur und pCO_2 40 mmHg, F: Fraktion

47 Perioperative Point-of-care (POC) Gerinnungsdiagnostik mittels Quantra Hemostasis Analyzer

Alexander Hein

Übersicht

- Zitratröhrchen mit Vollblut
- Patienten-ID
- Zentrierhilfe
- Testkassette Q-Stat/Q-Plus

47.1 Material

Material

- Quantra-Gerät
- Testkassette Q-Plus oder Q-Stat
- Patientenblut in Zitratröhrchen
- Zentrierhilfe

47.2 Einleitung

- Die viskoelastische Messung erlaubt innerhalb weniger Minuten eine Aussage über die aktuelle Gerinnungssituation des Patienten und gibt Hilfestellung für eine zielgerichtete und frühzeitige Therapie bei schweren oder diffusen Blutungen.
- Über die globalen Gerinnungsparameter hinaus werden u. a. auch Fibrinogen und Thrombozytenfunktion sowie, je nach verwendeter Testkassette, eine Heparin-Wirkung oder Hyperfibrinolyse schnell ohne zeitraubende Spezialuntersuchungen gemessen.
- Der Prozess der Hämostase ist komplex und wird nur unzureichend über die üblichen „Standardparameter“ wie INR (International Normalized Ratio) und pTT (partielle Thromboplastinzeit) abgebildet.

47.3 Indikationen

- Fortbestehen einer schweren Blutung nach Gabe von 4 Erythrozytenkonzentraten
- diffuse oder unklare Blutung ohne chirurgische Ursache
- Polytrauma
- Blutungen in der Geburtshilfe
- Verdacht auf Vorliegen einer Hyperfibrinolyse
- Erfolgskontrolle nach Gerinnungstherapie

47.4 Besonderheiten

- Bisher keine gesicherte Sensitivität bei Von-Willebrand-Faktor-Mangel, direkten oralen Antikoagulanzien (DOAK) sowie bei Plättchenhemmung.
- Das geschlossene Kassettensystem mit integrierten Reagenzien minimiert Messfehler durch äußere Einflüsse oder Pipettierfehler und reduziert den Zeitaufwand auf unter 1 min.

47.5 Vorbereitung

- Das Zitratröhrchen muss vollständig mit Patientenblut gefüllt sein (▶ Abb. 47.1). Es wird nicht empfohlen, die Blutprobe mit der Rohrpost zu verschicken.
- Das Quantra-Gerät muss im Lot stehen. Wasserwaage an der rechten Geräteseite beachten (▶ Abb. 47.2) und ggf. Standfüße nachjustieren.

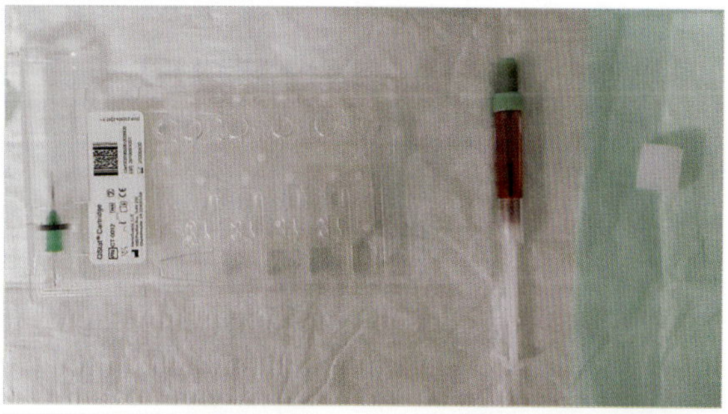

Abb. 47.1 Zitratröhrchen mit Testkassette und Zentrierhilfe.

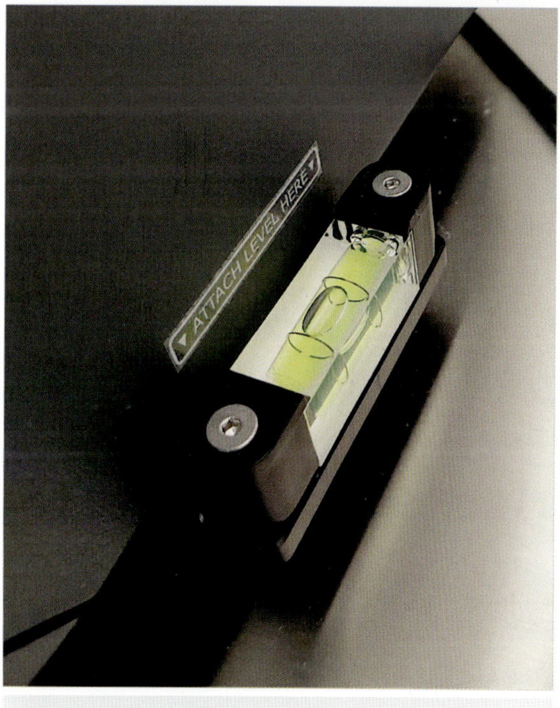

Abb. 47.2 Wasserwaage.

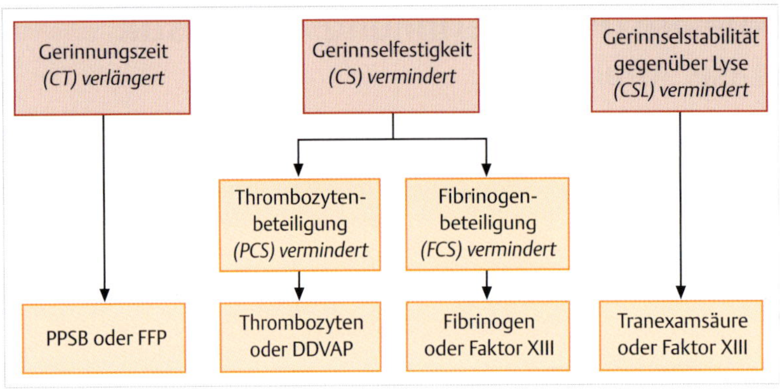

Abb. 47.3 Vorgehen bei Q-Stat-Kassette. CT: Clot Time, CS: Clot Stiffness, CSL: Clot Stability to Lysis, FCS: Fibrinogen Contribution to Clot Stiffness, FFP: Fresh frozen Plasma, PCS: Platelet Contribution to Clot Stiffness, PPSB: Prothrombinkomplexkonzentrat.

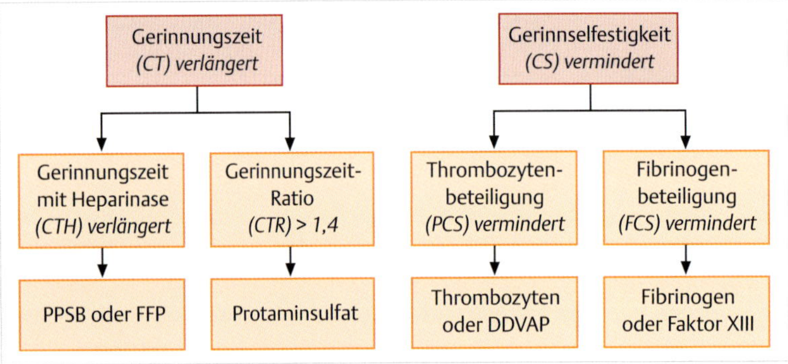

Abb. 47.4 Vorgehen bei Q-Plus-Kassette. CT: Clot Time, CS: Clot Stiffness, CTR: Clot Time Ratio, FCS: Fibrinogen Contribution to Clot Stiffness, FFP: Fresh frozen Plasma, PCS: Platelet Contribution to Clot Stiffness, PPSB: Prothrombinkomplexkonzentrat.

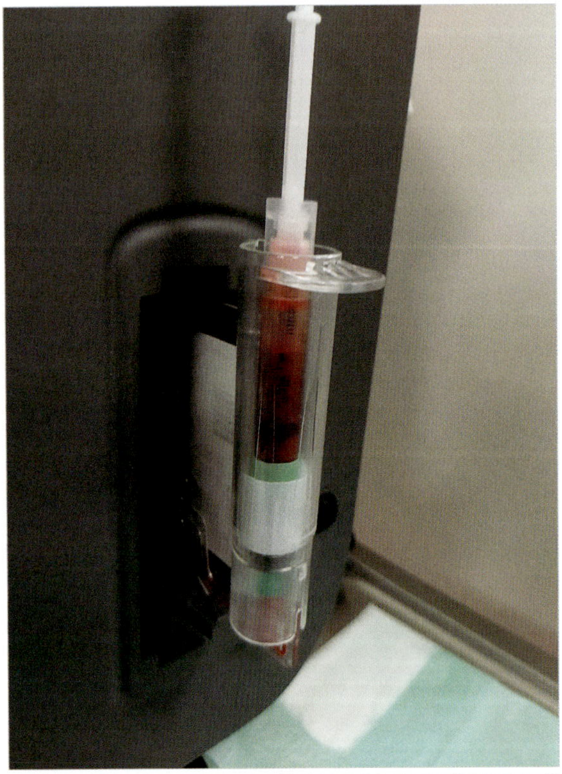

Abb. 47.5 Blutprobe mit Zentrierhilfe in Testkassette.

47.6 Durchführung

- Q-Stat-Kassette (▶ Abb. 47.3) bei Polytrauma, Blutungen perinatal oder wenn eine Hyperfibrinolyse möglich ist (hier keine Detektion einer Heparin-Wirkung).
- Q-Plus-Kassette (▶ Abb. 47.4) bei möglicher Heparin-Wirkung, z. B. in der Kardio- und Gefäßchirurgie (hier keine Detektion einer Hyperfibrinolyse).
- Anweisungen am Bildschirm folgen und Kassette scannen, dann einlegen. **Cave:** Kassette maximal 15 min außerhalb des Beutels aufbewahren. Danach muss die Kassette entsorgt werden, da die Reagenzien mit Sauerstoff reagieren.
- Patienten-ID eingeben oder scannen
- Weiße Zentrierhilfe fest auf das Zitratblutröhrchen stecken und beides zusammen in die Testkassette stecken sobald dies am Gerät angezeigt wird (▶ Abb. 47.5).

47.7 Interpretation

- Die genaue Bedeutung der Parameter und mögliche Pathologien sind ▶ Tab. 47.1 zu entnehmen.
- Therapieoptionen der beiden Kassettensysteme finden sich in ▶ Abb. 47.3 und ▶ Abb. 47.4.
- Folgende Parameter werden als Skalenscheiben oder Kurve ausgegeben:
  - CT (Gerinnungszeit): Aktivierung des intrinsischen Gerinnungsweges

Tab. 47.1 Wertetabelle Quantra.

Parameter	Einheit	Beschreibung	mögliche Blutungsursache	mögliche Therapie
Gerinnungszeit (CT)	s	globaler Gerinnungsstatus des Gerinnungssystems (intrinsischer Weg)	verlängert bei Heparin-Wirkung oder Mangel an Gerinnungsfaktoren	FFP
*Gerinnungszeit mit Heparinase (CTH)	s	wie CT, aber mit Ausschaltung einer Heparin-Wirkung mittels Heparinase	verlängert bei Mangel an Gerinnungsfaktoren	FFP, PPSB
*Gerinnungszeit-Ratio (CTR)	Verhältnis	Maß für vorhandene Heparin-Wirkung	> 1,4 spricht für Heparin-Wirkung im Blut	Protamin
Gerinnselfestigkeit (CS)	hPa	allgemeine Gerinnselfestigkeit (extrinsischer Weg) unter Heparin-Neutralisation	verringert bei Fibrinogenmangel oder unwirksamen/ zu wenigen Thrombozyten	siehe FCS/PCS
Fibrinogenbeteiligung an der Gerinnselfestigkeit (FCS)	hPa	funktioneller Anteil von Fibrinogen an der Gerinnselfestigkeit	verringert bei Fibrinogenmangel	Fibrinogen
Thrombozytenbeteiligung an der Gerinnselfestigkeit (PCS)	hPa	funktioneller Anteil der Thrombozyten an der Gerinnselfestigkeit	verringert bei unwirksamen oder zu wenigen Thrombozyten	Thrombozytenkonzentrat, (DDVAP) Desmopressin
**Gerinnselstabilität gegenüber Lyse (CSL)	%	Vergleich der Gerinnselstabilität mit vs. ohne Tranexamsäure	verringert (< 93 %) bei Hyperfibrinolyse	Tranexamsäure, Faktor XIII

* nur Q-Plus-Kassette, ** nur Q-Stat-Kassette, FFP: Fresh frozen Plasma, PPSB: Prothrombinkomplexkonzentrat

- CTH (Gerinnungszeit mit Heparinase; nur Q-Plus-Kassette): Aktivierung des intrinsischen Gerinnungsweges mit Heparin-Inaktivierung.
- CTR (Gerinnungszeit-Ratio; nur Q-Plus-Kassette): Verhältnis CT zu CTH (Restheparin)
- CSL (Gerinnselstabilität gegenüber Lyse; nur Q-Stat-Kassette): Anteil der verbleibenden Clot Stiffness nach einsetzender Fibrinolyse
- CS (Gerinnselfestigkeit): Aktivierung des extrinsischen Weges mit Heparin-Neutralisation
- FCS (Fibrinogenbeteiligung an der Gerinnselfestigkeit): Extrinsische Gerinnungsaktivierung mit Neutralisation von Heparin und Plättchenfunktion
- PCS (Thrombozytenbeteiligung an der Gerinnselfestigkeit): Differenz CS-FCS

47.8 Dokumentation

Patienten-ID sowie die Messung in das Dokumentationsbuch eintragen.

48 Perioperatives Wärmemanagement

Katja Hahn, Timur Puschmann

Besonderheiten

- Temperatursonde
- angewärmte Decken (Frottees)
- Infusionswärmegerät
- Ohrthermometer
- Oberkörperwärmedecke
- Massentransfusionsgerät

48.1 Material und Medikamente

Material

- Temperatursonde
- angewärmte Decken (Frottees)
- Infusionswärmegerät
- Ohrthermometer
- Oberkörperwärmedecke
- Massentransfusionsgerät

Medikamente

- abhängig vom Narkoseverfahren

48.2 Eingangsbemerkung

- Aus perioperativer Hypothermie (< 36 °C) resultieren erhöhte perioperative Komorbiditäten (Gerinnungsstörungen, kardiale Komplikationen, Wundinfektionen und Wundheilungsstörungen).
- Der Abfall der Körperkerntemperatur unter 36 °C muss konsequent vermieden werden.
- Entscheidend ist nicht die gemessene Normothermie am Ende der Operation, sondern den Verlust zu minimieren und somit die Körpertemperatur zu erhalten.

48.3 Basismaßnahmen

- Wichtig ist der frühzeitiger Beginn der Wärmemaßnahmen möglichst schon in der Einleitung, Vermeidung der Gabe kalter Infusionslösungen, sowie eine isolierende Abdeckung mit angewärmten Decken (Frottees).
- Zur Messung der Körpertemperatur können kontaktlose Infrarot Thermometer und Ohrthermometer für intermittierende Messungen oder Temperatursonden für eine kontinuierliche Messung eingesetzt werden. Messorte: sublingual, naso-/oropharyngeal, vesikal, rektal
- Bei Eingriffen mit geringem Flüssigkeitsumsatz, kleinem Operationsgebiet und/oder kurzer Operationszeit (< 30 min) sind o. g. Maßnahmen ausreichend (z. B. Metallentfernung, transurethrale Blasenresektion, Zirkumzision, Kürettage).
- Dokumentation der Körpertemperatur im Narkoseprotokoll

48.4 Weiterführende Maßnahmen

- Bei Eingriffen mit einem erhöhten Volumenumsatz sowie bei längerer Operationszeit (> 30 min) sind die Basismaßnahmen nicht ausreichend.
- Schon während der Einleitung erfolgt das Zudecken des Patienten mit angewärmten Decken (Frottees) und das Wärmen über eine Wärmedecke unter der Operationsdecke, also eine aktive Vorwärmung, wann immer möglich.
- Fortführen der konvektiven Wärmebehandlung auch während der Lagerung und Operation, es wird ein größtmögliches Hautareal aktiv gewärmt.
- Bei **mittellangen Eingriffen** (90–180 min) erfolgt ein aktives Wärmen mindestens mittels Oberkörperwärmedecke bzw. es muss bei nicht ausreichendem Erfolg die zusätzliche Erwärmung über das Infusionswärmegerät erfolgen.
- Bei **langen Eingriffen** (> 180 min) erfolgt ein aktives Wärmen mittels Ganzkörperwärmedecke. Bei nicht ausreichendem Erfolg kann eine zusätzliche Erwärmung mittels Infusionswärmegerät erfolgen.
- Bei Operationen mit **hohem Volumenumsatz** wird für die Infusion von Elektrolytlösungen sowie Transfusion von Blutprodukten ein Infusionswärmer verwendet.
- Bei spezieller Lagerung/adipösen Patienten für mittellange/lange Eingriffe kann das mit stabilem Gewebe durchwirkten Wärmesystem der Firma Moeck eingesetzt werden.

48.5 Postoperatives Vorgehen und Überwachung

- Die Wärmemaßnahmen werden im Aufwachraum konsequent weitergeführt.

49 Perioperatives Management von Patienten mit obstruktivem Schlafapnoesyndrom

Katja Hahn

49.1 Material und Medikamente

Material

- Stop-Bang/perioperativer Risikoscore
- erweitertes Atemwegsmanagement
- Lagerungsequipment
- CPAP-Maskengerät des Patienten
- übliche Vorbereitungen zur ITN
- Wärmemanagement
- Relaxometrie
- Post OP Überwachung planen

Medikamente

- Ionosteril 1000 ml
- Propofol 1 % 50 ml als Perfusort
- Desfluran (MAC 4-6 Vol%)
- Sufentanil (50 µg/10 ml)
- Remifentanil 2 mg Perfusor (40 µg/ml)
- Rocuronium (50 mg/5 ml)
- Atropin (0,5 mg/ml)
- Noradrenalin 10 ml (4 µg/ml)
- Noradrenalin 50 ml Perfusor (4 µg/ml)
- PONV-Prophylaxe nach SOP
- ggf. Clonidin zur Prämedikation (1 -2 µg/kg/KG)
  CAVE: off-label

49.2 Eingangsbemerkung

- Die Prävalenz von immer älteren, vorerkrankten Patienten, auch mit obstruktivem Schlafapnoesyndrom (OSAS) steigt. Sie erleiden häufiger unbemerkte Hyperkapnien, hypoxämische Episoden sowie myokardiale Ischämien. Größtenteils sind die Patienten klinisch auffällig, konkrete Diagnose oder sichere Therapie fehlen [1], [2].
- Die Detektion und Risikoprofilerstellung erfolgt häufig unmittelbar präoperativ.

49.3 Präoperative Vorbereitung

- Die Risikobewertung „OSAS“ obliegt der präoperativen Evaluation der Patienten in der Anästhesieambulanz.
- Im Prämedikationsgespräch wird hierzu das STOP-BANG-Protokoll erfragt. Dies empfiehlt sich grundsätzlich bei erhöhter Prävalenz des OSAS im chirurgischen Patientenklientel.
- Neben klinischen Hinweisen wie: Fettleibigkeit, männliches Geschlecht, Lebensalter, nächtliches Schnarchen mit Arouselmomenten, Tagesmüdigkeit, grosse Tonsillen, fliehendes Kinn, Makroglossie (z. B. bei Syndromen), Missbildungen im Hals- Gesichtsbereich
- sind u. a. internistische Vorerkrankungen z.Bsp.: Herzinsuffizienz, Nikotin- und Alkoholabusus, Sedativmedikation generelle Zeichen für ein OSAS.

Falls diese Kriterien zutreffen, dann ist der klinische Verdacht auf ein OSAS erhöht.

Während der Prämedikation wird nun das STOP-BANG-Protokoll erfragt (▸ Tab. 49.1, ▸ Tab. 49.2). Es soll bei deutlich erhöhter Prävalenz im chirurgischen Patientenklientel grundsätzlich durchgeführt werden.

- Diagnostisch wird die Schwere des OSAS per Polysomnografie (PSG) durch den **A**pnoe-**H**ypopnoe-**I**ndex (**AHI**) eingeteilt [3], [4]:
  - AHI < 15 mildes OSAS
  - AHI < 30 moderates OSAS
  - AHI > 30 schweres OSAS

  Der AHI beschreibt das Auftreten aponoeischer/hypopnoeischer Episoden pro Schlafstunde [7].

Tab. 49.1 STOP-BANG-Fragebogen (Quelle: [1]).

	Parameter	Punkte
S	Schnarchen: lautes Schnarchen? (lauter als Aussprache oder durch geschlossene Tür hörbar)	1
T	Tired (Müdigkeit): Besteht regelmäßig Müdigkeit am Tage oder werden oft „Nickerchen“ durchgeführt?	1
O	Observed Apnea (beobachtete Atempausen): Sind Angehörigen in der Schlafphase Atempausen aufgefallen?	1
P	Blood Pressure (Hypertonus): Ist eine arterielle Hypertonie bekannt oder wird diese medikamentös behandelt?	1
B	BMI > 35 kg/m²	1
A	Alter > 50 Jahre	1
N	Neck (Halsumfang) > 40 cm	1
G	Geschlecht: männlich	1

Tab. 49.2 Auswertung zu ▶ Tab. 49.1.

Punkte	OSAS-Risiko
0–2	gering
3 (wenn STOP = 2 + männlich)	hoch
3 (alle übrigen Fälle)	mittel
4 (wenn STOP = 2 + männlich + BMI > 35 kg/m²)	hoch
4 (alle übrigen Fälle	mittel
5–8	hoch

BMI: Body-Mass-Index, OSAS: obstruktives Schlafapnoesyndrom

- Im Zusammenhang mit Sauerstoffsättigungsabfällen ist das Ausmaß der Atemwegskompromittierung messbar und klinisch einschätzbar.
- Individuell dem Klinikklientel angepasst, legen klinikinterne perioperative Risikoscores das Ausmaß des Überwachungsbedarfes intra- und postoperativ fest, siehe ▶ Tab. 49.3.
- Sie berücksichtigen inhaltlich:
  - Schwere des OSAS (klinisch bzw.PSG)
  - operatives/ diagnostisches Trauma
  - postoperativer Schmerzmittelbedarf [6]
- Anxiolytische Prämedikation
- Üblicherweise wird auf eine anxiolytische Prämedikation u. a. mit Benzodiazepinen verzichtet. Die gebräuchlichen Medikamente reduzieren den Tonus der Atemwege, verzögern eine adäquate Weckreaktion und verlängern die Aufenthaltsdauer im AWR. Bei zwingendem Prämedikationsbedarf ist der vorsichtige Einsatz von Clonidin (1–2 µg/kg/KG; CAVE: off-label) möglich [5].

49.4 Anästhesieeinleitung

Grundsätzlich gilt:

- Sorgfältige Präoxygenierung mit dicht sitzender Maske (FiO_2 1,0)
- Oberkörper erhöht lagern (Intubationskissen bei Adipositas, s. SOP Adipositaschirurgie)
- Antizipation schwieriger Laryngoskopie bzw. Intubation
- Kollaps der Atemwege vermeiden (CPAP/ PEEP)
- Einmalige, kontrollierte Muskelrelaxation (TOF 0)
- Medikamente für TIVA: Propofol 1 – 2 mg/ kg/ KG, Remifentanil 0,1 – 0,5 µg/kg/ KG, falls erforderlich 0,3 – 0,5 µg/ kg/ KG Sufentanil
- ggf. Magensonde zur Entlastung
- PONV-Prophylaxe, wenn nötig
- adäquates Wärmemanagement

49.5 Anästhesieführung

Aufrechterhaltung:

- TIVA: Propofol 5–10 mg/kg/ KG/h, Remifentanil 0,15 µg/kg/KG, falls erforderlich 0,3 – 0,5 µg/kg/KG Sufentanil
- balanciert: Desfluran (MAC 4 – 6 VOL %) Remifentanil 0,1 -0,3 µg/kg/KG, falls erforderlich 0,3 – 0,5 µg/kg/KG Sufentanil
  - Augenmerk auf kurzwirksame Substanzen
  - Minimierung des Opioidverbrauches, ohne Unterschreitung des Bedarfs; wann immer möglich Allgemeinanästhesie in Kombination mit Lokal-/ Regionalanästhesie anstreben
  - Nachrelaxierung vermeiden
  - Adäquates Wärmemanagement

Tab. 49.3 Maßnahmen bei den verschiedenen Schweregraden der OSAS (Quelle: [4] und [6]).

Schweres OSAS		Moderates OSAS		Mildes OSAS	
OSAS bekannt/therapierbar	OSAS unbekannt/ klinischer Verdacht	OSAS bekannt/therapierbar	OSAS unbekannt, klinischer Verdacht	OSAS bekannt/ therapierbar	OSAS unbekannt/ klinischer Verdacht
sofern CPAP-Gerät vorhanden kleines OP Trauma 24 h Aufwachraum	Intensivbett / IMC	CPAP-Gerät vorhanden	Indikation NIV Beatmung prüfen	CPAP-Gerät	Indikation NIV Beatmung prüfen
		24 h AWR / erweitertes Monitoring		Verlängerte Überwachung im AWR unter Standardmonitoring	
		Verlegung auf telemetriefreie Station mit möglicher O_2-Gabe nach: • opioidfreiem Intervall • desaturations freies Intervall • beginnender Mobilisation Vorerkrankungen auf stabilem Ausgangsniveau		Verlegung auf telemetriefreie Station nach: • opioidfreiem Intervall • desaturations freies Intervall • beginnender Mobilisation Vorerkrankungen auf stabilem Ausgangsniveau	

49.6 Anästhesieausleitung

- Vor Extubation: obligater Ausschluss einer Restrelaxation (TOF 4/ TOF-Ratio > 0,9)
- Relaxansüberhang antagonisieren, Sugammadex favorisieren
- Extubation eines adäquat wachen Patienten in sitzender Position mit Atemwegsunterstützung (CPAP/ PEEP)
- Transport in den AWR mit Sauerstoff in optimalerweise sitzender Haltung

49.7 Postoperatives Vorgehen und Überwachung

- Eine differenzierte Schmerztherapie hat deutlichen Benefit für die Patienten.
- Ausreichende Opioidtherapie, dabei periphere und Schmerztherapie und regionale Verfahren vollumfänglich ausschöpfen
- Patienten mit vorbestehender Maskentherapie erhalten ihr Gerät bereits im AWR, idealerweise mit bekannter Geräteeinstellung
- Sitzende Lagerung beibehalten
- Großzügige Indikation für 24-Stunden-AWR
- Im Zweifelsfall Überwachung erweitern und Verlängern
- BGA-Kontrollen, wenn angezeigt

49.8 Ambulante Eingriffe bei OSAS

- Patienten mit mildem OSAS bedürfen postoperativ genauster Überwachung. Bei Detektion von Sauerstoffsättigungsabfällen, die im Zweifelsfall rekurrieren, ist der Patient stationär aufzunehmen, oder 24 Stunden im AWR zu überwachen. Vor Entlassung nach Hause ist eine sorgfältige fachärztliche Reevaluation zwingend geboten. [9]
- Eingriffe an den Atemwegen werden grundsätzlich stationär durchgeführt.
- Ambulant mögliche Eingriffe:
  - Patient ohne klinisch relevantes OSAS mit Gerät
  - Minimalst invasive Operationen in Lokal-/Infiltrations- oder peripherer Regionalanästhesie
  - Kleinere orthopädische Eingriffe in Lokal-/Infiltrations- oder peripherer Regionalanästhesie
  - Urolog. Stosswellentherapie [8]

49.9 Literatur

[1] Chung et. al. STOP Questionnaire A Tool to Screen Patients for Obstructive Sleep Apnea Anesthesiology 2008; 108:812–21.

[2] Young T, Palta M, Dempsey J, Skatrud J, Weber S, Badr S.The occurrence of sleep-disordered breathing among middle-aged adults. N Engl J Med. 1993; 328:1230–1235.

[3] 3 Peppard PE, Young T, Barnet JH, Palta M, Hagen EW, Hla KM. Increased prevalence of sleep- disordered breathing in adults. Am J Epidemiol. 2013; 177:1006–1014.

[4] Roesslein M: Perioperative Versorgung von Patienten mit obstruktiver Schlafapnoe. Anästh Intensivmed 2019; 60: 18 - 28.

[5] Faßbender, P., Herbstreit, F., Eikermann, M., Teschler, H., & Peters, J. (2016). Obstruktive Schlafapnoe – ein perioperativer Risikofaktor. *Dtsch Arztebl Int*, *113*(27–28), 463–469.

[6] Practice guidelines for the perioperative management of patients with obstructive sleep apnea: an updated report by the American Society of Anaesthesiologists

[7] Task Force on Perioperative Management of patients with obstructive sleep apnea. Anaesthesiology 2014; 120: 268 - 286.

[8] S3-Leitlinie Nicht erhholsamer Schlaf/ Schlafstörung Kapitel „Schlafbezogene Atmungsstörungen bei Erwachsenen" AWMF-Register Nr 063/001 Version 2.0(August 2017).

[9] Joshi GP, Ankichetty SP, Gan TJ, Chung F: Society for. Ambulatory anesthesia consensus statement on preoperative selection of adult patients with obstructive sleep apnea scheduled for ambulatory surgery. Anesth analf 2012; 115: 1060 - 8.

50 Perioperatives Management bei ambulanten Patienten

Patrick Herz

Besonderheiten

- Outpatient-Surgery-Admission-Index dokumentieren
- Informationsblatt aushändigen
- Aufklärung postoperatives Verhalten
- volljährige Begleitperson
- 24 h-Kontaktperson
- Bei Regionalanästhesie zusätzlich:
  - Aufklärung über mögliche neurologische Symptome
  - rückläufige sensomotorische Blockaden
  - Prüfung einer suffizienten Blasenfunktion

50.1 Eingangsbemerkung

- Viele Operationen mit geringen Risiken für postoperative Blutungen, respiratorische Komplikationen oder stärkere Schmerzen können ambulant durchgeführt werden.
- Ambulante Anästhesien gelten allgemein als sicher, weisen aber im Vergleich zu stationär durchgeführten Operationen ein verändertes Risikoprofil auf. Sie erfordern daher ein strukturiertes Risikomanagement, um ungeplante Hospitalisierungen zu verhindern.
- Schmerzen und postoperatives Erbrechen sind die häufigsten Gründe für ungeplante Hospitalisierungen und sollten daher möglichst verhindert werden.

50.2 Prämedikationsvisite

- Das Vorgespräch stellt das Zentrum der Risikoevaluation dar. Es sollte in ausreichendem Abstand zur geplanten ambulanten Operation stattfinden.
- Durch den anamnestischen Dialog und gezielte Untersuchungen soll festgelegt werden, ob ein Patient sofort oder erst nach Optimierung von Begleiterkrankungen ambulant narkose- und operationsfähig ist oder aufgrund des erhöhten Risikos der stationären Versorgung zugeführt werden muss.
- Obligat sollten folgende Punkte erhoben und beurteilt werden:
  - Anamnese
  - allgemeine und auf spezielle anästhesiologische Fragen ausgerichtete Untersuchungen
  - Berücksichtigung vorhandener Untersuchungsergebnisse
  - Festlegung der perioperativen Medikation unter Berücksichtigung der Dauermedikation
  - bei Symptomatik oder auffälliger Anamnese Erwägung von Zusatzuntersuchungen (z. B. Labortests, EKG, Bildgebungen, Lungenfunktionsprüfung), dabei gelten keine festen Altersgrenzen für o. g. Untersuchungen
- Neben den Besonderheiten in der postoperativen Phase unterscheidet sich die Dokumentation des Prämedikationsgespräches nicht grundlegend von dem des stationären Prozedere:
  - eingriffstypische Risiken
  - Notwendigkeit der Nahrungskarenz
  - Verhaltens- und Warnhinweise für die Phase nach der Entlassung, insbesondere Verbot der aktiven Teilnahme am Straßenverkehr, Geschäftsfähigkeit und Begleitung/Betreuung
  - Einwilligung des Patienten oder des gesetzlichen Vertreters

50.3 Outpatient-Surgery-Admission-Index

- Der Outpatient-Surgery-Admission-Index (OSAI) stellt ein validiertes Instrument zur Vorhersage ungeplanter stationärer Aufnahmen nach ambulanten Operationen dar (▶ Tab. 50.1).
- Patienten mit einem Index von 2 Punkten weisen bereits ein erhöhtes Risiko auf. Ab 4 Punkten ist das Risiko eines ungeplanten stationären Aufenthaltes massiv erhöht.

Tab. 50.1 Outpatient Surgery Admission Index (OSAI).

Risikofaktoren	Punkte
Alter ≥ 65 Jahre	1
Operationszeit > 120 min	1
kardiale Erkrankungen	1
peripher vaskuläre Erkrankungen	1
zerebrovaskuläre Erkrankungen	1
maligne Erkrankungen	1
Humanes Immunschwächevirus (HIV)	1
Regionalanästhesie	1
Allgemeinanästhesie	1

Merke

Ab 4 Punkten sind die Patienten primär der stationären Versorgung zuzuführen. Sollen die Patienten dennoch ambulant operiert werden, bedarf dieses einer besonders sorgfältigen perioperativen Planung. Hierüber sind die operierende Disziplin und der verantwortliche Anästhesieoberarzt zu informieren.

50.4 Perioperative Ziele

- hohe Patientensicherheit und effiziente Abläufe
- Entlassung ins häusliche Umfeld
- Schmerzfreiheit durch individuelles postoperatives Analgesieschema mit multimodalem Ansatz: Regionalanästhesie und Nichtopioidanalgetika
- Freiheit von Übelkeit und Erbrechen durch PONV-Prophylaxe (PONV: postoperative Übelkeit und Brechreiz) nach SOP (S. 191) und antiemetischen Narkotika (Propofol)
- gut steuerbare und kurzwirksame Substanzen
- Checklisten erhöhen die Patientensicherheit (präoperativ überprüfen und dokumentieren)
- Team-Time-Out (ambulanter Patient)

50.5 Allgemeinanästhesie

Prinzipiell sind die SOP der einzelnen Anästhesiefachbereiche zu beachten. Ferner gilt:

- Propofol als Einleitungs- und Aufrechterhaltungshypnotikum zeichnet sich durch seine gute Steuerbarkeit, die kurze Wirkdauer und seinen antiemetischen Effekt aus
- moderne volatile Anästhetika, wie Sevofluran und Desfluran, finden Anwendung
- Die kurzwirksamen Opioide Remifentanil und Alfentanil bieten ein vermindertes Risiko für Opiatüberhänge. Postoperativ ist der Einsatz des lang wirksamen Piritramid nach Rücksprache mit dem zuständigen Oberarzt möglich.
- Isofluran und Thiopental eignen sich aufgrund ihrer schlechten Steuerbarkeit weniger und stellen daher Medikamente der zweiten Wahl dar.

50.6 Regionalanästhesie

- gute Alternative oder Ergänzung zur Allgemeinanästhesie – auch ambulant
- Vorteil der Analgesie in den ersten postoperativen Stunden
- rückenmarksnahe Verfahren sind grundsätzlich möglich, weisen jedoch längere postoperative Überwachungsphasen auf (Abklingen der sensomotorischen Blockade)
- spinale und epidurale Hämatome sind bei korrektem Pausieren gerinnungshemmender Medikation eine Rarität – ebenso Abszesse
- sorgfältige Aufklärung über neurologische Symptome und Komplikationen (Liquorverlustsyndrom, epidurale oder spinale Blutungen oder Abszesse)
- Einsatz kurzwirksamer Lokalanästhetika (Chloroprocain, Prilocain 2 % hyperbar)
- Bupivacain 0,5 % in Low-Dose-Technik

50.7 Entlassungsmanagement

- obligate postoperative Visite durch den Anästhesisten zur Beurteilung der Entlassungsfähigkeit des Patienten (Aufwachraum)
- Das Aushändigen des Bogens für das postoperative Verhalten an den Patienten ist obligat (▶ Abb. 50.1).

50.8 Klinische Beurteilung

- volle Ausprägung der Schutzreflexe
- hämodynamische Stabilität
- keine respiratorischen Einschränkungen
- räumlich/zeitliche Orientierung
- kein PONV
- individuell ausreichendes analgetisches Therapiekonzept
- Nahrungsaufnahme möglich
- bei Regionalanästhesie zusätzlich rückläufige sensomotorische Blockade
- bei rückenmarksnahen Verfahren zusätzlich:
  - suffiziente Blasenfunktion
  - volle Erholung sensibel und motorisch

Patientenaufkleber

Eingriff: ______________________

____

Protokoll-Nr.

Liebe Patientin, lieber Patient, liebe Eltern,
bei Ihnen bzw. Ihrem Kind wurde heute eine ambulante Narkose in
______________________ durchgeführt.

Bitte beachten Sie nach der Klinikentlassung folgende Punkte:

- Lassen Sie sich von einer volljährigen Begleitperson nach Hause bringen und stellen Sie für den Rest des Tages als auch für die Nacht eine permanente Betreuung sicher.
- Im Anschluss an die Narkose dürfen Sie 24 Stunden lang nicht aktiv am Straßenverkehr teilnehmen, keine Maschinen bedienen und Werkzeuge benutzen; sie sollten zudem keine wichtigen Entscheidungen treffen (keine Verträge abschließen), keinen Alkohol trinken oder Beruhigungsmittel einnehmen, da Wechselwirkungen mit den in der Narkose verabreichten Medikamenten nicht ausgeschlossen werden können.
- Ab ______ Uhr dürfen Sie bzw. Ihr Kind schluckweise trinken (z.B. Tee).
- Ab ______ Uhr ist leichte Kost erlaubt.
- Bitte nehmen Sie bei Schmerzen nur das von uns empfohlene Schmerzmedikament in der vorgeschriebenen Dosierung ein:

Medikament und Dosis: ______________________

Intervall: ______________________

Höchstdosis in 24 Stunden: ______________________

Bei folgenden Veränderungen muss sofort ein Arzt verständigt werden:

- auffällige Blässe, erschwerte Atmung, Fieber über 38° C, Schüttelfrost, Nackensteife, Kreislaufstörungen
- anhaltende starke Übelkeit bzw. Erbrechen, starke†Schmerzen, Nachblutungen, Blau- oder Weißverfärbungen von Fingern bzw. Zehen im festen Verband, Schwellungen, Gefühlsstörungen (z.B. Kribbeln, Taubheitsgefühl), Anzeichen von Lähmungen oder Krämpfen

Sollte Ihr Arzt/Hausarzt†nicht erreichbar sein, dann melden Sie sich bitte bei uns!
Unter der Telefon-Nr. ______________ erreichen Sie als erste Anlaufstelle unseren anästhesiologischen Aufwachraum, der rund um die Uhr besetzt ist. Sie können sich aber auch direkt mit dem diensthabenden Anästhesisten verbinden lassen (Telefon-Nr. unserer Klinik: ______________).
In dringenden Notfällen (z.B. zunehmende Atemnot, Brustschmerz, Bewusstlosigkeit) wenden Sie sich bitte umgehend an die Rettungsleitstelle (Tel.-Nr.: 112).

____
Datum und Unterschrift
Anästhesist/in

____
Kopie erhalten Unterschrift
(Patient/in/Betreuer/in/Sorgeberechtigte)

Abb. 50.1 Beispiel für ein Entlassprotokoll.

50.9 Zwischenfallmanagement

- Ist der Patient seitens der Operateure oder Anästhesisten nicht entlassungsfähig, muss ein Verbleib im 24 h-Aufwachraum oder eine stationäre Aufnahme gewährleistet sein oder organisiert werden.

50.10 Literatur

[1] Larmann J, Vescia F, Zwißler B. Risk management for ambulatory anaesthesia. Anästhesiol Intensivmed Notfallmed Schmerzther 2013; 48(3): 180–191

[2] Lee A. Fleisher et al. A Novel Index of Elevated Risk of Inpatient Hospital Admission Immediately Following Outpatient SurgeryArch Surg. 2007;142(3):263-268

51 Übergabeprotokoll Intensivstation oder Aufwachraum

Katharina Puschmann, Katja Hahn

Übergabeprotokoll Intensivstation oder Aufwachraum

OP → ☐ IMC/ICU ☐ 24-h-AWR ☐ ICU AWR (beatmet)

Überwachungsgrund:

Aufnahmebefund AWR/Übergabe ICU:

GCS:	Pupillen:
Lunge/SpO_2/O_2:	Abdomen:
Drainagen:	Diurese:
RR/HF:	Katecholamine:

Datum: / /20 : Uhr

Patientenetikett

Alter: ___ Jahre **Größe:** ___ cm **Gewicht:** ___ kg

Geschlecht: ___ **ASA:** ___ **Anästhesieverfahren:** ___

ALLERGIEN	Isolationspflichtigkeit

Hauptdiagnose:

Therapie/Operationsdetails:

intraoperative anästhesiologische Ereignisse:

Zugänge/Katheter: PVK:___ Arterie:___ ZVK:___

Rö-Kontrolle ZVK notwendig? ☐ Ja ☐ Nein

Volumentherapie: Einfuhr ___ ml, Ausscheidung ___ ml

kumulativer Blutverlust: ______ ml

Blut-/Gerinnungsprodukte gegeben/vorhanden?

EK ______ FFP ______ TK ______ andere: ______

letzte Laborkontrolle/Laborwerte: ____________

Vorerkrankungen:

1. 4.
2. 5.
3. 6.

narkoseführende/Ärztin/Arzt/AWR Arzt: ____________

Vormedikation/aktuelle Medikation:

Perfusoren:

1. 2.

Dauermedikation i.v./p.o.

1. 4.
2. 5.
3. 6.

postoperative Anordnungen/Extubation/Nachbeatmung/Nachtziele:

AWR-Überwachung:

Laboranforderungen nach Standard:
☐ Post-OP ☐ 4 Uhr ☐ sonstiges

Post-OP Schmerztherapie:

Nicht-opioide: ☐ Paracetamol ☐ Metamizol ☐ Ibuprofen
__________ __________ __________

Opioide: ☐ Piritramid ☐ Morphin
__________ __________

Regional-anästhesie: ☐ PDK ☐ peripherer Nervenkatheter ☐ Ropivacain 0,2% (ml/h)

Magenschutz: ☐ Pantoprazol Antibiose: __________
____

Thrombose-Prophylaxe: ☐ Enoxaparin ☐ Heparin s.c. ☐ Heparin i.v.
__________ __________ __________

Vigilanz/Neurologie: ☐ Kopf ☐ Wirbelsäule ☐ Durchblutung ☐ 1-stündliche Kontrolle

ICP-Sonde: ☐ Zieldruck __________
Fördermenge EVD: ______ ml/h

Volumengabe: von OP-Beginn bis morgens 5 Uhr

Bilanzziel: ____________________

Kreislaufziel: MAD: ☐ 60 mmHg ☐ > 65 mmHg

Abb. 51.1 Musterprotokoll für die Übergabe an die Intensivstation oder den Aufwachraum. ASA: American Society of Anaesthesiologists, AWR: Aufwachraum, EK: Erythrozytenkonzentrat, EVD: externe Ventrikeldrainage, FFP: Fresh frozen Plasma, GCS: Glasgow Coma Score, HF: Herzfrequenz, ICP: intrakranieller Druck, ICU: Intensive Care Unit, IMC: Intermediate Care, MAD: mittlerer arterieller Druck, PDK: Periduralkatheter, PVK: peripherer Venenkatheter, RR: Blutdruck, TK: Thrombozytenkonzentrat, ZVK: zentraler Venenkatheter.

52 Intraoperative EEG Messung

Michael Winterhalter

Besonderheiten

Basisinformationen

- Der **BIS-Monitor** und **Narcotrend-Compact M** dienen zur Hirnfunktionsüberwachung. Sie wurden speziell für den Einsatz mit hypnotisch wirkenden Medikamenten in Operationssälen, Intensivstationen und für die klinische Forschung entwickelt.
- Das Elektroenzephalogramm (EEG) wird dargestellt, analysiert und altersbezogen klassifiziert.
- Zur Beurteilung der Hypnosetiefe ist eine 1-Kanal-Ableitung als Standard ausreichend.
- Zum Vergleich der EEG-Aktivität beider Hirnhälften kann eine 2-Kanal-Ableitung genutzt werden.

Während der Messung erfolgen regelmäßige automatische Impedanz-Tests. Bei zu hohen Werten erscheint eine Meldung im EEG-Fenster. Zu hohe Impedanzen vor/während der Messung müssen korrigiert werden.

Material

- Bis-Monitor mit Bis-Elektrode
- Narcotrend-Compact M mit EKG-Elektroden 3-mal
- Narcotrend-Intelli-Bridge-EC-Modul mit EKG-Elektroden 3-mal

52.1 Material

- EEG-Gerät
- Elektroden
- Präparationscreme
- US-Gel

52.2 Eingangsbemerkung

Merke

Eingangsbemerkungen
Die Inzidenz der intraoperativen Wachheit wird in der Literatur mit 0,1–1 % bei Hochrisikopatienten/-patientinnen angegeben. Inwieweit die intraoperative Verwendung eines EEG zur Vermeidung eines postoperativen Delirs beiträgt, ist Gegenstand aktueller Untersuchungen.

- Mittels eines EEG kann spontane oder durch Stimuli hervorgerufene elektrischer Aktivität des Hirns erfasst werden. Eine Dämpfung der Hirnfunktion zeigt sich allgemein durch eine Verlangsamung im EEG.
- Fokale /regionale EEG Veränderungen sind von generalisierten EEG Veränderungen die überall am Schädel ableitbar sind z. B. durch globale Hypoxie, Hypothermie, Narkotika oder Sedativa zu unterscheiden.
- Durch eine intraoperative Elektroenzephalogramm (EEG) Messung kann eine gering zeitversetzte (20–30 Sek. Verzögerung) Abschätzung der aktuellen Hypnosetiefe mittels eines prozessierten EEG als Hilfestellung für eine gezielte Steuerung der Hypnotika Gabe erfolgen.
- **Narcotrend-Compact M:**
  - 2 Kanal Original-EEG
  - automatische EEG-Klassifikation
  - Leistungsspektrum, Burst-Suppression-Ratio (BSR)
  - STI (Krampf-Erkennung), EMG-Index
  - automatische Impedanzmessungen

52.3 Indikationen

- prinzipiell bei jeder Allgemeinanästhesie
- Awareness bei früheren Operationen in der Anamnese
- TIVA
- Burst Suppression Sedierung auf Intensiv
- Polytrauma
- Stapes-OP, „open eye“- OP,
- A.-carotis-OP

52.4 Besonderheiten

- Amplituden des EEG-Signals im µVolt-Bereich, störungsanfällig
- guter Elektrodenkontakt zur Haut für niedrige Impedanzwerte entscheidend
- Narcotrend: Elektrodenimpedanzen-Ziel: < 2 kΩ (maximal 8 kΩ insg.)

52.5 Vorbereitung

- Stand-alone-Gerät starten
- Anweisungen am Bildschirm folgen
- alternativ Plug-&-Play-Modul verwenden

52.6 Durchführung

- Haut auf Stirn bzw. Kopf entfetten
- Narcotrend 3 Standard-EKG-Elektroden aufkleben,
- Abstand zwischen Ableiteelektroden > 8 cm
- Bis: 1er-Elektrode Erwachsene oder Kind
- Verbindung mit Narcotrend-Monitor bzw. BIS-Monitor

52.7 EEG-Monitore

52.7.1 Narkotrend

- Referenzelektrode:
  - Ableitelektroden: 1-Kanal-Ableitung **1a und 1b**
  - 2-Kanal-Ableitung **1a/2a und 1b bzw. 2b**

52.7.2 BIS-Monitor

- Zur Ableitung des EEG ist eine spezielle Einmalklebe-Elektrode (▶ Abb. 52.2) zu verwenden.
- Für Erwachsene und Kinder gibt es 2 verschiedene Größen.

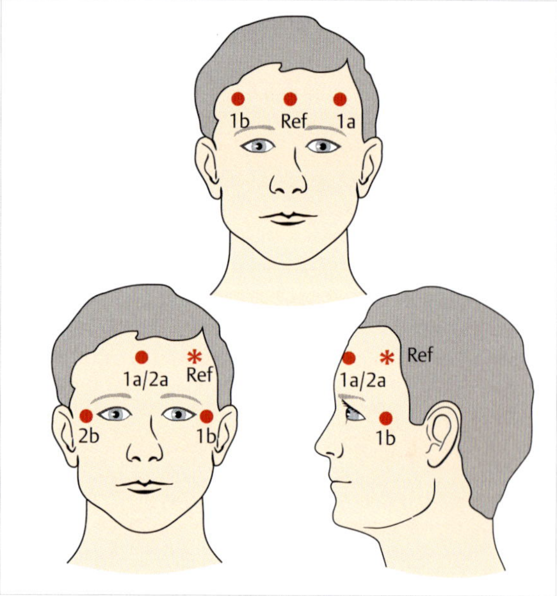

Abb. 52.1 Platzierung der Elektroden. * Die Referenz-Elektrode (R) kann beliebig im Stirnbereich positioniert werden.

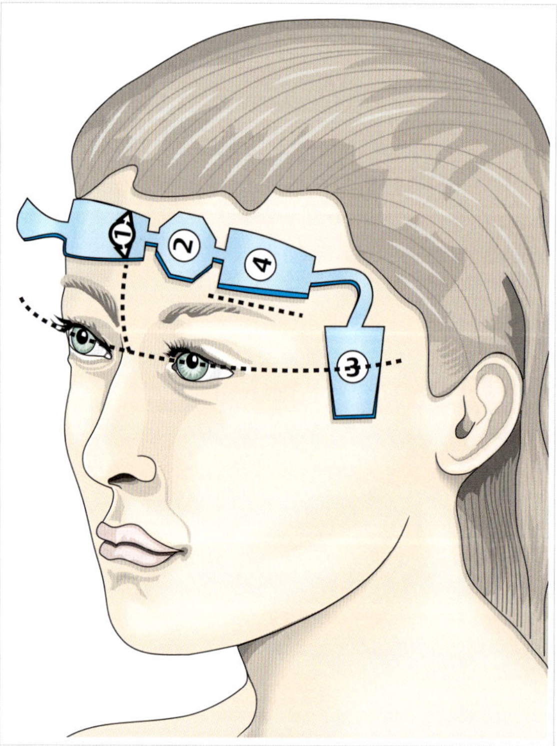

Abb. 52.2 Platzierung der Bis-Elektrode. Postition links oder rechts.

52.8 Interpretation

- Narcotrend:
  - Typische EEG-Veränderungen während einer Narkose/ Sedierung s. ▶ Abb. 52.3
  - Klassifikation des EEG anhand einer Skala von Stadium A (wach) bis Stadium F (sehr tiefe Hypnose). Zusätzlich EEG-Index (100 = wach, 0 = sehr tiefe Hypnose) intraoperativ
- BIS:
  - Bispektralanalyse-Index (100 = wach, 0 = sehr tiefe Hypnose) intraoperativ 40–50, ab 60 cave Awareness

Vorsicht

Hypoxie, Ischämie, Hypothermie, Hypo-/Hyperkapnie bewirken ebenfalls generalisierte EEG-Veränderungen

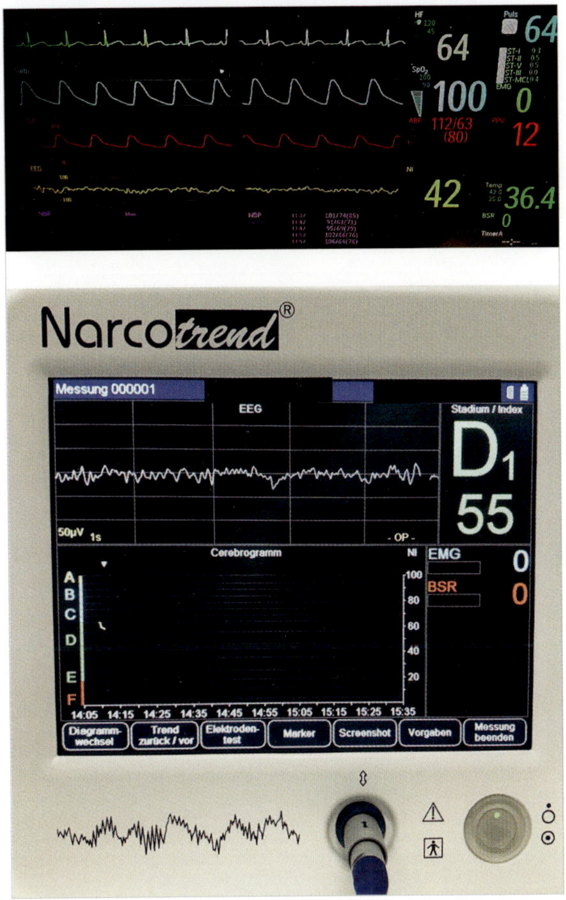

Abb. 52.3 Narcotrend-Monitor.

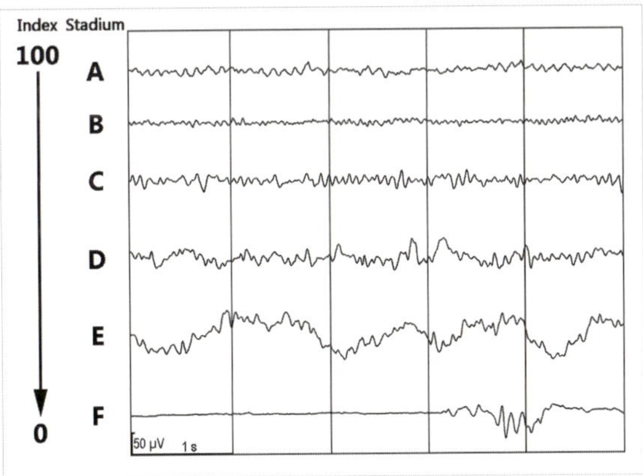

Abb. 52.4 Beispielhafte EEG-Messung.

Teil VII

Hygiene

VII

53 Hygienestandard bei anästhesiologischen Punktionen, Injektionen und Katheteranlagen

Michael Germeshausen

53.1 Eingangsbemerkung

Anzuwenden bei folgenden Verfahren:
- sämtliche Injektionen
- venöse und arterielle Punktionen
- Katheteranlagen (ZVK)
- Punktionen und Katheteranlagen zur Regionalanästhesie
- Spinalanästhesie (SpA)
- Periduralkatheter (PDK)
- periphere Nervenkatheter
- transurethrale Blasenkatheter

Zu verwendende Antiseptika:
- Octeniderm farblos mit Remanenzeffekt
- Octenisept

Auf der Grundlage der Empfehlungen der Kommission für Krankenhaushygiene und Infektionsprävention (KRINKO) beim Robert Koch-Institut [3] lassen sich folgende Hygienestandards und Einwirkzeiten festlegen (▶ Tab. 53.1).

53.2 Ablauf der Desinfektion

- Einwirkzeit beachten
- Großflächiges Einsprühen des Punktionsgebietes mit Octeniderm farblos. Einmaliges Wischdesinfizieren der Punktionsstelle mit einem in Octeniderm getränkten sterilen Tupfer. Anschließend erneutes großflächiges Einsprühen des Punktionsgebietes mit Octeniderm farblos.

Tab. 53.2 Desinfektion bei transurethralem Blasenkatheter.

Einwirkzeit	Technik	Präparat
1 min	Wischen	Octenisept 1. Wahl
3 min	Wischen	Braunol 2. Wahl

- eine „klassische chirurgische" Wischdesinfektion kann entfallen
- Bei der Anlage von Kathetern wird das Punktionsgebiet nach der Desinfektion mit sterilen Lochtüchern abgedeckt und es werden steriler Kittel, Mundschutz und sterile Handschuhe getragen.
- Bei der Anlage von periphervenösen Venenverweilkanülen (PVK) soll nur Octeniderm verwendet werden.
- Vor der Anlage von Blasenkathetern erfolgt eine Schleimhautantiseptik durch Wischdesinfektion (▶ Tab. 53.2).

53.3 Literatur

[1] KRINKO. Prävention von Infektionen, die von Gefäßkathetern ausgehen: Teil 1. Bundesgesundheitsblatt Gesundheitsforschung Gesundheitsschutz 2017; 60: 171–206. doi:10.1007/s00103-016-2487-4
[2] KRINKO. Prävention von Infektionen, die von Gefäßkathetern ausgehen: Teil 2. Bundesgesundheitsblatt Gesundheitsforschung Gesundheitsschutz 2017; 60: 207–215. doi:10.1007/s00103-016-2488-3
[3] KRINKO. Anforderungen an die Hygiene bei Punktionen und Injektionen. Bundesgesundheitsblatt 2011; 54: 1135–1144

Tab. 53.1 Hygienestandards für verschiedene anästhetische Verfahren.

Verfahren	Einwirkzeit	Technik	Präparat
Punktionen/Injektionen (periphervenöse Venenverweilkanülen)	15–60s	sprühen, wischen, sprühen	Octeniderm farblos
zentraler Venenkatheter	15–60 s (talgdrüsenarm)	sprühen, wischen, sprühen	Octeniderm farblos
periphere Nervenkatheter	15–60 s (talgdrüsenarm)	sprühen, wischen, sprühen	Octeniderm farblos
Periduralkatheter	2–10 min (talgdrüsenreich)	sprühen, wischen, sprühen	Octeniderm farblos
Spinalanästhesie	2–10 min (talgdrüsenreich)	sprühen, wischen, sprühen	Octeniderm farblos

54 Verhalten nach Stichverletzungen oder Exposition mit potenziell infektiösen Sekreten

Maike Doden

Nach beruflicher Exposition sollten unverzüglich Sofortmaßnahmen eingeleitet werden (▶ Abb. 54.1). Bei Unsicherheit zum Verhalten kann der zuständige Durchgangsarzt (D-Arzt) telefonisch um Rat gebeten werden.

Im Anschluss an die Sofortmaßnahmen muss der Vorgang als Berufsgenossenschaftsfall durch den D-Arzt, z. B. in der zentralen Notaufnahme, aufgenommen und das weitere Prozedere je nach Risikoeinschätzung besprochen werden. Die serologischen Untersuchungen des Patienten, durch dessen Sekrete eine Infektion möglich ist, sollten mit einer Blutprobenabnahme erfolgen. Formal ist dafür die Einwilligung des Patienten erforderlich und ein entsprechendes Formblatt sollte z. B. in der Notaufnahme vorhanden sein.

Das genaue Vorgehen bei Nadelstichverletzungen oder bei Exposition mit potenziell infektiösen Sekreten wird in der folgenden Abbildung (▶ Abb. 54.2) beispielhaft anhand des Merkblattes des Klinikverbunds Bremen dargestellt.

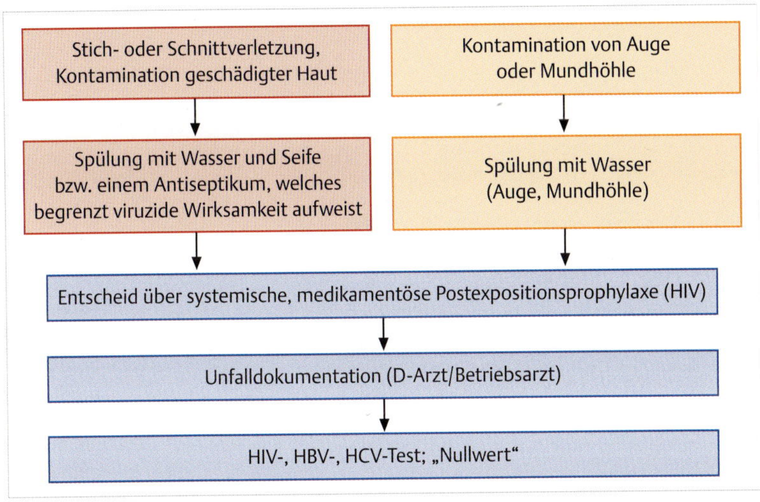

Abb. 54.1 Vorgehen bei Exposition mit potenziell infektiösem Material.
HBV: Hepatitis-B-Virus, HCV: Hepatitis-C-Virus, HIV: humanes Immunschwächevirus.

Stich-/Schnittverletzung oder Sekretverschmutzung/Kontamination (z.B. Blut ins Auge)

Was tun?

Nach einem Unfall findet die **Erstversorgung** inklusive der ersten Blutuntersuchung **in der Zentralen Notaufnahme (ZNA)** statt.

Die **weiteren Untersuchungen** erfolgen **im Betriebsärztlichen Dienst (BÄD) - Tel: XXX-XXXX**

Am Tag des Unfalls sollte das Blut des Verletzten auf Hepatitis B und C sowie auf HIV untersucht werden („Nullwert"). Diese Untersuchung erfolgt in der ZNA.

Wenn möglich, sollte der Infektionsstatus vom Patienten (Index) bei dem man sich verletzt hat, bekannt sein. Wird hier eine Infektion festgestellt bzw. ist der Infektionsstatus vom Index nicht bekannt, gilt Folgendes:

(Mögliche) HIV-Infektion des Patienten (Index):

Prüfen, ob eine Post-Expositions-Prophylaxe (PEP) sinnvoll ist. Eine PEP ist eine schützende Therapie durch Einnahme von Tabletten über 4 Wochen nachdem man sich möglicherweise angesteckt hat.
Die Entscheidung, ob eine PEP sinnvoll ist, erfolgt in der ZNA. Wenn ja, sollten die ersten Medikamente möglichst innerhalb von 2 Stunden – maximal innerhalb von 24 Stunden – nach dem Unfall eingenommen werden.
Die Medikamente für die ersten **3 Tage („Notfall-PEP")** erhalten Sie **in der ZNA**.

Die Medikamente für die **eigentliche PEP (4-Wochentherapie) erhalten Sie im BÄD**.

(Mögliche) Hepatitis B-Infektion des Patienten (Index):

Der Hepatitis B-Impfstatus des Verletzten muss überprüft werden. Je nach Status (Vorimpfungen) können weitere Impfungen erforderlich sein. Um zu wirken, müssen diese **Impfungen in einem Zeitfenster von 2 Tagen** nach Verletzung erfolgen.

(Mögliche) Hepatitis-C-Infektion des Patienten (Index):

Für Hepatitis C gibt es aktuell keine Impfung und auch keine vorbeugende Notfall-Medikamentengabe wie bei einer HIV- PEP. Bei Hepatitis C erfolgt am Unfalltag nur eine Blutuntersuchung **„Nullwert" des Verletzten**.

Nach einer Stichverletzung folgen **im Regelfall** immer mindestens **2 Untersuchungstermine im BÄD**.

– **nach 6 Wochen:** Untersuchung auf Hepatitis C und HIV ggfs. auch auf Hepatitis B

– **nach 3 Monaten**: Untersuchung auf Hepatitis C und HIV

(– nach 6 Monaten ggfs. Untersuchung auf Hepatitis C wenn der Index HCV-pos. ist)

Wenn eine HIV-PEP durchgeführt wird:

Einmal pro Woche Blutuntersuchung im BÄD, um mögliche Nebenwirkungen der medikamentösen Therapie auszuschließen.

Wir beantworten gerne Ihre Fragen, rufen Sie uns an: **BÄD im KBM: XXX-XXXX** (Stand: Mai 2018)

Bitte verwenden Sie immer die aktuell gültige Version des Dokumentes.

Abb. 54.2 Beispielhaftes Merkblatt zum Verhalten bei Nadelstichverletzungen oder Exposition mit potentiell infektiösen Sekreten. (Quelle: Mit freundlicher Genehmigung von Dr. Wunderle Klinikum Bremen-Mitte)

Teil VIII

Aufwachraum und postoperative Phase

VIII

55 Aufgabenstellung und Organisationsabläufe im Aufwachraum

Patrick Haltermann, Hanns-York Helmold

Präambel:
Nach anästhesiologischen Verfahren sind Patienten durch die Auswirkungen des Betäubungsverfahrens auf ihre Vitalfunktionen potentiell beeinträchtigt. Deshalb müssen sie nach jedem diagnostischen oder therapeutischen Eingriff lückenlos und intensiv überwacht werden. Die Dauer der Überwachung richtet sich nach dem eingesetzen Anästhesieverfahren und dem Zustand des Patienten.

Daraus resultieren folgende Forderungen:

- Der AWR (Aufwachraum) ist in seiner personellen wie apparativen Ausstattung in vollem Umfang als anästhesiologische Einrichtung anzusehen.
- Die besondere Gefährdung anästhesierter Notfallpatientinnen und -patienten auch außerhalb der Regelarbeitszeit erfordert eine ununterbrochene Funktionsbereitschaft („24/7") des Aufwachraumes.
- Die Weiterführung bereits intraoperativ begonnener Infusions- und medikamentöser Therapien, sowie die Einleitung der frühpostoperativen Schmerztherapie und deren Bewertung hinsichtlich ihrer Auswirkungen auf die Vitalfunktionen der Patientinnen und Patienten erfordern eine jederzeit unmittelbar verfügbare ärztliche Präsenz.
- Die apparative Ausstattung des Aufwachraumes muss darüber hinaus zu jeder Zeit diagnostische (z. B. BGA [Blutgasanalyse], Ultraschall- oder Doppler-Sonografie) wie auch therapeutische Interventionen (elektrischer Defibrillator, Notfallbeatmungsgerät) erlauben.
- Das vorgehaltene Notfallequipment (O2-Insufflation und Sekretabsaugung, Defibrillator, Notfallbeatmungsgerät) muss sich an u. U. im Aufwachraum auch nur ausnahmsweise zu betreuenden Patientinnen und Patienten orientieren (z. B. Guedel-/Wendl-Tuben und Beatmungsmasken auch für alle möglicherweise aufzunehmenden pädiatrischen Patientinnen und Patienten).

Basismonitoring der Vitalparameter im AWR (wenigstens viertelstündliche Dokumentation):

- pulsoxymetrische Sauerstoffsättigung
- Blutdruckmessung (entweder als noninvasive Blutdruckmessung [NIB] unblutig oder bei liegender arterieller Kanüle invasiv)
- EKG (Elektrokardiogramm), möglichst 5-Kanal mit ST-Streckenanalyse
- Atemfrequenzmonitoring (meist über EKG-Kabel)

Zusätzliches Monitoring von Parametern, die im engeren Sinne nicht zu den Vitalparametern zählen und sich nicht so rasch verändern (wenigstens stündliche Dokumentation):

- Körpertemperatur
- Diurese
- Drainagefördermengen
- Schmerzscore nach NRS (Numerische Ratingskala)
- Vigilanz-/Agitiertheitsscore nach Richmond Agitation Sedation Scale (RASS)
- Bewertung der peripheren neurologischen Situation (z. B. periphere Sensomotorik)

Ergänzt wird das Monitoring durch eine BGA bei Eintritt in den AWR bei jeder Patientin und jedem Patienten mit zentralem Venenkatheter (ZVK) oder arterieller Kanüle. Bei einem Blutverlust > 20 % des vermuteten Blutvolumens erfolgt mit Aufnahme in den AWR in jedem Fall zusätzlich zur BGA eine Blutbild-/Gerinnungskontrolle.

Während der Routineüberwachung erfolgt die postoperative Kreislauf-/Infusions- bzw. Schmerztherapie nach den bereits intraoperativ von der zuständigen Anästhesistin oder dem Anästhesisten getroffenen Anordnungen bzw. nach Maßgabe des für den Aufwachraum eingeteilten oberärztlichen Personals. Dieses steht während der Überwachung im AWR in einem ständigen Austausch mit den AWR-Pflegekräften über die Entwicklung der Patientin oder des Patienten und etwaige Probleme.

Vor der Verlegung aus dem Aufwachraum und damit aus dem Zuständigkeitsbereich der Anästhesie heraus in die Zuständigkeit der bettenführenden Fachabteilungen wird jede Patientin/jeder Patient vom für den AWR zuständigen oberärztlichen/fachärztlichen Personal gemeinsam mit der zuständigen Pflegekraft abschließend gesehen und dabei auf die Erfüllung folgender **Entlassungskriterien** hin überprüft:

- Bewusstseinslage wach bzw. wie präoperativ
- Schutzreflexe vorhanden bzw. wie präoperativ
- Spontanatmung ausreichend (mit den Unterstützungsmöglichkeiten der aufnehmenden Einheit)
- Kreislauf stabil
- Diurese > 0,5 ml/kgKG/h, Miktion spontan
- Muskelrelaxation klinisch nicht nachweisbar
- Blutung nicht signifikant
- zufriedenstellende Schmerztherapie (NRS < 4), bei rückenmarksnaher Regionalanästhesie Rückbildung auf sensorische Blockade unterhalb Th 10
- zufriedenstellende Therapie einer ggf. aufgetretenen postoperativen Übelkeit (PONV)
- Normothermie

Die Erfüllung obiger Kriterien wird vom zuständigen Arzt auf dem AWR-Entlassungsbogen (letzter Bogen des Anästhesieprotokolls) dokumentiert, ebenso wird ggf. auch auf eine nicht vollumfängliche Erfüllung aller Kriterien deutlich hingewiesen (u. U. mit entsprechenden Handlungsempfehlungen für die weiterbetreuende Station). Auf diesem Bogen werden auch Anordnungen für die weitergehende Diagnostik (Röntgen, Labor), die kurz-/mittelfristige Schmerz- und Infusionstherapie und den Überwachungsbedarf des Patienten getroffen. Gleichzeitig dient dieser Bogen bei ambulanten Patienten auch zur Dokumentation der anästhesiologischen Entlassungsvisite.

55.1 Literatur

[1] Empfehlung der Deutschen Gesellschaft für Anästhesiologie und Intensivmedizin und des Berufsverbandes Deutscher Anästhesisten. Überwachung nach Anästhesieverfahren. Anästh. Intensivmed. 50 (2009) S 486–S 489

56 Allgemeinchirurgische Patienten im Aufwachraum

Patrick Haltermann, Hanns-York Helmold

Besonderheiten

Material
- 5-Kanal-EKG (Elektrokardiogramm)
- O_2-Sättigungsclips
- Blutdruckmanschetten
- Druckaufnehmersysteme für invasive Blutdruckmessung
- Defibrillator mit Elektroden zur Defibrillation
- Temperatursonden
- Infusions-/Transfusionssysteme
- venöse Verweilkanülen
- Verbandsmaterialien
- Patientensicherungssysteme (Bettgitter)

Medikamente
- Antiemetika (s. u.)
- Analgetika (s. u.)
- Antipsychotika (s. u.)
- Antagonisten (s. u.)
- Infusionslösungen

56.1 Material und Medikamente

Material

- pulsoxymetrische Sauerstoffsättigung (mit Finger- oder Ohrclip)
- Blutdruckmessung nicht invasiv
- Blutdruckmessung invasiv (bei liegender arterieller Kanüle)
- 5-Kanal-EKG
- Atemfrequenzmessung über EKG-Ableitungen
- Temperatursonden (nasal, rektal)
- Warmluftgebläse
- Kühlaggregate/Coldpacks
- Infusions-/Spüllösungen
- Stethoskope

Medikamente

- Analgetika
  - Opiate: Piritramid, Morphin
  - Nichtopiate: Paracetamol, Metamizol, Ibuprofen, Parecoxib
- Antiemetika
  - Serotoninantagonisten: Granisetron
  - Dopaminantagonisten: Droperidol (DHB), Metoclopramid (MCP), Alizaprid
  - Antihistaminika: Dimenhydrinat, Promethazin
- Substanzen zur vegetativen Dämpfung: Clonidin (ggf. Midazolam zur Anxiolyse)
- Antipsychotika: Haloperidol
- Antagonisten:
  - Naloxon (bei Opiatüberhang)
  - Neostigmin (bei Relaxanzienüberhang)
  - Flumazenil (bei Benzodiazepinüberhang)
  - Physostigmin (bei V. a. ZAS [zentralanticholinerges Syndrom])

56.2 Vorgehen

- Basismonitoring der Vitalparameter (viertelstündliche Dokumentation):
  - pulsoxymetrische Sauerstoffsättigung
  - Blutdruckmessung entweder unblutig als noninvasive Blutdruckmessung (NIB) oder bei liegender arterieller Kanüle invasiv
  - EKG (möglichst 5-Kanal mit ST-Streckenanalyse)
  - Atemfrequenzmonitoring (meist über EKG-Kabel) zur Detektion von Brady-/Apnoephasen
- Monitoring weiterer, nicht zu den Vitalparametern zählenden Parameter (stündliche Dokumentation):
  - Körpertemperatur
  - Diurese
  - Drainagefördermengen
  - Schmerzscore nach Numerischer Ratingskala (NRS)
  - Vigilanz-/Agitiertheitsscore nach Richmond Agitation Sedation Scale (RASS)
  - Bewertung des neurologischen Status (z. B. periphere Sensomotorik, Pupillen)

56.3 Besonderheiten

Der allgemeinchirurgische Patient im AWR (Aufwachraum) ist frühpostoperativ insbesondere durch Nachblutungen, postoperative Übelkeit und respiratorische Probleme (Atelektasenbildung bei durch unzureichende Analgesie verursachter „Schonatmung") gefährdet. Daraus ergeben sich folgende, von der Pflege im AWR zu beachtende Aspekte:

- engmaschige Verband- und Drainagekontrollen
- Schmerztherapie i. v. oder ggf. peridural
- Therapie postoperativer Übelkeit und Erbrechen (PONV) gemäß SOP (S. 191)
- Erste Trinkversuche mit Wasser/Tee bei sicheren Schutzreflexen meist 2 h postoperativ (tlw. bei liegender Magensonde mit offenem Rücklauf) oder nach Anordnung durch Operateur.
- Lagerung mit Knierolle und 30°-Oberkörperhochlagerung zur Entlastung des Peritoneums von Zugspannung bei gleichzeitiger Refluxprophylaxe bei Z. n. Magen-/Dünndarmchirurgie
- Laborkontrollen (Blutgasanalyse [BGA], Blutbild [BB], Gerinnung) bei AWR-Aufenthalt > 2 h
- Thromboseprophylaxe 6 h postoperativ mit niedermolekularem Heparin bei fehlenden Kontraindikationen

57 Gefäßchirurgische Patienten im Aufwachraum

Patrick Haltermann, Hanns-York Helmold

Besonderheiten

Material
- 5-Kanal-EKG (Elektrokardiogramm)
- O_2-Sättigungsclips
- Blutdruckmanschetten
- Druckaufnehmersysteme für invasive Blutdruckmessung
- Defibrillator mit Elektroden zur Defibrillation
- Temperatursonden
- Infusions-/Transfusionssysteme
- venöse Verweilkanülen
- Verbandsmaterialien
- Patientensicherungssysteme (Bettgitter)

Medikamente
- Antiemetika (s. u.)
- Analgetika (s. u.)
- Antipsychotika (s. u.)
- Antagonisten (s. u.)
- Infusionslösungen

57.1 Material und Medikamente

Material

- pulsoxymetrische Sauerstoffsättigung (mit Finger- bzw. Ohrclip)
- Blutdruckmessung nicht invasiv
- Blutdruckmessung invasiv (bei liegender arterieller Kanüle)
- 5-Kanal-EKG
- Atemfrequenzmessung über EKG-Ableitungen
- Temperatursonden (nasal, rektal)
- Warmluftgebläse
- Kühlaggregate/Coldpacks
- Infusions-/Spüllösungen
- Stethoskope

Medikamente

- Analgetika
  - Opiate: Piritramid, Morphin
  - Nichtopiate: Paracetamol, Metamizol, Ibuprofen, Parecoxib
- Antiemetika
  - Serotoninantagonisten: Granisetron
  - Dopaminantagonisten: Droperidol (DHB), Metoclopramid (MCP), Alizaprid
  - Antihistaminika: Dimenhydrinat, Promethazin
- Substanzen zur vegetativen Dämpfung: Clonidin (ggf. Midazolam zur Anxiolyse)
- Antipsychotika: Haloperidol
- Antagonisten:
  - Naloxon (bei Opiatüberhang)
  - Neostigmin (bei Relaxanzienüberhang)
  - Flumazenil (bei Benzodiazepinüberhang)
  - Physostigmin (bei V. a. zentralanticholinerges Syndrom [ZAS])

57.2 Vorgehen

- Basismonitoring der Vitalparameter (viertelstündliche Dokumentation):
  - pulsoxymetrische Sauerstoffsättigung
  - Blutdruckmessung entweder unblutig als noninvasive Blutdruckmessung (NIB) oder bei liegender arterieller Kanüle invasiv
  - EKG (möglichst 5-Kanal mit ST-Streckenanalyse)
  - Atemfrequenzmonitoring (meist über EKG-Kabel) zur Detektion von Brady-/Apnoephasen
- Monitoring weiterer, nicht zu den Vitalparametern zu zählenden Parameter (stündliche Dokumentation):
  - Körpertemperatur
  - Diurese
  - Drainagefördermengen
  - Schmerzscore nach Numerischer Ratingskala (NRS)
  - Vigilanz-/Agitiertheitsscore nach Richmond Agitation Sedation Scale (RASS)
  - Bewertung des neurologischen Status (z. B. periphere Sensomotorik, Pupillen)

57.3 Besonderheiten

Der gefäßchirurgische Patient ist frühpostoperativ insbesondere durch Nachblutungen, bei Vorliegen einer pAVK (periphere arterielle Verschlusskrankheit) aber auch durch Ischämien in der operierten Extremität bedroht. Bei Eingriffen an großen Arterien (z. B. Karotis-TEA [Thrombendarteriektomie], Iliakal-TEA, perkutane transluminale Angioplastie [PTA], femoropoplitealer Bypass) resultiert daraus eine Verlängerung der Überwachungspflichtigkeit im AWR (Aufwachraum) auf > 4 h, bei Eingriffen an der Aorta können die Patienten, sofern sie nicht auf einer Intensiveinheit aufgenommen werden, für > 24 h im AWR verweilen:

- präzise Blutdruckeinstellung: bei arterieller Chirurgie striktes Vermeiden von Blutdruckspitzen (Blutdruck systolisch < 160 mmHg), aber auch von Blutdruckabfall unter einen mittleren arteriellen Druck (MAP) von 70 mmHg bei chronischem arteriellem Hypertonus
- engmaschige Verbands- und Drainagekontrollen
- regelmäßige Kontrollen der peripheren Durchblutung bei pAVK (Pulsstatus, Rekapillarisierungszeit, Temperaturkontrollen)
- Temperaturerhalt durch z. B. Watteverbände und ggf. auch aktive Wärmezufuhr mit Gebläse
- Schmerztherapie i. v. oder ggf. über liegenden Regionalanästhesie-/Periduralkatheter
- bei kritischer Perfusion keine Extremitätenhochlagerung
- bei Varizenchirurgie Extremitätenhochlagerung möglich
- postoperative Thromboseprophylaxe 6 h postoperativ mit niedermolekularem Heparin, ggf. auch i. v. Heparinisierung mit messbarer Verlängerung der PTT (partielle Thromboplastinzeit) nach Maßgabe der Gefäßchirurgie

58 HNO-Patienten im Aufwachraum

Patrick Haltermann, Hanns-York Helmold

Besonderheiten

Material

- 5-Kanal-EKG (Elektrokardiogramm)
- O_2-Sättigungsclips
- Blutdruckmanschetten
- Druckaufnehmersysteme für invasive Blutdruckmessung
- Defibrillator mit Elektroden zur Defibrillation
- Temperatursonden
- Infusions-/Transfusionssysteme
- venöse Verweilkanülen
- Verbandsmaterialien
- Patientensicherungssysteme (Bettgitter)

Medikamente

- Antiemetika (s. u.)
- Analgetika (s. u.)
- Antipsychotika (s. u.)
- Antagonisten (s. u.)
- Infusionslösungen

58.1 Material und Medikamente

Material

- pulsoxymetrische Sauerstoffsättigung (mit Finger- bzw. Ohrclip)
- Blutdruckmessung nicht invasiv
- Blutdruckmessung invasiv (bei liegender arterieller Kanüle)
- 5-Kanal-EKG
- Atemfrequenzmessung über EKG-Ableitungen
- Temperatursonden (nasal, rektal)
- Warmluftgebläse
- Kühlaggregate/Coldpacks
- Infusions-/Spüllösungen
- Stethoskope

Medikamente

- Analgetika
  - Opiate: Piritramid, Morphin
  - Nichtopiate: Paracetamol, Metamizol, Ibuprofen, Parecoxib
- Antiemetika
  - Serotoninantagonisten: Granisetron
  - Dopaminantagonisten: Droperidol (DHB), Metoclopramid (MCP), Alizaprid
  - Antihistaminika: Dimenhydrinat, Promethazin
- Substanzen zur vegetativen Dämpfung: Clonidin (ggf. Midazolam zur Anxiolyse)
- Antipsychotika: Haloperidol
- Antagonisten:
  - Naloxon (bei Opiatüberhang)
  - Neostigmin (bei Relaxanzienüberhang)
  - Flumazenil (bei Benzodiazepinüberhang)
  - Physostigmin (bei V. a. zentralanticholinerges Syndrom [ZAS])

58.2 Vorgehen

- Basismonitoring der Vitalparameter (viertelstündliche Dokumentation):
  - pulsoxymetrische Sauerstoffsättigung
  - Blutdruckmessung entweder unblutig als noninvasive Blutdruckmessung (NIB) oder bei liegender arterieller Kanüle invasiv
  - EKG (möglichst 5-Kanal mit ST-Streckenanalyse)
  - Atemfrequenzmonitoring (meist über EKG-Kabel) zur Detektion von Brady-/Apnoephasen
- Monitoring weiterer, nicht zu den Vitalparametern zu zählenden Parameter (stündliche Dokumentation).
  - Körpertemperatur
  - Diurese
  - Drainagefördermengen
  - Schmerzscore nach Numerischer Ratingskala (NRS)
  - Vigilanz-/Agitiertheitsscore nach Richmond Agitation Sedation Scale (RASS)
  - Bewertung des neurologischen Status (z. B. periphere Sensomotorik, Pupillen)

58.3 Besonderheiten

Der HNO-Patient im AWR (Aufwachraum) ist frühpostoperativ insbesondere durch Nachblutungen, im Falle von Chirurgie in den Halsweichteilen aber auch durch kritisches Anschwellen der Halsweichteile und bei Chirurgie am Larynx durch postoperativen Stridor bis zur Atemwegsverlegung bedroht. Daraus ergeben sich die folgenden, vom AWR-Personal zu beachtenden Aspekte:

- engmaschige Verbands- und Drainagekontrollen
- Oberkörperhochlagerung (30–45°)
- Kühlung (Nacken/Gesicht nach Anordnung, bei Tonsillen-, Pharynx- Uvulachirurgie auch Wassereis, bei Septo-Rhino-Plastik auch Kühlung der Augen und nicht der Nase – **Cave:** starker Vagusreiz)
- suffiziente Schmerztherapie zur Vermeidung von Stress und Blutdruckspitzen, die Nachblutungen auslösen können
- konsequente PONV-Prophylaxe/-Therapie (PONV: postoperativer Übelkeit und Erbrechen) zur Vermeidung von Erbrechen, das Nachblutungen auslösen kann
- bei Atemwegsverlegung sofortiges Hinzuziehen nicht nur des zuständigen AWR-Oberarztes, sondern auch des diensthabenden HNO-Arztes

59 Neurochirurgische Patienten im Aufwachraum

Patrick Haltermann, Hanns-York Helmold

Besonderheiten

Material
- 5-Kanal-EKG (Elektrokardiogramm)
- O_2-Sättigungsclips
- Blutdruckmanschetten
- Druckaufnehmersysteme für invasive Blutdruckmessung
- Defibrillator mit Elektroden zur Defibrillation
- Temperatursonden
- Infusions-/Transfusionssysteme
- venöse Verweilkanülen
- Verbandsmaterialien
- Patientensicherungssysteme (Bettgitter)

Medikamente
- Antiemetika (s. u.)
- Analgetika (s. u.(
- Antipsychotika (s. u.)
- Antagonisten (s. u.)
- Infusionslösungen

59.1 Material und Medikamente

Material

- pulsoxymetrische Sauerstoffsättigung (mit Finger- bzw. Ohrclip)
- Blutdruckmessung nicht invasiv
- Blutdruckmessung invasiv (bei liegender arterieller Kanüle)
- 5-Kanal-EKG
- Atemfrequenzmessung über EKG-Ableitungen
- Temperatursonden (nasal, rektal)
- Warmluftgebläse
- Kühlaggregate/Coldpacks
- Infusions-/Spüllösungen
- Stethoskope

Medikamente

- Analgetika
  - Opiate: Piritramid, Morphin
  - Nichtopiate: Paracetamol, Metamizol, Ibuprofen, Parecoxib
- Antiemetika
  - Serotoninantagonisten: Granisetron
  - Dopaminantagonisten: Droperidol (DHB), Metoclopramid (MCP), Alizaprid
  - Antihistaminika: Dimenhydrinat, Promethazin
- Substanzen zur vegetativen Dämpfung: Clonidin (ggf. Midazolam zur Anxiolyse)
- Antipsychotika: Haloperidol
- Antagonisten:
  - Naloxon (bei Opiatüberhang)
  - Neostigmin (bei Relaxanzienüberhang)
  - Flumazenil (bei Benzodiazepinüberhang)
  - Physostigmin (bei V. a. zentralanticholinerges Syndrom [ZAS])

59.2 Vorgehen

- Basismonitoring der Vitalparameter (viertelstündliche Dokumentation):
  - pulsoxymetrische Sauerstoffsättigung
  - Blutdruckmessung entweder unblutig als noninvasive Blutdruckmessung (NIB) oder bei liegender arterieller Kanüle invasiv
  - EKG (möglichst 5-Kanal mit ST-Streckenanalyse)
  - Atemfrequenzmonitoring (meist über EKG-Kabel) zur Detektion von Brady-/Apnoephasen
- Monitoring weiterer, nicht zu den Vitalparametern zu zählenden Parameter (stündliche Dokumentation):
  - Körpertemperatur
  - Diurese
  - Drainagefördermengen
  - Schmerzscore nach Numerischer Ratingskala (NRS)
  - Vigilanz-/Agitiertheitsscore nach Richmond Agitation Sedation Scale (RASS)
  - Bewertung des neurologischen Status (z. B. periphere Sensomotorik, Pupillen)

59.3 Besonderheiten

Der neurochirurgische Patient ist bei Z. n. intrazerebraler (intrazerebellärer) Operation in besonderem Maße von Hirndruckanstiegen (z. B. durch Nachblutungen), im Falle von Wirbelsäulen-/Wirbelkanaloperationen von der Ausbildung einer Querschnittssymptomatik (oder im minderschweren Fall einer radikulären Symptomatik) bedroht. Die besondere Aufmerksamkeit des Aufwachraumpersonals hat daher der Früherkennung auf diese Probleme hindeutender Symptome zu gelten:

- engmaschige, kritische Kontrolle der Vigilanz und Überprüfung des Patienten auf andere auf eine Hirndrucksteigerung hindeutende Symptome (z. B. Anisokorie, zunehmendes PONV [postoperativer Übelkeit und Erbrechen], Bradykardie)
- Vermeidung von Hirndruckanstieg begünstigenden Faktoren (bei Hypoventilation BGA (Blutgasanalyse), Oberkörperhochlagerung zur Erleichterung des venösen Abflusses, ggf. Stimulation der Diurese mit Mannitol)
- bei Wirbelsäulenchirurgie regelmäßige Überprüfung der Sensomotorik unterhalb der operierten Wirbelsäulensegmente
- Kontrolle der Drainagen und Verbände (auch bei Rückenoperationen und Patienten in Rückenlage)
- Schmerztherapie gemäß entsprechender Standard Operation Procedure (SOP)
- Laborkontrollen (BGA, Blutbild [BB], Gerinnung) bei Aufwachraumaufenthalt > 2 h
- Thromboseprophylaxe 6 h postoperativ mit niedermolekularem Heparin bei fehlenden Kontraindikationen

60 Unfallchirurgische Patienten im Aufwachraum

Patrick Haltermann, Hanns-York Helmold

Besonderheiten

Material
- 5-Kanal-EKG (Elektrokardiogramm)
- O_2-Sättigungsclips
- Blutdruckmanschetten
- Druckaufnehmersysteme für invasive Blutdruckmessung
- Defibrillator mit Elektroden zur Defibrillation
- Temperatursonden
- Infusions-/Transfusionssysteme
- venöse Verweilkanülen
- Verbandsmaterialien
- Patientensicherungssysteme (Bettgitter)

Medikamente
- Antiemetika (s. u.)
- Analgetika (s. u.)
- Antipsychotika (s. u.)
- Antagonisten (s. u.)
- Infusionslösungen

60.1 Material und Medikamente

Material

- pulsoxymetrische Sauerstoffsättigung (mit Finger- bzw. Ohrclip)
- Blutdruckmessung nicht invasiv
- Blutdruckmessung invasiv (bei liegender arterieller Kanüle)
- 5-Kanal-EKG
- Atemfrequenzmessung über EKG-Ableitungen
- Temperatursonden (nasal, rektal)
- Warmluftgebläse
- Kühlaggregate/Coldpacks
- Infusions-/Spüllösungen
- Stethoskope

Medikamente

- Analgetika
  - Opiate: Piritramid, Morphin
  - Nichtopiate: Paracetamol, Metamizol, Ibuprofen, Parecoxib
- Antiemetika
  - Serotoninantagonisten: Granisetron
  - Dopaminantagonisten: Droperidol (DHB), Metoclopramid (MCP), Alizaprid
  - Antihistaminika: Dimenhydrinat, Promethazin
- Substanzen zur vegetativen Dämpfung: Clonidin (ggf. Midazolam zur Anxiolyse)
- Antipsychotika: Haloperidol
- Antagonisten:
  - Naloxon (bei Opiatüberhang)
  - Neostigmin (bei Relaxanzienüberhang)
  - Flumazenil (bei Benzodiazepinüberhang)
  - Physostigmin (bei V. a. zentralanticholinerges Syndrom [ZAS])

60.2 Vorgehen

- Basismonitoring der Vitalparameter (viertelstündliche Dokumentation):
  - pulsoxymetrische Sauerstoffsättigung
  - Blutdruckmessung entweder unblutig als noninvasive Blutdruckmessung (NIB) oder bei liegender arterieller Kanüle invasiv
  - EKG (möglichst 5-Kanal mit ST-Streckenanalyse)
  - Atemfrequenzmonitoring (meist über EKG-Kabel) zur Detektion von Brady-/Apnoephasen
- Monitoring weiterer, nicht zu den Vitalparametern zu zählenden Parameter (stündliche Dokumentation):
  - Körpertemperatur
  - Diurese
  - Drainagefördermengen
  - Schmerzscore nach Numerischer Ratingskala (NRS)
  - Vigilanz-/Agitiertheitsscore nach Richmond Agitation Sedation Scale (RASS)
  - Bewertung des neurologischen Status (z. B. periphere Sensomotorik, Pupillen)

60.3 Besonderheiten

Der unfallchirurgische Patient im AWR (Aufwachraum) ist, je nach Operationsgebiet und individuellen Faktoren (z. B. Operationsverlauf, Gerinnung), besonders durch Nachblutungen, Ödembildungen in der operierten Extremität und Lagerungsschäden (bei z. B. noch nicht zurückgebildeter Regionalanästhesie) gefährdet. Daraus ergeben sich folgende, von der Pflege im AWR zu beachtende Aspekte:

- engmaschige Verbands- und Drainagekontrollen (ggf. um 30 min verzögerte Freigabe der Drainagen nach Anordnung durch den Operateur)
- Schmerztherapie i. v. oder ggf. über liegenden Regionalanästhesiekatheter nach Standard Operation Procedure (SOP)
- Kühlung des Wundgebietes (nach Anordnung durch den Operateur)
- Höherlagerung oder auch Schienenlagerung der operierten Extremität
- Korrektur unphysiologischer Lagerung einer operierten Extremität bei noch anhaltender sensomotorischer Blockade nach Regionalanästhesie zur Vermeidung von Nervenlagerungsschäden
- Laborkontrollen (Blutgasanalyse [BGA], Blutbild [BB], Gerinnung) bei AWR-Aufenthalt > 2 h (oder auch schon bei Übernahme in AWR nach Ansage durch verantwortlichen Anästhesisten)
- Thromboseprophylaxe 6 h postoperativ mit niedermolekularem Heparin bei fehlenden Kontraindikationen

61 Urologische Patienten im Aufwachraum

Patrick Haltermann, Hanns-York Helmold

Besonderheiten

Material

- 5-Kanal-EKG (Elektrokardiogramm)
- Sauerstoffsättigungsclips
- Blutdruckmanschetten
- Druckaufnehmersysteme für invasive Blutdruckmessung
- Defibrillator mit Elektroden zur Defibrillation
- Temperatursonden
- Infusions-/Transfusionssysteme
- venöse Verweilkanülen
- Verbandsmaterialien
- Patientensicherungssysteme (Bettgitter)

Medikamente

- Antiemetika (s. u.)
- Analgetika (s. u.)
- Antipsychotika (s. u.)
- Antagonisten (s. u.)
- Infusionslösungen

61.1 Material und Medikamente

Material

- pulsoxymetrische Sauerstoffsättigung (mit Finger- bzw. Ohrclip)
- Blutdruckmessung nicht invasiv
- Blutdruckmessung invasiv (bei liegender arterieller Kanüle)
- 5-Kanal-EKG
- Atemfrequenzmessung über EKG-Ableitungen
- Temperatursonden (nasal, rektal)
- Warmluftgebläse
- Kühlaggregate/Coldpacks
- Infusions-/Spüllösungen
- Stethoskope

Medikamente

- Analgetika
  - Opiate: Piritramid, Morphin
  - Nichtopiate: Paracetamol, Metamizol, Ibuprofen, Parecoxib
- Antiemetika
  - Serotoninantagonisten: Granisetron
  - Dopaminantagonisten: Droperidol (DHB), Metoclopramid (MCP), Alizaprid
  - Antihistaminika: Dimenhydrinat, Promethazin
- Substanzen zur vegetativen Dämpfung: Clonidin (ggf. Midazolam zur Anxiolyse)
- Antipsychotika: Haloperidol
- Antagonisten:
  - Naloxon (bei Opiatüberhang)
  - Neostigmin (bei Relaxanzienüberhang)
  - Flumazenil (bei Benzodiazepinüberhang)
  - Physostigmin (bei V. a. zentralanticholinerges Syndrom [ZAS])

61.2 Vorgehen

- Basismonitoring der Vitalparameter (viertelstündliche Dokumentation):
  - pulsoxymetrische Sauerstoffsättigung
  - Blutdruckmessung entweder unblutig als noninvasive Blutdruckmessung (NIB) oder bei liegender arterieller Kanüle invasiv
  - EKG (möglichst 5-Kanal mit ST-Streckenanalyse)
  - Atemfrequenzmonitoring (meist über EKG-Kabel) zur Detektion von Brady-/Apnoephasen
- Monitoring weiterer, nicht zu den Vitalparametern zu zählenden Parameter (stündliche Dokumentation):
  - Körpertemperatur
  - Diurese
  - Drainagefördermengen
  - Schmerzscore nach Numerischer Ratingskala (NRS)
  - Vigilanz-/Agitiertheitsscore nach Richmond Agitation Sedation Scale (RASS)
  - Bewertung des neurologischen Status (z. B. periphere Sensomotorik, Pupillen)

61.3 Besonderheiten

Der urologische Patient im AWR (Aufwachraum) weist bei Z. n. transurethraler Resektion einige Besonderheiten gegenüber einem herkömmlichen chirurgischen Patienten auf. Diese Patienten liegen oft über dem Durchschnittsalter anderer chirurgischer Patienten und bringen somit zusätzliche geriatrische Probleme mit sich:

- engmaschige Kontrollen der Urinausfuhr auf Anzeichen zunehmender Makrohämaturie
- Überwachung der vom Urologen festgelegten Blasenspülung über den eingelegten Spülkatheter (ggf. Erneuerung der Spüllösung und Anpassung der Spülrate bei zunehmender Hämaturie)
- Überwachung der Patienten auf Anzeichen eines Delirs (spätauftretendes TUR-Syndrom [TUR: transurethrale Resektion])
- Schmerztherapie i. v. gemäß Standard Operation Procedure (SOP)
- Laborkontrollen (Blutgasanalyse [BGA], Blutbild [BB], Elektrolyte, Gerinnung) spätestens 2 h nach Aufnahme im AWR
- Thromboseprophylaxe 6 h postoperativ mit niedermolekularem Heparin bei fehlenden Kontraindikationen
- unter Umständen Blasenkühlung mit „Eisblase" bei anhaltender Hämaturie
- bei V. a. Verstopfung des Spülkatheters und drohender Blasentamponade sofortige Benachrichtigung nicht nur des diensthabenden AWR-Oberarztes sondern auch des diensthabenden Urologen

62 Delir im Aufwachraum

Patrick Haltermann, Hanns-York Helmold

Besonderheiten

Material
- O_2-Zufuhr

Medikamente
- Infusionslösungen
- Clonidin i. v.
- Haloperidol i. v.
- Physostigmin i. v.

62.1 Eingangsbemerkung

Das teilweise schon frühpostoperativ im Aufwachraum zu beobachtende postoperative Delir kann im Einzelfall bei protrahiertem Verlauf zu schwerwiegenden Komplikationen führen und ist seit langem als eigenständiger, die postoperative Morbidität und auch Mortalität erhöhender Faktor erkannt worden. Jede noch so kleine, die Entstehung oder Verstärkung eines Delirs vermeidende Maßnahme, kann daher für den Patienten zu einer wichtigen Weichenstellung für den weiteren postoperativen Verlauf werden.

62.2 Delirprävention

- Aufrechterhaltung (bzw. Wiederherstellung) von Homöostasen (z. B. Flüssigkeitstherapie)
- Erkennen und Beseitigen von Auslösern eines Delirs (Schmerzen, arterielle Hypotonie besonders beim Hypertoniker, Hypovolämie, Hypoxie, Hyperkapnie, aber auch zerebrale Minderperfusion durch Hypokapnie)
- Orientierungshilfen und Strukturvermittlung durch häufige Informationen (örtlich, zeitlich, über abgelaufene Operation und weiteres Prozedere)
- Vermeiden einer Überforderung des Patienten durch ein Überangebot an Informationen (optische, akustische Reize [Bettalarme]) und einen vermeidbaren Personalwechsel unter den Betreuenden
- frühzeitiges Nutzen von Seh- und Hörhilfen
- frühestmögliche Reduktion der Überwachungsintensität und Entfernen von Zugängen aller Art

Diese, sich teilweise auch widersprechenden, Ansätze erfordern oft einen sehr individuellen Zugang zu den Bedürfnissen des jeweiligen Patienten – was für den einen zu viel sein mag, ist dem anderen zu wenig.

62.3 Pharmakologische Intervention

Entsprechend dem führenden Symptomcharakter (nach Ausschöpfung aller anderen erwähnten Maßnahmen):
- bei Angst, aber auch persistierender, in Eigen- oder Fremdgefährdung mündender Hyperaktivität: Midazolam 1–10 mg i. v., ggf. auch Propofol titrierend i. v.
- bei persistierender Unruhe und vegetativen Begleitsymptomen: Clonidin 1–2 µg/kgKG i. v.
- bei produktiv-psychotischer oder paranoider Symptomatik (Halluzinationen) Haloperidol 1–5 mg i. v.
- ggf. Therapieversuch mit Anticholium (0,04 mg/kgKG i. v.) bei V. a. zentralanticholinerges Syndrom (ZAS)

Merke

Das zentralanticholinerge Syndrom imponiert bei einer postnarkotischen zentralen Verarmung an Azetylcholin durch ein Überwiegen des Sympathikotonus (z. B. Tachykardie, Hypersalivation) bei oft gleichzeitiger motorischer Unruhe – es lässt sich kausal durch zentrale Anreicherung von Azetylcholin durch den zentralwirksamen Azetylcholinesterasehemmer Physostigmin therapieren.

63 PONV-Therapie im Aufwachraum

Hanns-York Helmold, Sabrina Regelin

Besonderheiten

Material
- Magensonden

Medikamente
- Serotonin-Antagonisten (5-HT_3-Antagonisten [HT: Hydroxytryptamin], z. B. Granisetron i. v.)
- Antihistaminika (z. B. Dimenhydrinat)
- Dopaminantagonisten (z. B. Alizaprid, Metoclopramid [MCP], Droperidol, Haloperidol)
- Propofol

63.1 Risikostratifizierung

- Risikofaktoren:
  - weibliches Geschlecht
  - Nichtraucher
  - PONV-Anamnese (postoperativer Übelkeit und Erbrechen), Kinetose
  - postoperative Opioidgabe wahrscheinlich
- Risikoeinschätzung:
  - 0–1 Risikofaktor: Risiko etwa 20 %
  - 2 Risikofaktoren: Risiko etwa 40 %
  - 3 Risikofaktoren: Risiko etwa 60 %
  - 4 Risikofaktoren: Risiko etwa 80 %

63.2 PONV-Prophylaxe

- bei 1–2 Risikofaktoren erhalten die Patienten eine pharmakologische Prophylaxe aus Dexamethason 4 mg (zur Narkoseeinleitung), Kinder 0,15 mg/kgKG
- bei 3–4 Risikofaktoren erhalten die Patienten eine Prophylaxe aus:
  - Dexamethason 4 mg (zur Narkoseeinleitung), Kinder 0,15 mg/kgKG und
  - Granisetron 1 mg (gegen Operationsende), Kinder (ab 2. Lebensjahr) 0,02 mg/kgKG

Der Verzicht auf Inhalationsanästhetika und die ausschließliche intravenöse Anästhesie gilt bei Patienten mit PONV-Anamnese nach Inhalationsanästhetikaexposition als Prophylaxemaßnahme

63.3 PONV-Therapie

Bei im AWR (Aufwachraum) auftretender postoperativer Übelkeit und Brechreiz orientiert sich die Therapie auch an der bereits intraoperativ erfolgten PONV-Prophylaxe. Eine postoperative Gabe von Dexamethason oder eine Wiederholungsgabe von Substanzen weniger als 4 h nach ihrer Erstgabe (z. B. des Serotonin-Antagonisten Granisetron) gelten in der PONV-Therapie als wenig vielversprechend. Daraus ergibt sich folgendes, die bisherige Therapie berücksichtigendes Schema:

- 1. Therapieoption: Granisetron 1 mg i. v. (bei Kindern ab 2. Lebensjahr 20 µg/kgKG), wenn noch nicht in den letzten 4 h appliziert
- 2. Therapieoption: Dimenhydrinat 62 mg (Antihistaminikum) i. v. als Kurzinfusion (bei Kindern 1 mg/kgKG), – **Cave:** teilweise nicht unerhebliche Sedierungseffekte
- 3. Therapieoption: Droperidol 1,25 mg (Dopaminantagonist), für Kinder < 16. Lebensjahr kontraindiziert
- 4. Therapieoption:
  - Alizaprid (Dopaminantagonist) 50 mg/2 ml langsam i. v., – **Cave:** Kontraindikation bei Kindern < 14. Lebensjahr, bekanntem Phäochromozytom, Morbus Parkinson oder anamnestisch bekannten Spätdyskinesien nach Neuroleptika
  - Metoclopramid (Dopaminantagonist) 10 mg in der Infusion (max.40 mg/d), erst ab 14. Lebensjahr
  - Dopaminantagonisten sind als Therapieoption bei bereits präoperativ bestehender Magen-Darm-Peristaltikstörung (z. B. Z. n. Ileus) eine mitunter gute Alternative.
- Bei therapierefraktärem PONV ist bei fehlenden Kontraindikationen auch die vorübergehende Anlage einer Magensonde zur vollständigen Entleerung des Magens in Betracht zu ziehen.
- Bei Unsicherheit hinsichtlich einzelner Patientengruppen (Kinder, Patienten mit z. B. neurologisch-psychiatrischer Anamnese oder Long-QT-Syndrom) oder beim Abweichen von obigem Schema sollte stets der zuständige AWR-Ober-/Facharzt hinzugezogen werden.

64 Postoperatives Shivering

Patrick Haltermann, Hanns-York Helmold

Besonderheiten

Basisinfos
- warme Infusionslösungen

Material
- Temperatursonden
- vorgewärmte Bettwäsche
- Thermometer
- vorgewärmte Frotteetücher
- Warmluftgebläse

Medikamente
- Clonidin i. v.
- Magnesiumsulfat i. v.

64.1 Vorgehen

Postoperatives Kältezittern tritt überwiegend als thermoregulatorische Antwort auf eine perioperative Hypothermie auf und ist bei jüngeren Männern oder Patienten mit einem niedrigen Fett-Muskel-Quotienten gehäuft zu beobachten. Um negative Auswirkungen – auch durch die damit verbundene teilweise erhebliche Herzzeitvolumensteigerung – zu vermeiden, sollte es bei Auftreten unverzüglich behandelt werden:
- weitere Auskühlung unbedingt vermeiden
- äußere Wärmezufuhr (warme Infusionen, Warmluftgebläse, vorgewärmte Frotteetücher)
- Clonidin 0,5–1 µg/kgKG i. v.
- bei Therapieresistenz ggf. auch Magnesiumsulfat 20 mg/kgKG i. v.

Teil IX

Postoperatie Schmerztherapie

IX

65 Postoperative Schmerzvisite bei Patienten mit Periduralkatheter, regionalen Schmerzkathetern oder PCIA

Manfred Meyer, Astrid Stegemann, Michael Winterhalter

65.1 Organisation der postoperativen Schmerztherapie

Merke

Eine sichere und leitliniengerechte Durchführung der postoperativen Schmerztherapie bedarf der interdisziplinären und interprofessionellen Absprache zwischen den beteiligten Abteilungen. Dies gilt insbesondere bei Anwendung invasiver und regionalanästhesiologischer Verfahren.

Ob die Durchführung und Überwachung durch einen fachübergreifenden Schmerzdienst oder durch Aufgabenteilung zwischen den Abteilungen erfolgt, hängt von der personellen und strukturellen Situation der Klinik ab.

Grundlage hierfür ist die „Vereinbarung zur Organisation der Schmerztherapie chirurgischer Patienten des Berufsverbandes Deutscher Anästhesisten und des Berufsverbandes der Deutschen Chirurgen (Neufassung 2019)" [1].

65.2 Material und Medikamente

Material

- Schmerzdienstordner + Koffer im Aufwachraum (AWR)
- Pumpen-Codes
- PCA-Pumpe (PCA: Patient-controlled Analgesia)
- steriler Transparentverband 12 × 10 cm und 6 × 7 cm
- sterile und unsterile Schere
- sterile Pinzette
- Akkus geladen im AWR
- sterile Kompressen 5 × 5 cm, steriler Wundverband, Fixiermull
- Ersatzfilter und -konnektoren
- Verbandsmaterial

Medikamente

- Octeniderm-Spray
- Prilocain 1 %
- Ropivacain (2 mg/ml)
- Ropivacain (7,5 mg/ml)
- Naloxon
- Atropin
- Diazepam

65.3 Fixierung peripherer Schmerzkatheter

- Periphere Schmerzkatheter sollen nach Anlage mit einem saugenden postoperativen Pflaster festgeklebt werden. Dabei sind eine Tunnelung und eine Schleifenbildung, zur Zugentlastung des Katheters, durchzuführen (▶ Abb. 65.1).
- Der Katheterschlauch soll am Patienten mit Fixiermull fixiert werden.
- Der Filter, der Konnektor und der Klebeadapter sollen ebenfalls, gut gepolstert, mit Fixiermull fixiert werden (▶ Abb. 65.2).

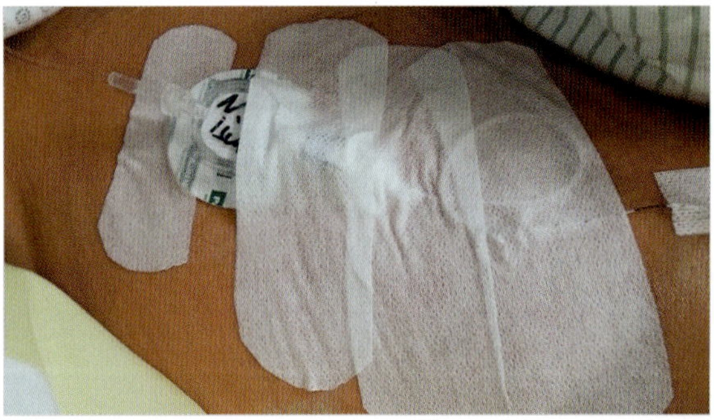

Abb. 65.1 Fixierung des peripheren Katheters mit Zugentlastung.

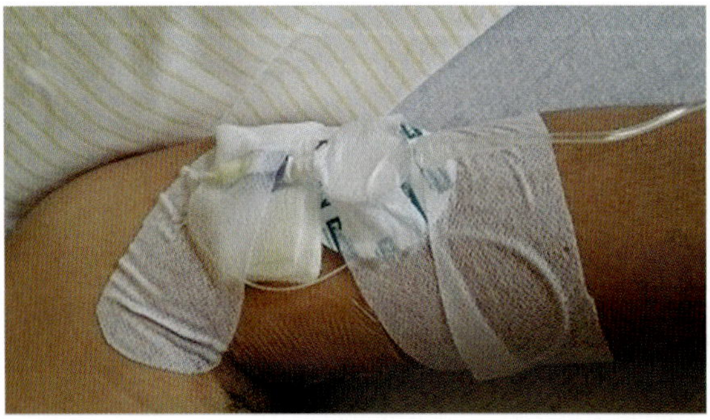

Abb. 65.2 Fixierung und Polsterung von Filter, Konnektor und Klebeadapter.

65.4 Fixierung Periduralkatheter

- Der Periduralkatheter (PDK) sollen nach Anlage mit einem saugenden postoperativen Pflaster festgeklebt werden. Dabei sind eine Tunnelung und eine Schleifenbildung, zur Zugentlastung des Katheters, durchzuführen (▶ Abb. 65.3).
- Der Katheterschlauch soll am Rücken mit Fixiermull bis zur Schulter fixiert werden.
- Der Filter, der Konnektor und der Klebeadapter sollen ebenfalls, gut gepolstert, mit Fixiermull oben an der Schulter fixiert werden (▶ Abb. 65.4).

65.5 Visite

- regelhaft 2-mal/Tag
- die Visite wird vom Akutschmerzdienst durchgeführt (Pain-Nurse, Anästhesist)
- Katheterliegedauer 3–5 Tage anstreben (Anstieg der Infektionsrate bei längerer Liegedauer)
- Pflasterwechsel am 1. postoperativen Tag
- das saugende postoperative Pflaster wird durch einen sterilen Transparentverband ersetzt
- keine weiteren routinemäßigen Pflasterwechsel
- kein routinemäßiger Filterwechsel

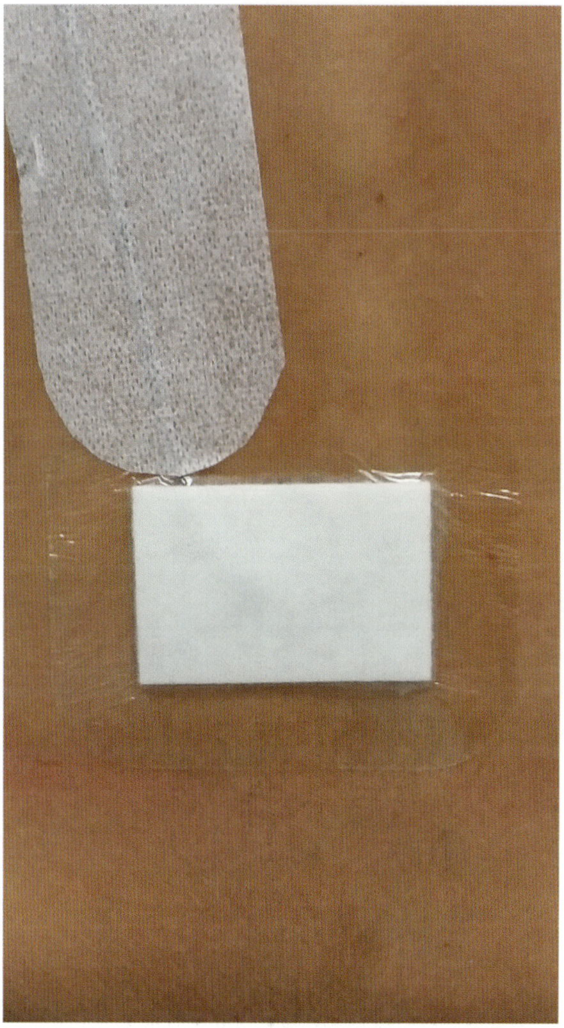

Abb. 65.3 Fixierung des Periduralkatheters mit Zugentlastung.

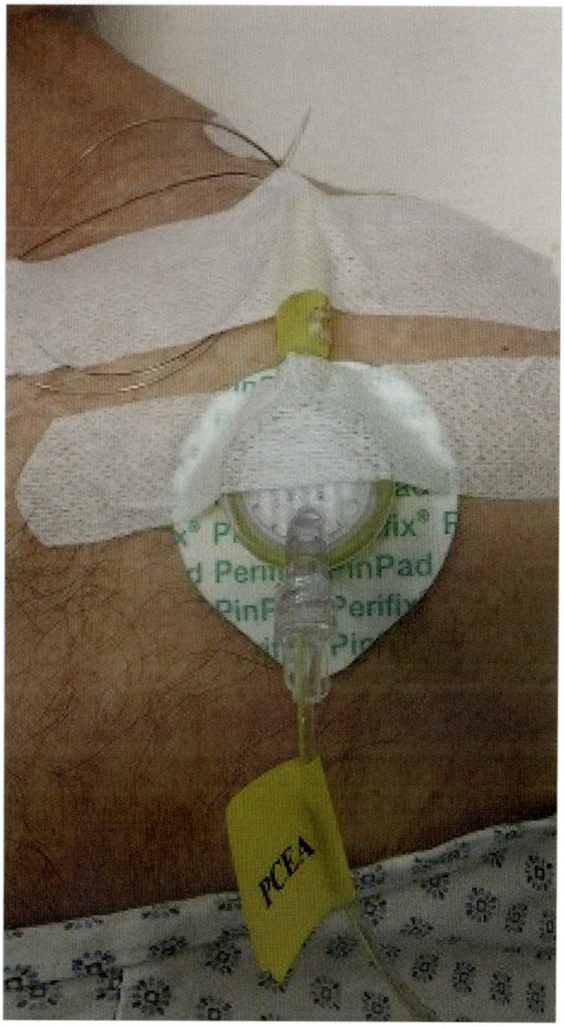

Abb. 65.4 Fixierung und Polsterung von Filter, Konnektor und Klebeadapter.

65.6 Erhebung und Dokumentation

- Schmerzintensität (NRS [Numerische Ratingskala]) in Ruhe und bei Belastung (Husten, Physiotherapie)
- Beurteilung der Patientenzufriedenheit nach folgendem Score (1–4): 1: sehr gut, 2: gut, 3: mäßig, 4: schlecht
- Ausbreitung und Intensität der sensiblen und motorischen Blockade (s. Katheterprotokoll)
- Nebenwirkungen, Miktion, Defäkation
- Beurteilung der Punktionsstelle (Rötung, Schwellung), Abklärung von Druckschmerz (DS), Klopfschmerz (KS), Rückenschmerz (RS) oder radikulären Schmerzen
- Akkuwechsel 1-mal/Tag (patientenkontrollierte Schmerzpumpe)
- PCA: Dokumentation des Medikamentenverbrauchs, Anzahl der Boli (angefordert/verweigert)

65.7 Aufgaben der Pain-Nurse/anästhesiologischen Pflegekraft

- Bereitstellung der patientenkontrollierten Schmerzpumpe und der Medikamentenreservoirs
- Durchführung der Patientenvisite mit Erhebung und Dokumentation (s. oben)
- Leistungsdokumentation

65.8 Aufgaben des Arztes

- Durchführung der Patientenvisite mit Erhebung und Dokumentation (s. oben)
- Überprüfung der Indikation
- Dosisanpassungen
- Planung von Auslassversuchen
- Festlegung und Überprüfung der Basis- und Bedarfsanalgesie (▶ Tab. 65.1)
- Festlegung des Prozederes bei unzureichender Wirkung und Infektion

Tab. 65.1 Parameter verschiedener Katheterverfahren.

Kathetertechniken	Beginn	Katheter-liegezeit	Basalrate	Bolus	Sperrzeit	Maximaldosis
Lumbaler und Thorakaler PDA	siehe SOP PCEA (S. 201)	tgl. Reevaluation bzgl. Fortführung oder Beendigung	siehe SOP PCEA (S. 201)	siehe SOP PCEA (S. 201)	siehe SOP PCEA (S. 201)	siehe SOP PCEA (S. 201)
ISK, supraskapulärer, supraklavikulärer, infraclavikulärer oder axillärer Katheter	unmittelbar postoperativ vor Verlegung aus AWR	tgl. Reevaluation bzgl. Fortführung oder Beendigung	4–8 ml/h Ropivacain 0,2 %	kontinuierlich	keine	ca. 28 mg/h
N. femoralis, N. saphenus	unmittelbar postoperativ vor Verlegung aus AWR	tgl. Reevaluation bzgl. Fortführung oder Beendigung	4–8 ml/h Ropivacain 0,2 %	kontinuierlich	keine	ca. 28 mg/h
N. saphenus oder N. femoralis + N. ischiadicus distalis lateralis oder N. ischiadicus proximalis posterior oder N. ischiadicus parasakral Katheter	unmittelbar postoperativ vor Verlegung aus AWR	tgl. Reevaluation bzgl. Fortführung oder Beendigung	bei Kombination beider Katheter: 6–8 ml/h Ropivacain 0,2 % 4–6 ml/h Ropivacain 0,2 % keine	kontinuierlich	keine	ca. 28 mg/h
N. ischiadicus distalis lateralis Katheter	unmittelbar postoperativ vor Verlegung aus AWR	tgl. Reevaluation bzgl. Fortführung oder Beendigung	4–8 ml/h Ropivacain 0,2 %	kontinuierlich	keine	ca. 28 mg/h

AWR: Aufwachraum, ISK: interskalenärer Plexusblock, PCEA: Patient-controlled epidural Analgesia, PDA: Periduralanästhesie

65.9 Management bei unzureichender Wirkung

- Katheterlage und Laufrate überprüfen (▶ Abb. 65.5)
- Austestung der sensiblen und motorischen Blockade, NRS (Numerische Ratingskala (Dokumentation im Protokoll) (▶ Abb. 65.6)
- bei einseitiger Wirkung zunächst PDK zurückziehen
- Bolusgabe (vor Bolusgabe Aspiration: Blut? Liquor?)
- PDK: 6–10 ml Prilocain 1 % oder Ropivacain 2 mg/ml (2–3 ml als Testdosis)
- Bolusgabe möglichst nur im Aufwachraum oder auf Intermediate Care/Intensivstation (Monitoring)
- „Nervenkatheter“: 10–20 ml Ropivacain 2 mg/ml oder Prilocain 1 %
- Neubeurteilung nach 30–45 min (Dokumentation der Blockade – sensibel, motorisch –, NRS)
- bei fehlender Wirkung PDK entfernen und auf ein anderes Verfahren wechseln; **Cave:** Intervalle, Antikoagulation, siehe SOP Gerinnung bei Regionalanästhesie (S. 204)
- beim Entfernen des Katheters Folgendes beachten:
  - vor und nach dem Ziehen Antikoagulanzien- und NSAR-Intervall beachten, evtl. Gerinnungs- und Thrombozytenkontrolle (siehe SOP Gerinnung bei Regionalanästhesie (S. 204))
  - einmaliger Wundverschluss mit Pflaster
- schriftlich dokumentieren:
  - Sicherungsaufklärung erfolgt
  - vollständige Katheterentfernung
  - Patientenzufriedenheit (1–4) notieren
- Visite erneut nach 4 und 24 h (Detektion auffälliger neurologischer Befunde oder Infektionen)
- alle Verlaufsbögen sammeln

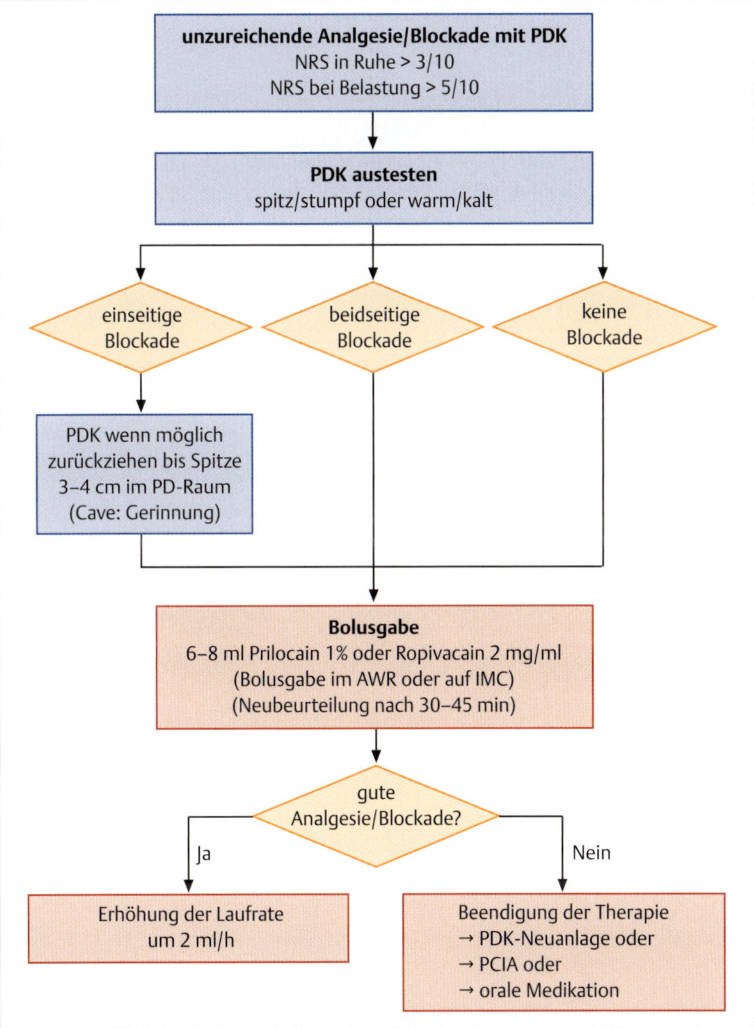

Abb. 65.5 Vorgehen bei unzureichender Schmerzmittelwirkung. (Quelle: [2]); AWR: Aufwachraum, IMC: Intermediate Care, NRS: Numeric Rating Scale, PCIA: Patient Controlled Intravenous Analgesia, PDK: Periduralkatheter.

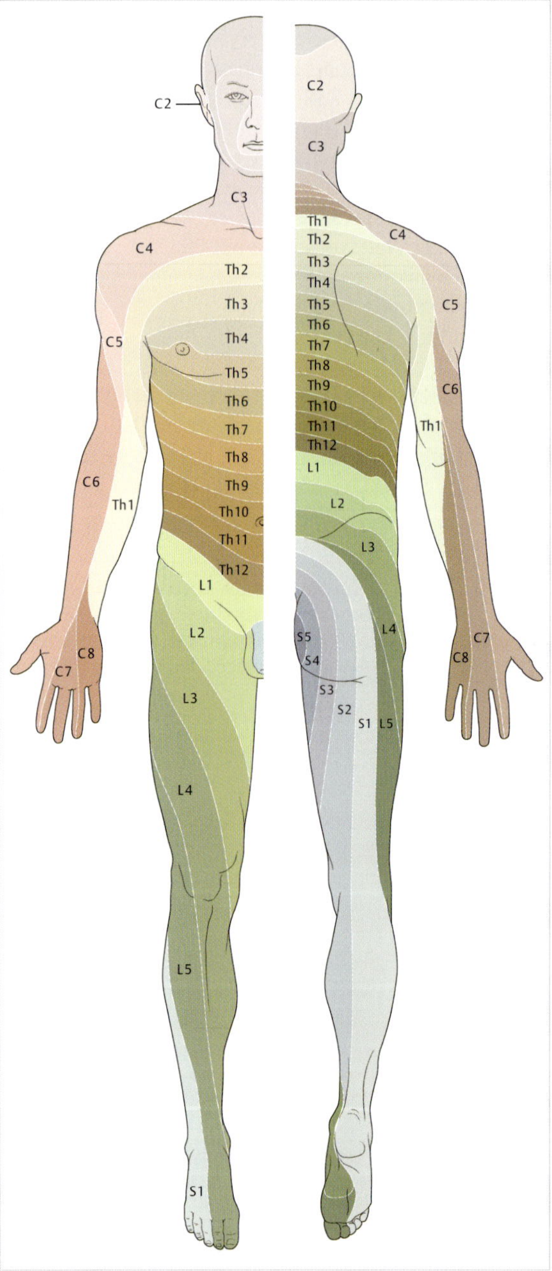

Abb. 65.6 Projektion der radikulären Innervation auf die Haut. (Quelle: Schünke M, Schulte E, Schumacher U et al. 13.10 Radikuläre Läsionen: Überblick und sensible Schäden. In: Schünke M, Schulte E, Schumacher U et al., Hrsg. Prometheus LernAtlas – Kopf, Hals und Neuroanatomie. 5. Auflage. Stuttgart: Thieme; 2018)

65.10 Management bei Diskonnektion zwischen Patient und Filter

- kurzer Zeitraum, beobachtet:
  - Desinfektion des Katheters
  - mit steriler Schere kürzen
  - Neukonnektion mit neuem Konnektor
  - Filterwechsel
- langer Zeitraum
  - Katheter unter Beachtung der Antikoagulation ziehen

65.11 Management bei Verdacht auf epidurale Raumforderung (Blutung/Abszess)

- siehe auch Abbildung ▸ Abb. 65.7
- klinische Stadien einer epiduralen Raumforderung:
  - lokalisierte Rückenschmerzen, verstärkt bei Perkussion
  - radikuläre Schmerzen
  - sensorische und motorische Defizite, Sphinkterschwäche
  - Paraparese
- MRT innerhalb von 6 h (Indikationsstellung durch Oberarzt) – CT ist nicht ausreichend!
- neurochirurgisches Konsil
- Katheter unter Beachtung der Antikoagulation ziehen
- Katheterspitze zur Hygiene

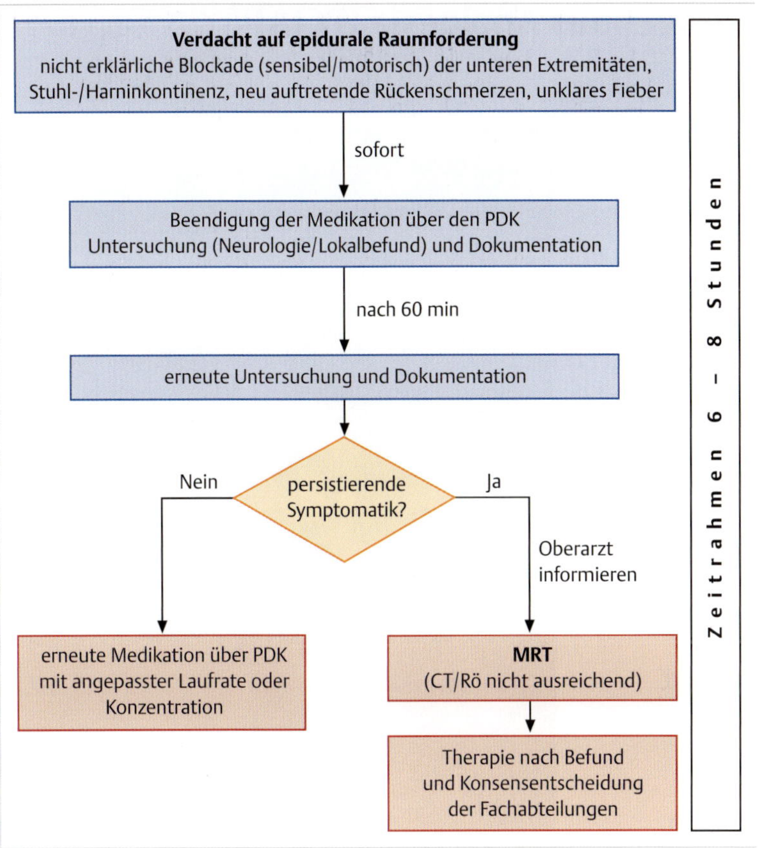

Abb. 65.7 Vorgehen bei Verdacht auf epidurale Raumforderung. (Quelle: [2]); CT: Computertomografie, MRT: Magnetresonanztomografie, PDK: Periduralkatheter.

65.12 Literatur

[1] Freys SM, Erlenwein J, Koppert W et al. Vereinbarung zur Organisation der Schmerztherapie chirurgischer Patienten des Berufsverbandes Deutscher Anästhesisten und des Berufsverbandes der Deutschen Chirurgen (Neufassung 2019). Schmerz 2019; 33: 471–474

[2] Pogatzki-Zahn E. Update Postoperative Schmerztherapie. In: Aktuelles Wissen für Anästhesisten, Refresher Course Nr. 39. Nürnberg; 2013

66 Patient-controlled intravenous Analgesia (PCIA)

Manfred Meyer, Michael Winterhalter

66.1 Material und Medikamente

- Material im Aufwachraum:
  - PCIA-Pumpe (mit Bolusgeber, Pumpentasche, Akkus)
  - Bag 100 ml
  - Schlauchsystem
  - 90 mg Piritramid (2 Amp. à 45 mg)
  - 100 ml NaCl 0,9 % (90 mg Piritramid + 78 ml NaCl 0,9 %)
  - Verlaufsbogen PCIA
- Grundeinstellung:
  - Opiat: Piritramid
  - Konzentration: 1 mg/ml
  - Basalrate: keine
  - Bolus: 2 mg
  - Sperrzeit: 10 min
  - Dosislimit 4 h: 30 mg

66.2 Perioperatives Management

- Patientenaufklärung (nach Möglichkeit präoperativ, Anästhesiegespräch)
- im Aufwachraum Titration mit Piritramid
- zusätzliche Gabe eines Nichtopioidanalgetikums
- Dokumentationsverlaufsbogen anlegen
- Anschluss der PCIA-Pumpe erst, wenn NRS (Numerische Ratingskala) < 4/10
- Pumpe mit rotem Aufkleber – i. v. PCIA – und Patientenaufkleber kennzeichnen
- Kontrolle der Pumpeneinstellung vor Anschluss durch 2. Person
- Pumpe anschließen, wenn Patient ausreichend vigilant, spätestens bei Verlegung auf Station
- PCIA immer patientennah anschließen (▶ Abb. 66.1):
  - falls ZVK liegt, separaten Schenkel nur für PCIA Pumpe nutzen
  - peripher mit Trägerlösung anschließen
  - bei Parallelinfusion immer Rückschlagventil zur Schwerkraftinfusion
- Information an den Akutschmerzdienst
- weitere Betreuung auf Station durch den Akutschmerzdienst
- tägliche Visite mit Dokumentation von Verbrauch und Vigilanz
- keine Gabe von Benzodiazepinen ohne ärztliche Rücksprache
- als Schlafmedikation (wenn notwendig) Amitriptylin oder Trimipramin
- tägliche Visite, siehe SOP Postoperative Schmerzvisite (S. 194)

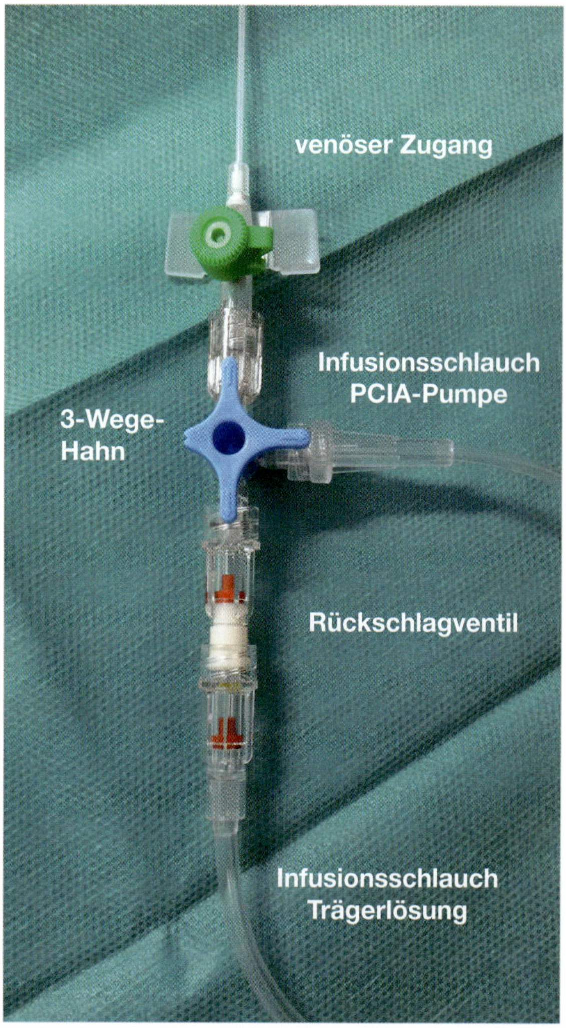

Abb. 66.1 Anschluss der Patient Controlled Intravenous Analgesia (PCIA).

66.3 Kontraindikationen

- mangelnde Compliance
- Vigilanzstörungen
- Suchtanamnese (individuelle Entscheidung)

67 Patient-controlled epidural Analgesia (PCEA)

Manfred Meyer, Michael Winterhalter

Besonderheiten

Basisinfos

- Kontraindikationen:
  - Vigilanzstörungen
  - mangelnde Compliance

67.1 Material und Medikamente

Material

- Material im AWR (Aufwachraum)
- PCA-Pumpe (mit Bolusgeber, Pumpentasche, Akkus)
- Spike für patientenkontrollierte Schmerzpumpe
- Schlauchsystem (gelb markiert)
- Verlaufsbogen „Katheterprotokoll"

Medikamente

- Ropivacain 2 mg/ml (500-ml-Beutel)

67.2 Grundeinstellung

- Medikament: Ropicavain 2 mg/ml
- Basalrate: 6 ml/h
- Bolus: 3 ml
- Sperrzeit: 20 min
- Dosislimit: keins

67.3 Perioperatives Management

- Patientenaufklärung, nach Möglichkeit präoperativ, Anästhesiegespräch
- im AWR Bedarfsmedikation mit Piritramid
- zusätzliche Gabe eines Nichtopioid-Analgetikums
- Pumpe mit gelbem Aufkleber „PCEA" und Patientenaufkleber kennzeichnen
- Dokumentationsverlaufsbogen anlegen
- Kontrolle der Pumpeneinstellung vor Anschluss durch 2. Person
- Pumpe anschließen, wenn Patient ausreichend vigilant, spätestens bei Verlegung auf Station
- Information an den Akutschmerzdienst
- Weitere Betreuung auf Station durch den Akutschmerzdienst
- tägliche Visite, siehe SOP Postoperative Schmerzvisite (S. 194)

Teil X

Regionalanästhesie

X

68 Gerinnung bei rückenmarksnaher Regionalanästhesie

Moritz Jaeger, Hauke Supthut

- Empfohlene Zeitintervalle vor und nach rückenmarksnaher Punktion bzw. Katheterentfernung bei Patienten mit normaler Gerinnung, normaler Nieren- und Leberfunktion gemäß den Empfehlungen nach der S 1-Leitlinie der DGAI von 2014 [1] (▶ Tab. 68.1).
- Falls innerhalb der letzten 3 Monate eine Heparingabe erfolgte (unfraktionierte Heparine [UFH] oder niedermolekulare Heparine [NMH]), dann bereits am 1. Tag des Krankenhausaufenthalts Kontrolle der Thrombozytenzahl zum Ausschluss eines HIT Typ 2 (HIT: heparininduzierte Thrombozytopenie).
- Normwerte der Gerinnung bei Erwachsenen: Quick > 70 %, PTT (partielle Thromboplastinzeit) < 37 s, Thrombozyten 140 000–360 000/µl, INR (International Normalized Ratio) 0,9–1,2
- Kontraindikationen für eine rückenmarksnahe Anästhesie liegen vor bei: Quick < 60 % (oder INR < 1,4), PTT > 40 s oder Thrombozyten < 80 000/µl. Falls weitere Beeinträchtigungen der Gerinnung vorliegen, kann auch bei besseren Laborwerten eine Kontraindikation vorliegen. Bei Unklarheiten muss immer die Rücksprache mit dem diensthabenden Oberarzt erfolgen.
- Rückenmarksnahe Regionalanästhesie und intraoperative Heparingabe oder blutige Punktion (nach [1] und [2]):
  - Eine Heparingabe darf frühestens 1 h nach Punktion (2 h bei blutiger Punktion) erfolgen.
  - Bei Vollheparinisierung sollte ein zeitlicher Abstand von 6–12 h von Punktion und Heparingabe eingehalten werden.
  - Gegebenenfalls muss die Operation um 12 h verschoben werden. Alternativ könnte der Katheter bereits am Vorabend gelegt werden.
- ASS (> 100 mg) und rückenmarksnahe Regionalanästhesie (nach [1] und [2]):
  - Das Risiko für ein spinales oder epidurales Hämatom ist unter alleiniger ASS-Therapie wahrscheinlich nicht erhöht.
  - Das Risiko für ein spinales oder epidurales Hämatom ist bei Kombination von ASS und Heparinen wahrscheinlich erhöht, sodass die Durchführung nur empfohlen ist, wenn ein eindeutiger Risikovorteil gegenüber der Allgemeinanästhesie besteht.
  - Bei Kombination von ASS mit weiteren Antikoagulanzien müssen diese vor neuraxialer Blockade für 5 Halbwertszeiten pausiert werden. ASS kann weiter verabreicht werden.
  - Das Absetzen von ASS erhöht das Risiko kardiovaskulärer Ereignisse bei Patienten mit implantierten Stents. Bei frischer Stentimplantation ist das Absetzen von ASS und Clopidogrel i. d. R. nicht möglich, sodass eine Kontraindikation zur Durchführung vorliegt. Rücksprache mit stentimplantierender Klinik oder, wenn vorhanden, Kardiologen im eigenen Krankenhaus sinnvoll.

Tab. 68.1 Rückenmarksnahe Punktion/Katheterentfernung und Antikoagulation (Quelle: Möllmann M, Hemping-Bovenkerk A, Hrsg. Anästhesie maßgeschneidert. Stuttgart: Thieme; 2015).

Substanz	Dosierung	Halbwertszeit	Vor Punktion/ Katheter-entfernung	Nach Punktion/ Katheter-entfernung	Labor-kontrolle	Bemerkungen
Hemmstoffe der plasmatischen Gerinnung						
Vitamin-K-Antagonisten						
Phenpro-coumon		Tage	INR < 1,4	nach Entfernung		
Warfarin		4–5 d	INR < 1,5	nach Entfernung		
Heparine						
unfraktioniert (UFH)						
• Prophylaxe	3 × 5000 I.E. oder PTT im Referenzbereich	1,5–2 h	4 h	1 h	Thrombo-zyten bei Anwendung >5 d	
• Therapie		2–3 h	i. v. 4–6 h s. c. 8–12 h	1 h	aPTT, (ACT), Thrombo-zyten	

Tab. 68.1 Fortsetzung.

Substanz	Dosierung	Halbwertszeit	Vor Punktion/ Katheter-entfernung	Nach Punktion/ Katheter-entfernung	Labor-kontrolle	Bemerkungen
niedermolekular (LMWH)						
• Prophylaxe		4–6 h (**Cave:** Halbwertszeit deutlich von der Nierenfunktion abhängig)	12 h	4 h	Thrombozyten bei Anwendung > 5d	
Enoxaparin	2 × 30 mg/d s. c. 1 × 40 mg/d s. c.					
Dalteparin	2500–5000 I.E./d s. c.					
Nadroparin	2850 I.E./d s. c. 38 I.E./kgKG/d s. c.					
Tinzaparin	50–75 I.E./kgKG/d s. c. 4500 I.E./d s. c.					
• Therapie			24 h	4 h	Thrombozyten, Anti-Xa-Spiegel	präoperatives Absetzen 24–48 h
Enoxaparin	2 × 1 mg/kgKG/d s. c. 1,5 mg/kgKG/d s. c.					
Dalteparin	2 × 100–120 I.E./ kgKG/d s. c. 200 I.E./kgKG/d s. c.					
Nadroparin	2 × 86 I.E./kgKG/d s. c. 171 I.E./kgKG/d s. c.					
Tinzaparin	175 I.E./kgKG/d s. c.					
Heparinoide						
Natrium-pentosan-polysulfat	max. 2 × 50 mg	24 h	48 h	8 h	Thrombozyten	
Danaparoid (Prophylaxe)	2 × 750 I.E./d i. v.	22–24 h (**Cave:** Halbwertszeit deutlich von der Nierenfunktion abhängig)	48 h	3–4 h	Anti-Xa-Spiegel	
Faktor Xa-Inhibitoren						
Apixaban	2 × 2,5 mg/d p. o.	10–15 h (**Cave:** Halbwertszeit mäßig von der Nierenfunktion abhängig)	26–30 h	5–7 h	PT, kalibrierte Anti-Xa-Spiegel	präoperatives Absetzen 24–48 h
	2 × 5 mg/d p. o.		40–75 h			individuelle Risiko-Nutzenabwägung
Edoxaban	1 × 30 mg/d p. o. 1 × 60 mg/d p. o.	10–14 h	20–28 h 40–60 h	6–7 h		bislang keine Erkenntnisse zur Sicherheit neuraxialer Blockaden, Empfehlungen auf Basis der pharmakologischen Eigenschaften

Tab. 68.1 Fortsetzung.

Substanz	Dosierung	Halbwertszeit	Vor Punktion/ Katheter-entfernung	Nach Punktion/ Katheter-entfernung	Labor-kontrolle	Bemerkungen
Fondaparinux (Prophylaxe)	1 × 2,5 mg/d s. c.	15–20 h (**Cave:** Halbwertszeit deutlich von der Nierenfunktion abhängig)	36–42 h	6–12 h	Anti-Xa-Spiegel	präoperatives Absetzen 36–42 h
Rivaroxaban	1 × 10 mg/d p. o.	11–13 h (**Cave:** Halbwertszeit mäßig von der Nierenfunktion abhängig)	22–26 h	4–5,5 h	PT, kalibrierte Anti-Xa-Spiegel	präoperatives Absetzen 24 h (ZNS 36–48 h)
	2 × 15 mg/d p. o. 1 × 20 mg/d p. o.		44–65 h			individuelle Risiko-Nutzenabwägung
Thrombininhibitoren						
Argatroban (Prophylaxe)		35–45 min (verlängertes Zeitintervall bei eingeschränkter Leberfunktion)	4 h	5–7 h	aPTT, ECT ACT	
Dabigatran	max. 1 × 150–220 mg/d p. o.	14–17 h	28–34 h	6 h	aPTT, ECT ACT	präoperatives Absetzen 2–3d
	max. 2 × 150 mg/d p. o.		56–85 h			individuelle Risiko-Nutzenabwägung
Hirudine						
Desirudin	2 × 15 mg s. c.	2 h (**Cave:** Halbwertszeit stark von der Nierenfunktion abhängig)	8–10 h	6 h	aPTT, ECT ACT	
Bivalirudin	Initialbolus 0,75 mg/kgKG i. v., Erhaltung: 1,75 mg/kgKG/h i. v.	25 min (**Cave:** Halbwertszeit stark von der Nierenfunktion abhängig)	4 h	8 h	aPTT, ECT ACT	
Thrombozytenfunktionshemmer						
P2Y12-Rezeptorblocker						
Clopidogrel	1 × 75 mg/d p. o.	(biologische) Lebensdauer der Thrombozyten	7–10d	n. Entfernung (keine Loading-Dose)		
Prasugrel	Aufsättigung 1 × 60 mg/d p.o Erhaltung 1 × 10 mg/d p. o.	(biologische) Lebensdauer der Thrombozyten	7–10d	6 h n. Entfernung (keine Loading-Dose)		
Ticagrelor	Aufsättigung 1 × 180 mg/d p. o. Erhaltung 2 × 90 mg/d p. o.	7–8,5 h (**Cave:** aktiver Metabolit 5 d)	5d	6 h n. Entfernung		
Ticlopidin		(biologische) Lebensdauer der Thrombozyten	7–10d	n. Entfernung		

Tab. 68.1 Fortsetzung.

Substanz	Dosierung	Halbwertszeit	Vor Punktion/ Katheter-entfernung	Nach Punktion/ Katheter-entfernung	Labor-kontrolle	Bemerkungen
GP IIb/IIIa Inhibitoren						
Abciximab		12–24 h (biologische Halbwertzeit)	Kontraindikation für Katheteranlage/48 h vor Katheterentfernung	8 h n. Entfernung	Thrombozyten	
Eptifibatid		2–2,5 h (**Cave:** Halbwertszeit deutlich von der Nierenfunktion abhängig)	Kontraindikation für Katheteranlage	8 h n. Entfernung	Thrombozyten	
Tirofiban		2–2,5 h (**Cave:** Halbwertszeit deutlich von der Nierenfunktion abhängig)	8–10 h	8 h n. Entfernung	Thrombozyten	
Zyklooxygenasehemmer						
Acetylsalicylsäure	100 mg/d	(biologische) Lebensdauer der Thrombozyten	–	–		
unter Aspirin-Gabe sollten zusätzliche Antikoagulanzien 4–5 Halbwertszeiten vor Punktion/Katheterentfernung pausiert werden, während Aspirin weitergegeben werden kann						
Phosphodiesteraseinhibitoren						
Cilostazol	2 × 100 mg/d p. o.	21 h	42 h	5 h		individuelle Risiko-Nutzen-abwägung
Dipyridamol		19 h	Kontraindikation für neuraxiale Verfahren/ min. 7–10d			individuelle Risiko-Nutzen-abwägung
Antiaggregatorische Prostaglandine						
Epoprostenol		2–6 min	min. 10 min	8 h	Thrombozyten!	
Iloprost		30 min	2 h	8 h	Thrombozyten!	
NSAR (nicht steroidale Antirheumatika)	COX-2-Hemmer mit minimalen Einfluss auf Thrombozytenfunktion, Thrombozytenfunktion normalisiert nach 3d, neuraxiale Techniken sollten vermieden werden, wenn früh postoperativ eine Antikoagulation erforderlich ist.					
Phytotherapeutika (Echinacea, Knoblauch, Ginkgo biloba, Ginseng, Ephedra, Aloe, Zwergpalme)	gleichzeitige Einnahme mit anderen Antikoagulanzien kann Blutungsrisiko erhöhen. Für die genannten alternativen Heilmittel sind keine Wartezeiten einzuhalten.					

ECT: Ecarin-Clotting-Time, aPTT: aktivierte partielle Thromboplastinzeit, ACT: “activated clotting time”, PT: Prothrombinzeit

- Vorgehen bei Verdacht auf neuraxiales Hämatom oder Abszess (nach [1] und [2]):
  - Sofortiger Stopp der Medikamentenzufuhr über den PDK (Periduralkatheter) und ersatzweise intravenöse Analgesie, wenn nötig. Dokumentation der Symptomatik und Kontrolle in 30–60 min. PDK in situ belassen. Bei Persistenz der Symptomatik sofortige Absprache mit diensthabendem Oberarzt und umgehende Abklärung; optimalerweise Neurochirurg hinzuziehen, Diagnostik aber nicht verzögern.
  - MRT ist 1. Wahl, CT mit Myelografie ist 2. Wahl, „normales"CT reicht nicht aus
  - Die schnelle Diagnosestellung und der möglichst frühe Therapiebeginn (Antibiose und/oder Operation) sind das Ziel. Das Zeitfenster bis zur Intervention beträgt 6–8 h (maximal 12 h). Ggf. MRT auch im Dienst erzwingen. Zeitverlust muss vermieden werden.

68.1 Literatur

[1] Waurick K, Riess H, Van Aken H et al. S 1-Leitlinie Rückenmarksnahe Regionalanästhesien und Thromboembolieprophylaxe/antithrombotische Medikation. 3. überarb. Empfehlung der Deutschen Gesellschaft für Anästhesiologie und Intensivmedizin. Anästh Intensivmed 2014; 55: 464–492

[2] Waurick K. Antikoagulanzien und Regionalanästhesie. Anästh Intensivmed 2016; 57: 506–521

69 Übersicht über die regionalanästhesiologischen Blockaden

Timur Puschmann

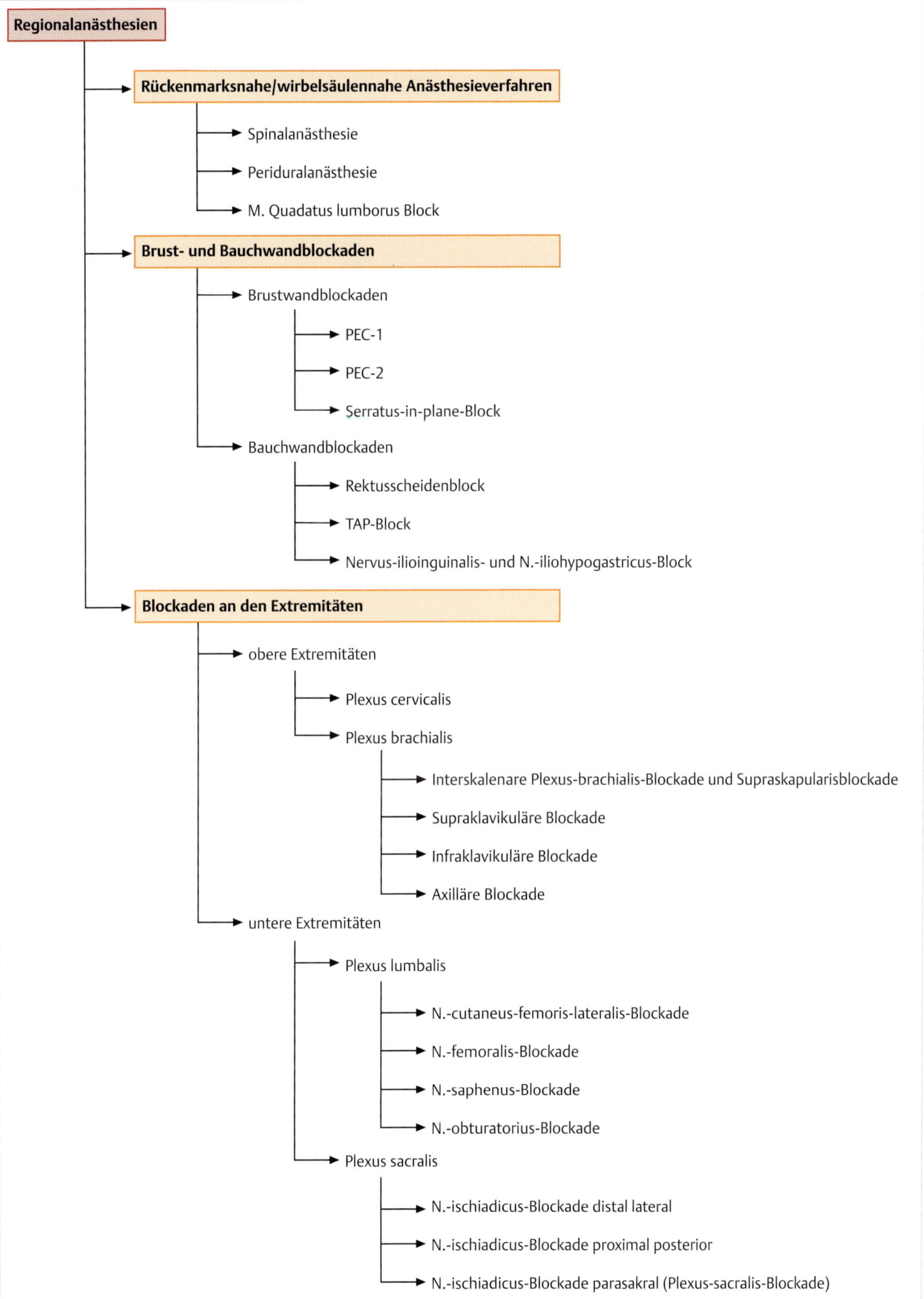

Abb. 69.1 Übersicht der peripheren Blockaden.

70 Rückenmarksnahe/wirbelsäulennahe Anästhesieverfahren

70.1 Spinalanästhesie in der Urologie, Unfallchirurgie, Orthopädie und Proktologie

Christian Delle, Timur Puschmann, Andreas Schilling

Besonderheiten

Basisinfos
- Inspektion der Einstichregion während der Prämedikation
- Dokumentation vorbestehender neurologischer Ausfälle
- adäquate Gerinnung (siehe SOP Gerinnung (S. 204))

Material
- Spinalkanüle nach Pencilpoint 27 G, alternativ Pencilpoint 25 G bei schwierigier Punktion
- Wärmematte

Medikamente
- isobare Lokalanästhetika für die Urologie, Unfallchirurgie und Orthopädie
  - Bupivacain 0,5 % isobar für stationäre Patienten (für **lange** Eingriffe, 2–4 h Operationszeit)
  - Prilocain 2 % isobar für ambulante oder stationäre Patienten (für **mittellange** Eingriffe, 1–2 h Operationszeit)
  - Chloroprocainhydrochlorid 1 % isobar (für **kurze** Eingriffe, bis zu 40 min Operationszeit)
- hyperbare Lokalanästhetika für z. B. die Proktologie (Sattelblockaden oder Geburtshilfe)
  - Bupivacain 0,5 % hyperbar für stationäre Patienten (für **lange** Eingriffe, 2–4 h Operationszeit)
  - Prilocain 2 % hyperbar für ambulante oder stationäre Patienten (für **mittellange** Eingriffe, 1–2 h Operationszeit)

70.1.1 Material und Medikamente

Material

- PVK (periphere Venenverweilkanüle) 1,3–1,8 mm (18–16 G)
- Spinalset (Pencilpoint 27 G, Introducer, Abklebetuch, Tupfer)
- in Ausnahmefällen Pencilpoint 22 G oder Quincke-25-G-Nadel
- sterile Handschuhe
- Briefmarkenpflaster

Medikamente

- balancierte Vollelektrolytlösung, z. B. Jonosteril 500 ml
- Lokalanästhesie: Mepivacain 1 % zur Hautinfiltration
- bei Bedarf Alfentanil 1 mg
- Bupivacain (0,5 %) isobar oder hyperbar, lange Eingriffe
- Prilocain (2 %) isobar oder hyperbar, mittellange Eingriffe
- Chloroprocainhydrochlorid (1 %), isobar, für kurze Eingriffe
- Atropin (0,5 mg/ml)
- Noradrenalin (4 µg/ml) 10 ml

70.1.2 Eingangsbemerkung

- Eingriffe an der Leiste, der Hüfte, dem Urogenitaltrakt und der unteren Extremität, bei denen eine Periduralanästhesie oder eine periphere Nervenblockade nicht indiziert sind.
- Das Ultraschallgerät kann zum Aufsuchen der geeigneten Punktionsstelle verwendet werden. Dabei wird mit dem Konvexschallkopf in der Transversalebene zuerst die Mittellinie der Wirbelsäule anhand der Processus spinosi ermittelt (▸ Abb. 70.1, ▸ Abb. 70.2).
- Anschließend kann durch eine Rotation des Schallkopfes in die Sagittalebene durch obliques anloten der Wirbelsäule ein paramedianer Longitudinalschnitt eingestellt werden, um einen geeigneten Zwischenraum im Lig.-flavum-Dura-Komplex (= posteriorer Komplex) zu bestimmen (▸ Abb. 70.3, ▸ Abb. 70.4). Auf diese Weise lässt sich ein genauer Punktionsort und eine genaue Tiefe bestimmen.
- Durch das erneute Aufsetzen des Schallkopfes in der Transversalebene auf den zuvor bestimmten Ort der Punktion lässt sich durch eine Kippbewegung des Schallkopfes sogar der geeignete Winkel für die Punktion mit der Kanüle bestimmen, bei dem der Lig.-flavum-Dura-Komplex sichtbar wird und die Punktionstiefe ablesbar ist (▸ Abb. 70.5).

70.1.3 Anästhesieeinleitung

- Laborkontrolle aktueller Gerinnung, Thrombozyten
- Einnahme von Antikoagulanzien?
- Lagerung: Patient sitzt auf Operationstisch – **Cave:** vasovagale Synkope möglich, ggf. Sedierung
- Hautdesinfektion und Hygienemaßnahmen nach Hygienerichtlinien siehe SOP

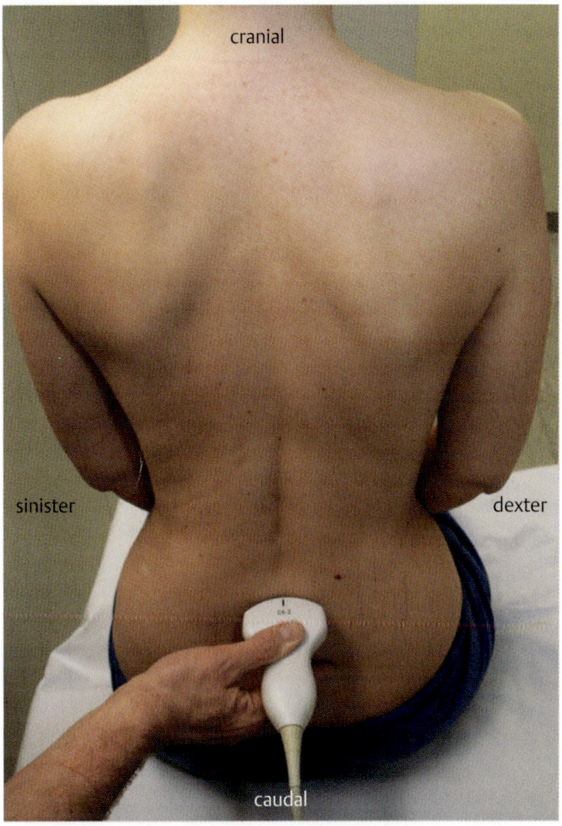

Abb. 70.1 Bestimmung der Mittellinie der Wirbelsäule anhand der Processi spinosi mit dem Konvexschallkopf in der Horizontalebene.

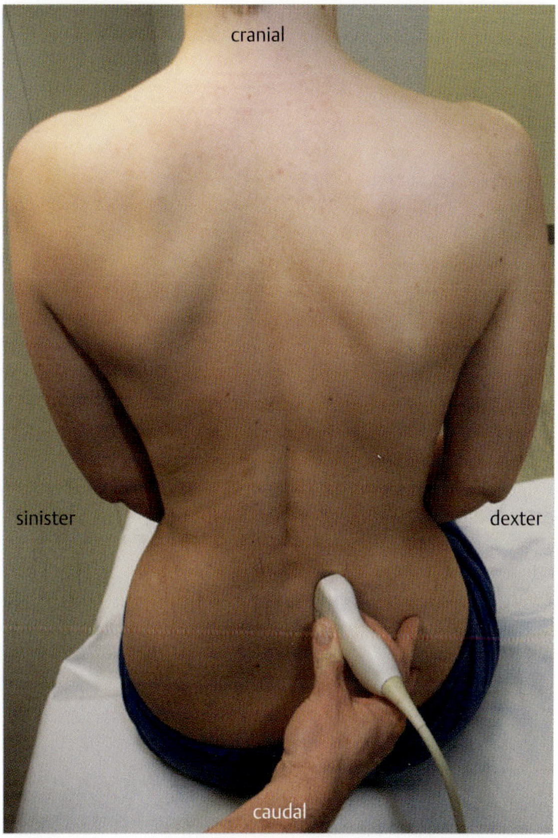

Abb. 70.3 Obliques anloten an der Wirbelsäule in der Sagittalebene für den paramedianen Longitudinalschnitt, zur Bestimmung eines geeigneten Zwischenraumes und der Tiefenmessung für die Punktion.

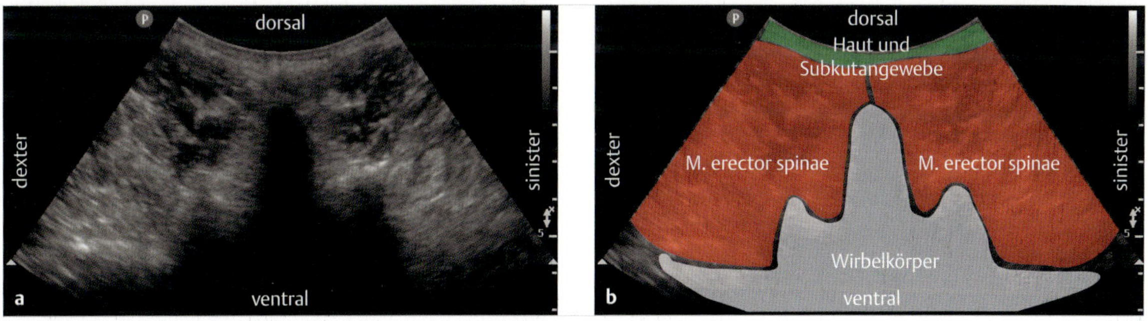

Abb. 70.2 Sonoanatomie. Schallkopfhaltung wie in ▸ Abb. 70.1.
a Konvexschallkopf in lumbaler medianer Position.
b Abgegrenzte Strukturen.

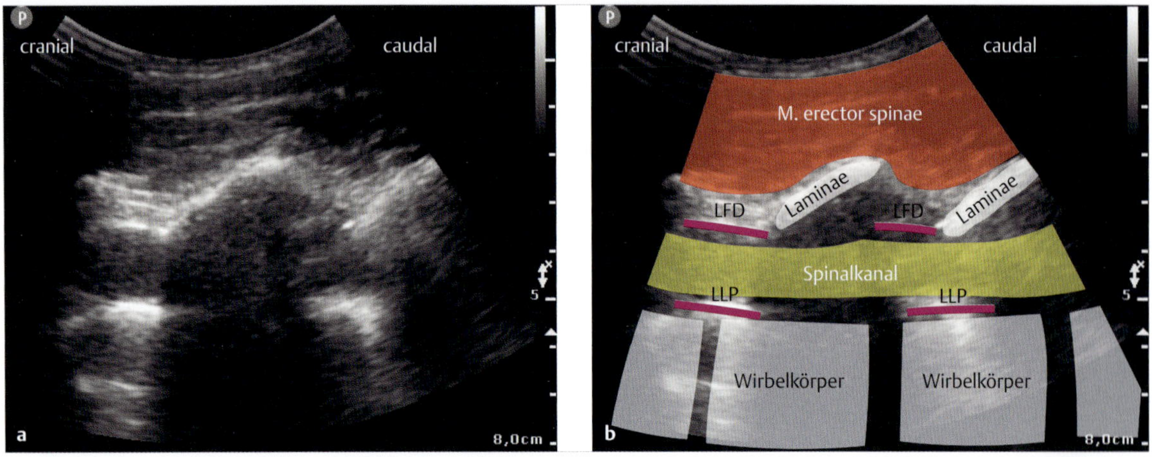

Abb. 70.4 Sonoanatomie. In der paramedianen Longitudinellen Einstellung wie in ▶ Abb. 70.3.

a Paramedianer Longitudinalschnitt.

b Mit anatomischer Beschriftung, durch die Skala (rechts) lässt sich die Tiefe des Spinalkanales messen; LFD: Lig.-flavum-Dura-Komplex, LLP: Lig. longitudinale posterius.

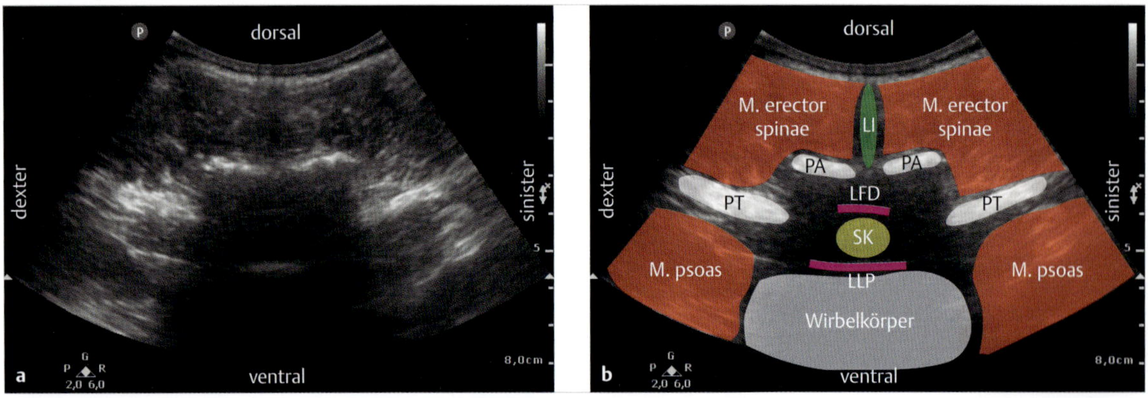

Abb. 70.5 Sonoanatomie. Lendenwirbelkörper. Horizontale Schallkopfposition, wie in ▶ Abb. 70.1.

a Horizontalebene, nach Bestimmung eines Zwischenraumes. Durch kippen des Schallkopfes lässt sich der geeignete Punktionswinkel bestimmen, um erfolgreich ohne Knochenkontakt zu punktieren sowie die Tiefe der Zielstruktur abzuschätzen.

b Beschriftung der anatomischen Strukturen; LFD: Lig.-flavum-Dura-Komplex, LI: Lig. interspinale, LLP: Lig. longitudinale posterius PA: Processus articularis, PT: Processus transversus,.

70.1.4 Vorgehen

- Standardpunktion: median Höhe L 3/4 oder lumbosakraler Zugang nach Taylor
- Empfohlen wird ein sonografisches Aufsuchen eines geeigneten Zwischenraumes
- Lokalanästhesie, Einführen des Introducers und Punktion des Spinalraumes mit der Spinalkanüle

Merke

Bei erfolgreicher Punktion sollte der Liquor klar und unblutig sein.

- Nach erfolgreicher Aspiration erfolgt die Injektion von Bupivacain 0,5 % oder Prilocain 2 % oder Chloroprocainhydrochlorid 1 %, abgestimmt auf das gewünschte Ausbreitungsniveau der Spinalanästhesie und den Zugang der Punktion:
  - untere Extremität, T 10: Bupivacain 0,5 % 1,5–3,0 ml oder 7,5–15 mg; Prilocain 2 % 1,5–3,0 ml oder 30–60 mg oder Chloroprocainhydrochlorid 1 % 2–4 ml oder 20–40 mg
  - Unter- und Oberbauch, T 5: Bupivacain 0,5 % 2,5–4 ml oder 12,5–20 mg; Prilocain 2 % 2,5–4 ml oder 50–80 mg; Chloroprocainhydrochlorid 1 % 3–5 ml oder 30–50 mg

- **Höchstdosis:**
  - Bupivacain 0,5 % isobar oder hyperbar, 4 ml oder 20 mg
  - Prilocain 2 % isobar oder hyperbar, 4 ml oder 80 mg
  - Chloroprocainhydrochlorid 1 % isobar, 5 ml oder 50 mg
- Pflasterverband
- Austesten der Blockadehöhe anhand der Dermatome vor Operationsbeginn und Dokumentation im Narkoseprotokoll

Vorsicht

Gefahr einer Sympathikolyse mit Blutdruckabfall und Bradykardie, erste Warnzeichen sind häufig Übelkeit und Erbrechen, Schweißausbruch, Sehstörungen.

Vorsicht

Volumensubstitution mit kristalloider Lösung und Vasopressorgabe (Noradrenalin-Bolus, ggf. Perfusor).

Vorsicht

Eine hohe Spinalanästhesie mit respiratorischer Insuffizienz wird symptomatisch therapiert (Intubation, Beatmung, Kreislaufstabilisierung).

Vorsicht

Bei Bradykardie Gabe von Atropin i. v.

70.1.5 Anästhesieführung

- Kontrolle der Vitalparameter, Wärmemanagement
- Bei Sedierung z. B. mit Propofol-Perfusor erfolgt die Atemfrequenzmessung über eine Sauerstoffmaske mit Kohlendioxidmessung

70.1.6 Postoperatives Vorgehen und Überwachung

- Austesten und Dokumentation der nachlassenden Anästhesieausbreitung.
- Bei Shivering: Wärmezufuhr (z. B. Wärmegebläse, warme Tücher), bei stabiler Kreislaufsituation Clonidin i. v.

70.1.7 Verlegung auf Normalstation

- Wenn das Blockadeniveau auf das Leistenniveau (Dermatom Th 12/L 1) abgefallen ist und der Patient kardiopulmonal stabil bleibt, kann die Verlegung auf die Station erfolgen.
- Aufklärung der Patienten, Pflege, Angehörige über Verhaltensregen und Komplikationen nach Spinalanästhesie (z. B. erstes Aufstehen, Miktionsstörungen bis Überlaufblase).
- Bei anhaltenden neurologischen Defiziten, neu auftretenden oder unklaren Befunden/Defiziten sofort Information an Arzt Anästhesie (ggf. neurologisches Konsil/MRT/CT).
- Zum Zeitpunkt der Verlegung muss eine Dokumentation der aktuellen Restblockade (Dermatom) erfolgen und ggf. müssen Auffälligkeiten für eine Verlaufsdokumentation notiert werden.
- Eine postoperative ärztliche Visite (meist im Aufwachraum) muss vor Verlegung auf die Station erfolgen und dokumentiert sein.

70.1.8 Besonderheiten bei der intrathekalen Verwendung von isobarem und hyperbarem Lokalanästhetikum

- Isobare Lokalanästhetika sind nach Applikation kaum mehr höhenvariierbar und somit sehr schnell in ihrer Ausbreitung fixiert. Lagerungsmaßnahmen sind daher kaum zu einer Veränderung der Ausbreitung nötig.
- Hyperbare Lokalanästhetika sind nach Applikation bis zu 30 min höhenvariierbar und ihre Ausbreitung ist somit noch nicht fixiert.
- Durch Lagerungsmaßnahmen, z. B. Kopf tief, Kopf hoch, sitzend oder Seitenlage sind z. B. selektive Blockaden eines Beines oder z. B. des Anus möglich; **Cave:** Bei Kopf-tief-Lage kann es zu einer hohen Spinalanästhesie kommen.
- Die Ausbreitung der Anästhesiehöhe hängt bei isobaren und hyperbaren Lokalanästhetika von der applizierten Gesamtdosis und der Geschwindigkeit, mit der das Lokalanästhetikum appliziert wird, und bei hyperbaren Lokalanästhetika auch von der Lagerung ab.
- Es sollten zwei isobare Lokalanästhetika (Bupivacain und Prilocain 2 %) zur intrathekalen Applikation vorgehalten werden, die sich lediglich in der Länge ihrer Anästhesiewirkung und ihrem Nebenwirkungsprofil unterscheiden.
- Für die unterschiedlichen langen Operationen sollten mindestens 3 unterschiedlich lange Lokalanästhetika vorgehalten werden:
  1. für lange Operationen (2–4 h) Bupivacain 0,5 %
  2. für mittellange Operationen (1–2 h) Prilocain 2 %
  3. für kurze Operationen (bis 40 min) Chloroprocainhydrochlorid 1 %

  Die Auswahl der hier genannten Substanzen hat ihren Grund in den niedrigsten Raten an transienten neurologischen Symptomen aller auf dem Markt erhältlichen Lokalanästhetika.

70.2 Peridural-/Epiduralanästhesie

Christian Delle, Timur Puschmann, Andreas Schilling

Besonderheiten

Basisinfos

- Inspektion der Einstichregion während Prämedikation
- Dokumentation vorbestehender neurologischer Ausfälle
- adäquate Gerinnung (siehe SOP Gerinnung (S. 204))
- Katheterprotokoll

Material

- PDA-Set (PDA: Periduralanästhesie) Tuohy 18 G
- Wärmematte

Medikamente

- Ropivacain 0,75 % = 7,5 mg/ml

70.2.1 Material und Medikamente

Material

- PVK (periphere Venenverweilkanüle) : 1,3–1,8 mm (18–16 G) i. v.
- PDA-Set
- sterile Handschuhe
- steriler Kittel
- steriles Abdecktuch
- 2. PVK 1,8 mm (16 G) für Tunnelung
- durchsichtiges Polyurethanpflaster 9,5 × 8,5 cm
- Fixiermull zur Katheterfixierung
- Skalpell
- Duralkatheterset

Medikamente

- balancierte Vollelektrolytlösung, z. B. Jonosteril 1000 ml
- bei Bedarf Alfentanil 1 mg/ml und/oder Midazolam1 mg/ml
- Ropivacain (0,75 %) 10 ml
- Ropivacain-0,2 %-Perfusor 50 ml pur
- Atropin (0,5 mg/ml)
- Noradrenalin (4 µg/ml) 10 ml
- NaCl 0,9 %
- Lokalanästhesie für die Haut (z. B. Mepivacain 1 %)

70.2.2 Eingangsbemerkung

Indikation:

- segmentale Analgesie und Sympathikolyse für z. B. ausgedehnteren Eingriffe in der Viszeralchirurgie, z. B. Whipple-Operation, Ösophagusresektion, Darmresektionen, Narbenhernien, Lungeneingriffe
- segmentale Analgesie und Sympathikolyse für z. B. ausgedehnteren Eingriffe in der Urologie, z. B. große Tumorchirurgie wie Nephrektomien, Blasenresektionen (Konduit, Neoblasen), größere Prostataeingriffe
- segmentale Analgesie und Sympathikolyse für z. B. ausgedehnteren Eingriffe in der Gynäkologie, z. B. große Tumorchirurgie wie explorative Laparotomien bei Ovarial- und/oder Gebärmutterkarzinomen

70.2.3 Anästhesieeinleitung

- Laborwerte Gerinnung, Thrombozyten und Antikoagulation prüfen (siehe SOP Gerinnung (S. 204))
- Lagerung: wenn möglich seitlich auf dem Operationstisch sitzend mit in der Höhe angepassten Fußbänkchen, um einen stabilen Sitz zu ermöglichen (**Cave**: vasovagale Synkope bei Punktion im Sitzen möglich); ggf. Seitenlage/Sedierung
- Durch Aufsetzen des Konvexschallkopfes lassen sich im longitudinal-paramedianen Schnitt ein geeigneter Wirbelkörperzwischenraum und die Punktionstiefe bis zum Lig.-flavum-Dura-Komplex abschätzen (▶ Abb. 70.6, ▶ Abb. 70.7, ▶ Abb. 70.8, ▶ Abb. 70.9, ▶ Abb. 70.10)
- Hautdesinfektion gemäß Hygienerichtlinien.
- ggf. Analgosedierung (z. B. Alfentanil, Midazolam)
- Punktionsort abhängig vom Operationsgebiet:
    - Lungenchirurgie Th 4–6
    - Oberbauchchirurgie Th 8–9
    - Unterbauchchirugie Th 10–12
- vorzugsweise über medianen Zugang
- Lokalanästhesie
- Aufsuchen des Periduralraums nach der „loss-of-resistance“-Methode mit NaCl 0,9 %, ggf. in Kombination mit der „hängende Tropfen“-Methode.
- Katheter (Mehrlochkatheter) max. (3–)5 cm in den Periduralraum vorschieben.
- Tiefe des Periduralraums und Katheteranlage (Hautniveau inkl. Tunnel) im Protokoll dokumentieren.

Merke

Getunnelte Katheter werden nicht angenäht.

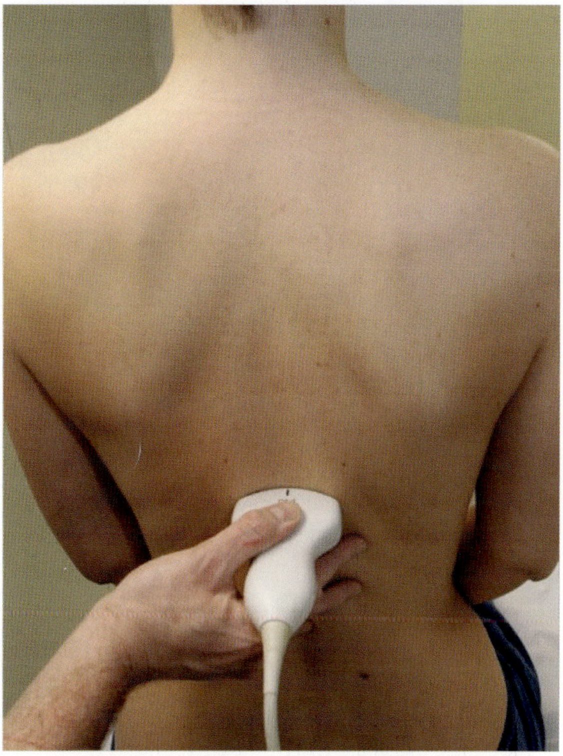

Abb. 70.6 Schallkopfposition zur Bestimmung der Mittellinie anhand der Dornfortsätze der Wirbelkörper.

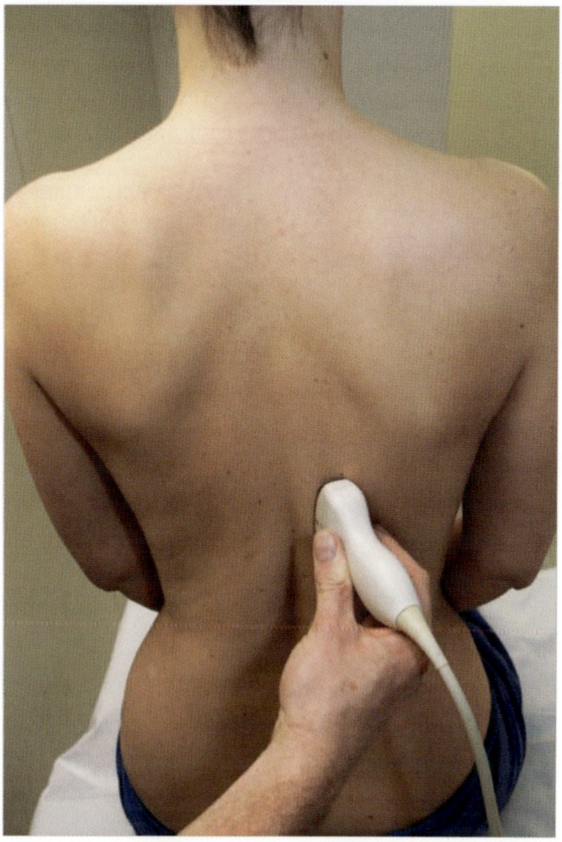

Abb. 70.8 Schallkopfposition für die longitudinale paramediane Schallebene.

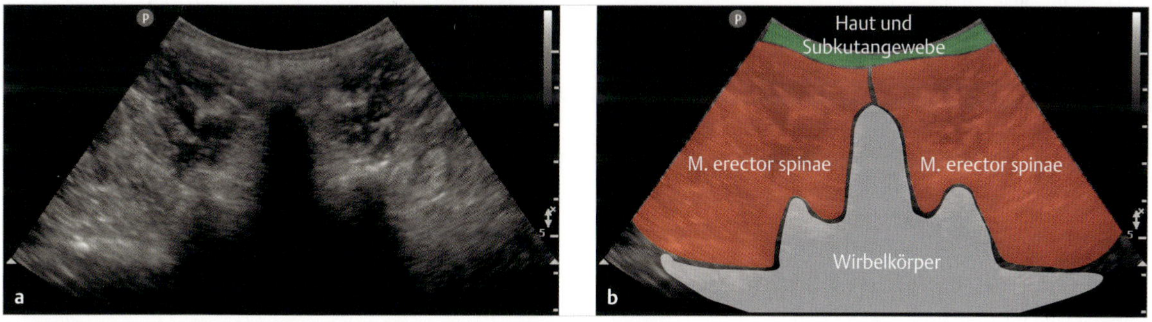

Abb. 70.7 Sonoanatomie mit dem Konvexschallkopf.
a Anatomische Ansicht in Punktionsposition.
b Abgegrenzte Strukturen.

- Aspiration, um eine intraspinale/intravasale Katheterfehllage zu erkennen, negative Aspiration schließt eine Katheterfehllage allerdings nicht aus! Filter anbringen, Katheter mit Pflaster fixieren.
- Testdosis mit 3 ml Ropivacain 0,75 %
- Gesamtdosis:
  - altersabhängig
  - 0,7–1,5 ml pro Segment
  - abhängig von der gewünschten Blockadehöhe
- Auf Zeichen einer Lokalanästhetikatoxizität oder intravasalen Lage achten, z. B.:
  - metallischer Geschmack
  - Taubheit intraoral
  - Desorientiertheit

  - Krampfanfall
  - Koma
  - Atemstillstand
  - Herzrhythmusstörungen
  - Therapie siehe SOP Lokalanästhetikaintoxikation (S. 48)
- Soweit möglich Austesten der Wirkung der Periduralanästhesie vor Narkoseeinleitung, bzw. vor Operationsbeginn.

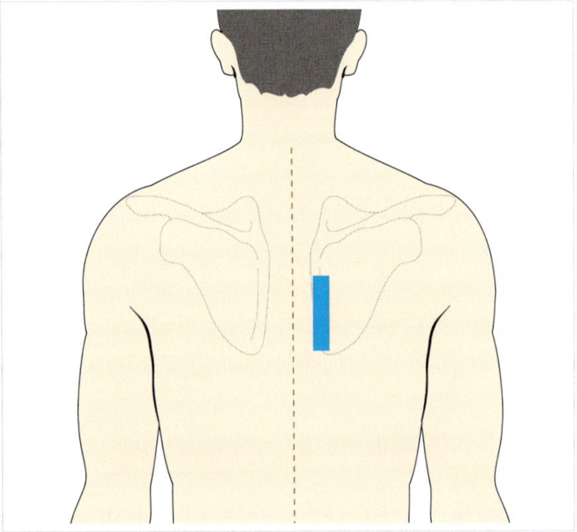

Abb. 70.9 Aufsetzposition des Schallkopfes (blau) für die thorakale paramediane longitudinale Einstellung.

70.2.4 Vorgehen

- Aufspritzen des Periduralkatheters mit der errechneten Menge an Ropivacain 0,75 % vor dem Schnitt (max. 10 ml Ropivacain 0,75 % als Bolus).
- **Cave:** Bei sehr alten, kardial kompromittierten oder exsikkierten Patienten Dosisreduktion nach Rücksprache mit Oberarzt.
- **Cave:** Vasoplegie kann zu Noradrenalin-Pflichtigkeit führen.
- Bis zum Schnitt keine weitere Gabe von Sufentanil. Durch dieses Manöver lässt sich zum Schnitt überprüfen, ob die PDA richtig liegt.
- Bei klinisch korrekter Lage Information an den Schmerzdienst.
- alle Patienten mit Ropivacain-Perfusor 0,2 % pur, Laufrate 6–10 ml/h (max. 0,4 mg/kgKG/h)
- Katheterprotokoll ausfüllen, Information an Schmerzdienst/Painnurse, Protokoll wird dann im Aufwachraum für die weitere Dokumentation gesammelt

Vorsicht

Sympathikolyse führt zu unterschiedlich ausgeprägtem Abfall von Blutdruck und Herzfrequenz, als erste Zeichen einer relevanten Hypotension zeigen sich häufig Übelkeit und Erbrechen als erste Warnsymptome. Therapie: Volumensubstitution, Vasopressorgabe, bei Bradykardie Gabe von Atropin i. v.

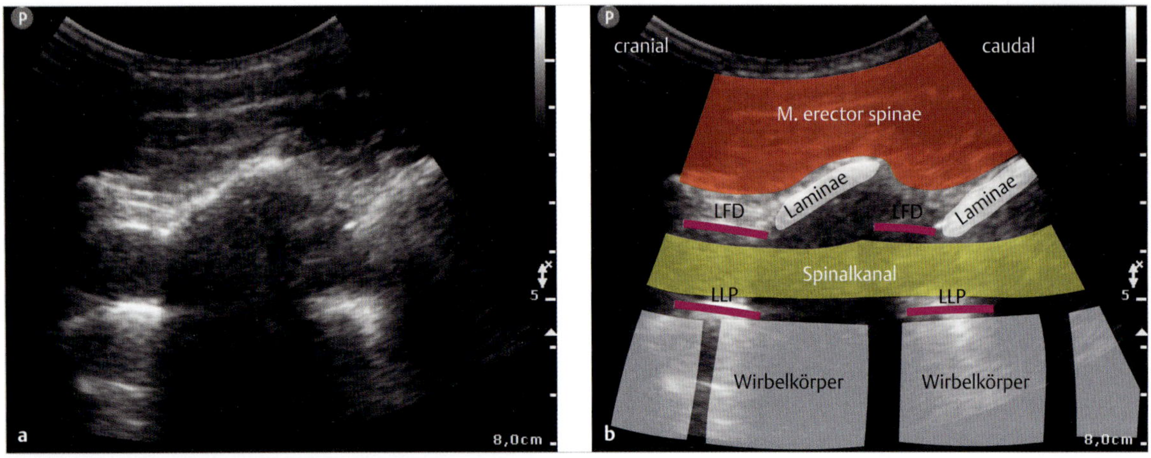

Abb. 70.10 Sonoanatomie in der paramedianen longitudinalen Schallebene.
a Paramedianen Longitudinalschnitt.
b Abgegrenzte Strukturen, durch die Skala (rechts in cm) lässt sich die Tiefe des Lig.-flavum-Dura-Komplexes abschätzen, um die Punktion des Epiduralraumes zu erleichtern; LFD: Lig.-flavum-Dura-Komplex, LLP: Lig. longitudinale posterius.

Vorsicht

Totale/hohe Spinalanästhesie durch Injektion in den Subarachnoidalraum bei iatrogener Duraperforation möglich. Therapie: symptomatisch, Beatmung, Intubation, Volumensubstitution, Katecholamintherapie.

Vorsicht

Bei der Verwendung von Ropivacain 0,2 % über Perfusor über den Periduralkatheter mit intraspinaler Fehllage kommt es nicht zwangsläufig zu einer hochgradigen Parese oder totaler Spinalanästhesie, aber zu ausgeprägten Parästhesien der zugehörigen Segmente. Die postoperative Austestung des Periduralkatheters ist in jedem Fall im Aufwachraum zwingend erforderlich.

70.2.5 Postoperatives Vorgehen und Überwachung

- Katheterprotokoll ausfüllen, Information an Schmerzdienst/Painnurse
- alle Patienten mit Ropivacain-Perfusor 0,2 % pur, Laufrate 6–10 ml/h (max. 0,4 mg/kgKG/h), je nach Schmerzscore (NRS [Numerische Ratingskala])
- Postoperativ soll eine einmalige Lagekontrolle und ein Austesten der PDA durch den Anästhesieassistenten erfolgen, der den Patienten mit der PDA zuletzt betreut hat. Das Ergebnis des Austestens und die aktuelle Schmerzmittellaufrate werden auf dem Schmerzprotokoll vermerkt.
- 1. postoperativer Tag: Pflasterwechsel mit durchsichtigem Polyurethanpflaster 10 × 8 cm

70.2.6 Verlegung auf Normalstation

- Patient und Stationspersonal ggf. auf typische Nebenwirkungen für die Motorik und Sensorik hinweisen (z. B. Kraftminderung, Störung der Propriozeption, Miktionsbeschwerden).
- Bei allen neurologischen Problemen ist sofort der Stationsarzt und ggf. die Anästhesie zu informieren.
- Vor der Verlegung aus dem Aufwachraum ist der Effekt der Blockade zu protokollieren, um eine Verlaufsbeurteilung möglich zu machen und den therapeutischen Effekt zu dokumentieren.
- Regelmäßige postoperative Visiten durch den „Schmerzdienst" sind zwingend erforderlich.

70.2.7 Besonderheiten bei der Verwendung von Ropivacain

- Bolusgabe 250 mg bzw. 3–4 mg/kgKG, kontinuierliche Applikation 0,4 mg/kgKG/h, bis 37,5 mg/h = Laufrate Ropivacain 0,2 % maximal ca. 10–14 ml/h
- Geringste Toxizität aller lang wirksamen Lokalanästhetika.

70.2.8 Fixierung des Periduralkatheters

- Periduralkatheter sollen mittels durchsichtigem Polyurethanpflaster (saugend) festgeklebt werden (▶ Abb. 70.11).
- Dabei sind eine Tunnelung und eine Schleifenbildung zur Zugentlastung des Katheters durchzuführen.
- Der Katheterschlauch soll am Rücken mittels Fixiermull bis zur Schulter fixiert werden.
- Der Filter, der Konnektor und der Klebeadapter sollen ebenfalls, gut gepolstert, mit Fixiermull oben an der Schulter fixiert werden (▶ Abb. 70.12).

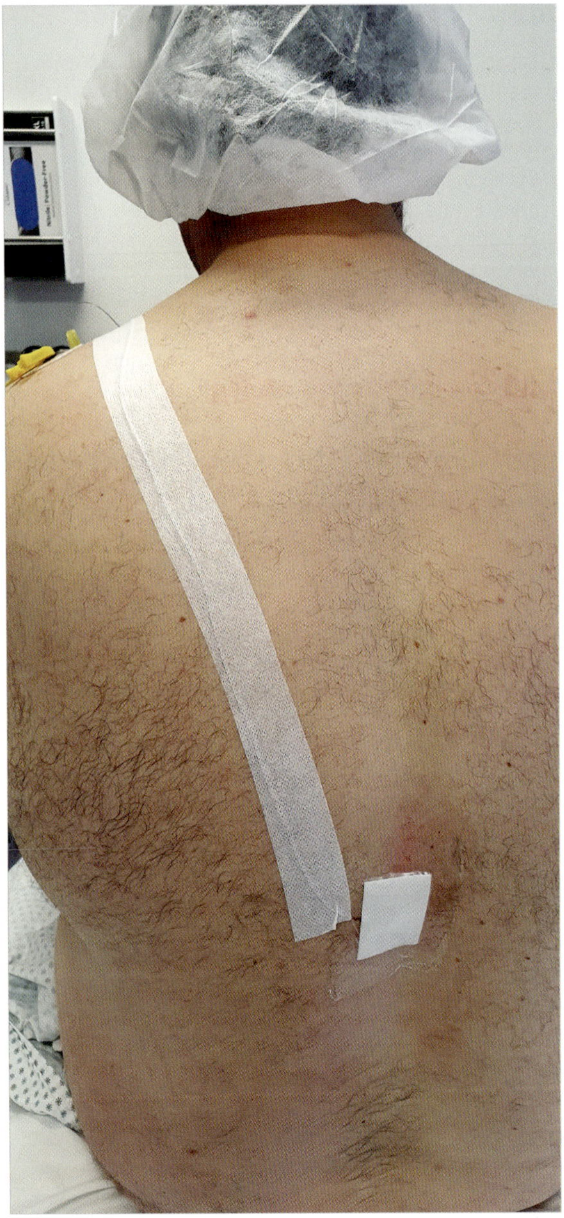

Abb. 70.11 Pflasterverband des Periduralkatheters.

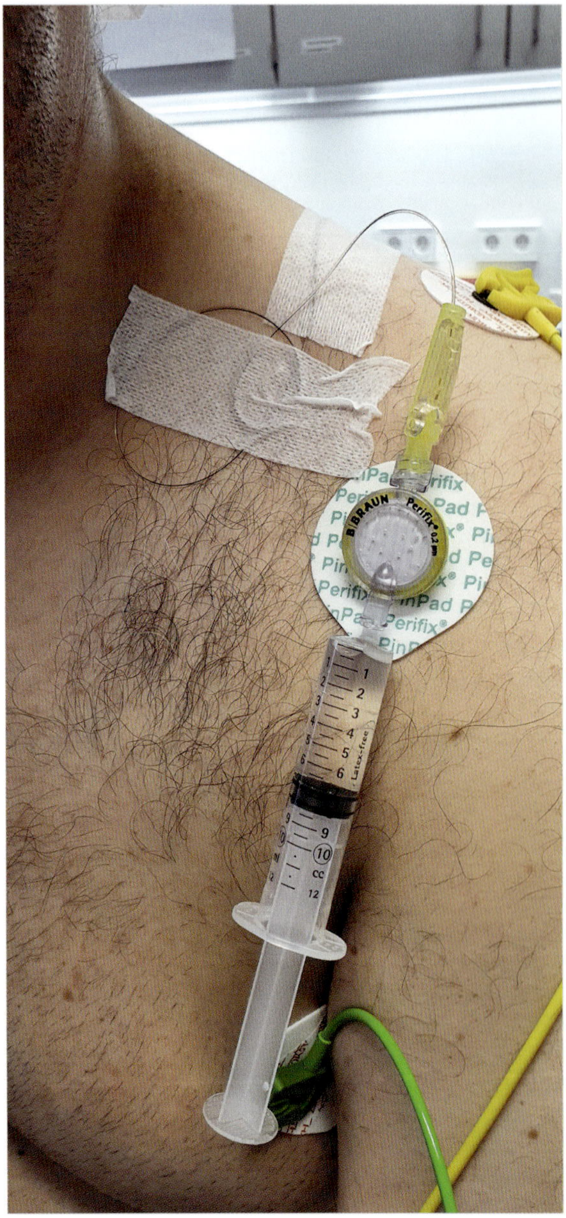

Abb. 70.12 Fixierung des Katheters und des Filters im linken Schulterbereich.

70.3 Musculus-quadratus-lumborum-Block

Christian Delle, Katharina Puschmann, Timur Puschmann

Besonderheiten

Basisinfos

- Intubationsnarkose (ITN) und LAMA (Larynxmaske) in Bereitschaft
- Basismonitoring

Material

- PVK (periphere Venenverweilkanüle) 1,3 mm (18 G)
- Single-Shot-Set
- ultraschalloptimierte Nadel 80 mm
- Ultraschallgerät mit Überzug
- sterile Handschuhe
- sterile Kompressen

70.3.1 Material und Medikamente

Material

- PVK 1,3 mm (18 G)
- Tubus 7,5–8 mm Innendurchmesser
- immer Single Shot: ultraschalloptimierte Nadel (22 G) 80-mm-Set mit Ultraschallkopfüberzug
- Ultraschallgerät
- unsteriles Ultraschallgel
- Sauerstoffmaske

Medikamente

- unilateraler QLB (Quadratus-lumborum-Block) 20 ml Ropivacain 0,75 %
- bilateraler QLB pro Seite 25 ml Ropivacain 0,375 %
- balancierte Vollelektrolytlösung, z. B. Jonosteril 500 ml
- ggf. Midazolam 5 mg/5 ml
- ggf. Alfentanil 1 mg/2 ml
- ggf. Propofol 1 % über Spritzenpumpe (10 mg/ml/50 ml)
- Thiopental 500 mg/20 ml (25 mg/ml) bereitlegen für Intoxikation mit Lokalanästhetika
- Antibiotikagabe nach Rücksprache mit dem Operateur

70.3.2 Eingangsbemerkung

- Primär als additives Verfahren zu einer Allgemeinanästhesie zur intra- und postoperativen Analgesie mit Ausschaltung viszeraler Schmerzen („lumbaler Paravertebralblock“) gedacht.
- Als alleiniges Anästhesieverfahren bei kleiner Bauchwandchirurgie oder Abszessen möglich.
- Prämedikation: Aufklärung über QLB als Analgesie zu einer Allgemeinanästhesie, der immer in Narkose durchgeführt werden sollte.
- Regionalanästhesie **immer** günstiger aufgrund von Sympathikolyse, Schmerztherapie, Einsparung von Opioiden, verminderter postoperativer Darmatonie und damit allgemeinem Patientenkomfort.
- Kontraindikation für QLB:
  - Ablehnung des Verfahrens durch Patient
  - Verwachsungsbauch
  - Infektionen im Punktionsgebiet
- Dokumentation ggf. vorbestehender neurologischer Ausfälle während der Prämedikationsvisite, Inspektion der Punktionsstelle
- Indikation: intra- und postoperative Analgesie für Laparotomien, Appendektomien, laparoskopische Eingriffe, Abdominoplastiken und Kaiserschnitte

Merke

Seitenkontrolle vor Punktion und Operationsaufklärung einsehen.

70.3.3 Anästhesieeinleitung

- Vorbereitung des Lokalanästhetikums:
  - unilateraler QLB 20 ml Ropivacain 0,75 %
  - bilateraler QLB 50 ml Ropivacain 0,375 % (25 ml pro Seite)
- Bei Patienten unter 70 kg Körpergewicht ist eine Dosisanpassung erforderlich.

70.3.4 Vorgehen

Merke

Die Single-Shot-Punktion sollte immer in Narkose mit Sonografie durchgeführt werden.

- Allgemeinchirurgie/Gynäkologie/Urologie in Kombination mit einer Allgemeinanästhesie: bei offenen Laparotomien und laparoskopischen Eingriffen mit Zugangsweg durch die seitliche und/oder vordere Bauchwand, wenn keine Periduralanästhesie möglich ist (z. B. All-

gemeinchirurgie: laparoskopische Eingriffe, Appendektomien, Cholezystektomien, Bauchwandhernien und Sigmaresektionen; große Bauchchirurgie mit Kontraindikationen für eine Periduralanästhesie [z. B. Whipple-Operation und offene Darmchirurgie in Vollnarkose])
- Bei Single-Shot Verwendung des Sets mit der ultraschalloptimierten Nadel (22 G) 80 mm.
- Der QLB sollte – als Teil einer Kombinationsanästhesie – immer in Narkose unter Ultraschallkontrolle durchgeführt werden.
- Anatomische Landmarken:
  - Bauchwandblockaden, wie der QLB, sind keine klassischen Nervenblockaden, sondern sogenannte **Faszienblockaden**. Das bedeutet, dass das Lokalanästhetikum nicht an eine sichtbare Nervenstruktur gespritzt wird, sondern in einen Faszienraum, durch welchen die entsprechenden Nerven hindurchziehen (▶ Abb. 70.13). Da es sich bei diesen rückenmarknahen Nerven um die Rr. anteriores und Rr. laterales der Spinalnerven von Th 6–L 2 („lumbaler Paravertebralblock") handelt, sind hohe Lokalanästhetikakonzentrationen zur Blockade notwendig. Um eine entsprechende Ausbreitung in den Faszienräumen zu erreichen, sind auch größere Mengen (Volumina) notwendig.
  - Der Patient/die Patientin befindet sich in Seitenlage (▶ Abb. 70.14), die Flanke wird aufgedeckt, Konvexschallkopf verwenden, Tasten der Crista iliaca, der 12. Rippe und der quergestreiften Bauchmuskulatur, langsames Gleiten des Schallkopfes auf der Flanke (▶ Abb. 70.15, ▶ Abb. 70.17), Identifikation der Muskelschichten: M. obliquus externus (Moe), M. obliquus internus (Moi) und M. transversus abdominis (Mta), M. erector spinae, M. quadratus lumborum und M. psoas major (▶ Abb. 70.17).
  - Leitstruktur: Faszienschicht zwischen M. psoas major und M. quadratus lumborum – **Cave:** Retroperitoneum mit Niere, Peritoneum mit Darm und Blutgefäße.
  - Sonografisch kontrollierte Darstellung des M. psoas major, des M. quadratus lumborum und des M. erector spinae, dann gezielte Applikation des Lokalanästhetikums in den Faszienraum zwischen beiden Muskeln (▶ Abb. 70.16, ▶ Abb. 70.18).
  - Ein typisches Zeichen, dass das Lokalanästhetikum an die richtige Stelle appliziert wurde, ist das „Reißverschlusszeichen". Dies bedeutet, dass die beiden Muskeln durch das Lokalanästhetikum auseinandergedrückt werden.
- Es sollte ein tangentialer posteroanteriorer Zugangsweg „short axis view" (SAX) „in plane" (IP) mit einer ultraschalloptimierten Nadel gewählt werden.
- Applikation der oben empfohlenen Menge Lokalanästhetikum unter Ultraschallkontrolle zwischen die beiden Muskeln auf jeder Seite.

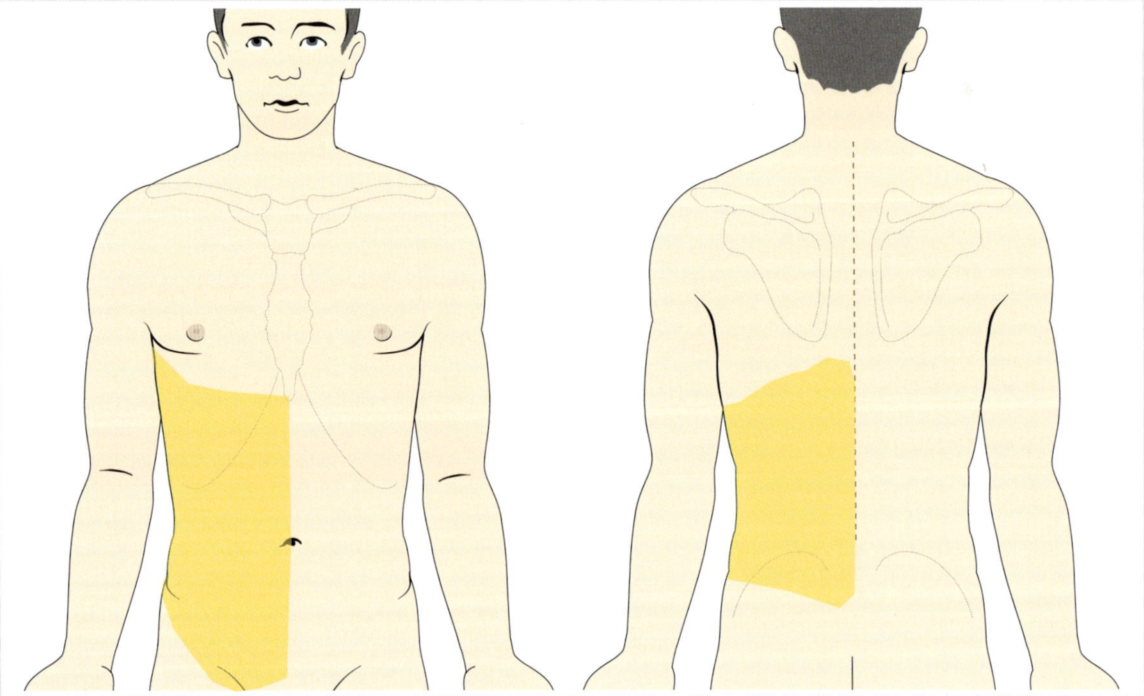

Abb. 70.13 Mögliches Ausbreitungsareal der Bauchwandanästhesie beim Quadratus-lumborum-Block.

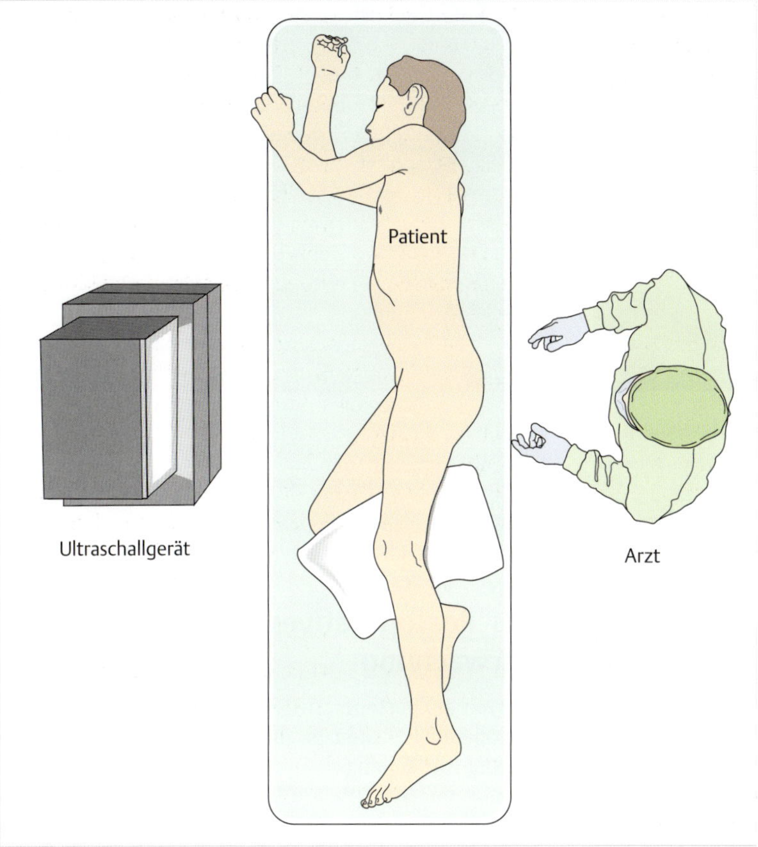

Abb. 70.14 Positionierung von Ultraschallgerät, Patient und Punktierendem.

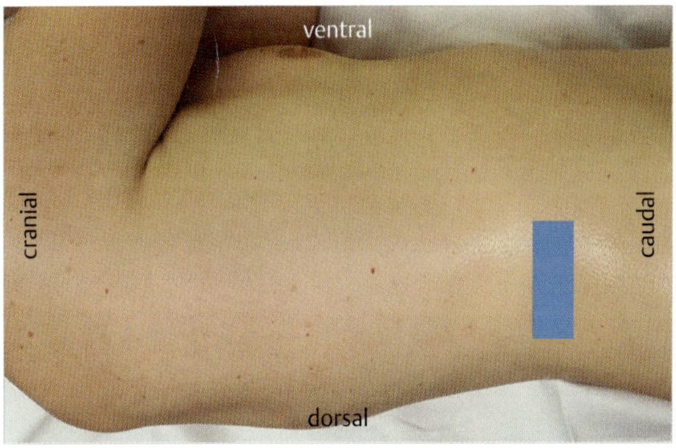

Abb. 70.15 Quadratus-lumborum-Block, Schallkopfposition in Seitenlage.

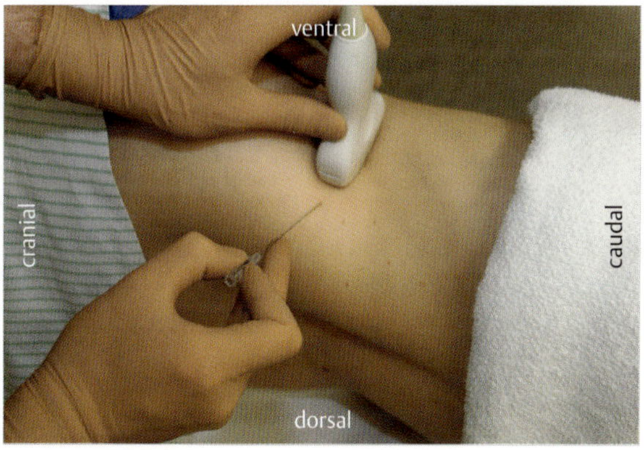

Abb. 70.16 Quadratus-lumborum-Block, Punktion in Seitenlage, „in plane“ Punktion von dorsal.

- Diese Blockade aus Sicherheitsgründen immer in Narkose vor der Operation durchführen.
- Dokumentation im Narkoseprotokoll:
  - Nadel
  - Kennmuskeln
  - ggf. Komplikationen

Vorsicht

Systemische Wirkung der Lokalanästhetika, maximaler Plasmaspiegel ist nach ca. 45–60 min erreicht.

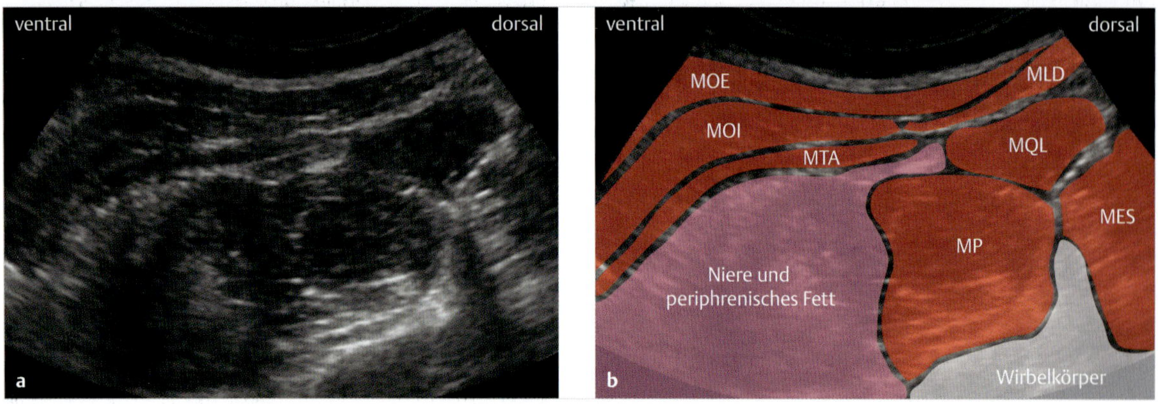

Abb. 70.17 Sonoanatomie des Quadratus-lumborum-Blocks.
a Anatomische Ansicht in Punktionsposition.
b Abgegrenzte Strukturen; MES: M erector spinae, MLD: M. latissimus dorsi, MOE: M. obliguus externus, MOI: M. obliquus internus, MP: M. psoas, MQL: M. quadratus lumborum, MTA: M. transversus abdominis.

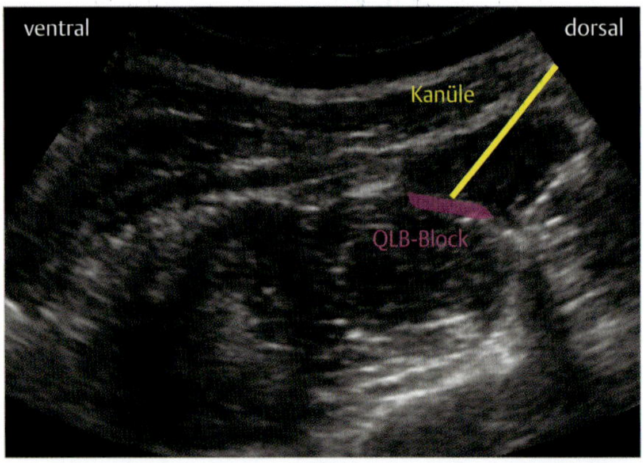

Abb. 70.18 Quadratus-lumborum-Block, Nadelposition und Injektionsort.

70.3.5 Postoperatives Vorgehen und Überwachung

- Hinweis auf postoperatives Verhalten der Patienten.
- Postoperative Visiten, bis die Sensibilität wieder vollständig vorhanden ist.

71 Brust- und Bauchwandblockaden

71.1 Brustwandblockaden

71.1.1 Musculus-pectoralis-1-Block = PEC-1-Block

Christian Delle, Katharina Puschmann, Timur Puschmann

Überblick

Basisinfos

- ITN (Intubationsnarkose) und LAMA (Larynxmaske) in Bereitschaft
- Basismonitoring

Material

- PVK (periphere Venenverweilkanüle) 1,3 mm (18 G)
- Single-Shot-Set
- ultraschalloptimierte Nadel 80 mm
- sterile Kompressen
- Ultraschallgerät mit Überzug
- sterile Handschuhe

Material und Medikamente

Material

- PVK 1,3 mm (18 G)
- Tubus 7,5–8 mm Innendurchmesser
- immer Single Shot: ultraschalloptimierte Nadel (22 G) 80-mm-Set mit Ultraschallkopfüberzug
- Ultraschallgerät
- unsteriles Ultraschallgel
- Sauerstoffmaske

Medikamente

- Ropivacain (0,2 %) 10 ml für PEC-1-Block
- balancierte Vollelektrolytlösung, z. B. Jonosteril 500 ml
- ggf. Midazolam 5 mg/5 ml
- ggf. Alfentanil 1 mg/2 ml
- ggf. Propofol-1-%-Perfusor (10 mg/50 ml)
- Thiopental 500 mg/20 ml (25 mg/ml) bereitlegen für Lokalanästhetikaintoxikation
- Antibiotikagabe nach Rücksprache mit dem Operateur

Eingangsbemerkung

- Prämedikation: Aufklärung über PEC-1-Block, über Analgosedierung, Larynxmaske und ITN im Falle eines (Teil-)Versagen aufklären
- Regionalanästhesie **immer** günstiger aufgrund Sympathikolyse, Schmerztherapie und allgemeinem Patientenkomfort.
- Kontraindikation für PEC-1-Block: Ablehnung des Verfahrens durch Patient.
- Dokumentation ggf. vorbestehender neurologischer Ausfälle während der Prämedikationsvisite, Inspektion der Punktionsstelle
- Indikation: Operationen im Bereich des Thorax, z. B. Brustchirurgie (Expanderimplantationen) und Port- oder Schrittmacheranlagen.
- Seitenkontrolle vor Punktion, Operationsaufklärung einsehen

Anästhesieeinleitung

- Vorbereitung des Lokalanästhetikums: 10 ml Ropivacain 0,2 %

Vorgehen

Merke

Die Single-Shot-Punktion ist in wachem Zustand oder in Narkose mit Sonografie möglich, sollte aber nur unter Ultraschallkontrolle durch einen darin erfahrenen Facharzt oder unter seiner Aufsicht erfolgen.

- Nur als additives Verfahren zu einer Allgemeinanästhesie zur intra- und postoperativen Analgesie vorgesehen, weil keine Schmerzausschaltung der Rr. cutanei anteriores und laterales und keine viszerale Schmerzausschaltung besteht.
- Gynäkologie/Allgemeinchirurgie/Gefäßchirurgie in Kombination mit einer Allgemein- oder anderen Regionalanästhesie: z. B. Expanderimplantationen in der Brustchirurgie in Allgemeinanästhesie, Port- oder Demers-Katheterimplantationen in reiner Regionalanästhesie mit Blockade der Nn. supraclaviculares des Plexus cervicalis und Blockade des Plexus brachialis in supraklavikulärer Position
- Bei Single Shot Verwendung des Sets mit der ultraschalloptimierten Nadel (22 G).
- Analgosedierung (Midazolam/Alfentanil) bei alleiniger Anlage einer Regionalanästhesie am wachen Patienten.
- Alle Regionalanästhesien, die als Kombinationsanästhesien mit einer Allgemeinanästhesie aufgeklärt wurden,

können unter Ultraschallkontrolle durch einen darin erfahrenen Facharzt oder unter seiner Aufsicht in Narkose erfolgen und müssen nicht vor Beginn der Allgemeinanästhesie wach durchgeführt werden.

- Anatomische Landmarken:
  - Thoraxwandblockaden, wie z. B. der PEC-1-Block, sind keine klassischen Nervenblockaden, sondern sogenannte Faszienblockaden. Das bedeutet, dass das Lokalanästhetikum nicht an eine sichtbare Nervenstruktur gespritzt wird, sondern in einen Faszienraum, durch welchen die entsprechenden Nerven hindurchziehen (▶ Abb. 71.1, ▶ Abb. 71.2). Da es sich bei diesen Nerven um die Endäste der Rr. cutanei anteriores und laterales der Spinalnerven und/oder Äste des Plexus brachialis handelt und diese überwiegend sehr dünne, kleine, unmyelinisierte Nervenäste sind, sind bereits geringe Lokalanästhetikakonzentrationen zur Blockade wirksam. Um eine entsprechende Ausbreitung in den Faszienräumen zu erreichen sind daher größere Mengen (Volumina) niedrig konzentrierter Lokalanästhetika notwendig.
  - Patient befindet sich in Rückenlage, der Thorax wird aufgedeckt, Linearschallkopf verwenden, Tasten der Klavikula und des Sternums, langsames Gleiten mit dem Schallkopf von medial (Sternum) über die Rippenknorpel nach lateral und kaudal, bis der M. pectoralis major, der M. pectoralis minor und die 2., 3. und 4. Rippe zu sehen sind (▶ Abb. 71.4, ▶ Abb. 71.5, ▶ Abb. 71.6, ▶ Abb. 71.3).
  - Leitstruktur: M. pectoralis major und minor – **Cave:** A. pectoralis medialis und lateralis (▶ Abb. 71.7)
  - Sonografisch kontrollierte Darstellung des M. pectoralis major und minor und Applikation des Lokalanästhetikums in den Faszienraum zwischen beiden Muskeln (▶ Abb. 71.8).
  - Ein typisches Zeichen dafür, dass das Lokalanästhetikum an die richtige Stelle appliziert wird, ist das „Reißverschlusszeichen“, welches bedeutet das die beiden Muskeln durch das Lokalanästhetikum auseinander gedrückt werden.
  - „short axis view“ (SAX), „in plane“ (IP)
- Applikation der oben empfohlenen Menge Lokalanästhetikum unter Ultraschallkontrolle zwischen die beiden Muskeln.
- Sauerstoffmaske während der Prozedur, wenn eine alleinige Regionalanästhesie wach durchgeführt werden soll.
- Dokumentation im Narkoseprotokoll:
  - Nadel
  - Kennmuskeln
  - ggf. Komplikationen

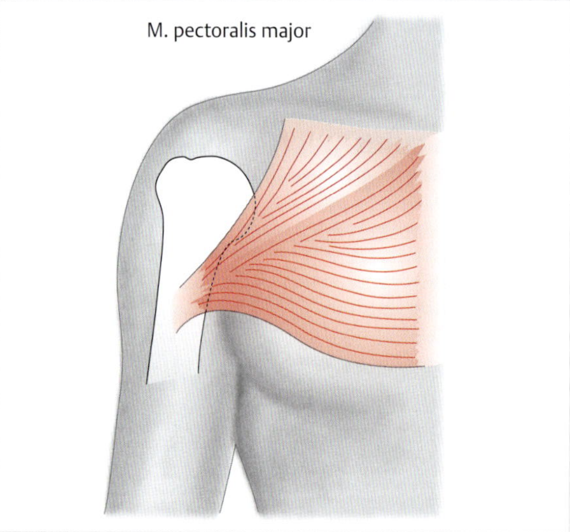

Abb. 71.1 Indikation des PEC-1-Blocks ist die Anästhesie der Faszien der Pektoralismuskulatur. (Quelle: Vogel P, Aroyo I. Kursbuch Klinische Neurophysiologie. 4., aktualisierte Auflage. Stuttgart: Thieme; 2018)

Vorsicht

Achtung bei unkooperativen Patienten während der Durchführung der Single-Shot-Blockade. Es besteht die Gefahr einer Pleuraverletzung mit Pneumothorax.

Vorsicht

Systemische Wirkung der Lokalanästhetika, maximaler Plasmaspiegel ist nach ca. 45–60 min erreicht.

Postoperatives Vorgehen und Überwachung

- Hinweis auf postoperatives Verhalten der Patienten.
- Postoperative Visiten bis die Sensibilität wieder vollständig vorhanden ist.

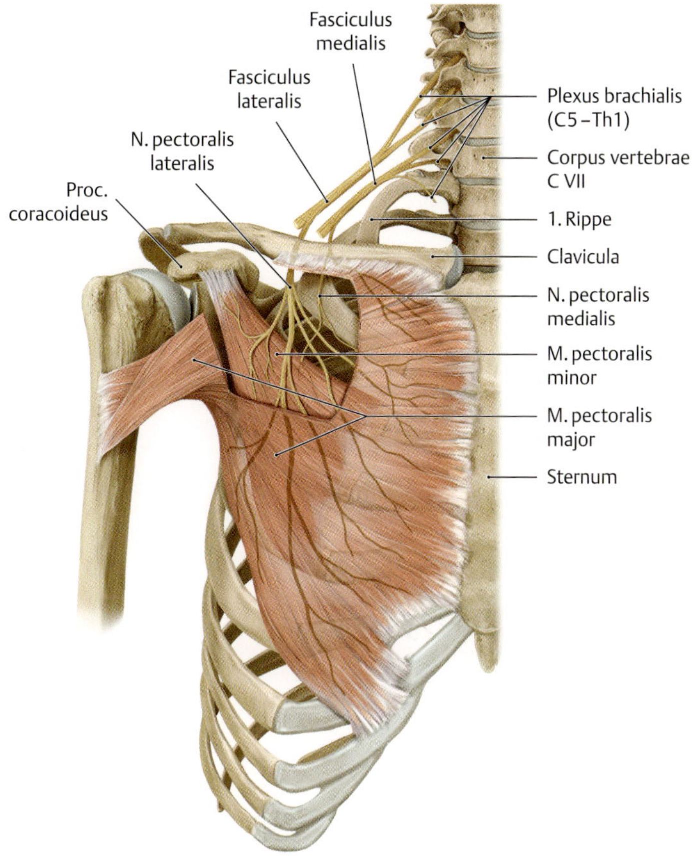

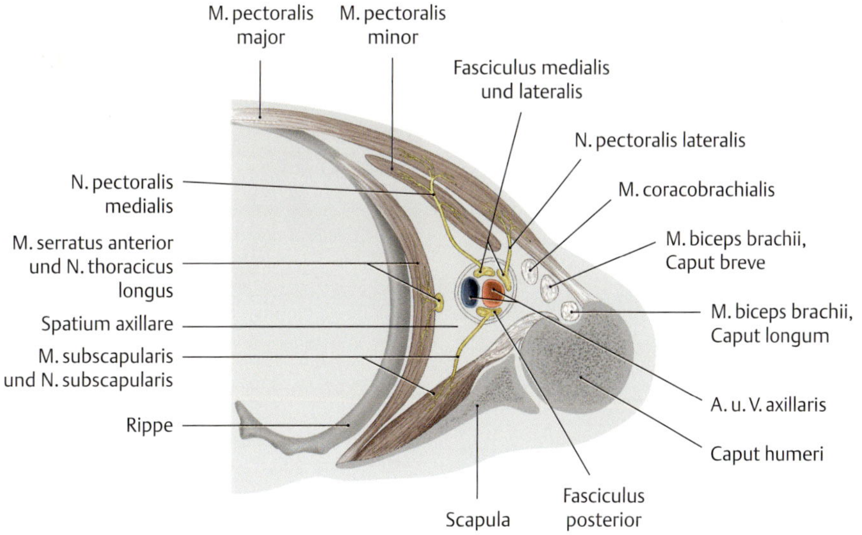

Abb. 71.2 Anatomie und Position des PEC-1-Blocks.

a Nn. pectoralis medialis und lateralis. (Quelle: Schünke M, Schulte E, Schumacher U et al. 4.6 Plexus brachialis: Pars infraclavicularis – Übersicht und kurze Äste. In: Schünke M, Schulte E, Schumacher U et al., Hrsg. Prometheus LernAtlas – Allgemeine Anatomie und Bewegungssystem. 5., vollständig überarbeitete Auflage. Thieme; 2018. doi:10.1055/b-006-149643)

b Schematischer Horizontalschnitt durch die rechte Axilla. (Quelle: Schünke M, Schulte E, Schumacher U et al. 5.4 Achselhöhle (Regio axillaris): Vorderwand. In: Schünke M, Schulte E, Schumacher U et al., Hrsg. Prometheus LernAtlas – Allgemeine Anatomie und Bewegungssystem. 5., vollständig überarbeitete Auflage. Thieme; 2018. doi:10.1055/b-006-149643)

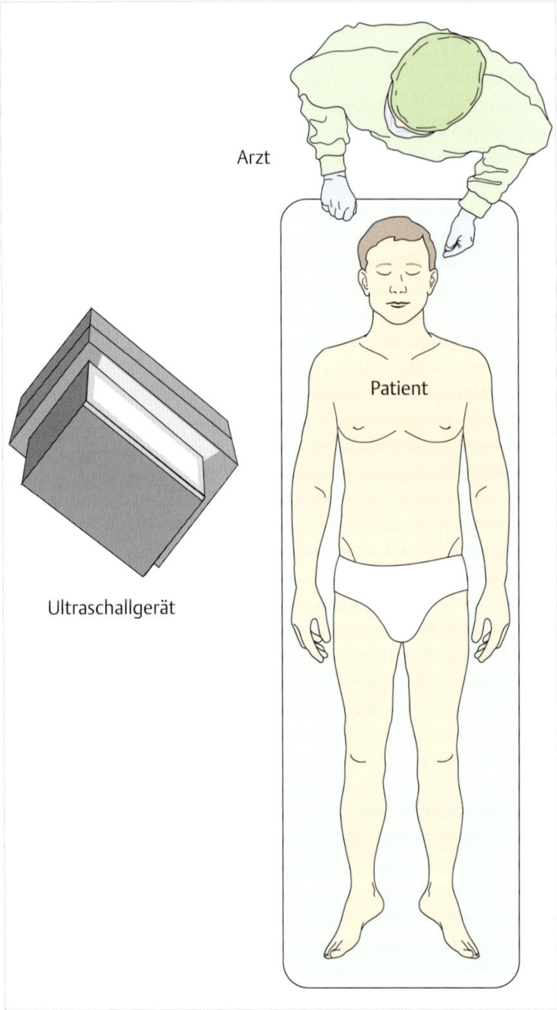

Abb. 71.3 Positionierung von Ultraschallgerät, Patient und Punktierenden für die PEC-1-Blockade rechts.

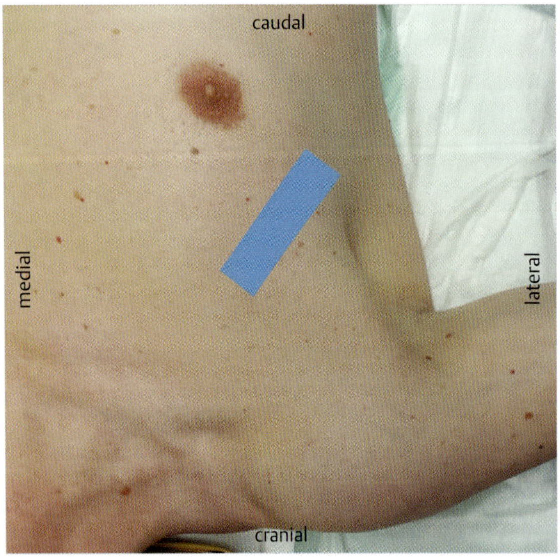

Abb. 71.4 Schallkopfposition für die PEC-1-Blockade.

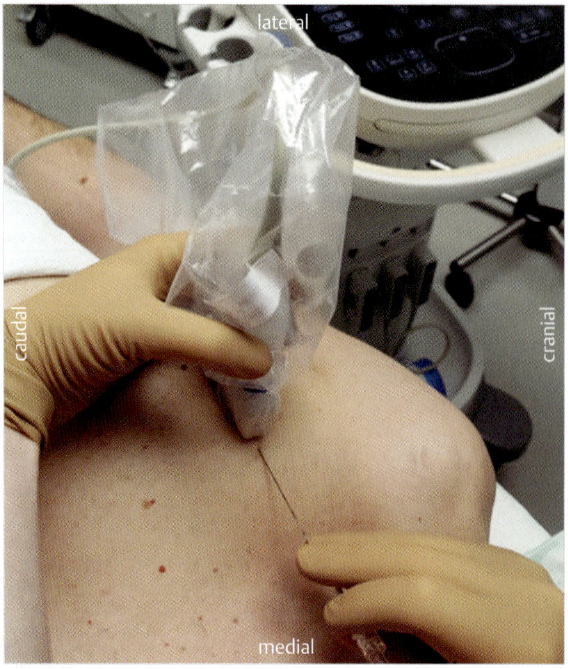

Abb. 71.5 Schallkopfposition, Punktionsrichtung und Ultraschallgeräteposition.

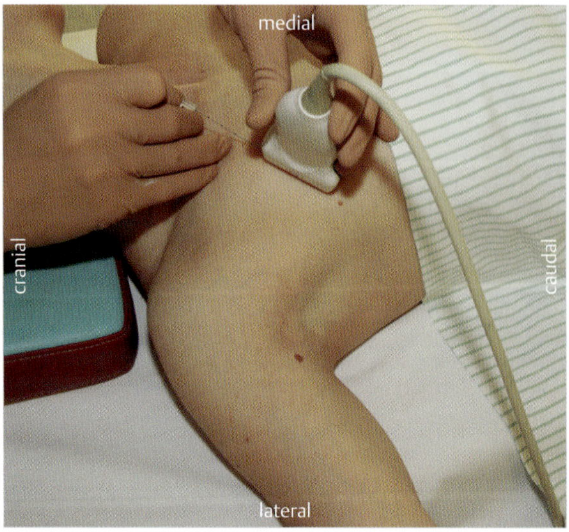

Abb. 71.6 Schallkopfposition und „in plane“ Punktion für die PEC-1-Blockade.

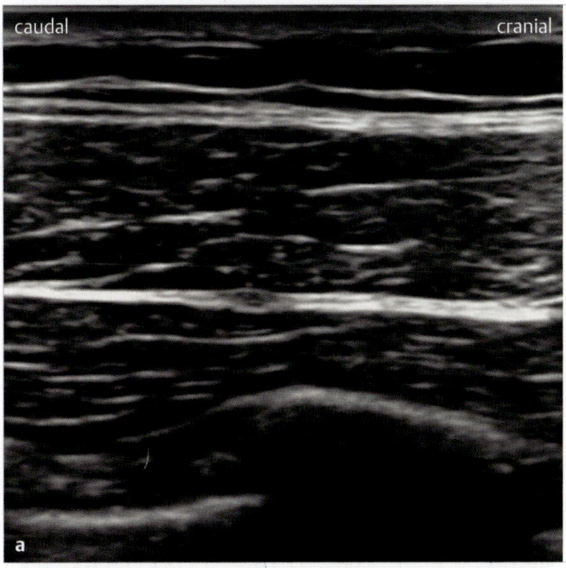

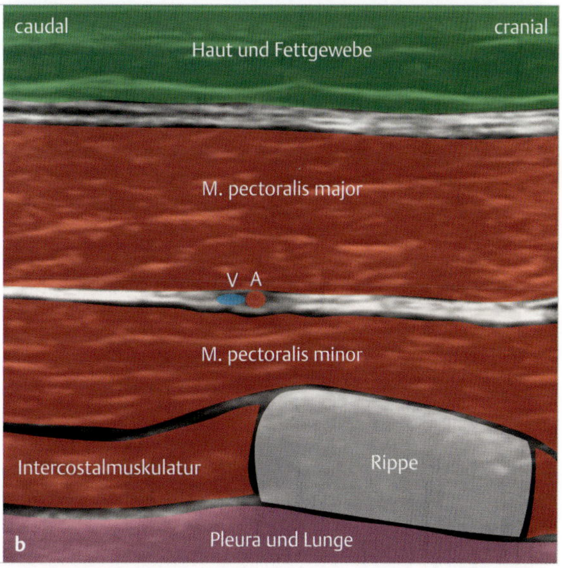

Abb. 71.7 Sonoanatomie PEC-1-Blockade.
a Ultraschallansicht.
b Abgegrenzte Strukturen; A: Arterie, V: Vene.

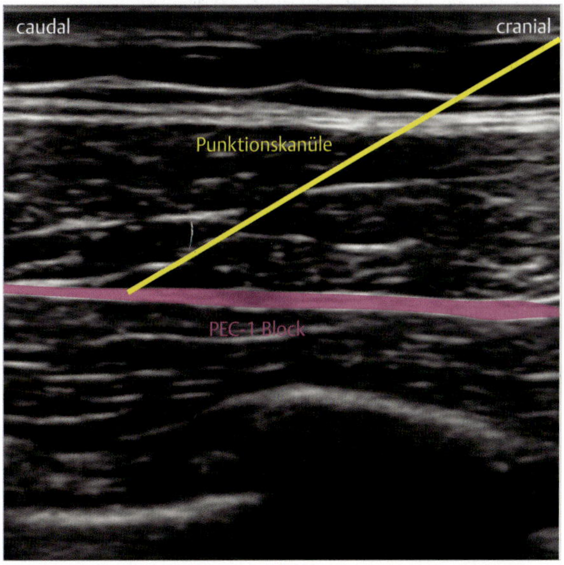

Abb. 71.8 PEC-1-Blockade zwischen den Pektoralmuskeln.

71.1.2 Musculus-pectoralis-2-Block = PEC-2-Block

Christian Delle, Katharina Puschmann, Timur Puschmann

Überblick

Basisinfos

- ITN (Intubationsnarkose) und LAMA (Larynxmaske) in Bereitschaft
- Basismonitoring

Material

- Single-Shot-Set
- ultraschalloptimierte Nadel 80 mm
- sterile Kompressen
- PVK (periphere Venenverweilkanüle) 1,3 mm (18 G)
- Ultraschallgerät mit Überzug
- sterile Handschuhe

Material und Medikamente

Material

- PVK 1,3 mm (18 G)
- Tubus 7,5–8 mm Innendurchmesser
- immer Single shot: ultraschalloptimierte Nadel (22 G) 80-mm-Set mit Ultraschallkopfüberzug
- Ultraschallgerät
- unsteriles Ultraschallgel
- Sauerstoffmaske

Medikamente

- Ropivacain (0,2 %) 20 ml für PEC-2-Block
- balancierte Vollelektrolytlösung, z. B. Jonosteril 500 ml
- ggf. Midazolam 5 mg/5 ml
- ggf. Alfentanil 1 mg/2 ml
- ggf. Propofol-1-%-Perfusor (10 mg/ml/50 ml)
- Thiopental 500 mg/20 ml (25 mg/ml) bereitlegen für Lokalanästhetikaintoxikation
- Antibiotikagabe nach Rücksprache mit dem Operateur

Eingangsbemerkung

- Prämedikation: Aufklärung über PEC-2-Block, über Analgosedierung, über Larynxmaske und ITN im Falle eines (Teil-)Versagen aufklären
- Regionalanästhesie **immer** günstiger aufgrund Sympathikolyse, Schmerztherapie und allgemeinem Patientenkomfort.
- Kontraindikation für PEC-2-Block: Ablehnung des Verfahrens durch Patienten.
- Dokumentation ggf. vorbestehender neurologischer Ausfälle während der Prämedikationsvisite, Inspektion der Punktionsstelle
- Indikation: Mammachirurgie mit oder ohne axilläre Lymphadenektomie, Abszessspaltungen oder Probeentnahmen im Bereich der Brustwand und Axilla in Kombination mit einer supraklavikulären Plexusblockade.
- Seitenkontrolle vor Punktion, Operationsaufklärung einsehen

Anästhesieeinleitung

- Vorbereitung des Lokalanästhetikums: 20 ml Ropivacain 0,2 %

Vorgehen

Merke

Die Single-Shot-Punktion ist im wachen Zustand oder in Narkose mit Sonografie möglich, sollte aber nur unter Ultraschallkontrolle durch einen darin erfahrenen Facharzt oder unter seiner Aufsicht erfolgen.

- Primär als additives Verfahren zu einer Allgemeinanästhesie zur intra- und postoperativen Analgesie (fehlende Schmerzausschaltung der R. cutanei anteriores und fehlende viszerale Schmerzausschaltung) vorgesehen.
- Als alleiniges Anästhesieverfahren immer in Kombination mit einem PEC-1-Block, eingesetzt bei Thoraxwandindikationen, z. B. Abszessspaltungen, Wunddehiszenzen, oder zur Anlage von Thoraxdrainagen (Monaldi-Position).
- Gynäkologie/Allgemeinchirurgie/Gefäßchirurgie in Kombination mit einer Allgemein- oder anderen Regionalanästhesie: z. B. radikale Brustchirurgie mit axillärer Dissektion in Allgemeinanästhesie, Port- oder Demers-Katheterimplantationen in reiner Regionalanästhesie mit Blockade der Nn. supraclaviculares des Plexus cervicalis und Blockade des Plexus brachialis in supraclaviculärer Position:
  - Brustchirurgie mit oder ohne Lymphadenektomie: ITN/LAMA mit PEC-1- und PEC-2-Block
  - Abszessspaltungen Brustwand und/oder Axilla: supraklavikuläre Plexusblockade mit PEC-1- und PEC-2-Block
  - Probeentnahmen/Biopsien Brustwand und/oder Axilla: supraklavikuläre Plexusblockade mit PEC-1- und PEC-2-Block
- Bei Single Shot Verwendung des Sets mit der ultraschalloptimierten Nadel (22 G)
- PEC-2-Block auf Höhe Th 2–4)
- Analgosedierung (Midazolam/Alfentanil) bei alleiniger Anlage einer Regionalanästhesie am wachen Patienten.
- Alle Regionalanästhesien, die als Kombinationsanästhesien mit einer Allgemeinanästhesie aufgeklärt wurden, können unter Ultraschallkontrolle durch einen darin erfahrenen Facharzt oder unter seiner Aufsicht in Narkose erfolgen und müssen nicht vor Beginn der Allgemeinanästhesie wach durchgeführt werden.
- Anatomische Landmarken:
  - Thoraxwandblockaden, wie z. B. der PEC-2-Block, sind keine klassischen Nervenblockaden, sondern sogenannte Faszienblockaden. Das bedeutet, dass das Lokalanästhetikum nicht an eine sichtbare Nervenstruktur gespritzt wird, sondern in einen Faszienraum, durch welchen die entsprechenden Nerven hindurchziehen (▶ Abb. 71.11, ▶ Abb. 71.12, ▶ Abb. 71.9). Da es sich bei diesen Nerven um die Endäste der Rr. anteriores und laterales der Spinal-

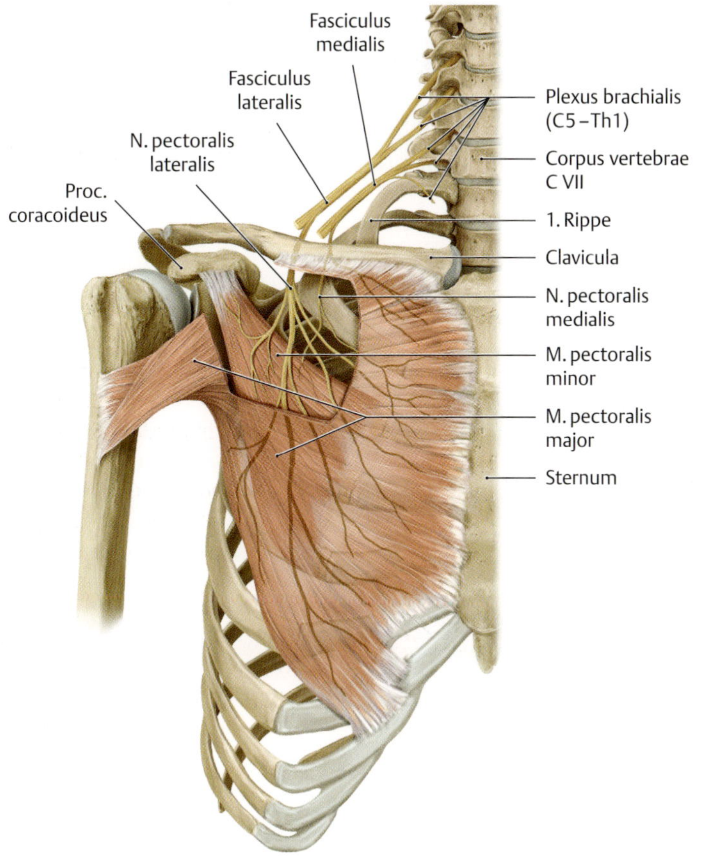

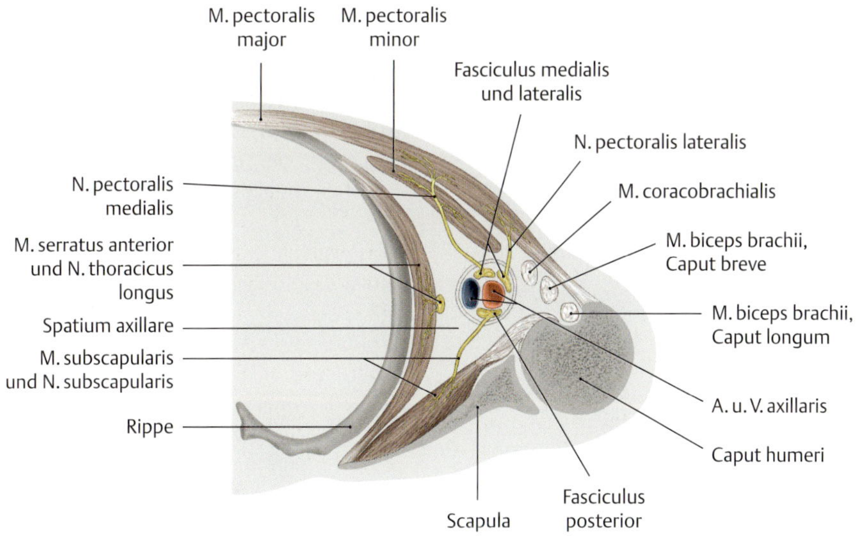

Abb. 71.9 Anatomie und Position des PEC-2-Blocks.

a Nn. pectoralis medialis und lateralis. (Quelle: Schünke M, Schulte E, Schumacher U et al. 4.6 Plexus brachialis: Pars infraclavicularis – Übersicht und kurze Äste. In: Schünke M, Schulte E, Schumacher U et al., Hrsg. Prometheus LernAtlas – Allgemeine Anatomie und Bewegungssystem. 5., vollständig überarbeitete Auflage. Thieme; 2018. doi:10.1055/b-006-149643)

b Schematischer Horizontalschnitt durch die rechte Axilla. (Quelle: Schünke M, Schulte E, Schumacher U et al. 5.4 Achselhöhle (Regio axillaris): Vorderwand. In: Schünke M, Schulte E, Schumacher U et al., Hrsg. Prometheus LernAtlas – Allgemeine Anatomie und Bewegungssystem. 5., vollständig überarbeitete Auflage. Thieme; 2018. doi:10.1055/b-006-149643) nerven und/oder Äste des Plexus brachialis handelt und diese überwiegend sehr dünne, kleine, unmyelinisierte Nervenäste sind, sind bereits geringe Lokalanästhetikakonzentrationen zur Blockade wirksam. Um eine entsprechende Ausbreitung in den Faszienräumen zu erreichen, sind daher größere Mengen (Volumina) niedrig konzentrierter Lokalanästhetika notwendig.

- Patient befindet sich in Rückenlage, der Thorax wird aufgedeckt, Linearschallkopf verwenden, Platzierung des Schallkopfes in der Medioklavikularlinie und Darstellung des M. pectoralis major, minor, der 3. und 4. Rippe und des M. serratus anterior. Es sollte ein tangentialer kraniokaudaler Zugangsweg „in plane“ (SAX [„short axis view“]/IP) mit einer ultraschalloptimierten Nadel gewählt werden (▶ Abb. 71.13, ▶ Abb. 71.14, ▶ Abb. 71.10).
- Leitstruktur: M. pectoralis major und minor, 4. Rippe und M. serratus anterior (▶ Abb. 71.15) – **Cave:** A. und V. axillaris

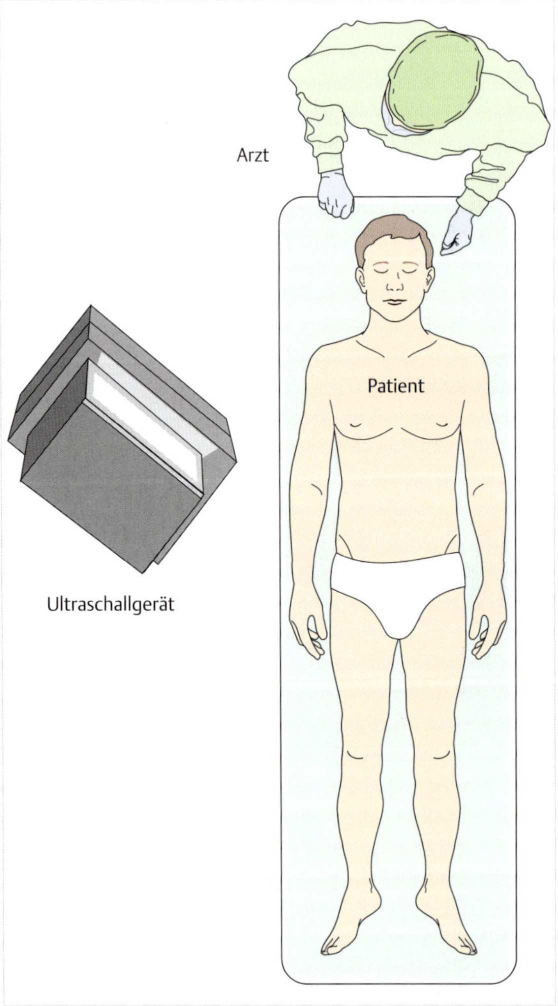

Abb. 71.10 Positionierung von Ultraschallgerät, Patient und Punktierenden für die PEC-Blockade rechts.

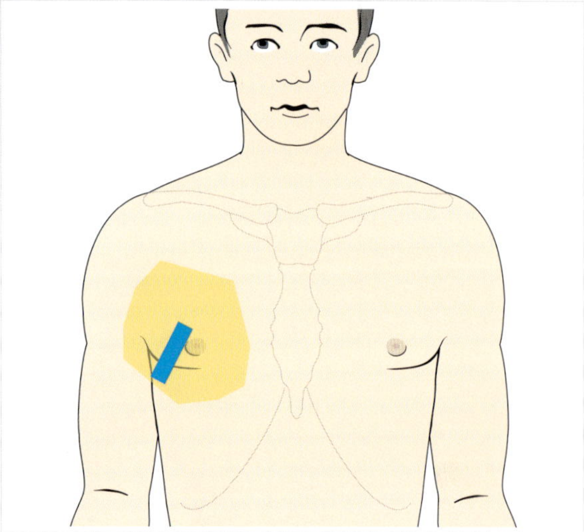

Abb. 71.11 PEC-2-Blockade. Schallkopfposition (blau) und Areal der Anästhesie (gelb) der PEC-2-Blockade, welche eine Blockade der Nn. pectorales, Nn. cutanei laterales, N. thoracicus longus, N. subscapularis für die Axilla und die laterale Thoraxwand bewirkt.

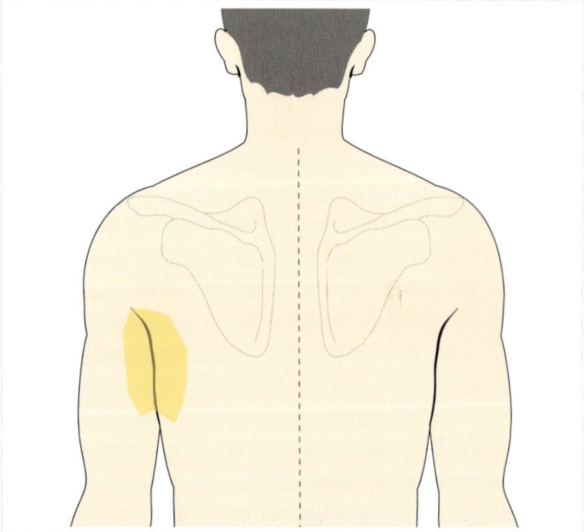

Abb. 71.12 Dorsales Areal der Anästhesie des PEC-2-Blocks.

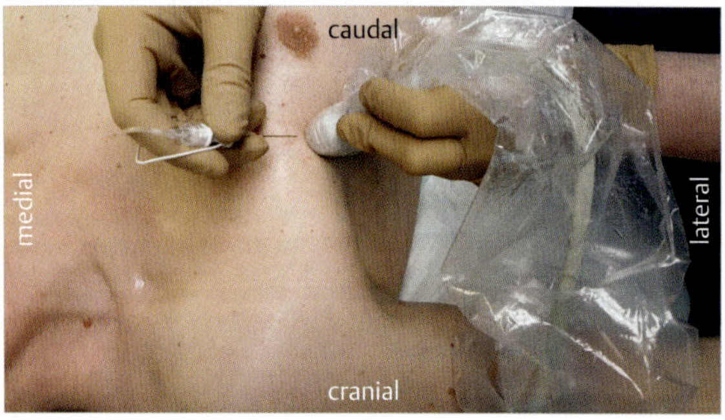

Abb. 71.13 Schallkopfposition und Nadelführung für die PEC-2-Blockade.

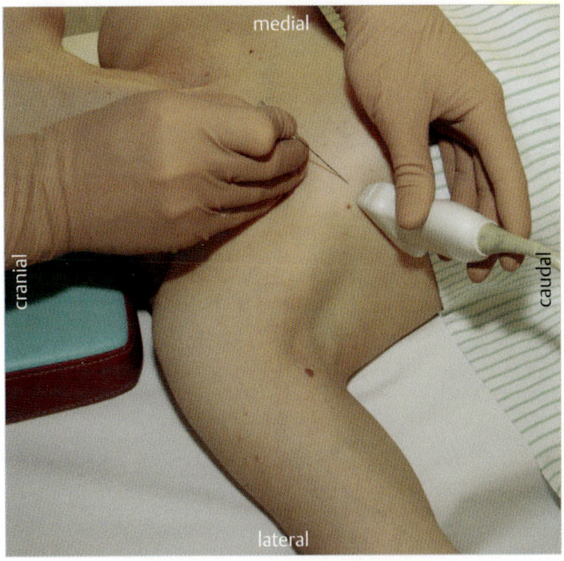

Abb. 71.14 Schallkopfposition und Nadelführung für die PEC-2-Blockade.

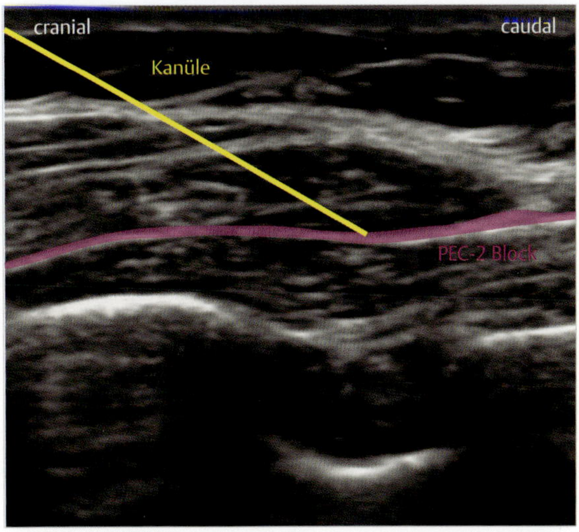

Abb. 71.16 PEC-2-Blockade zwischen M. pectoralis minor und M. serratus anterior.

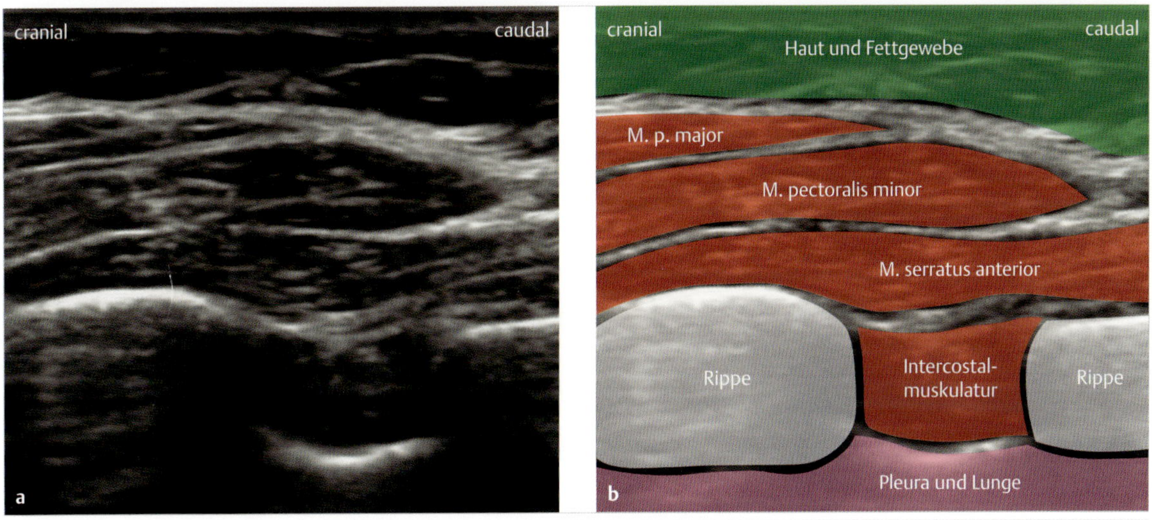

Abb. 71.15 Sonoanatomie PEC-2-Blockade.
a Ultraschallansicht.
b Abgegrenzte Strukturen.

- ◦ Sonografisch kontrollierte Darstellung des M. pectoralis major und minor, der 4. Rippe und des M. serratus anterior und Applikation des Lokalanästhetikums in den Faszienraum zwischen M. pectoralis minor und den M. serratus anterior (▶ Abb. 71.16). Ziel des Blocks ist es, den N. thoracicus longus, die Nn. pectoralis medialis und lateralis und den N. subscapularis zu erreichen. Daher wird dieser Block immer in Kombination mit einem PEC-1-Block vorgenommen.
- ◦ Ein typisches Zeichen dafür, dass das Lokalanästhetikum an die richtige Stelle appliziert wird, ist das „Reißverschlusszeichen", welches bedeutet, dass die beiden Muskeln durch das Lokalanästhetikum auseinander gedrückt werden
- ◦ „short axis view" (SAX), „in plane" (IP)
- Applikation der oben empfohlenen Menge Lokalanästhetikum zwischen M. pectoralis minor und den M. serratus anterior.

- Sauerstoffmaske während Prozedur, wenn eine alleinige Regionalanästhesie wach durchgeführt werden soll.
- Dokumentation im Narkoseprotokoll:
  - Nadel
  - Kennmuskeln
  - ggf. Komplikationen

Vorsicht

Achtung bei unkooperativen Patienten während der Durchführung der Single-Shot-Blockade. Es besteht die Gefahr einer Pleuraverletzung mit Pneumothorax.

Vorsicht

Systemische Wirkung der Lokalanästhetika, maximaler Plasmaspiegel ist nach ca. 45–60 min erreicht.

Postoperatives Vorgehen und Überwachung

- Hinweis auf postoperatives Verhalten der Patienten.
- Postoperative Visiten bis die Sensibilität wieder vollständig vorhanden ist.

71.1.3 Serratus-in-plane-Block

Christian Delle, Katharina Puschmann, Timur Puschmann

Überblick

Basisinfos
- ITN (Intubationsnarkose) und LAMA (Larynxmaske) in Bereitschaft
- Basismonitoring

Material
- Single-Shot-Set
- ultraschalloptimierte Nadel 80 mm
- sterile Kompressen
- PVK (periphere Venenverweilkanüle) 1,3 mm (18 G)
- Ultraschallgerät mit Überzug
- sterile Handschuhe

Material und Medikamente

Material
- PVK 1,3 mm (18 G)
- Tubus 7,5–8 mm Innendurchmesser
- immer Single Shot: ultraschalloptimierte Nadel (22 G) 80-mm-Set mit Ultraschallkopfüberzug
- Ultraschallgerät
- unsteriles Ultraschallgel
- Sauerstoffmaske

Medikamente
- Ropivacain (0,2 %) 40 ml für Serratus-in-plane-Block
- balancierte Vollelektrolytlösung, z. B. Jonosteril 500 ml
- ggf. Midazolam 5 mg/5 ml
- ggf. Alfentanil 1 mg/2 ml
- ggf. Propofol-1-%-Perfusor (10 mg/ml/50 ml)
- Thiopental 500 mg/20 ml (25 mg/ml) bereitlegen für Lokalanästhetikaintoxikation
- Antibiotikagabe nach Rücksprache mit dem Operateur

Eingangsbemerkung

- Prämedikation: Aufklärung über Serratus-in-plane-Block, immer in Kombination mit einer Allgemeinanästhesie als Analgesieverfahren aufklären.
- Regionalanästhesie **immer** günstiger aufgrund Sympathikolyse, Schmerztherapie und allgemeinem Patientenkomfort.
- Kontraindikation für Serratus-in-plane-Block: Ablehnung des Verfahrens durch Patienten.
- Dokumentation ggf. vorbestehender neurologischer Ausfälle während der Prämedikationsvisite, Inspektion der Punktionsstelle
- Indikation: Analgesie für M.-latissimus-dorsi-Schwenklappen, Mamma-Chirurgie mit Thoraxwandresektion und ggf. zur Thoraxdrainage.
- Seitenkontrolle vor Punktion, Operationsaufklärung einsehen

Anästhesieeinleitung

- Vorbereitung des Lokalanästhetikums: 40 ml Ropivacain 0,2 %

Vorgehen

Merke

Die Single-Shot-Punktion ist in Narkose mit Sonografie möglich, sollten aber nur unter Ultraschallkontrolle durch einen darin erfahrenen Facharzt oder unter seiner Aufsicht erfolgen.

- Primär als additives Verfahren zu einer Allgemeinanästhesie zur intra- und postoperativen Analgesie (fehlende Schmerzausschaltung des R. cutaneus anterior und fehlende viszerale Schmerzausschaltung).
- Als alleiniges Anästhesieverfahren nur bei lateralen Thoraxwandindikationen, z. B. Abszessspaltungen, Wunddehiszenzen oder zur Anlage von Thoraxdrainagen (Bülau-Position) einsetzbar.
- Gynäkologie/plastische Chirurgie in Kombination mit einer Allgemein- oder anderen Regionalanästhesie: z. B. Latissimuslappen in der Brustchirurgie mit einer Allgemeinanästhesie oder auch Latissimusschwenklappen in der plastischen Chirurgie in Kombination mit einer Allgemeinanästhesie
- Bei Single Shot Verwendung des Sets mit der ultraschalloptimierten Nadel (22 G)
- Alle Regionalanästhesien, die als Kombinationsanästhesien mit einer Allgemeinanästhesie aufgeklärt wurden, können unter Ultraschallkontrolle durch einen darin erfahrenen Facharzt oder unter seiner Aufsicht in Narkose erfolgen und müssen nicht vor Beginn der Allgemeinanästhesie wach durchgeführt werden.
- Anatomische Landmarken:
  - Thoraxwandblockaden, wie zum Beispiel der Serratus-in-plane-Block sind keine klassischen Nervenblockaden, sondern sogenannte Faszienblockaden. Das bedeutet, dass das Lokalanästhetikum nicht an eine sichtbare Nervenstruktur gespritzt wird, sondern in einen Faszienraum, durch welchen die entsprechenden Nerven hindurchziehen (▶ Abb. 71.17). Da es sich bei diesen Nerven um die Endäste der Rr. cutanei anteriores und laterales der Spinalnerven und/oder Äste des Plexus brachialis handelt, und diese überwiegend

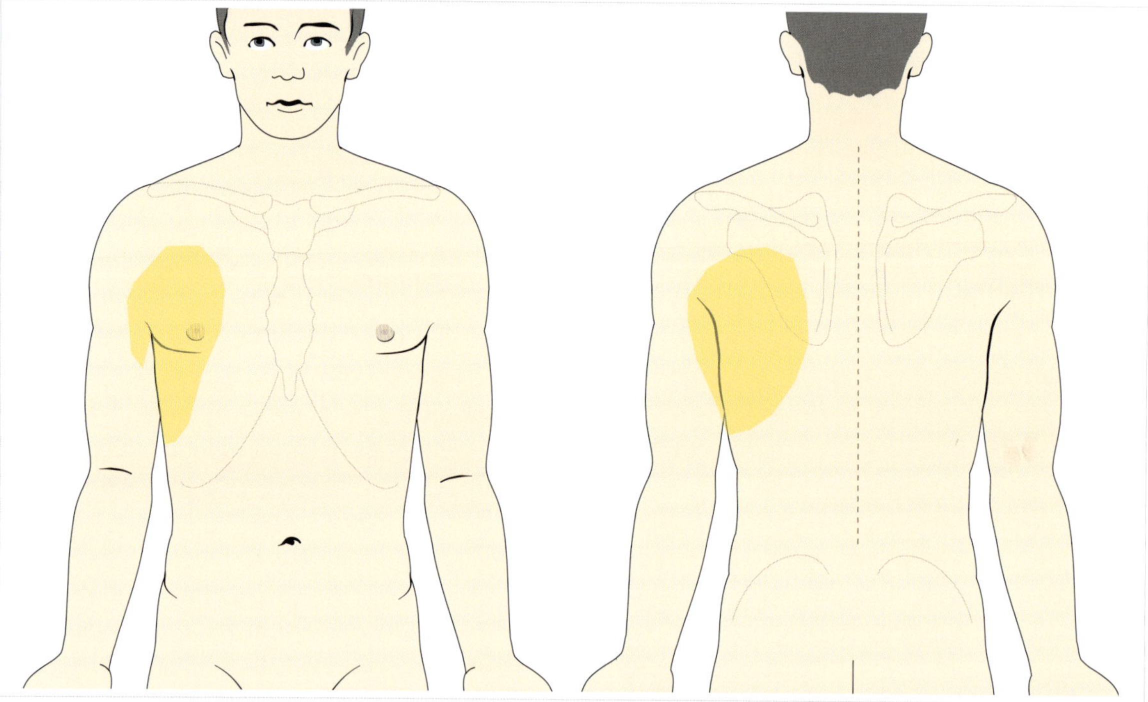

Abb. 71.17 **Anästhesieareal des Serratus-in-plane-Blocks.** Anästhesieareal (gelb) des Serratus-in-plane-Blocks durch die Betäubung der Nn. intercostobrachiales, der lateralen Äste der Interkostalnerven (Th 3–9), des N. thoracicus longus und des N. thoracodorsalis.

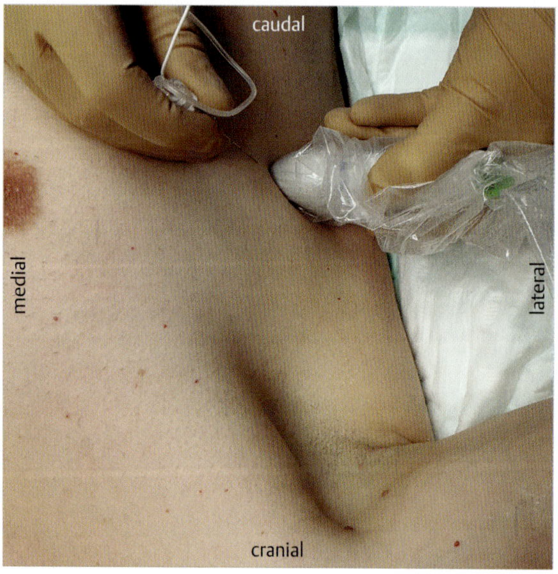

Abb. 71.18 **Schallkopfposition und Nadelführung für den Serratus-in-plane-Block.**

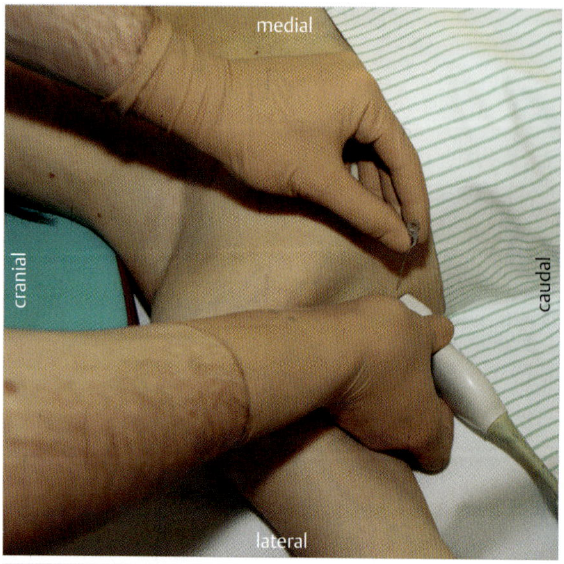

Abb. 71.19 **Schallkopfposition und Nadelführung für den Serratus-in-plane-Block.**

sehr dünne, kleine, unmyelinisierte Nervenäste sind, sind bereits geringe Lokalanästhetikakonzentrationen zur Blockade wirksam. Um eine entsprechende Ausbreitung in den Faszienräumen zu erreichen, sind daher größere Mengen (Volumina) niedrig konzentrierter Lokalanästhetika notwendig.

- Patient befindet sich in Rückenlage, der Thorax wird aufgedeckt, Linearschallkopf verwenden, Platzierung des Schallkopfes in der mittleren Axillarlinie und Darstellung des M. serratus anterior, der 4. und 5. Rippe und des M. latissimus dorsi (▸ Abb. 71.18, ▸ Abb. 71.19, ▸ Abb. 71.20). Es sollte ein tangentialer kraniokaudaler

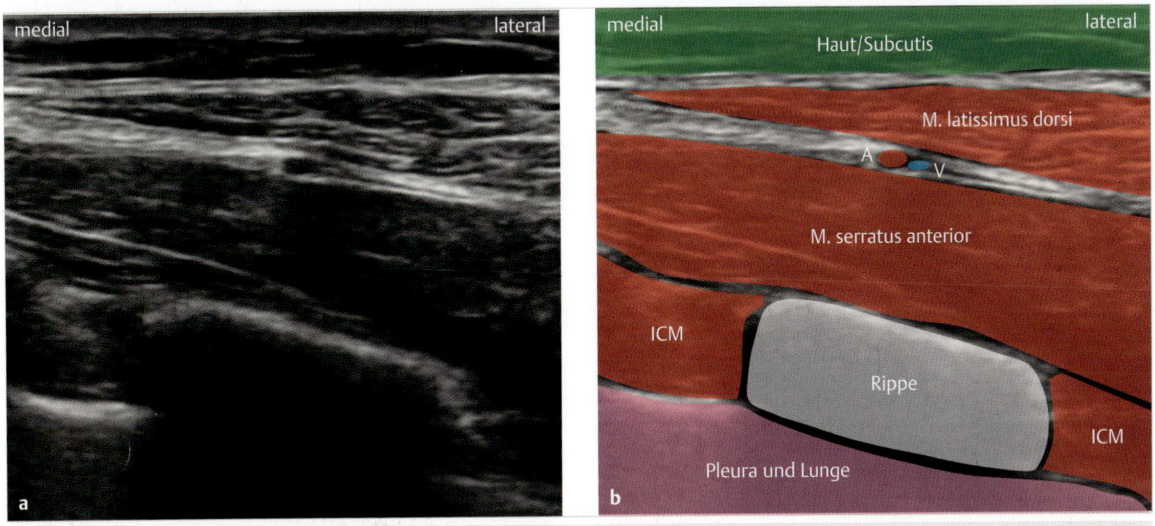

Abb. 71.20 Sonoanatomie.
a Ultraschallansicht.
b Abgegrenzte Strukturen; ICM: Interkostalmuskulatur.

Zugangsweg in plane („short axis view" [SAX]/„in plane" [IP]) mit einer ultraschalloptimierten Nadel gewählt werden.
- ○ Leitstruktur: M. serratus anterior, 4. und 5. Rippe und M. latissimus dorsi – **Cave:** A. und V. thoracodorsalis
- ○ Sonografisch kontrollierte Darstellung des M. serratus anterior, der 4. und 5. Rippe und des M. latissimus dorsi und Applikation des Lokalanästhetikums in den Faszienraum zwischen (unter) M. latissimus dorsi und M. serratus anterior (▶ Abb. 71.21). Ziel des Blocks ist es, den N. thoracodorsalis zu erreichen.
- ○ Ein typisches Zeichen dafür, dass das Lokalanästhetikum an die richtige Stelle appliziert wird, ist das „Reißverschlusszeichen", welches bedeutet, dass die beiden Muskeln durch das Lokalanästhetikum auseinandergedrückt werden.

- Applikation der oben empfohlenen Menge Lokalanästhetikum unter Ultraschallkontrolle zwischen die beiden Muskeln.
- Single-Shot-Blockade immer in Allgemeinanästhesie durchführen.
- Dokumentation im Narkoseprotokoll:
  - ○ Nadel
  - ○ Kennmuskeln
  - ○ ggf. Komplikationen

Vorsicht

Achtung bei unkooperativen Patienten während der Durchführung der Single-Shot-Blockade. Es besteht die Gefahr einer Pleuraverletzung mit Pneumothorax.

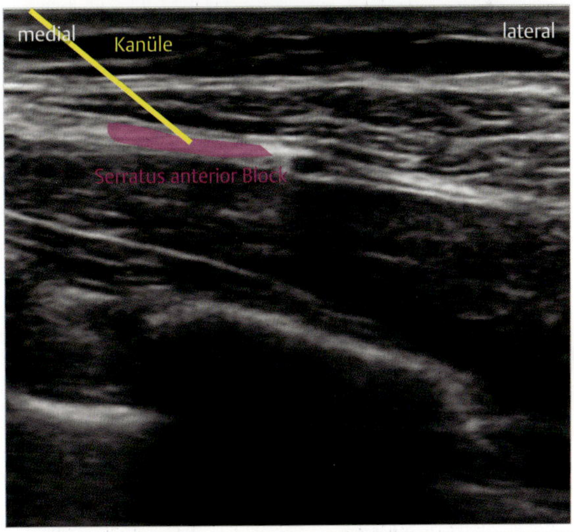

Abb. 71.21 Zielschicht für die Serratus-in-plane-Blockade.

Vorsicht

Systemische Wirkung der Lokalanästhetika, maximaler Plasmaspiegel ist nach ca. 45–60 min erreicht.

Postoperatives Vorgehen und Überwachung

- Hinweis auf postoperatives Verhalten der Patienten.
- Postoperative Visiten bis die Sensibilität wieder vollständig vorhanden ist.

71.2 Bauchwandblockaden

71.2.1 Rektusscheidenblock

Christian Delle, Katharina Puschmann, Timur Puschmann

Besonderheiten

Basisinfos
- ITN (Intubationsnarkose) und LAMA (Larynxmaske) in Bereitschaft
- Basismonitoring

Material
- PVK (periphere Venenverweilkanüle) 1,3 mm (18 G)
- Single-Shot-Set
- ultraschalloptimierte Nadel 80 mm
- sterile Kompressen
- Ultraschallgerät mit Überzug
- sterile Handschuhe

Material und Medikamente

Material

- PVK 1,3 mm (18 G)
- Tubus 7,5–8 mm Innendurchmesser
- immer Single Shot: ultraschalloptimierte Nadel (22 G) 80-mm-Set mit Ultraschallkopfüberzug
- Ultraschallgerät
- unsteriles Ultraschallgel
- Sauerstoffmaske

Medikamente

- Ropivacain (0,2 %) 4-mal 10 ml für Rektusscheidenblock (20 ml pro Seite)
- balancierte Vollelektrolytlösung, z. B. Jonosteril 500 ml
- Midazolam 5 mg/5 ml
- Alfentanil 1 mg/2 ml
- ggf. Propofol-1-%-Perfusor (10 mg/ml/50 ml)
- Thiopental 500 mg/20 ml (25 mg/ml) bereitlegen für Lokalanästhetikaintoxikation
- Antibiotikagabe nach Rücksprache mit dem Operateur

Eingangsbemerkung

- Primär als additives Verfahren zu einer Allgemeinanästhesie zur intra- und postoperativen Analgesie (fehlende viszerale Schmerzausschaltung).
- Als alleiniges Anästhesieverfahren nur bei Bauchwandindikationen eingesetzt, z. B. Abszessspaltungen oder Wunddehiszenzen.
- Prämedikation: Aufklärung über Rektusscheidenblock, als Analgesie zu einer Allgemeinanästhesie, der immer in Narkose durchgeführt werden sollte.
- Regionalanästhesie **immer** günstiger aufgrund Sympathikolyse, Schmerztherapie, Einsparung von Opioiden, verminderter postoperativer Darmatonie und damit allgemeinem Patientenkomfort.
- Kontraindikation für Rektusscheidenblock:
  - Ablehnung des Verfahrens durch Patient
  - Verwachsungsbauch
  - Infektionen im Punktionsgebiet
- Dokumentation ggf. vorbestehender neurologischer Ausfälle während der Prämedikationsvisite, Inspektion der Punktionsstelle
- Indikation: intra- und postoperative Analgesie für Nabelhernien, mediane Narbenhernien und epigastrische mediane Hernien
- Seitenkontrolle vor Punktion, Operationsaufklärung einsehen

Anästhesieeinleitung

- Vorbereitung des Lokalanästhetikums: 4-mal 10 ml Ropivacain 0,2 % (20 ml pro Seite)

Vorgehen

Merke

Die Single-Shot-Punktion sollte immer in Narkose mit Sonografie durchgeführt werden.

- Allgemeinchirurgie in Kombination mit einer Allgemeinanästhesie: medianer Zugangsweg bei Nabel-, Narben- und epigastrischen Hernien, wenn keine Periduralanästhesie möglich ist.
- Allgemeinchirurgie: intra- und postoperative Analgesie für Nabelhernien, mediane Narbenhernien und epigastrische mediane Hernien mit Kontraindikationen für eine Periduralanästhesie: ITN + Rektusscheidenblock
- Bei Single Shot Verwendung des Sets mit der ultraschalloptimierten Nadel (22 G).
- Die Rektusscheidenblockade – als Teil einer Kombinationsanästhesie – sollte immer in Narkose unter Ultraschallkontrolle durchgeführt werden.

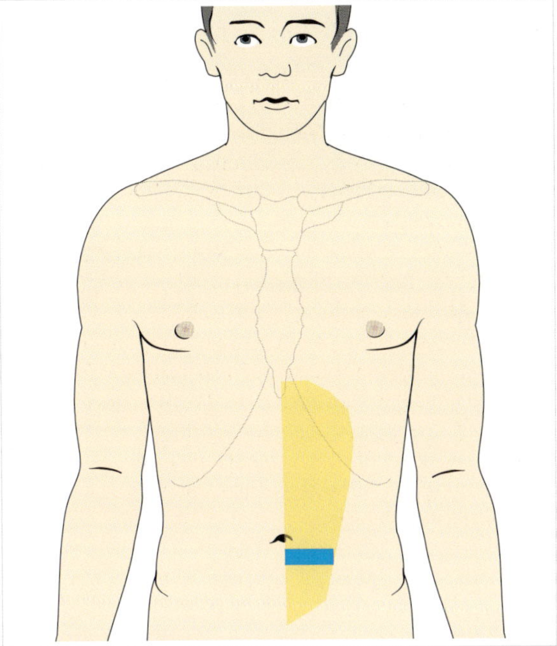

Abb. 71.22 Anästhesie-Ausbreitung (gelb) beim linksseitigen Rektusscheidenblock. Schallkopfposition zur Punktion rechts in Höhe des Bauchnabels (blau) auf der Gegenseite dargestellt.

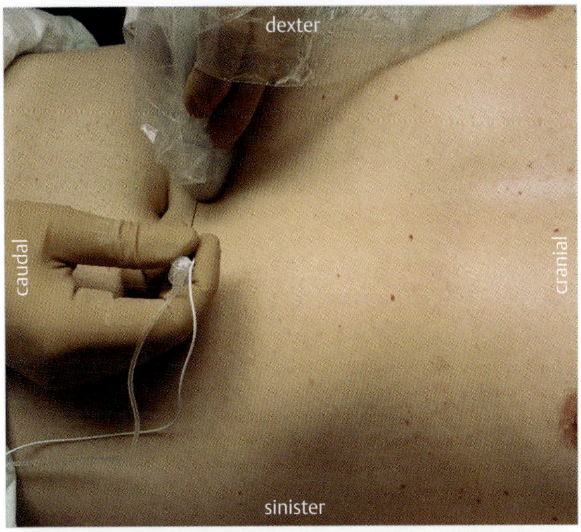

Abb. 71.23 Schallkopfposition und In-Plane-Punktion des Rektusscheidenblocks rechtsseitig oberhalb des Nabels mit Stichrichtung nach lateral.

- Anatomische Landmarken:
  - Bauchwandblockaden, wie z. B. der Rektusscheidenblock sind keine klassischen Nervenblockaden, sondern sogenannte Faszienblockaden. Dies bedeutet, dass das Lokalanästhetikum nicht an eine sichtbare Nervenstruktur gespritzt wird, sondern in einen Faszienraum, durch welchen die entsprechenden Nerven hindurchziehen. Da es sich bei diesen Nerven um die Endäste der Rr. anteriores der Spinalnerven von Th 7–L 1 handelt und diese überwiegend sehr dünne, kleine, unmyelinisierte Nervenäste sind, sind bereits geringe Lokalanästhetikakonzentrationen zur Blockade wirksam. Um eine entsprechende Ausbreitung in den Faszienräumen zu erreichen (▸ Abb. 71.22), sind daher größere Mengen (Volumina) niedrig konzentrierter Lokalanästhetika notwendig.
  - Patient befindet sich in Rückenlage, das Abdomen wird aufgedeckt, Linearschallkopf verwenden, Tasten der Linea alba und des M. rectus abdominis, langsames Gleiten mit dem Schallkopf von medial (Linea alba) nach lateral (SAX [„short axis view"]) (▸ Abb. 71.22), Identifikation des Übergangs der Rektusscheide und des M. rectus abdominis zur seitlichen schrägen Bauchmuskulatur mit dem M. obliquus externus (Moe), M. obliquus internus (Moi) und M. transversus abdominis (Mta) – **Tipp:** Der Moi ist immer der dickste Muskel, der Mta ist sonografisch immer der dunkelste (echoarm) und dünnste Muskel.
  - Aufsuchen des hinteren Blattes der Rektusscheide am Übergang der Linea alba zur Rektusscheide.
  - Leitstruktur: hinteres Blatt der Rektusscheide am Übergang der Linea alba zur Rektusscheide – **Cave:** Peritoneum und Blutgefäße
  - Sonografisch kontrollierte Darstellung des hinteren Blattes der Rektusscheide am Übergang der Linea alba zur Rektusscheide, dann gezielte Applikation des Lokalanästhetikums (SAX/IP [„in plane"]) in den Faszienraum (▸ Abb. 71.22, ▸ Abb. 71.23, ▸ Abb. 71.24, ▸ Abb. 71.25).
  - Ein typisches Zeichen dafür, dass das Lokalanästhetikum an die richtige Stelle appliziert wird, ist das „Reißverschlusszeichen", welches bedeutet das der M. rectus abdominis vom hinteren Blatt der Rektusscheide abgehoben wird.
- Es sollte ein tangentialer mediolateraler Zugangsweg SAX/IP mit einer ultraschalloptimierten Nadel gewählt werden.
- Applikation der oben empfohlenen Menge Lokalanästhetikum unter Ultraschallkontrolle an das hintere Blatt der Rektusscheide auf beiden Seiten.
- Diese Blockade aus Sicherheitsgründen immer in Narkose vor der Operation durchführen.
- Dokumentation im Narkoseprotokoll:
  - Nadel
  - Kennmuskeln
  - ggf. Komplikationen

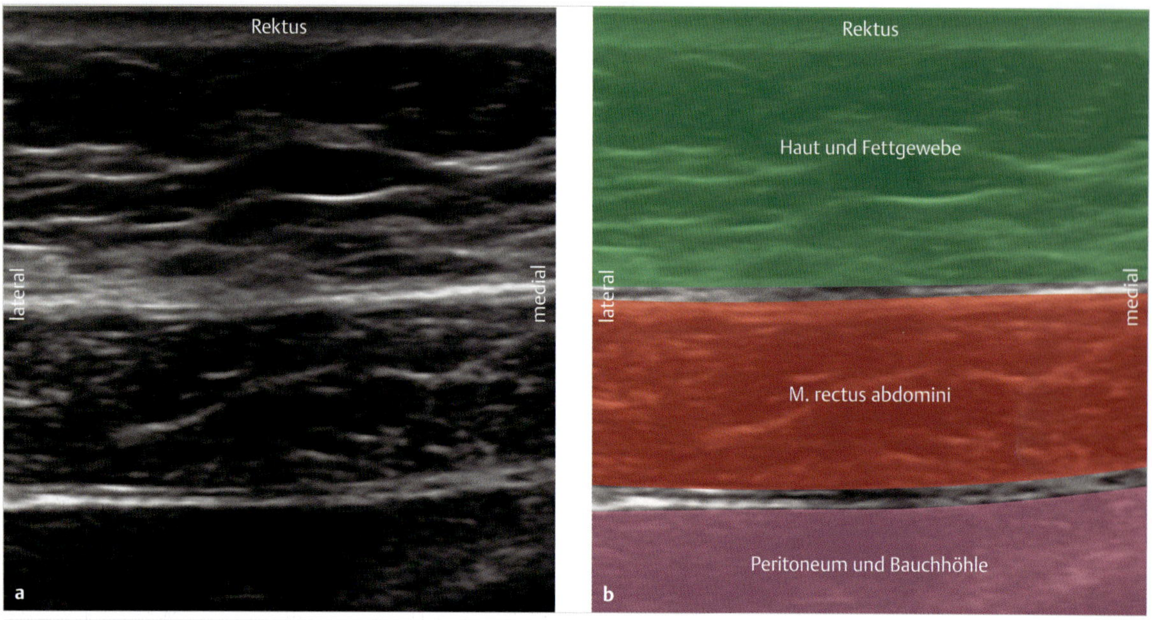

Abb. 71.24 Sonoanatomie Rektusscheidenblock.
a Anatomische Ansicht in Punktionsposition.
b Abgegrenzte Strukturen.

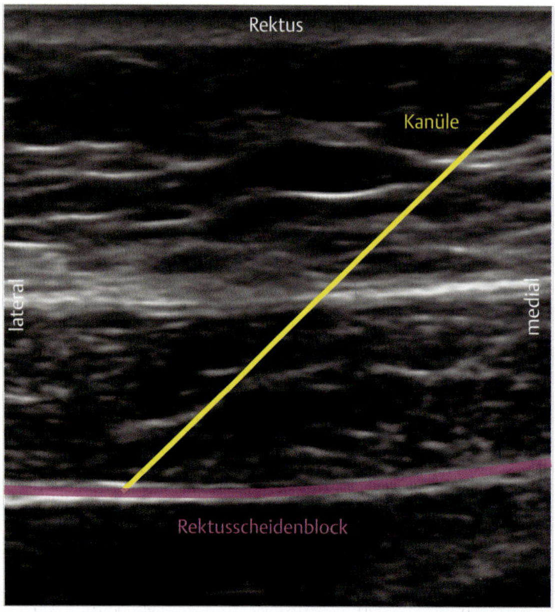

Abb. 71.25 Zielstruktur und Ausbreitung des Lokalanästhetikums für den Rektusscheidenblock.

Vorsicht

Systemische Wirkung der Lokalanästhetika, maximaler Plasmaspiegel ist nach ca. 45–60 min erreicht.

Postoperatives Vorgehen und Überwachung

- Hinweis auf postoperatives Verhalten der Patienten.
- Postoperative Visiten bis die Sensibilität wieder vollständig vorhanden ist.

71.2.2 Transversus-abdominis-plane-Block (TAP-Block)

Christian Delle, Katharina Puschmann, Timur Puschmann

Besonderheiten

Basisinfos
- ITN (Intubationsnarkose) und LAMA (Larynxmaske) in Bereitschaft
- Basismonitoring

Material
- PVK (periphere Venenverweilkanüle) 1,3 mm (18 G)
- Single-Shot-Set
- ultraschalloptimierte Nadel 80 mm
- sterile Kompressen
- Ultraschallgerät mit Überzug
- sterile Handschuhe

Material und Medikamente

Material

- PVK 1,3 mm (18 G)
- Tubus 7,5–8 mm Innendurchmesser
- immer Single Shot: ultraschalloptimierte Nadel (22 G) 80-mm-Set mit Ultraschallkopfüberzug
- Ultraschallgerät
- unsteriles Ultraschallgel
- Sauerstoffmaske

Medikamente

- Ropivacain (0,2 %) 6-mal 10 ml für den TAP-Block (30 ml pro Seite), ggf. Maximaldosis berechnen: Maximaldosis Ropivacain 4 mg/kgKG
- balancierte Vollelektrolytlösung, z. B. Jonosteril 500 ml
- ggf. Midazolam 5 mg/5 ml
- ggf. Alfentanil 1 mg/2 ml
- ggf. Propofol-1-%-Perfusor (10 mg/ml/50 ml)
- Thiopental 500 mg/20 ml (25 mg/ml) bereitlegen für Lokalanästhetikaintoxikation
- Antibiotikagabe nach Rücksprache mit dem Operateur

Eingangsbemerkung

- Prämedikation: Aufklärung über TAP-Block (TAP: Transversus abdominis plane), als Analgesie zu einer Allgemeinanästhesie, der immer in Narkose durchgeführt werden sollte.
- Regionalanästhesie **immer** günstiger aufgrund Sympathikolyse, Schmerztherapie, Einsparung von Opioiden, verminderter postoperativer Darmatonie und damit allgemeinem Patientenkomfort.
- Kontraindikation für TAP-Block:
  - Ablehnung des Verfahrens durch Patient
  - Verwachsungsbauch
  - Infektionen im Punktionsgebiet
- Dokumentation ggf. vorbestehender neurologischer Ausfälle während der Prämedikationsvisite, Inspektion der Punktionsstelle
- Indikation: intra- und postoperative Analgesie für Laparotomien, Appendektomien, laparoskopische Eingriffe, Abdominoplastiken und Kaiserschnitte
- Seitenkontrolle vor Punktion, Operationsaufklärung einsehen

Anästhesieeinleitung

- Vorbereitung des Lokalanästhetikums: 6-mal 10 ml Ropivacain 0,2 % (30 ml pro Seite)

Vorgehen

Merke

Die Single-Shot-Punktion sollte immer in Narkose mit Sonografie durchgeführt werden.

- Primär als additives Verfahren zu einer Allgemeinanästhesie zur intra- und postoperativen Analgesie (fehlende viszerale Schmerzausschaltung) vorgesehen.
- Als alleiniges Anästhesieverfahren nur bei Bauchwandindikationen eingesetzt, z. B. Abszessspaltungen oder Wunddehiszenzen.
- Allgemeinchirurgie/Gynäkologie/Urologie in Kombination mit einer Allgemeinanästhesie: offene Laparotomien und laparoskopische Eingriffe mit Zugangsweg durch die seitliche und/oder vordere Bauchwand, wenn keine Periduralanästhesie möglich ist, z. B. Allgemeinchirurgie: laparoskopische Eingriffe, Appendektomien, Cholezystektomien, Bauchwandhernien und Sigmaresektionen; große Bauchchirurgie mit Kontraindikationen für eine Periduralanästhesie (z. B. Whipple-Operation und offene Darmchirurgie): ITN, ggf. Arterie/zentraler Venenkatheter (ZVK) + TAP-Block
- Bei Single Shot Verwendung des Sets mit der ultraschalloptimierten Nadel (22 G)
- Die TAP-Blockade – als Teil einer Kombinationsanästhesie – sollte immer in Narkose unter Ultraschallkontrolle durchgeführt werden.
- Anatomische Landmarken:

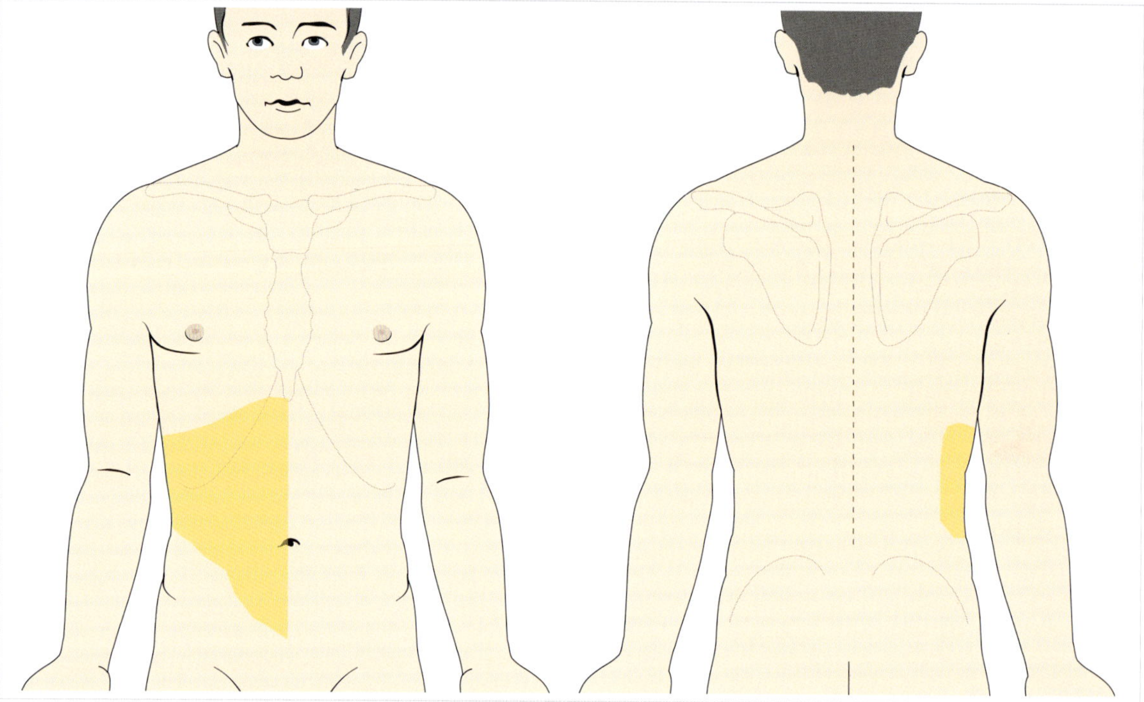

Abb. 71.26 Blockadeausbreitung des TAP-Blocks. Optimale Blockadeausbreitung des TAP-Blocks bei optimaler Ausbreitung des Lokalanästhetikums rechtsseitig auf der vorderen und seitlichen Bauchwand.

 - ◦ Bauchwandblockaden, wie z. B. der TAP-Block, sind keine klassischen Nervenblockaden, sondern sogenannte Faszienblockaden. Das bedeutet, dass das Lokalanästhetikum nicht an eine sichtbare Nervenstruktur gespritzt wird, sondern in einen Faszienraum, durch welchen die entsprechenden Nerven hindurchziehen (▸ Abb. 71.26). Da es sich bei diesen Nerven um die Endäste der Rr. anteriores und Rr. laterales der Spinalnerven von Th 7–L 1 handelt und diese überwiegend sehr dünne, kleine, unmyelinisierte Nervenäste sind, sind bereits geringe Lokalanästhetikakonzentrationen zur Blockade wirksam. Um eine entsprechende Ausbreitung in den Faszienräumen zu erreichen, sind daher größere Mengen (Volumina) niedrig konzentrierter Lokalanästhetika notwendig.
 - ◦ Patient befindet sich in Rückenlage, das Abdomen wird aufgedeckt, Linearschallkopf verwenden (▸ Abb. 71.28, ▸ Abb. 71.29, ▸ Abb. 71.27), Tasten der Linea alba und des M. rectus abdominis, langsames Gleiten mit dem Schallkopf von medial (Linea alba) nach lateral (SAX [„short axis view“]), Identifikation der Muskelschichten lateral des M. rectus abdominis: M. obliquus externus (Moe), M. obliquus internus (Moi) und M. transversus abdominis (Mta) (▸ Abb. 71.30) – **Tipp:** Der Moi ist immer der dickste Muskel, der Mta ist immer sonografisch der dunkelste (echoarm) und dünnste Muskel.
 - ◦ Leitstruktur: Hinterrand der seitlichen Bauchmuskulatur, am Übergang zum M. quadratus lumborum und M. latissimus dorsi – **Cave:** Peritoneum und Blutgefäße
 - ◦ Sonografisch kontrollierte Darstellung des Moi und Mta, dann gezielte Applikation des Lokalanästhetikums (SAX/IP [„in plane“]) in den Faszienraum zwischen beiden Muskeln (▸ Abb. 71.31).
 - ◦ Ein typisches Zeichen dafür, dass das Lokalanästhetikum an die richtige Stelle appliziert wird, ist das „Reißverschlusszeichen“, welches bedeutet, dass die beiden Muskeln durch das Lokalanästhetikum auseinander gedrückt werden.

- Es sollte ein tangentialer mediolateraler Zugangsweg SAX/IP mit einer ultraschalloptimierten Nadel gewählt werden.
- Applikation der oben empfohlenen Menge Lokalanästhetikum unter Ultraschallkontrolle zwischen die beiden Muskeln an jeweils 2 Stellen, auf jeder Seite (kaudal des Rippenbogens und kranial der Spina iliaca anterior superior).
- Diese Blockade aus Sicherheitsgründen immer in Narkose vor der Operation durchführen.
- Dokumentation im Narkoseprotokoll:
  - ◦ Nadel
  - ◦ Kennmuskeln
  - ◦ ggf. Komplikationen

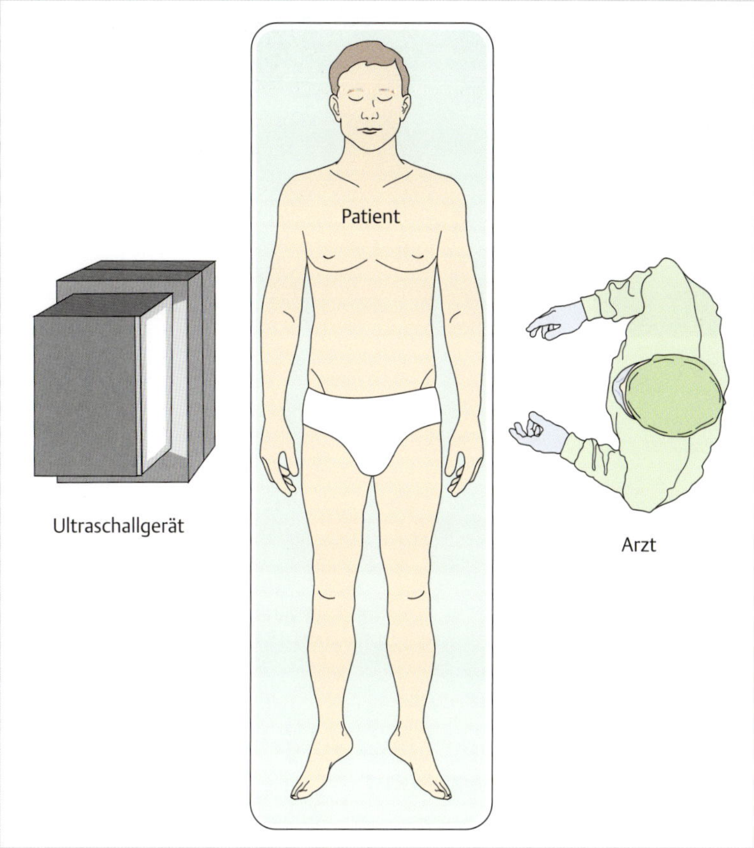

Abb. 71.27 Positionierung von Ultraschallgerät, Patient und Punktierenden für die TAP-Blockade links.

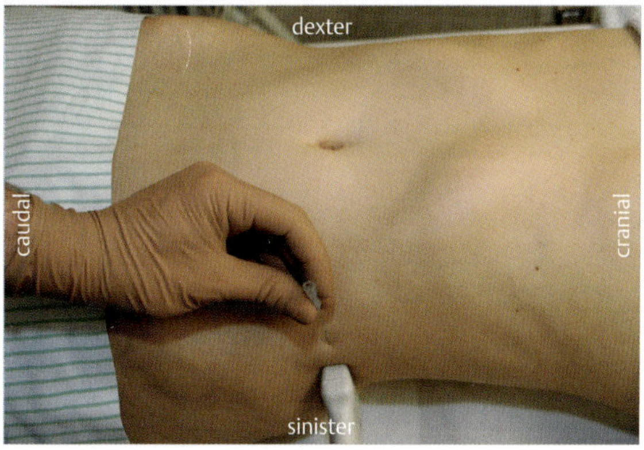

Abb. 71.28 TAP-Block, Durchführung links, mit Schallkopfposition zwischen 12. Rippe und Crista iliaca.

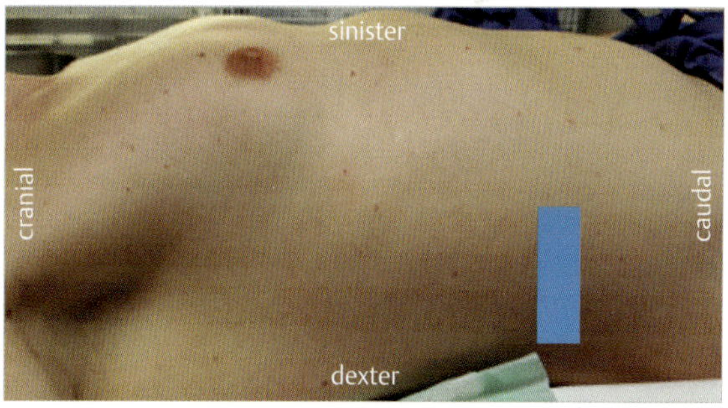

Abb. 71.29 Typische Schallkopfposition (blau) in TAP-Position rechts.

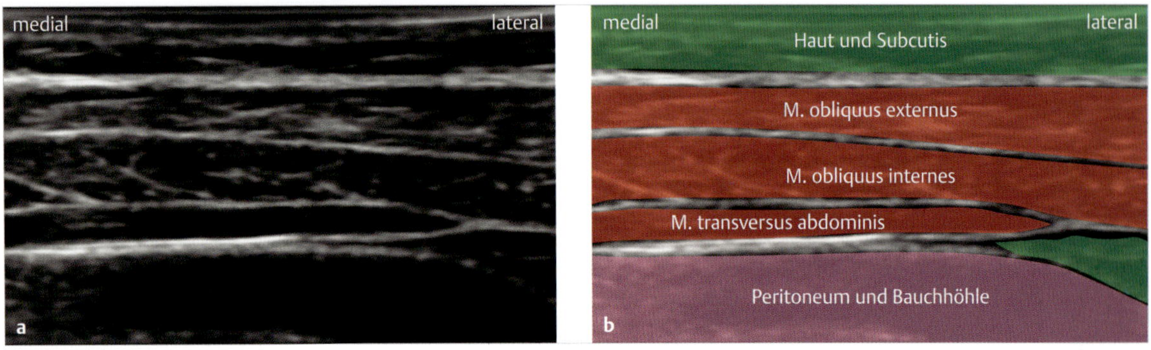

Abb. 71.30 Sonoanatomie.
a Bauchwand in TAP-Block-Position.
b Abgegrenzte Strukturen.

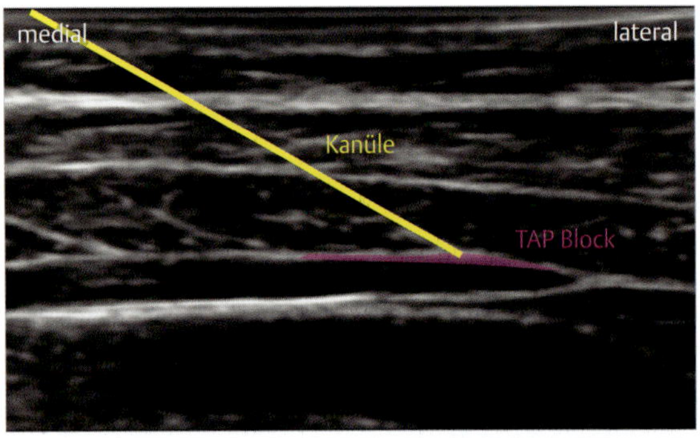

Abb. 71.31 Nadelposition und Zielausbreitung des Lokalanästhetikums für den TAP-Block.

Vorsicht

Systemische Wirkung der Lokalanästhetika, maximaler Plasmaspiegel ist nach ca. 45–60 min erreicht.

Postoperatives Vorgehen und Überwachung

- Hinweis auf postoperatives Verhalten der Patienten.
- Postoperative Visiten bis die Sensibilität wieder vollständig vorhanden ist.

71.2.3 Nervus-ilioinguinalis- und N.-iliohypogastricus-Block

Christian Delle, Katharina Puschmann, Timur Puschmann

Besonderheiten

Basisinfos
- ITN (Intubationsnarkose) und LAMA (Larynxmaske) in Bereitschaft
- Basismonitoring

Material
- PVK (periphere Venenverweilkanüle) 1,3 mm (18 G)
- Single-Shot-Set
- ultraschalloptimierte Nadel 80 mm
- sterile Kompressen
- Ultraschallgerät mit Überzug
- sterile Handschuhe

Material und Medikamente

Material

- PVK 1,3 mm (18 G)
- Tubus 7,5–8 mm Innendurchmesser
- immer Single Shot: ultraschalloptimierte Nadel (22 G) 80-mm-Set mit Ultraschallkopfüberzug
- Ultraschallgerät
- unsteriles Ultraschallgel
- Sauerstoffmaske

Medikamente

- Ropivacain (0,2 %) 2-mal 10 ml für Ilioinguinalis-/Iliohypogastrikus-Block
- balancierte Vollelektrolytlösung, z. B. Jonosteril 500 ml
- ggf. Midazolam (5 mg/5 ml)
- ggf. Alfentanil (1 mg/2 ml)
- ggf. Propofol 1 % über Spritzenpumpe (10 mg/ml/50 ml)
- Thiopental 500 mg/20 ml (25 mg/ml) bereitlegen für Intoxikation mit Lokalanästhetika (je nach Zulassung)
  - alternativ Propofol (10 mg/ml)
- Antibiotikagabe nach Rücksprache mit dem Operateur

Eingangsbemerkung

- Primär als additives Verfahren zu einer Allgemeinanästhesie zur intra- und postoperativen Analgesie (fehlende viszerale Schmerzausschaltung).
- Als alleiniges Anästhesieverfahren bei kleinen Leistenhernien, Lymphknotenentfernungen und Abszessen.
- Prämedikation: Aufklärung über Ilioinguinalis-/Iliohypogastrikus-Block als Analgesie zu einer Allgemeinanästhesie, der immer in Narkose durchgeführt werden sollte.
- Regionalanästhesie **immer** günstiger aufgrund Sympathikolyse, Schmerztherapie, Einsparung von Opioiden, verminderter postoperativer Darmatonie und damit allgemeinem Patientenkomfort.
- Kontraindikation für Ilioinguinalis-/Iliohypogastricus-Block:
  - Ablehnung des Verfahrens durch Patient
  - Verwachsungsbauch
  - Infektionen im Punktionsgebiet
- Dokumentation ggf. vorbestehender neurologischer Ausfälle während der Prämedikationsvisite, Inspektion der Punktionsstelle
- Indikation: Anästhesie und postoperative Analgesie für Leistenhernien und andere Leistenchirurgie
- Seitenkontrolle vor Punktion, Operationsaufklärung einsehen!

Anästhesieeinleitung

- Vorbereitung des Lokalanästhetikums: 2 × 10 ml Ropivacain 0,2 % für Ilioinguinalis-/Iliohypogastrikus-Block

Vorgehen

Merke

Die Single-Shot-Punktion sollte immer in Narkose mit Sonografie durchgeführt werden.

- Allgemeinchirurgie in Kombination mit einer Allgemeinanästhesie: bei offener Leistenhernienchirurgie, Probeentnahmen in der Leiste, Lymphknotenentfernungen oder ggf. auch Abszessen.
- Allgemeinchirurgie: intra- und postoperative Analgesie für offene Leistenhernien- und andere Leistenchirurgie: ITN und Ilioinguinalis-/Iliohypogastrikus-Block
- Bei Single Shot Verwendung des Sets mit der ultraschalloptimierten Nadel (22 G).
- Der Ilioinguinalis-/Iliohypogastrikus-Block – als Teil einer Kombinationsanästhesie – sollte immer in Narkose unter Ultraschallkontrolle durchgeführt werden.
- Anatomische Landmarken:
  - Bauchwandblockaden, wie z. B. der Ilioinguinalis-/Iliohypogastrikus-Block sind keine klassischen Ner-

venblockaden, sondern sogenannte **Faszienblockaden**. Das bedeutet, dass das Lokalanästhetikum nicht an eine sichtbare Nervenstruktur gespritzt wird, sondern in einen Faszienraum, durch welchen die entsprechenden Nerven hindurchziehen. Bei diesen Nerven handelt es sich um den N. ilioinguinalis und den N. iliohypogastricus, beides Äste des Plexus lumbalis, die die seitliche Bauchwand und die Leistenregion innervieren. Diese beiden Nerven enthalten Faserqualitäten der Spinalnerven von Th 12–L 1. Es sind sehr dünne, kleine, unmyelinisierte Nervenäste, daher sind bereits geringe Lokalanästhetikakonzentrationen zur Blockade wirksam. Um eine entsprechende Ausbreitung in den Faszienräumen zu erreichen, sind daher größere Mengen (Volumina) niedrig konzentrierter Lokalanästhetika notwendig.
  - Der Patient befindet sich in Rückenlage, das Abdomen wird aufgedeckt, Linearschallkopf verwenden, Identifizieren der Spina iliaca anterior superior und der dreischichtigen schrägen Bauchmuskulatur am Unterbauch medial davon (▶ Abb. 71.32, ▶ Abb. 71.33), langsames Gleiten mit dem Schallkopf von lateral/kranial (Spina iliaca anterior superior) nach medial/kaudal (SAX [„short axis view“]), Identifikation der schrägen Bauchmuskulatur mit dem M. obliquus externus (Moe), M. obliquus internus (Moi) und M. transversus abdominis (Mta) (▶ Abb. 71.34) – **Tipp:** Der Moi ist immer der dickste Muskel, Mta ist immer sonografisch der dunkelste (echoarm) und dünnste Muskel.
  - Aufsuchen von 2 echoreichen, von Gefäßen begleiteten (Power-Doppler) Verdichtungen (N. ilioinguinalis und N. iliohypogastricus) zwischen Moi und Mta unterhalb und medial der Spina iliaca anterior superior.
  - Leitstruktur: Spina iliaca anterior superior, die schräge Bauchmuskulatur (Moe, Moi und Mta), M. iliacus und A. und V. circumflexa ilium profunda – **Cave:** Peritoneum und Blutgefäße
  - Sonografisch kontrollierte Darstellung der beiden Nerven (N. ilioinguinalis und N. iliohypogastricus) zwischen Moi und Mta, dann gezielte Applikation des Lokalanästhetikums (SAX/IP [„in plane“]) in den Faszienraum (▶ Abb. 71.35).
  - Ein typisches Zeichen dafür, dass das Lokalanästhetikum an die richtige Stelle appliziert wurde, ist das „Reißverschlusszeichen“, welches bedeutet das der M. obliquus internus abdominis vom M. transversus abdominis abgehoben wird.
- Es sollte ein tangentialer mediolateraler Zugangsweg SAX/IP mit einer ultraschalloptimierten Nadel gewählt werden.
- Applikation der oben empfohlenen Menge Lokalanästhetikum unter Ultraschallkontrolle zwischen Moi und Mta an die beiden Nerven.
- Diese Blockade aus Sicherheitsgründen immer in Narkose vor der Operation durchführen.

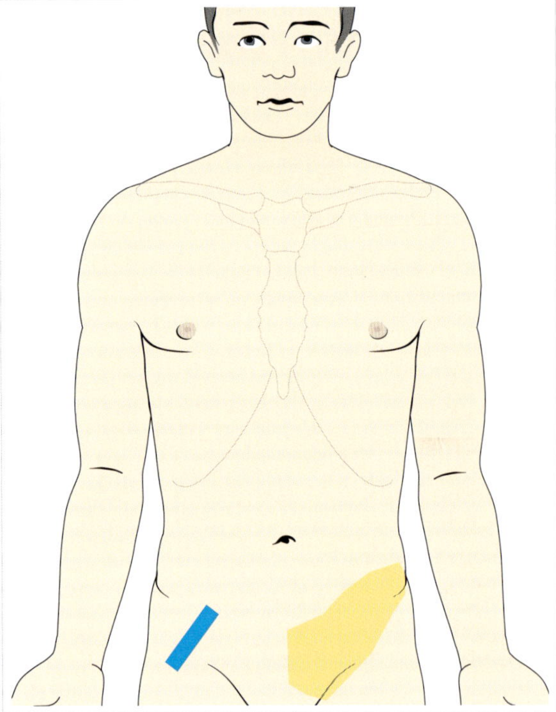

Abb. 71.32 Schallkopfposition (blau) für die Blockade des N. ilioinguinalis und N. iliohypogastricus und Blockadeareal (gelb).

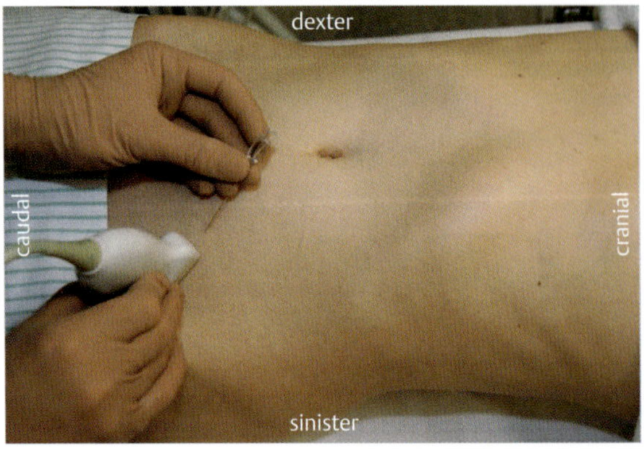

Abb. 71.33 Schallkopfposition und Punktionsrichtung für den Ilioinguinalis-/Iliohypogastrikus-Block.

- Dokumentation im Narkoseprotokoll:
  - Nadel
  - Kennmuskeln
  - ggf. Komplikationen

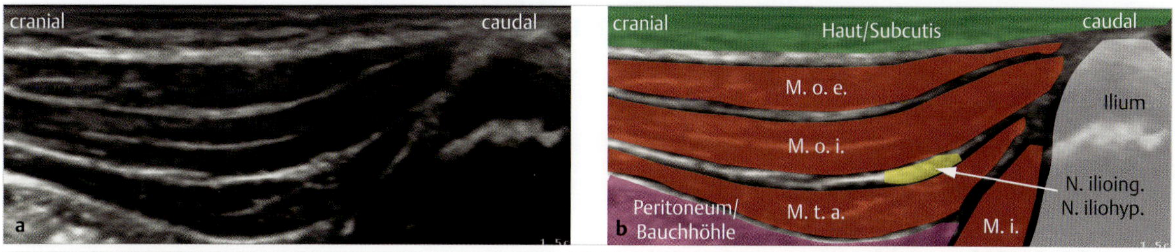

Abb. 71.34 Sonoanatomie.
a Anatomische Ansicht in Punktionsposition.
b Abgegrenzte Strukturen; M.i.: M. iliacus, M.o.e.: M. obliquus externus, M.o.i.: M. obliquus internus, M.t.a.: M. transversus abdomini, N. ilioing.: N. ilioinguinalis, N. iliohyp.: N iliohypogastricus.

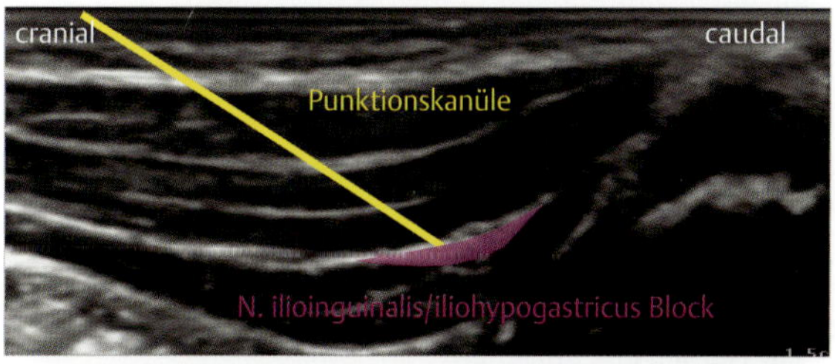

Abb. 71.35 Zielposition der Lokalanästhesie, Injektion zwischen M. obliquus internus und M. transversus abdominis für den Ilioinguinalis-/Iliohypogastrikus-Block.

Vorsicht

Systemische Wirkung der Lokalanästhetika, der maximale Plasmaspiegel wird nach ca. 45–60 min erreicht.

Postoperatives Vorgehen und Überwachung

- Hinweis auf postoperatives Verhalten der Patienten.
- Postoperative Visiten bis die Sensibilität wieder vollständig vorhanden ist.

72 Blockaden der oberen Extremität

72.1 Plexus-cervicalis-Blockade zur Karotischirurgie

Christian Delle, Timur Puschmann

72.1.1 Material und Medikamente

Material

- PVK 1,3 mm (18G)
- Tubus 7,5–8 mm ID
- **Single shot:** Sonoplex-Nadel (22G) 80 mm **Set**
- Ultraschallgerät
- Ultraschallkopfüberzug steril
- unsteriles Ultraschallgel
- sterile Handschuhe
- sterile Kompression
- steriles Lochtuch
- O_2-Maske
- Basismonitoring
- ggf. Nervenstimulator (Einst.: 0,8mA / 1 ms)

Medikamente

- **Karotischirurgie:** 10 ml Prilocain 2 % + 10 ml Ropivacain 0,75 %
- **Schmerztherapie (ZVK, Demerskatheter Anlage):** 10 ml Prilocain 2 % + 10 ml Ropivacain 0,75 %
- 10 ml NaCl unsteril
- ggf. 5 ml Scandicain 1 %
- 500 ml balanzierte kristalloide Lösung z. B. Jonosteril
- ggf. Remifentanil-Perfusor 2 mg/50 ml = 40 µg/ml
- ggf. Propofol 1 % Perfusor (10 mg/ml/50 ml)
- ggf. Midazolam 5 mg/5 ml
- Thiopental 500 mg/20 ml (25 mg/ml) bereitlegen für LA-Intoxikation
- Antibiotikagabe nach Rücksprache mit dem Operateur

72.1.2 Eingangsbemerkung

- **Prämedikation:** Aufklärung über Plexus cervicalis als regionalanästhesiologisches Verfahren zur wachen Karotischirurgie oder als Schmerztherapie zur ZVK oder Demerskatheter Anlage.
- Regionalanästhesie **IMMER** günstiger aufgrund Sympathikolyse, Schmerztherapie und allgemeinem Patientenkomfort.
- **Kontraindikation** für Plexus-cervicalis-Blockade: Ablehnung des Verfahrens durch Patient.
- Dokumentation ggf. vorbestehender neurologischer Ausfälle während der Prämedikationsviste
- Inspektion der Punktionsstelle
- **Indikation:**
  - Karotischirurgie,
  - Operationen im Bereich des Halses (ZVK, Demerskatheteranlagen, Lymphknotenentfernungen)
  - und der oberen Extremität z. B. Clavikulaeingriffe.
- Seitenkontrolle vor Punktion
- OP-Aufklärung einsehen!

72.1.3 Anästhesieeinleitung

- **Vorbereitung des Lokalanästhetikums Karotischirurgie und Schmerztherapie:**
  - 10 ml Prilocain 2 % + 10 ml Ropivacain 0,75 %
- OP-Zeit: 1–3 h
- Basismonitoring
- im Allgemeinen keine Gerinnungskontrolle Prä-OP notwendig
- O_2-Maske während Prozedur
- ggf. Analgosedierung mit Remifentanil und Propofol
- **Plexus cervicalis** (longitudinaler Zugang):
  - **Darstellung aller relevanten Strukturen:** Aufsuchen aller Strukturen sonografisch, hinter dem Ohr beginnend, M. sternocleidomastoideus, N.auricularis magnus mit seiner Umschlagsstelle am M. sternocleidomastoideus als Leitstruktur für die Area nervosa (N. auricularis magnus, N. transversus colli, N. occipitalis minor und Nn. supraclaviculares), A. carotis int., A. carotis Gabel, Platysma und die Faszia alaris.
  - Sonografisch, Short axis view, In Plane (SAX; IP) kontrollierte Darstellung und Blockade des Nervenbündels. Dies löst unter Umständen aber unangenehm empfundene Parästhesien und Muskelkontraktionen aus. Wodurch auch die Punktion erschwert und risikoreicher wird.

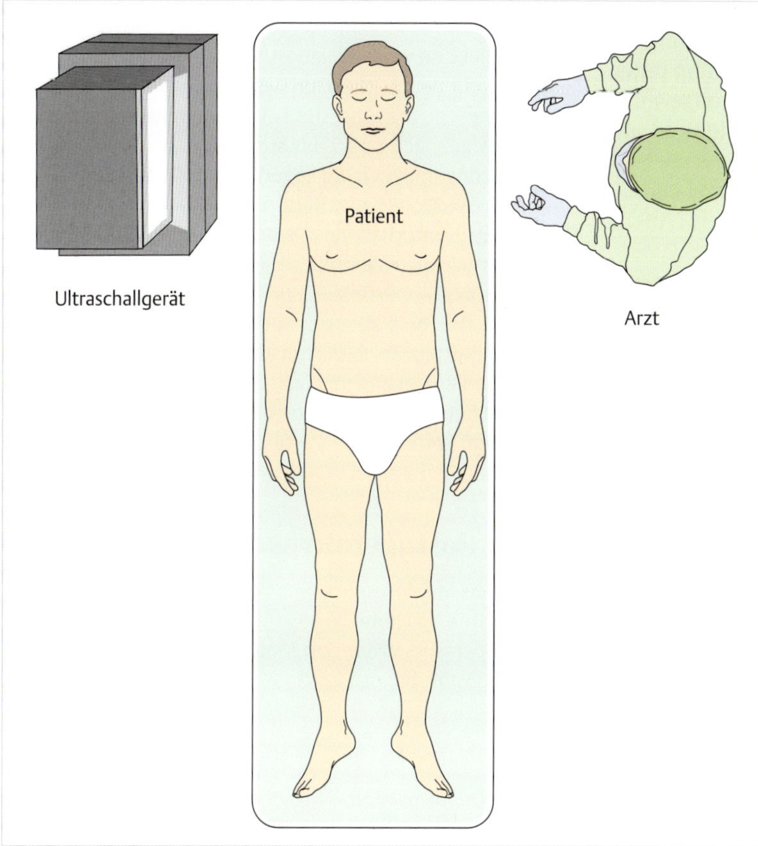

Abb. 72.1 Positionierung des Ultraschallgerätes für die Plexus-cervicalis-Punktion.

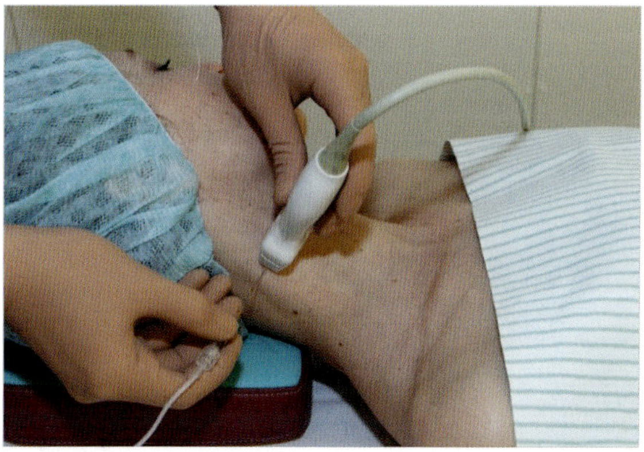

Abb. 72.2 Schalkopf- und Nadelposition für die in-plane-Punktion des Plexus cervicalis.

72.1.4 Vorgehen

- Lagerung des Kopfes zur Gegenseite
- Kopfring/Kopfunterlage sollte entfernt werden, um die Halsregion möglichst gut einstellen zu können.
- Sonoanatomie und Punktion: Short axis view (SAX) Ultraschallebene zum Nerven, In Plane Punktion (IP).
- Aufsuchen der Nerven, N. occipitalis minor (NOM), N. auricularis magnus (NAM), N. transversus colli (NTC) und Nn. supraclavikulares (NS) am Hinterrrand des M. sternocleidomastoideus – **Area nervosa**.
- **Leitstruktur:** *N. auricularis magnus und die Bifurkation der A. carotis communis.* Die Karotisbifurkation ist in der Regel auf der Höhe C 3–4 zu finden und fast immer eine zuverlässige anatomische Leitstruktur, um die optimale Höhe für die Plexus cervicales Blockade zu ermitteln, selbst wenn die einzelnen Nerven sonographisch nicht dargestellt werden können.
- Die Punktion erfolgt an 3 Stellen
  1. Lokalanästhesie unter das Platysma bzw. zwischen Platysma und M. sternocleidomastoideus spritzen, um den Ramus colli des N. faszialis zu anästhesieren bzw. Lokalanästhesiequaddel subcutan im Kieferwinkel
  2. Lokalanästhesie am Hinterrand des M. sternocleidomastoideus meist auf Höhe von C 4 im Bereich der Area nervosa mit dem **N. auricularis magnus als Leitschiene** IP / SAX unter den M. sternocleidomastoideus, oberhalb der Faszia cervicalis profunda aber unterhalb der Faszia cervicalis superfizialis spritzen – **interfaszialer Raum**. Blockade der Nervi transversus colli, auricularis magnus, occipitalis minor und supraclavicularis.

3. **Für die Karotischirurgie kann durch Aufträufeln des Lokalanästhetikums unter Sicht vom Chirurgen auf die Vagina carotica oder durch Injektion unter Sicht erfolgen, wodurch das Risiko von ungewollten Blockaden/Nebenwirkungen gesenkt wird.** Alternativ kann das Lokalanästhetikum unter die Fascia cervicales profunda nahe der Nervenwurzel injiziert werden, für die Blockade der Radix motoria / Ansa cervicalis profunda des Plexus cervicalis.

- Ultraschallgesteuerte Applikation von 10 ml Prilocain 2 % und 10 ml Ropivacain 0,75 % für die Karotischirurgie und Schmerztherapie.

72.1.5 Narkoseführung

- Halbsitzende Position „Beach Chair“ in der Karotischirurgie kann zu Hypotonien führen, ggf. Volumen- und Vasopressorengabe.
- Patient erhält vom Gefäßchirurgen eine Quietscheente. Diese hält der Patient in der kontralateralen Hand. Während des Eingriffs wird der Patient wiederholt vom Gefäßchirurgen aufgefordert diese zu drücken. Bei Unfähigkeit des Patienten den Aufforderungen Folge zu leisten hat der Gefäßchirurg einen direkten Hinweis auf eine verminderte Durchblutung des Gehirn und muss ggf. einen Shunt einlegen.

72.1.6 Kritische Momente

- i. v. Injektion von Lokalanästhetikum (siehe Kap. 9)
- intraneurale Injektion mit Nervenschaden
- systemische Wirkung der Lokalanästhetika, max. Plasmaspiegel nach ca. 45–60 Minuten
- Hypotonie möglich bei Lagerungswechsel in die halbsitzende Position (**Cave:** Blutdruckmanschette am Oberarm liegt unterhalb des Druckniveau des ZNS → höhere Blutdruckwerte anstreben)
- Luftembolie (OP-Gebiet liegt oberhalb des Herzens)
- Extubation bei Patienten mit NW des Plexus cervicalis: Phrenikusparese, Rekurrensparese, Horner-Syndrom
- Bei starker Unruhe und leichten Schmerzen, die sich, durch beträufeln der Karotisscheide nicht beheben lassen, ggf. Remifentanil-Perfusor bei Spontanatmung. **Wichtig:** Patient muss ansprechbar bleiben!

72.1.7 Postoperatives Management

- Hinweis auf postoperatives Verhalten der Patienten (Kontrolle Extremität)
- Postoperative Visiten bis Motorik und Sensibilität wieder vollständig.

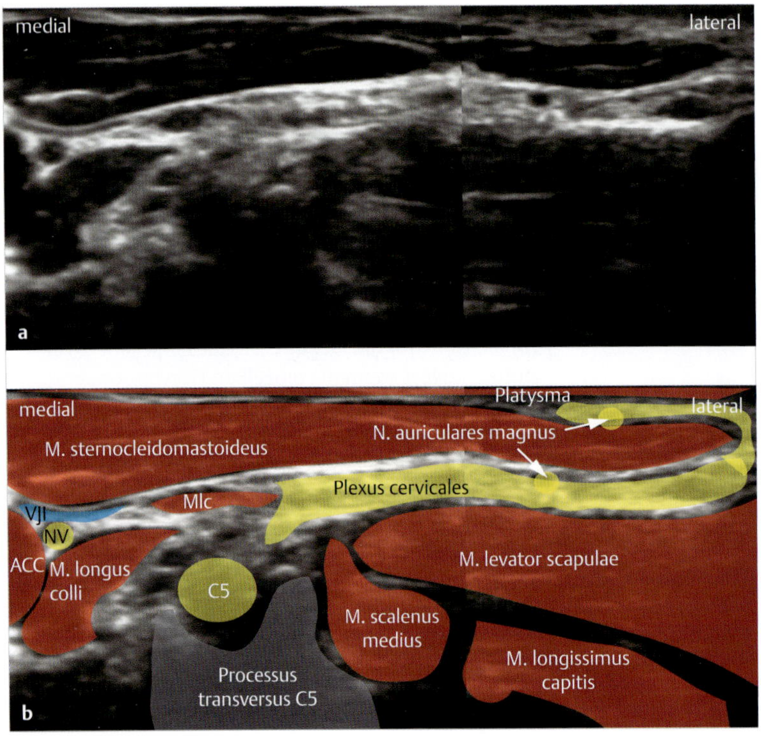

Abb. 72.3 Sonoanatomie bei der Plexus cervicales Blockade.
a Natives Sonogram.
b Mlc = M. longus capitits, ACC = A. carotis communis, VJI = V. jugularis interna, NV = N. vagus, C 5 = Nervenwurzel C 5.

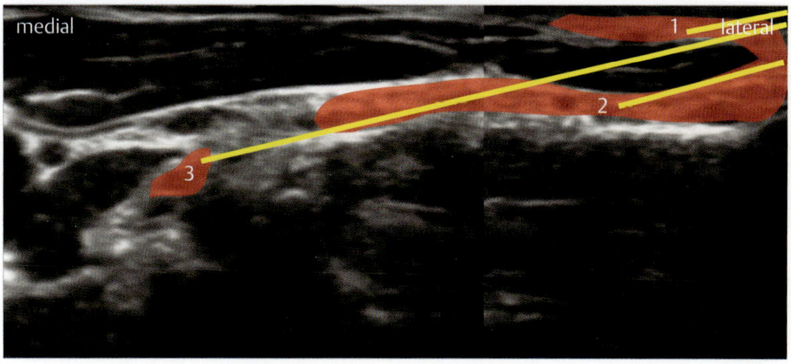

Abb. 72.4 Sonogram der Injektionsorte 1-3 Vorgehen und Verteilung. 1–3 Vorgehen und Verteilung des Lokalanästhetikums (rot) für die Plexus cervicalis Blockade (Nadel gelb).

72.2 Plexus brachialis

72.2.1 Interskalenäre Plexus-brachialis-Blockade (ISK) = Rami anteriores von C 5, C 6 und C 7, alternativ Supraskapularisblock = Rami anteriores von C 4, C 5, C 6

Christian Delle, Katharina Puschmann, Timur Puschmann

Überblick

Basisinfos

- ITN (Intubationsnarkose)
- Basismonitoring
- Info Schmerzdienst
- Katheterprotokoll

Material

- ggf. Nervenstimulator
- steriles Lochtuch
- sterile Kompressen
- PVK (periphere Venenverweilkanüle) 1,3 mm (18 G)
- Ultraschallgerät mit Überzug
- sterile Handschuhe und Kittel
- ultraschalloptimierte Nadel 80 mm mit Set

Material und Medikamente

Material

- PVK 1,3 mm (18 G)
- Tubus 7,5–8 mm Innendurchmesser
- bei Single Shot: ultraschalloptimierte Nadel (22 G) 80-mm-Set mit Ultraschallkopfüberzug
- Regionalanästhesietisch steril
- bei Katheterverfahren: ultraschalloptimierte Katheternadel 19 G 80 mm mit Katheter und Utraschallkopfüberzug
- ggf. Nervenstimulator (Einstellung: 0,8 mA/0,1 ms)
- Ultraschallgerät
- unsteriles Ultraschallgel
- steril: Abdecktuch für den Tisch, Handschuhe, Lochtuch, Kompressen, Kittel, PVK grau, Skalpell
- 10 ml NaCl unsteril
- 1 durchsichtiges Polyurethanpflaster 9,5 × 8,5 cm
- Fixiermull zur Katheterfixierung
- Sauerstoffmaske

Medikamente

- ISC: Ropivacain (0,75 %) 10 ml
- alternativ Supraskapularisblock: 10 ml Prilocain (2 %) + 10 ml Ropivacain (0,75 %)
- ggf. Mepivacain (1 %) 5 ml
- balancierte Vollelektrolytlösung, z. B. Jonosteril 500 ml
- ggf. Midazolam (5 mg/5 ml)
- ggf. Alfentanil (1 mg/2 ml)
- ggf. Propofol-1-%-Perfusor (10 mg/50 ml)
- Thiopental 500 mg/20 ml (25 mg/ml) bereitlegen für Lokalanästhetikaintoxikation
- Antibiotikagabe nach Rücksprache mit dem Operateur

Eingangsbemerkung

- Prämedikation: Aufklärung über ISC, alternativ über Supraskapularisblock, über Analgosedierung, Larynxmaske und ITN im Falle eines (Teil-)Versagens aufklären
- Regionalanästhesie **immer** günstiger aufgrund Sympathikolyse, Schmerztherapie und allgemeinem Patientenkomfort.
- Kontraindikation für ISC, Supraskapularisblock: Ablehnung des Verfahrens durch Patienten
- Dokumentation ggf. vorbestehender neurologischer Ausfälle während der Prämedikationsvisite
- Inspektion der Punktionsstelle
- Indikation: Operationen im Bereich der oberen Extremität (proximaler Oberarm und Schulter)
- Seitenkontrolle vor Punktion, Operationsaufklärung einsehen

Anästhesieeinleitung

- Vorbereitung des Lokalanästhetikums:
  - ISC: 10 ml Ropivacain (0,75 %)
  - Supraskapularisblock: alternativ 10 ml Prilocain 2 % + 10 ml Ropivacain (0,75 %)

Interskalenärer Plexusblock = ISK

- Indikation:
  - Schulter- und proximale Oberarmeingriffe
  - Operationen mit einer Dauer von 1–3 h
- Basismonitoring
- im Allgemeinen keine Gerinnungskontrolle präoperativ notwendig, Sauerstoffmaske während der Prozedur
- Analgosedierung (Midazolam/Alfentanil)
- ISK-Anlage (longitudinaler Zugang):
  - „short axis view" (SAX), „out of plane" (OOP)
  - Darstellung aller relevanten Strukturen (M. sternocleidomastoideus, Mm. scaleni anterior und medius)
  - sonografisch kontrollierte Darstellung und Blockade der Rr. anteriores von C 5, C 6, C 7
  - oberhalb von C 6 auf Höhe C 7, A. und V. vertebralis abgrenzen (▸ Abb. 72.11, ▸ Abb. 72.8)
  - Zielstruktur:
    - Beginn der Untersuchung in supraklavikulärer Position des Schallkopfes (▸ Abb. 72.6; supraklavikulärer Plexus, 1. Rippe, A. subclavia)
    - dann schwenken nach kranial (▸ Abb. 72.7), um den supraklavikulären Plexus nach kranial zu verfolgen → „Trace-back-Manöver"
    - Durch dieses Manöver lässt sich in der Regel sehr einfach die „Skalenuslücke" aufsuchen (▸ Abb. 72.10) und die Zuordnung der Rami anteriores der Nervenwurzeln anhand der Konfiguration der Querfortsätze durchführen (▸ Abb. 72.9).
  - Punktion OOP (▸ Abb. 72.12, ▸ Abb. 72.5), Applikation von ca. 7 ml des Lokalanästhetikums dorsal der Rr. anteriores der Wurzeln von C 5, C 6 und C 7 zwischen M. scalenus medius und Rr. anteriores (▸ Abb. 72.13) (Schonung des N. phrenicus, dieser liegt dem M. scalenus anterior auf)
  - **Keine** tiefe dorsale Applikation von Lokalanästhetika (Schonung des Grenzstrangs/kein Horner-Syndrom), bzw. Applikation von Lokalanästhetika bei Rückzug der Nadel, Applikation unterhalb der Fascia cervicalis superfizialis, oberhalb der Fascia cervicalis profunda und unterhalb des M. sternocleidomastoideus mit ca. 3 ml Lokalanästhetikum, um die Nn. supraclaviculares des Plexus cervicalis zu anästhesieren (▸ Abb. 72.13).

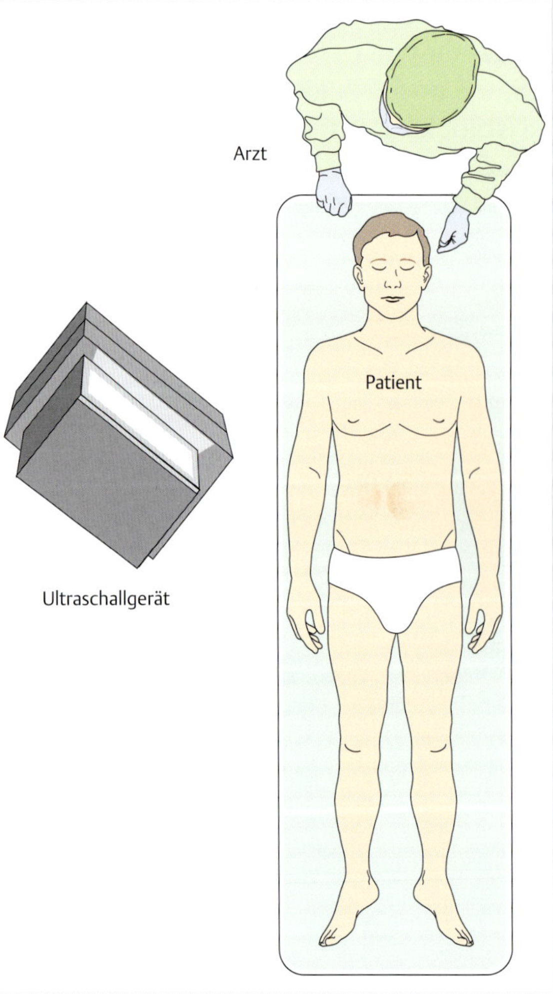

Abb. 72.5 Positionierung des Untersuchers und des Ultraschallgerätes zur Punktion des rechten interskalenären Plexus.

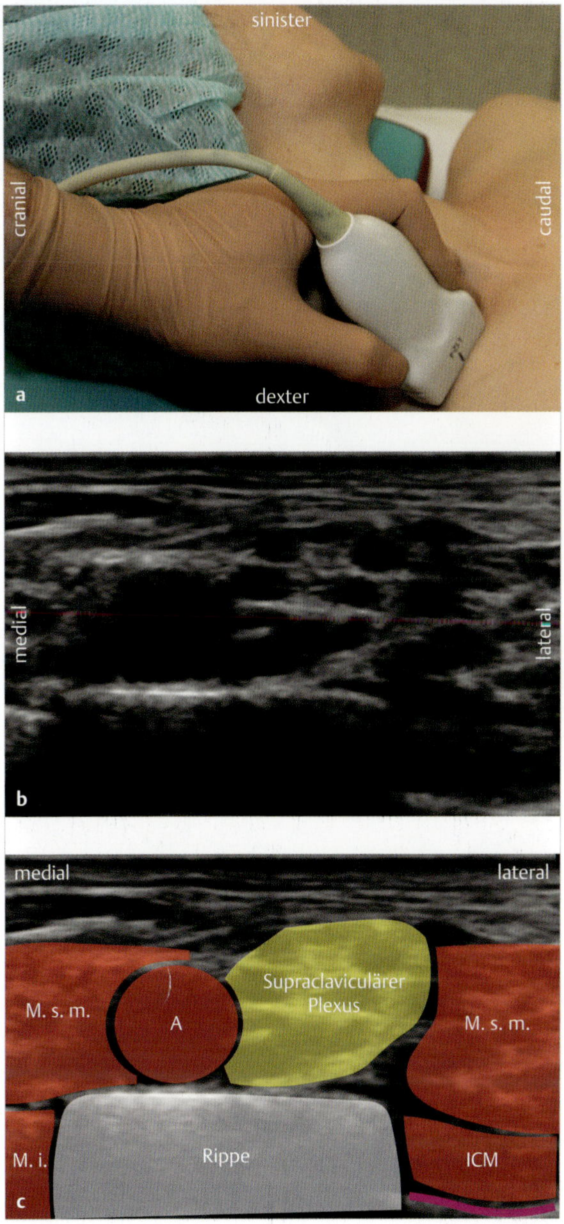

Abb. 72.6 Sonografie in supraklavikulärer Position zur Darstellung des supraklavikulären Plexus.
a Startposition.
b Sonoanatomie in supraklavikulärer Schallkopfposition (rechts).
c Kolorierte Sonoanatomie, Plexus brachialis in supraklavikulärer Position; M.s. a.: M. scalenus anterior, M.s.m.: M. scalenus medius, ICM: Intercostalmuskulatur, A: A. subclavia.

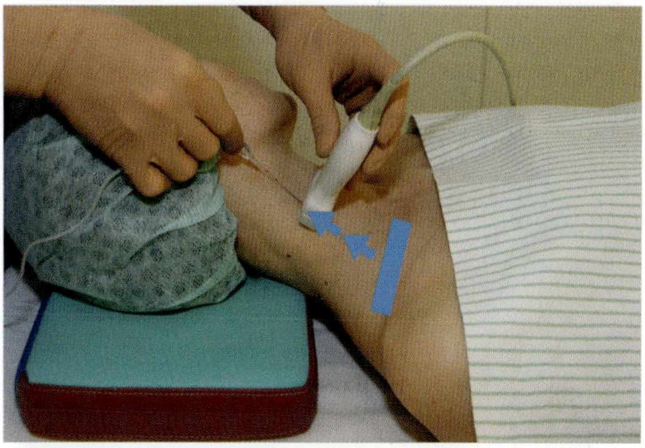

Abb. 72.7 Slide mit dem Schallkopf aus der supraklavikulären Startposition nach kranial zur Identifikation der Rr. anteriores der Spinalnerven C 5/C 6/C 7.

Vorsicht

In dem Bereich sind anatomische Variationen häufig, z. B. M. scalenus minimus, die Rr. anteriores von C 5 und C 6 verlaufen medial auf dem M. scalenus anterior, N. dorsalis scapulae und N. thoracicus longus verlaufen im M. scalenus medius. Gegebenenfalls Verwendung eines Nervenstimulators als Nervenschutz (0,8 mA, 0,1 ms).

- Die sensible Innervation der Haut im Bereich der Klavikula und der ventralen Schulter erfolgt durch die Nn. supraclaviculares (aus dem Plexus cervicalis), welche in der Schicht zwischen oberflächlicher und tiefer Halsfaszie verlaufen (▸ Abb. 72.13). Im Rahmen der ISC-Punktion wird die Nadel nach der ISC-Blockade mit der Spitze soweit zurückgezogen, dass 2–3 ml Lokalanästhetikum in diese Schicht appliziert werden können (▸ Abb. 72.13). Die Blockade der Nn. supraclaviculares ist eine einfache Punktion und erweitert die interskalenäre Blockade durch eine Betäubung wesentlicher Hautareale, die für die Klavikula- und Schulterchirurgie von Bedeutung sind (siehe SOP Plexus cervicalis (S. 246)). Typischerweise kommt es zum „Reißverschlusszeichen", wenn das Lokalanästhetikum in den Raum zwischen die oberflächliche und tiefe Halsfaszie appliziert wird.
- Analgosedierungsmonitoring zur ISC-Blockade bei ängstlichen Patienten, die eine Sedierung wünschen und in alleiniger Regionalanästhesie operiert werden:

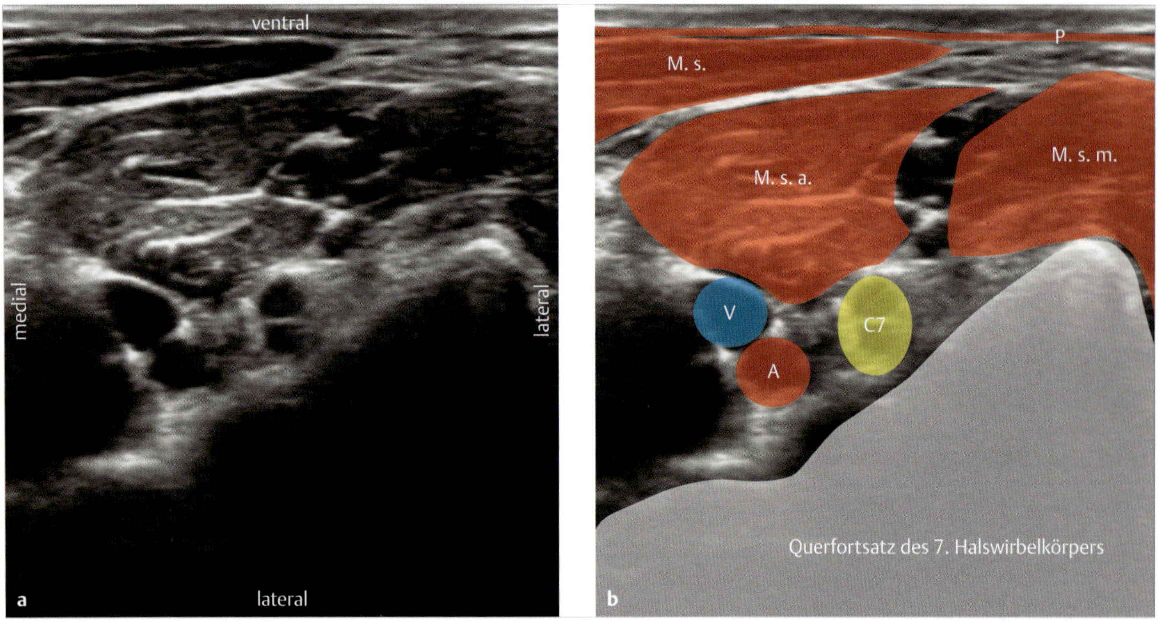

Abb. 72.8 Sonoanatomie in Höhe HWK (Halswirbelkörper) 7 rechts. Im reinen Sonogramm sind die Rami anteriores der Spinalnerven nicht von den Vertebralgefäßen zu unterscheiden. Kolorierte Darstellung der Ähnlichkeit zwischen Rami anteriores der Spinalnerven und Gefäßen im Sonogramm auf Höhe HWK 7; Rami anteriores der Spinalnerven C 7 (gelb), A. und V. vertebralis. M.s. a. = M. scalenus anterior, M.s.m. = M. scalenus medius, M.s. = M. sternocleidomastoideus; P = Platysma (rot/blau).

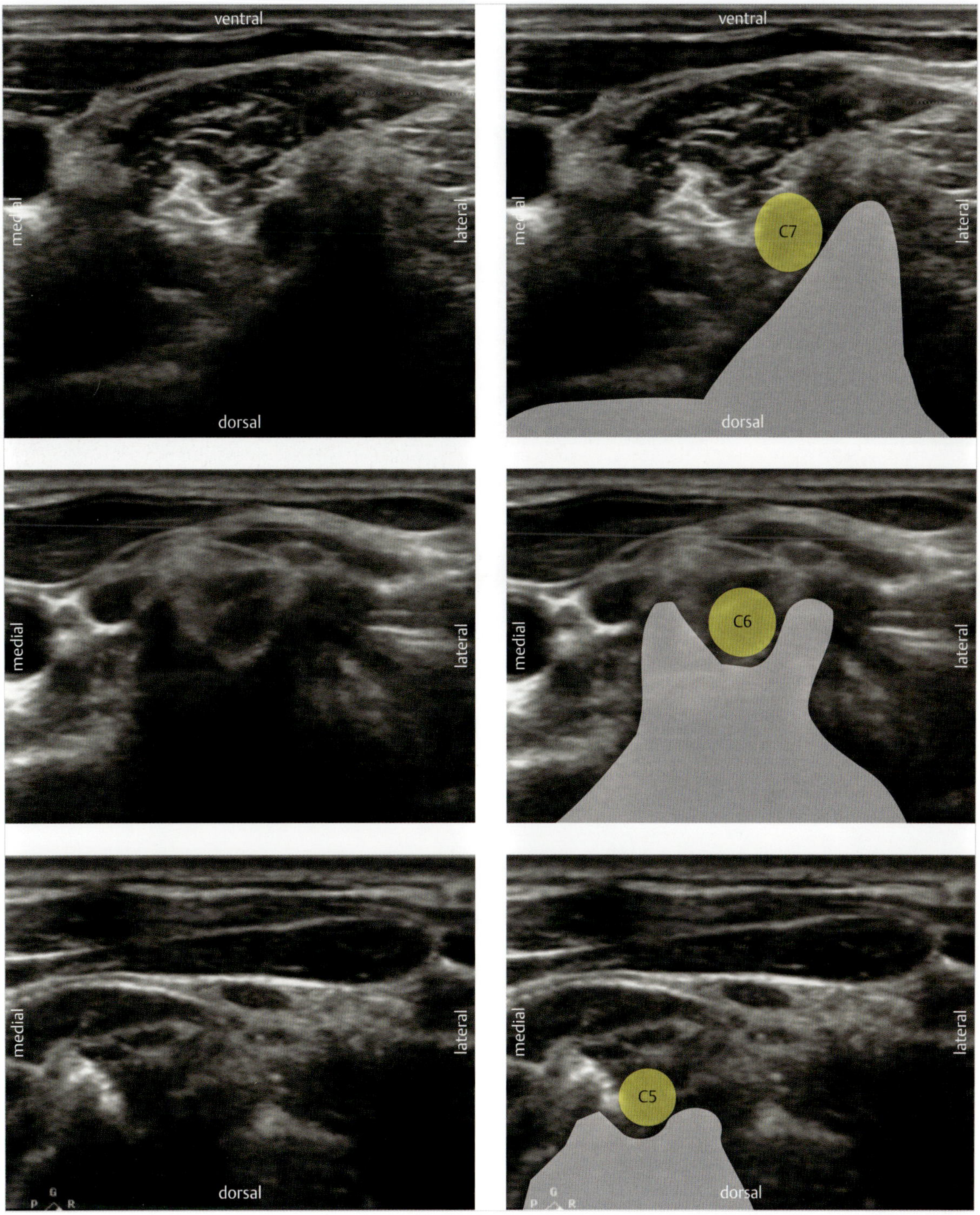

Abb. 72.9 Rami anteriores der Spinalnerven C 5, C 6 und C 7. Zuordnung der Rr. anteriores der Spinalnerven C 5, C 6 und C 7 anhand der Querfortsatzanatomie im Slide mit dem Schallkopf (▶ Abb. 72.7) von kaudal nach kranial aus der supraklavikulären Position = „Traceback-Manöver" (▶ Abb. 72.6). Der Querfortsatz des 7. HWK (Halswirbelkörper) gleicht einem Lehnstuhl mit fehlendem Tuberculum anterius; der Querfortsatz HWK 6 ist besonders prominent („Auge Saurons") und deutlich größer als der des HWK 5 („gekippter Kelch").

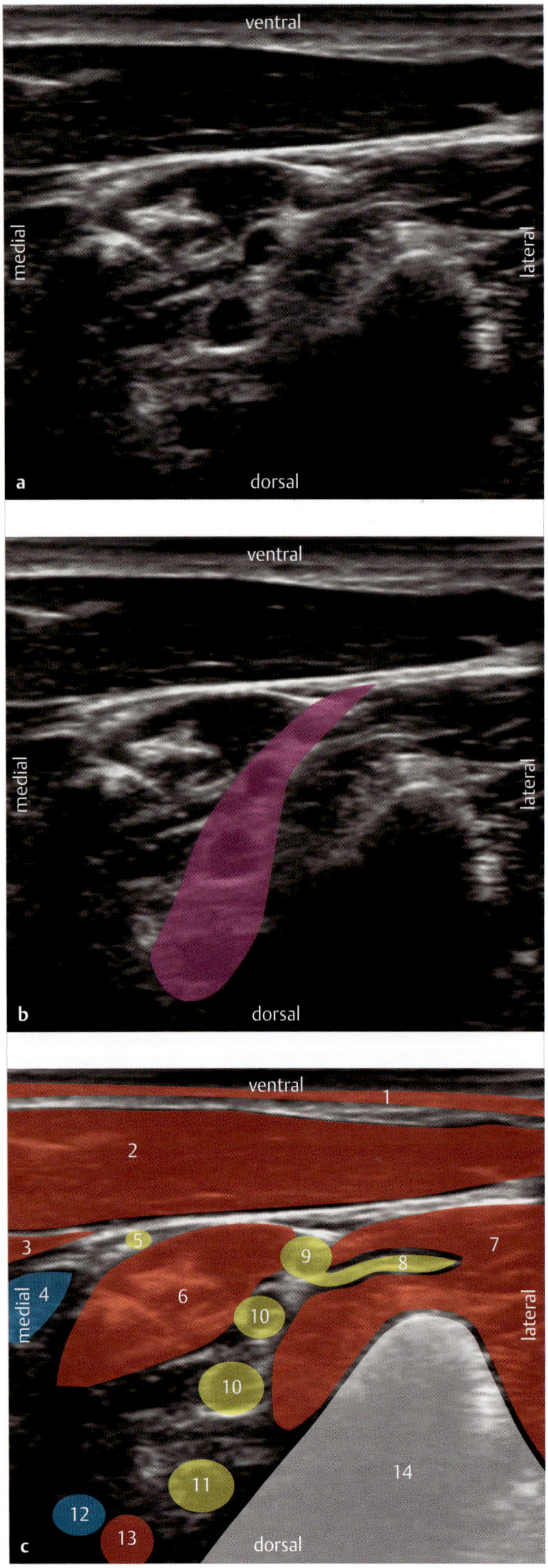

Abb. 72.10 Sonogramm der Skalenuslücke.

a Natives Sonogramm.

b Skalenuslücke hervorgehoben.

c Kolorierte Abbildung; 1: Platysma, 2: M. sternocleidomastoideus, 3: M. omohyoideus, 4: V. jugularis interna, 5: N. phrenicus, 6: M. scalenus anterior, 7: M. scalenus medius, 8: N. dorsalis scapulae, 9: Rr. anteriores Spinalnerven C5, 10: gedoppelte Rr. anteriores der Spinalnerven C6, 11: Rr. anteriores der Spinalnerven C7, 12: V. vertebralis, 13: A. vertebralis, 14: Processus transversus HWK7 („Lehnstuhl“).

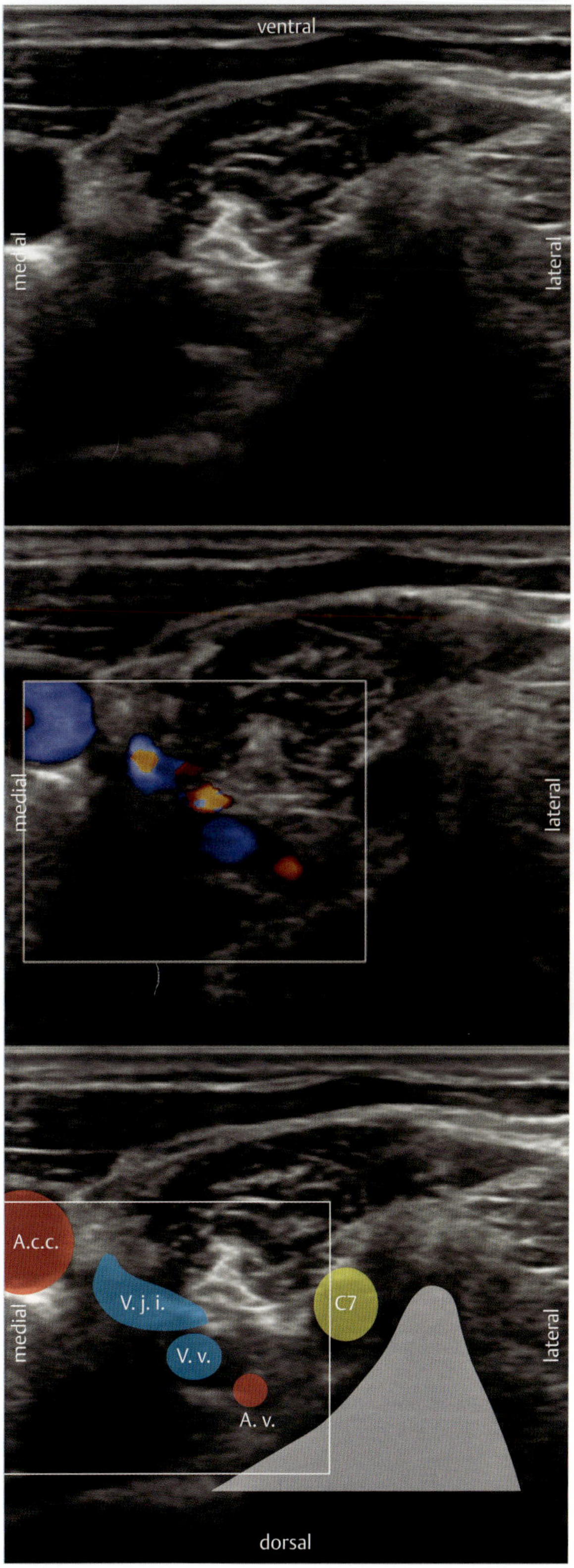

Abb. 72.11 Anatomie in Höhe HWK (Halswirbelkörper) 7 rechts. Die A. und V. vertebralis verlaufen in Höhe des HWK (Halswirbelkörpers) 7 dicht am R. anterior der Spinalnerven C 7, um in das Foramen transversarium des HWK 6 einzutreten. Aus diesem Grund fehlt das Tuberculum anterius am HWK 7. Die A. vertebralis kann leicht mit einem Ramus anterior eines Spinalnerven verwechselt werden. Im oberen Sonogramm ist das native Bild dargestellt und im mittleren Bild sind durch den Doppler die Gefäße hervorgehoben. Im unteren Bild sind Gefäße (A.c.i.: A. carotis interna, A.v.: A. vertebralis, V.j.i.: V. jugularis interna, V.v.: V. vertebralis), Ramus anterior (C 7) und Wirbelkörperquerfortsatz HWK 7 dargestellt. Im nativen Bild sind Gefäße nicht sicher von Rami anteriores der Spinalnervenzu unterscheiden.

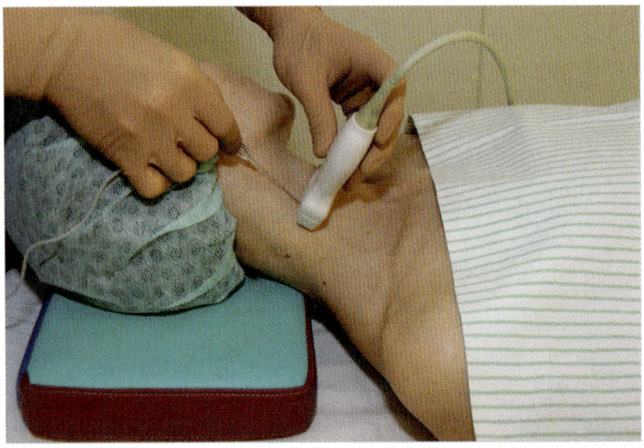

Abb. 72.12 Punktion des rechten interskalenären Plexus. Schallkopfposition und Nadelführung für die Out-of-plane-Punktion des rechten interskalenären Plexus nach Aufsuchen der korrekten Punktionshöhe anhand der Wirbelkörperanatomie nach ► Abb. 72.9.

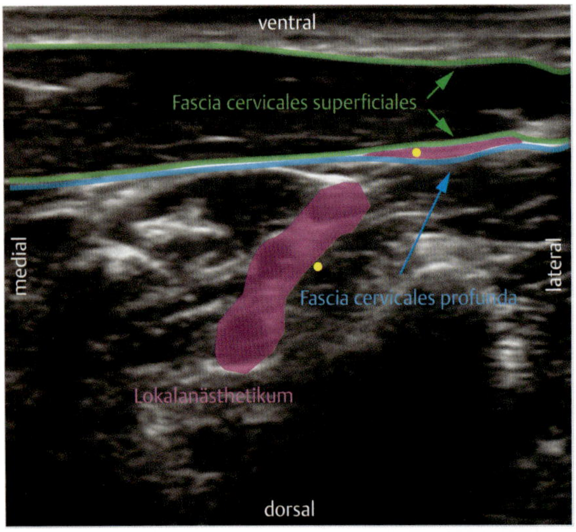

Abb. 72.13 Blockade der Rr. anteriores der Spinalnerven C 5, C 6 und C 7. Injektionsorte und Ausbreitung des Lokalanästhetikums (rot) für die Blockade der Rr. anteriores der Spinalnerven C 5, C 6 und C 7 in ISC-Position (ca. 7 ml Lokalanästhetikum). Nach Rückzug der Punktionsnadel (gelb im Querschnitt da „out of plane") und Platzierung der Nadelspitze zwischen Fasciae cervicales superficiales (grün) und profunda (blau), werden für die Blockade der Nn. supraclaviculares aus dem Plexus cervicalis ca. 3 ml Lokalanästhetikum (LA) injiziert. Typischerweise kommt es durch die Verteilung des LA zu einer „Reißverschluss"-artigen Dehnung des Zwischenraumes, bei der sich die oberflächliche und tiefe Halsfaszie voneinander entfernen.

Supraskapularisblock Rr. anteriores von C 4, C 5 und C 6

- Indikationen:
  - Schultereingriffe bei Patienten mit angeborenen oder erworbenen N.-phrenicus-Blockaden (Kontraindikation für ISC)
  - Patienten mit schwerer chronisch obstruktiver Lungenerkrankung (COPD; Kontraindikation für ISC)
  - Patienten mit Frozen Shoulder zur Anlage eines Schmerzkatheters
- Lagerung:
  - Patient wird sitzend gelagert, mit dem Rücken zum Arzt
  - Aufsuchen der Spina scapulae und aufsetzen des Schallkopfs lateral der Spina scapulae auf der Crista scapulae (► Abb. 72.14)
  - Rutschen von der Crista scapulae nach kranial in die Fossa suprascapularis und darstellen der Incisura scapulae, der Membrana incisura scapulae und des N. und der A. suprascapularis.
- Sonoanatomie und Punktion:
  - „short axis view" (SAX), Ultraschallebene zum Nerven (► Abb. 72.15), In-plane-Punktion (IP)
  - Punktion sollte nur erfolgen, wenn der Nerv und die Arterie in einer Ebene dargestellt werden können (► Abb. 72.16, ► Abb. 72.17)
  - Katheteranlage unter Membrana incisura scapulae

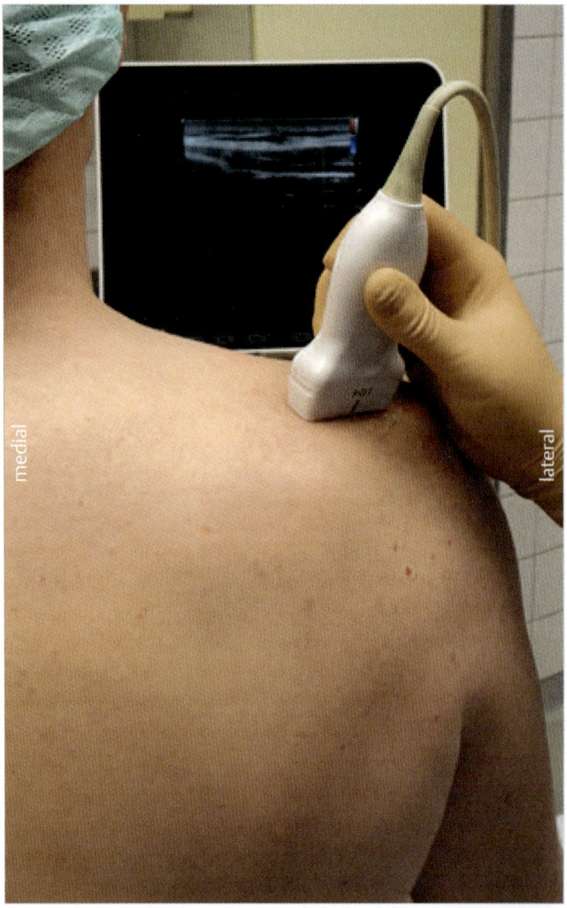

Abb. 72.14 Schallkopfposition für die Supraskapularisblockade.

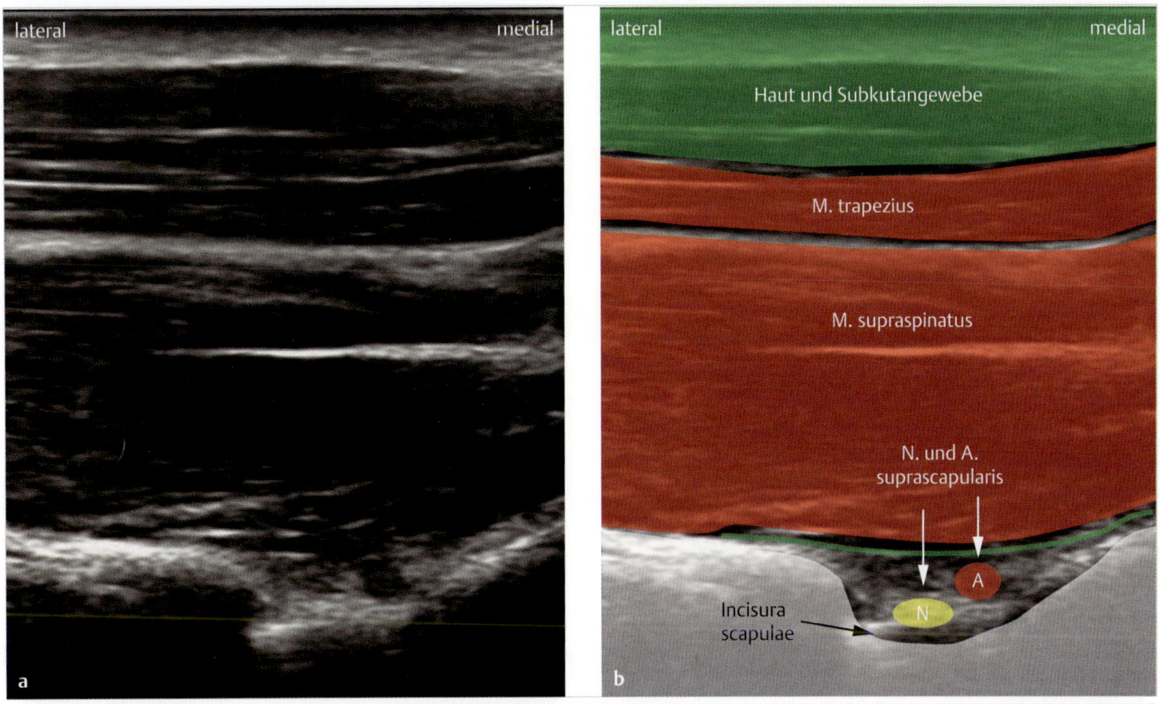

Abb. 72.15 Sonogramm für die Blockade des N. suprascapularis rechts.
a Natives Sonogramm.
b Koloriertes Sonogramm, in grün ist die Membrana incisura scapulae dargestellt.

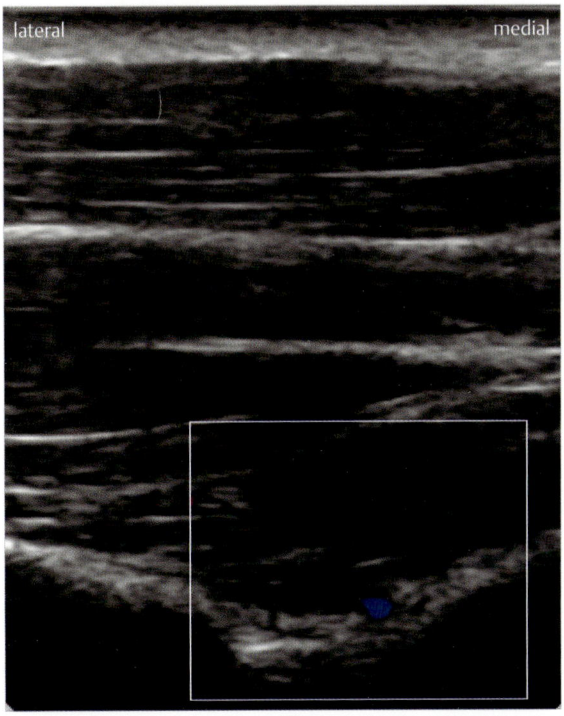

Abb. 72.16 Doppler-Darstellung der A. suprascapularis als wichtige Leitstruktur für die Blockade des N. suprascapularis.

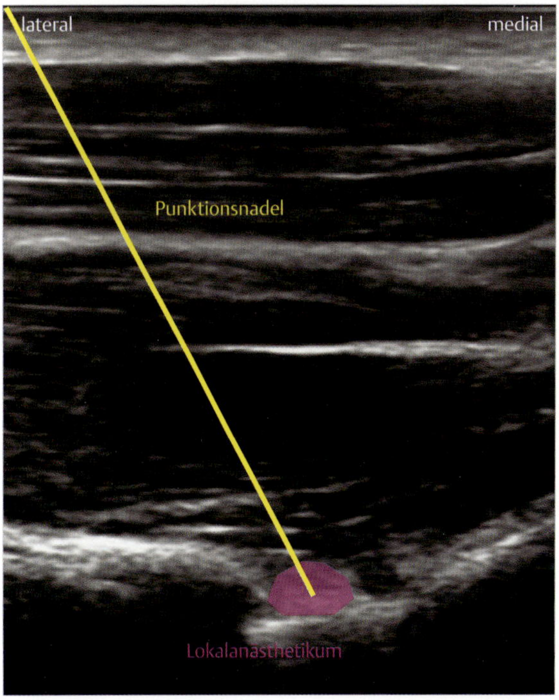

Abb. 72.17 Blockade des N. suprascapularis. Blockade des N. suprascapularis durch die gelb dargestellte Punktionsnadel und Applikation des Lokalanästhetikums (rot).

Anästhesieführung

- halbsitzende Position („beach chair") bei Schulteroperationen kann zu Hypotonien führen: Volumen- und Vasopressorengabe
- vor Kopffixation Augensalbe und Augenklappen anbringen
- häufige Lagerungskontrollen, Halswirbelsäule gerade, da sonst der Plexus geschädigt werden kann (schlechte Prognose)
- **kritische Momente:**
  - i. v. Injektion von Lokalanästhetikum (Management siehe SOP Lokalanästhetikaintoxikation (S. 48))
  - intraneurale Injektion mit Nervenschaden
  - unkooperativer Patient während der Katheteranlage
  - systemische Wirkung der Lokalanästhetika, maximaler Plasmaspiegel nach ca. 45–60 min
  - Hypotonie bei Lagerungswechsel in die halbsitzende Position (**Cave:** Blutdruckmanschette am Oberarm liegt unterhalb des Druckniveau des ZNS, daher höhere Blutdruckwerte anstreben)
  - Pneumothorax wegen der Nähe zur Pleura möglich
  - Luftembolie (Operationsgebiet liegt oberhalb des Herzens)
  - Nebenwirkungen von Knochenzement bei Endoprothesen
  - Extubation bei Patienten mit Nebenwirkung des ISC-Blocks: Phrenikusparese, Rekurrensparese, Horner-Syndrom

Postoperatives Vorgehen und Überwachung

- Hinweis auf postoperatives Verhalten der Patienten (Kontrolle Extremität)
- postoperative Visiten, bis Motorik und Sensibilität wieder vollständig
- Postoperativ soll eine einmalige Lagekontrolle und ein Austesten des Katheters durch den Anästhesieassistenten erfolgen, der den Patienten zuletzt betreut hat, und das Ergebnis des Austestens und die aktuelle Schmerzmittellaufrate auf dem Schmerzprotokoll vermerkt werden.
- 1. postoperativer Tag: Pflasterwechsel mit durchsichtigem Polyurethanpflaster 10 × 8 cm
- Katheterprotokoll ausfüllen, Info an Schmerzdienst
- postoperativ: aktuell noch Ropivacain-Perfusor (0,2 %) 4–8 ml/h

72.2.2 Supraklavikuläre Plexus-brachialis-Blockade

Christian Delle, Katharina Puschmann, Timur Puschmann

Defintion

Rr. anteriores von C 5, C 6, C 7 und C 8.

Überblick

Basisinfos

- ggf. ITN (Intubationsnarkose)
- Basismonitoring
- Info Schmerzdienst
- Katheterprotokoll

Material

- ggf. Nervenstimulator
- steriles Lochtuch
- sterile Kompressen
- PVK (periphere Venenverweilkanüle) 1,3 mm (18 G)
- Ultraschallgerät mit Überzug
- sterile Handschuhe und Kittel
- ultraschalloptimierte Nadel 80 mm mit Set

Material und Medikamente

Material

- PVK 1,3 mm (18 G)
- Tubus 7,5–8 mm Innendurchmesser
- bei Single Shot: ultraschalloptimierte Nadel (22 G) 80-mm-Set mit Ultraschallkopfüberzug
- Regionalanästhesietisch steril
- bei Katheterverfahren: ultraschalloptimierte Kathetemadel 19 G 80 mm mit Katheter und Utraschallkopfüberzug
- ggf. Nervenstimulator (Einstellung: 0,8 mA/0,1 ms)
- Ultraschallgerät
- unsteriles Ultraschallgel
- steril: Abdecktuch für den Tisch, Handschuhe, Lochtuch, Kompressen, Kittel, PVK grau, Skalpell
- 10 ml NaCl unsteril
- 1-mal durchsichtiges Polyurethanpflaster 9,5 × 8,5 cm
- Fixiermull zur Katheterfixierung
- Sauerstoffmaske

Medikamente

- supraklavikulärer Plexus: 10 ml Prilocain (2 %) + 10 ml Ropivacain (0,75 %)
- ggf. Mepivacain (1 %) 5 ml
- balancierte Vollelektrolytlösung, z. B. Jonosteril 500 ml
- Midazolam (5 mg/5 ml)
- ggf. Alfentanil (1 mg/2 ml)
- ggf. Propofol-1-%-Perfusor (10 mg/ml/50 ml)
- Thiopental 500 mg/20 ml (25 mg/ml) bereitlegen für Lokalanästhetikaintoxikation
- Antibiotikagabe nach Rücksprache mit dem Operateur

Eingangsbemerkung

- Prämedikation: Aufklärung über supraklavikulären Block, über Analgosedierung, Larynxmaske und im Falle eines (Teil-)Versagens aufklären
- Regionalanästhesie **immer** günstiger aufgrund Sympathikolyse, Schmerztherapie und allgemeinem Patientenkomfort
- Kontraindikation für supraklavikulären Block: Ablehnung des Verfahrens durch den Patienten
- Dokumentation ggf. vorbestehender neurologischer Ausfälle während der Prämedikationsvisite
- Inspektion der Punktionsstelle
- Indikation: Operationen im Bereich der oberen Extremität (laterale Thoraxwand, proximaler und distaler Oberarm und Ellenbogen)
- Operationszeit 1–3 h
- Basismonitoring
- im Allgemeinen keine Gerinnungskontrolle präoperativ notwendig, Sauerstoffmaske während Prozedur
- Analgosedierung (Midazolam/Alfentanil)
- Seitenkontrolle vor Punktion
- Operationsaufklärung einsehen

Anästhesieeinleitung

- Vorbereitung des Lokalanästhetikums:
  - supraklavikulärer Plexusblock: 10 ml Prilocain (2 %) + 10 ml Ropivacain (0,75 %)

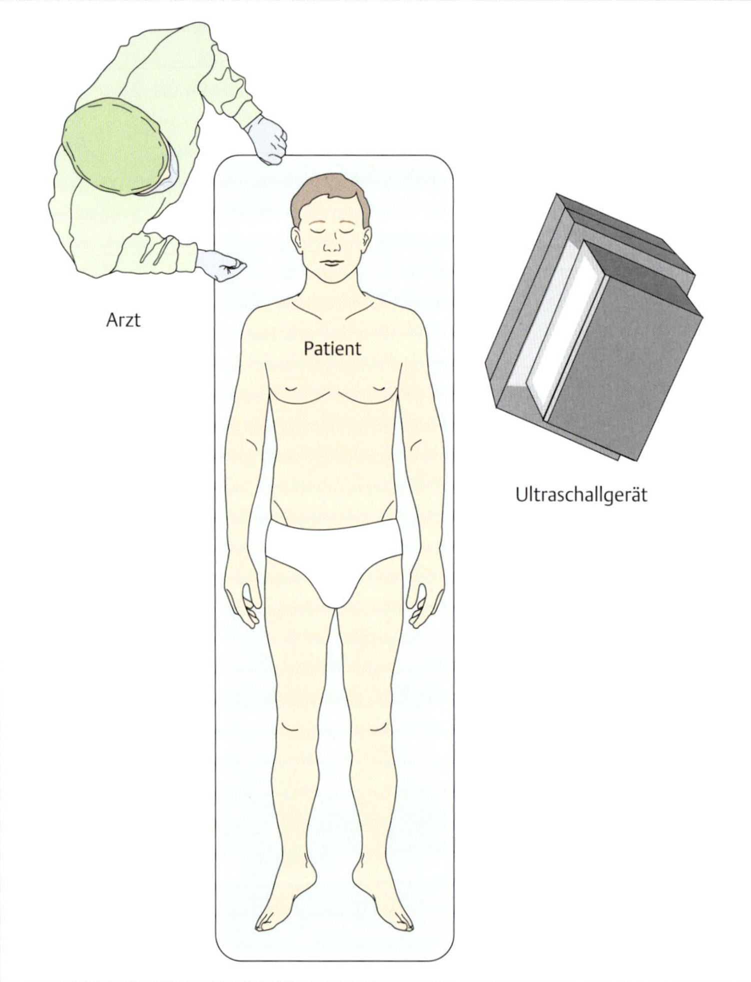

Abb. 72.18 Positionierung Ultraschallgerät, Patient und Punktierender für die supraklavikuläre Plexusanästhesie auf der rechten Seite.

Supraklavikuläre Plexusblockade Rr. anteriores von C 5, C 6, C 7, C 8

- Lagerung des Kopfes zur Gegenseite
- Kopfring/Kopfunterlage sollte entfernt werden, um die Halsregion möglichst gut einstellen zu können
- Sonoanatomie und Punktion:
  - „short axis view" (SAX), Ultraschallebene zum Nerven, In-plane-Punktion (IP) (▸ Abb. 72.19, ▸ Abb. 72.18, ▸ Abb. 72.20)
  - Zielstruktur: A. subclavia auf der 1. Rippe, Plexus supraclavicularis liegt dieser traubenartig an
  - Die Punktion sollte nur erfolgen, wenn Nerven, Arterie und Pleura gleichzeitig in einer Ebene dargestellt werden können. Die Trunci des Plexus brachialis liegen in dieser Region traubenförmig eng aneinander und sind lateral der A. subclavia zu finden (▸ Abb. 72.21).
- ggf. Verwendung eines Nervenstimulators als Nervenschutz (0,8 mA, 0,1 ms)

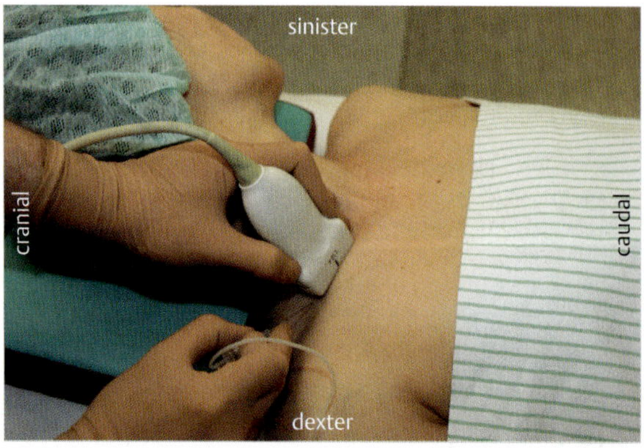

Abb. 72.19 Schallkopfposition und In-plane-Punktionstechnik für die supraklavikuläre Plexusanästhesie.

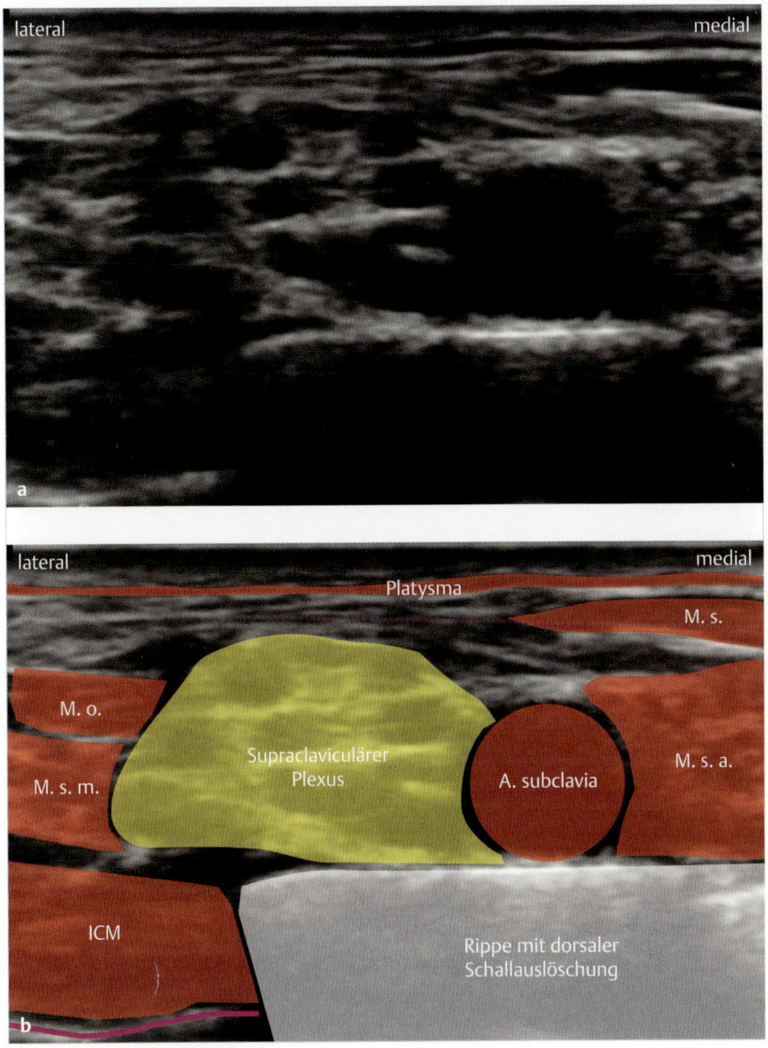

Abb. 72.20 Sonoanatomie des supraklavikulären Plexus.
a Sonografische Ansicht der Punktionsposition.
b Kolorierte Sonoanatomie; M.o.: M. omohyoideus, M.s.: M. sternocleidomastoideus, M.s. a.: M. scalenus anterior, M.s.m.: M. scalenus medius, lila Linie: Pleura.

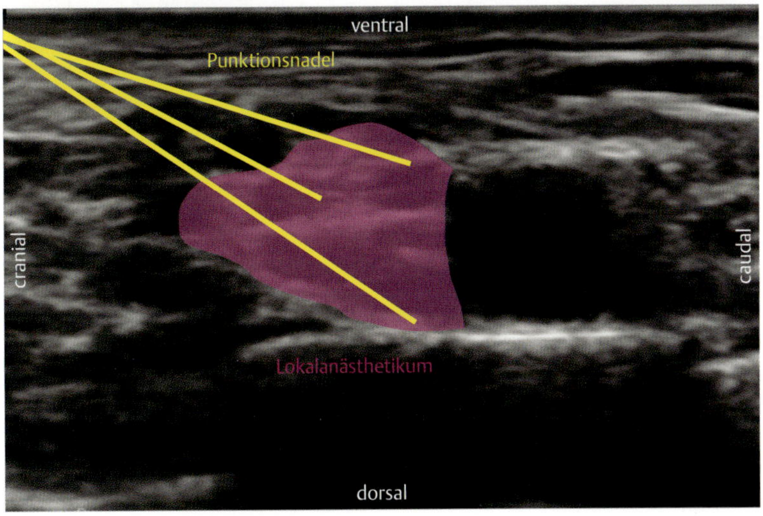

Abb. 72.21 Punktion und Verteilung des Lokalanästhetikums oberhalb, innerhalb und unterhalb („corner pocket") der „Nerventraube" des Plexus brachialis in supraklavikulärer Position.

- Single Shot: 10 ml Prilocain 2 % + 10 ml Ropivacain 0,75 %,
- bei Katheterverfahren: anschließend legen des Katheters und sonografische Kontrolle mittels NaCl und Ultraschall (z. B. mit Power-Doppler), optimale Platzierung des supraklavikulären Plexuskatheters ventral des Plexus, damit das Lokalanästhetikum der Schwerkraft folgend in Rückenlage die oberen Anteile des Plexus erreicht
- Vor Punktion festlegen ob Single Shot oder Katheterverfahren durchgeführt werden soll

Merke

Sowohl die Single-Shot-Punktion als auch die Katheteranlage sind auch in Narkose mit Sonografie und ggf. Nervenstimulator möglich, sollten aber nur unter Ultraschallkontrolle durch einen darin erfahrenen Facharzt oder unter seiner Aufsicht erfolgen.

- Anatomische Landmarken:
  - Klavikula
  - A. und V. subclavia
  - Truncus superior, medius und inferior
  - 1. Rippe

Anästhesieführung

- halbsitzende Position „Beach Chair“ bei Schulteroperationen kann zu Hypotonien führen, daher Volumen- und Vasopressorengabe
- vor Kopffixation Augensalbe und Augenklappen anbringen

Merke

Häufige Lagerungskontrollen, die Halswirbelsäule muss gerade bleiben, da sonst der Plexus geschädigt werden kann.

- **kritische Momente:**
  - i. v. Injektion von Lokalanästhetika, Management siehe SOP Lokalanästhetikaintoxikation (S. 48)
  - intraneurale Injektion mit Nervenschaden
  - unkooperativer Patient während der Katheteranlage
  - systemische Wirkung der Lokalanästhetika, maximaler Plasmaspiegel nach ca. 45–60 min
  - Hypotonie bei Lagerungswechsel in die halbsitzende Position (**Cave:** Blutdruckmanschette am Oberarm liegt unterhalb des Druckniveaus des ZNS, daher höhere Blutdruckwerte anstreben)
  - Pneumothorax, vor allem bei supraklavikulärer und infraklavikulärer Plexusblockade, wegen der Nähe zur Pleura möglich
  - Luftembolie (Operationsgebiet liegt oberhalb des Herzens)
  - Nebenwirkungen von Knochenzement bei Endoprothesen
  - Extubation bei Patienten mit Nebenwirkung des ISK: Phrenikusparese, Rekurrensparese, Horner-Syndrom

Postoperatives Vorgehen und Überwachung

- Hinweis auf postoperatives Verhalten der Patienten (Kontrolle Extremität)
- postoperative Visiten bis Motorik und Sensibilität wieder vollständig
- Postoperativ soll eine einmalige Lagekontrolle und ein Austesten des Katheters durch den Anästhesieassistenten erfolgen, der den Patienten zuletzt betreut hat, und das Ergebnis des Austestens und die aktuelle Schmerzmittellaufrate auf dem Schmerzprotokoll vermerkt werden.
- 1. postoperativer Tag: Pflasterwechsel mit durchsichtigem Polyurethanpflaster 10 × 8 cm
- Katheterprotokoll ausfüllen, Info an Schmerzdienst
- postoperativ: aktuell noch Ropivacain Perfusor 0,2 % 4–8 ml/h

72.2.3 Infraklavikuläre Plexus-brachialis-Blockade

Christian Delle, Katharina Puschmann, Timur Puschmann

Defintion

Ehemals ventraler inferiorer Plexusblock = VIP-Block Blockade der Rr. anteriores von C 5, C 6, C 7, C 8 und Th 1.

Überblick

Basisinfos

- ggf. ITN (Intubationsnarkose)
- Basismonitoring
- Info Schmerzdienst
- Katheterprotokoll

Material

- ggf. Nervenstimulator
- steriles Lochtuch
- sterile Kompressen
- PVK (periphere Venenverweilkanüle) 1,3 mm (18 G)
- Ultraschallgerät mit Überzug
- sterile Handschuhe und Kittel
- ultraschalloptimierte Nadel 80 mm mit Set

Material und Medikamente

Material

- PVK 1,3 mm (18 G)
- Tubus 7,5–8 mm Innendurchmesser
- bei Single Shot: ultraschalloptimierte Nadel (22 G) 80-mm-Set mit Ultraschallkopfüberzug
- Regionalanästhesietisch steril
- bei Katheterverfahren: ultraschalloptimierte Katheternadel 19 G 80 mm mit Katheter und Utraschallkopfüberzug
- ggf. Nervenstimulator (Einstellung: 0,8 mA/0,1 ms)
- Ultraschallgerät
- unsteriles Ultraschallgel
- steril: Abdecktuch für den Tisch, Handschuhe, Lochtuch, Kompressen, Kittel, PVK grau, Skalpell
- 10 ml NaCl unsteril
- 1-mal durchsichtiges Polyurethanpflaster 9,5 × 8,5 cm
- Fixiermull zur Katheterfixierung
- Sauerstoffmaske

Medikamente

- infraklavikulärer Plexus: 10 ml Prilocain (2 %) + 10 ml Ropivacain (0,75 %)
- ggf. Mepivacain (1 %) 5 ml
- balancierte Vollelektrolytlösung, z. B. Jonosteril 500 ml
- ggf. Midazolam (5 mg/5 ml)
- ggf. Alfentanil (1 mg/2 ml)
- ggf. Propofol-1-%-Perfusor (10 mg/ml/50 ml)
- Thiopental 500 mg/20 ml (25 mg/ml) bereitlegen für Lokalanästhetikaintoxikation
- Antibiotikagabe nach Rücksprache mit dem Operateur

Eingangsbemerkung

- Prämedikation: Aufklärung über infraklavikulären Block, über Analgosedierung, Larynxmaske und über den Fall eines (Teil-)Versagens
- Regionalanästhesie **immer** günstiger aufgrund Sympathikolyse, Schmerztherapie und allgemeinem Patientenkomfort
- Kontraindikation für infraklavikulären Block: Ablehnung des Verfahrens durch den Patienten, Infektion am Blockadeort
- Dokumentation ggf. vorbestehender neurologischer Ausfälle während der Prämedikationsvisite
- Inspektion der Punktionsstelle
- Indikation: Operationen im Bereich der oberen Extremität (laterale Thoraxwand, distaler Oberarm, Ellenbogen, Unterarm und die Hand)
- Operationszeit 1–3 h
- Basismonitoring
- im Allgemeinen keine Gerinnungskontrolle präoperativ notwendig, Sauerstoffmaske während Prozedur
- Analgosedierung (Midazolam/Alfentanil)
- Seitenkontrolle vor Punktion
- Operationsaufklärung einsehen

Anästhesieeinleitung

- Vorbereitung des Lokalanästhetikums:
  - infraklavikulärer Plexusblock: 10 ml Prilocain (2 %) + 10 ml Ropivacain (0,75 %)

Infraklavikulärer Plexusblockade C 5, C 6, C 7, C 8, Th 1

- Lagerung des Kopfes zur Gegenseite
- Kopfring/Kopfunterlage sollte entfernt werden, um die Halsregion möglichst gut einstellen zu können.
- Arm 90° abduzieren
- Sonoanatomie und Punktion:
  - SAX, Ultraschallebene zum Nerven, IP-Punktion (▶ Abb. 72.23, ▶ Abb. 72.24)
  - Zielstruktur: A. subclavia, ihr liegt der Plexus lateral an
  - Die Punktion sollte nur erfolgen, wenn Nerven, Arterie und Pleura gleichzeitig in einer Ebene dargestellt werden können. Die Faszikel des Plexus brachialis liegen in dieser Region traubenförmig eng aneinander und sind lateral der A. subclavia zu finden (▶ Abb. 72.25). Sonografisch kontrollierte Darstellung und Blockade des Nervenbündels.
- ggf. Verwendung eines Nervenstimulators als Nervenschutz (0,8 mA, 0,1 ms)
- bei Katheterverfahren: Kontrolle der Katheterlage mittels NaCl und Ultraschall

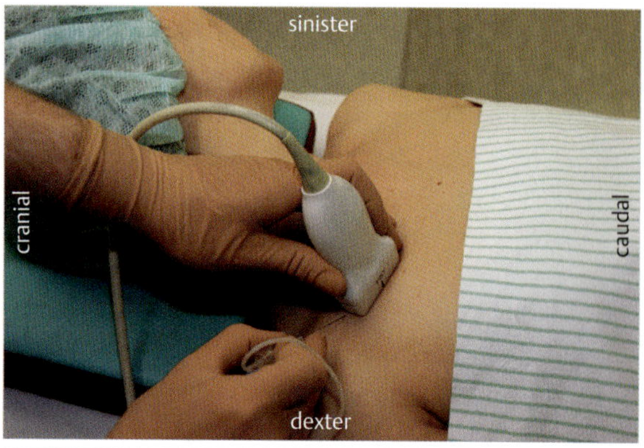

Abb. 72.23 Lagerung, Schallkopfposition und In-plane-Punktion des rechten infraklavikulären Plexus.

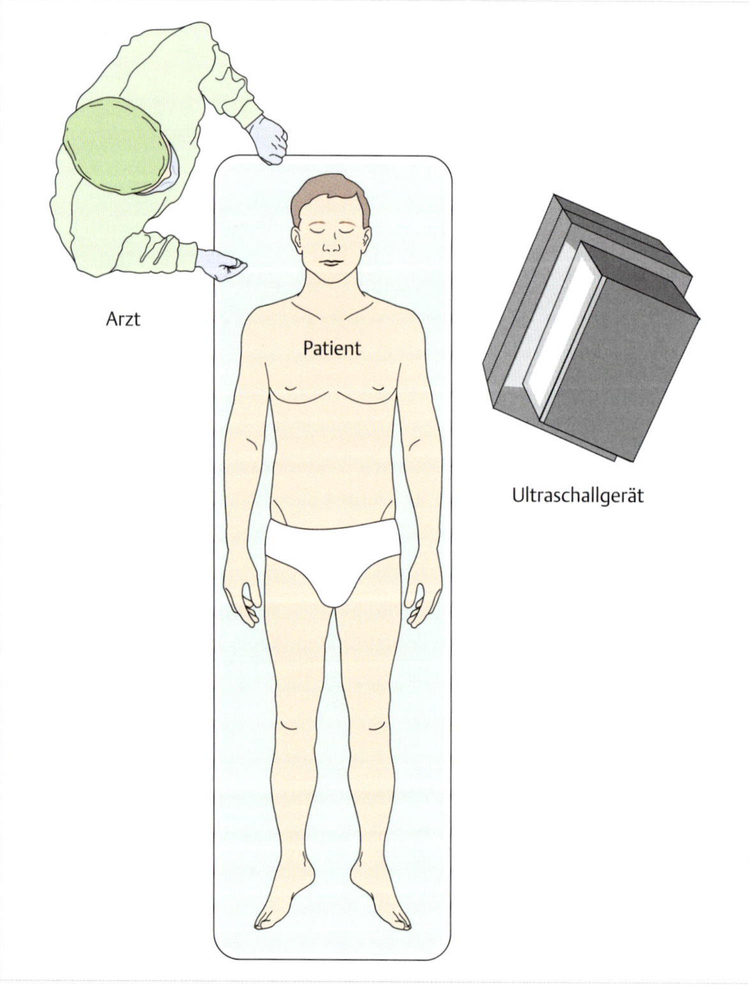

Abb. 72.22 Positionierung Ultraschallgerät, Patient und Punktierender für die infraklavikuläre und supraklavikuläre Plexusanästhesie auf der rechten Seite.

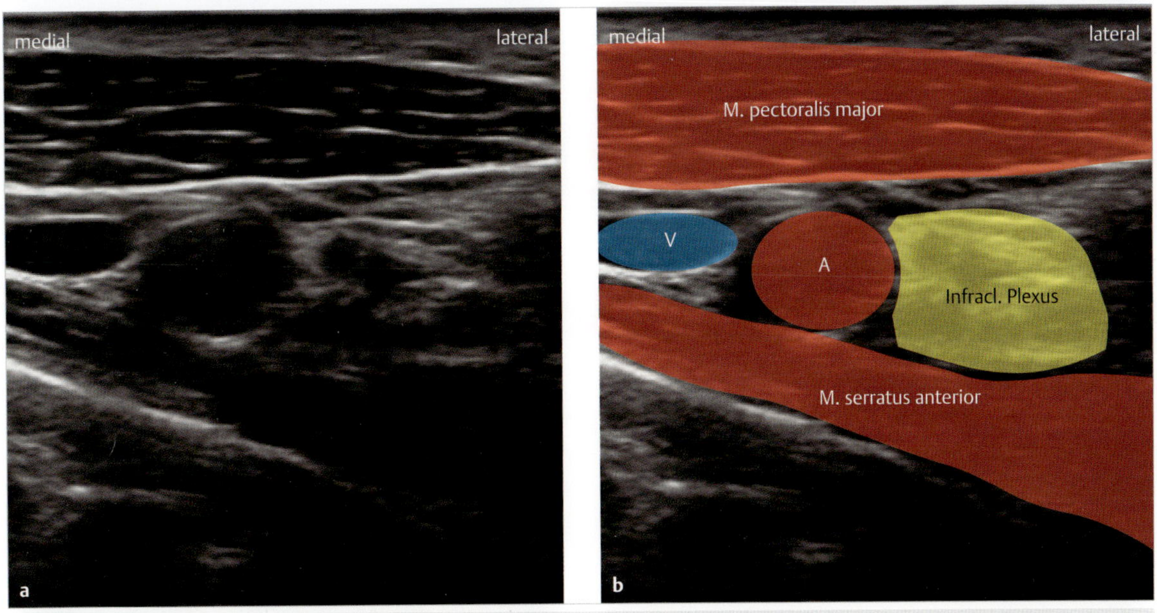

Abb. 72.24 Sonoanatomie des infraklavikulären Plexus.
a Sonografische Ansicht der Punktionsposition.
b Kolorierte Sonoanatomie; A: Arterie, V: Vene.

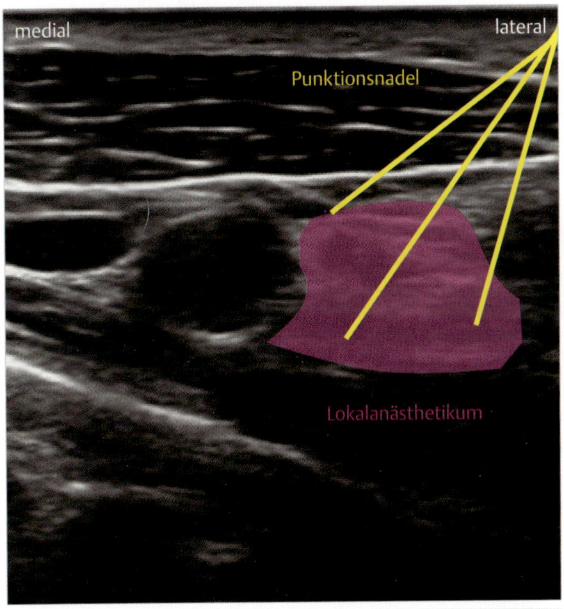

Abb. 72.25 Injektion von Lokalanästhetikum um den infraklavikulären Plexus.

Anästhesieführung

- **kritische Momente:**
  - i. v. Injektion von Lokalanästhetika, Management siehe SOP Lokalanästhetikaintoxikation (S. 48)
  - intraneurale Injektion mit Nervenschaden
  - unkooperativer Patient während der Katheteranlage
  - systemische Wirkung der Lokalanästhetika, maximaler Plasmaspiegel nach ca. 45–60 min
  - Pneumothorax, vor allem bei supraklavikulärer und infraklavikulärer Plexusblockade, wegen der Nähe zur Pleura möglich
  - Extubation bei Patienten mit Nebenwirkung des Interskalenärer Plexusblock: Phrenikusparese, Rekurrensparese, Horner-Syndrom

Postoperatives Vorgehen und Überwachung

- Hinweis auf postoperatives Verhalten der Patienten (Kontrolle Extremität)
- postoperative Visiten bis Motorik und Sensibilität wieder vollständig
- Postoperativ soll eine einmalige Lagekontrolle und ein Austesten des Katheters durch den Anästhesieassistenten erfolgen, der den Patienten zuletzt betreut hat, und das Ergebnis des Austestens und die aktuelle Schmerzmittellaufrate auf dem Schmerzprotokoll vermerkt werden.
- 1. postoperativer Tag: Pflasterwechsel mit durchsichtigem Polyurethanpflaster 10 × 8 cm
- Katheterprotokoll ausfüllen, Info an Schmerzdienst
- postoperativ: aktuell noch Ropivacain Perfusor 0,2 % 4–8 ml/h

72.2.4 Axilläre Plexus-brachialis-Blockade

Christian Delle, Katharina Puschmann, Timur Puschmann

Überblick

Basisinfos
- LAMA (Larynxmaske) und ITN (Intubationsnarkose) in Bereitschaft
- Basismonitoring

Material
- ggf. Nervenstimulator
- balancierte Vollelektrolytlösung, z. B. Jonosteril 500 ml
- ultraschalloptimierte Nadel 22 G, 8 cm
- PVK (periphere Venenverweilkanüle) 1,3 mm (18 G)
- Ultraschallgerät mit Überzug
- sterile Handschuhe

Material und Medikamente

Material

- PVK 1,3 mm (18 G)
- Tubus 7,5–8 mm Innendurchmesser, LAMA Nr. 4/5 bereitlegen
- Single Shot: ultraschalloptimierte Nadel (22 G) 80 mm im Set mit Ultraschallkopfüberzug
- ggf. Nervenstimulator (Einstellung: 0,8 mA/0,1 ms)
- Ultraschallgerät
- unsteriles Ultraschallgel
- sterile Handschuhe
- 10 ml NaCl unsteril
- Sauerstoffmaske

Medikamente

- Prilocain (2 %) 2-mal 10 ml
- Ropivacain (0,75 %) 10 ml
- ggf. 5 ml Mepivacain 1 %
- balancierte Vollelektrolytlösung, z. B. Jonosteril 500 ml
- ggf. Midazolam 5 mg/5 ml
- ggf. Alfentanil 1 mg/2 ml
- ggf. Propofol-1-%-Perfusor (10 mg/ml/50 ml)
- Thiopental 500 mg/20 ml (25 mg/ml) bereitlegen für Lokalanästhetikaintoxikation
- Antibiotikagabe nach Rücksprache mit dem Operateur

Eingangsbemerkung

- Prämedikation: Aufklärung über axilläre Plexusanästhesie, über Analgosedierung und Larynxmaske im Falle eines (Teil-)Versagen aufklären
- Regionalanästhesie **immer** günstiger aufgrund Sympathikolyse, Schmerztherapie und allgemeinem Patientenkomfort.
- Kontraindikation für axilläre Plexusanästhesie: Ablehnung des Verfahrens durch den Patienten.
- Dokumentation ggf. vorbestehender neurologischer Ausfälle während der Prämedikationsvisite, Inspektion der Punktionsstelle
- Indikation: Operationen im Bereich der Hand und des distalen Unterarms (▶ Abb. 72.28).
- Seitenkontrolle vor Punktion, Operationsaufklärung einsehen

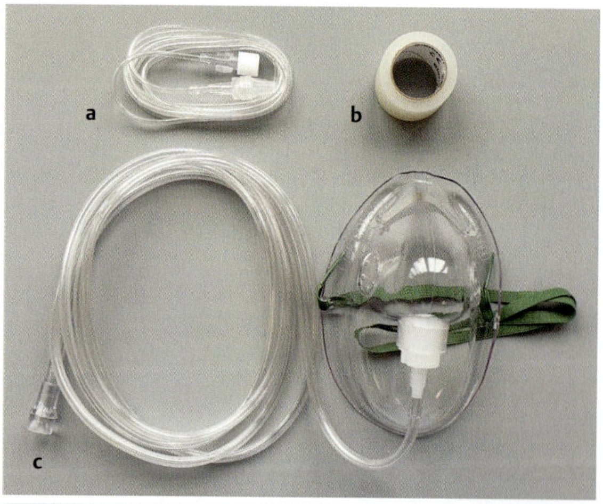

Abb. 72.26 Sedierungsmonitoring mit O_2-Maske und Perfusorleitung.
a Spritzenpumpenleitung.
b Pflaster.
c Maske für Sauerstoff.

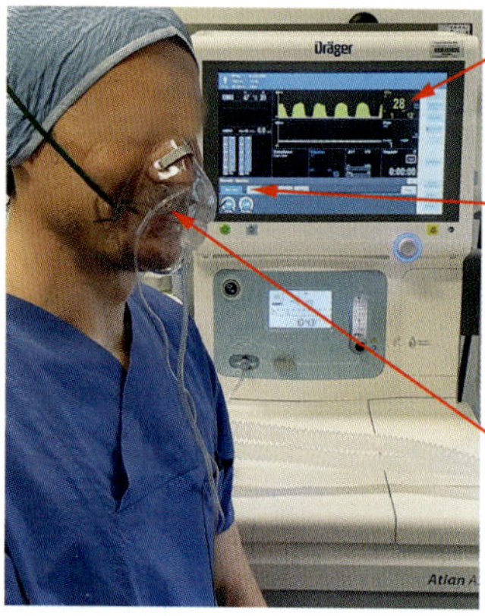

Abb. 72.27 Sedierungsmonitoring.

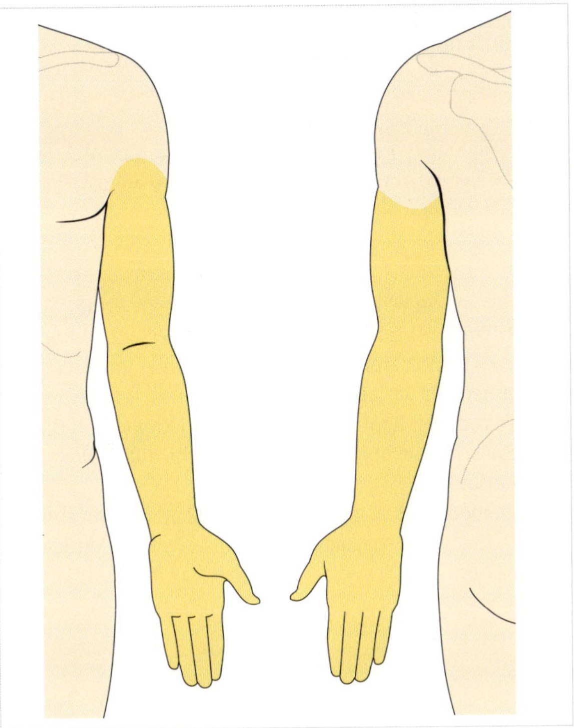

Abb. 72.28 Optimale Anästhesieausbreitung bei der axillären Plexusblockade links auf der Rückseite und rechts auf der Vorderseite des rechten Armes.

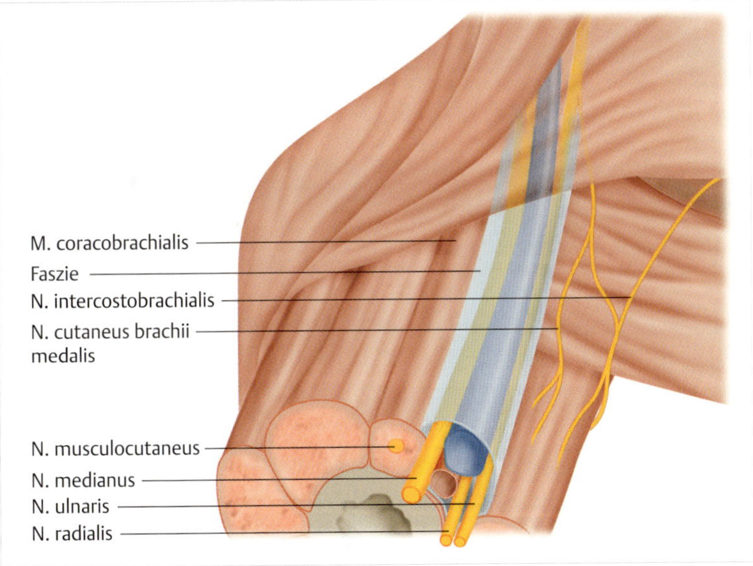

Abb. 72.29 Anatomie der axillären Region. (Quelle: Büttner J. Lagerung und Leitstrukturen. In: Van Aken H, Wulf H, Hrsg. Lokalanästhesie, Regionalanästhesie, Regionale Schmerztherapie. 3., vollständig überarbeitete und erweiterte Auflage. Stuttgart: Thieme; 2010. doi:10.1055/b-002-46970)

Anästheiseeinleitung

Vorbereitung des Lokalanästhetikums:

- Eingriff ambulant sehr kurz:
  - Chloroprocainhydrochlorid 2 % 3 x 10 ml
- Eingriff ambulant mittellang:
  - 2 x 10 ml Prilocain 2 % + 10 ml Ropivacain 0,75 %
- Eingriff stationär (**Standard**):
  - 2-mal 10 ml Prilocain 2 %
  - 10 ml Ropivacain 0,75 %
- Eingriff sehr lang/stationär > 2 h (Ausnahme nach Rücksprache mit Oberarzt):
  - 10 ml Prilocain 2 %
  - 20 ml Ropivacain 0,75 %

Vorgehen

- Auslagerung des zu operierenden Armes im rechten Winkel (▸ Abb. 72.30).
- Vorbereitung des Ultraschallgerätes mit Ultraschallbezug und Ultraschallgel
- ggf. Rasur der Axilla und großzügige Desinfektion
- Sonografische Darstellung des Gefäß-Nerven-Bündels, Identifikation aller relevanten Strukturen (A./V. axillaris/brachialis, Nn. radialis, ulnaris, medianus und musculocutaneus) (▸ Abb. 72.31, ▸ Abb. 72.32)
- ggf. 1–2 mg Midazolam i. v. zur Punktion
- ggf. 0,5–1 mg Alfentanil i. v. zur Punktion oder Lokalanästhesie mit Mepivacain 1 %
- Primär sonografisch kontrollierte Blockade der Nn. musculocutaneus, radialis (dorsal), medianus (ventral), ulnaris und N. cutaneus antebrachii medialis (am N. ulnaris liegend), aufgrund der anatomischen Lage (▸ Abb. 72.35). Danach Blockade des Spatium axillare subfasziale zur Blockade des N. brachii medialis und des N. intercostobrachialis (▸ Abb. 72.33, ▸ Abb. 72.34, ▸ Abb. 72.29).
- ggf. Nervenstimulator (0,8 mA, 0,1 ms) als Nervenschutz mitlaufen lassen

Merke

Alle Nerven über Nerv-Tracing und Sonoanatomie identifizieren und blockieren.

- Substanz, Applikationsmenge und Zielstruktur:
  - N. musculocutaneus: 2 ml Prilocain 2 % + 2 ml Ropivacain 0,75 %, Zielstruktur: spindelförmig im M. coracobrachialis verlaufend
  - N. radialis: 2 ml Prilocain 2 % + 2 ml Ropivacain 0,75 %, Zielstruktur: mit A. profunda brachii zum Humerus verlaufend
  - N. medianus: 2 ml Prilocain 2 % + 2 ml Ropivacain 0,75 %, Zielstruktur: A. brachialis, Nerv begleitet die Arterie

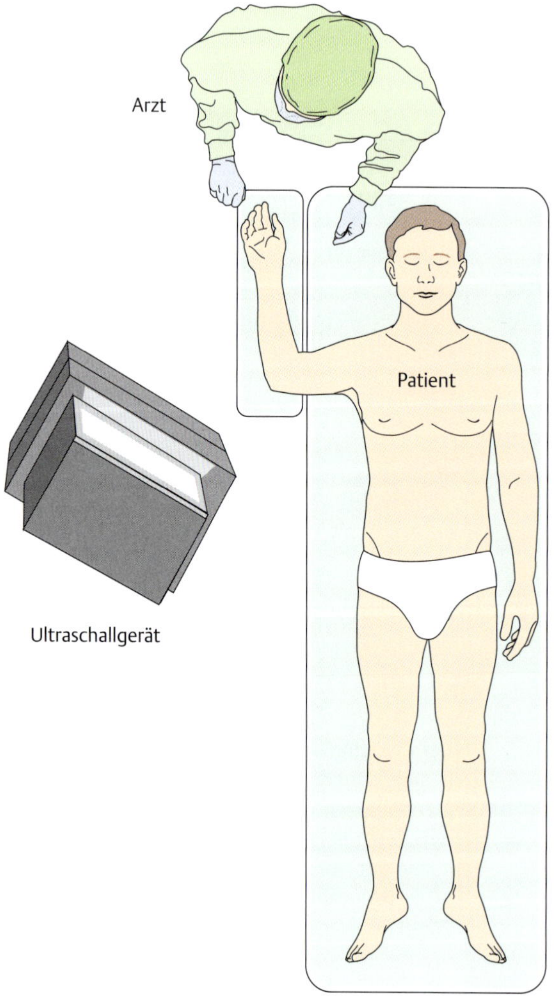

Abb. 72.30 Positionierung des Punktierenden und des Ultraschallgerätes für die Punktion des axillären Plexus auf der rechten Seite.

- N. cutaneus antebrachii medialis: 2 ml Prilocain 2 % + 1 ml Ropivacain 0,75 %, Zielstruktur: liegt meist neben N. ulnaris
- N. cutaneus brachii medialis (C 8/Th 1): 2 ml Prilocain 2 %, Zielstruktur: subkutan oberhalb der Fascia axillaris profunda im Spatium axillare subfasziale
- N. intercostobrachialis (Th 2–Th 3): 2 ml Prilocain 2 %, Zielstruktur: Spatium axillare subfasziale oberhalb der Fascia axillaris profunda
- N. ulnaris: 2 ml Prilocain 2 % + 2 ml Ropivacain 0,75 %, Zielstruktur: retrograd vom Sulcus nervi ulnaris tracen

- Lokalanästhetikum an die entsprechenden Nerven applizieren
- Dokumentation im Narkoseprotokoll:
  - Reizstärke
  - Nadel
  - Kennmuskel/-nerv
  - ggf. Komplikationen
- Applikation von 6 l O_2 über Maske während der Prozedur
- Antibiotikagabe nach Rücksprache mit dem Operateur

Merke

Analgosedierungsmonitoring zur Plexus-axillaris-Blockade bei ängstlichen Patienten, die eine Sedierung wünschen und unter alleiniger Regionalanästhesie operiert werden.

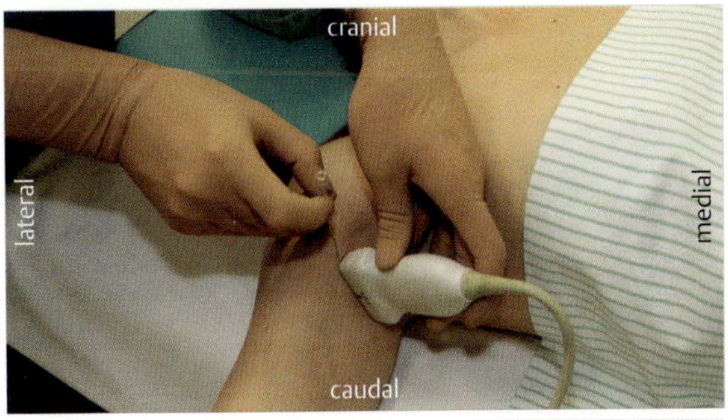

Abb. 72.31 Schallkopfposition für die „in plane"-Punktion des axillären Plexus rechts.

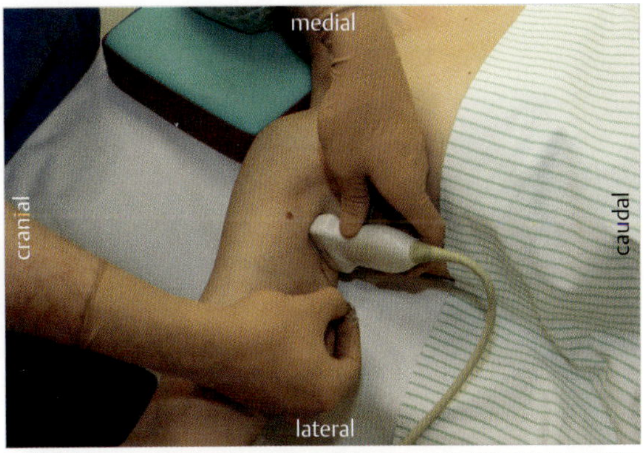

Abb. 72.33 Punktion des N. intercostobrachialis. Schallkopfposition für die „Out-of-plane"-Punktion oder „In-plane"-Punktion des N. intercostobrachialis im Fettgewebe des Spatium axillare subfasziale in der Axilla.

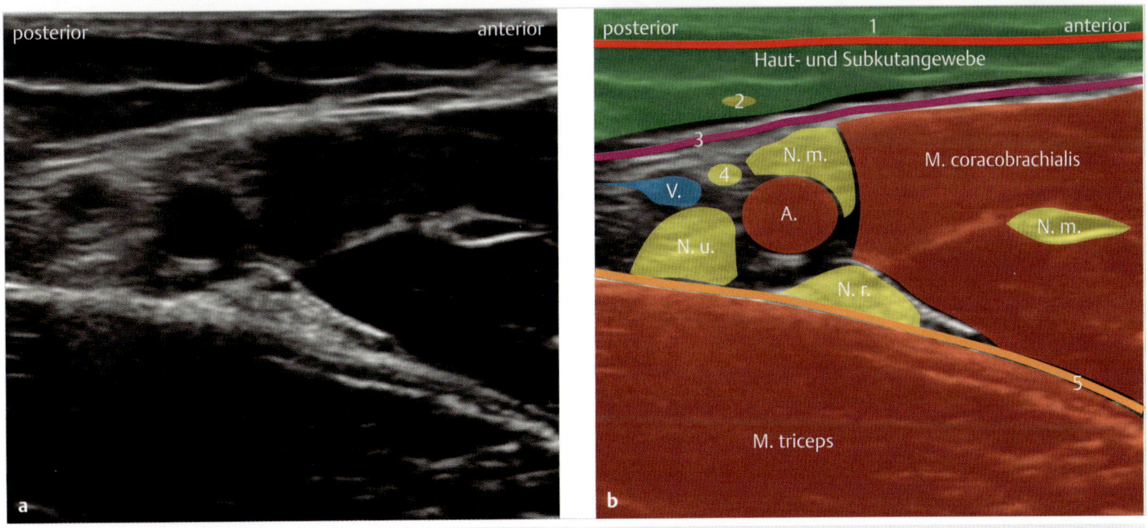

Abb. 72.32 Sonoanatomie.

a Sonografische Ansicht der Punktionsposition aus ▸ Abb. 72.31.

b Abgegrenzte Strukturen; 1. Oberarmfaszie, 2. N. cutaneus brachii medialis, 3. Faszia axillaris profunda, 4. N. cutaneus antebrachii medialis, 5. Sehne des M. latissimus dorsi und M. teres major, N.m.: N. medianus, N.u.: N. ulnaris, N.r.: N. radialis, A: A. axillaris, V: V. axillaris hier komprimiert.

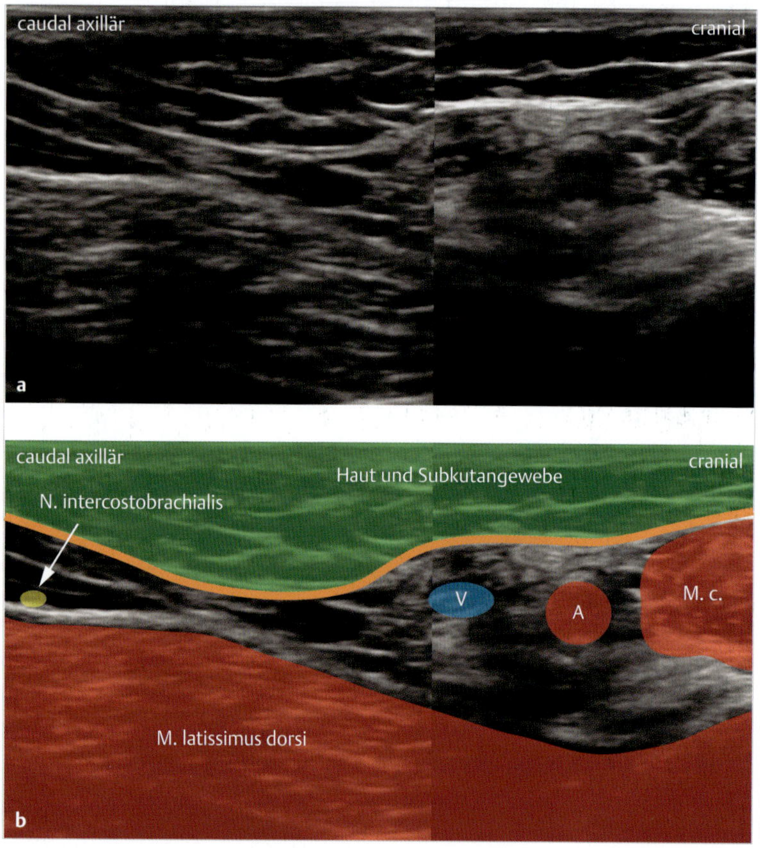

Abb. 72.34 Sonoanatomie.
a Sonografische Ansicht der Punktionsposition aus ▶ Abb. 72.33.
b N. intercostobrachialis im Spatium axillare subfasziale; A.: Arterie, M. c.: M. cutaneus, V.: Vene.

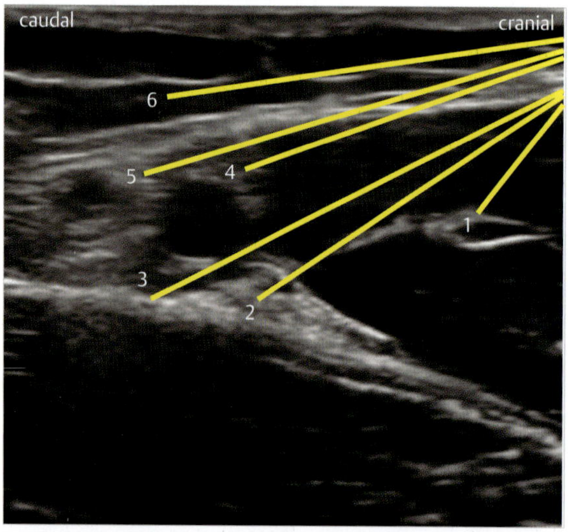

Abb. 72.35 Injektionsorte für die axilläre Plexusanästhesie. Es wird mit dem N. musculocutaneus (1) begonnen, anschließend wird der N. radialis (2) anästhesiert. Durch den Beginn der Injektion in der Tiefe wird verhindert, dass Luftblasen, die bei der Aspiration entstehen, die Sicht behindern und durch bereits anästhesiertes Gewebe punktiert wird. Anschließend werden der oberflächlich liegende N. medianus (3) und der N. ulnaris (4) von ventral umspült. Der N. cutaneus antebrachii medialis (5) befindet sich meist zwischen 3 und 4, weshalb dieser fast immer betäubt wird und nicht selektiv aufgesucht werden muss. Im Anschluss wird der N. cutaneus brachii medialis (6) im Subkutangewebe oberhalb der Oberarmfaszie auf Höhe der A. axillaris anästhesiert.

Vorsicht

Intravenöse Injektion von Lokalanästhetikum, Management siehe SOP Lokalanästhetikaintoxikation (S. 48), und intraneurale Injektion mit Nervenschaden.

Vorsicht

Achtung bei unkooperativen Patienten, Bewegungen bei Durchführung der Regionalanästhesie.

Vorsicht

Die systemische Wirkung der Lokalanästhetika tritt ggf. deutlich verzögert auf, da die maximalen Plasmaspiegel ca. 45–60 min nach Gewebeinjektion erreicht werden.

Vorsicht

Zeiten der Blutsperre/-leere dokumentieren und ggf. Operateur auf diese hinweisen.

Anästhesieführung

- Wenn eine Allgemeinanästhesie in Kombination mit einer Regionalanästhesie durchgeführt wird (z. B. bei Kindern), ist wegen der motorischen Blockade des Armes ein Muskelrelaxans in der Regel nicht erforderlich, ggf. aber für eine Intubation notwendig.
- ggf. Sedierung perioperativ mit einem Propofol-Perfusor unter Atemfrequenzkontrolle (Kohlendioxidmessung über Sauerstoffmaske)

Postoperatives Vorgehen und Überwachung

- Patienten, Pflege, Angehörige über postoperatives Verhalten bei anästhesiertem Arm aufklären, es besteht Verletzungsrisiko bei fehlender Motorik und Sensorik (z. B. Risiko von Lagerungs-, Druck- und thermischen Schäden, Gesichtsverletzung wie Nasenbeinfraktur durch fehlender Kontrolle des Armes).
- Postoperative Visiten bis Motorik und Sensibilität wieder vollständig vorhanden sind. Bei anhaltenden oder wieder auftretenden neurologischen Defiziten sofort Arzt der Anästhesie informieren, Dokumentation/Verlaufsdokumentation, ggf. Diagnostik/neurologisches Konsil, um ggf. bleibende neurologische Schäden durch behebbare Ursachen (z. B. Hämatom, Abszess) zu verhindern.

73 Blockaden der unteren Extremität

73.1 Plexus lumbalis

73.1.1 Nervus-cutaneus-femoris-lateralis-Block

Christian Delle, Katharina Puschmann, Timur Puschmann

Überblick

Basisinfos
- LAMA (Larynxmaske) und ITN (Intubationsnarkose) in Bereitschaft
- Basismonitoring
- Info Schmerzdienst

Material
- ggf. Nervenstimulator
- ultraschalloptimierte Nadel 80 mm
- sterile Kompressen
- PVK (periphere Venenverweilkanüle) 1,3 mm (18 G)
- Ultraschallgerät mit Überzug
- sterile Handschuhe

Material und Medikamente

Material

- PVK 1,3 mm (18 G)
- Tubus 7,5–8 mm Innendurchmesser
- bei Single Shot: ultraschalloptimierte Nadel (22 G) 80-mm-Set mit Ultraschallkopfüberzug
- Ultraschallgerät
- unsteriles Ultraschallgel
- sterile Handschuhe
- Sauerstoffmaske

Medikamente

- 2–4 ml Ropivacain 0,75 % für Nervus-cutaneus-femoris-lateralis-Block (N.-cut.-fem.-lat.-Block)
- balancierte Vollelektrolytlösung, z. B. Jonosteril 500 ml
- ggf. Midazolam 5 mg/5 ml
- ggf. Alfentanil 1 mg/2 ml
- ggf. Propofol-1-%-Perfusor (10 mg/ml/50 ml)
- Thiopental 500 mg/20 ml (25 mg/ml) bereitlegen für Lokalanästhetikaintoxikation
- Antibiotikagabe nach Rücksprache mit dem Operateur

Eingangsbemerkung

- Prämedikation: Aufklärung über N.-cut.-fem.-lat.-Block zur Analgesie
- Regionalanästhesie **immer** günstiger aufgrund Sympathikolyse, Schmerztherapie und allgemeinem Patientenkomfort.
- Kontraindikation für N.-cut.-fem.-lat.-Block: Ablehnung des Verfahrens durch den Patienten.
- Dokumentation ggf. vorbestehender neurologischer Ausfälle während der Prämedikationsvisite, Inspektion der Punktionsstelle
- Indikation:
  - Operationen im Bereich der unteren Extremität
  - an der Hüfte zur Analgesie
- Seitenkontrolle vor Punktion, Operationsaufklärung einsehen

Anästhesieeinleitung

- Vorbereitung des Lokalanästhetikums: 2–4 ml Ropivacain 0,75 %

Vorgehen

- Nur als Single-Shot-Verfahren durchzuführen.
- Die Single-Shot-Punktion und auch die Katheteranlage sind in Narkose mit Sonografie und ggf. Nervenstimulator möglich, sollten aber nur unter Ultraschallkontrolle durch einen darin erfahrenen Facharzt oder unter seiner Aufsicht erfolgen und müssen nicht vor Beginn der Allgemeinanästhesie wach durchgeführt werden.
- Hüfttotalendoprothese: Bei Kontraindikationen für Spinalanästhesie alternativ ITN mit N.-femoralis-, N.-obturatorius- und N.-cut.-fem.-lat.-Single-Shot.
- Bei multimorbiden Patienten mit Antikoagulanzien, in peripherer N.-obturatorius- und N.-cut.-fem.-lat.-Single-Shot und Beckenkamminfiltration oder Quadratus-lumborum-Block einseitig.
- Bei Single Shot Verwendung des Sets und der ultraschalloptimierten Nadel (22 G).
- Analgosedierung (Midazolam/Alfentanil) bei alleiniger Anlage einer Regionalanästhesie am wachen Patienten.
- Anatomische Landmarken:
  - Aufsuchen der Spina iliaca anterior superior, ca. 3–5 cm unterhalb zwischen dem M. sartorius und dem M. tensor fasciae latae im sogenannten „fat filled, flat tunnel" (mit Fett gefüllter flacher Tunnel) (▸ Abb. 73.2, ▸ Abb. 73.1, ▸ Abb. 73.3).
  - Zielstruktur: „fat filled, flat tunnel"
  - Sonografisch kontrollierte Darstellung und Blockade des Nervenbündels, „short axis view" (SAX), „in plane" (IP).

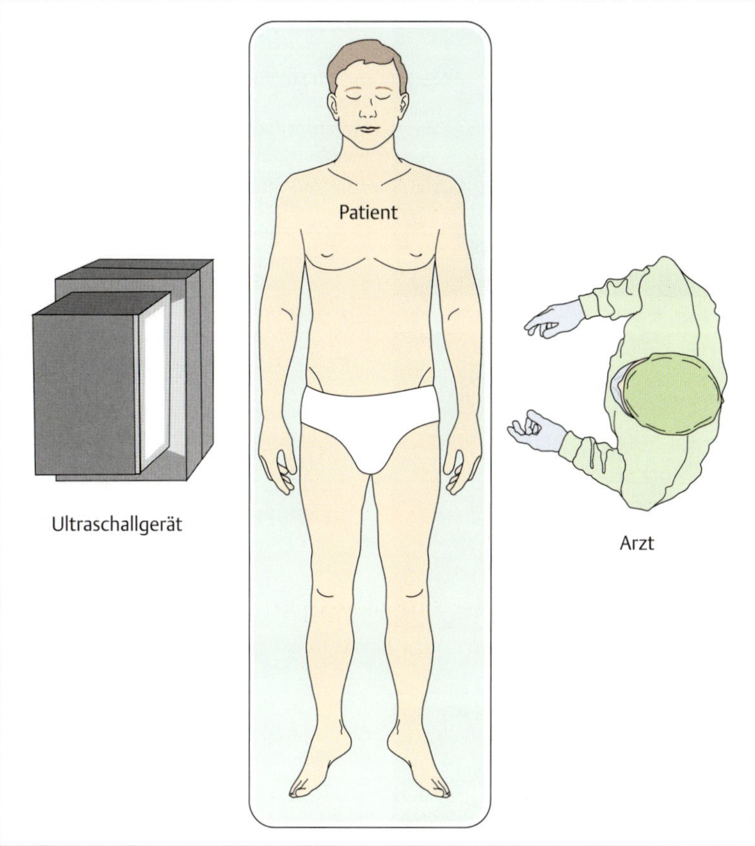

Abb. 73.1 Positionierung von Ultraschallgerät, Patient und Arzt für die Blockade des N. cutaneus femoris lateralis links.

- ◦ Applikation der oben empfohlenen Menge Lokalanästhetikum unter Ultraschallkontrolle an die jeweiligen Nerven (▸ Abb. 73.4).
- Sauerstoffmaske während Prozedur, wenn eine alleinige Regionalanästhesie wach durchgeführt werden soll.
- Gegebenenfalls Verwendung der Nervenstimulation bei tiefen (> 4 cm), steilen Blockaden oder schlechter Ultraschallsicht, dann Dokumentation im Narkoseprotokoll: Reizstärke (0,8 mA) und Reizbreite (0,1 ms).

Merke

Analgosedierungsmonitoring zur N.-cut.-fem.-lat.-Blockade bei ängstlichen Patienten, die eine Sedierung wünschen und in alleiniger Regionalanästhesie operiert werden.

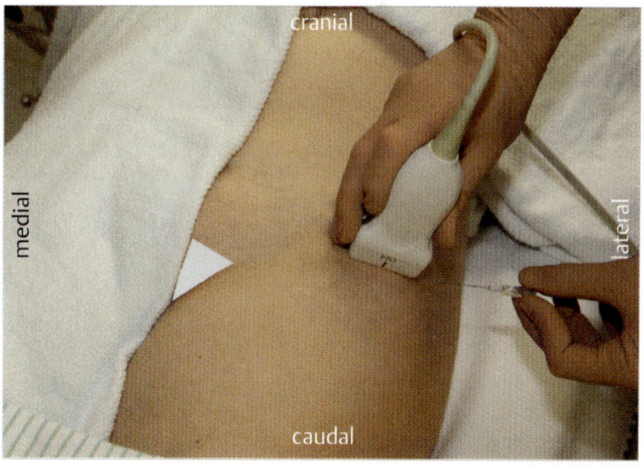

Abb. 73.2 Schallkopfposition und „In-plane"-Punktion des N. cutaneus femoris lateralis links.

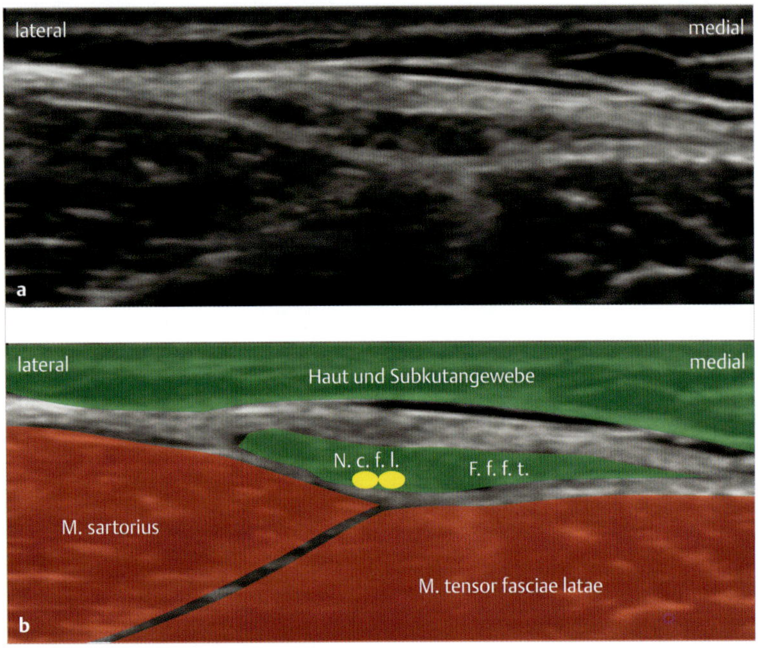

Abb. 73.3 Sonoanatomie mit dem „fat filled, flat tunnel" und dem darin liegenden N. cutaneus femoris lateralis. In der Loge zwischen dem M. sartorius und M. tensor fasciae latae befindet sich die Punktionsposition wenige Zentimeter unter der Spinae iliaca anterior superior der „fat filled flat tunnel" (F.f.f.t.) mit dem darin liegenden, ggf. bereits verzweigten, N. cutaneus femoris lateralis (N.c.f.l.).

a Sonografische Ansicht der Punktionsposition aus ▶ Abb. 73.2.

b Abgegrenzte Strukturen. In der Loge zwischen dem M. sartorius und M. tensor fasciae latae findet sich wenige Zentimeter unter der Spinae iliaca anterior superior der „fat filled, flat tunnel" (F.f.f.t.) mit dem darin liegenden ggf. bereits verzweigten N. cutaneus femoris lateralis (N.c.f.l.).

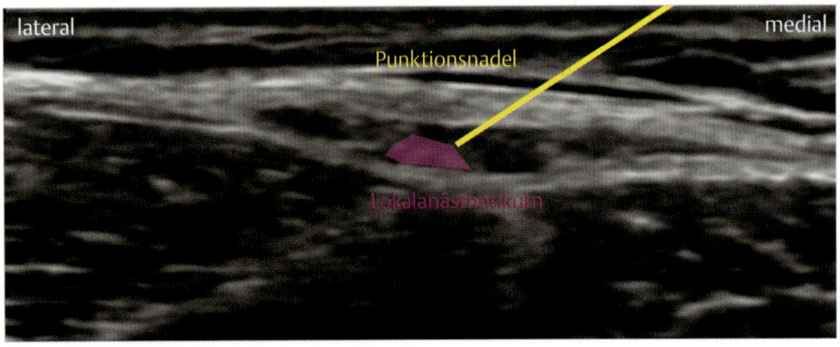

Abb. 73.4 N.-cutaneus-femoris-lateralis-Blockade. Schematische Darstellung der Punktionsnadel (gelb) für die N.-cutaneus-femoris-lateralis-Blockade, mit der Ausbreitung des Lokalanästhetikums (lila) in Zielposition.

Vorsicht

Systemische Wirkung der Lokalanästhetika, maximaler Plasmaspiegel ist nach ca. 45–60 min erreicht.

Vorsicht

Zunehmende Unruhe des Patienten bei langer Operationszeit.

Vorsicht

Ischämieschmerzen durch Blutleere/-sperre.

N.-cut.-fem.-lat.-Block bei Kindern

- Prinzipiell ist bei Kindern der Single Shot in Narkose durchzuführen. Vorgehen bei Prämedikation mit den Eltern besprechen.
- Die Lokalanästhetikadosis wird gewichtsadaptiert reduziert.

Postoperatives Vorgehen und Überwachung

- Hinweis auf postoperatives Verhalten der Patienten (Kontrolle Extremität).
- Postoperative Visiten bis Motorik und Sensibilität wieder vollständig sind.

73.1.2 Nervus-femoralis-Block

Christian Delle, Katharina Puschmann, Timur Puschmann

Überblick

Basisinfos
- LAMA (Larynxmaske) und ITN (Intubationsnarkose) in Bereitschaft
- Basismonitoring
- Info Schmerzdienst
- Katheterprotokoll

Material
- ggf. Nervenstimulator
- steriles Lochtuch
- sterile Kompressen
- PVK (periphere Venenverweilkanüle) 1,3 mm (18 G)
- Ultraschallgerät mit Überzug
- sterile Handschuhe und Kittel
- ultraschalloptimierte Nadel 80 mm

Material und Medikamente

Material

- PVK 1,3 mm (18 G)
- Tubus 7,5–8 mm Innendurchmesser
- bei Single Shot: ultraschalloptimierte Nadel (22 G) 80-mm-Set mit Ultraschallkopfüberzug
- Regionalanästhesietisch steril
- bei Katheterverfahren: ultraschalloptimierte Kathetemadel 19 G 80 mm mit Katheter und Ultraschallkopfüberzug
- ggf. Nervenstimulator (Einstellung: 0,8 mA/0,1 ms)
- Ultraschallgerät
- unsteriles Ultraschallgel
- steril: Abdecktuch für den Tisch, Handschuhe, Lochtuch, Kompressen, Kittel, periphere Venenkatheter grau, Skalpell
- 10 ml NaCl unsteril
- durchsichtiges Polyurethanpflaster 9,5 × 8,5 cm
- Fixiermull zur Katheterfixierung
- Sauerstoffmaske

Medikamente

- Prilocain (2 %) 10 ml + Ropivacain (0,75 %) 10 ml
- balancierte Vollelektrolytlösung, z. B. Jonosteril 500 ml
- ggf. Midazolam 5 mg/5 ml
- ggf. Alfentanil 1 mg/2 ml
- ggf. Propofol-1-%-Perfusor (10 mg/ml/50 ml)
- Thiopental 500 mg/20 ml (25 mg/ml) bereitlegen für Lokalanästhetikaintoxikation
- Antibiotikagabe nach Rücksprache mit dem Operateur

Eingangsbemerkung

- Prämedikation: Aufklärung über N.-femoralis-Block, über Analgosedierung, Larynxmaske und ITN im Falle eines (Teil-)Versagens aufklären
- Regionalanästhesie **immer** günstiger aufgrund Sympathikolyse, Schmerztherapie und allgemeinem Patientenkomfort.
- Kontraindikation für N.-femoralis-Block: Ablehnung des Verfahrens durch Patient.
- Dokumentation ggf. vorbestehender neurologischer Ausfälle während der Prämedikationsvisite, Inspektion der Punktionsstelle
- Indikation: Operationen im Bereich der unteren Extremität, der Hüfte und des Kniegelenks
- Seitenkontrolle vor Punktion, Operationsaufklärung einsehen

Anästhesieeinleitung

- Vorbereitung des Lokalanästhetikums: 10 ml Prilocain 2 % + 10 ml Ropivacain 0,75 %

Vorgehen

- Vor Punktion festlegen, ob Single Shot oder Katheterverfahren durchgeführt werden soll.

Merke

Single-Shot-Punktion und Katheteranlage sind auch in Narkose mit Sonografie und ggf. Nervenstimulator möglich, sie sollten aber nur unter Ultraschallkontrolle durch einen darin erfahrenen Facharzt oder unter seiner Aufsicht erfolgen.

- Hüfttotalendoprothese: Bei Kontraindikationen für Spinalanästhesie alternativ ITN mit N.-femoralis-, N.-obturatorius- und N.-cutaneus-femoris-lateralis-Single-Shot.
- Knietotalendoprothese/Kniearthrolyse: N.-femoralis-Single-Shot mit N.-saphenus-Katheter und N.-ischiadicus-proximal-posterior-Katheter
- Kreuzbandplastik: N.-femoralis-, N.-obturatorius-, N.-ischiadicus- und N.-cutaneus-femoris-lateralis-Single-Shot
- Bei allen Katheterverfahren wird die ultraschalloptimierte Katheternadel 19 G 80 mm verwendet.

- Bei Single Shot Verwendung des Sets mit der ultraschalloptimierten Nadel (22 G).
- Analgosedierung (Midazolam/Alfentanil) bei alleiniger Anlage einer Regionalanästhesie am wachen Patienten.
- Alle Regionalanästhesien, die als Kombinationsanästhesien mit einer Allgemeinanästhesie aufgeklärt wurden, können unter Ultraschallkontrolle durch einen darin erfahrenen Facharzt oder unter seiner Aufsicht in Narkose erfolgen und müssen nicht vor Beginn der Allgemeinanästhesie wach durchgeführt werden.
- Anatomische Landmarken:
  - 1 cm distal des Leistenbandes und 1–2 cm lateral der A. femoralis communis, vor der Aufzweigung in A. femoralis superficialis und A. femoralis profunda, „short axis view“ (SAX), „In-plane“ (IP), ca. 30° Stichrichtung von lateral nach medial (▶ Abb. 73.6, ▶ Abb. 73.5, ▶ Abb. 73.7)
  - Zielstruktur: lateral der A. femoralis
  - sonografisch kontrollierte Darstellung und Blockade des Nervenbündels, SAX IP
  - Applikation der oben empfohlenen Menge Lokalanästhetikum unter Ultraschallkontrolle an die jeweiligen Nerven (▶ Abb. 73.8).
- Sauerstoffmaske während der Prozedur, wenn eine alleinige Regionalanästhesie wach durchgeführt werden soll.
- Gegebenenfalls Verwendung der Nervenstimulation bei tiefen (> 4 cm), steilen Blockaden oder schlechter Ultraschallsicht, dann Dokumentation im Narkoseprotokoll: Reizstärke (0,8 mA), Reizbreite (0,1 ms), Kathetertiefe (Hautniveau), Nadel, Kennmuskel/-nerv (M. quadriceps

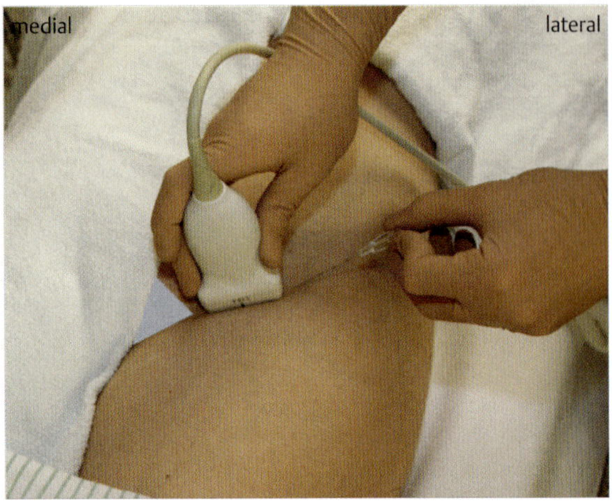

Abb. 73.6 Schallkopfposition in typischer Lokalisation in der linken Leiste, für die „In-plane“-Punktion des N. femoralis.

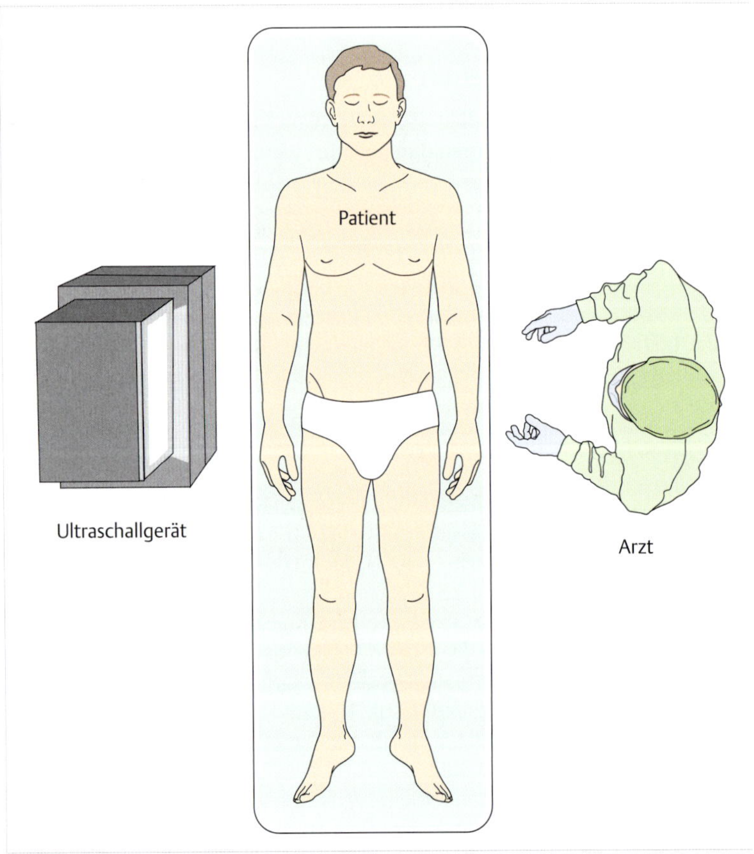

Abb. 73.5 Punktion des N. femoralis. Aufstellung des Ultraschallgerätes und Position des Arztes für die Punktion des N. femoralis auf der linken Seite um die Hand-Nadel-Koordination durch übereinstimmende Schallebene/Blick- und Stichrichtung zu vereinfachen.

femoris [„tanzende Patella"]/N. femoralis), ggf. Komplikationen.

- Bei Katheterverfahren: Legen des Katheters und sonografische Kontrolle mittels NaCl und Ultraschall.

Merke

Analgosedierungsmonitoring zur N.-femoralis-Blockade bei ängstlichen Patienten, die eine Sedierung wünschen und in alleiniger Regionalanästhesie operiert werden.

Vorsicht

Achtung bei unkooperativen Patienten während der Katheteranlage.

Vorsicht

Systemische Wirkung der Lokalanästhetika, maximaler Plasmaspiegel ist nach ca. 45–60 min erreicht.

Vorsicht

Zunehmende Unruhe des Patienten bei langer Operationszeit.

Vorsicht

Ischämieschmerzen durch Blutleere/-sperre.

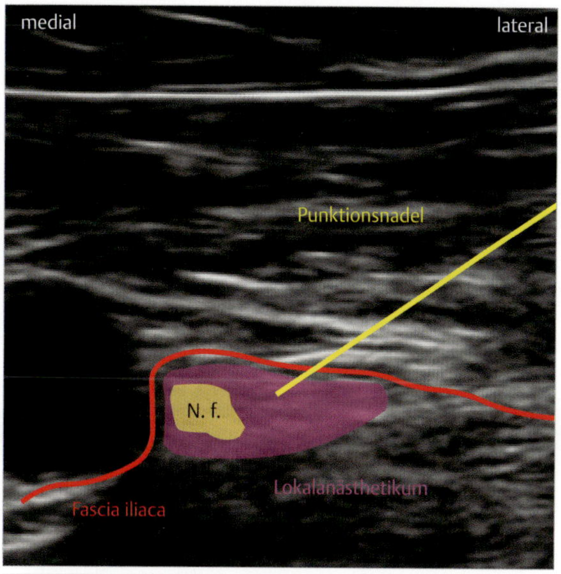

Abb. 73.8 Nervus-femoralis-Block. Die Nadel (gelb) befindet sich unterhalb der Fascia iliaca (rot), der N. femoralis (N.f.) wird durch das injizierte Lokalanästhetikum (lila) bereits teilweise umspült.

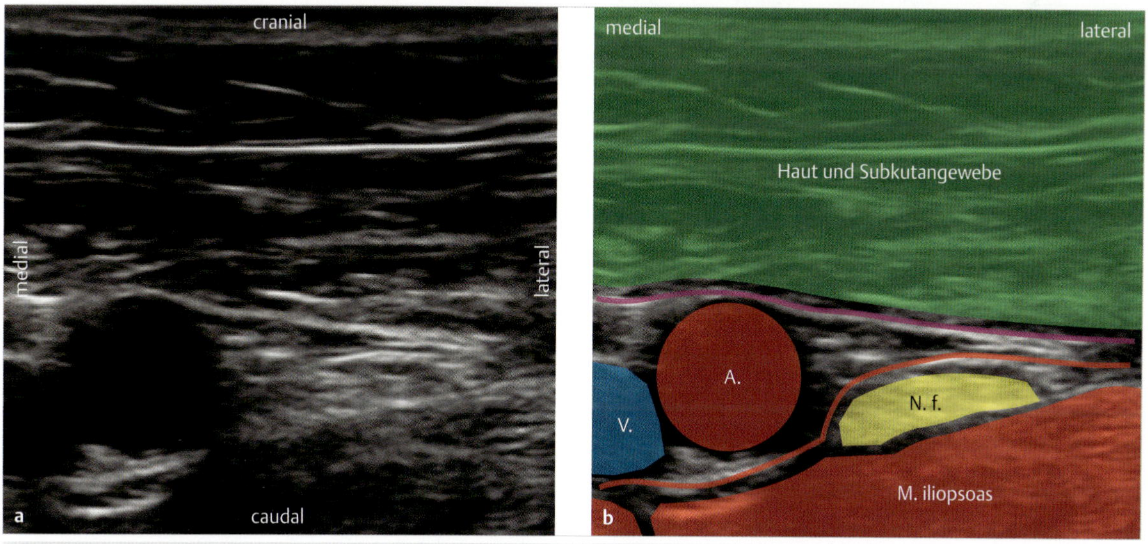

Abb. 73.7 Sonoanatomie.
a Sonografische Ansicht der Punktionsposition aus ▶ Abb. 73.6.
b Abgegrenzte Strukturen; V.: V. femoralis, A.: A. femoralis, N.f.: N. femoralis; in lila ist die Fascia lata und in rot die Fascia iliaca dargestellt.

N.-femoralis-Block bei Kindern

- Prinzipiell ist bei Kindern die Katheteranlage in Narkose durchzuführen. Vorgehen bei Prämedikation mit den Eltern besprechen.
- Die Lokalanästhetikadosis wird gewichtsadaptiert reduziert.

Postoperatives Vorgehen und Überwachung

- Hinweis auf postoperatives Verhalten der Patienten (Kontrolle Extremität).
- Postoperative Visiten bis Motorik und Sensibilität wieder vollständig sind.
- Postoperativ soll eine einmalige Lagekontrolle und ein Austesten des Katheters durch den Anästhesieassistenten erfolgen, der den Patienten zuletzt betreut hat, und das Ergebnis des Austestens und die aktuelle Schmerzmittellaufrate auf dem Schmerzprotokoll vermerkt werden.
- 1. postoperativer Tag: Pflasterwechsel mit durchsichtigem Polyurethanpflaster 10 × 8 cm
- Katheterprotokoll ausfüllen, Info an Schmerzdienst
- postoperativ: Ropivacain-Perfusor 0,2 % 4–8 ml/h

73.1.3 Nervus-saphenus-Block, subsartorieller Block

Christian Delle, Katharina Puschmann, Timur Puschmann

Überblick

Basisinfos
- LAMA (Larynxmaske) und ITN (Intubationsnarkose) in Bereitschaft
- Basismonitoring
- Info Schmerzdienst
- Katheterprotokoll

Material
- ggf. Nervenstimulator
- steriles Lochtuch
- sterile Kompressen
- PVK (periphere Venenverweilkanüle) 1,3 mm (18 G)
- Ultraschallgerät mit Überzug
- sterile Handschuhe und Kittel
- Stimulationskanüle 80 mm

Material und Medikamente

Material

- PVK 1,3 mm (18 G)
- Tubus 7,5–8 mm Innendurchmesser
- bei Single Shot: ultraschalloptimierte Nadel (22 G) 80-mm-Set mit Ultraschallkopfüberzug
- Regionalanästhesietisch steril
- bei Katheterverfahren: ultraschalloptimierte Katheternadel 19 G 80 mm mit Katheter und Utraschallkopfüberzug
- ggf. Nervenstimulator (Einstellung: 0,8 mA/0,1 ms)
- Ultraschallgerät
- unsteriles Ultraschallgel
- steril: Abdecktuch für den Tisch, Handschuhe, Lochtuch, Kompressen, Kittel, periphere Venenkatheter grau, Skalpell
- 10 ml NaCl unsteril
- 1 durchsichtiges Polyurethanpflaster 9,5 × 8,5 cm
- Fixiermull zur Katheterfixierung
- Sauerstoffmaske

Medikamente

- Prilocain (2 %) 5 ml + Ropivacain (0,75 %) 5 ml
- balancierte Vollelektrolytlösung, z. B. Jonosteril 500 ml
- ggf. Midazolam 5 mg/5 ml
- ggf. Alfentanil 1 mg/2 ml
- ggf. Propofol-1-%-Perfusor (10 mg/ml/50 ml)
- Thiopental 500 mg/20 ml (25 mg/ml) bereitlegen für Lokalanästhetikaintoxikation
- Antibiotikagabe nach Rücksprache mit dem Operateur

Eingangsbemerkung

- Prämedikation: Aufklärung über N.-saphenus-Block, über Analgosedierung, Larynxmaske und ITN im Falle eines (Teil-)Versagen aufklären
- Regionalanästhesie **immer** günstiger aufgrund Sympathikolyse, Schmerztherapie und allgemeinem Patientenkomfort.
- Kontraindikation für N.-saphenus-Block: Ablehnung des Verfahrens durch Patient.
- Dokumentation ggf. vorbestehender neurologischer Ausfälle während der Prämedikationsvisite, Inspektion der Punktionsstelle
- Indikation: Operationen im Bereich der unteren Extremität, des Kniegelenks und des medialen Unterschenkels
- Seitenkontrolle vor Punktion, Operationsaufklärung einsehen

Anästhesieeinleitung

- Vorbereitung des Lokalanästhetikums: 5 ml Prilocain 2 % + 5 ml Ropivacain 0,75 %

Vorgehen

- Vor Punktion festlegen, ob Single Shot oder Katheterverfahren durchgeführt werden soll.

Merke

Die Single-Shot-Punktion und die Katheteranlage sind auch in Narkose mit Sonografie und ggf. Nervenstimulator möglich, sollten aber nur unter Ultraschallkontrolle durch einen darin erfahrenen Facharzt oder unter seiner Aufsicht erfolgen.

- Knietotalendoprothese/Kniearthrolyse: N.-femoralis-Single-Shot mit N.-saphenus- und N.-ischiadicus-proximal-posterior-Katheter
- Arthrodese OSG (Oberes Sprunggelenk): N.-saphenus-Single-Shot, N.- ischiadicus-Katheter
- Fuß-/OSG-/Unterschenkeloperationen: N.-saphenus-Single-Shot mit N.-ischiadicus-Single-Shot
- Bei allen Katheterverfahren wird die ultraschalloptimierte Katheternadel (19 G, 80 mm) verwendet.

- Bei Single Shot Verwendung des Sets mit der ultraschalloptimierten Nadel (22 G).
- Analgosedierung (Midazolam/Alfentanil) bei alleiniger Anlage einer Regionalanästhesie am wachen Patienten.
- Alle Regionalanästhesien, die als Kombinationsanästhesien mit einer Allgemeinanästhesie aufgeklärt wurden, können unter Ultraschallkontrolle durch einen darin erfahrenen Facharzt oder unter seiner Aufsicht in Narkose erfolgen und müssen nicht vor Beginn der Allgemeinanästhesie wach durchgeführt werden.
- Anatomische Landmarken:
  - subsartorieller Block, erfolgt in der Mitte des Oberschenkels, medial, unterhalb des M. sartorius, neben der A. femoralis (▸ Abb. 73.10, ▸ Abb. 73.9)
  - Zielstruktur: M. sartorius und A. femoralis
  - Sonografisch kontrollierte Darstellung und Blockade des Nervenbündels, „short axis view" (SAX), „in plane" (IP) (▸ Abb. 73.11).
  - Applikation der oben empfohlenen Menge Lokalanästhetikum unter Ultraschallkontrolle an die jeweiligen Nerven (▸ Abb. 73.12).
- Sauerstoffmaske während der Prozedur, wenn eine alleinige Regionalanästhesie wach durchgeführt werden soll.
- Gegebenenfalls Verwendung der Nervenstimulation bei tiefen (> 4 cm), steilen Blockaden oder schlechter Ultraschallsicht, dann Dokumentation im Narkoseprotokoll:
  - Reizstärke (0,8 mA)
  - Reizbreite (0,1 ms)
  - Kathetertiefe (Hautniveau)
  - Nadel
  - Kennmuskel/-nerv
  - ggf. Komplikationen
- Bei Katheterverfahren: legen des Katheters und sonografische Kontrolle mittels NaCl und Ultraschall.

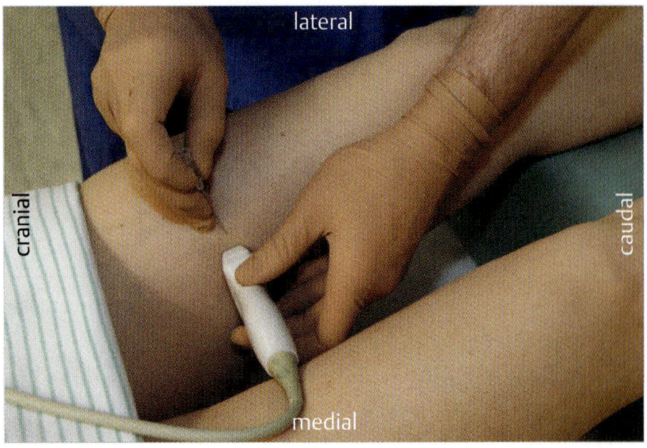

Abb. 73.10 Punktion des N. saphenus rechts in midfemoraler Höhe mit der „In-plane"-Technik.

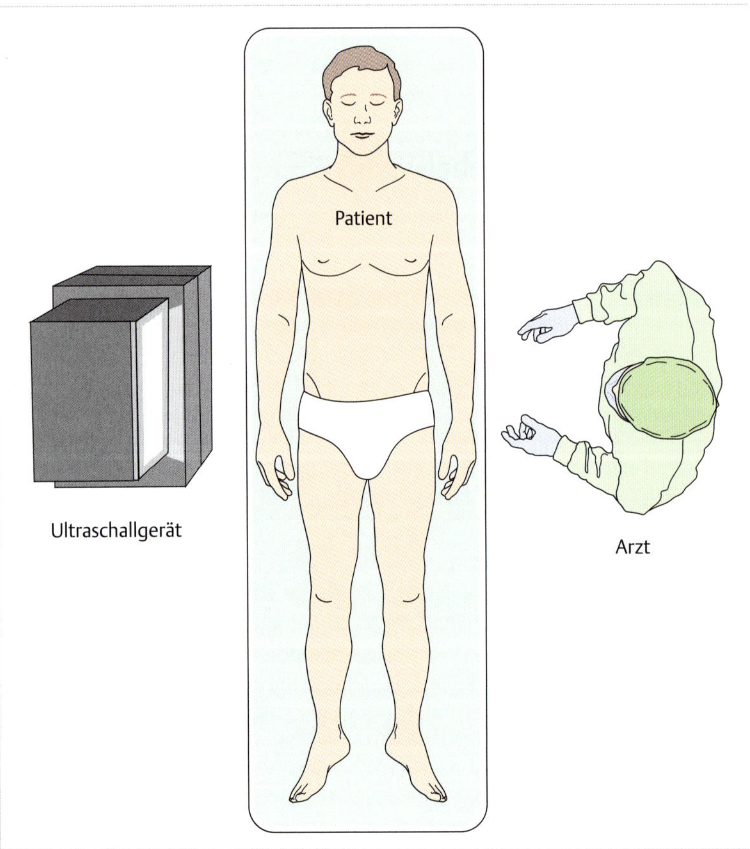

Abb. 73.9 Nervus-saphenus-Block. Aufstellung Ultraschallgerät, Patient und Punktierender, hier für die Punktion des linken N. saphenus.

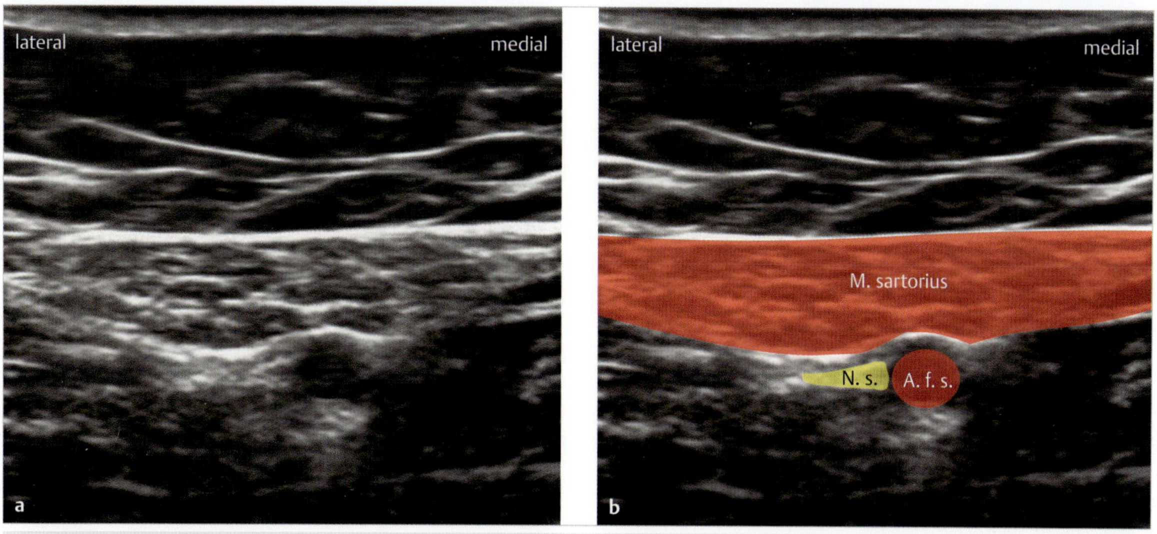

Abb. 73.11 Sonoanatomie.
a Ulltraschallansicht für Punktion am midfemoralen linken Oberschenkel.
b Abgegrenzte Strukturen; der N. saphenus (N.s.) befindet sich neben der A. femoralis superficialis (A.f.s) unter dem M. sartorius.

Merke

Analgosedierungsmonitoring zur N.-saphenus-Blockade bei ängstlichen Patienten, die eine Sedierung wünschen und in alleiniger Regionalanästhesie operiert werden.

Vorsicht

Achtung bei unkooperativen Patienten während der Katheteranlage.

Vorsicht

Systemische Wirkung der Lokalanästhetika, maximaler Plasmaspiegel ist nach ca. 45–60 min erreicht.

Vorsicht

Zunehmende Unruhe des Patienten bei langer Operationszeit.

Vorsicht

Ischämieschmerzen durch Blutleere/-sperre.

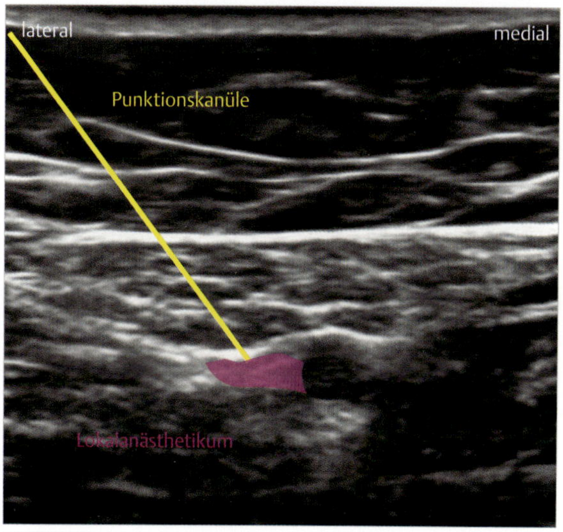

Abb. 73.12 Positionierung der Punktionskanüle (gelb) mit Injektion des Lokalanästhetikums (rot).

N.-saphenus-Block bei Kindern

- Prinzipiell ist bei Kindern die Katheteranlage in Narkose durchzuführen. Vorgehen bei Prämedikation mit den Eltern besprechen.
- Lokalanästhetikadosis wird gewichtsadaptiert reduziert.

Postoperatives Vorgehen und Überwachung

- Hinweis auf postoperatives Verhalten der Patienten (Kontrolle Extremität).
- Postoperative Visiten bis Motorik und Sensibilität wieder vollständig sind.
- Postoperativ soll eine einmalige Lagekontrolle und ein Austesten des Katheters durch den Anästhesieassistenten erfolgen, der den Patienten zuletzt betreut hat, und das Ergebnis des Austestens und die aktuelle Schmerzmittellaufrate auf dem Schmerzprotokoll vermerkt werden.
- 1. postoperativer Tag: Pflasterwechsel mit durchsichtigem Polyurethanpflaster 10 × 8 cm
- Katheterprotokoll ausfüllen, Info an Schmerzdienst
- postoperativ: Ropivacain-Perfusor 0,2 % 4–8 ml/h

73.1.4 Nervus-obturatorius-Block

Christian Delle, Katharina Puschmann, Timur Puschmann

Überblick

Basisinfos
- LAMA (Larynxmaske) und ITN (Intubationsnarkose) in Bereitschaft
- Info Schmerzdienst
- Basismonitoring

Material
- ggf. Nervenstimulator
- sterile Kompressen
- PVK (periphere Venenverweilkanüle) 1,3 mm (18 G)
- Ultraschallgerät mit Überzug

Material und Medikamente

Material

- PVK 1,3 mm (18 G)
- Tubus 7,5–8 mm Innendurchmesser
- bei Single Shot: ultraschalloptimierte Nadel (22 G) 80-mm-Set mit Ultraschallkopfüberzug
- ggf. Nervenstimulator (Einstellung: 0,8 mA/0,1 ms)
- Ultraschallgerät
- unsteriles Ultraschallgel
- Sauerstoffmaske

Medikamente

- Ropivacain (0,75 %) 6 ml
- balancierte Vollelektrolytlösung, z. B. Jonosteril 500 ml
- ggf. Midazolam 5 mg/5 ml
- ggf. Alfentanil 1 mg/2 ml
- ggf. Propofol-1-%-Perfusor (10 mg/ml/50 ml)
- Thiopental 500 mg/20 ml (25 mg/ml) bereitlegen für Lokalanästhetikaintoxikation
- Antibiotikagabe nach Rücksprache mit dem Operateur

Eingangsbemerkung

- Prämedikation: Aufklärung über N.-obturatorius-Block, über Analgosedierung, Larynxmaske und ITN im Falle eines (Teil-)Versagen aufklären
- Regionalanästhesie **immer** günstiger aufgrund Sympathikolyse, Schmerztherapie und allgemeinem Patientenkomfort.
- Kontraindikation für N. obturatorius Block: Ablehnung des Verfahrens durch Patient.
- Dokumentation ggf. vorbestehender neurologischer Ausfälle während der Prämedikationsvisite, Inspektion der Punktionsstelle
- Indikation: Operationen im Bereich der unteren Extremität, der Hüfte und des Kniegelenks
- Seitenkontrolle vor Punktion, Operationsaufklärung einsehen

Anästhesieeinleitung

- Vorbereitung des Lokalanästhetikums: 6 ml Ropivacain 0,75 %

Vorgehen

- Nur als Single-Shot-Verfahren durchzuführen.

Merke

Die Single-Shot-Punktion und die Katheteranlage sind auch in Narkose mit Sonografie und ggf. Nervenstimulator möglich, sollten aber nur unter Ultraschallkontrolle durch einen darin erfahrenen Facharzt oder unter seiner Aufsicht erfolgen.

- Hüfttotalendoprothese: Bei Kontraindikationen für Spinalanästhesie alternativ ITN mit N.-femoralis-, N.-obturatorius- und N.-cutaneus-femoris-lateralis-Single-Shot.
- Bei multimorbiden Patienten mit Antikoagulanzien, in peripherer Regionalanästhesie: N.-ischiadicus-Block parasakral mit N.-femoralis-, N.-obturatorius- und N.-cutaneus-femoris-lateralis-Single-Shot.
- Urologie: zur transurethralen Resektion der Blase nach Rücksprache mit der Urologie.
- Bei Single Shot Verwendung des Sets mit der ultraschalloptimierten Nadel (22 G).
- Analgosedierung (Midazolam/Alfentanil) bei alleiniger Anlage einer Regionalanästhesie am wachen Patienten.
- Alle Regionalanästhesien, die als Kombinationsanästhesien mit einer Allgemeinanästhesie aufgeklärt wurden, können unter Ultraschallkontrolle durch einen darin erfahrenen Facharzt oder unter seiner Aufsicht in Narkose erfolgen und müssen nicht vor Beginn der Allgemeinanästhesie wach durchgeführt werden.
- Anatomische Landmarken:
  - Der N. obturatorius ist zwischen M. adductor longus, M. adductor brevis und M. adductor magnus, medial, unterhalb des Leistenbandes sonografierbar (▶ Abb. 73.14, ▶ Abb. 73.13).

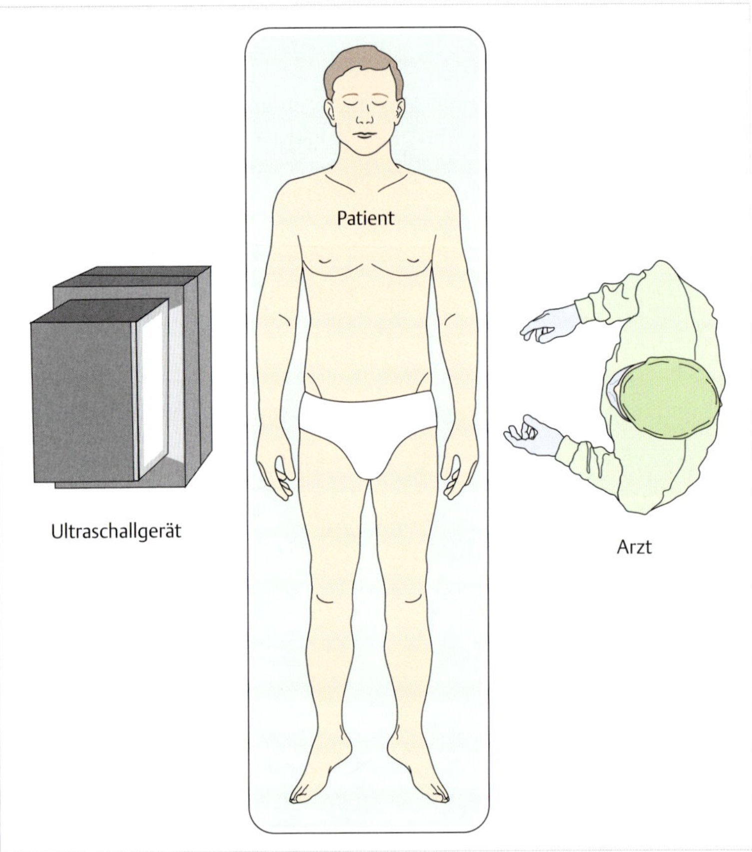

Abb. 73.13 N.-obturatorius-Blockade. Positionierung von Ultraschallgerät, Patient und Punktierendem.

 - ○ Zielstruktur: M. pectineus, M. adductor longus, M. adductor brevis und M. adductor magnus (► Abb. 73.15)
 - ○ Sonografisch kontrollierte Darstellung und Blockade des Nervenbündels, „short axis view" (SAX), „in plane" (IP).
 - ○ Applikation der oben empfohlenen Menge Lokalanästhetikum unter Ultraschallkontrolle an die jeweiligen Nerven (► Abb. 73.16, ► Abb. 73.17, ► Abb. 73.18).
- Sauerstoffmaske während der Prozedur, wenn eine alleinige Regionalanästhesie wach durchgeführt werden soll.
- Gegebenenfalls Verwendung der Nervenstimulation bei tiefen (> 4 cm), steilen Blockaden oder schlechter Ultraschallsicht, dann Dokumentation im Narkoseprotokoll:
  - ○ Reizstärke (0,8 mA)
  - ○ Reizbreite (0,1 ms)
  - ○ Kathetertiefe (Hautniveau)
  - ○ Nadel
  - ○ Kennmuskel/-nerv (M. adductor longus, brevis und magnus; Oberschenkeladduktion)
  - ○ ggf. Komplikationen
- Bei Katheterverfahren: legen des Katheters und sonografische Kontrolle mittels NaCl und Ultraschall.

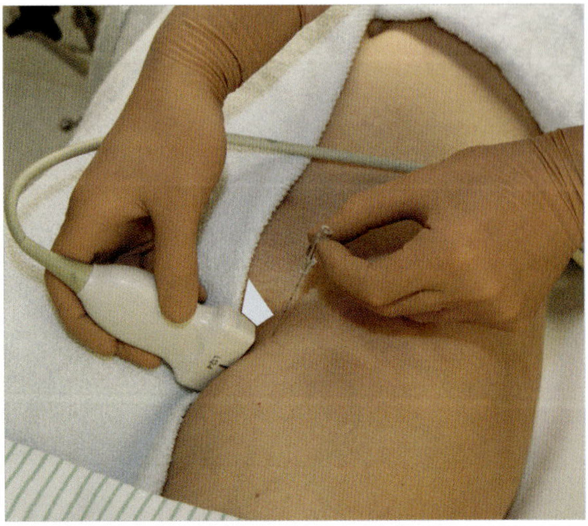

Abb. 73.14 N.-obturatorius-Blockade. Schallkopfposition und „In-plane"-Nadelführung für die N.-obturatorius-Blockade links.

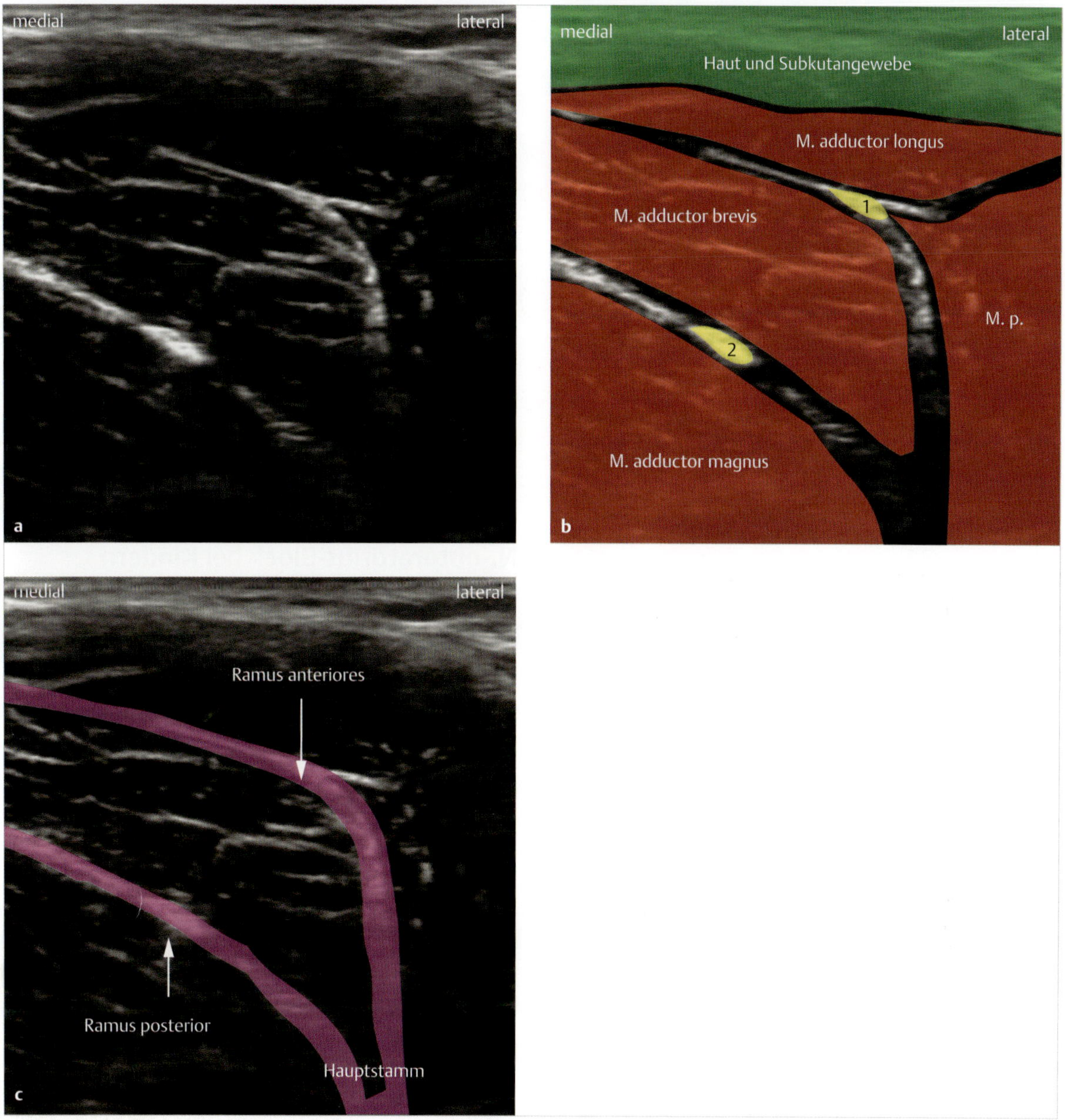

Abb. 73.15 Sonoanatomie.

a Ultraschallansicht.

b Abgegrenzte Strukturen. Der N. obturatorius teilt sich über den Hauptstamm in einen sich meist aufzweigenden Ramus anterior (1) des N. obturatorius auf und einen R. posterior (2) des N. obturatorius; M.p.: M. pectineus.

c Aufteilung des N. obturatorius in den R. posterior und den sich meist aufzweigenden R. anterior aus dem gemeinsamen Hauptstamm kommend. Die Nerven verlaufen initial in den Faszien zwischen den Kennmuskeln.

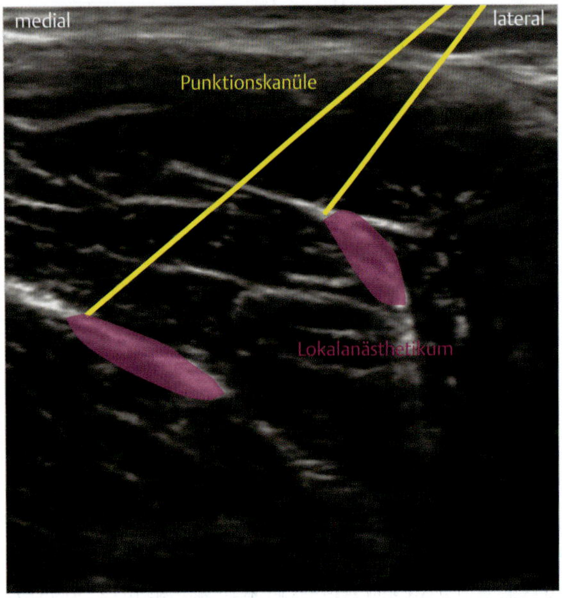

Abb. 73.16 Periphere Blockade des N. obturatorius. Bei der peripheren Blockade des N. obturatorius ist die Injektion des Lokalanästhetikums (LA) in die Faszienräume zwischen die Adduktoren. Bei korrekter Nadelposition führt die Injektion des LA zu einer reißverschlussartigen Aufdehnung des Raumes zwischen den Faszien. Der R. articularis für das Hüftgelenk wird nicht erreicht (für Kniechirurgie, Oberschenkelchirurgie).

Merke

Analgosedierungsmonitoring zur N.-obturatorius-Blockade bei ängstlichen Patienten, die eine Sedierung wünschen und in alleiniger Regionalanästhesie operiert werden.

Vorsicht

Achtung bei unkooperativen Patienten während des Single Shots.

Vorsicht

Systemische Wirkung der Lokalanästhetika, maximaler Plasmaspiegel ist nach ca. 30–45 min erreicht.

Vorsicht

Zunehmende Unruhe des Patienten bei langer Operationszeit.

Vorsicht

Ischämieschmerzen durch Blutleere/-sperre.

N.-obturatorius-Block bei Kindern

- Vorgehen bei Prämedikation mit den Eltern besprechen.
- Lokalanästhetikadosis wird gewichtsadaptiert reduziert.

Postoperatives Vorgehen und Überwachung

- Hinweis auf postoperatives Verhalten der Patienten (Kontrolle Extremität).
- Postoperative Visiten bis Motorik und Sensibilität wieder vollständig sind.
- Postoperativ soll eine einmalige Lagekontrolle und ein Austesten des Katheters durch den Anästhesieassistenten erfolgen, der den Patienten zuletzt betreut hat, und das Ergebnis des Austestens und die aktuelle Schmerzmittellaufrate soll auf dem Schmerzprotokoll vermerkt werden.
- 1. postoperativer Tag: Pflasterwechsel mit durchsichtigem Polyurethanpflaster 10 × 8 cm
- Katheterprotokoll ausfüllen, Info an Schmerzdienst
- postoperativ: Ropivacain-Perfusor 0,2 % 4–8 ml/h

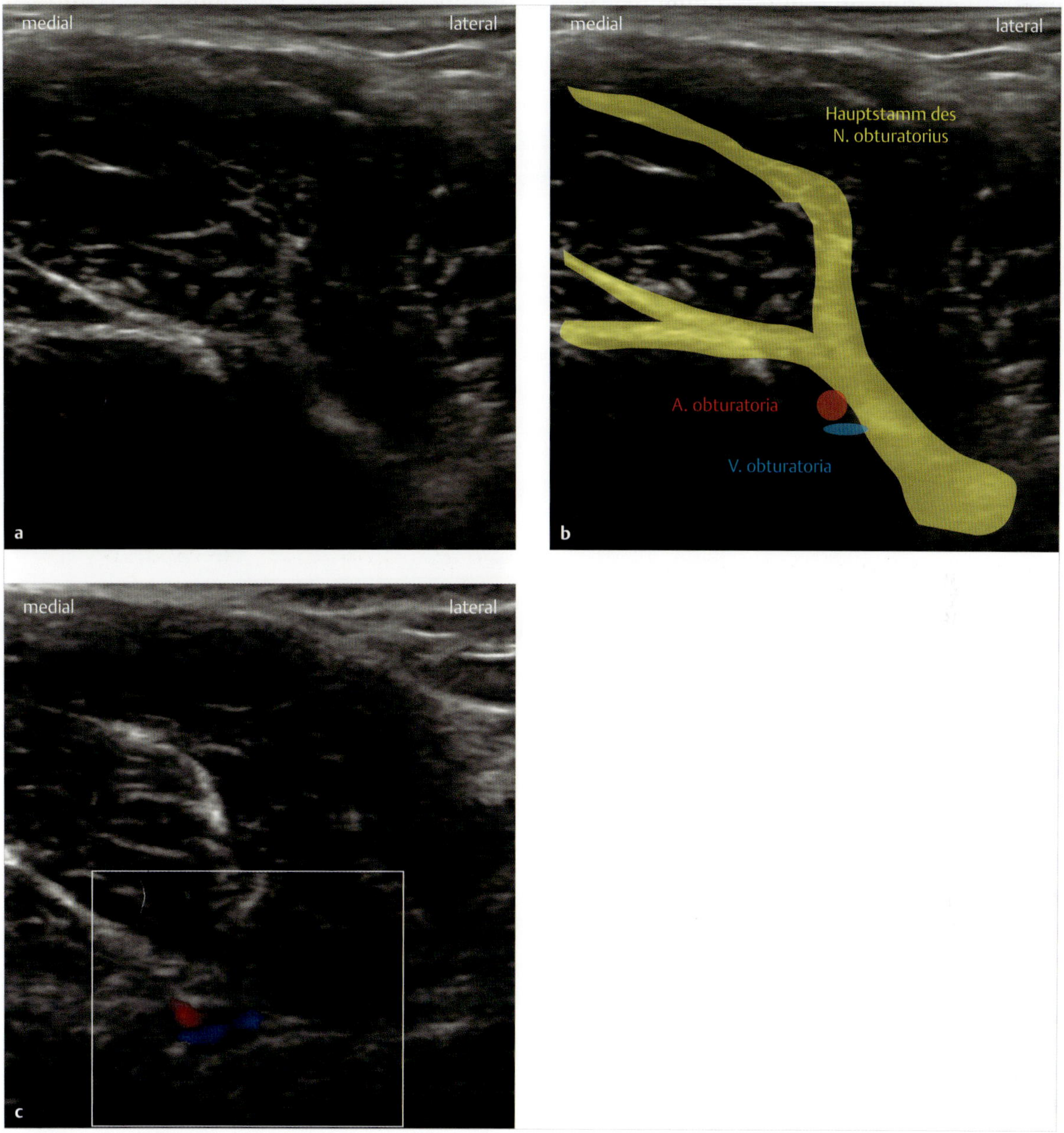

Abb. 73.17 Alternative Punktionstechnik.

a Blockade des N. obturatorius am Hauptstamm, in der Sonografie ist der Hauptstamm des N. obturatorius in der Tiefe dargestellt.

b Im Bereich des Hauptstammes des N. obturatorius befinden sich auch die A. und V. obturatoria, welche teilweise sehr schwer auffindbar sind.

c Doppler-Sonografie mit Darstellung der A. und V. obturatoria dicht am Hauptstamm des Nerven.

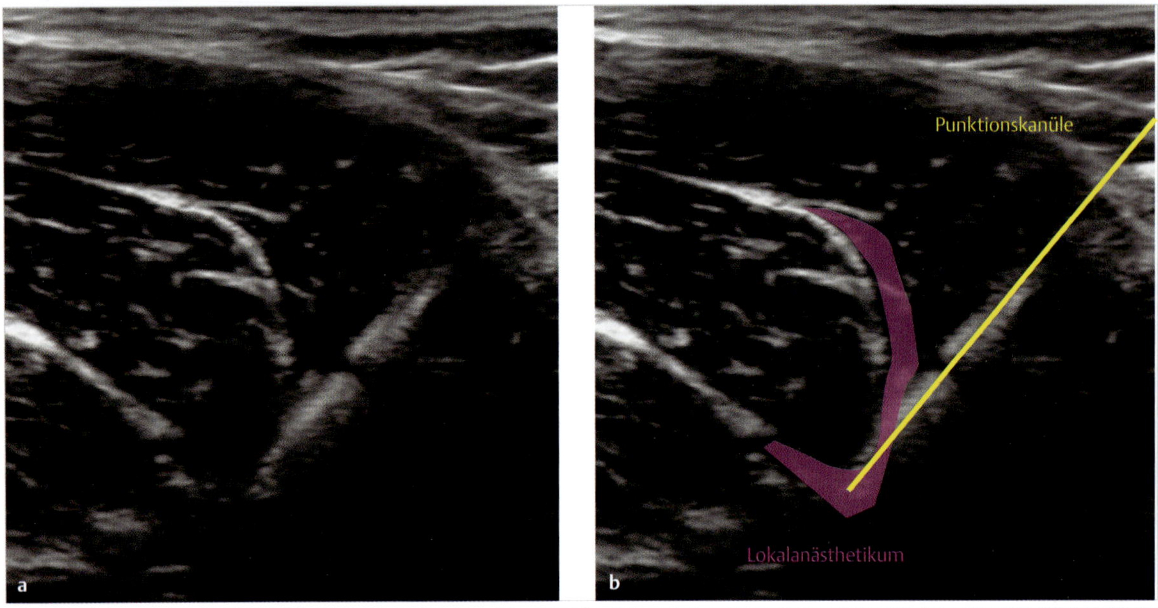

Abb. 73.18 Punktion am Hauptstamm des N. obturatorius.
a Reisverschlussartige Öffnung der Faszien.
b Stammnahe Injektion des Lokalanästhetikums (rot); Punktionskanüle (gelb).

73.2 Plexus sacralis

73.2.1 Nervus-ischiadicus-Block distal lateral

Christian Delle, Katharina Puschmann, Timur Puschmann

Überblick

Basisinfos

- LAMA (Larynxmaske) und ITN (Intubationsnarkose) in Bereitschaft
- Basismonitoring
- Info Schmerzdienst
- Katheterprotokoll

Material

- ggf. Nervenstimulator
- steriles Lochtuch
- sterile Kompressen
- PVK (periphere Venenverweilkanüle) 1,3 mm (18 G)
- Ultraschallgerät mit Überzug
- sterile Handschuhe und Kittel
- Stimulationskanüle 80 mm

Material und Medikamente

Material

- PVK 1,3 mm (18 G)
- Tubus 7,5–8 mm Innendurchmesser
- bei Single Shot: ultraschalloptimierte Nadel (22 G) 80-mm-Set mit Ultraschallkopfüberzug
- Regionalanästhesietisch steril
- bei Katheterverfahren: ultraschalloptimierte Katheternadel 19 G 80 mm mit Katheter und Ultraschallkopfüberzug
- ggf. Nervenstimulator (Einstellung: 0,8 mA/0,1 ms)
- Ultraschallgerät
- unsteriles Ultraschallgel
- steril: Abdecktuch für den Tisch, Handschuhe, Lochtuch, Kompressen, Kittel, periphere Venenkatheter grau, Skalpell
- 10 ml NaCl unsteril
- 1 durchsichtiges Polyurethanpflaster 9,5 × 8,5 cm
- Fixiermull zur Katheterfixierung
- Sauerstoffmaske

Medikamente

- Prilocain (2 %) 10 ml + Ropivacain (0,75 %) 10 ml
- balancierte Vollelektrolytlösung, z. B. Jonosteril 500 ml
- ggf. Midazolam 5 mg/5 ml
- ggf. Alfentanil 1 mg/2 ml
- ggf. Propofol-1-%-Perfusor (10 mg/ml/50 ml)
- Thiopental 500 mg/20 ml (25 mg/ml) bereitlegen für Lokalanästhetikaintoxikation
- Antibiotikagabe nach Rücksprache mit dem Operateur

Eingangsbemerkung

- Prämedikation: Aufklärung über N.-ischiadicus-Block, über Analgosedierung, Larynxmaske und ITN im Falle eines (Teil-)Versagen aufklären
- Regionalanästhesie **immer** günstiger aufgrund Sympathikolyse, Schmerztherapie und allgemeinem Patientenkomfort.
- Kontraindikation für N. ischiadicus Block: Ablehnung des Verfahrens durch Patient.
- Dokumentation ggf. vorbestehender neurologischer Ausfälle während der Prämedikationsvisite, Inspektion der Punktionsstelle
- Indikation: Operationen im Bereich der unteren Extremität, der Hüfte, des Kniegelenks und des Unterschenkels
- Seitenkontrolle vor Punktion, Operationsaufklärung einsehen

Anästhesieeinleitung

- Vorbereitung des Lokalanästhetikums:
  - 10 ml Prilocain 2 % + 10 ml Ropivacain 0,75 % – N. ischiadicus distal lateral

Vorgehen

- Vor Punktion festlegen, ob Single Shot oder Katheterverfahren durchgeführt werden soll.

Merke

Die Single-Shot-Punktion und die Katheteranlage sind auch in Narkose mit Sonografie und ggf. Nervenstimulator möglich, sollten aber nur unter Ultraschallkontrolle durch einen darin erfahrenen Facharzt oder unter seiner Aufsicht erfolgen.

- Kreuzbandplastik: N. ischiadicus lateral distal, N. femoralis, N. obturatorius und N. cutaneus femoris lateralis (Single Shot)
- Arthrodese OSG (Oberes Sprunggelenk) : N.-ischiadicus-lateralis-distal-Katheter mit N.-saphenus-Single-Shot
- Fuß-/OSG-/Unterschenkeloperationen: N.-ischiadicus-lateralis-distal-Single-Shot mit N.-saphenus-Single-Shot
- Kalkaneusoperation: N.-ischiadicus-lateralis-distal-Katheter mit N.-saphenus-Single-Shot
- Gefäßchirurgische Indikationen: N. ischiadicus distal lateral + N.-saphenus-Single-Shot bei Fuß-, Vorfuß-,

Sprunggelenk-, Unterschenkelwundrevisionen, Amputationen oder Debridements
- Bei allen Katheterverfahren wird die ultraschalloptimierte Katheternadel (19 G, 80 mm) verwendet.
- Bei Single Shot Verwendung des Sets mit der ultraschalloptimierten Nadel (22 G).
- Analgosedierung (Midazolam/Alfentanil) bei alleiniger Anlage einer Regionalanästhesie am wachen Patienten.
- Alle Regionalanästhesien, die als Kombinationsanästhesien mit einer Allgemeinanästhesie aufgeklärt wurden, können unter Ultraschallkontrolle durch einen darin erfahrenen Facharzt oder unter seiner Aufsicht in Narkose erfolgen und müssen nicht vor Beginn der Allgemeinanästhesie wach durchgeführt werden.
- Anatomische Landmarken:
  - Bein mit Keilkissen hochlagern oder Seitenlagerung (▸ Abb. 73.20, ▸ Abb. 73.19)
  - Leitstruktur: A. poplitea, N. tibialis (meist auf 12 Uhr oberhalb der Arterie liegend)
  - Sonografisch kontrollierte Darstellung und Blockade des Nervenbündels oberhalb der Kniekehle, „short axis view" (SAX), „in plane" (IP), ggf. unter Verwendung eines Nervenstimulators (▸ Abb. 73.21).
  - Applikation der oben empfohlenen Menge Lokalanästhetikum unter Ultraschallkontrolle an die jeweiligen Nerven (▸ Abb. 73.22, ▸ Abb. 73.23).
- Sauerstoffmaske während der Prozedur, wenn eine alleinige Regionalanästhesie wach durchgeführt werden soll.
- Gegebenenfalls Verwendung der Nervenstimulation bei tiefen (> 4 cm), steilen Blockaden oder schlechter Ultraschallsicht, dann Dokumentation im Narkoseprotokoll:
  - Reizstärke (0,8 mA)
  - Reizbreite (0,1 ms)

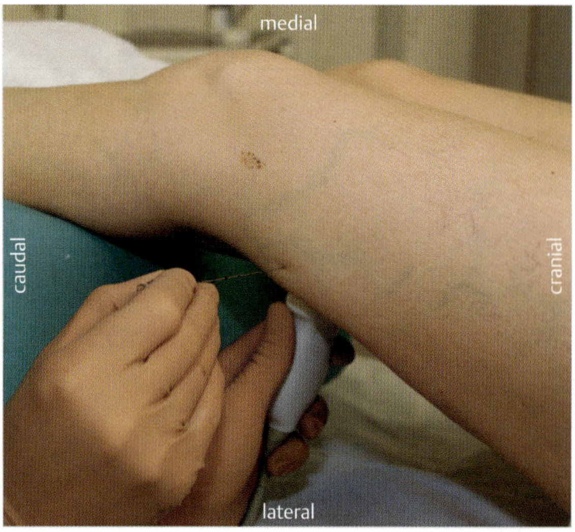

Abb. 73.20 Blockade des distalen N. ischiadicus. Punktionsposition für die „In-plane"-Blockade des distalen N. ischiadicus am linken Bein in Rückenlage. Die Beine sind mit einem Lagerungskissen unter den Unterschenkeln erhöht gelagert.

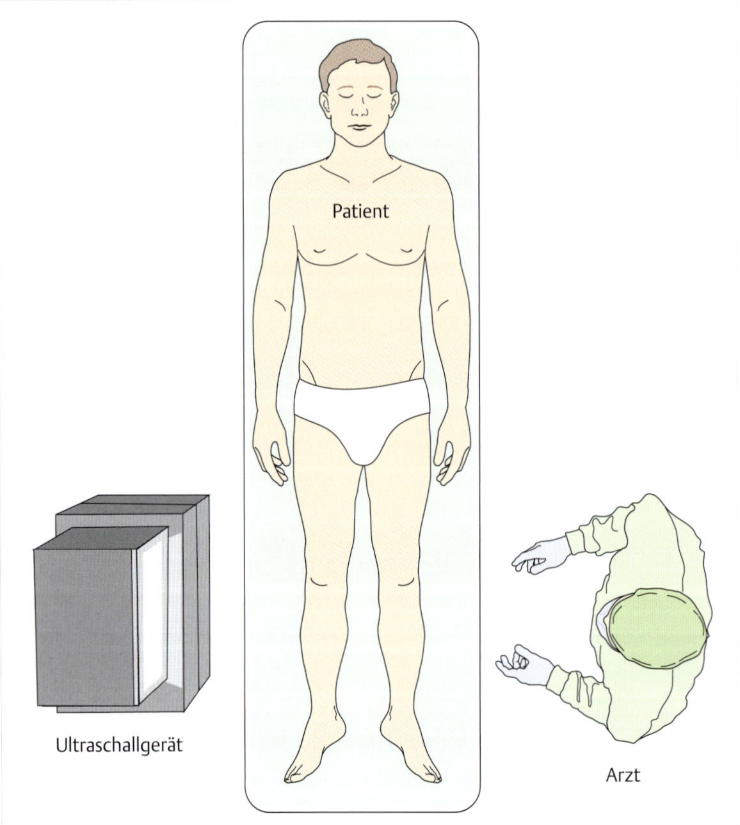

Abb. 73.19 Blockade des distalen N. ischiadicus. Anordnung von Ultraschallgerät, Patient und Arzt für die distale N.-ischiadicus-Blockade des linken Beines. Der Arzt sitzt auf einem Hocker.

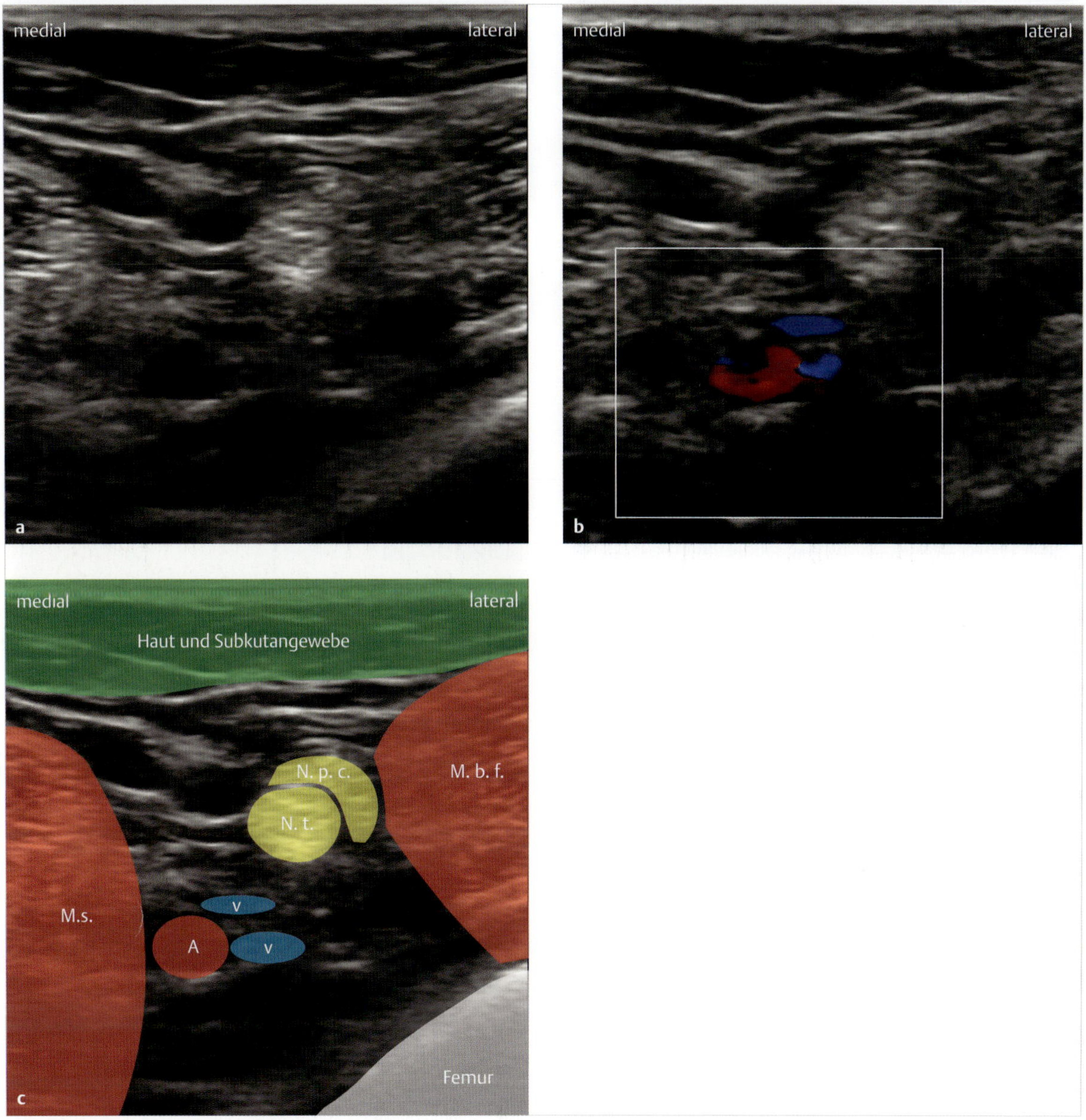

Abb. 73.21 Sonoanatomie für die distale Blockade des N. ischiadicus am distalen rechten Oberschenkel.
a Ultraschallansicht.
b Der N. ischiadicus befindet sich im distalen Oberschenkel bzw. popliteal, meist oberhalb (oberflächlicher) der A./V. poplitea, die hier mit dem Farb-Doppler dargestellt sind.
c Der N. ischiadicus bestehend aus dem N. tibialis (N.t.) und dem N. peroneus communis (N.p.c.) in der Loge zwischen Musculus semimembranosus (M.s.) und M. biceps femoris (M.b.f.); A: Arterie, V: Vene.

  - Kathetertiefe (Hautniveau)
  - Nadel
  - Kennmuskel/-nerv (M. tibialis anterior für Dorsalextension Fuß/N. ischiadicus)
  - ggf. Komplikationen
- Bei Katheterverfahren legen des Katheters und sonografische Kontrolle mittels NaCl und Ultraschall

Merke

Analgosedierungsmonitoring zur distal lateralen N.-ischiadicus-Blockade bei ängstlichen Patienten, die eine Sedierung wünschen und in alleiniger Regionalanästhesie operiert werden.

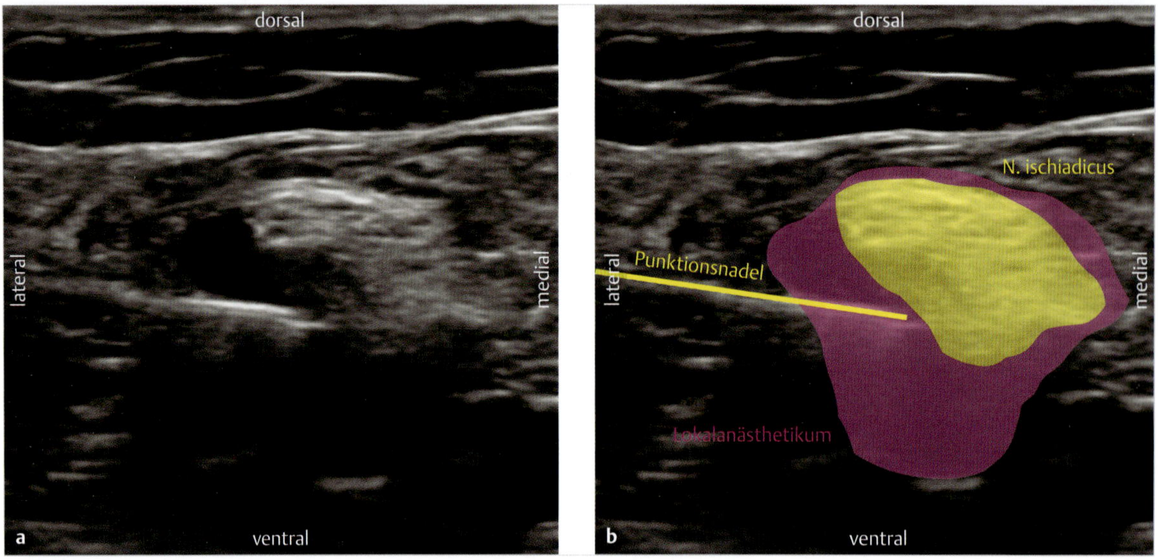

Abb. 73.22 Sonoanatomie der Punktion des N. ischiadicus am distalen Oberschenkel.
a Ultraschallansicht.
b Nadel (gelb) und Ausbreitung des Lokalanästhetikums (lila) um den N. ischiadicus.

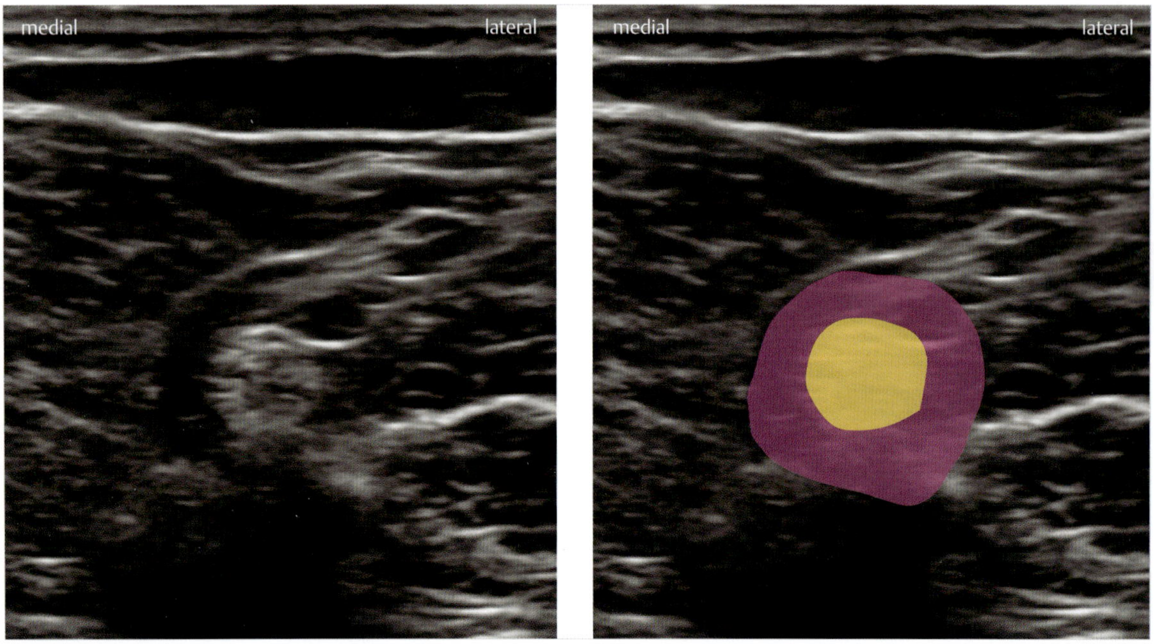

Abb. 73.23 „Donut-Sign" des mit Lokalanästhetikum umspülten N. ischiadicus, links natives Bild, rechts N. ischiadicus (gelb) umspült vom Lokalanästhetikum (lila).

Vorsicht

Achtung bei unkooperativen Patienten während der Katheteranlage.

Vorsicht

Systemische Wirkung der Lokalanästhetika, maximaler Plasmaspiegel ist nach ca. 45–60 min erreicht.

Vorsicht

Zunehmende Unruhe des Patienten bei langer Operationszeit.

Vorsicht

Ischämieschmerzen durch Blutleere/-sperre.

N.-ischiadicus-Block bei Kindern

- Prinzipiell ist bei Kindern die Katheteranlage in Narkose durchzuführen. Vorgehen bei Prämedikation mit den Eltern besprechen.
- Lokalanästhetikadosis wird gewichtsadaptiert reduziert.

Postoperatives Vorgehen und Überwachung

- Hinweis auf postoperatives Verhalten der Patienten (Kontrolle Extremität).
- Postoperative Visiten bis Motorik und Sensibilität wieder vollständig sind.
- Postoperativ soll eine einmalige Lagekontrolle und ein Austesten des Katheters durch den Anästhesieassistenten erfolgen, der den Patienten zuletzt betreut hat, und das Ergebnis des Austestens und die aktuelle Schmerzmittellaufrate auf dem Schmerzprotokoll vermerkt werden.
- 1. postoperativer Tag: Pflasterwechsel durchsichtigem Polyurethanpflaster 10 × 8 cm
- Katheterprotokoll ausfüllen, Info an Schmerzdienst
- postoperativ: Ropivacain-Perfusor 0,2 % 4–8 ml/h

73.2.2 Nervus-ischiadicus-Blockade proximal posterior = Nervus-ischiadicus-Block infragluteal

Christian Delle, Katharina Puschmann, Timur Puschmann

Besonderheiten

Basisinfos

- ITN (Intubationsnarkose) und LAMA (Larynxmaske) in Bereitschaft
- Basismonitoring
- Info Schmerzdienst
- Katheterprotokoll

Material

- ggf. Nervenstimulator
- steriles Lochtuch
- sterile Kompressen
- PVK (periphere Venenverweilkanüle) 1,3 mm (18 G)
- Ultraschallgerät mit Überzug
- sterile Handschuhe und Kittel
- Stimulationskanüle 80 mm

Material und Medikamente

Material

- PVK 1,3 mm (18 G)
- Tubus 7,5–8 mm Innendurchmesser
- bei Single Shot: ultraschalloptimierte Nadel (22 G) 80-mm-Set mit Ultraschallkopfüberzug
- Regionalanästhesietisch steril
- bei Katheterverfahren: ultraschalloptimierte Katheternadel 19 G 80 mm mit Katheter und Utraschallkopfüberzug
- ggf. Nervenstimulator (Einstellung: 0,8 mA/0,1 ms)
- Ultraschallgerät
- unsteriles Ultraschallgel
- steril: Abdecktuch für den Tisch, Handschuhe, Lochtuch, Kompressen, Kittel, Venenkatheter grau, Skalpell
- 10 ml NaCl unsteril
- 1 durchsichtiges Polyurethanpflaster 9,5 × 8,5 cm
- Fixiermull zur Katheterfixierung
- Sauerstoffmaske

Medikamente

- Prilocain (2 %) 10 ml + Ropivacain (0,75 %) 10 ml für N. ischiadicus proximal posterior
- balancierte Vollelektrolytlösung, z. B. Jonosteril 500 ml
- ggf. Midazolam (5 mg/5 ml)
- ggf. Alfentanil (1 mg/2 ml)
- ggf. Propofol-1-%-Perfusor (10 mg/ml/50 ml)
- Thiopental 500 mg/20 ml (25 mg/ml) bereitlegen für Lokalanästhetikaintoxikation
- Antibiotikagabe nach Rücksprache mit dem Operateur

Eingangsbemerkung

- Prämedikation: Aufklärung über N.-ischiadicus-Block, über Analgosedierung, Larynxmaske und ITN im Falle eines (Teil-)Versagen aufklären
- Regionalanästhesie **immer** günstiger aufgrund Sympathikolyse, Schmerztherapie und allgemeinem Patientenkomfort
- Kontraindikation für N.-ischiadicus-Block: Ablehnung des Verfahrens durch Patient
- Dokumentation ggf. vorbestehender neurologischer Ausfälle während der Prämedikationsvisite, Inspektion der Punktionsstelle
- Indikation: Operationen im Bereich der unteren Extremität, des Kniegelenks und des Unterschenkels
- Seitenkontrolle vor Punktion, Operationsaufklärung einsehen

Anästhesieeinleitung

- Vorbereitung des Lokalanästhetikums:
  - 10 ml Prilocain (2 %) + 10 ml Ropivacain (0,75 %) für N. ischiadicus proximal posterior

Vorgehen

- Vor Punktion festlegen ob Single Shot oder Katheterverfahren durchgeführt werden soll.

Merke

Die Single-Shot-Punktion als auch die Katheteranlage sind auch in Narkose mit Sonografie und ggf. Nervenstimulator möglich, sollten aber nur unter Ultraschallkontrolle durch einen darin erfahrenen Facharzt oder unter seiner Aufsicht erfolgen.

- Knietotalendoprothese/Kniearthrolyse: N.-ischiadicus-proximal-posterior-Katheter + N.-femoralis-Single-Shot und N.-saphenus-Katheter
- Alle Indikationen des N.-ischiadicus-distalis-lateralis-Blocks sind auch durch den N. ischiadicus proximalis posterior zu betäuben; kein Blockadeunterschied, lediglich die Position dieses Blocks ist proximaler.
- bei allen Katheterverfahren wird die ultraschalloptimierte Katheternadel (19 G, 80 mm) verwendet
- bei Single Shot Verwendung des Sets mit der ultraschalloptimierten Nadel (22 G)
- N.-ischiadicus-Block:
  - Analgosedierung (Midazolam/Alfentanil) bei alleiniger Anlage einer Regionalanästhesie am wachen Patienten
  - Alle Regionalanästhesien, die als Kombinationsanästhesien mit einer Allgemeinanästhesie aufgeklärt wurden, können unter Ultraschallkontrolle durch einen darin erfahrenen Facharzt oder unter seiner Aufsicht in Narkose erfolgen und müssen nicht vor Beginn der Allgemeinanästhesie wach durchgeführt werden.
- Anatomische Landmarken:
  - N. ischiadicus proximal posterior:
    - Patient befindet sich in Seitenlage, das Gesäß wird aufgedeckt, Linearschallkopf verwenden, der Nerv liegt am oberflächlichsten direkt unterhalb der Gesäßfalte (M. gluteus maximus) (▶ Abb. 73.26)
    - Leitstruktur: M. gluteus maximus
    - sonografisch kontrollierte Darstellung und Blockade des Nervenbündels, SAX, IP, ggf. unter Verwendung eines Nervenstimulators
    - sonografisch kontrollierte Darstellung und Blockade des Nervenbündels oberhalb der Kniekehle, SAX, IP, ggf. unter Verwendung eines Nervenstimulators
- Applikation der oben empfohlenen Menge Lokalanästhetikum unter Ultraschallkontrolle an die jeweiligen Nerven (▶ Abb. 73.34)
- Sauerstoffmaske während Prozedur, wenn eine alleinige Regionalanästhesie wach durchgeführt werden soll
- ggf. Verwendung der Nervenstimulation bei tiefen (> 4 cm), steilen Blockaden oder schlechter Ultraschallsicht, dann Dokumentation im Narkoseprotokoll: Reizstärke (0,8 mA), Reizbreite (0,1 ms), Kathetertiefe (Hautniveau), Nadel, Kennmuskel/-nerv (M. tibialis anterior für Dorsalextension Fuß/N. ischiadicus), ggf. Komplikationen
- bei Katheterverfahren legen des Katheters und sonografische Kontrolle mittels NaCl und Ultraschall
- Analgosedierungsmonitoring zur proximalen posterioren N.-ischiadicus-Blockade bei ängstlichen Patienten, die eine Sedierung wünschen und in alleiniger Regionalanästhesie operiert werden

Vorsicht

Achtung bei unkooperativen Patienten während der Katheteranlage.

Vorsicht

Systemische Wirkung der Lokalanästhetika, maximaler Plasmaspiegel ist nach ca. 45–60 min erreicht.

Vorsicht

Zunehmende Unruhe des Patienten bei langer Operationszeit.

Vorsicht

Ischämieschmerzen durch Blutleere/-sperre.

N.-ischiadicus-Block bei Kindern

- prinzipiell ist bei Kindern die Katheteranlage in Narkose durchzuführen
- Vorgehen bei Prämedikation mit den Eltern besprechen
- Lokalanästhetikadosis wird gewichtsadaptiert reduziert

Postoperatives Vorgehen und Überwachung

- Hinweis auf postoperatives Verhalten der Patienten (Kontrolle Extremität)
- postoperative Visiten bis Motorik und Sensibilität wieder vollständig
- Postoperativ soll eine einmalige Lagekontrolle und ein Austesten des Katheters durch den Anästhesieassistenten erfolgen, der den Patienten zuletzt betreut hat. Das Ergebnis des Austestens und die aktuelle Schmerzmittelaufrate wird auf dem Schmerzprotokoll vermerkt.
- 1. postoperativer Tag: Pflasterwechsel mit durchsichtigem Polyurethanpflaster 10 × 8 cm
- Katheterprotokoll ausfüllen, Info an Schmerzdienst
- postoperative: Ropivacain-Perfusor (0,2 %) 4–8 ml/h

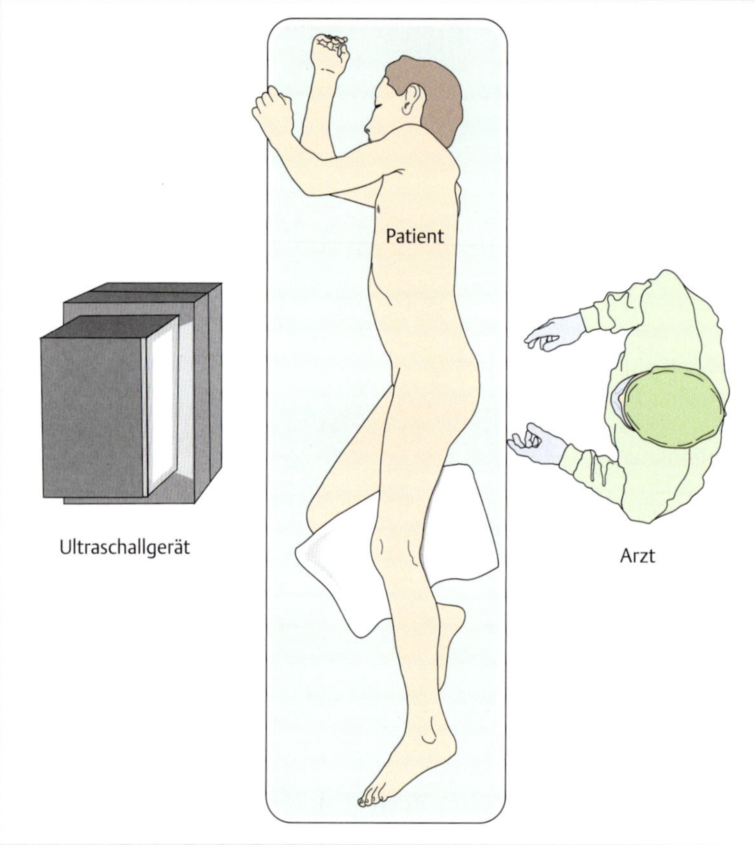

Abb. 73.24 Positionierung von Ultraschallgerät, Patient und Arzt für die proximal posterior N.-ischiadicus-Blockade links.

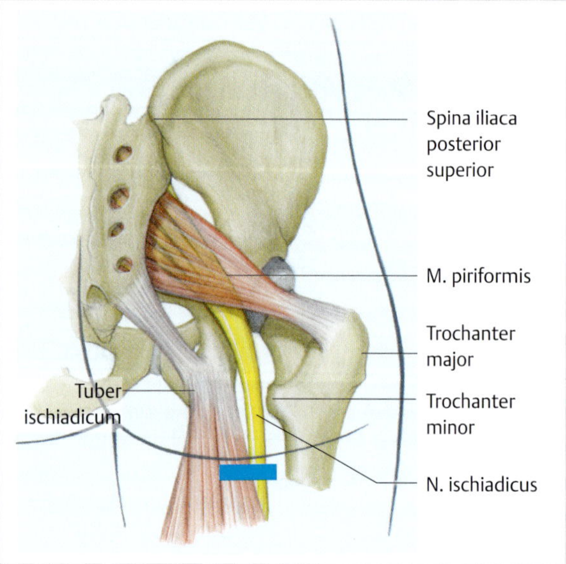

Abb. 73.25 Ansicht des Beckens rechts mit initialer Schallkopfposition. (Quelle: Meier G, Büttner J, Hrsg. Atlas der peripheren Regionalanästhesie. 3., vollständig überarbeitete und erweiterte Auflage. Stuttgart: Thieme; 2013)

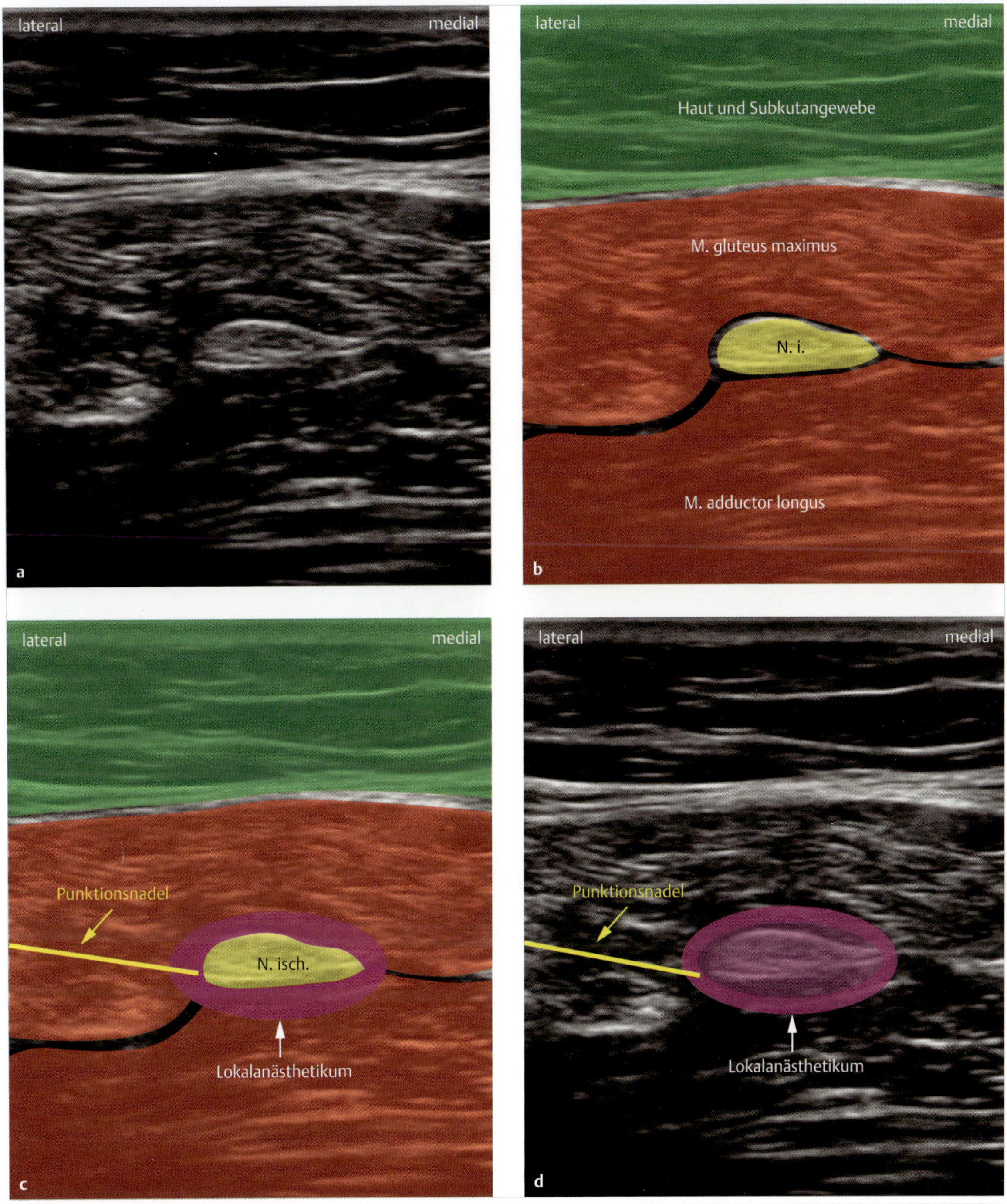

Abb. 73.26 Lage des Ultraschallkopfes in der subglutealen Position. N. i. = Nervus ischiadicus.

a Natives Sonogramm.

b Koloriertes Sonogramm; N.i.: N. ischiadicus.

c Punktion des N. ischiadicus.

d Verteilung des Lokalanästhetikums.

73.2.3 Nervus-ischiadicus-Block parasakral

Christian Delle, Katharina Puschmann, Timur Puschmann

Besonderheiten

Basisinfos
- ITN (Intubationsnarkose) und LAMA (Larynxmaske) in Bereitschaft
- Basismonitoring
- Info Schmerzdienst
- Katheterprotokoll

Material
- ggf. Nervenstimulator
- steriles Lochtuch
- sterile Kompressen
- PVK (periphere Venenverweilkanüle) 1,3 mm (18G)
- Ultraschallgerät mit Überzug
- sterile Handschuhe und Kittel
- Stimulationskanüle 80 mm

Material und Medikamente

Material

- PVK 1,3 mm (18G)
- Tubus 7,5–8 mm Innendurchmesser
- bei Single Shot: ultraschalloptimierte Nadel (22G) 80 mm-Set mit Ultraschallkopfüberzug
- Regionalanästhesietisch steril
- bei Katheterverfahren: ultraschalloptimierte Katheternadel 19G 80 mm mit Katheter und Utraschallkopfüberzug
- ggf. Nervenstimulator (Einstellung: 0,8mA/0,1 ms)
- Ultraschallgerät
- unsteriles Ultraschallgel
- steril: Abdecktuch für den Tisch, Handschuhe, Lochtuch, Kompressen, Kittel, Venenkatheter grau, Skalpell
- 10 ml NaCl unsteril
- 1 durchsichtiges Polyurethanpflaster 9,5 × 8,5 cm
- Fixiermull zur Katheterfixierung
- Sauerstoffmaske

Medikamente

- Prilocain (2 %) 10 ml + Ropivacain (0,75 %) 10 ml für N. ischiadicus parasakral
- balancierte Vollelektrolytlösung, z. B. Jonosteril 500 ml
- ggf. Midazolam (5 mg/5 ml)
- ggf. Alfentanil (1 mg/2 ml)
- ggf. Propofol-1 %-Perfusor (10 mg/ml/50 ml)
- Thiopental 500 mg/20 ml (25 mg/ml) bereitlegen für Lokalanästhetikaintoxikation
- Antibiotikagabe nach Rücksprache mit dem Operateur

Eingangsbemerkung

- Prämedikation: Aufklärung über N.-ischiadicus-Block, über Analgosedierung, Larynxmaske und ITN im Falle eines (Teil-)Versagen aufklären
- Regionalanästhesie **immer** günstiger aufgrund Sympathikolyse, Schmerztherapie und allgemeinem Patientenkomfort
- Kontraindikation für N.-ischiadicus-Block: Ablehnung des Verfahrens durch Patient
- Dokumentation ggf. vorbestehender neurologischer Ausfälle während der Prämedikationsvisite, Inspektion der Punktionsstelle
- Indikation: Operationen im Bereich der unteren Extremität, der Hüfte, des Kniegelenks und des Unterschenkels
- Seitenkontrolle vor Punktion, Operationsaufklärung einsehen

Anästhesieeinleitung

- Vorbereitung des Lokalanästhetikums:
  - 10 ml Prilocain (2 %) + 10 ml Ropivacain (0,75 %) für N. ischiadicus parasakral

Vorgehen

- Vor Punktion festlegen ob Single Shot oder Katheterverfahren durchgeführt werden soll.

Merke

Die Single-Shot-Punktion als auch die Katheteranlage sind auch in Narkose mit Sonografie und ggf. Nervenstimulator möglich, sollten aber nur unter Ultraschallkontrolle durch einen darin erfahrenen Facharzt oder unter seiner Aufsicht erfolgen.

- Hüfttotalendoprothese:
  - Kontraindikationen für Spinalanästhesie, dann ITN + N.-femoralis-, N.-obturatorius- und N.-cutaneus-femoris-lateralis-Single-Shot
  - bei multimorbiden Patienten mit Antikoagulanzien, in peripherer Regionalanästhesie: N.-ischiadicus-Block parasakral + N.-femoralis-, N.-obturatorius- und N.-cutaneus-femoris-lateralis-Block
- Alle Indikationen des N.-ischiadicus-distalis-lateralis-Blocks und der N-ischiadicus-proximalis-posterior-Blockade sind mit der parasakralen N.-ischiadicus-Blockade zu betäuben. Mit der parasakralen N.-ischiadicus-Blockade, die auch Plexus-sacralis-Blockade genannt wird, werden zudem Hüftrotatoren und die Gesäßmuskulatur betäubt. Daher wird dieser Block für die Hüftchirurgie mit peripherer Nervenblockade benötigt.
- bei allen Katheterverfahren wird die ultraschalloptimierte Katheternadel (19G, 80 mm) verwendet
- bei Single Shot Verwendung des Sets mit der ultraschalloptimierten Nadel (22G)
- N.-ischiadicus-Block:
  - Analgosedierung (Midazolam/Alfentanil) bei alleiniger Anlage einer Regionalanästhesie am wachen Patienten
  - Alle Regionalanästhesien, die als Kombinationsanästhesien mit einer Allgemeinanästhesie aufgeklärt wurden, können unter Ultraschallkontrolle durch einen darin erfahrenen Facharzt oder unter seiner Aufsicht in Narkose erfolgen und müssen nicht vor Beginn der Allgemeinanästhesie wach durchgeführt werden.
- Anatomische Landmarken:
  - N. ischiadicus parasakral:
    - Patient befindet sich in Seitenlage, das Gesäß wird aufgedeckt (▶ Abb. 73.27, ▶ Abb. 73.28), Konvex(Abdomen)-Schallkopf verwenden, Tasten der Ala ossis ilii (▶ Abb. 73.29, ▶ Abb. 73.30), langsames runtergleiten mit dem Schallkopf von kranial nach kaudal bis das Foramen ischiadicus major mit dem N. ischiadicus zu erkennen ist (▶ Abb. 73.31, ▶ Abb. 73.32)
    - Leitstruktur: Foramen ischiadicum majus – **Cave:** A. glutea superior und inferior (▶ Abb. 73.33)
    - sonografisch kontrollierte Darstellung und Blockade des Nervenbündels, „short axis view" (SAX), „in plane" (IP), ggf. bei schlechter Sicht unter Verwendung eines Nervenstimulators
- Applikation der oben empfohlenen Menge Lokalanästhetikum unter Ultraschallkontrolle an die jeweiligen Nerven (▶ Abb. 73.34)
- Sauerstoffmaske während Prozedur, wenn eine alleinige Regionalanästhesie wach durchgeführt werden soll
- ggf. Verwendung der Nervenstimulation bei tiefen (> 4 cm), steilen Blockaden oder schlechter Ultraschallsicht, dann Dokumentation im Narkoseprotokoll: Reiz-

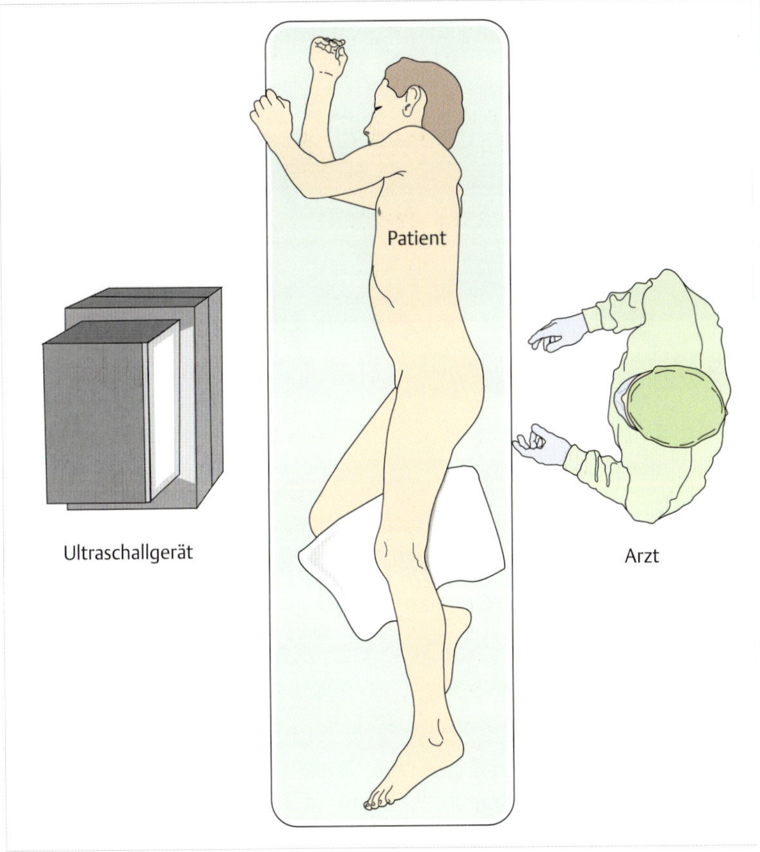

Abb. 73.27 Positionierung von Ultraschallgerät, Patient und Arzt für die parasakrale N.-ischiadicus-Blockade links.

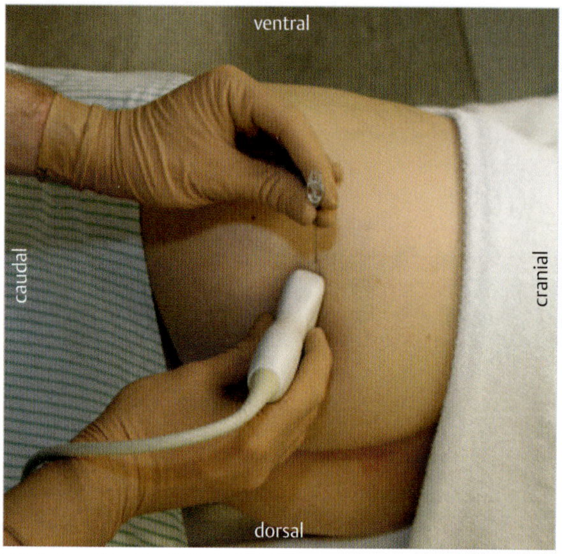

Abb. 73.28 Schallkopfposition der Konvexsonde und Nadelführung für die In-plane-Blockade des parasakralen N. ischiadicus.

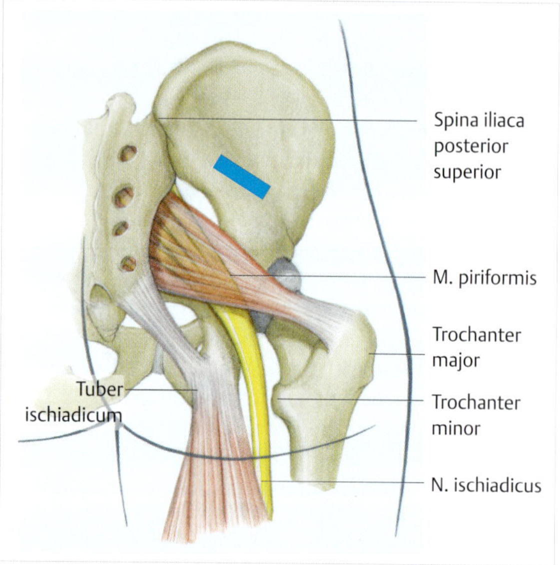

Abb. 73.29 Ansicht des Beckens rechts mit initialer Schallkopfposition über dem Os ilium. (Quelle: Meier G, Büttner J, Hrsg. Atlas der peripheren Regionalanästhesie. 3., vollständig überarbeitete und erweiterte Auflage. Stuttgart: Thieme; 2013)

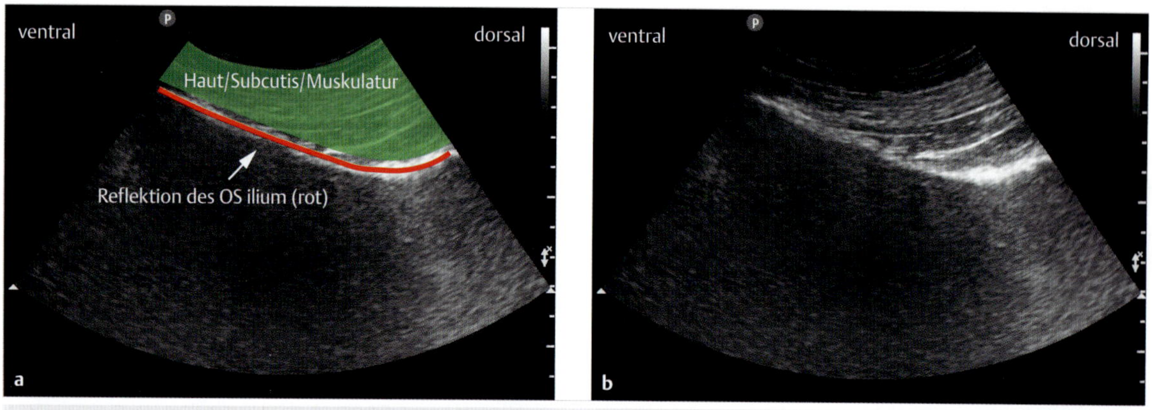

Abb. 73.30 Sonoanatomie der initialen Schallkopfposition.
a Kolorierte Ansicht, unterhalb der Knochenfläche ist das Schallsignal ausgelöscht.
b Nativansicht.

stärke (0,8mA), Reizbreite (0,1 ms), Kathetertiefe (Hautniveau), Nadel, Kennmuskel/-nerv (M. tibialis anterior für Dorsalextension Fuß/N. ischiadicus), ggf. Komplikationen

- bei Katheterverfahren legen des Katheters und sonografische Kontrolle mittels NaCl und Ultraschall
- Analgosedierungsmonitoring zur parasakralen N.-ischiadicus-Blockade bei ängstlichen Patienten, die eine Sedierung wünschen und in alleiniger Regionalanästhesie operiert werden

Vorsicht

Achtung bei unkooperativen Patienten während der Katheteranlage.

Vorsicht

Systemische Wirkung der Lokalanästhetika, maximaler Plasmaspiegel ist nach ca. 30–45 min erreicht.

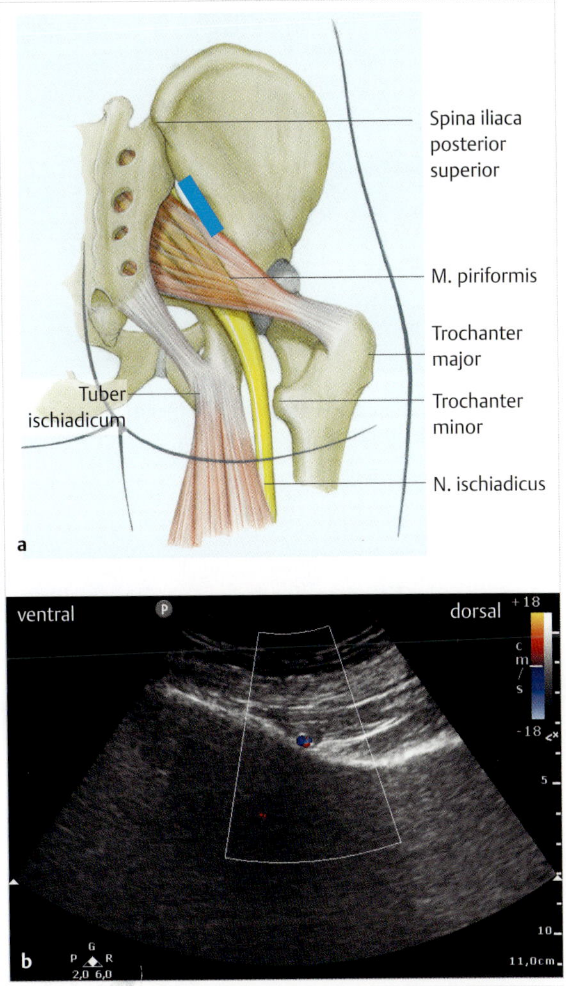

Abb. 73.31 Schallkopfposition nach kaudalem Slide.
a Identifikation der A. glutea superior an Rand der Knochenkontur. (Quelle: Meier G, Büttner J, Hrsg. Atlas der peripheren Regionalanästhesie. 3., vollständig überarbeitete und erweiterte Auflage. Stuttgart: Thieme; 2013)
b Sonogramm nach kaudalem Slide mit der A. glutea superior.

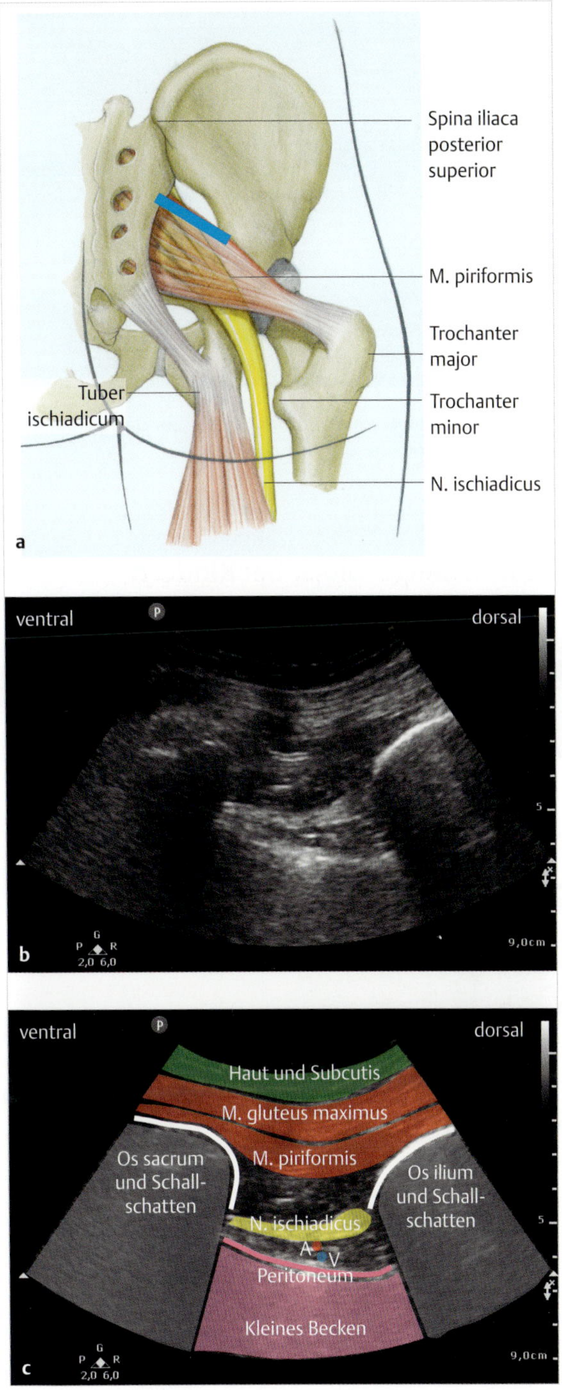

Abb. 73.32 Position nach weiterem Slide nach kaudal.
a Die Knochenlinie wird unterbrochen und der N. ischiadicus wird in der blau gekennzeichneten Schallkopfposition im Foramen ischiadicus majus sichtbar. (Quelle: Meier G, Büttner J, Hrsg. Atlas der peripheren Regionalanästhesie. 3., vollständig überarbeitete und erweiterte Auflage. Stuttgart: Thieme; 2013)
b Sonogramm nach kaudalem Slide. Die Knochenkontur ist des Os ilium ist unterbrochen und in der Tiefe zeigt sich der N. ischiadicus im Foramen ischiadicus majus.
c Koloriert mit anatomischen Bezeichnungen.

Vorsicht

Zunehmende Unruhe des Patienten bei langer Operationszeit.

Vorsicht

Ischämieschmerzen durch Blutleere/-sperre.

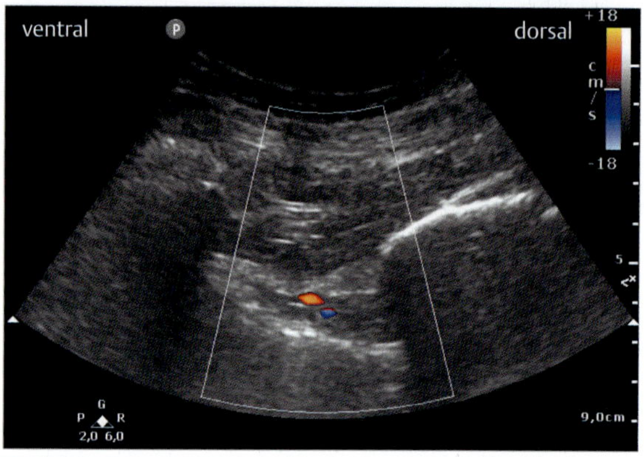

Abb. 73.33 Sonogramm mit Farb-Doppler zur Darstellung der A. glutea inferior als wichtiger Leitstruktur.

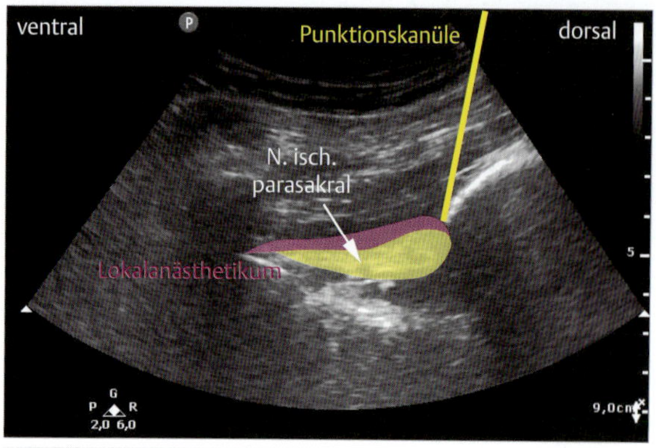

Abb. 73.34 Position der Punktionskanüle (gelb) und die Ausbreitung des Lokalanästhetikums (lila).

N.-ischiadicus-Block bei Kindern

- prinzipiell ist bei Kindern die Katheteranlage in Narkose durchzuführen
- Vorgehen bei Prämedikation mit den Eltern besprechen
- Lokalanästhetikadosis wird gewichtsadaptiert reduziert

Postoperatives Vorgehen und Überwachung

- Hinweis auf postoperatives Verhalten der Patienten (Kontrolle Extremität)
- postoperative Visiten bis Motorik und Sensibilität wieder vollständig
- Postoperativ soll eine einmalige Lagekontrolle und ein Austesten des Katheters durch den Anästhesieassistenten erfolgen, der den Patienten zuletzt betreut hat. Das Ergebnis des Austestens und die aktuelle Schmerzmittellaufrate wird auf dem Schmerzprotokoll vermerkt.
- 1. postoperativer Tag: Pflasterwechsel mit durchsichtigem Polyurethanpflaster 10 × 8 cm
- Katheterprotokoll ausfüllen, Info an Schmerzdienst
- postoperative: Ropivacain-Perfusor (0,2 %) 4–8 ml/h

Teil XI

Allgemeinchirurgie

XI

74 Anästhesieverfahren in der Allgemeinchirurgie

Christian Delle, Sabrina Regelin

74.1 Checkliste

Tab. 74.1 Vorbereitung im Operationssaal.

Operation	Beginn d. chir. Maßnahme bis Ende d. chir. Maßnahme	Anästhesiemedikamente bei Allgemeinanästhesie und Regionalanästhesie	Lagerung	Anästhesieverfahren
Appendektomie laparoskopisch	45–60 min	1. RSI/ITN, 1 PVK; Kinder/Erwachsene < 40 Jahre: Propofol/ggf. Thiopental, Sufentanil, Remifentanil, Rocuronium, Noradrenalin-Perfusor; Erwachsene > 40 Jahre: Propofol/ggf. Thiopental, Sufentanil, Remifentanil, Rocuronium, Isofluran/Desfluran, Noradrenalin-Perfusor ggf. TAP-SS: 30 ml Ropivacain 0,2 % pro Seite	Rückenlage, linker Arm angelagert, Zugang rechter Arm	1. Wahl: RSI/ITN + TAP-SS beidseits + PONV-Prophylaxe 2. Wahl: RSI/ITN + PONV-Prophylaxe
Appendektomie offen	30–45 min	1. RSI/ITN, 1 PVK; Kinder/Erwachsene < 40 Jahre: Propofol/ggf. Thiopental, Sufentanil, Remifentanil, Rocuronium, Noradrenalin-Perfusor; Erwachsene > 40 Jahre: Propofol/ggf. Thiopental, Sufentanil, Remifentanil, Rocuronium, Isofluran/Desfluran, Noradrenalin-Perfusor TAP-SS rechts: 30 ml Ropivacain 0,2 %	Rückenlage, beide Arme ausgelagert	1. Wahl: RSI/ITN + TAP-SS einseitig + PONV-Prophylaxe 2. Wahl: RSI/ITN + PONV-Prophylaxe
Portimplantation, Portexplantation	30–45 min	1. PEC 1 + Nn. supraclaviculares, Midazolam, Alfentanil, 10 ml Ropivacain 0,2 % und 10 ml Ropivacain 0,75 % 2. LAMA, 1 PVK, Propofol, Remifentanil, Piritramid, ggf. Noradrenalin-Perfusor	Rückenlage, auf der Portseite Arm anlagern, Zugang auf der Gegenseite	1. Wahl: PEC 1 und Nn. supraclaviculares SS + Sedierung 2.Wahl: LAMA/ITN + PEC 1 und Nn. supraclaviculares SS
axilläre Lymphadenektomie	60–90 min	1. PEC 1 + PEC 2 + supraklavikulärer Plexus SS, 30 ml Ropivacain 0,2 % und 20 ml Ropivacain 0,75 %, Midazolam, Alfentanil 2. LAMA, 1 PVK, Propofol, Sufentanil, Remifentanil, ggf. Noradrenalin-Perfusor	Rückenlage, Arm auf der Operationsseite wird ausgelagert, Zugang auf der Gegenseite	1. Wahl: supraklavikulärer Plexus und PEC-1- und PEC-2-SS oder Serratus in plane SS 2. Wahl: LAMA/ITN + supraklavikulärer Plexus und PEC 1, PEC 2 und supraklavikulärer Plexus SS
Nabelhernie, epigastrische Hernie, offen oder laparoskopisch	60–90 min	1. ITN, ggf. RSI, 1 PVK Kinder/Erwachsene < 40 Jahre: Propofol, Sufentanil, Remifentanil, Rocuronium, Noradrenalin-Perfusor; Erwachsene > 40 Jahre Propofol/ggf. Thiopental, Sufentanil, Remifentanil, Rocuronium, Isofluran/Desfluran, Noradrenalin-Perfusor ggf. Rektusscheiden-SS mit 30 ml Ropivacain 0,2 % pro Seite offen	offene Chirurgie: Rückenlage, linker Arm angelagert, Zugang rechter Arm laparoskopische Chirurgie: Rückenlage, beide Arme angelagert	1. ITN + Rektus-SS + PONV-Prophylaxe 2. Wahl: ITN + PONV-Prophylaxe

Tab. 74.1 Fortsetzung.

Operation	Beginn d. chir. Maßnahme bis Ende d. chir. Maßnahme	Anästhesiemedikamente bei Allgemeinanästhesie und Regionalanästhesie	Lagerung	Anästhesieverfahren
Narbenhernie, offen oder laparoskopisch	60–90 min	1. ITN, ggf. RSI, 1 PVK; Kinder/Erwachsene < 40 Jahre: Propofol, Sufentanil, Remifentanil, Rocuronium, Noradrenalin-Perfusor; Erwachsene > 40 Jahre: Propofol/ggf. Thiopental, Sufentanil, Remifentanil, Rocuronium, Isofluran/Desfluran, Noradrenalin-Perfusor Leistenhernie offen: ggf. N.-ilioinguinalis-, N.-iliohypogastricus-SS, 30 ml Ropivacain 0,2 % Leistenhernie laparoskopisch: ggf. TAP-SS: 30 ml Ropivacain 0,2 % pro Seite	offene Chirurgie: Rückenlage, linker Arm angelagert, Zugang rechter Arm laparoskopische Chirurgie: Rückenlage, beide Arme angelagert	1. Wahl: Narbenhernie laparoskopisch RSI/ITN + TAP-SS beidseits, 30 ml Ropivacain 0,2 % pro Seite + PONV-Prophylaxe
Cholezystektomie laparoskopisch	60–90 min	1. ITN, ggf. RSI, 1 PVK; Kinder/Erwachsene < 40 Jahre: Propofol, Sufentanil, Remifentanil, Rocuronium, Noradrenalin-Perfusor >; Erwachsene > 40 Jahre: Propofol/ggf. Thiopental, Sufentanil, Remifentanil, Rocuronium, Isofluran/Desfluran, Noradrenalin-Perfusor ggf. TAP-SS beidseits: 30 ml Ropivacain 0,2 % pro Seite	Rückenlage, beide Arme ausgelagert	1.Wahl: ITN + TAP-SS beidseits + PONV-Prophylaxe 2. Wahl: ITN + PONV-Prophylaxe
Cholezystektomie offen	60–90 min	1. ITN, ggf. RSI, 1 PVK; Kinder/Erwachsene < 40 Jahre: Propofol, Sufentanil, Remifentanil, Rocuronium, Noradrenalin-Perfusor; Erwachsene > 40 Jahre: Propofol/ggf. Thiopental, Sufentanil, Remifentanil, Rocuronium, Isofluran/Desfluran, Noradrenalin-Perfusor ggf. TAP-SS beidseits: 30 ml Ropivacain 0,2 % pro Seite	Rückenlage, beide Arme ausgelagert	1. Wahl: ITN + TAP-SS einseitig + PONV-Prophylaxe 2. Wahl: ITN + PONV-Prophylaxe
Abszessspaltungen Arme	30–60 min	1. Plexus axial/supraklavikulärer Plexus: 10 ml Prilocain 2 % + 10 ml Ropivacain 0,75 %, Midazolam, Alfentanil 2. LAMA, 1 PVK, Propofol, Sufentanil, Remifentanil, ggf. Noradrenalin-Perfusor	Rückenlage	1. Wahl: Plexus-axiale-SS oder supraklavikulärer Plexus SS 2. Wahl: LAMA/ITN
Abszessspaltungen Beine	30–60 min	1. LAMA, 1 PVK, Propofol, Sufentanil, Remifentanil, ggf. Noradrenalin-Perfusor 2. N. femoralis/N. ischiadicus: jeweils 10 ml Prilocain 2 % + 10 ml Ropivacain 0,75 %, Midazolam, Alfentanil	Rückenlage	1. Wahl: LAMA/ITN 2. Wahl: N. femoralis-SS u./o. N.-ischiadicus-SS
Abszessspaltungen Thorax	30–60 min	1. LAMA, 1 PVK, Propofol, Sufentanil, Remifentanil, ggf. Noradrenalin-Perfusor 2. PEC 1, PEC 2 oder Serratus in plane SS: 10 ml, 20 ml oder 40 ml Ropivacain 0,2 %, Midazolam, Alfentanil	Rückenlage	1. Wahl: LAMA/ITN 2. Wahl: PEC-1- und PEC-2-SS oder Serratus-in-plane-SS

Tab. 74.1 Fortsetzung.

Operation	Beginn d. chir. Maßnahme bis Ende d. chir. Maßnahme	Anästhesiemedikamente bei Allgemeinanästhesie und Regionalanästhesie	Lagerung	Anästhesieverfahren
Abszessspaltungen Abdomen, oberhalb der Faszie	30–60 min	LAMA, 1 PVK, Propofol, Sufentanil, Remifentanil, ggf. Noradrenalin-Perfusor ggf. TAP-SS: 30 ml Ropivacain 0,2 % pro Seite	Rückenlage	1. Wahl: LAMA/ITN + TAP-SS ein- oder beidseitig
Sinus pilonidalis	30–60 min	1. ITN, 1 PVK; Kinder/Erwachsene < 40 Jahre: Propofol, Sufentanil, Remifentanil, Rocuronium, Noradrenalin-Perfusor; Erwachsene > 40 Jahre: Propofol/ggf. Thiopental, Sufentanil, Remifentanil, Rocuronium, Isofluran/Desfluran, Noradrenalin-Perfusor	Bauchlage	1. Wahl: ITN
Hämorrhoidektomie, Analfistel, periproktitischer Abszess, Analfissur, Rektoskopie	30–60 min	1. Spinalanästhesie nach SOP (S. 210) 2. LAMA, 1 PVK, Propofol, Sufentanil, Remifentanil, ggf. Noradrenalin-Perfusor	Steinschnittlage	1.Wahl: Spinalanästhesie 2. Wahl: LAMA
Leistenhernie offen und laparoskopisch	60–90 min	1. Leistenhernie offen: Spinalanästhesie nach SOP (S. 210) 2. Leistenhernie offen oder laparoskopisch: ITN, 1 PVK; Kinder/Erwachsene < 40 Jahre: Propofol, Sufentanil, Remifentanil, Rocuronium, Noradrenalin-Perfusor; Erwachsene > 40 Jahre: Propofol/ggf. Thiopental, Sufentanil, Remifentanil, Rocuronium, Isofluran/Desfluran, Noradrenalin-Perfusor Leistenhernie offen: ggf. N.-ilioinguinalis-, N.-iliohypogastricus-SS, 20 ml Ropivacain 0,2 % pro Nerv Leistenhernie laparoskopisch: ggf. TAP-SS: 30 ml Ropivacain 0,2 % pro Seite	Rückenlage, beide Arme ausgelagert laparoskopisch beide Arme angelagert	1. Wahl Leistenhernie offen: Spinalanästhesie nach SOP (S. 210) 2. Wahl Leistenhernie offen: ITN + Ilio-SS einseitig, 20 ml Ropivacain 0,2 % pro Nerv + PONV-Prophylaxe 1. Wahl Leistenhernie laparoskopisch: ITN + TAP-SS beidseits, 30 ml Ropivacain 0,2 % pro Seite + PONV-Prophylaxe
Thyreoidektomie, Hemithyreoidektomie	90–120 min	ITN + Tubuselektrode, Videolaryngoskop, Propofol, Sufentanil, Remifentanil, Rocuronium, Dexamethason, Granisetron, Noradrenalin-Perfusor	Rückenlage, beide Arme angelagert, 2 Zugänge	ITN Stimulationselektrode/TIVA, PONV-Prophylaxe
Parathyreoidektomie	90–120 min	ITN + Tubuselektrode, Videolaryngoskop, ggf. Arterie und ZVK, Propofol/ggf. Thiopental, Sufentanil, Remifentanil, Cis-Atracurium, Isofluran/Desfluran, Noradrenalin-Perfusor	Rückenlage, beide Arme angelagert, Shuntarm in Watte, 2 Zugänge	ITN/Desfluran, PONV-Prophylaxe

Tab. 74.1 Fortsetzung.

Operation	Beginn d. chir. Maßnahme bis Ende d. chir. Maßnahme	Anästhesiemedikamente bei Allgemeinanästhesie und Regionalanästhesie	Lagerung	Anästhesieverfahren
Whipple-Operation, duodenumerhaltenden Pankreaskopfresektion (DEPKR), Pankreaslinksresektion, Hemikolektomien, Gastrektomie, hypertherme intraperitoneale Chemoperfusion (HIPEC), Magenteilresektionen Leberchirurgie, Rektumresektion, Rektum extirpation	150–400 min	1. Th-PDK, ITN, Arterie, ZVK, Propofol/ggf. Thiopental, Sufentanil, Remifentanil, Rocuronium, Isofluran/Desfluran, Noradrenalin-Perfusor, Ropivacain-Perfusor 0,2 % 2. TAP-SS: 30 ml Ropivacain 0,2 % pro Seite	Rückenlage, linker Arm angelagert, rechter Arm ausgelagert, Zugänge und Arterie rechts	1. Wahl: Th-PDK, ITN, Arterie, ZVK, IMC, 2 große Zugänge 2. Wahl: TAP beidseits, ITN, Arterie, ZVK, 2 große Zugänge
Stomarückverlagerung	60–150 min	1. ITN, 1 PVK, Propofol/ggf. Thiopental, Sufentanil, Remifentanil, Rocuronium, Isofluran/Desfluran, Noradrenalin-Perfusor ggf. TAP-SS: 30 ml Ropivacain 0,2 % pro Seite	Rückenlage	1. ITN + TAP SS beidseits 2. Wahl: ITN
Ösophagusresektion	150–300 min	1. Th-PDK, ITN mit Doppellumentubus, Arterie, ZVK, Propofol/ggf. Thiopental, Sufentanil, Remifentanil, Rocuronium, Isofluran/Desfluran, Noradrenalin-Perfusor, Ropivacain-Perfusor 0,2 %	Rückenlagerung, rechter Arm ausgelagert, linker Arm angelagert, später Linksseitenlage: linker Arm ausgelagert, rechter Arm in Beinschale	1. Wahl: Th-PDK, ITN mit Doppellumentubus, Arterie, ZVK, ITS, 2 große Zugänge
Lymphknotendissektion in der Leiste	60–90 min	LAMA, 1 PVK, Propofol, Sufentanil, Remifentanil, ggf. Noradrenalin-Perfusor ggf. Iliohypogastricus/Ilioinguinalis: 20 ml Ropivacain 0,2 % pro Nerv pro Seite	Rückenlage	LAMA + Ilio-SS
Darmchirurgie laparoskopisch: Dünndarm, Hemikolektomie/ileozökal, Sigmaresektion, Kolostomaanlage	90–150 min	1. ITN, ggf. Arterie, 1 PVK, Propofol/ggf. Thiopental, Sufentanil, Remifentanil, Rocuronium, Isofluran/Desfluran, Noradrenalin-Perfusor, TAP-SS: 30 ml Ropivacain 0,2 % pro Seite	Dünndarm/Hemikolektomie/ileozökal: Rückenlage, linker Arm angelagert, rechter Arm ausgelagert Sigma/Kolostoma: Rückenlage, rechter Arm angelagert, linker Arm ausgelagert	ITN, ggf. Arterie, TAP-SS beidseits

Tab. 74.1 Fortsetzung.

Operation	Beginn d. chir. Maßnahme bis Ende d. chir. Maßnahme	Anästhesiemedikamente bei Allgemeinanästhesie und Regionalanästhesie	Lagerung	Anästhesieverfahren
Ileuschirurgie	60–150 min	ITN, Arterie, ZVK, Propofol/ggf. Thiopental, Sufentanil, Remifentanil, Rocuronium, Isofluran/Desfluran, Noradrenalin-Perfusor ggf. TAP-SS: 30 ml Ropivacain 0,2 % pro Seite	Rückenlage, beide Arme ausgelagert	ITN, ggf. Arterie und ZVK, TAP-SS beidseitig ggf. IMC/ITS
Fundoplikatio laparoskopisch	120–240 min	1. RSI/ITN, 1 PVK, Propofol/ggf. Thiopental, Sufentanil, Remifentanil, Rocuronium, Isofluran/Desfluran, Noradrenalin-Perfusor ggf. TAP-SS: 30 ml Ropivacain 0,2 % pro Seite	Rückenlage, rechter Arm angelagert, linker Arm ausgelagert	ITN + TAP-SS beidseits
Fundoplikatio offen	120–240 min	1. Th-PDK, RSI/ITN, ggf. Arterie, 1 PVK, Propofol/ggf. Thiopental, Sufentanil, Remifentanil, Rocuronium, Isofluran, Noradrenalin-Perfusor, Ropivacain-Perfusor 0,2 % 2. TAP-SS: 30 ml Ropivacain 0,2 % pro Seite	Rückenlage, rechter Arm angelagert, linker Arm ausgelagert	1. Wahl: ITN, Arterie + Th-PDK 2. Wahl: ITN, Arterie + TAP-SS beidseits
Milzextirpation elektiv	45–90 min	ITN, Arterie, Propofol/ggf. Thiopental, Sufentanil, Remifentanil, Rocuronium, Isofluran/Desfluran, Noradrenalin-Perfusor ggf. TAP-SS: 30 ml Ropivacain 0,2 % pro Seite	Rückenlage, beide Arme ausgelagert	ITN, Arterie + TAP-SS beidseits
Milzextirpation Notfall	45–90 min	ITN, Arterie, ggf. ZVK, Propofol/ggf. Thiopental, Sufentanil, Remifentanil, Rocuronium, Isofluran/Desfluran, Noradrenalin-Perfusor ggf. TAP-SS: 30 ml Ropivacain 0,2 % pro Seite	Rückenlage, beide Arme ausgelagert	ITN, Arterie, ggf. ZVK + TAP-SS beidseits

IMC: Intermediate Care, ITN: Intubationsnarkose, ITS: Intensivtherapiestation, LAMA: Larynxmaske, PDK: Periduralkatheter, PEC: Musculus-pectoralis-Block, PONV: postoperative Übelkeit und Brechreiz, PVK: peripherer Venenkatheter, RSI: „rapid sequence induction", SOP: Standard Operation Procedure, SS: Single Shot, TAP: Transversus abdominis plane, TIVA: totale intravenöse Anästhesie, ZVK: zentraler Venenkatheter

74.2 Eingangsbemerkung

- Allgemeinchirurgische Eingriffe sind entweder mittellange bis lange Eingriffe (150–300 min) oder kurze Eingriffe (30–60 min). Viele dieser Eingriffe (Abdominaleingriffe und Schilddrüseneingriffe) sind sehr häufig mit PONV (postoperative Übelkeit und Brechreiz) assoziiert.
- Die anästhesiologische Überwachung der Patienten während dieser Eingriffe richtet sich nach der Invasivität des operativen Eingriffs und den Vorerkrankungen der Patienten.
- **1. Wahl:** Standard-ITN (Intubationsnarkose) als volatile Anästhesie:
  - Narkoseeinleitung: Propofol 1,5–2,5 mg/kgKG, ggf. Thiopental 3–7 mg/kgKG, Sufentanil 0,3–0,5 µg/kgKG, Rocuronium 0,6 mg/kgKG
  - Narkoseführung: Isofluran oder Desfluran (minimale alveoläre Konzentration [MAC] 0,7–1,0), Remifentanil 0,1–0,3 µg/kgKG/min, in der Regel keine Nachrelaxierung
- **2.Wahl:** TIVA (totale intravenöse Anästhesie; 1. Wahl bei PONV/Schilddrüseneingriffen und kleinen Abdominaleingriffen):
  - Narkoseeinleitung: Propofol 1,5–2,5 mg/kgKG, Sufentanil 0,3–0,5 µg/kgKG, Rocuronium 0,6 mg/kgKG
  - Narkoseführung: Propofol 4–12 mg/kgKG/h, Remifentanil 0,1–0,3 µg/kgKG/min, in der Regel keine Nachrelaxierung
- Larynxmasken(LAMA)-Anästhesien nur, wenn das Peritoneum nicht eröffnet wird und keine Aspirationsgefahr besteht, ansonsten TIVA:
  - Narkoseeinleitung: Propofol 1,5–2,5 mg/kgKG, Sufentanil 0,3–0,5 µg/kgKG, keine Relaxierung
  - Narkoseführung: Propofol 4–12 mg/kgKG/h, Remifentanil 0,1–0,3 µg/kgKG/min, keine Relaxierung
- Bei Patienten mit PONV ist die 1. Wahl die TIVA, Ausnahme: lange abdominalchirurgische Eingriffe, 2. Wahl ist die volatile Anästhesie mit PONV-Medikation
- Sterilität des Ultraschallkopfes:
  - Bei Single-Shot-Verfahren: steriler Kunststoffüberzug für Ultraschallkopf, im Set.
  - Bei Katheterverfahren: steriler Kunststoffüberzug für Ultraschallkopf, einzeln.
- Narkoseführung für die Allgemeinchirurgie: siehe auch jeweilige SOP

Merke

Alle Regionalanästhesien, die als Kombinationsanästhesien mit einer Allgemeinanästhesie aufgeklärt wurden, können unter Ultraschallkontrolle durch einen darin erfahrenen Facharzt oder unter seiner Aufsicht in Narkose erfolgen und müssen nicht vor Beginn der Allgemeinanästhesie wach durchgeführt werden.

74.3 Begriffsdefinitionen bei der Verwendung des Ultraschalls

- „in plane“ (IP-Punktion):
  - Die Sonografienadel wird unterhalb und parallel zum Schalkopf gestochen, die gesamte Nadel mit der Nadelspitze ist jederzeit zu erkennen. Je paralleler die Nadel zum Schallkopf liegt, desto besser ist sie zu sehen.
  - Bei steilen und tiefen Punktionen zum Schallkopf (tiefe Punktionen > 45°) sollte man ultraschalloptimierte Nadeln verwenden.
- „out of plane“ (OOP-Punktion):
  - Die Sonografienadel wird im 45°-Winkel zum Schallkopf in den Patienten gestochen, es ist nur die Nadelspitze als solche zu erkennen („bevel-up“).
  - Die Nadelspitze (Schliff nach oben) sollte zunächst flach und vorsichtig in die Schallkopfebene geschoben werden, bis diese zu erkennen ist und dann mit der „Walk-down-Technik“ durch eine Tiefenkorrektur das Ziel angepeilt werden.
  - Alternativ kann man die modifizierte „Walk-down-Technik“ verwenden, bei der man die im 45°-Winkel eingestochene Nadel in der Schallebene mit dem Schallkopf verfolgt (parallel verschiebt) und so das Ziel anpeilt.
- Oblique Punktion: Die Sonografienadel wird im 45°-Winkel in die Schallebene bewegt.
- „short axis view“ (SAX): Der Schallkopf stellt die Nervenstrukturen im Querschnitt dar.
- „long axis view“ (LAX): Der Schallkopf stellt die Nervenstrukturen längs dar.

74.4 Regionalanästhesiologische Techniken in der Allgemeinchirurgie

- siehe auch die jeweilige SOP
- Bauchwandblockaden:
  - Transversus-abdominis-in-plane-Block (TAP-Block)
  - M.-rectus-abdominis-Sehnenscheiden-Block
  - N.-ilioinguinalis- und/oder N.-iliohypogastricus-Block
- Brustwandblockaden:
  - M.-pectoralis-1-Block (PEC-1-Block)
  - M.-pectoralis-2-Block (PEC-2-Block)
  - M.-serratus-anterior-Block (Serratus-in-plane-Block)
- regionalanästhesiologische Techniken siehe ▸ Tab. 74.2
- Single-Shot(SS)-Verfahren mit Set (enthält Pajunk-Ultraschallkopfbezug und ultraschalloptimierte Nadel), ggf. Verwendung von Instillagel bei schwierigen Schallbedingungen
- Tageshöchstdosen für Lokalanästhetika:
  - Prilocain: Bolusgabe 400–600 mg/24 h bzw. 5–6 mg/kgKG
  - Ropivacain: Bolusgabe 250 mg bzw. 3–4 mg/kgKG, kontinuierliche Applikation 0,4 mg/kgKG/h, bis 37,5 mg/h
  - Lidocain: Bolusgabe 200 mg/24 h

Tab. 74.2 Regionalanästhesiologische Techniken.

Verfahren Bauchwandblockade/ Thoraxwandblockade	Nadel	Tisch	Kittel	Briefmarkenpflaster	Bezug für Ultraschallkopf und ggf. Tunnelung	Sonografie	Katheter	Lokalanästhetikum
TAP-Block	SS im Set: ultraschalloptimierte Nadel 8 cm	ja	nein	nein	SS, im Set	ja	nein	30 ml Ropivacain 0,2 % pro Seite
Rektusscheidenblock	SS im Set: ultraschalloptimierte Nadel 8 cm	ja	nein	nein	SS, im Set	ja	nein	20 ml Ropivacain 0,2 %pro Seite
Ilioinguinalis-/ Iliohypogastricus-Block	SS im Set: ultraschalloptimierte Nadel 8 cm	ja	nein	nein	SS, im Set	ja	nein	20 ml Ropivacain 0,2 % pro Seite
PEC-1-Block	SS im Set: ultraschalloptimierte Nadel 8 cm	ja	nein	nein	SS, im Set	ja	nein	10 ml Ropivacain 0,2 % pro Seite
PEC-2-Block	SS im Set: ultraschalloptimierte Nadel 8 cm	ja	nein	nein	SS, im Set	ja	nein	20 ml Ropivacain 0,2 % pro Seite
Serratus-in-plane-Block	SS im Set: ultraschalloptimierte Nadel 8 cm	ja	nein	nein	SS, im Set	ja	nein	40 ml Ropivacain 0,2 % pro Seite

PEC: M. pectoralis, SS: Single Shot, TAP: Transversus abdominis in plane

75 Abdominothorakale Ösophagusresektion

Christian Delle

Überblick

Basisinfos

- Intubationsnarkose oral, DLT (Doppellumentubus) 35–39 Ch links
- Operationszeit 5–6 h
- thorakaler Periduralkatheter (t-PDK) Th 5–12
- Blutgruppe
- postoperativ Intensivstation
- 2 EK (Erythrozytenkonzentrat) für Operation/2 EK in Reserve
- Relaxometrie

Material

- PVK (periphere Venenverweilkanüle) 17 G, 14 G
- Wärmedecke
- Temperatursonde
- arterielle Kanüle
- Wärmeunterdecke
- ZVK (zentraler Venenkatheter) dreilumig V. jugularis interna rechts
- Infusionswärmegerät
- Dauerkatheter (DK) mit Temperatursensor
- Bronchoskop 4,2 mm (dünn!)
- doppelläufige Magensonde
- Armausleger rechts

Medikamente

- Ceftriaxon/Metronidazol

75.1 Material und Medikamente

Material

- PVK 2-mal: 1,3 mm (18 G) und 1,8 mm (16 G)
- Doppellumentubus 35–39 Ch links
- arterielle Kanüle
- ZVK dreilumig V. jugularis interna rechts
- ggf. Schleuse bei schlechten Venenverhältnissen
- PDK-Set, siehe SOP PDA (S. 214) (Periduralanästhesie)
- dünnes Bronchoskop, Lichtquelle
- Druckmessung arteriell
- Wärmedecke, Ziel: Normothermie
- Temperatursonde
- Alpha-Card
- DK mit Temperatursonde
- Doppelläufige Magensonde Silikon/Ernährungssonde
- Relaxometrie
- Armausleger rechts, später links
- Infusionswärmegerät

Medikamente

- balancierte Vollelektrolytlösung, z. B. Jonosteril 1000 ml
- Dexpanthenol-Augensalbe oder Augenpflaster
- Propofol 1 % (10 mg/ml) ggf. Thiopental (500 mg/20 ml)
- Sufentanil (50 µg/10 ml)
- Ropivacain 0,75 % (7,5 mg/ml) max. 10 ml für den PDK
- Isofluran/Desfluran 0,7–1 minimale alveoläre Konzentration (MAC)
- Remifentanil-Perfusor 40 µg/ml (2 mg/50 ml)
- Rocuronium (50 mg/5 ml)
- Ceftriaxon 2 g als Kurzinfusion und Metronidazol 0,5 g als Kurzinfusion, nach 6 h 2. Gabe
- Atropin (0,5 mg/ml)
- Noradrenalin (4 µg/ml) 10 ml
- Noradrenalin-Perfusor mit 0,2 mg/50 ml (0,004 mg/ml)
- Noradrenalin-Perfusor mit 5 mg/50 ml (0,1 mg/ml)
- Ropivacain-0,2-%-Perfusor 50 ml (2 mg/ml)

75.2 Eingangsbemerkung

- präoperativ: Lungenfunktion und Blutgasanalyse (Spirometrie in der Prämedikationsambulanz), Röntgenthorax
- aktuelle Gerinnung und Thrombozyten
- Bei 80 % der Ösophagusresektionen wird der abdominelle Teil laparoskopisch operiert, der thorakale Teil offen chirurgisch. Bei 20 % werden beide Teile offen operiert. Der laparoskopische thorakale Teil wird seltener durchgeführt.

75.3 Anästhesieeinleitung

- Wärmeunterdecke unter Patient und warme Infusionen
- Anlage eines thorakalen PDK (Th 5–12), siehe SOP (S. 214)
- PDA, Arterienkanüle und Blutgasanalyse
- sorgfältige Präoxygenierung (8 tiefe Atemzüge bei dicht sitzender Maske oder 3 min mit FiO_2 [inspiratorische Sauerstofffraktion] 1,0)
- Narkoseeinleitung, ggf. RSI („rapid sequence induction") bei Entleerungsstörungen oder gestörtem Verschlussmechanismus
- Standardeinleitung:
  - Propofol 1 % (10 mg/ml) 1,5–2,5 mg/kgKG, ggf. Thiopental 3–5 mg/kgKG, Sufentanil 0,3–0,5 µg/kgKG und Rocuronium 0,6 mg/kgKG
  - Relaxometrie zur Einleitung (wenn T 4-Zahl 0, dann Intubation) und während des gesamten Eingriffs

  - DLT links platzieren und auskultatorisch sowie fiberoptisch in der Lage kontrollieren
  - Erneute fiberoptische Lagekontrolle vor und nach Umlagerung. Zunächst Rückenlage halbsitzend, linken Arm in Gelkissen wickeln und anlagern. Arterie – wenn möglich – in linke A. radialis legen (wegen Linksseitenlage für thorakalen operativen Zugang).
  - Infusionswärmegerät an ZVK-Infusion
  - dreilumiger ZVK V. jugularis interna rechts, 2 großlumige, gut laufende periphere Zugänge, Magensonde (zunächst harte, wird erst nach der Resektion des Ösophagus in eine doppelläufige Silikonmagensonde getauscht) in der Lage kontrollieren und absaugen, Fixierung der Magensonde
- Antibiotika: Ceftriaxon, Metronidazol
- Blasenkatheter mit Temperatursonde legen

75.4 Anästhesieführung

- Balancierte Anästhesie mit Isofluran oder Desfluran 0,7–1,0 MAC (minimale alveoläre Konzentration) als Kombinationsanästhesie mit Analgesie über den PDK und Remifentanil über Perfusor.
- Frühzeitiges Aufspritzen des PDK mit maximal 10 ml Ropivacain 0,75 % bis zum Hautschnitt. Bei Blutdruckabfall Noradrenalin-Perfusor.
- Intraoperativ über PDK Ropivacain 0,2 % 4–8 ml/h über einen Perfusor. Eine Nachrelaxierung ist bei gut wirkender Periduralanästhesie in der Regel nicht notwendig und erfolgt nur in Absprache mit dem Oberarzt.
- Primär abdominaler Zugangsweg laparoskopisch halbsitzende Lagerung, nach Präparation des Magens und Erstellen des Magenschlauchs Umlagerung in Linksseitenlage. Harte Magensonde entfernen. Auf zuverlässige Sicherung und Konnektion des Tubus achten. Nochmalige Kontrolle der Tubuslage und mit Beginn der rechtsseitigen Thorakotomie und Einlungenbeatmung.
- Im Verlauf erfolgt intraoperativ die nasale Einlage einer doppelläufigen Ernährungssonde, welche mit einem Nasenpflaster sicher fixiert werden muss
- bei dringendem Verdacht auf PDA-Versagen, Applikation von 0,3–0,5 µg/kgKG Sufentanil bis maximal 150 µg, dann Aufrechterhaltung mit Remifentanil 0,1–0,2 µg/kg/min
- Bei hohem Blutverlust nach 4–6 h zweite Antibiotikagabe erwägen/besprechen.
- Regelmäßige Blutgasanalysen mit Ausgleich von Elektrolytimbalancen.
- Mindestens einmal im Verlauf (nach ca. 4–6 h) oder häufiger bei höheren Blutverlusten kleines Blutbild, Gerinnung und Fibrinogen bestimmen.

Vorsicht

Hohe Blutverluste sind selten, ggf. frühzeitige Substitution von Volumen mit Infusionen/Blutprodukten. Bei Thorakotomie wird in der Regel der Zugang auf der rechten Seite verwendet und eine linksseitige Einlungenventilation (ELV) durchgeführt. Bei Problemen mit der Ventilation oder Lungenfunktion muss eine enge Kommunikation mit dem Operateur erfolgen.

Vorsicht

Vor Thoraxverschluss auf gute Entfaltung der rechten Lunge achten, vor erneuter Doppel-Lungen-Ventilation (DLV) ggf. endobronchial absaugen.

75.5 Postoperatives Vorgehen und Überwachung

- Am Operationsende erfolgt die Extubation. Vorherige bronchoskopische Kontrolle aller Ostien und Absaugung aller bronchialen Sekrete.
- Postoperativ Verlegung auf die Intensivstation.
- Postoperative Analgesie via PDK (Akutschmerzdienst), alternativ patientenkontrollierte Analgesiepumpe i. v. und Nichtopioid, z. B. Metamizol oder Paracetamol.
- Anlage eines Katheterprotokolls und eines Übergabeprotokolls an die Intensivstation und Weitergabe des Protokolls in den Aufwachraum für den Akutschmerzdienst.

76 Appendektomie (laparoskopisch/offen)

Christian Delle, Paul Ihle

Überblick

Basisinfos

- Intubationsnarkose oral
- Operationszeit 1–2 h
- totale intravenöse Anästhesie (TIVA)
- Relaxometrie

Material

- PVK (periphere Venenverweilkanüle) 18 G
- Magensonde einfach

Medikamente

- balancierte Vollelektrolytlösung, z. B. Jonosteril 1000 ml
- Augensalbe
- Antibiotika

76.1 Material und Medikamente

Material

- PVK 18 G in Lokalanästhesie
- Tubus 7,5–8 mm
- Magensonde einfach
- Relaxometrie

Medikamente

- balancierte Vollelektrolytlösung, z. B. Jonosteril 1000 ml
- Dexpanthenol-Augensalbe
- Noradrenalin (4 µg/ml) in 10-ml-Spritze
- Propofol-1-%-Perfusor (500 mg/50 ml) 1,5–2,5 mg/kgKG zur Einleitung, 4–12 mg/kgKG/h zur Aufrechterhaltung
- Sufentanil (50 µg/10 ml) 0,3–0,5 µg/kgKG zur Einleitung
- Remifentanil-Perfusor (40 µg/ml) 0,1–0,3 µg/kgKG/min zur Aufrechterhaltung
- Rocuronium (50 mg/5 ml) 0,6 mg/kgKG zur Einleitung
- Atropin (0,5 mg/ml)
- Noradrenalin (4 µg/ml) 10 ml
- Noradrenalin-Perfusor mit 0,2 mg/50 ml (0,004 mg/ml)
- Antibiose: 2 g Ceftriaxon und 0,5 g Metronidazol
- PONV-Prophylaxe (PONV: postoperative Übelkeit und Brechreiz) mit Dexamethason 4 mg
- ggf. Granisetron 1 mg/ml
- ggf. Droperidol 2,5 mg/ml

76.2 Eingangsbemerkung

- In 90 % der Fälle werden Appendektomien laparoskopisch in weniger als 60 min Operationszeit durchgeführt und in 10 % offen. In letzterem Fall ist meistens aufgrund der Schwere der Entzündung ein erweitertes hämodynamisches Monitoring und ggf. ein Intensivbett notwendig.
- Patienten nach Appendektomien leiden überdurchschnittlich häufig postoperativ unter PONV (siehe SOP PONV (S. 191)).

76.3 Anästhesieeinleitung

- Basismonitoring, periphervenöser Zugang in Lokalanästhesie, ein weiterer PVK nach Einleitung
- sorgfältige Präoxygenierung (8 tiefe Atemzüge bei dicht sitzender Maske oder 3 min mit FiO_2 [inspiratorische Sauerstofffraktion] 1,0)
- Einleitung mit Propofol 1,5–2,5 mg/kgKG, Sufentanil 0,3–0,5 µg/kgKG und Rocuronium 0,6–1 mg/kgKG, Aufrechterhaltung mit Remifentanil 0,1–0,2 µg/kgKG/min
- Relaxometrie zur Einleitung (wenn T 4-Zahl 0, dann Intubation)
- RSI bei akutem Abdomen
- PONV-Prophylaxe siehe SOP PONV (S. 191)
- 2 g Ceftriaxon und 0,5 g Metronidazol als Antibiose i. v.
  - **Cave:** Allergien
- Lagerung bei laparoskopsichem Vorgehen siehe ▸ Abb. 76.1.

76.4 Anästhesieführung

- Propofol 4–12 mg/kgKG/h
- bei Bedarf Remifentanil 0,1–0,2 µg/kgKG/min
- Nachrelaxierung i. d. R. nicht erforderlich
- bei Pneumoperitoneum volumenkontrollierte Beatmung
- PONV-Prophylaxe!
- Low-Flow-Anästhesie Fluss 0,5–1 l/min

Vorsicht

Gefahr von Gefäßverletzung bei Einführen der Trokare.

Vorsicht

Bei erschwerter Beatmung durch hohen intraabdominellen Druck sowie CO_2-Retention ist eine Anpassung der Beatmungsparameter erforderlich.

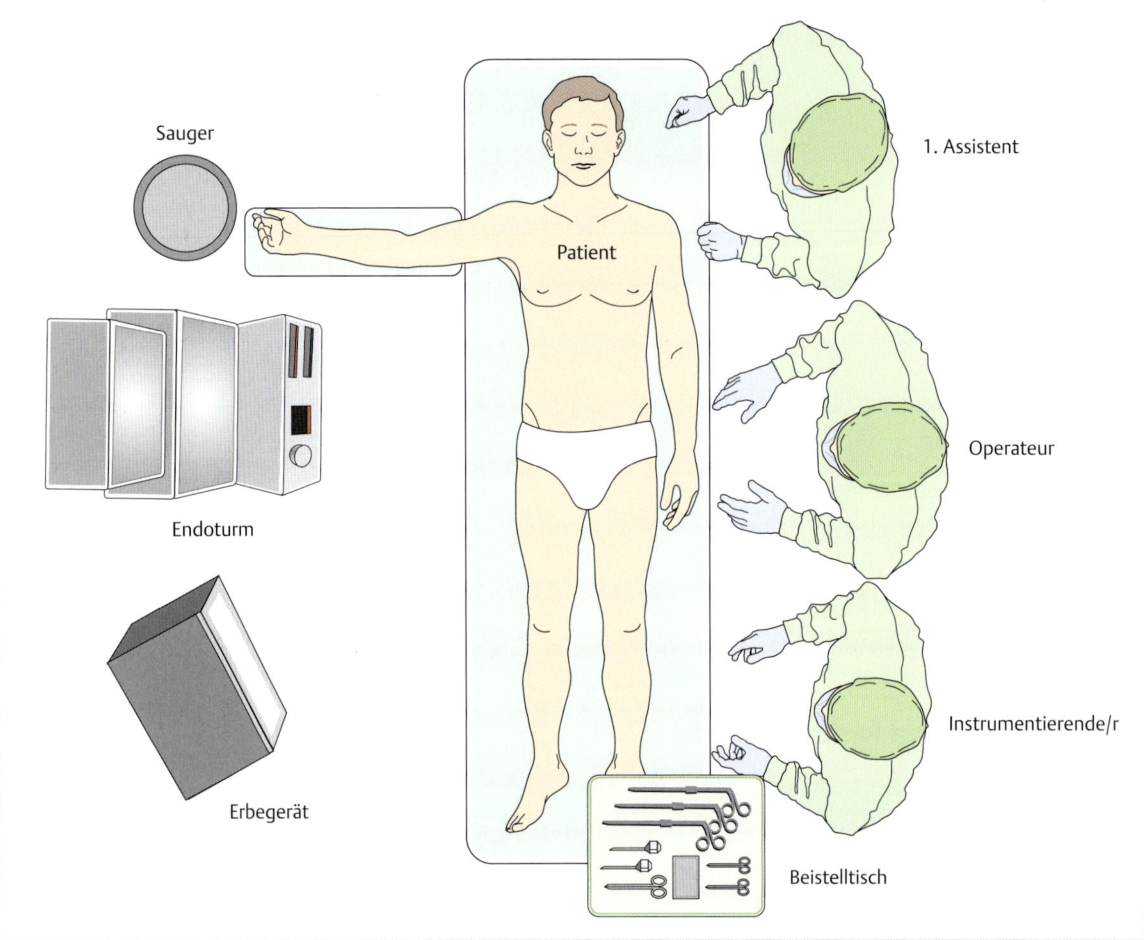

Abb. 76.1 Lagerung bei laparoskopischem Vorgehen.

Vorsicht

Relaxanzienüberhang bei sehr kurzem Eingriff.

76.5 Postoperatives Vorgehen und Überwachung

- ggf. Piritramid nach Ausleitung
- Verlegung in Aufwachraum

77 Bariatrische Chirurgie

Christian Delle

Überblick

Basisinfos
- Intubationsnarkose oral
- Operationszeit 2–4 h
- Blutgruppe
- Anmeldung Bett auf der Intermediate Care Unit (IMC/ggf. Intensivstation)
- Relaxometrie

Material
- PVK (periphere Venenverweilkanüle) 1-mal 17 G, 1-mal 14 G
- Wärmedecke
- arterielle Kanüle
- Rampenlagerungskissen
- Wärmeunterdecke
- ZVK (zentraler Venenkatheter) dreilumig V. jugularis interna rechts
- Temperatursonde
- Armausleger rechts
- DK (Dauerkatheter)
- Infusionswärmegerät
- Magensonde weich + 36 CH
- Videolaryngoskop
- ggf. Fiberoptik

Medikamente
- Sugammadex (griffbereit)
- balancierte Vollelektrolytlösung, z. B. Jonosteril 1000 ml
- Ceftriaxon/Metronidazol

77.1 Material und Medikamente

Material

- PVK 2-mal: 1,3 mm (18 G) und 1,8 mm (16 G)
- Tubus 7,5–8 mm Innendurchmesser
- arterielle Kanüle
- ZVK dreilumig V. jugularis interna rechts
- Druckmessung arteriell
- Wärmedecke, Ziel: Normothermie
- Temperatursonde
- Alpha-Card
- DK
- Magensonde Silikon
- Relaxometrie
- Armausleger beidseitig
- Infusionswärmegerät
- Lagerungskissen Rampenposition

Medikamente

- balancierte Vollelektrolytlösung, z. B. Jonosteril 1000 ml
- Dexpanthenol-Augensalbe
- Propofol (1 %) 10 mg/ml
- Augensalbe/Augenpflaster
- ggf. Thiopental (500 mg/20 ml)
- Propofol/ggf. Thiopental/ggf. Etomidat
- Sufentanil 50 µg/10 ml
- Desfluran 3,0–6,0 Vol%et/0,7–1 MAC (minimale alveoläre Konzentration)
- Remifentanil-Perfusor 40 µg/ml (2 mg/50 ml)
- Rocuronium (50 mg/5 ml)
- Ceftriaxon 2 g als Kurzinfusion und Metronidazol 0,5 g als Kurzinfusion
- Atropin (0,5 mg/ml)
- Noradrenalin (4 µg/ml) 10 ml
- Noradrenalin-Perfusor mit 0,2 mg/50 ml (0,004 mg/ml)
- Noradrenalin-Perfusor mit 5 mg/50 ml (0,1 mg/ml)

77.2 Eingangsbemerkung

- Bariatrische Operationsverfahren haben das Ziel, das Magenvolumen zu verkleinern und/oder die intestinale Resorptionsstrecke zu verkürzen.
- Zu den derzeit gängigen Verfahren zählen Magenballon, Magenband, Schlauchmagenoperation (Sleeve), Roux-en-Y-Gastric-Band und biliopankreatische Diversionsoperationen.
- Die präoperative Evaluation bei elektiven Eingriffen sollte großzügig weitere diagnostische Untersuchungen (z. B. Echo, EKG) nutzen, um das Operationsrisiko besser einschätzen zu können. Im Anhang findet sich ein Flowchart für die präoperative Evaluation (▶ Abb. 77.3).

77.3 Anästhesievorbereitung

- keine Anxiolytika als Prämedikation auf Station
- Basismonitoring
- Lagerung In- und Extubation:
    - Rampenposition des Oberkörpers mit speziellen Rampenkissen (▶ Abb. 77.1)
    - Arme beidseits ausgelagert (▶ Abb. 77.2)
- arterielle Druckmessung
- Temperatur- und Magensonde
- ZVK

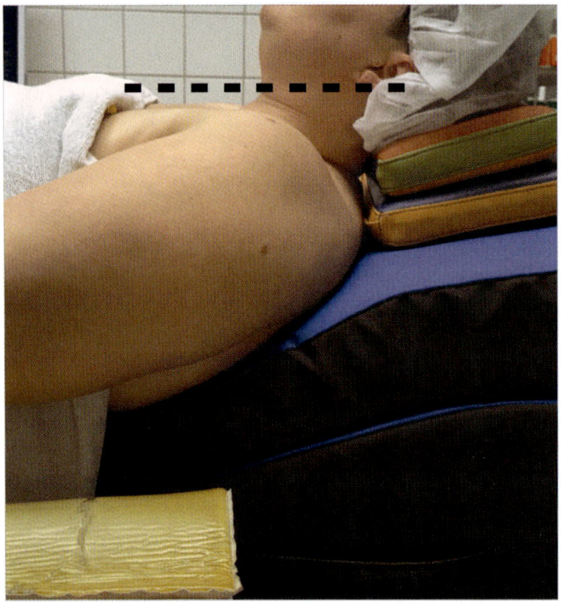

Abb. 77.1 **Rampenposition.** Lagerung während In- und Extubation mit Intubationskissen, Ohr/Tragus auf Höhe des Sternums reduziert signifikant das Risiko der schwierigen Intubation und Ventilation.

77.4 Anästhesieeinleitung

- Lagerung in Rampenposition (▶ Abb. 77.1), Wärmeunterdecke und warme Infusionen
- sorgfältige Präoxygenierung 5 min per CPAP („continuous positive airway pressure") mit 100 % Sauerstoff und PEEP („positive end-expiratory pressure") von 10 mmHg
- Narkoseeinleitung RSI („rapid sequence induction")
- Intubation mit Videolaryngoskop, ggf. großzügige Indikationsstellung für fiberoptische Wachintubation, durch verminderte funktionelle Residualkapazität (FRC) Neigung zu Atelektasen und Shunting in der Lunge, dadurch schnellerer Abfall der Sättigung
- neuromuskuläres Monitoring
- möglichst kurze Zeitspanne zwischen Induktion der Narkose und Intubation einhalten
- Sugammadex griffbereit in Einleitung vorhalten
- arterielle Kanüle und Blutgasanalyse
- ZVK
- Standardeinleitung (Dosierung s. auch ▶ Tab. 77.1, ▶ Tab. 77.2):
  - Propofol 1,5–2 mg/kgKG (LBW [„lean body weight"]), alternativ Thiopental 3–5 mg/kgKG, Sufentanil 0,3–0,5 µg/kgKG (LBW) und Rocuronium 0,6 mg/kgKG (LBW)

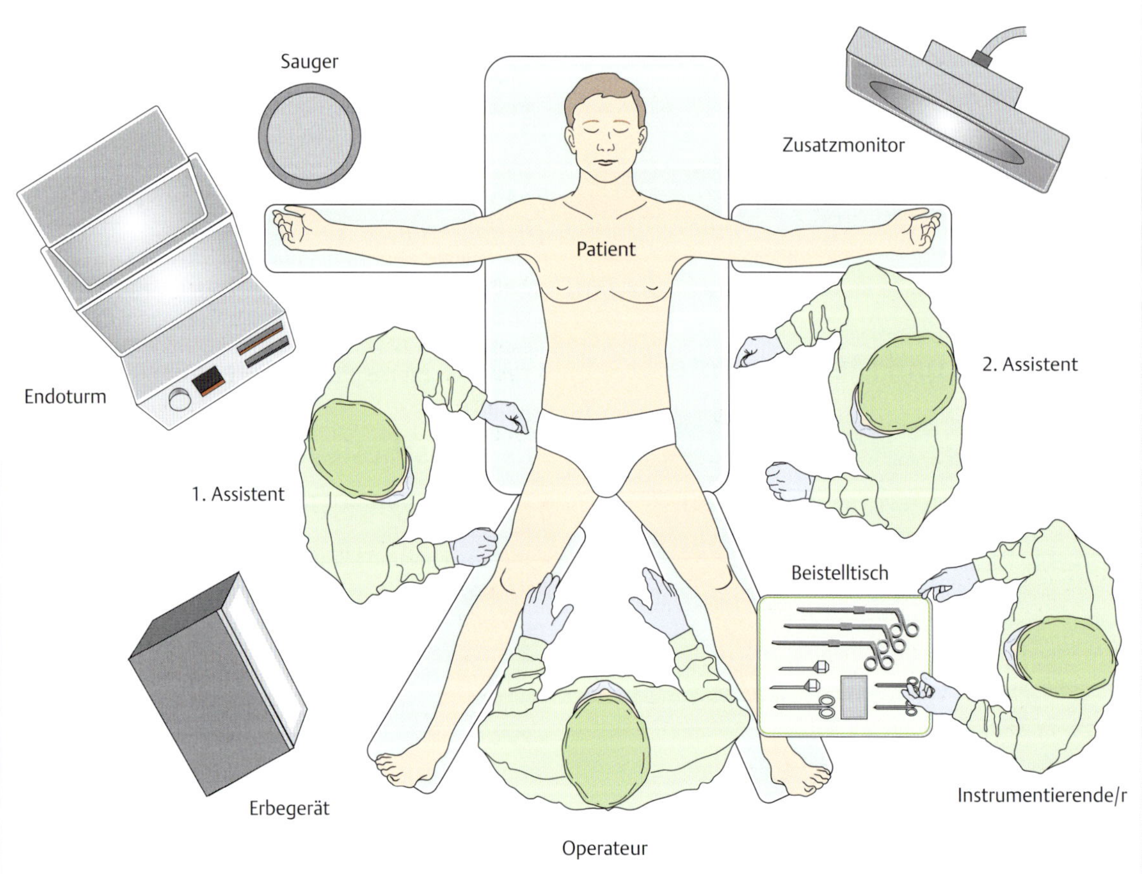

Abb. 77.2 **Aufbau und Lagerung intraoperativ.**

Tab. 77.1 Definitionen des Körpergewichts laut Association of Anesthetists of Great Britain and Ireland, Society for Obesity and Bariatric Anaesthesia (www.sobauk.co.uk/).

Begriff	Berechnung
„total body weight“ (TBW)	aktuelles Körpergewicht
„ideal body weight“ (IBW)	IBW (kg) = Größe (cm)–X (X = 105 für Männer, X = 100 für Frauen)
„lean body weight“ (LBW) Männer (max. 100 kg)	LBW (kg) = (9270 × TBW [kg])/(6680 + [216 × BMI (kg/m²)])
„lean body weight“ (LBW) Frauen (max. 70 kg)	LBW (kg) = (9270 × TBW [kg])/(8780 + [244 × BMI (kg/m²)])
„adjusted body weight“ (ABW)	ABW (kg) = IBW (kg) + (0,4 × [TBW (kg)–IBW (kg)])

Tab. 77.2 Gewichtsadaptierte Dosierungsempfehlungen für anästhesiologische Medikamente.

Substanz	Adaptation Gewicht
Propofol Einleitung	LBW
Propofol Aufrechterhaltung	ABW
Thiopental	LBW
Fentanyl	LBW
Sufentanil	LBW
Remifentanil	LBW
Rocuronium	LBW
Cis-Atracurium	LBW
Succinylcholin	TBW
Alfentanil	LBW
Neostigmin	max. 5 mg
Sugammadex	wie bei Normalgewichtigen

ABW: „adjusted body weight“, LBW: „lean body weight“, TBW: „total body weight“

- ○ Relaxometrie zur Einleitung (wenn T4-Zahl 0, dann Intubation) und während des gesamten Eingriffs
- ○ dreilumiger ZVK V. jugularis interna rechts, 2 großlumige, gut laufende periphere Zugänge, Arterie, Magensonde in der Lage kontrollieren und absaugen, Fixierung der Magensonde
- ○ Arme beidseits auf Armausleger lagern
- ○ Infusionswärmegerät an ZVK-Infusion
- Antibiotika: Ceftriaxon, Metronidazol

77.5 Anästhesieführung

- Inhalationsanästhesie mit Desfluran 3,0–6,0Vol%et (0,7–1,0 MAC), bei Kontraindikation für inhalative Anästhetika Propofol-Perfusor 5–10 mg/kgKG/h (ABW) zur Aufrechterhaltung der Hypnose
- großzügige Verwendung des Bispektral-Index-Monitorings
- bei sekundärem Blutdruckabfall Noradrenalin-Perfusor
- Aufrechterhaltung der Analgesie mit Remifentanil-Perfusor.
- Regelmäßige Blutgasanalysen mit Ausgleich von Elektrolytimbalancen. Nach Injektion zur Dichtigkeitsprüfung des Schlauchmagens über die 36-CH-Magensonde und deren Entfernung, gründliches Absaugen der Methylenblau-Rückstände aus Ösophagus und Mund/Rachen.

Vorsicht

Folgende Situationen sind besonders kritisch:

- Intubation
- Extubation in Rampenposition
- Transport
- lange Operationszeit möglich
- Awareness
- möglicher größerer Blutverlust
- Lagerungsschäden bei langer Operationsdauer
- adäquate Substitution mit Infusionslösungen und Blutprodukten

77.6 Postoperatives Vorgehen und Überwachung

- Verlegung auf die IMC (ggf. Intensivstation), ggf. frühzeitige nicht invasive Beatmung, Sauerstoffgabe per Maske auf Transport
- **Cave:** Hohes OSAS-Risiko (OSAS: obstruktives Schlafapnoesyndrom) unabhängig vom absoluten BMI, häufig ist das OSAS gar nicht diagnostiziert.

77.7 Zusatzmaterial

Berechnung des BMI (Body-Mass-Index) (▸ Tab. 77.3): BMI (kg/m²) = Körpergewicht (kg)/Körpergröße² (m)

Für die elektive Operation zur Magenverkleinerung (meist Sleeve-Operation) wird ab einem BMI von > 35 kg/m² ein EKG, eine Echokardiografie und eine Lungenfunktionsprüfung vorausgesetzt (▸ Abb. 77.3).

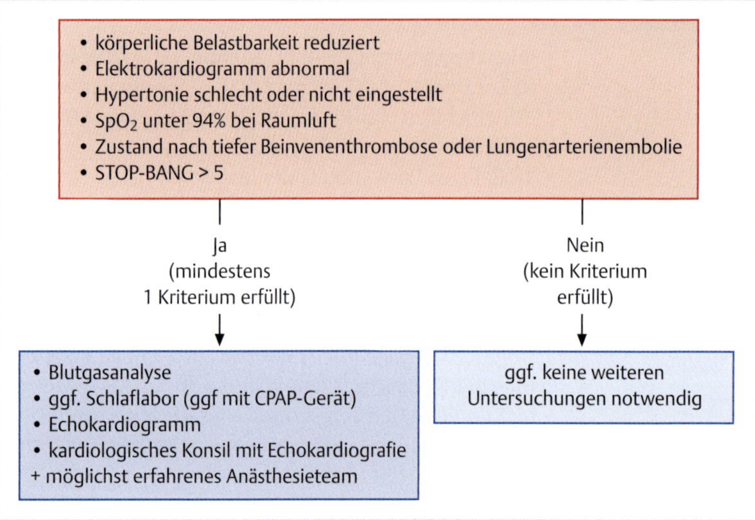

Abb. 77.3 Flowchart zur präoperativen Evaluation bariatrischer Patienten; CPAP: „continuous positive airway pressure".

Tab. 77.3 Klassifikation des BMI (Body-Mass-Index).

BMI (kg/m²)	Klassifikation
< 18,5	Untergewicht
18,5–24,9	Normalgewicht
25–29,9	mäßiges Übergewicht
30,0–34,9	deutliches Übergewicht Grad 1
35,0–39,9	Grad 2
> 40	Grad 3, morbide Adipositas

Tab. 77.4 STOP-BANG-Score zur präoperativen Evaluation bei Patienten mit einem BMI > 35 kg/m².

	Parameter	Punkte
S	Schnarchen: lautes Schnarchen? (lauter als Aussprache oder durch geschlossene Tür hörbar)	1
T	Tired (Müdigkeit): Besteht regelmäßig Müdigkeit am Tage oder werden oft „Nickerchen" durchgeführt?	1
O	Observed (Atempausen): Sind Angehörigen in der Schlafphase Atempausen aufgefallen?	1
P	Blood Pressure (Hypertonus): Ist eine arterielle Hypertonie bekannt oder wird diese medikamentös behandelt?	1
B	BMI > 35 kg/m²	1
A	Alter > 50 Jahre	1
N	Neck (Halsumfang) > 40 cm	1
G	Geschlecht: männlich	1

78 Cholezystektomie (laparoskopisch/offen)

Christian Delle, Paul Ihle

Überblick

Basisinfos
- Intubationsnarkose oral
- Operationszeit 1–2 h
- totale intravenöse Anästhesie
- Relaxometrie

Material
- PVK (periphere Venenverweilkanüle) 18 G
- Magensonde einfach

Medikamente
- balancierte Vollelektrolytlösung, z. B. Jonosteril 1000 ml
- Augensalbe
- Antibiose

78.1 Material und Medikamente

Material

- PVK 1-mal 18 G in Lokalanästhesie
- Tubus 7,5–8 mm
- Magensonde einfach
- Relaxometrie

Medikamente

- balancierte Vollelektrolytlösung, z. B. Jonosteril 1000 ml
- Dexpanthenol-Augensalbe
- Noradrenalin (4 µg/ml) in 10-ml-Spritze
- Augensalbe/Augenpflaster
- Propofol-1-%-Perfusor (500 mg/50 ml) 1,5–2,5 mg/kgKG zur Einleitung, 4–12 mg/kgKG/h zur Aufrechterhaltung
- Sufentanil (50 µg/10 ml), 0,3–0,5 µg/kgKG zur Einleitung
- Remifentanil-Perfusor (40 µg/ml) 0,1–0,3 µg/kgKG/min zur Aufrechterhaltung
- Rocuronium (50 mg/5 ml) 0,6 mg/kgKG zur Einleitung
- Atropin (0,5 mg/ml)
- Noradrenalin (4 µg/ml) 10 ml
- Noradrenalin-Perfusor mit 0,2 mg/50 ml (0,004 mg/ml)
- Antibiose: Ceftriaxon 2g + Metronidazol 0,5g
- PONV-Prophylaxe mit Dexamethason 4 mg
- ggf. Granisetron (1 mg/ml)

78.2 Eingangsbemerkung

- In 90 % der Fälle werden Cholezystektomien laparoskopisch in weniger als 60 min Operationszeit durchgeführt und nur in 10 % offen chirurgisch. Dann ist meistens aufgrund der Schwere der Entzündung ein erweitertes hämodynamisches Monitoring und ggf. ein Intensivbett notwendig.
- Patienten nach Gallenblasenoperationen leiden überdurchschnittlich häufig postoperativ unter PONV (siehe SOP PONV (S. 191)).

78.3 Anästhesieeinleitung

- Basismonitoring
- periphervenöser Zugang in Lokalanästhesie, ein weiterer PVK nach Einleitung
- sorgfältige Präoxygenierung (8 tiefe Atemzüge bei dicht sitzender Maske oder 3 min mit FiO_2 1,0)
- Einleitung mit Propofol 1,5–2,5 mg/kgKG, Sufentanil 0,3–0,5 µg/kgKG oder Rocuronium 0,6 mg/kgKG, Aufrechterhaltung mit Remifentanil 0,1–0,2 µg/kgKG/min
- Relaxometrie zur Einleitung (wenn T 4-Zahl 0, dann Intubation)
- PONV-Prophylaxe siehe SOP PONV (S. 191)
- 2 g Ceftriaxon + 0,5 g Metronidazol als Antibiose i. v. – **Cave:** Allergien, ggf. Transversus-abdominis-plane-Blockade (s. SOP TAP (S. 239)) beidseits mit je 30 ml Ropivacain 0,2 %
- Lagerung bei laparoskopischem Vorgehen siehe ▶ Abb. 78.1

78.4 Anästhesieführung

- Propofol 4–12 mg/kgKG/h
- bei Bedarf Remifentanil 0,1–0,2 µg/kgKG/min
- Nachrelaxierung i. d. R. nicht erforderlich
- bei Pneumoperitoneum volumenkontrollierte Beatmung
- PONV-Prophylaxe!
- Low-Flow-Anästhesie Fluss 0,5–1 l/min

Vorsicht

Beim Einführen der Trokare besteht die Gefahr für Gefäßverletzung.

Vorsicht

Bei erschwerter Beatmung durch hohen intraabdominellen Druck sowie CO_2-Retention ist eine Anpassung der Beatmungsparameter notwendig.

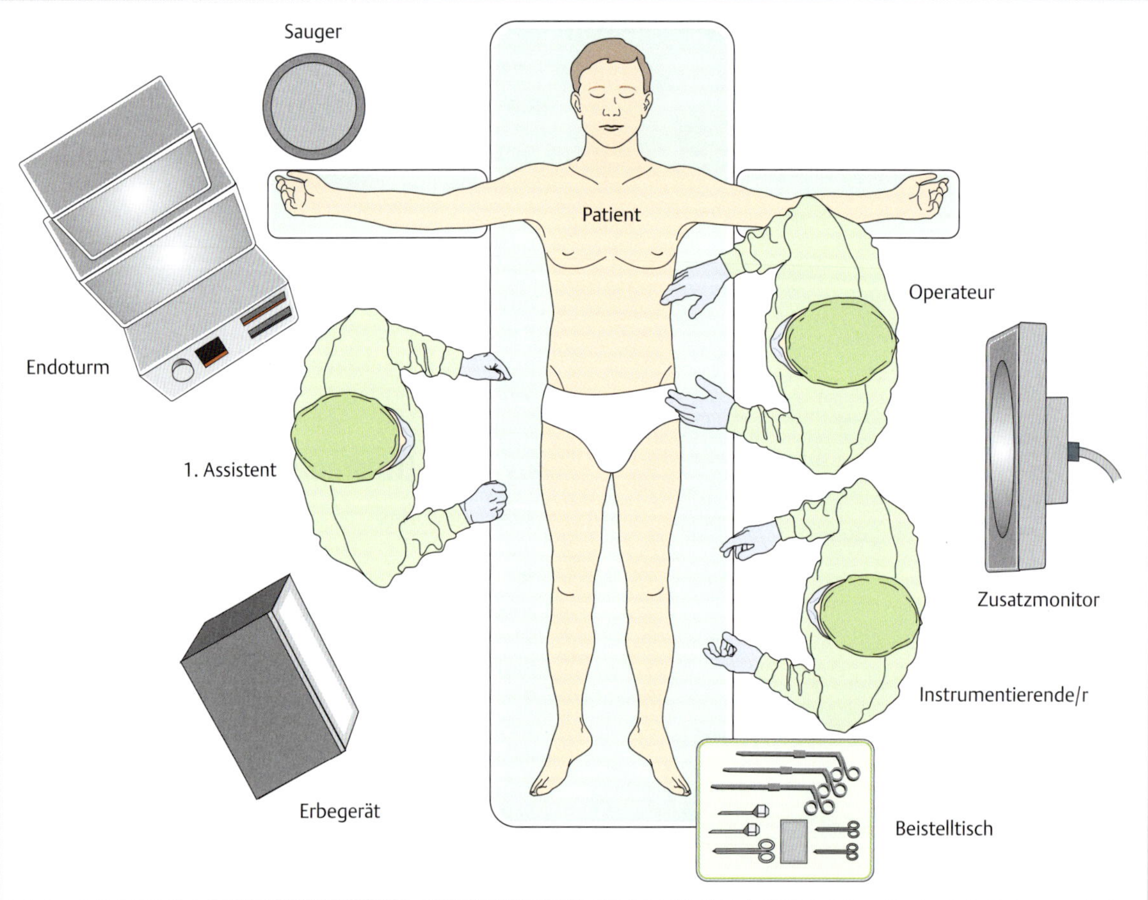

Abb. 78.1 Lagerung bei laparoskopischem Vorgehen.

Vorsicht

Relaxanzienüberhang bei sehr kurzem Eingriff.

78.5 Postoperatives Vorgehen und Überwachung

- ggf. Piritramid nach Ausleitung
- Verlegung in Aufwachraum

79 Duodenopankreatektomie

Christian Delle

Überblick

Basisinfos

- Intubationsnarkose oral
- Operationszeit 4–6 h
- thorakaler Periduralkatheter (t-PDK) Th 5–12
- Blutgruppe
- 2 EK (Erythrozytenkonzentrat) für Operation/2 EK in Reserve
- Relaxometrie

Material

- PVK 18 G, 16 G
- Wärmedecke
- Temperatursonde
- arterielle Kanüle
- Wärmeunterdecke
- IMC (Intermediate Care)
- ZVK (zentraler Venenkatheter) dreilumig V. jugularis interna rechts
- Infusionswärmegerät
- Armausleger rechts
- DK (Dauerkatheter)
- Magensonde weich + hart

Medikamente

- balancierte Vollelektrolytlösung, z. B. Jonosteril 1000 ml
- Ceftriaxon/Metronidazol

79.1 Material und Medikamente

Material

- PVK 2-mal: 1,3 mm (18 G) und 1,8 mm (16 G)
- Tubus 7,5–8 mm Innendurchmesser
- arterielle Kanüle
- ZVK dreilumig V. jugularis interna rechts
- PDK-Set (siehe SOP PDA (S. 214))
- Druckmessung arteriell
- Wärmedecke, Ziel: Normothermie
- Temperatursonde
- Alpha-Card
- DK
- Magensonde Silikon
- Relaxometrie
- Armausleger rechts
- Infusionswärmegerät

Medikamente

- balancierte Vollelektrolytlösung, z. B. Jonosteril 1000 ml
- Dexpanthenol-Augensalbe
- Propofol 1 % (10 mg/ml)
- ggf. Thiopental (500 mg/20 ml)
- Sufentanil (50 µg/10 ml)
- Ropivacain 0,75 % (7,5 mg/ml), maximal 10 ml für den PDK
- Desfluran 3–6 Vol%et/0,7–1,0 MAC (minimale alveoläre Konzentration)
- Remifentanil-Perfusor 40 µg/ml (2 mg/50 ml)
- Rocuronium (50 mg/5 ml)
- Ceftriaxon 2 g als Kurzinfusion und Metronidazol 0,5 g als Kurzinfusion
- Atropin (0,5 mg/ml)
- Noradrenalin (4 µg/ml) 10 ml
- Noradrenalin-Perfusor mit 0,2 mg/50 ml (0,004 mg/ml)
- Noradrenalin-Perfusor mit 5 mg/50 ml (0,1 mg/ml)
- Ropivacain-0,2 %-Perfusor 50 ml (2 mg/ml)

79.2 Anästhesievorbereitung

- Basismonitoring
- zentraler Venendruck ggf. diskontinuierlich, arterielle Druckmessung
- Temperatur- und Magensonde
- **Cave:** Gerinnungskontrolle bei Beeinträchtigung der Leberfunktion durch Ductus-choledochus-Verschluss
- Lagerung:
  - Oberkörper erhöht und überstreckt
  - linker Arm wird angelagert
  - Retraktor wird kranial des rechten, ausgelagerten Armes angebracht

79.3 Anästhesieeinleitung

- Wärmeunterdecke und warme Infusionen.
- Anlage eines thorakalen PDK (Th 5–12, siehe SOP PDA (S. 214)), bei Kontraindikation ggf. Transversus-abdominis-plane-Single-Shot beidseits (siehe SOP TAP-Blockaden (S. 239)), arterielle Kanüle und Blutgasanalyse
- sorgfältige Präoxygenierung (8 tiefe Atemzüge bei dicht sitzender Maske oder 3 min mit FiO_2 1,0)
- Narkoseeinleitung, ggf. „rapid sequence induction" (RSI) bei Entleerungsstörungen oder gestörtem Verschlussmechanismus.
- Standardeinleitung:

  - Propofol 1 % 1,5–2,5 mg/kgKG oder Thiopental 3–5 mg/kgKG, Sufentanil 0,3–0,5 µg/kgKG und Rocuronium 0,6 mg/kgKG
  - Relaxometrie zur Einleitung (wenn T 4-Zahl 0, dann Intubation) und während des gesamten Eingriffs (Philips-Modul)
  - dreilumiger ZVK V. jugularis interna rechts, 2 großlumige, gut laufende periphere Zugänge, Arterie, wenn möglich in rechte A. radialis legen
  - Magensonde in der Lage kontrollieren und absaugen, Fixierung der Magensonde
  - rechten Arm auf Armausleger lagern
  - Infusionswärmegerät an ZVK-Infusion
- Antibiotika: Ceftriaxon, Metronidazol

79.4 Anästhesieführung

- Kombinationsanästhesie mit Analgesie über PDK (siehe SOP PDA (S. 214)) und Inhalationsanästhesie mit Desfluran 3–6 Vol%et/0,7–1,0 MAC
- bis zum Hautschnitt maximal 10 ml Ropivacain 0,75 %, bei sekundärem Blutdruckabfall Noradrenalin-Perfusor
- Im weiteren Verlauf der Operation Anschluss eines Perfusors mit Ropivacain 0,2 % 4–8 ml/h via PDK.
- Rocuronium (Nachrelaxierung) bei guter PDA i. d. R. nicht notwendig (Rücksprache Oberarzt)
- bei dringendem Verdacht auf PDA-Versagen: Applikation von 0,3–0,5 µg/kgKG Sufentanil bis maximal 100 µg, dann Aufrechterhaltung mit Remifentanil 0,1–0,2 µg/kg/min
- bei hohem Blutverlust zweite Antibiotikagabe
- regelmäßige Blutgasanalysen mit Ausgleich von Elektrolytimbalancen
- mindestens einmal im Verlauf (nach ca. 4–6 h) oder häufiger bei höheren Blutverlusten kleines Blutbild, Gerinnung und Fibrinogen bestimmen

Vorsicht

Bei langer Operationszeit ist ein größerer Blutverlust möglich, daher adäquate Substitution mit Infusionslösungen und Blutprodukten.

Vorsicht

Lagerungsschäden bei langer Operationsdauer.

79.5 Postoperatives Vorgehen und Überwachung

- Verlegung auf IMC
- postoperative Analgesie via PDK, alternativ patientenkontrollierte Analgesiepumpe i. v.
- Anlage eines Katheterprotokolls und Mitgabe des Protokolls in den Aufwachraum für den Akutschmerzdienst.
- Der Akutschmerzdienst visitiert den Patienten im Aufwachraum und legt die weitere postoperative Analgesie fest

80 Gastrektomie und Magenchirurgie

Christian Delle

Überblick

Basisinfos
- Intubationsnarkose oral
- Operationszeit 4–6 h
- evtl. Aufwachraum
- Blutgruppe
- IMC (Intermediate Care) Bettanmeldung
- 2 Erythrozytenkonzentrate in Reserve
- Relaxometrie

Material
- PVK (periphere Venenverweilkanüle) 1-mal 17 G, 1-mal 14 G
- Wärmedecke
- thorakaler Periduralkatheter (t-PDK) Th 5–12
- arterielle Kanüle
- Wärmeunterdecke
- ZVK (zentraler Venenkatheter) dreilumig V. jugularis interna rechts
- Temperatursonde
- Armausleger rechts
- DK (Dauerkatheter)
- Infusionswärmegerät
- Magensonde weich und hart

Medikamente
- balancierte Vollelektrolytlösung, z. B. Jonosteril 1000 ml
- Ceftriaxon/Metronidazol

80.1 Material und Medikamente

Material

- PVK 2-mal 1,3 mm (18 G) und 1,8 mm (16 G)
- Tubus 7,5–8 mm Innendurchmesser
- arterielle Kanüle
- ZVK dreilumig V. jugularis interna rechts
- PDK-Set (siehe SOP PDA (S. 214))
- Druckmessung arteriell
- Wärmedecke, Ziel: Normothermie
- Temperatursonde
- Alpha-Card
- DK
- Magensonde Silikon
- Relaxometrie
- Armausleger rechts
- Infusionswärmegerät

Medikamente

- balancierte Vollelektrolytlösung, z. B. Jonosteril 1000 ml
- Dexpanthenol-Augensalbe
- Propofol 1 % (10 mg/ml)
- Augensalbe/Augenpflaster
- ggf. Thiopental (500 mg/20 ml)
- Sufentanil (50 µg/10 ml)
- Ropivacain 0,75 % (7,5 mg/ml) max. 10 ml für den PDK
- Desfluran 3–6 Vol%et/0,7–1,0 MAC
- ggf. Remifentanil-Perfusor 40 µg/ml (2 mg/50 ml)
- Rocuronium (50 mg/5 ml) 0,6 mg/kgKG i. v.
- Ceftriaxon 2 g als Kurzinfusion und Metronidazol 0,5 g als Kurzinfusion
- Atropin (0,5 mg/ml)
- Noradrenalin (4 µg/ml) 10 ml
- Noradrenalin-Perfusor mit 0,2 mg/50 ml (0,004 mg/ml)
- Noradrenalin-Perfusor mit 5 mg/50 ml (0,1 mg/ml)
- Ropivacain-0,2 %-Perfusor 50 ml (2 mg/ml)

80.2 Anästhesievorbereitung

- Basismonitoring
- zentraler Venendruck diskontinuierlich, arterielle Druckmessung
- Temperatur- und Magensonde
- **Cave:** Gerinnungskontrolle bei Beeinträchtigung der Leberfunktion durch Ductus-choledochus-Verschluss
- Lagerung:
  - Oberkörper erhöht und überstreckt
  - linker Arm wird angelagert
  - Retraktor wird kranial des rechten, ausgelagerten Armes angebracht

80.3 Anästhesieeinleitung

- Wärmeunterdecke und warme Infusionen
- Anlage eines thorakalen PDK (Th 5–12) (siehe SOP (S. 214))
- PDA, bei Kontraindikation ggf. Transversus-abdominis-plane-Block Single Shot beidseits (siehe SOP TAP-Blockaden (S. 239))
- arterielle Kanüle und Blutgasanalyse
- sorgfältige Präoxygenierung (8 tiefe Atemzüge bei dicht sitzender Maske oder 3 min mit FiO_2 1,0)
- Narkoseeinleitung, ggf. „rapid sequence induction“ (RSI) bei Entleerungsstörungen oder gestörtem Verschlussmechanismus

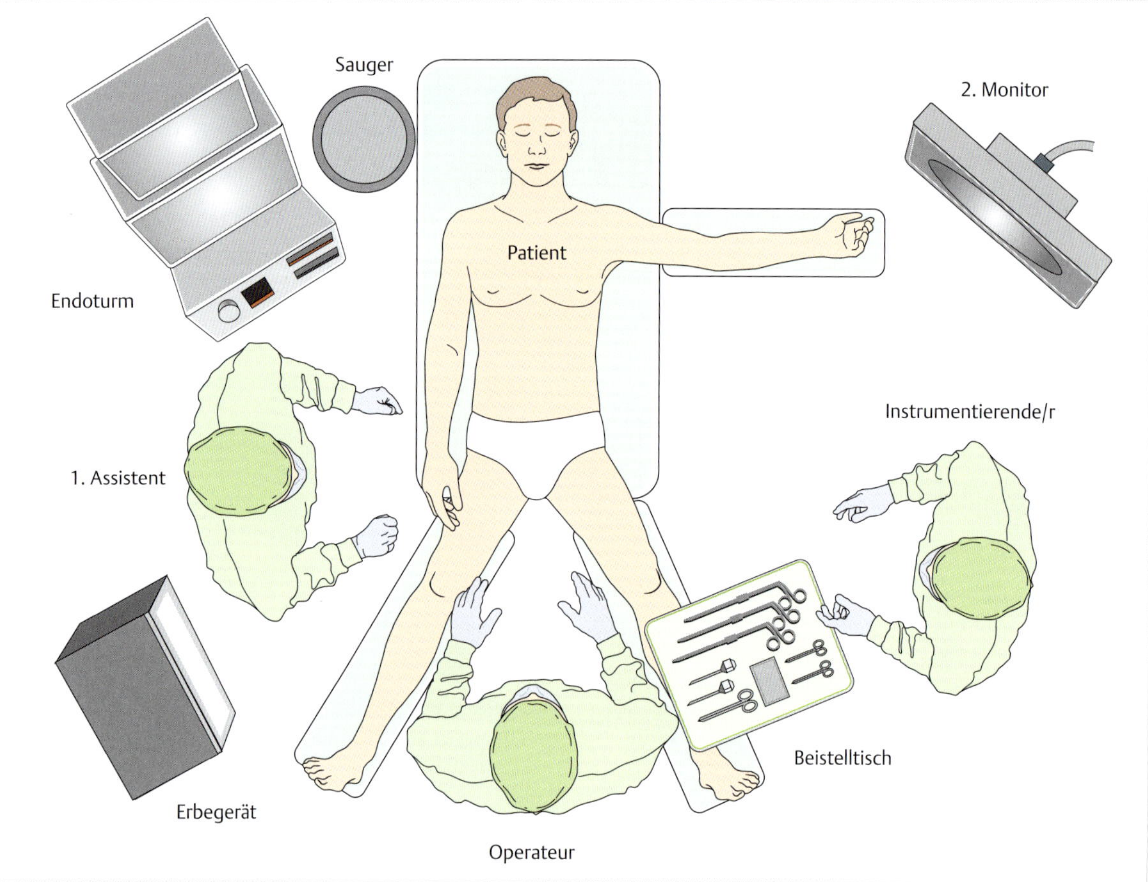

Abb. 80.1 Lagerung bei laparoskopischer Fundoplikatio.

- Standardeinleitung:
  - Propofol 1 % 1,5–2,5 mg/kgKG; ggf. Thiopental 3–5 mg/kgKG, Sufentanil 0,3–0,5 µg/kgKG und Rocuronium 0,6 mg/kgKG
  - Relaxometrie zur Einleitung (wenn T4-Zahl 0, dann Intubation) und während des gesamten Eingriffs
  - dreilumiger ZVK V. jugularis interna rechts, 2 großlumige, gut laufende periphere Zugänge, wenn möglich, in rechte A. radialis legen, Magensonde in der Lage kontrollieren und absaugen, Fixierung der Magensonde
  - rechten Arm auf Armausleger lagern
  - Infusionswärmegerät an ZVK-Infusion
- Antibiotika: Ceftriaxon, Metronidazol
- Lagerung siehe ▶ Abb. 80.1

80.4 Anästhesieführung

- Kombinationsanästhesie mit Analgesie über PDK (Verwendung siehe SOP PDA (S. 214)) und Inhalationsanästhesie Desfluran 3–6 Vol%et/0,7–1,0 MAC
- bis zum Hautschnitt max. 10 ml Ropivacain 0,75
- bei sekundärem Blutdruckabfall Noradrenalin-Perfusor
- Im weiteren Verlauf der Operation Anschluss eines Perfusors mit Ropivacain 0,2 % 4–8 ml/h beim Patienten.
- Rocuronium (Nachrelaxierung) bei guter PDA i. d. R. nicht notwendig (Rücksprache Oberarzt)
- bei dringendem Verdacht auf PDA-Versagen Applikation von 0,3–0,5 µg/kgKG Sufentanil bis maximal 100 µg, dann Aufrechterhaltung mit Remifentanil 0,1–0,2 µg/kg/min
- bei hohem Blutverlust zweite Antibiotikagabe
- regelmäßige Blutgasanalysen mit Ausgleich von Elektrolytimbalancen
- mindestens einmal im Verlauf (nach ca. 4–6 h) oder häufiger bei höheren Blutverlusten kleines Blutbild, Gerinnung und Fibrinogen bestimmen

Vorsicht

Bei langer Operationszeit ist ein größerer Blutverlust möglich, daher adäquate Substitution mit Infusionslösungen und Blutprodukten.

Vorsicht

Lagerungsschäden bei langer Operationsdauer.

80.5 Postoperatives Vorgehen und Überwachung

- Verlegung auf IMC
- postoperative Analgesie via PDK, alternativ patientenkontrollierte Analgesiepumpe i. v.
- Anlage eines Katheterprotokolls und Mitgabe des Protokolls in den Aufwachraum für den Akutschmerzdienst.
- Der Akutschmerzdienst visitiert den Patienten im Aufwachraum und legt die weitere postoperative Analgesie fest

81 Hemikolektomie, Sigmaresektion, Darmchirurgie

Christian Delle

Überblick

Basisinfos

- Intubationsnarkose oral
- Operationszeit 2–3 h
- Blutgruppe
- evtl. Intermediate Care (IMC)
- Aufwachraum
- Relaxometrie

Material

- PVK (periphere Venenverweilkanüle) 1-mal 16 G, 1-mal 18 G
- Temperatursonde
- arterielle Kanüle
- thorakaler Periduralkatheter (t-PDK) Th 5–12
- Wärmeoberdecke
- ZVK (zentraler Venenkatheter) dreilumig V. jugularis interna rechts
- 2 Erythrozytenkonzentrate in Reserve
- DK (Dauerkatheter)
- Infusionswärmegerät
- Magensonde weich
- Armausleger beide Arme

Medikamente

- balancierte Vollelektrolytlösung, z. B. Jonosteril 1000 ml
- Ceftriaxon/Metronidazol

81.1 Material und Medikamente

Material

- PVK 2-mal 1,3 mm (18 G) und 1,8 mm (16 G)
- Tubus 7,5–8 mm Innendurchmesser
- arterielle Kanüle (20 G, A. radialis links)
- ZVK dreilumig V. jugularis interna rechts
- PDK-Set (siehe SOP PDA (S. 214))
- Druckmessung arteriell
- Wärmedecke, Ziel: Normothermie
- Temperatursonde
- Alpha-Card
- DK
- Magensonde
- Relaxometrie
- Armausleger beide Arme
- Infusionswärmegerät

Medikamente

- balancierte Vollelektrolytlösung, z. B. Jonosteril 1000 ml
- Dexpanthenol-Augensalbe
- Propofol 1 % (10 mg/ml)
- Augensalbe/Augenpflaster
- ggf. Thiopental (500 mg/20 ml)
- Sufentanil (50 µg/10 ml)
- Ropivacain 0,75 % (7,5 mg/ml) maximal 10 ml für den PDK
- Desfluran 3–6 Vol%et/0,7–1 MAC (minimale alveoläre Konzentration)
- ggf. Remifentanil-Perfusor 40 µg/ml (2 mg/50 ml)
- Rocuronium (50 mg/5 ml)
- Ceftriaxon 2 g als Kurzinfusion und Metronidazol 0,5 g als Kurzinfusion
- Atropin (0,5 mg/ml)
- Noradrenalin (4 µg/ml) 10 ml
- Noradrenalin-Perfusor mit 0,2 mg/50 ml (0,004 mg/ml)
- Noradrenalin-Perfusor mit 5 mg/50 ml (0,1 mg/ml)
- Ropivacain-0,2 %-Perfusor 50 ml (2 mg/ml)

81.2 Anästhesievorbereitung

- Basismonitoring
- arterielle Druckmessung
- Temperatur- und Magensonde
- Blasendauerkatheter
- Tisch für Steinschnittlage

81.3 Anästhesieeinleitung

- Wärmeverlust vermeiden: Wärmegebläse/warme Tücher und warme Infusionen/Infusionswärmer
- Anlage eines thorakalen PDK (Th 5–12) (siehe SOP PDK (S. 214)), bei Kontraindikation ggf. Transversus-abdominis-plane-Block Single Shot beidseits (siehe SOP TAP-Blockaden (S. 239))
- arterielle Kanüle und Blutgasanalyse
- sorgfältige Präoxygenierung (8 tiefe Atemzüge bei dicht sitzender Maske oder 3 min mit FiO_2 1,0) Narkoseeinleitung, ggf. „rapid sequence induction" (RSI) bei Entleerungsstörungen oder gestörtem Verschlussmechanismus
- Standardeinleitung:
  - Propofol 1 % 1,5–2,5 mg/kgKG, ggf. Thiopental 3–5 mg/kgKG, Sufentanil 0,3–0,5 µg/kgKG und Rocuronium 0,6 mg/kgKG

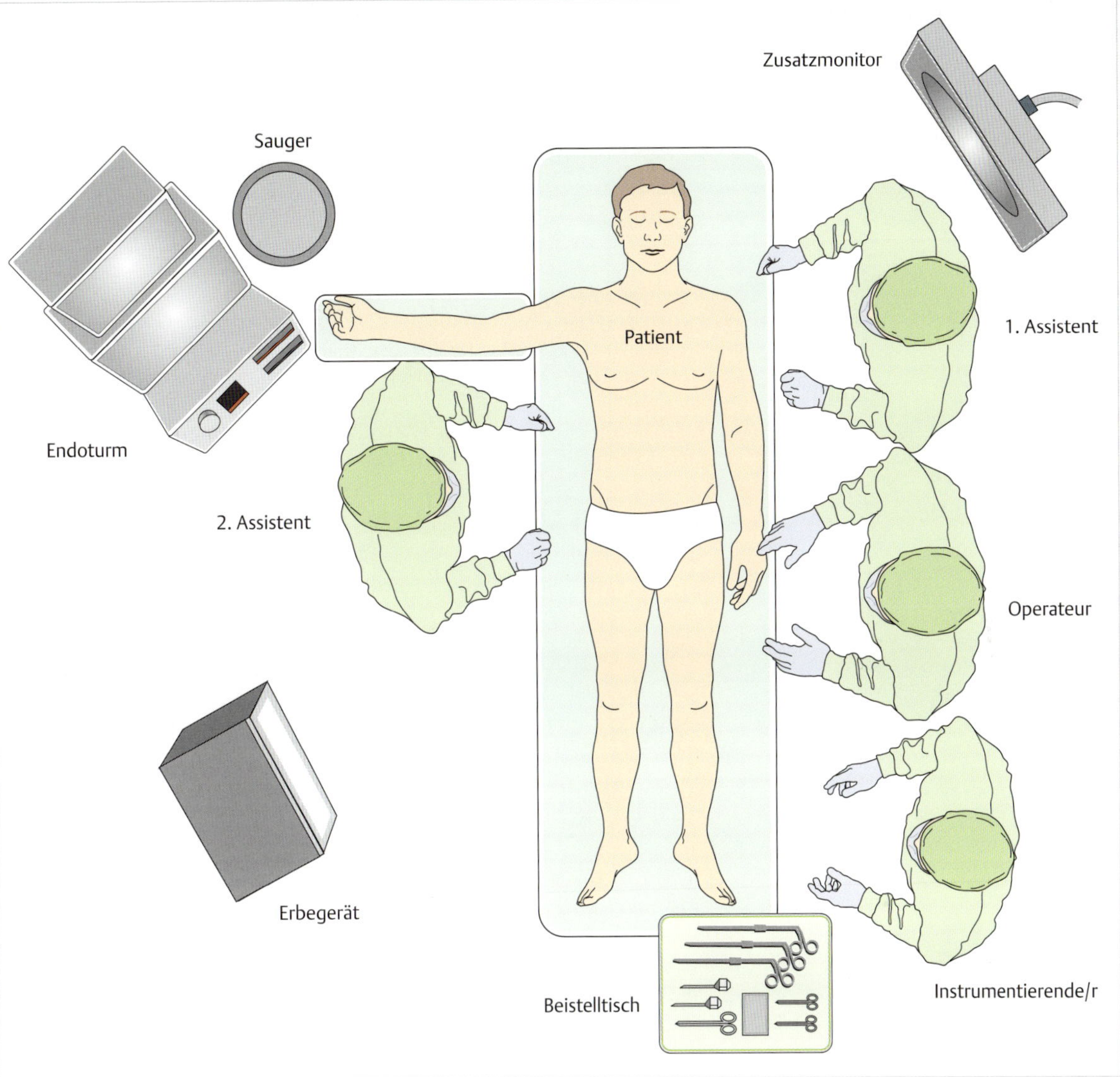

Abb. 81.1 Lagerung bei laparoskopischer Dünndarmresektion.

- ◦ Relaxometrie zur Einleitung (wenn T4-Zahl 0, dann Intubation) und während des gesamten Eingriffs
- ◦ dreilumiger ZVK V. jugularis interna rechts, 2 großlumige, gut laufende periphere Zugänge in die A. radialis des ausgelagerten Armes legen, Magensonde in der Lage kontrollieren, absaugen und fixieren
- ◦ beide Arme auf Armausleger lagern
- ◦ Infusionswärmegerät an ZVK-Infusion
- Antibiotika: Ceftriaxon, Metronidazol
- Lagerung abhängig von der Operation (▸ Abb. 81.1, ▸ Abb. 81.2, ▸ Abb. 81.3, ▸ Abb. 81.4)

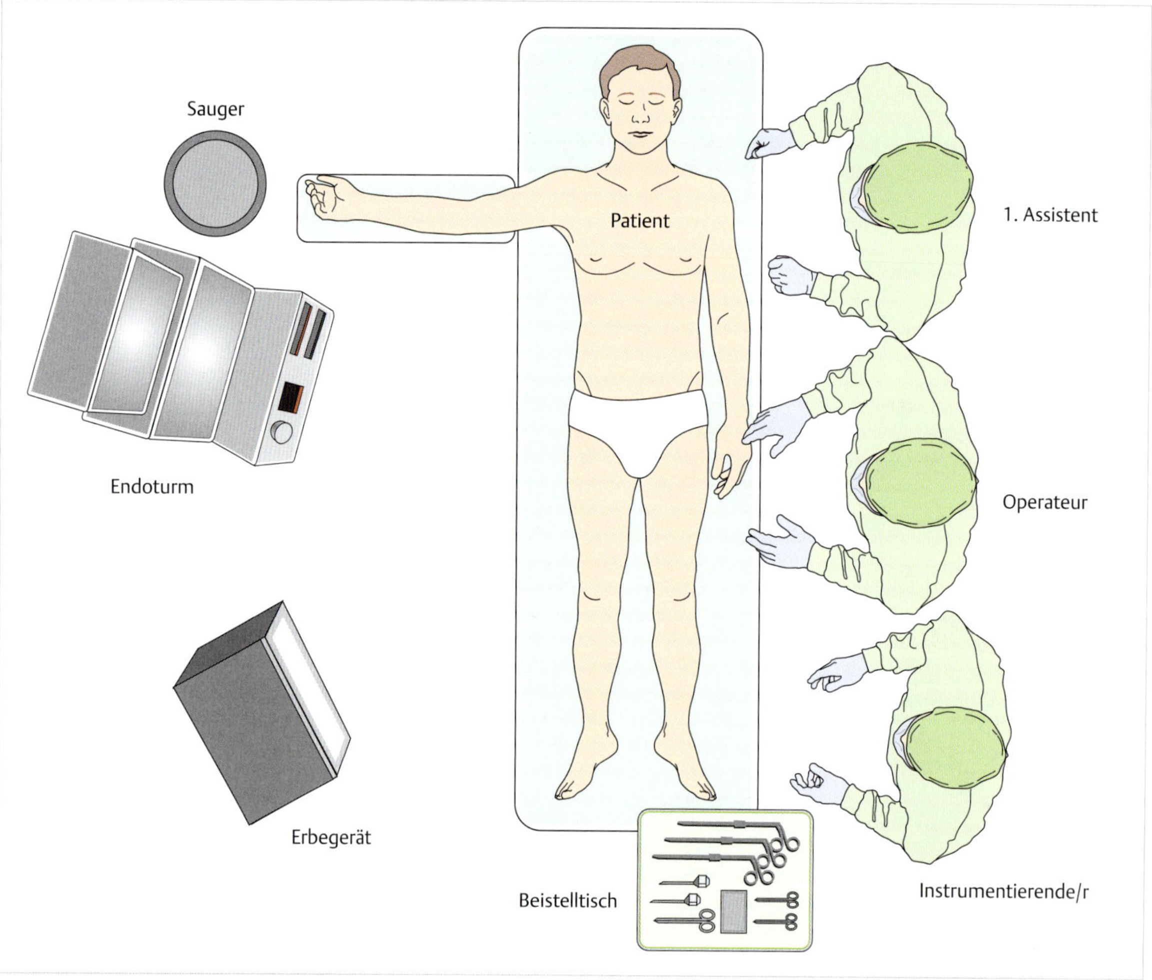

Abb. 81.2 Lagerung bei laparoskopischer Hemikolektomie rechts/Ileozökalresektion.

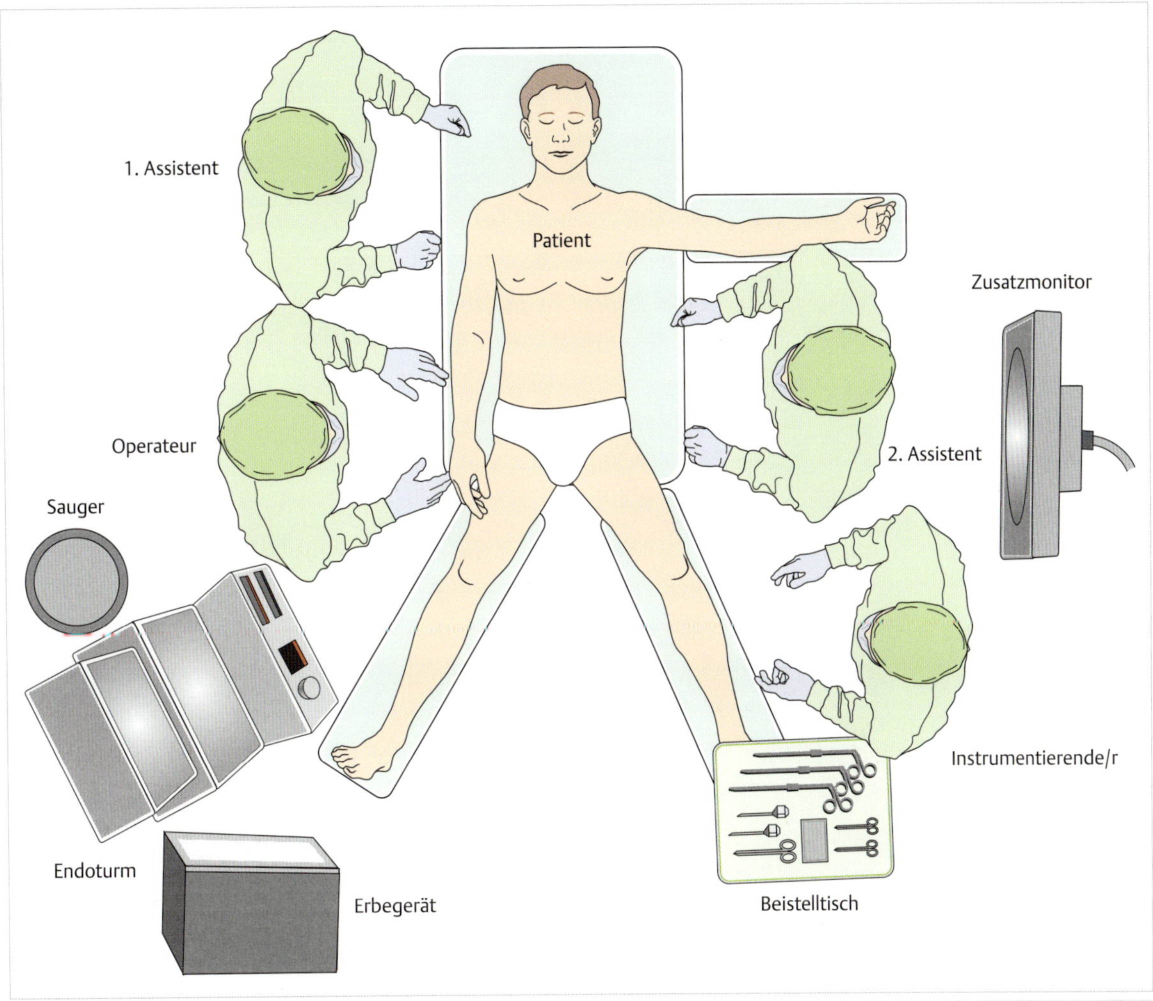

Abb. 81.3 Lagerung bei laparoskopischer Sigmaresektion.

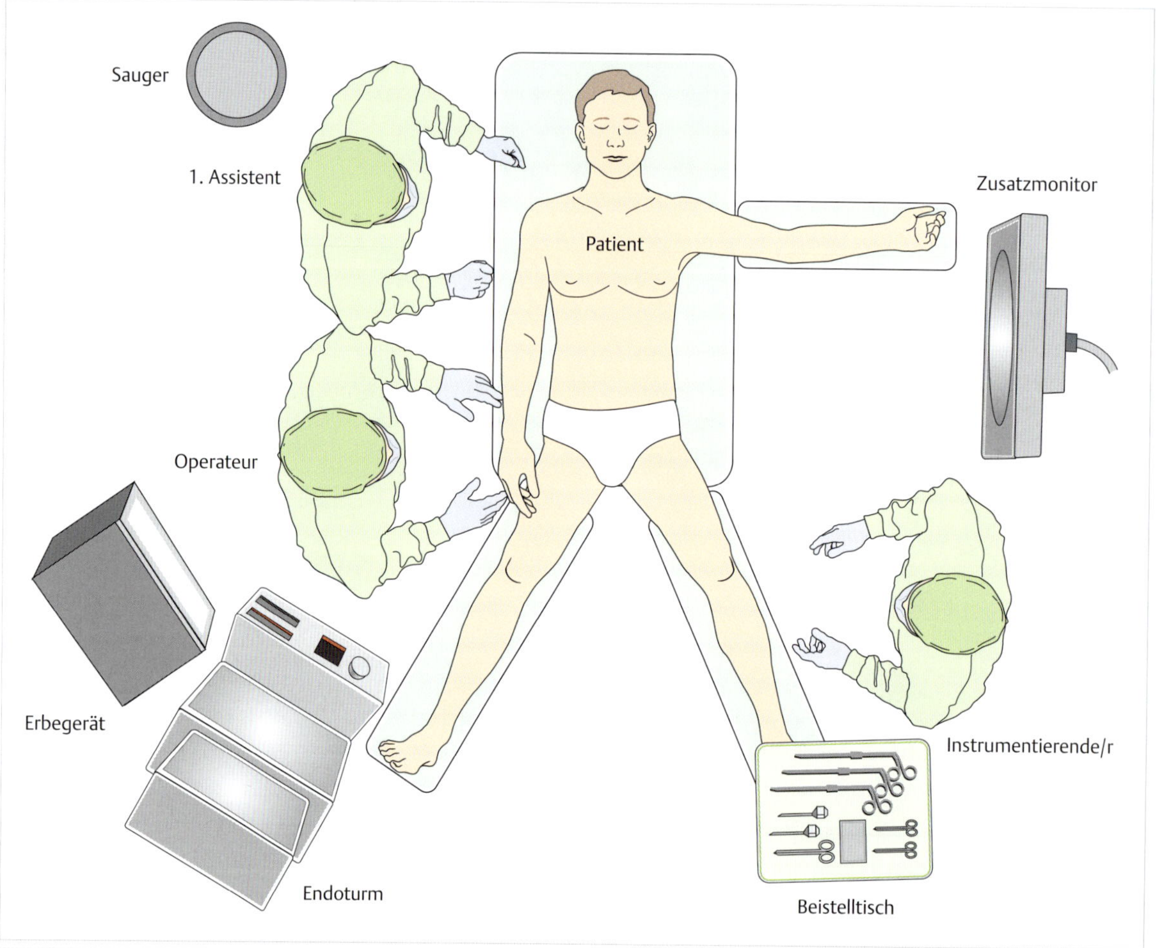

Abb. 81.4 Lagerung bei laparoskopischer Kolostomaanlage.

81.4 Anästhesieführung

- balancierte Anästhesie mit Isofluran (0,8–1,0 Vol%et/ 0,7–1,0 MAC) oder Desfluran (0,7–1 MAC) als Kombinationsanästhesie mit Analgesie über PDK (siehe SOP PDA (S.214))
- bis zum Hautschnitt maximal 5–10 ml Ropivacain 0,75 %
- bei sekundärem Blutdruckabfall Noradrenalin-Perfusor
- Im weiteren Verlauf der Operation Anschluss eines Perfusors mit Ropivacain 0,2 % 4–8 ml/h an den PDK.
- Nachrelaxierung bei guter PDA i. d. R. nicht notwendig (Rücksprache Oberarzt)
- bei dringendem Verdacht auf PDA-Versagen, Applikation von 0,3–0,5 µg/kgKG Sufentanil bis maximal 100 µg, dann Aufrechterhaltung mit Remifentanil 0,1–0,2 µg/kg/min
- bei hohem Blutverlust zweite Antibiotikagabe
- regelmäßige Blutgasanalysen mit Ausgleich von Elektrolytimbalancen
- mindestens einmal im Verlauf (nach ca. 4–6 h) oder häufiger bei höheren Blutverlusten kleines Blutbild, Gerinnung und Fibrinogen bestimmen

Vorsicht

Höhere Blutverluste möglich, ggf. frühzeitige und adäquate Substitution mit Infusionslösung und Blutprodukten/Gerinnungsfaktoren.

81.5 Postoperatives Vorgehen und Überwachung

- Abhängig vom Ausmaß und Verlauf der Operation, dem Allgemeinzustand des Patienten und dessen Vorerkrankungen erfolgt postoperativ in der Regel die Verlegung auf die Normalstation oder IMC.
- Die postoperative Analgesie erfolgt nach WHO-Stufenschema in Kombination mit der Periduralanästhesie, alternativ kann eine PCA-Pumpe i. v., i. d. R. Piritramid, vom Schmerzdienst angeschlossen und betreut werden.
- Anlage eines Katheterprotokolls und Mitgabe des Protokolls in den Aufwachraum für den Schmerzdienst.
- Der Akutschmerzdienst visitiert den Patienten im Aufwachraum und legt die weitere postoperative Analgesie fest

82 Hernienchirurgie

Christian Delle

Überblick

Basisinfos
- 1. ITN (Intubationsnarkose) oral + Regionalanästhesie
- 2. Spinalanästhesie (sofern OP-Verfahren und Lokalisation der Hernie geeignet sind)
- Operationszeit 60–90 min
- Relaxometrie

Material
- Wärmedecke
- evtl. Magensonde
- PVK 1-mal 17 G

Medikamente
- balancierte Vollelektrolytlösung, z. B. Jonosteril 1000 ml

82.1 Material und Medikamente

Material

- PVK 1x 17 G in Lokalanästhesie
- 1. ITN-Tubus 7,5–8 mm Innendurchmesser + Regionalanästhesie
- 2. Spinalanästhesie (siehe SOP Spinalanästhesie (S. 210))
- warme Decken
- Magensonde Silikon
- ggf. Relaxometrie

Medikamente

- balancierte Vollelektrolytlösung, z. B. Jonosteril 1000 ml
- Spinalanästhesie: Bupivacain 0,5 % isobar (Dosierung siehe SOP Spinalanästhesie (S. 210))
- ITN: Propofol-1-%-Perfusor (500 mg/50 ml), Sufentanil 50 µg/10 ml, Remifentanil-Perfusor (40 µg/ml, 2 mg/50 ml), Rocuronium (10 mg/ml) + ggf. Ilioinguinalis-/Iliohypogastricus-SS (Single Shot) bei offenen chirurgischen Leistenhernien, Rektusscheiden-SS bei offenen Nabelhernien, TAP-Blockaden bei Narbenhernien
- Cefazolin 2 g als Kurzinfusion
- Atropin (0,5 mg/ml)
- Ropivacain (0,2 %) 30 ml pro Seite
- Noradrenalin (4 µg/ml) 10 ml
- Noradrenalin-Perfusor mit 0,2 mg/50 ml (0,004 mg/ml)

82.2 Eingangsbemerkung

- im Regelfall elektive Operation, mittlere Operationszeit 60–90 min
- Standardeingriff, der aktuell überwiegend laparoskopisch mit der IPOM-Technik (IPOM: intraperitoneales Onlay-Mesh) oder der TEP (total extraperitoneale Hernioplastik) unterstützt durchgeführt wird.
- Anästhesieverfahren:
  - bei Hernie im Oberbauch, endoskopischer Hernioplastik, bei Notfallindikation mit inkarzerierter Hernie: ITN mit Regionalanästhesie (bei IPOM/TEP: TAP-SS beidseits; bei konventioneller Leistenhernienoperation: N.-ilioinguinalis- und -iliohypogastricus-SS; bei Nabelhernie oder medianer Narbenhernie auch Rektusscheidenblock als Alternative zum TAP-SS möglich)
  - bei konventioneller Leistenchirurgie ist die Spinalanästhesie alternativ möglich

82.3 Anästhesieeinleitung

- Basismonitoring
- periphervenöser Zugang in Lokalanästhesie
- Antibiose nach Standard (aktuell Cefazolin)

Merke

Intubationsnarkose und Regionalanästhesie: Vor Einleitung betroffene Seite sowie Dringlichkeit und Nüchternheit klären (dann ggf. RSI [„rapid sequence induction“]). Bei inkarzerierten Hernien RSI.

- bei Leistenhernie sensible Blockade bis Th 10, bei Nabelhernie bis Th 4–6
- sorgfältige Präoxygenierung (8 tiefe Atemzüge bei dicht sitzender Maske oder 3 min mit FiO_2 1,0)
- Bei ITN Standardeinleitung mit Propofol 1,5–2,5 mg/kgKG, Sufentanil 0,3–0,5 µg/kgKG und Rocuronium 0,6 mg/kgKG
- Relaxometrie zur Einleitung (wenn T 4-Zahl 0, dann Intubation)
- Magensonde in der Lage kontrollieren und absaugen, Fixierung der Magensonde, Antibiotika nach Rücksprache mit Operateur
- Regionalanästhesie siehe SOP Bauchwandblockaden (S. 223)
- für Spinalanästhesie (siehe SOP (S. 210)) bei Leistenhernie ist eine sensible Blockade bis Th 10 notwendig, bei Nabelhernie bis Th 4–6
- Lagerung bei laparoskopischem Vorgehen siehe ▶ Abb. 82.1

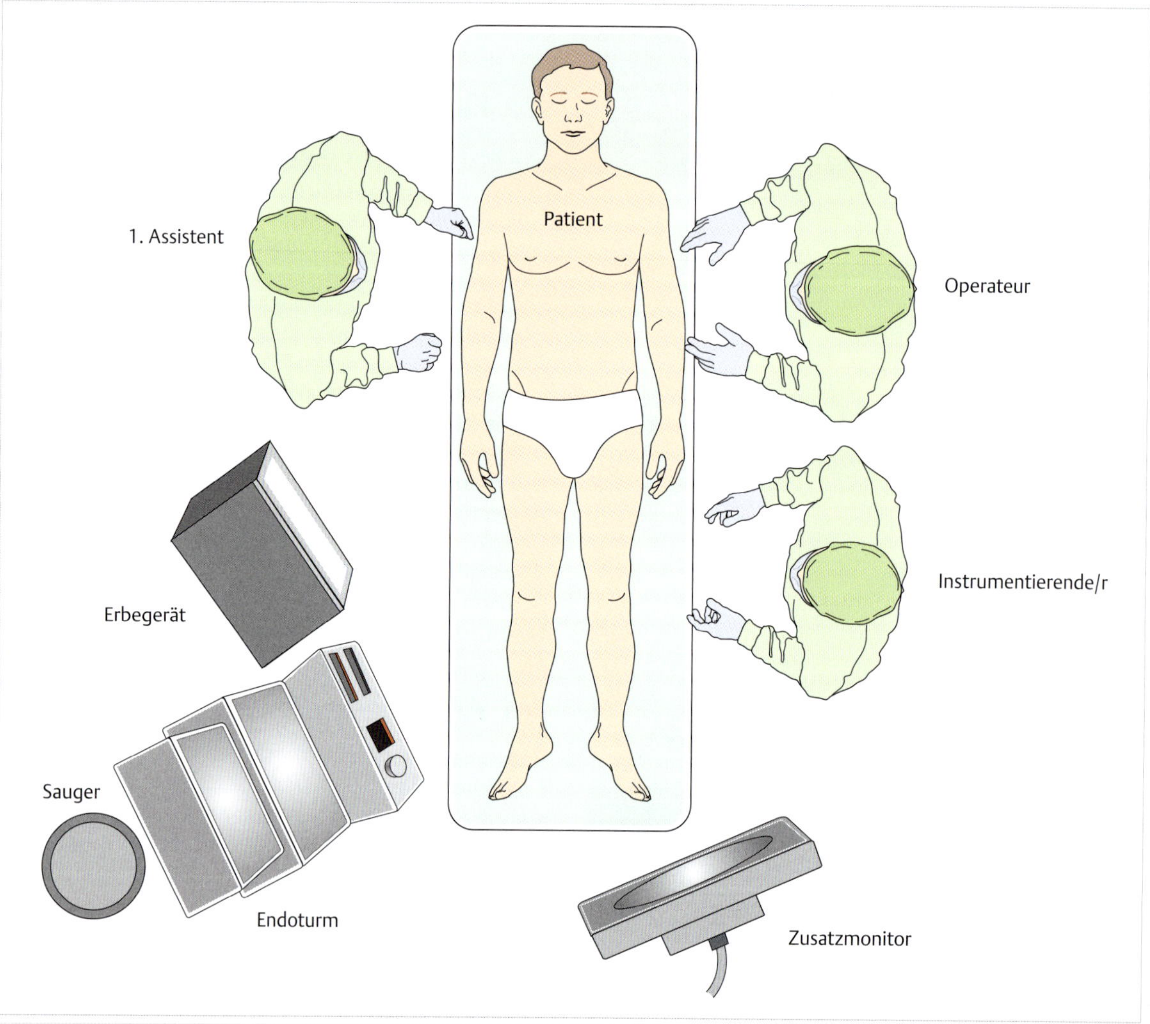

Abb. 82.1 Lagerung bei laparoskopischem Vorgehen.

82.4 Anästhesieführung

- bei ITN: totale intravenöse Anästhesie mit Propofol/Sufentanil und Regionalanästhesie und Extubation ohne Husten und Pressen
- bei Spinalanästhesie: ggf. Sedierung mit Midazolam oder Propofol-Perfusor

Vorsicht

Intubationsnarkose: Bei großen Hernien mit Netzeinlage kann eine Extubation in suffizienter Spontanatmung bei noch schlafendem Patienten erwogen werden, um ein durch Husten und Pressen bedingtes Ausreißen der Nähte zu verhindern.

Vorsicht

Spinalanästhesie: Wechselnde Schmerzstimuli (z. B. Zug am Funiculus spermaticus bei Leistenhernienoperation), peritoneale Reizung mit vagaler Reflexantwort) können kurzzeitig auch bei einer ausreichend hoch wirkenden Spinalästhesie zu Schmerzen führen, weil das Niveau der Blockade kurz überschritten werden kann.

82.5 Postoperatives Vorgehen und Überwachung

- Intubationsnarkose: bei Übelkeit und Erbrechen großzügiger Einsatz der Antiemetika, um Schäden an der Netzfixierung durch Pressen zu vermeiden.
- Spinalanästhesie: Vor der Verlegung auf die Station ausreichenden Rückgang der Anästhesieausbreitung abwarten und dokumentieren (siehe SOP Spinalanästhesie (S. 210)).
- ausreichende Analgesie nach Stufenschema (z. B. Metamizol, Paracetamol bzw. Piritramid)

83 Hypertherme intraperitoneale Chemotherapie (HIPEC) und hypertherme thorakale Chemotherapie (HITOC)

Michael Kuhlmann, Christian Delle, Maike Hassenpflug

Überblick

Basisinfos

- Intubationsnarkose oral, ggf. Doppellumentubus (DLT) 35–39 Ch links
- Operationszeit 6–8 h
- Blutgruppe
- postoperativ Intensivstation
- Relaxometrie

Material

- PVK (periphere Venenverweilkanüle) 1-mal 17 G, 1-mal 14 G
- Wärmedecke
- Temperatursonde
- arterielle Kanüle
- thorakaler Periduralkatheter (t-PDK) Th 5–12
- Wärmeunterdecke
- ZVK (zentraler Venenkatheter) dreilumig V. jugularis interna rechts und Schleuse
- Infusionswärmegerät
- 2 EK (Erythrozytenkonzentrat) für Operation/2 EK in Reserve
- Blasenkatheter mit Temperatursonde
- ggf. Bronchoskop 4,2 mm (dünn!)
- doppelläufige Magensonde
- Armausleger rechts

Medikamente

- Ceftriaxon/Metronidazol

83.1 Material und Medikamente

Material

- PVK 2-mal: (17G) und (14G)
- ggf. Doppellumentubus 35–39 Ch links
- arterielle Kanüle
- ZVK dreilumig V. jugularis interna rechts und Schleuse
- PDK-Set (siehe SOP PDA (S. 214))
- ggf. dünnes Bronchoskop, Lichtquelle
- Druckmessung arteriell
- Wärmedecke, Ziel: Normothermie
- Temperatursonde
- Alpha-Card
- Dauerkatheter mit Temperatursonde
- doppelläufige Magensonde Silikon/Ernährungssonde
- Relaxometrie
- Infusionswärmegerät

Medikamente

- balancierte Vollelektrolytlösung, z. B. Jonosteril 1000 ml
- Dexpanthenol-Augensalbe
- Propofol 1 % (10 mg/ml)
- Augensalbe/Augenpflaster
- ggf. Thiopental (500 mg/20 ml)
- Sufentanil (50 µg/10 ml)
- Ropivacain 0,75 % (7,5 mg/ml) maximal 10 ml für den PDK
- Desfluran 3–6 Vol%et/0,7–1,0 MAC
- Remifentanil-Perfusor 40 µg/ml (2 mg/50 ml)
- Rocuronium (50 mg/5 ml)
- Ceftriaxon 2 g als Kurzinfusion und Metronidazol 0,5 g als Kurzinfusion nach 6 h zweite Gabe
- Atropin (0,5 mg/ml)
- Noradrenalin (4 µg/ml) 10 ml
- Noradrenalin-Perfusor mit 0,2 mg/50 ml (0,004 mg/ml)
- Noradrenalin-Perfusor mit 5 mg/50 ml (0,1 mg/ml)
- Ropivacain-0,2 %-Perfusor 50 ml (2 mg/ml)

83.2 Eingangsbemerkung

- In der Regel palliative Chirurgie mit hohem Blutungsrisiko, daher präoperativ sorgfältige Patientenevaluation:
  - Labor
  - EKG
  - ggf. Echografie
  - ggf. Lungenfunktionstest
  - Blutgruppe
  - Röntgen-Thorax
  - aktuelle Gerinnung und Thrombozyten
- parietale und viszerale Peritonektomie oder multiviszerale Resektion, Indikationen: Pseudomyxoma peritonei, Ovarialkarzinom, kolorektales Karzinom, Magenkarzinom, Mesotheliome, Dünndarmtumoren
- therapeutisches Gesamtkonzept:
  - neoadjuvante systemische Chemotherapie
  - dann Tumorentfernung makroskopisch: Peritonektomie/multiviszerale Resektion/Pleurektomie
  - dann Tumorentfernung mikroskopisch: HIPEC/HITOC
  - dann adjuvante systemische Chemotherapie
- variable, eher lange Operationszeit (im Mittel 6–8 h)
- Operation mit mehreren Phasen:
  1. Tumor-Debulking als zytoreduktive Chirurgie über mediane Laparotomie
  2. hypertherme intraoperative Chemotherapie, Applikation durch einen Perfusionisten und ggf. i. v. Chemotherapie durch die Anästhesie (abhängig vom Behandlungsprotokoll)
  3. Ausleitung und Transport auf die Intensivstation

83.3 Anästhesieeinleitung

- Wärmeunterdecke und warme Infusionen.
- Anlage eines thorakalen PDK Th 5–12 (siehe SOP PDA (S. 214))
- arterielle Kanüle und Blutgasanalyse
- sorgfältige Präoxygenierung (8 tiefe Atemzüge bei dicht sitzender Maske oder 3 min mit FiO_2 1,0)
- Narkoseeinleitung, ggf. „rapid sequence induction" (RSI) bei Entleerungsstörungen oder gestörtem Verschlussmechanismus
- Standardeinleitung:
  - Propofol 1 % (10 mg/ml) 1,5–2,5 mg/kgKG, ggf. Thiopental 3–5 mg/kgKG, Sufentanil 0,3–0,5 µg/kgKG und Rocuronium 0,6 mg/kgKG
  - Relaxometrie zur Einleitung (wenn T 4-Zahl 0, dann Intubation) und während des gesamten Eingriffs (Philips-Modul)
  - Rückenlage, re. Arm wird ausgelagert, auf druckfreie Lagerung achten, Zugänge verlängern und, wenn möglich, in rechte A. radialis legen
  - Infusionswärmegerät an ZVK-Infusion
  - dreilumiger ZVK V. jugularis interna rechts und Schleuse, 2 großlumige, gut laufende periphere Zugänge
- doppelläufige Magensonde (Silikon) in der Lage kontrollieren und absaugen, Fixierung der Magensonde
- Antibiotika: Ceftriaxon, Metronidazol

83.4 Anästhesieführung

- Kombinationsanästhesie mit Analgesie über PDK (Verwendung siehe SOP PDA (S. 214)) und Inhalationsanästhesie mit Desfluran 3–6 Vol%et/0,7–1,0 MAC.
- bis zum Hautschnitt maximal 5–10 ml Ropivacain 0,75 %, bei sekundärem Blutdruckabfall Noradrenalin-Perfusor
- im weiteren Verlauf der Operation Anschluss eines Perfusors mit Ropivacain 0,2 % 4–8 ml/h
- Rocuronium (Nachrelaxierung) bei guter PDA i. d. R. nicht notwendig (Rücksprache mit Oberarzt)
- abdominaler Zugangsweg, offen, flache Rückenlage
- Debulking des Tumors und die Abpräparation des gesamten Peritoneums kann stark bluten: ggf. Tranexamsäure 1–2 g i. v. und EK/„fresh frozen plasma" (FFP)
- angepasstes Thermomanagement von aktiver Erwärmung in der zytoreduktiven Phase mit Hotline bis zur Kühlung während HIPEC-Phase
- Elektrolyt-/Glukosehomöostasekontrolle durch regelmäßige Blutgasanalyse, da einige HIPEC-Perfusionslösungen aus 5 %iger Glukoselösung bestehen
- tiefe Narkose und ggf. forcierte Diurese während HIPEC-Phase
- steriles Arbeiten zur Vermeidung von Infekten bei immunkompromittiertem Patienten

Merke

Korrekten Umgang mit Zytostatika und Eigenschutz (Mundschutz mit Visier, Spezialkittel und Handschuhe) beachten, vor allem in und nach der Perfusionsphase sowie innerhalb der ersten 24 h nach HIPEC-Therapie sind alle Körperflüssigkeiten potenziell toxisch.

- in der Perfusionsphase so wenig Leute im Saal, wie möglich: Anästhesist und Perfusionist
- bei dringendem Verdacht auf PDA-Versagen, Applikation von 0,3–0,5 µg/kgKG Sufentanil bis maximal 150 µg, dann Aufrechterhaltung mit Remifentanil 0,1–0,2 µg/kgKG/min
- bei hohem Blutverlust zweite Antibiotikagabe nach 4–6 h
- regelmäßige Blutgasanalysen mit Ausgleich von Elektrolytimbalancen
- mindestens einmal im Verlauf (nach ca. 4–6 h) oder häufiger bei höheren Blutverlusten kleines Blutbild, Gerinnung und Fibrinogen bestimmen
- Vor Verlassen des Saales und Transport auf die Intensivstation müssen alle Drainagen und Beutel geleert werden.
- Ausleitung und Extubation bei Normothermie/Normovolämie/adäquaten kardiopulmonalen Verhältnissen

Vorsicht

Größerer Blutverlust möglich, ggf. adäquate Substitution mit Infusionslösung und Blutprodukten. Hoher Volumenshift bei Aszites, Blutverlust, Perfusionsphase, Vasodilatation bei Hyperthermie, Sympathikolyse durch t-PDA.

Vorsicht

Starke Temperaturschwankungen zwischen zytoreduktiver Chirurgie (ZRC) und hyperthermer intraperitonealer Chemotherapie (HIPEC). Sekundäre Koagulopathie vermeiden, siehe SOP Massentransfusion (S. 112).

Vorsicht

Erkennen von möglichen Komplikationen bei Einbringen der chemotherapeutischen Lösung, z. B. renale Dysfunktion bei bis zu 10 % der Patienten, pulmonale Komplikationen (mechanische und thermische Schädigung des Diaphragmas [„Serothorax“] und „acute respiratory distress syndrome“ [ARDS] nach ZRC [zytoreduktiven Chirurgie]/HIPEC/multiplen Transfusionen), Kardiotoxizität/Proarrhythmogenität der Zytostatika, Anaphylaxie.

Vorsicht

Bei Zytostatikakontakt Berufsgenossenschaft verständigen. Kontaminierte Haut unter fließendem kalten Wasser spülen. Bei Kontamination der Augen mindestens 10 min mit fließendem Wasser oder NaCl 0,9 % spülen (bei Kontamination mit reizenden Stoffen Augenarzt aufsuchen), ggf. Kleidung entfernen.

83.5 Postoperatives Vorgehen und Überwachung

- Am Operationsende erfolgt die Extubation.
- Postoperative Verlegung auf die Intensivstation. Intensivüberwachung bei erhöhtem Risiko für sowohl kardiopulmonale Komplikationen als auch passagere Niereninsuffizienz.
- ggf. parenterale Ernährung bei erhöhter Inzidenz für Darmatonie
- postoperative Analgesie via PDK (Akutschmerzdienst), alternativ patientenkontrollierte Analgesiepumpe i. v. und Nichtopioid, z. B. Metamizol oder Paracetamol (Dosierung siehe SOP (S. 194)).
- Anlage eines Katheterprotokolls und eines Übergabeprotokolls an die Intensivstation und Abgabe des Protokolls in den Aufwachraum für den Akutschmerzdienst.
- Schutzkleidung bis 48 h nach HIPEC empfohlen, Biomonitoring bis 48 h nach Operation

84 Leberteilresektion und Hemihepatektomie

Christian Delle

Überblick

Basisinfos
- Intubationsnarkose oral
- Operationszeit 2–4 h
- Blutgruppe
- bei Hemihepatektomie immer Intermediate Care
- Relaxometrie

Material
- PVK (periphere Venenverweilkanüle) 1-mal 17 G, 1-mal 14 G
- Wärmedecke
- arterielle Kanüle
- thorakaler Periduralkatheter (t-PDK) Th 5–12
- Temperatursonde
- ZVK (zentraler Venenkatheter) dreilumig V. jugularis interna rechts, ggf. Schleuse 7,5 F
- Leberteilresektion: 2 EK (Erythrozytenkonzentrat) in Reserve, Hemihepatektomie 2 EK für Operation/2 EK in Reserve
- DK (Dauerkatheter)
- Infusionswärmegerät
- Magensonde weich und hart
- Armausleger rechts

Medikamente
- balancierte Vollelektrolytlösung, z. B. Jonosteril 1000 ml
- Ceftriaxon/Metronidazol

84.1 Material und Medikamente

Material

- PVK 2-mal: 1,3 mm (18 G) und 1,8 mm (16 G)
- Tubus 7,5–8 mm Innendurchmesser
- arterielle Kanüle in Lokalanästhesie (20 G, A. radialis links)
- ZVK dreilumig V. jugularis interna rechts
- PDK-Set (siehe SOP PDA (S. 214))
- Druckmessung arteriell
- Wärmedecke, Ziel: Normothermie
- Temperatursonde
- Alpha-Card
- DK
- Magensonde
- Relaxometrie
- kontinuierliche ZVD-Messung (ZVD: zentraler Venendruck)
- Armausleger rechts
- Infusionswärmegerät

Medikamente

- balancierte Vollelektrolytlösung, z. B. Jonosteril 1000 ml
- Dexpanthenol-Augensalbe
- Propofol 1 % (10 mg/ml)
- Augensalbe/Augenpflaster
- ggf. Thiopental (500 mg/20 ml)
- Sufentanil (50 µg/10 ml) 0,3–0,5 µg/kgKG zur Einleitung
- Ropivacain (0,75 %) maximal 10 ml für den PDK
- Desfluran 3–6 Vol%et/0,7–1,0 MAC (minimale alveoläre Konzentration)
- ggf. Remifentanil-Perfusor 40 µg/ml (2 mg/50 ml)
- Rocuronium (50 mg/5 ml) 0,6 mg/kgKG i. v.
- Ceftriaxon 2 g als Kurzinfusion und Metronidazol 0,5 g als Kurzinfusion
- Atropin (0,5 mg/ml)
- Noradrenalin (4 µg/ml) 10 ml
- Noradrenalin-Perfusor mit 0,2 mg/50 ml (0,004 mg/ml)
- Noradrenalin-Perfusor mit 5 mg/50 ml (0,1 mg/ml)
- Ropivacain-0,2-%-Perfusor 50 ml (2 mg/ml)

84.2 Anästhesievorbereitung

- Basismonitoring mit ZVD-Messung über ZVK und invasiver arterieller Druckmessung
- Temperatur- und Magensonde
- Blasenkatheter
- Wärmeunterdecke
- Lagerung teilweise halbsitzend, linker Arm angelagert

84.3 Anästhesieeinleitung

- durchgehend gutes Wärmemanagement (Wärmedecke, warme Infusionen, Infusionswärmer)
- Anlage eines thorakalen PDK (Th 5–12) (siehe SOP PDA (S. 214)), bei Kontraindikation ggf. TAP SS (Transversus-abdominis-plane-Single-Shot) beidseits (siehe SOP TAP-Blockaden (S. 239)), arterielle Kanüle und Blutgasanalyse
- Sorgfältige Präoxygenierung (8 tiefe Atemzüge bei dicht sitzender Maske oder 3 min mit FiO_2 1,0)

- Narkoseeinleitung, ggf. „rapid sequence induction“ (RSI) bei Entleerungsstörungen oder gestörtem Verschlussmechanismus.
- Standardeinleitung:
  - Propofol 1 % (10 mg/ml) 1,5–2,5 mg/kgKG, ggf. Thiopental 3–5 mg/kgKG, Sufentanil 0,3–0,5 µg/kgKG und Rocuronium 0,6 mg/kgKG
  - Relaxometrie zur Einleitung (wenn T 4-Zahl 0, dann Intubation) und während des gesamten Eingriffs
  - dreilumiger ZVK V. jugularis interna rechts, 2 großlumige, gut laufende periphere Zugänge, ggf. Schleuse 7,5 F (Absprache Oberarzt), wenn möglich in rechte A. radialis legen
  - Magensonde in der Lage kontrollieren und absaugen, Fixierung der Magensonde muss jederzeit intraoperativ eine Lagekorrektur ermöglichen
  - rechten Arm auf Armausleger lagern
  - Infusionswärmegerät an ZVK-Infusion
- Antibiotika: Ceftriaxon, Metronidazol.

84.4 Anästhesieführung

- balancierte Anästhesie in Kombination mit PDK (siehe SOP PDA (S. 214)) und Inhalationsanästhesie mit Isofluran (0,8–1,0 Vol%et/0,7–1,0 MAC) oder Desfluran (0,7–1 MAC)
- frühzeitiges Aufspritzen des PDK mit gesamt 10 ml Ropivacain 0,75 % bis zum Hautschnitt, bei sekundärem Blutdruckabfall Noradrenalin-Perfusor
- im weiteren Verlauf der Operation Anschluss eines Perfusors mit Ropivacain 0,2 % 4–8 ml/h beim Patienten
- Rocuronium (Nachrelaxierung) bei guter PDA i. d. R. nicht notwendig (Rücksprache mit Oberarzt)
- bei dringendem Verdacht auf PDA-Versagen, Applikation von 0,3–0,5 µg/kgKG Sufentanil bis maximal 100 µg, dann Aufrechterhaltung mit Remifentanil 0,1–0,2 µg/kgKG/min
- bis nach der gesamten Leberteilresektion ZVD niedrig halten: < 5 mmHg, aber > 1 mmHg, sonst Gefahr der Luftembolie
- bei hohem Blutverlust zweite Antibiotikagabe erwägen
- regelmäßige Blutgasanalysen mit Ausgleich von Elektrolytimbalancen
- mindestens einmal im Verlauf (nach ca. 4–6 h) oder häufiger bei höheren Blutverlusten kleines Blutbild, Gerinnung und Fibrinogen bestimmen

Vorsicht

Ausgeprägte und rapide Blutverluste sind möglich. Eine Hypothermie und pH Verschiebungen sollten zur Optimierung der Gerinnung verhindert werden und ggf. eine adäquate und frühzeitige Substitution von Blutprodukten und Gerinnungsfaktoren erfolgen. Bei Hemihepatektomie intraoperativ regelmäßige Gerinnungsanalyse (TPZ [Thromboplastinzeit], PTT [partielle Thromboplastinzeit], Thrombozyten) in Abhängigkeit vom Blutverlust.Point-of-care Gerinnungsuntersuchung sofern möglich frühzeitig erwägen und nutzen.

84.5 Postoperatives Vorgehen und Überwachung

- Ropivacain 0,2 % über den PDK weiter nach Wirkung (meist 6–8 ml/h)
- Je nach Operationsausmaß, Allgemeinzustand und postoperativem Blutungsrisiko (Gerinnungsstörung/ Nachblutungsrisiko) des Patienten Verlegung auf Intensiv/ Intermediate Care/24 h-Aufwachraum oder Normalstation.
- regelmäßige Gerinnungskontrollen je nach Resektionsausmaß/Vorerkrankungen/Risikofaktoren
- postoperative Analgesie meist über den PDK, alternativ patientenkontrollierte Analgesiepumpe i. v., i. d. R. Piritramid und Analgesiestufenschema
- Anlage eines Katheterprotokolls, Protokoll in den Aufwachraum für den Schmerzdienst
- postoperativ Gerinnungskontrolle (PTT, TPZ, Thrombozyten)

85 Parathyreoidektomie

Christian Delle

Überblick

Basisinfos
- Intubationsnarkose oral
- primärer Hyperparathyreoidismus: intraoperativ Parathormonkontrolle
- sekundärer Hyperparathyreoidismus: postoperativ Kalziumkontrolle
- Relaxometrie
- Neuromonitoring
- Operationszeit 2–3 h

Material
- PVK (periphere Venenverweilkanüle) 1-mal 17 G
- Magensonde
- Augenklappen
- Videolaryngoskop

Medikamente
- balancierte Vollelektrolytlösung, z. B. Jonosteril 1000 ml
- Cefazolin

85.1 Material und Medikamente

Material

- PVK 1- bis 2-mal 17 G in Lokalanästhesie
- Heidelberger-Verlängerung + Drei-Wege-Hahn + Spritze
- Tubus 7,0–8,0 mm
- Tubuselektrode (Vorbereitung siehe ▶ Abb. 85.1)
- Magensonde
- Augenklappen
- Videolaryngoskop

Medikamente

- balancierte Vollelektrolytlösung, z. B. Jonosteril 1000 ml
- Propofol 1 % (10 mg/ml)
- ggf. Thiopental (500 mg/20 ml)
- Sufentanil (50 µg/10 ml)
- Remifentanil-Perfusor (40 µg/ml)
- Rocuronium (50 mg/5 ml)
- bei terminaler Niereninsuffizienz Cis-Atracurium (1 mg/ml)
- Atropin (0,5 mg/ml)
- Noradrenalin (4 µg/ml) 10 ml
- Noradrenalin-Perfusor mit 0,2 mg/50 ml (0,004 mg/ml)
- PONV-Prophylaxe (PONV postoperative Übelkeit und Brechreiz) mit Dexamethason 4 mg
- Augensalbe
- ggf. Granisetron (1 mg/ml)
- 2 g Cefazolin als Kurzinfusion bei fehlender Allergie

85.2 Eingangsbemerkung

- Zur OP sollte ein präoperatives HNO ärztliches Konsil vorliegen, um über den Spiegelbefund eine Aussage zu der Stimmbandbeweglichkeit, Pathologien und ggf. Intubationshindernissen zu erhalten. Falls vorhanden, sollte eine vorhandene Bildgebung (CT, MRT Befund) auf mögliche Intubationsprobleme (z. B. Verlagerung Trachea, Trachealstenose) kontrolliert werden.
- Basismonitoring, Augenklappen, Magensonde.
- Nach Schilddrüsenoperationen leiden die Patienten überdurchschnittlich oft unter PONV (siehe SOP PONV (S. 191)) und sollten eine PONV-Prophylaxe erhalten.

85.3 Vorbereitung der Tubuselektrode

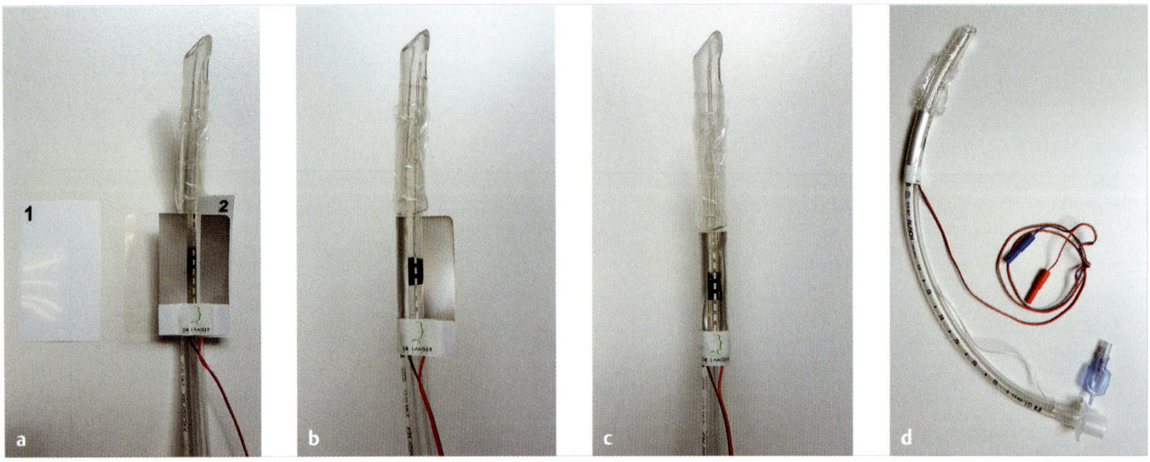

Abb. 85.1 Vorbereitung der Tubuselektrode.
a Entfernen von Applikationspapier 1.
b Andrücken der ersten Klebefläche (Faltenbildung vermeiden) und Entfernen von Applikationspapier 2.
c Andrücken der zweiten Klebefläche (Faltenbildung vermeiden). Die Elektrodenflächen dürfen sich nicht berühren oder überlappen.
d Tubus mit vorbereiteter Elektrode.

85.4 Anästhesieeinleitung

- Basismonitoring
- Bei Nierenkranken/dialysepflichtigen Patienten mit einem sekundären Hyperparathyreoidismus ist ggf. besonders auf den Shuntarm zu achten, Dokumentation (Tastbefund/Schwirren auskultatorisch) und korrekte Polsterung und Lagerung beachten.
- Es werden beide Arme angelagert, wenn möglich i. v. Zugang mit Verlängerung der Leitung rechts und links mit guter Polsterung und Fixierung.
- **Cave:** Kontrolle Labor und Blutgasanalyse: Parathormon-Konzentration, Elektrolythverschiebungen und speziell Hyperkalziämie möglich. Gerade bei dem primären renalen Hyperparathyreoidismus ist das kardiovaskuläre Risiko aufgrund Verkalkungen der Gefäße/Koronargefäße erhöht. Insgesamt besteht beim Parathyreoidismus eine erhöhte Prävalenz für arteriellen Hypertonus, Adipositas und eine gestörte Glukosetoleranz.
- sorgfältige Präoxygenierung (8 tiefe Atemzüge bei dicht sitzender Maske oder 3 min mit FiO_2 1,0)
- orale Intubation mit Platzierung der Tubuselektrode auf Stimmbandebene, laryngoskopische Kontrolle der korrekten Tubuselektrodenlage nach Lagerung im Operationssaal mit Videolaryngoskop mit neuer Tubuselektrode nicht mehr notwendig, wegen Länge der Elektrode am Tubus (wenn korrekt am Tubus befestigt)
- Vorsichtige Lagerung – **Cave:** pathologische Frakturen durch Reduktion der Knochendichte bei Überstrecken des Kopfes möglich, Arme anlagern
- Tubus und Elektrodenkabel sicher fixieren, Augensalbe, Augenverband
- **Cave:** retrosternale Parathyreoidea möglich! In seltenen Fällen ist eine Sternotomie erforderlich mit erhöhten Blutverlusten, dann invasive Blutdruckmessung.
- Standardeinleitung mit Propofol 1 %, 1,5–2,5 mg/kgKG, ggf. Thiopental 3–5 mg/kgKG, Sufentanil 0,3–0,5 µg/kgKG und Rocuronium 0,6 mg/kgKG oder Cis-Atracurium 0,1 mg/kgKG bei Niereninsuffizienz
- keine Nachrelaxierung wegen Neurostimulator
- Relaxometrie zur Einleitung (wenn T 4-Zahl 0, dann Intubation)
- PONV-Prophylaxe (siehe SOP PONV (S. 191))
- 2 g Cefazolin als Kurzinfusion bei fehlender Allergie
- Lagerung siehe ▶ Abb. 85.2

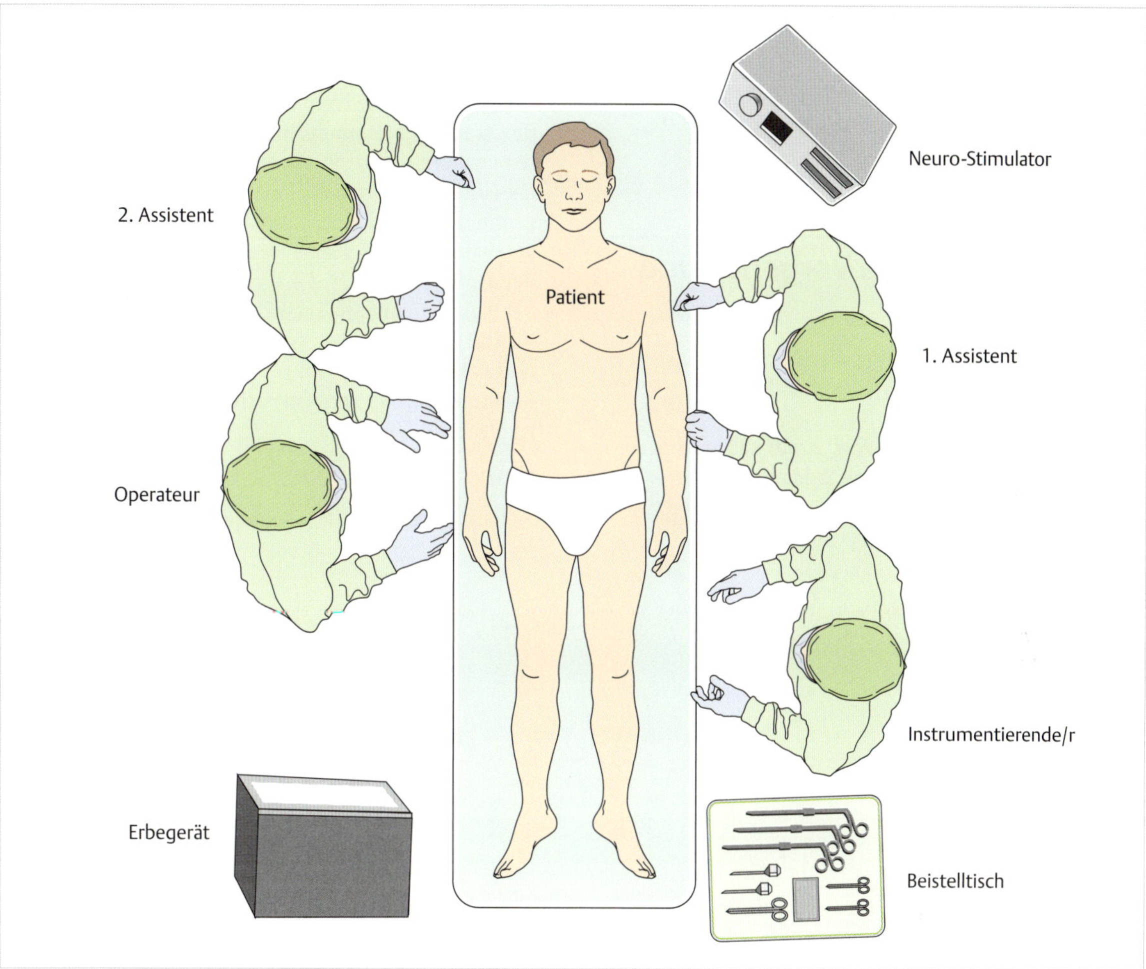

Abb. 85.2 Lagerung bei Parathyreoidektomie.

85.5 Anästhesieführung

- balancierte Anästhesie mit Isofluran 0,8–1,0 Vol%et/ 0,7 MAC
- Remifentanil 0,1–0,2 µg/kgKG/min
- keine Nachrelaxierung (Neuromonitoring durch Operateur zur Identifikation und Schonung der Nerven des Larynx essenziell)
- PONV-Prophylaxe
- Bei primärem Hyperparathyreoidismus intraoperative Parathormonkontrolle notwendig.
- Low-Flow-Anästhesie Fluss 0,5–1 l/min

Vorsicht

Karotissinusdruck des Operateurs kann Kreislaufkomplikationen (Blutdruckabfall, Bradykardie) auslösen.

Vorsicht

Vorsicht bei der Extubation: Eine einseitige intraoperative Schädigung des N. laryngeus recurrens führt zu Heiserkeit, aber eine beidseitige Läsion kann den kompletten Verschluss der Stimmbandebene verursachen und eine Notfall-Reintubation erforderlich machen.

Vorsicht

Es besteht Nachblutungsgefahr mit Schwellung der Halsweichteile oder Verlagerung des Larynx und ggf. erheblichen Intubationsschwierigkeiten bei evtl. schwieriger Anatomie für eine Notfalltracheotomie (HNO muss frühzeitig involviert sein).

Vorsicht

Es ist ein Pneumothorax oder ein Hautemphysem möglich bei intraoperativer Mediastinalinspektion mit Pleuraverletzung.

85.6 Postoperatives Vorgehen und Überwachung

- Nach Extubation Austestung der Stimmbandfunktion:
  - Ist ein Atemwegshindernis vorhanden?
  - Stridor?
  - Patient spricht z. B. das Wort „Amerika“ nach: angestrengte Atemmechanik mit Einziehungen?
- Auf Blut in den Drainagen und Schwellung des Halses achten.
- **Cave:** Durch eine Nachblutung und/oder Schwellung der Halsweichteile kann es zu einer rapiden Verlegung des Atemwegs kommen. In diesem Fall muss umgehend der Operateur und ggf. ein HNO/MKG Arzt (Notfalltracheotomie-Bereitschaft) hinzugezogen werden. Eine prophylaktische Reintubation sollte rechtzeitig erwogen werden und ggf. eine Hämatomentlastung vor der Reintubation erfolgen.
- bei Patienten mit Shunt (sekundärer Hyperparathyreoidismus): Funktion des Shunts überprüfen (Schwirren) und dokumentieren
- Kalziumkontrollen postoperativ im Verlauf (Blutgasanalyse/Labor)

86 Rektumextirpation

Christian Delle

Überblick

Basisinfos
- Intubationsnarkose oral
- Operationszeit 5–6 h
- Blutgruppe
- IMC (Intermediate Care)
- evtl. Aufwachraum
- Relaxometrie

Material
- PVK (periphere Venenverweilkanüle) 1-mal 17 G, 1-mal 14 G
- Wärmedecke
- Temperatursonde
- arterielle Kanüle
- thorakaler Periduralkatheter (t-PDK) Th 5–12
- Wärmeunterdecke
- ZVK (zentraler Venenkatheter) dreilumig V. jugularis interna rechts
- 2 Erythrozytenkonzentrate in Reserve
- DK (Dauerkatheter)
- Infusionswärmegerät
- Magensonde weich (Silikon)
- Armausleger beide Arme

Medikamente
- balancierte Vollelektrolytlösung, z. B. Jonosteril 1000 ml
- Ceftriaxon/Metronidazol

86.1 Material und Medikamente

Material

- PVK 2-mal: 1,3 mm (18 G) und 1,8 mm (16 G)
- Tubus 7,5–8,0 mm Innendurchmesser
- arterielle Kanüle (20 G, A. radialis links)
- ZVK dreilumig V. jugularis interna rechts
- PDK-Set (siehe SOP PDA (S. 214))
- Druckmessung arteriell
- Wärmedecke, Ziel: Normothermie
- Temperatursonde
- Alpha-Card
- DK
- Magensonde Silikon
- Relaxometrie
- Armausleger beide Arme
- Infusionswärmegerät

Medikamente

- balancierte Vollelektrolytlösung, z. B. Jonosteril 1000 ml
- Dexpanthenol-Augensalbe
- Propofol 1 % (10 mg/ml), ggf. Thiopental (500 mg/ 20 ml)
- Sufentanil (50 µg/10 ml)
- Ropivacain 0,75 % (7,5 mg/ml) maximal 10 ml für den PDK
- Desfluran 3–6 Vol%et/0,7–1,0 MAC (minimale alveoläre Konzentration)
- ggf. Remifentanil-Perfusor 40 µg/ml (2 mg/50 ml)
- Rocuronium (50 mg/5 ml)
- Ceftriaxon 2 g als Kurzinfusion und Metronidazol 0,5 g als Kurzinfusion
- Atropin (0,5 mg/ml)
- Noradrenalin (4 µg/ml) 10 ml
- Noradrenalin-Perfusor mit 0,2 mg/50 ml (0,004 mg/ ml)
- Noradrenalin-Perfusor mit 5 mg/50 ml (0,1 mg/ml)
- Ropivacain-0,2 %-Perfusor 50 ml (2 mg/ml)

86.2 Anästhesievorbereitung

- Basismonitoring
- arterielle Druckmessung
- Temperatur- und Magensonde
- transurethraler Blasenkatheter

86.3 Anästhesieeinleitung

- Wärmedecke am Oberkörper, warme Infusionen um Wärmeverluste zu vermeiden
- Anlage eines thorakalen PDK (Th 5–12) (siehe SOP PDA (S. 214)), bei Kontraindikation ggf. Transversus-abdominis-plane-Single-Shot beidseits (siehe SOP TAP-Blockaden (S. 239)), arterielle Kanüle und Blutgasanalyse
- sorgfältige Präoxygenierung (8 tiefe Atemzüge bei dicht sitzender Maske oder 3 min mit FiO_2 1,0)
- Standardeinleitung:
  - Propofol 1 % (10 mg/ml) 1,5–2,5 mg/kgKG, ggf. Thiopental 3–5 mg/kgKG, Sufentanil 0,3–0,5 µg/kgKG und Rocuronium 0,6 mg/kgKG
  - Relaxometrie zur Einleitung (wenn T 4-Zahl 0, dann Intubation) und während des gesamten Eingriffs (Philips-Modul)
  - dreilumiger ZVK V. jugularis interna rechts, 2 gut laufende periphere Zugänge, Arterie, möglichst in rechte A. radialis legen
  - Magensonde (Silikon) in der Lage kontrollieren und Absaugen, Fixierung der Magensonde

- beide Arme auf Armausleger lagern
- Infusionswärmegerät an ZVK-Infusion
- Antibiotika: Ceftriaxon, Metronidazol.

86.4 Anästhesieführung

- Kombinationsanästhesie mit Analgesie über PDK (Verwendung siehe SOP PDA (S. 214)) und Inhalationsanästhesie mit Isofluran (0,8–1,0 Vol%et/0,7–1,0 MAC) oder Desfluran (0,7–1,0 MAC).
- Bis zum Hautschnitt maximal 10 ml Ropivacain 0,75 % über PDK injizieren und bei sekundärem Blutdruckabfall ggf. Noradrenalin-Perfusor verwenden. Bereits intraoperativ über den PDK Ropivacain 0,2 % 4–8 ml/h über einen Perfusor verabreichen.
- Nachrelaxierung bei guter PDA i. d. R. nicht notwendig (Rücksprache mit Oberarzt)
- bei dringendem Verdacht auf PDA-Versagen Applikation von 0,3–0,5 µg/kgKG Sufentanil bis maximal 100 µg, dann Aufrechterhaltung mit Remifentanil 0,1–0,2 µg/kgKG/min
- bei hohem Blutverlust zweite Antibiotikagabe
- regelmäßige Blutgasanalysen mit Ausgleich von Elektrolytimbalancen
- mindestens einmal im Verlauf (nach ca. 4–6 h) oder häufiger bei höheren Blutverlusten kleines Blutbild, Gerinnung und Fibrinogen bestimmen

Vorsicht

Größerer Blutverlust möglich, besonders während der sakralen Rektumexstirpation, Autotransfusion durch Steinschnittlagerung des Patienten, erhöhte Aufmerksamkeit beim Zurücklagern des Patienten. An Blutverlust und Kreislaufsituation adaptierte Substitution mit Infusionslösungen und Blutprodukten.

86.5 Postoperatives Vorgehen und Überwachung

- Je nach Zustand des Patienten Verlegung auf IMC/Normalstation über 24 h-Aufwachraum.
- postoperative Analgesie über den PDK, alternativ PCA-Pumpe (PCA: patientenkontrollierte Analgesie) i. v., i. d. R. Piritramid (siehe SOP PDA (S. 214))
- Ein PDK-Katheterprotokoll muss ausgefüllt den Patienten in den Aufwachraum begleiten und dem Schmerzdienst übergeben werden.
- Der Schmerzdienst visitiert den Patienten im Aufwachraum und legt die weitere postoperative Analgesie fest.

87 Schilddrüsen-Operationen

Christian Delle

Überblick

Basisinfos

- Intubationsnarkose oral
- Operationszeit 2–3 h
- totale intravenöse Anästhesie (TIVA)
- Relaxometrie
- Aufwachraumzeit 4 h
- Neuromonitoring

Material

- PVK peripherer Venenkatheter 1-mal 17 G linker Arm
- Magensonde einfach
- Augenklappen
- Videolaryngoskop

Medikamente

- balancierte Vollelektrolytlösung, z. B. Jonosteril 1000 ml
- Augensalbe

87.1 Material und Medikamente

Material

- PVK 1-mal 17 G in Lokalanästhesie
- Tubus 7,5–8 mm
- Tubuselektrode (Vorbereitung siehe ▶ Abb. 87.1)
- ggf. Magensonde einfach
- Augenklappen
- Videolaryngoskop

Medikamente

- balancierte Vollelektrolytlösung, z. B. Jonosteril 1000 ml
- Augensalbe
- Noradrenalin (4 µg/ml) in 10 ml-Spritze
- Propofol-1-%-Perfusor (500 mg/50 ml) 1,5–2,5 mg/kgKG zur Einleitung, 4–12 mg/kgKG/h zur Aufrechterhaltung
- Sufentanil (50 µg/10 ml) 0,3–0,5 µg/kgKG zur Einleitung
- Remifentanil-Perfusor (40 µg/ml) 0,1–0,3 µg/kgKG/min zur Aufrechterhaltung
- Rocuronium (50 mg/5 ml) 0,6 mg/kgKG zur Einleitung, keine Nachrelaxierung wegen Neurostimulator
- Atropin (0,5 mg/ml)
- Noradrenalin (4 µg/ml) 10 ml
- Noradrenalin-Perfusor mit 0,2 mg/50 ml (0,004 mg/ml)
- PONV-Prophylaxe (PONV: postoperative Übelkeit und Brechreiz) mit Dexamethason 4 mg
- ggf. Granisetron (1 mg/ml)

87.2 Eingangsbemerkung

- zur OP sollte ein präoperatives HNO-ärztliches Konsil vorliegen, um über den Spiegelbefund eine Aussage zu der Stimmbandbeweglichkeit, Pathologien und ggf. Intubationshindernissen zu erhalten. Falls vorhanden, sollte eine vorhandene Bildgebung (CT, MRT Befund, Rö Thorax) auf mögliche Intubationsprobleme (z. B. Verlagerung Trachea, Trachealstenose) kontrolliert werden.
- Stoffwechsellage euthyreot? Bei Hyperthyreose medikamentöse Vorbereitung notwendig (Endokrinologe). Struma permagna? Trachealeinengung? Verdacht auf Tracheomalazie?
- Patienten nach Schilddrüsenoperationen leiden überdurchschnittlich häufig postoperativ unter PONV (siehe SOP PONV (S. 191))

87.3 Anästhesieeinleitung

- Basismonitoring
- periphervenöser Zugang in Lokalanästhesie, ein weiterer PVK nach Einleitung
- beide Arme werden mit Heidelberger-Verlängerungen an den PVK angelagert
- sorgfältige Präoxygenierung (8 tiefe Atemzüge bei dicht sitzender Maske oder 3 min mit FiO_2 1,0)
- Tubus oral mit Tubuselektrode wird so ausgeleitet, dass die Tubuselektroden richtig liegen, ggf. orale Magensonde, Kopf auf Gelring, wird im Operationssaal überstreckt gelagert
- Lagerung halb sitzend – **Cave:** Blutdruckabfall, evtl. fraktioniertes Noradrenalin
- nach beendeter Lagerung erneute Laryngoskopie mit Videolaryngoskop zur Kontrolle der korrekten Lage der Tubuselektrode wegen neuer Tubuselektroden nicht mehr notwendig
- Einleitung mit Propofol 1,5–2,5 mg/kgKG, Sufentanil 0,3–0,5 µg/kgKG oder Rocuronium 0,6 mg/kgKG, Aufrechterhaltung mit Remifentanil 0,1–0,2 µg/kgKG/min
- Relaxometrie zur Einleitung (wenn T 4-Zahl 0, dann Intubation)
- PONV-Prophylaxe (siehe SOP PONV (S. 191))
- 2 g Cefazolin als Kurzinfusion bei fehlender Allergie
- Lagerung siehe ▶ Abb. 87.2

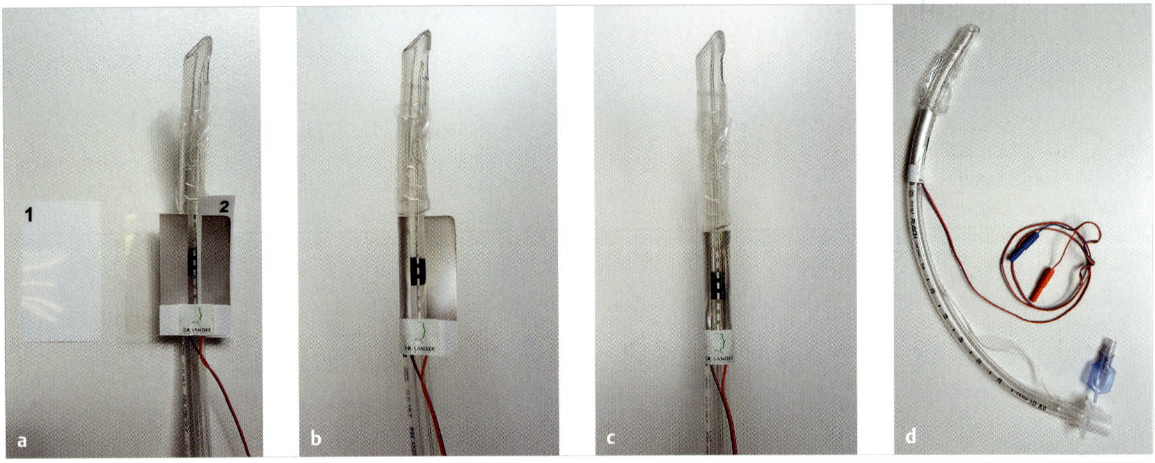

Abb. 87.1 Vorbereitung der Tubuselektrode.
a Entfernen von Applikationspapier 1.
b Andrücken der ersten Klebefläche (Faltenbildung vermeiden) und Entfernen von Applikationspapier 2.
c Andrücken der zweiten Klebefläche (Faltenbildung vermeiden). Die Elektrodenflächen dürfen sich nicht berühren oder überlappen.
d Tubus mit vorbereiteter Elektrode.

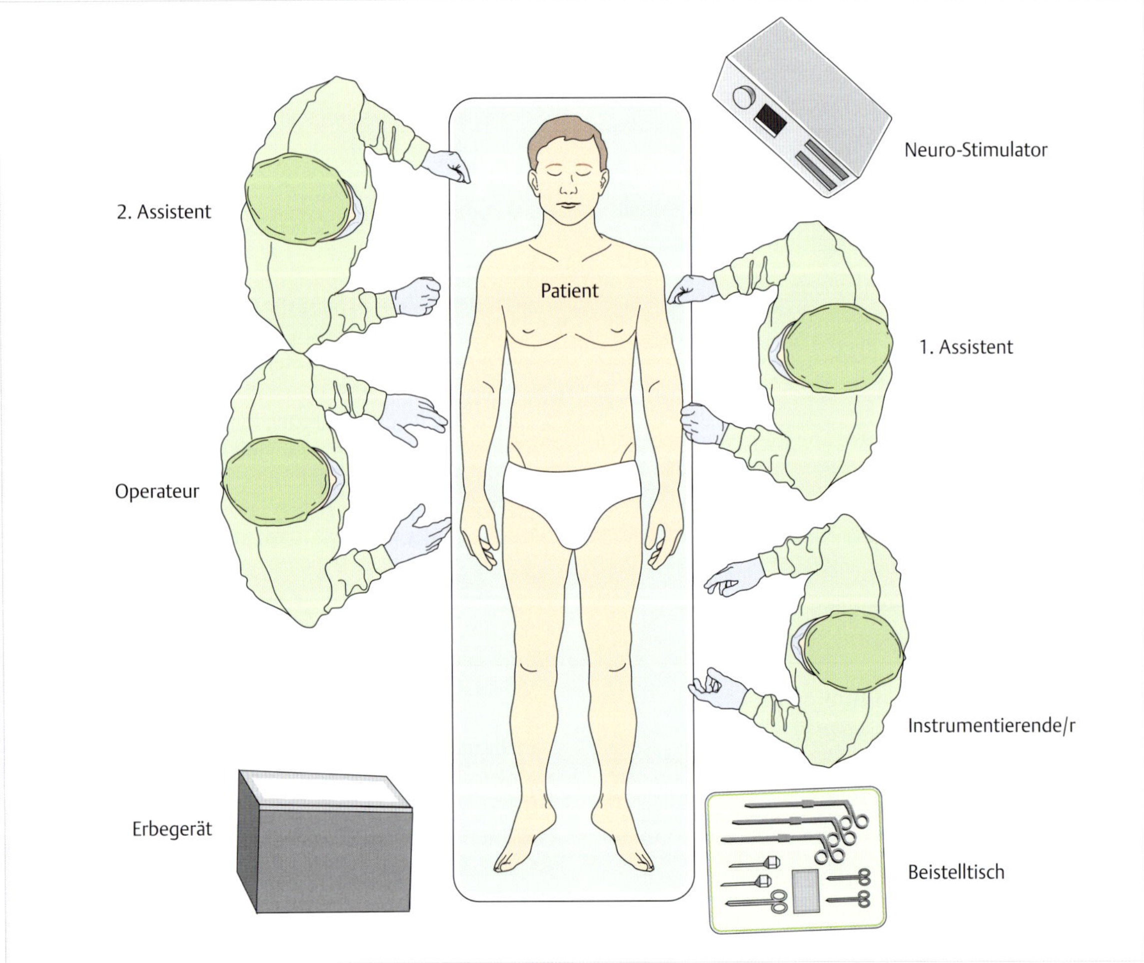

Abb. 87.2 Lagerung bei Schilddrüsenoperation.

87.4 Anästhesieführung

- Propofol 4–12 mg/kgKG/h
- bei Bedarf Remifentanil 0,1–0,2 µg/kgKG/min
- keine Nachrelaxierung (Neuromonitoring!)
- nach Extubation auf Stridor achten.
- PONV-Prophylaxe!
- Low-Flow-Anästhesie Fluss 0,5–1 l/min

Vorsicht

Stridor nach der Ausleitung durch ein- oder beidseitige Rekurrensparesen.

Vorsicht

Bei Struma permagna evtl. größere Blutverluste und Gefahr der Tracheomalazie, die sich postoperativ durch Trachealkollaps zeigen kann.

87.5 Postoperatives Vorgehen und Überwachung

- Überwachung und Behandlung im Aufwachraum unter Basismonitoring über mindestens 4 h
- auf inspiratorischen Stridor und evtl. Nachblutung achten, hier sofort diensthabenden Oberarzt informieren
- Reintubation bei zervikalem Hämatom evtl. schwierig, immer mit erfahrenem Anästhesisten und Operateur, der evtl. die Naht zur Entlastung öffnen muss.

88 Allgemeinchirurgie mit dem Da-Vinci-Roboter – Rektum-, Pankreas- und Ösophaguschirurgie

Andreas Schilling

Übersicht

Basisinfos
- ITN (Intubationsnarkose) oral
- Operationszeit ca. 4–6 h
- Blutgruppe
- ICU (Intensive Care Unit) klinikspezifisch Absprache
- Rückenlage, Arme angelagert
- Absprache wegen des Bronchoskops am Vortag mit dem Oberarzt
- starke Kopftieflage

Material
- ggf. DLT (Doppellumentubus) links Männer 39/41 Ch, Frauen 37/39 Ch
- PVK (periphere Venenverweilkanüle) 1-mal 18 G, 1-mal 14 G
- Relaxometrie
- Temperatursonde
- arterielle Kanüle
- t-PDK (thorakaler Periduralkatheter) Th 5–8
- Wärmeunterdecke
- ZVK (zentraler Venenkatheter) dreilumig V. jugularis interna (VJI) rechts
- ggf. Bronchoskop 4,2 mm (dünn)
- 2 Erythrozytenkonzentrate im Operationssaal/2 Erythrozytenkonzentrate in Reserve
- Dauerkatheter
- Magensonde

Medikamente
- Ceftriaxon 2g
- Metronidazol 0,5g

88.1 Material und Medikamente

Material

- PVK 2-mal: 1,3 mm (18 G) und 1,8 mm (16 G)
- ggf. Doppellumentubus 35–41 Ch links
- arterielle Kanüle
- ZVK dreilumig VJI rechts, Ultraschall!
- PDK-Set, siehe SOP PDA (S. 214)
- ggf. Set für Paravertebralblock
- ggf. dünnes Bronchoskop, Lichtquelle
- Druckmessung arteriell Wärmedecke, Ziel: Normothermie
- Temperatursonde
- Alpha-Card
- Dauerkatheter
- Magensonde
- Relaxometrie
- ggf. Infusionswärmegerät

Medikamente

- balancierte Vollelektrolytlösung, z. B. Jonosteril 1000 ml
- Dexpanthenol-Augensalbe
- Thiopental (500 mg/20 ml) 3–5 mg/kgKG zur Einleitung
- Sufentanil (50 µg/10 ml) 0,3–0,5 µg/kgKG zur Einleitung
- Ropivacain (0,75 % = 7,5 mg/ml) maximal 10 ml für den PDK
- Isofluran 0,8–1,0 Vol%et/0,7–1 MAC (minimale alveoläre Konzentration)
- Remifentanil-Perfusor 40 µg/ml (2 mg/50 ml)
- Rocuronium (50 mg/5 ml) 0,6 mg/kgKG i. v.
- Ceftriaxon 2 g als Kurzinfusion und Metronidazol 0,5 g als Kurzinfusion, nach 6 h 2. Gabe
- Atropin (0,5 mg/ml)
- Noradrenalin (4 µg/ml) 10 ml
- Noradrenalin-Perfusor mit 0,2 mg/50 ml (0,004 mg/ml)
- ggf. Noradrenalin-Perfusor mit 5 mg/50 ml (0,1 mg/ml)
- Ropivacain 0,2 % Perfusor 50 ml (2 mg/ml)

88.2 Eingangsbemerkung

- Arme werden angelagert! Zugänge müssen mit Verlängerungen versehen werden.
- Sorgfältige Lagerung mit dem Operationspersonal. Vermeiden von Druck- und Zugbelastungen. Differente Lagerungen bei Cholezystektomie und Sigmaresektion:
  - Bei Cholezystektomie (▶ Abb. 88.1) Anti-Trendelenburg-Lagerung – **Cave:** Orthostase.
  - Bei Sigmaresektion (▶ Abb. 88.2) Trendelenburg-Lagerung, theoretisch venöse Abflussbehinderung und dadurch ICP-Erhöhung (ICP: intrakranieller Druck).
- Postoperative Vigilanz kritisch überprüfen. Bei Sehstörung: Augenkonsil.

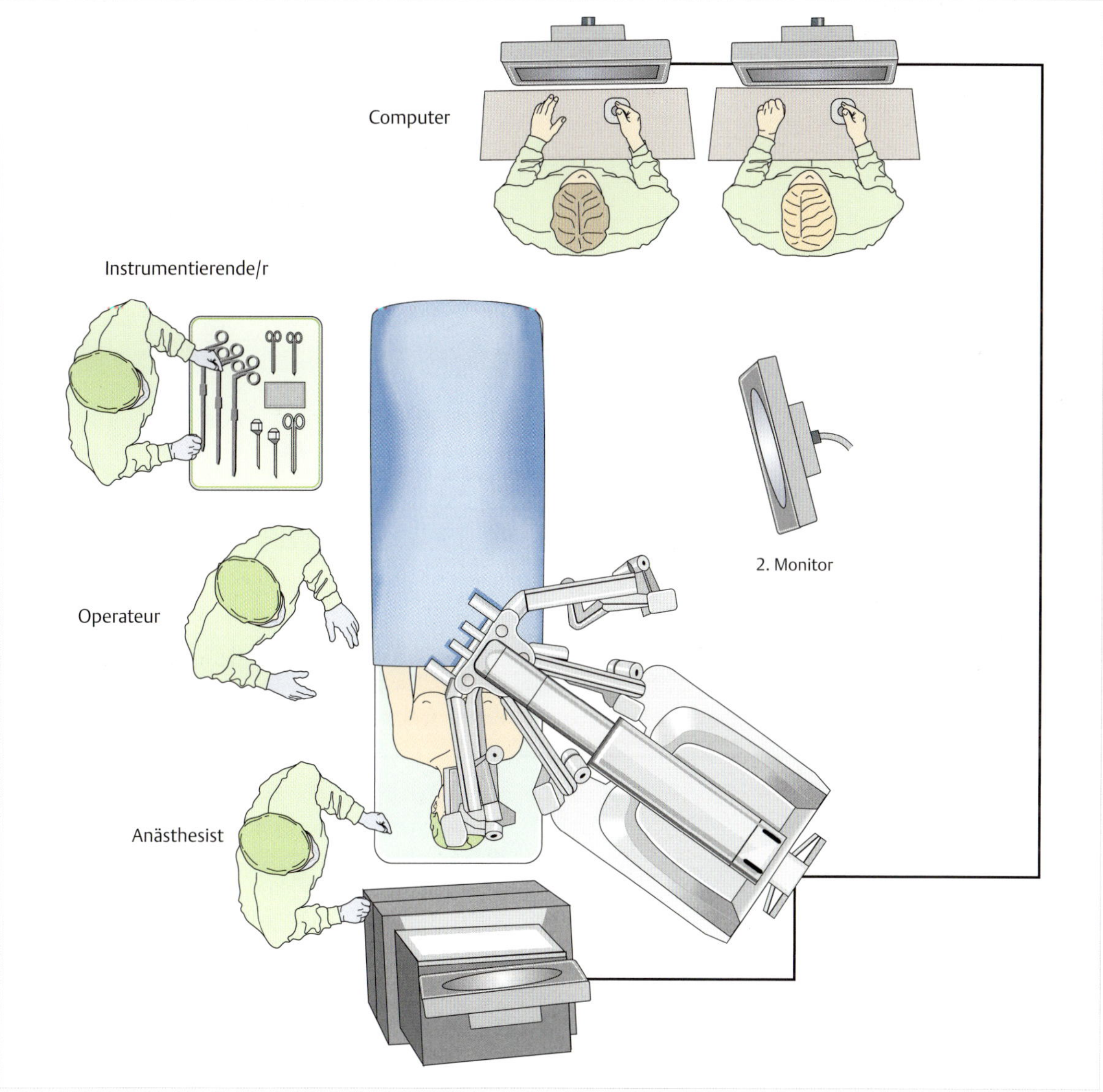

Abb. 88.1 Da-Vinci-Cholezystektomie. Positionierung und Lagerung bei Da-Vinci-Cholezystektomie. Achtung bei beengten räumlichen Verhältnissen. Der Anästhesist muss handlungsfähig bleiben. Ausreichend Platz und freie Wege schaffen.

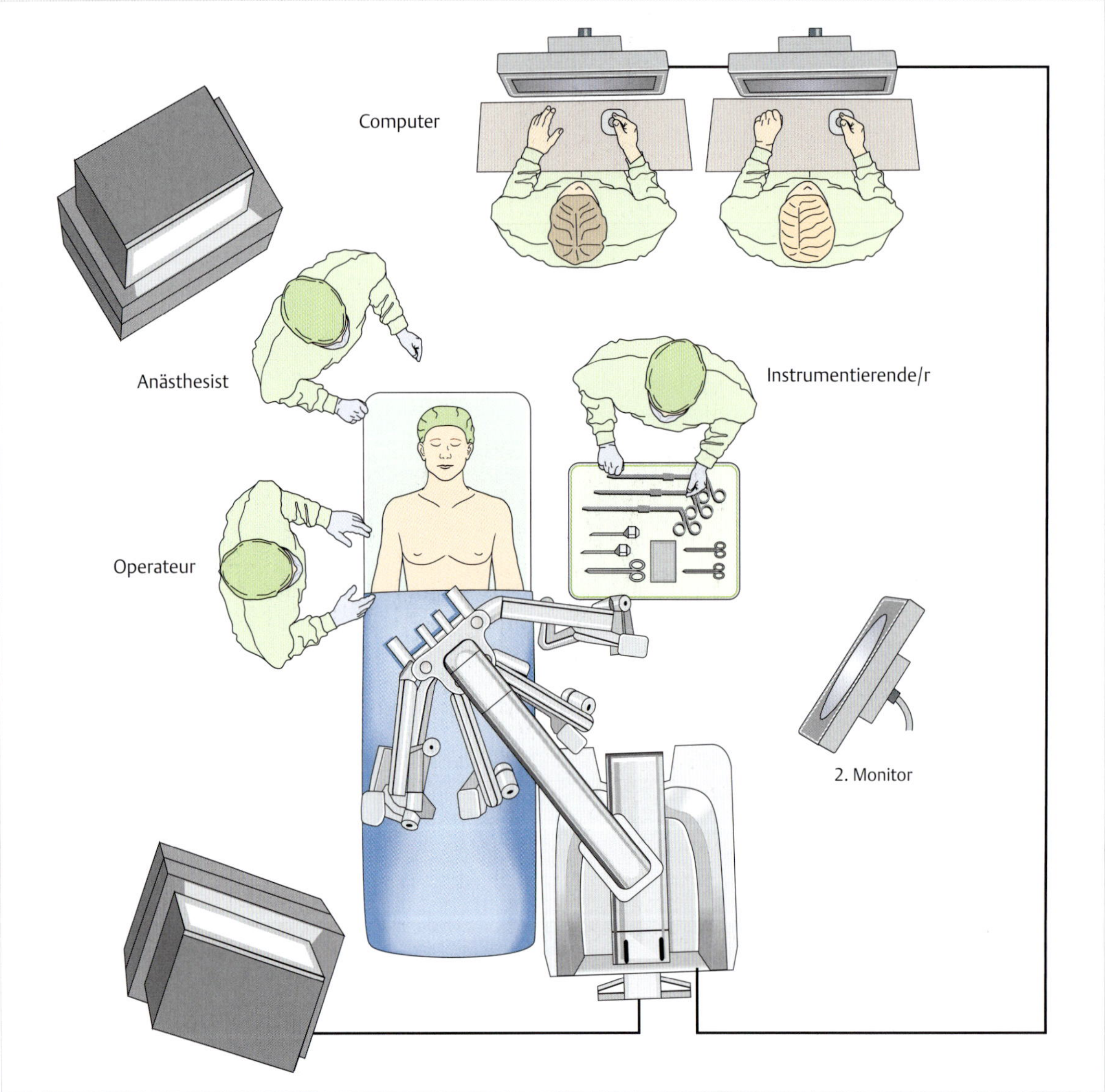

Abb. 88.2 Da-Vinci-Sigmaresektion. Positionierung und Lagerung bei Da-Vinci-Sigmaresektion. Achtung bei beengten räumliche Verhältnisse. Der Anästhesist muss handlungsfähig bleiben. Ausreichend Platz und freie Wege schaffen.

88.3 Anästhesievorbereitung

- Basismonitoring (EKG, NIBP [nicht invasive Blutdruckmessung], SpO_2)
- arterielle Kanüle und ZVK
- periphervenöser Zugang 14–18 G in Lokalanästhesie
- Temperaturmessung, evtl. Wärmedecke
- Relaxometrie

88.4 Anästhesieeinleitung

- Wärmeunterdecke und warme Infusionen.
- Anlage eines thorakalen PDK (Th 5–8), siehe SOP (S. 214)
- PDA (Periduralanästhesie), bei Kontraindikation ggf. TAP-Blockade (TAP: Transversus abdominis plane; siehe SOP TAP (S. 239)), arterielle Kanüle und Blutgasanalyse
- sorgfältige Präoxygenierung (8 tiefe Atemzüge bei dicht sitzender Maske oder 3 min mit FiO_2 1,0)
- Narkoseeinleitung, ggf. RSI („rapid sequence induction“) bei Entleerungsstörungen oder gestörtem Verschlussmechanismus.

- Standardeinleitung:
  - Thiopental 3–5 mg/kgKG, Sufentanil 0,3–0,5 µg/kgKG und Rocuronium 0,6 mg/kgKG
  - bei kardialen Vorerkrankungen ggf. Etomidat 0,15–0,3 mg/kgKG
  - Relaxometrie zur Einleitung (wenn T 4-Zahl 0, dann Intubation)
  - DLT links platzieren und auskultatorisch sowie fiberoptisch in der Lage kontrollieren. In seltenen Fällen, z. B. Pneumektomie links, DLT rechts platzieren – **Cave:** rechter Oberlappen
  - erneute fiberoptische Lagekontrolle vor und nach Umlagerung
  - Lagerung unbedingt in Anwesenheit des Operateurs!
  - Infusionswärmegerät an ZVK-Infusion
  - dreilumiger ZVK VJI rechts, 2 großlumige, gut laufende periphere Zugänge, Magensonde, Lage kontrollieren und absaugen, Fixierung der Magensonde
  - Antibiotika

88.5 Anästhesieführung

- Kombinationsanästhesie mit Analgesie über PDK, Verwendung siehe SOP PDA (S. 214), und balancierte Anästhesie mit Isofluran 0,8–1,0 Vol%et/0,7–1 MAC
- Bis zum Hautschnitt maximal 10 ml Ropivacain (0,75 %). Bei sekundärem Blutdruckabfall Noradrenalin-Perfusor.
- Im weiteren Verlauf der Operation Anschluss eines Perfusors mit Ropivacain (0,2 %) 4–8 ml/h.
- Rocuronium (Nachrelaxierung) bei guter PDA i. d. R. nicht notwendig. Bei Ösophaguschirurgie auf zuverlässige Sicherung und Konnektion des Tubus achten. Nochmalige Kontrolle der Tubuslage und mit Beginn der Thorakotomie Einlungenbeatmung.
- Bei dringendem Verdacht auf PDA-Versagen Applikation von 0,3–0,5 µg/kgKG Sufentanil bis maximal 150 µg, dann Aufrechterhaltung mit Remifentanil 0,1–0,2 µg/kgKG/min.
- Regelmäßige Blutgasanalysen mit Ausgleich von Elektrolytimbalancen und Nachjustieren der Beatmung.
- Laborkontrolle von Blutbild (Thrombozytenzahl!) und Gerinnung, wenn der Eingriff kompliziert ist und Transfusionsbedarf besteht.
- Im Falle einer notfallmäßigen Konversion zur offenen Chirurgie sofort und unbedingt Oberarzt über Notfallpieper sowie zweite Pflegekraft dazu rufen. Unbedingt Tubus und Zugänge sichern.

Vorsicht

Blutverlust möglich, ggf. adäquate Substitution mit Infusionslösung und Blutprodukten.

Vorsicht

Bei thorakaler Präparation Einlungenventilation. Eine gute Kommunikation mit dem Operateur ist in dieser Operationsphase zwingend erforderlich. Vor Thoraxverschluss auf gute Entfaltung der Lunge achten.

Vorsicht

Es sind Lagerungsschäden, Plexusläsionen, Dekubiti und intraoperative Hyperkapnie möglich.

88.6 Postoperatives Vorgehen und Überwachung

- Am Operationsende erfolgt die Extubation. Bei Ösophaguschirurgie mit Einlungenventilation vorherige bronchoskopische Kontrolle aller Ostien und Absaugung aller bronchialen Sekrete.
- Postoperativ Verlegung auf die ICU bei Ösophaguschirurgie, auf IMC bei Rektum- und/oder Darmchirurgie. Ansonsten nach kardiopulmonalem Risikoprofil.
- Postoperative Analgesie via PDK (Akutschmerzdienst), alternativ PCA-Pumpe (PCA: patientenkontrollierte Analgesie) i. v. und Nichtopioid, z. B. Metamizol oder Paracetamol.
- Anlage eines Katheterprotokolls und eines Übergabeprotokolls an die Intensivstation und Abgabe des Protokolls in den Aufwachraum für den Akutschmerzdienst.

Teil XII

Augenklinik

XII

89 Anästhesieverfahren in der Augenklinik

Andreas Haeckel

Tab. 89.1 Checkliste für die Vorbereitung im Operationssaal.

Operation	Beginn d. chir. Maßnahme bis Ende der chir. Maßnahme	Anästhesiemedikamente	Besonderheiten	Anästhesieverfahren
Phakoemulsifikation und HKL	15 (bis 30, je nach Operateur und Schwierigkeit)	TIVA mit 6–10 mg/kgKG/h Propofol-Perfusor, Remifentanil-Perfusor 0,3–0,5 µg/kgKG/min, Sufentanil	PONV, Mannit, Acetazolamid	LMA, evtl. ITN, postoperative Analgesie: Paracetamol i. v.
Xen Gel Stent (Glaukom-OP)	15	TIVA, 6–10 mg/kgKG/h Propofol-Perfusor, 0,3–0,5 µg/kgKG/min Remifentanyl-Perfusor	PONV	LMA, postoperative Analgesie: Paracetamol i. v.
Xen + Phakoemulsifikation	30	TIVA, 6–10 mg/kgKG/h Propofol-Perfusor, 0,3–0,5 µg/kgKG/min Remifentanil-Perfusor, Sufentanil	PONV	LMA, postoperative Analgesie: Paracetamol i. v.
transsklerale IOL/irisfixierte IOL	50	TIVA mit 6–10 mg/kgKG/h Propofol-Perfusor, 0,3–0,5 µg/kgKG/h Remifentanil-Perfusor, Sufentanil	PONV, Mannit, Acetazolamid	LMA, evtl. ITN, postoperative Analgesie: Paracetamol
DMEK	15	warten bis Freigabe, 6–10 mg/kgKG/h Propofol-Perfusor, 0,3–0,5 µg/kgKG/min Remifentanil-Perfusor, Sufentanil	PONV, Acetazolamid, postoperativ Flachlagerung	LMA, postoperativ Flachlagerung, postoperative Analgesie: Paracetamol i. v.
DMEK + Phakoemulsifikation	30	warten bis Freigabe, 6–10 mg/kgKG/h Propofol-Perfusor, 0,3–0,5 µg/kgKG/min Remifentanil-Perfusor, Sufentanil	PONV, Acetazolamid, postoperativ Flachlagerung	LMA, postoperativ Flachlagerung, postoperative Analgesie: Paracetamol i. v.
AMT (Amnionhaut)	30	TIVA, 6–10 mg/kgKG/h Propofol-Perfusor, 0,3 µg/kgKG/min Remifentanil-Perfusor, Sufentanil	PONV	LMA, postoperative Analgesie: Paracetamol i. v.
PPV, Vitrektomie (Amotio, Blutung, Peeling)	50	ITN mit 6–10 mg/kgKG/h Propofol-Perfusor, 0,3–0,5 µg/kgKG/min Remifentanil-Perfusor, Rocuronium, Sufentanil, alternativ: Desfluran	BIS-Monitoring, Relaxometrie, sanfte Ein- und Ausleitung, tiefe Narkose	ITN, Atropin vermeiden, postoperative Analgesie: Paracetamol i. v., Metamizol i. v., Piritramid i. v.
PPV + Phakoemulsifikation	65	ITN mit 6–10 mg/kgKG/h Propofol-Perfusor, 0,3–0,5 µg/kgKG/min Remifentanil-Perfusor, Rocuronium, Sufentanil, alternativ: Desfluran	BIS-Monitoring, Relaxometrie, sanfte Ein- und Ausleitung, tiefe Narkose	ITN, Atropin vermeiden, postoperative Analgesie: Paracetamol i. v., Metamizol i. v., Piritramid i. v.
Ölentfernung	40	Intubationsnarkose mit 6–10 mg/kgKG/h Propofol-Perfusor, 0,3–0,5 µg/kgKG/min Remifentanil-Perfusor, Rocuronium, Sufentanil, alternativ: Desfluran	BIS-Monitoring, Relaxometrie, sanfte Ein- und Ausleitung, tiefe Narkose	ITN, postoperative Analgesie: Paracetamol i. v.
Rebubbling	10	TIVA mit 6–10 mg/kgKG/h Propofol-Perfusor, Remifentanil-Perfusor 0,3–0,5 µg/kg/min, Sufentanil	PONV	LMA, postoperative Analgesie: Paracetamol i. v.

Tab. 89.1 Fortsetzung.

Operation	Beginn d. chir. Maßnahme bis Ende der chir. Maßnahme	Anästhesiemedikamente	Besonderheiten	Anästhesieverfahren
perforierende Keratoplastik	45–60	ITN mit 6–10 mg/kgKG/h Propofol-Perfusor, 0,3–0,5 µg/kgKG/min Remifentanil-Perfusor, Rocuronium, Sufentanil, alternativ Desfluran	BIS-Monitoring, Relaxometrie, sanfte Ein- und Ausleitung, tiefe Narkose, Acetazolamid	ITN, Atropin vermeiden, postoperative Analgesie: Paracetamol i. v., Metamizol i. v.
Fadennachlegung	30	TIVA mit 6–10 mg/kgKG/h Propofol-Perfusor, 0,3 µg/kgKG/min Remifentanil-Perfusor, Sufentanil	PONV	LMA
Faden ex	20	TIVA mit 6–10 mg/kgKG/h Propofol-Perfusor, 0,3 µg/kgKG/min Remifentanil-Perfusor, Sufentanil	PONV	LMA
perforierende Augenverletzung	60–150, je nach Schweregrad	RSI, Propofol, Sufentanil, Rocuronium, 6–10 mg/kgKG/h Propofol-Perfusor, 0,3 µg/kgKG/min Remifentanil-Perfusor	Nüchternheit, Blutgasanalyse, Volumenmangel, Labor	ITN, Atropin vermeiden, Magensonde, postoperative Analgesie: Paracetamol i. v., Metamizol i. v.
Narkoseuntersuchung	30	Einleitung mit Sevofluran oder TIVA mit 6–10 mg/kgKG/h Propofol-Perfusor, 0,3 µg/kgKG/min Remifentanil-Perfusor, Sufentanil	meistens kleine Kinder, gute Prämedikation, Emla-Creme, PONV	LMA, gute Analgesie: Ibuprofen-Zäpfchen, Piritramid i. v.
Tränenwegspülung	15	Einleitung mit Sevofluran oder TIVA mit 6–10 mg/kgKG/h Propofol-Perfusor, 0,1–0,3 µg/kgKG/min Remifentanil-Perfusor, Sufentanil	kleine Kinder, gute Prämedikation, Emla-Creme, **Cave:** Spüllösung aus der Nase absaugen, PONV	LMA, gute Analgesie: Ibuprofen-Zäpfchen, Piritramid i. v.
Fremdkörperentfernung	15	Einleitung mit Sevofluran oder TIVA mit 6–10 mg/kgKG/h, 0,1–0,3 µg/kgKG/min Remifentanil-Perfusor, Sufentanil	Nüchternheit!, gute Prämedikation, Emla-Creme, evtl. RSI, PONV	ITN oder LMA, gute Analgesie: Ibuprofen-Zäpfchen
Vorderkammerspülung	15	TIVA, 6–10 mg/kgKG/h Propofol-Perfusor, 0,3 µg/kgKG/min Remifentanil-Perfusor	PONV	LMA
Bulbusrekonstruktion	60–150	TIVA, 6–10 mg/kgKG/h Propofol-Perfusor, 0,3 µg/kgKG/min Remifentanil-Perfusor, Rocuronium	PONV	ITN, postoperative Analgesie: Paracetamol i. v.
Enukleation	60–90	TIVA, 6–10 mg/kgKG/h Propofol-Perfusor, 0,3–0,5 µg/kgKG/min Remifentanil-Perfusor	PONV, Bradykardie durch Vagusreiz, Blutdruck niedrig halten wegen Blutungsgefahr	LMA, Metamizol i. v., Paracetamol i. v., Piritramid i. v.
Eviszeratio	60	TIVA, 6–10 mg/kgKG/h Propofol-Perfusor, 0,3–0,5 µg/kgKG/min Remifentanil-Perfusor	PONV, Blutdruck niedrig halten wegen Blutungsgefahr	LMA, postoperative Analgesie: Metamizol i. v., Paracetamol i. v., Piritramid i. v.
Operation nach Toti (Tränenwegsoperation)	45	TIVA, 6–10 mg/kgKG/h Propofol-Perfusor, 0,3–0,5 µg/kgKG/min Remifentanil-Perfusor,	PONV, **Cave:** Blut läuft in den Rachen, Magensonde	ITN, postoperative Analgesie: Paracetamol i. v.

Tab. 89.1 Fortsetzung.

Operation	Beginn d. chir. Maßnahme bis Ende der chir. Maßnahme	Anästhesiemedikamente	Besonderheiten	Anästhesieverfahren
Strabismus	45	TIVA, 6–10 mg/kgKG/h Propofol-Perfusor, 0,3 µg/kgKG/min Remifentanil-Perfusor, Sufentanil	PONV, Bradykardie durch okulokardialen Reflex	LMA, Atropin erforderlich, postoperative Analgesie: Paracetamol i. v., Piritramid i. v.
Lidrekonstruktion	60	TIVA, 6–10 mg/kgKG/h Propofol-Perfusor, 0,3 µg/kgKG/min Remifentanil-Perfusor, Sufentanil	PONV	LMA, postoperative Analgesie: Paracetamol i. v.
Pterygium	40	TIVA, 6–10 mg/kgKG/h Propofol-Perfusor, 0,3 µg/kgKG/min Remifentanil-Perfusor, Sufentanil	PONV	LMA, postoperative Analgesie: Paracetamol i. v.
Chalazion	10	TIVA, 6–10 mg/kgKG/h Propofol-Perfusor, 0,3 µg/kgKG/min Remifentanil-Perfusor, Sufentanil	PONV	LMA, postoperative Analgesie: Paracetamol i. v.
Ektropium	45	TIVA, 6–10 mg/kgKG/h Propofol-Perfusor, 0,3 µg/kgKG/min Remifentanil-Perfusor, Sufentanil	PONV	LMA, postoperative Analgesie: Paracetamol i. v.
Entropium	45	TIVA, 6–10 mg/kg/h Propofol-Perfusor, 0,3 µg/kgKG/min Remifentanil-Perfusor, Sufentanil	PONV	LMA, postoperative Analgesie: Paracetamol i. v.
Ptosis	60	TIVA, 6–10 mg/kgKG/h Propofol-Perfusor, 0,3 µg/kgKG/min Remifentanil-Perfusor, Sufentanil	PONV	LMA, postoperative Analgesie: Paracetamol i. v.
Tumordefektdeckung	60, je nach Befund	TIVA, 6–10 mg/kg/h Propofol-Perfusor, 0,3 µg/kgKG/min Remifentanil-Perfusor, Sufentanil	PONV	LMA, postoperative Analgesie: Paracetamol i. v.
Trabekulektomie	45	TIVA, 6–10 mg/kgKG/h Propofol-Perfusor, 0,3 µg/kg/min Remifentanil-Perfusor	PONV	LMA, **Cave:** Augeninnendruck, Atropin vermeiden
Sickerkissenrevision	20	TIVA, 6–10 mg/kg/h Propofol-Perfusor, 0,3 µg/kg/min Remifentanil-Perfusor	PONV	LMA, **Cave:** Augeninnendruck, Atropin vermeiden
ZPK (Zyklofotokoagulation)	10	TIVA, 6–10 mg/kgKG/h Propofol-Perfusor, 0,3 µg/kgKG/min Remifentanil-Perfusor, Sufentanil	PONV	LMA, postoperative Analgesie: Paracetamol i. v.
Zyklokryokoagulation	15	TIVA, 6–10 mg/kgKG/h Propofol-Perfusor, 0,3 µg/kgKG/min Remifentanil-Perfusor, Sufentanil	PONV	LMA, postoperative Analgesie: Paracetamol i. v.
Ahmed-Valve-/Baerveldt-Implantat	60	TIVA, 6–10 mg/kgKG/h Propofol-Perfusor, 0,3 µg/kgKG/min Remifentanil-Perfusor, Sufentanil, Glaukomoperation, Haut wird unter die Bindehaut gesetzt	PONV	LMA, postoperative Analgesie: Paracetamol i. v.

BIS: Bispektralindex zur Sedierungstiefe, DMEK: Descemet Membrane Endothelial Keratoplasty, HKL: Hinterkammerlinse, IOL: intraokuläre Linse, ITN Intubationsnarkose, LMA: Larynxmaske, PONV postoperative Übelkeit und Brechreiz, PPV: Pars-Plana-Vitrektomie, RSI „rapid sequence induction“, TIVA totale intravenöse Anästhesie, Xen: XEN Gel Stent (Glaukom-OP)

90 Descemet Membrane endothelial Keratoplasty

Martin Rothe, Andreas Haeckel

Überblick

Basisinfos
- TIVA (totale intravenöse Anästhesie)
- Operationszeit abhängig vom Eingriff
- elektiv postoperativ Aufwachraum

Material
- LAMA (Larynxmaske), ggf. ITN (Intubationsnarkose) oral
- ggf. Relaxometrie
- PVK (periphere Venenverweilkanüle) 1-mal 1,1 mm (20 G) oder 1,3 mm (18 G)
- Thermometer

90.1 Material und Medikamente

Material

- PVK 1-mal 1,1 mm (20 G) oder 1,3 mm (18 G) in Lokalanästhesie
- LAMA je nach Körpergewicht
- ggf. Tubus 7,5w/8,0m
- ggf. Wärmedecke
- Thermometer
- ggf. Relaxometrie

Medikamente

- balancierte Vollelektrolytlösung, z. B. Jonosteril 500 ml
- Propofol-1-%-Perfusor (50 ml), zur Einleitung 1,5–2,5 mg/kgKG
- Remifentanil-Perfusor 40 µg/ml (2 mg/50 ml)
- Rocuronium (50 mg/5 ml) 0,6 mg/kgKG i. v.
- ggf. Piritramid zur Ausleitung (15 mg/10 ml) 0,1 mg/kgKG
- Atropin (0,5 mg/ml)
- Noradrenalin (4 µg/ml) 10 ml
- Noradrenalin-Perfusor (4 µg/ml) 50 ml
- ggf. 500 mg Acetazolamid i. v.
- Succinylcholin-Ampulle bereitlegen

90.2 Eingangsbemerkung

- Die DMEK-Operation (DMEK: Descemet Membrane Endothelial Keratoplasty) ist eine neue Technik der Hornhauttransplantation. Diese neue Hornhauttransplantationstechnik beinhaltet nur einen schichtweisen Austausch von Teilen der Hornhaut.
- Bei dieser Technik wird nur eine isolierte Descemet-Membran mit lebendigem Endothel transplantiert. Das Auge muss nicht mehr großflächig eröffnet werden („Open-Eye"), sondern es wird nur durch 3 mm kleine Schnitte operiert.
- Diese Technik führt wegen ihres minimalinvasiven Eingriffs zu den bislang besten Ergebnissen.
- Je dünner das Transplantat zudem ist, desto höher ist die Sehschärfe.
- Viele der DMEK-Patienten können eine Sehschärfe von 80 % oder besser erreichen, wenn keine andere Augenerkrankung dazukommt. Eine 100 %ige Sehschärfe wird manchmal sogar bereits nach einem Monat erreicht.
- Der Eingriff wird häufig mit einer Kataraktoperation kombiniert.

90.3 Anästhesieeinleitung

- Operationsseite – vor Narkoseeinleitung mit Patient genau klären welches Auge operiert wird.
- Nüchternheit klären (RSI [„rapid sequence induction"]?), Basismonitoring inklusive Relaxometrie
- sorgfältige Präoxygenierung (8 tiefe Atemzüge bei dicht sitzender Maske oder 3 min mit FiO_2 1,0)
- Einleitung mit Propofol 1 % 1,5–2,5 mg/kgKG, Remifentanil 0,3–0,5 µg/kgKG/min
- Platzierung der Larynxmaske, wenn keine Kontraindikation vorhanden; falls nicht möglich, dann ggf. ITN mit Relaxierung
- EKG-Kabel, NIBP-Zuleitung (NIBP: „non-invasive blood pressure") und Sättigungskabel nach kaudal ableiten
- Beatmungsschläuche mithilfe der Patientensicherung nach kaudal ableiten (blauer Gurt)
- Perfusoren/Infusionen im Saal nicht am Operationstisch befestigen

90.4 Anästhesieführung

- TIVA mit Propofol 6–10 mg/kgKG/h
- Remifentanil 0,3–0,5 µg/kgKG/min
- Piritramid (15 mg/10 ml) 0,1 mg/kgKG zur Ausleitung
- Low-Flow-Anästhesie, Fluss 0,3–1 l/min

Vorsicht

Okkulokardialer Reflex (n.Aschner-Dagnini) durch Druck auf den Bulbus oculi oder Zug an den Augenmuskeln während der ophthalmo-chirurgischen Maßnahmen kann es zu reflektorischen bradykarden Herzrhythmusstörungen mit AV Blockierungen bis zur Asystolie kommen. In der Regel schlagartige Erholung bei operativer Pause. Sofern die Bradykardie persistiert (selten) erfolgt die Gabe von Atropin 0,5 mg.

90.5 Postoperatives Vorgehen und Überwachung

- Falls ITN, möglichst vor Exzitationsphase extubieren um würgen und pressen weitgehend zu vermeiden.
- Anordnung für postoperative Schmerztherapie auf Narkoseprotokoll vermerken
- bei postoperativen Schmerzen immer Augenarzt informieren: Gefahr eines akuten Pupillarblocks durch eine eingebrachte Luftblase, größte Gefahr 2–8 h postoperativ

91 Kataraktoperation (Phako/IOL/HKL)

Martin Rothe, Andreas Haeckel

Überblick

Basisinfos
- Operationszeit abhängig vom Eingriff
- elektiv, postoperativ Aufwachraum

Material
- LAMA (Larynxmaske), ggf. ITN (Intubationsnarkose) oral
- Relaxometrie
- PVK (periphere Venenverweilkanüle) 1-mal 1,1 mm (20 G) oder 1,3 mm (18 G)
- TIVA (totale intravenöse Anästhesie)
- Thermometer

91.1 Material und Medikamente

Material

- PVK 1-mal 1,1 mm (20 G) oder 1,3 mm (18 G) in Lokalanästhesie
- LAMA je nach Körpergewicht
- ggf. Tubus 7,5w/8,0m
- ggf. Wärmedecke
- Thermometer
- Relaxometrie

Medikamente

- balancierte Vollelektrolytlösung, z. B. Jonosteril 500 ml
- Propofol-1-%-Perfusor (50 ml), zur Einleitung 1,5–2,5 mg/kgKG
- Remifentanil-Perfusor 40 µg/ml (2 mg/50 ml)
- Rocuronium (50 mg/5 ml) 0,6 mg/kgKG i. v.
- ggf. Piritramid zur Ausleitung (15 mg/10 ml) 0,1 mg/kgKG
- Atropin (0,5 mg/ml)
- Noradrenalin (4 µg/ml) 10 ml
- Noradrenalin-Perfusor (4 µg/ml) 50 ml
- Succinylcholin Ampulle bereitlegen

91.2 Eingangsbemerkung

- Kataraktoperationen sind kurze zwischen 15-60 Minuten dauernde gut planbare elektive Eingriffe folgende OP- Variationen sind gebäuchlich:
  - Phakoemulsifikation mit intraokkulärer Linse (Phako + IOL)
  - extrakapsuläre Kataraktextraktion (ECCE)
  - Hinterkammerlinse (HKL)
  - in der Regel ältere Patienten selten KInder

91.3 Anästhesieeinleitung

- vor Narkoseeinleitung mit Patient genau klären welches Auge operiert wird, i.d. Regel schon mit Augentropfen sichtbar behandelt
- Nüchternheit klären (RSI? [„rapid sequence induction“]), Basismonitoring inkl. Relaxometrie
- sorgfältige Präoxygenierung (8 tiefe Atemzüge bei dicht sitzender Maske oder 3 min mit FiO_2 1,0)
- Einleitung mit Propofol 1 % 1,5–2,5 mg/kgKG, Remifentanil 0,3–0,5 µg/kgKG/min
- Platzierung der Larynxmaske, wenn keine Kontraindikation vorhanden; falls nicht möglich, dann ggf. ITN mit Relaxierung
- EKG-Kabel, NIBP-Zuleitung (NIBP: „non-invasive blood pressure“) und Sättigungskabel nach kaudal ableiten
- Beatmungsschläuche mithilfe der Patientensicherung nach kaudal ableiten (blauer Gurt)
- Perfusoren/Infusionen im Saal nicht am Operationstisch befestigen

91.4 Anästhesieführung

- TIVA mit Propofol 6–10 mg/kgKG/h
- Remifentanil 0,3–0,5 µg/kgKG/min
- Piritramid (15 mg/10 ml) 0,1 mg/kgKG zur Ausleitung
- Low-Flow-Anästhesie, Fluss 0,3–1 l/min

Vorsicht

Okkulokardialer Reflex (n.Aschner-Dagnini) durch Druck auf den Bulbus oculi oder Zug an den Augenmuskeln während der ophthalmo-chirurgischen Maßnahmen kann es zu reflektorischen bradykarden Herzrhythmusstörungen mit AV Blockierungen bis zur Asystolie kommen. In der Regel schlagartige Erholung bei operativer Pause. Sofern die Bradykardie persistiert (selten) erfolgt die Gabe von Atropin 0,5 mg.

91.5 Postoperatives Vorgehen und Überwachung

- Falls ITN, möglichst vor Exzitationsphase extubieren um würgen und pressen weitgehend zu vermeiden
- Anordnung für postoperative Schmerztherapie auf Narkoseprotokoll vermerken:
  - wenn schmerzhafter Eingriff, feste Schmerztherapieanordnung
  - wenn nicht schmerzhafter Eingriff, Bedarfsmedikation anordnen

92 Pars-Plana-Vitrektomie (PPV)

Martin Rothe, Andreas Haeckel

Überblick

Basisinfos
- Operationszeit abhängig von Komplexität des Eingriffs 1-2 h
- elektiv postoperativ Aufwachraum

Material
- ITN (Intubationsnarkose) oral
- Relaxometrie
- PVK (periphere Venenverweilkanüle) 1-mal 1,1 mm (20 G) oder 1,3 mm (18 G)
- ggf. BIS-Monitoring (BIS: Bispektralindex zur Sedierungstiefe)
- Thermometer

92.1 Material und Medikamente

Material

- PVK 1-mal 1,1 mm (20 G) oder 1,3 mm (18 G) in Lokalanästhesie
- Tubus 7,5w/8,0m
- ggf. Wärmedecke
- Thermometer
- Relaxometrie
- ggf. TIVA (totale intravenöse Anästhesie) bei PONV (postoperative Übelkeit und Brechreiz)
- ggf. BIS-Monitoring

Medikamente

- balancierte Vollelektrolytlösung, z. B. Jonosteril 500 ml
- Propofol-1-%-Perfusor (50 ml), zur Einleitung 1,5–2,5 mg/kgKG
- Remifentanil-Perfusor (2 mg/50 ml) 40 µg/ml
- Desfluran MAC 0,7–1,0 (MAC: minimale alveoläre Konzentration)
- Rocuronium (50 mg/5 ml) 0,6 mg/kgKG i. v.
- ggf. Piritramid (15 mg/10 ml) zur Ausleitung 0,1 mg/kgKG
- Atropin (0,5 mg/ml)
- Noradrenalin (4 µg/ml) 10 ml
- Noradrenalin-Perfusor (4 µg/ml) 50 ml
- ggf. Acetazolamid 500 mg i. v.
- Succinylcholin-Ampulle bereitlegen

92.2 Eingangsbemerkung

- Oft dringlicher Eingriff (z. B. Perforation, Endophthalmitis), bei akuter Amotio Dringlichkeit des Eingriffs mit Operateur bzgl. Nüchternheitsgrenze klären. Wartezeit häufig möglich.

92.3 Anästhesieeinleitung

- vor Narkoseeinleitung mit Patient genau klären welches Auge operiert wird, i. d. R. schon mit Augentropfen sichtbar behandelt
- Nüchternheit klären (RSI?[„rapid sequence induction“]), Basismonitoring inkl. Relaxometrie
- sorgfältige Präoxygenierung (8 tiefe Atemzüge bei dicht sitzender Maske oder 3 min mit FiO_2 1,0)
- Einleitung mit Propofol 1,5–2,5 mg/kgKG, Remifentanil 0,3–0,5 µg/kgKG/min, Rocuronium 0,6 mg/kgKG
- Relaxometrie zur Einleitung (wenn T 4-Zahl 0, dann Intubation)
- bei starkem PONV ggf. TIVA, dann mit BIS-Monitoring
- EKG-Kabel, NIBP-Zuleitung (NIBP: „non-invasive blood pressure“) und Sättigungskabel nach kaudal ableiten
- Beatmungsschläuche mithilfe der Patientensicherung nach kaudal ableiten (blauer Gurt)
- Perfusoren/Infusionen im Saal nicht am Operationstisch befestigen

92.4 Anästhesieführung

- balancierte Anästhesie mit Isofluran oder Desfluran MAC 0,7–1,0
- Remifentanil 0,2–0,3 µg/kgKG/min
- in kritischen Phasen MAC 1,0 und Remifentanil 0,3–0,5 µg/kgKG/min
- repetitive TOF-Messungen (TOF: Train-of-Four) während der gesamten Operation und ggf. Nachrelaxierung mit 0,15 mg/kgKG Rocuronium
- wenn TIVA, dann BIS < 50 während der Narkose halten, in den kritischen Phasen auch tiefer
- Piritramid (15 mg/10 ml) 0,1 mg/kgKG zur Ausleitung
- Low-Flow- bis Minimal-Flow-Anästhesie, Fluss 0,3–1 l/min

Vorsicht

Okkulokardialer Reflex (n.Aschner-Dagnini) durch Druck auf den Bulbus oculi oder Zug an den Augenmuskeln während der ophthalmo-chirurgischen Maßnahmen kann es zu reflektorischen bradykarden Herzrhythmusstörungen mit AV Blockierungen bis zur Asystolie kommen. In der Regel schlagartige Erholung bei operativer Pause. Sofern die Bradykardie persistiert (selten) erfolgt die Gabe von Atropin 0,5 mg.

Vorsicht

Patient darf sich in den kritischen Phasen auf keinen Fall bewegen! Tiefe volatile Anästhesie: MAC 1,0–1,5 und Remifentanil 0,3–0,5 µg/kgKG/min in kritischen Phasen oder tiefe TIVA-Narkose: Remifentanil 0,3–0,5 µg/kgKG/min, Propofol 8–10 mg/kgKG/h in den kritischen Phasen.

Vorsicht

Vor kritischen Phasen am Augenhintergrund Info durch den Operateur, dann 5–10 mg Rocuronium oder 1–2 mg Cis-Atracurium i. v. BIS-Monitoring bei anamnestisch auffälligen Patienten (BIS 30–45).

92.5 Postoperatives Vorgehen und Überwachung

- Falls ITN, möglichst vor Exzitationsphase extubieren um würgen und pressen weitgehend zu vermeiden.
- Bei Relaxanzüberhang und im TOF min. 2 von 4 Antworten, dann 5 Amp. Neostigmin (2,5 mg) und 1 Amp. Atropin (0,5 mg) i. v.
- Bei 0 von 4 Antworten im TOF Antagonisierung der Muskelrelaxierung mit Sugammadex 2–4 mg/kgKG i. v.
- Die postoperative Lagerung ob Rücken oder Seite erfolgt strikt nach den Vorgaben des Ophthalmochirurgen
- Anordnung für postoperative Schmerztherapie auf Narkoseprotokoll vermerken:
  - wenn schmerzhafter Eingriff, feste Schmerztherapieanordnung
  - wenn nicht schmerzhafter Eingriff, Bedarfsmedikation anordnen

93 Augenanästhesie bei Schieloperation

Jürgen Gatzka, Andreas Haeckel

Überblick

Basisinfos
- variable Operationszeiten zwischen 30-120 Minuten
- elektiv postoperativ Aufwachraum

Material
- ITN (Intubationsnarkose)
- PVK (periphere Venenverweilkanüle) 0,7 mm (24 G) bis 0,9 mm (22 G)
- Relaxometrie
- Temperaturmessung

93.1 Material und Medikamente

Material

- PVK 1-mal 0,7 mm (24 G) bis 0,9 mm (22 G)
- warme Decken
- Tuben nach Lebensalter (Alter/4 + 4)
- Magensonde
- Relaxometrie
- TIVA (totale intravenöse Anästhesie)

Medikamente

- Kinder < 1 Jahr Päd G1 250 ml
- Kinder > 1 Jahr balancierte Vollelektrolytlösung, z. B. Jonosteril 500 ml
- Emla-Creme
- Propofol 2-mal 10 ml 0,5 % zur Einleitung: Kinder 2–5 mg/kgKG ohne Sevofluran-Maskeneinleitung, mit Maskeneinleitung 2 mg/kgKG
- Remifentanil-Perfusor:
  - Kinder 10–40 kg: 20 µg/ml
  - Kinder > 40 kg: 40 µg/ml
- Rocuronium 0,6 mg/kgKG i. v.
- Piritramid (15 mg/10 ml) zur Ausleitung 0,1 mg/kgKG
- Atropin 0,5 mg/10 ml
- Noradrenalin (4 µg/ml) 10 ml
- PONV-Prophylaxe (PONV: postoperative Übelkeit und Brechreiz) siehe SOP PONV (S. 191)
- Sevofluran Vol%et. 1 MAC (minimale alveoläre Konzentration) **Cave:** triggerfreie Anästhesie

93.2 Eingangsbemerkung

- Schieloperationen gehen mit einer hohen Inzidenz von PONV einher. Die meisten Schieloperationen finden im Kindesalter statt
- Wichtig: Gutes Timing von Nüchternzeiten und Prämedikation:
  - Wasser/Tee/klare Flüssigkeit bis 2 h vor der Operation
  - Milchnahrung bis zum 1. Lebensjahr bis 4 h vor der Operation
  - feste Nahrung bis 6 h vor der Operation
  - Emla-Pflaster Anlage 1 h vor der Operation
  - Prämedikation:
    - rektal: 15 min vor der Operation
    - oral: mindestens 30 min vor der Operation

Merke

Der Einhalt und das Timing dieser Zeiten sind sehr wichtig für einen guten, angstfreien Anästhesieerfolg bei Kindern.

- Kinder sind oft nicht infektfrei
- Kinder sind in der Regel ambulant
- gehäuft PONV ab 3. Lebensjahr bis Pubertät, daher siehe SOP PONV (S. 191)
- nüchterne Kinder < 3 Jahre Maskeneinleitung
- nüchterne Kinder > 3 Jahre mit Emla-Pflaster primär i. v. Einleitung versuchen
- Kinder mit i. v. Zugang, immer i. v. Einleitung

93.3 Anästhesieeinleitung

- Vor Narkoseeinleitung mit Patient/bzw. Eltern genau klären welches Auge operiert wird
- Nüchternheit klären (RSI? [„rapid sequence induction“]), Basismonitoring inkl. Relaxometrie
- sorgfältige Präoxygenierung
- Einleitung mit Propofol 2–5 mg/kgKG, Remifentanil 0,5 µg/kgKG/min, Rocuronium 0,6 mg/kgKG i. v.
- Relaxometrie zur Einleitung (wenn T 4-Zahl 0, dann Intubation)
- PONV-Prophylaxe siehe SOP PONV (S. 191)
- Wenn möglich, eine i. v. Einleitung der Maskeneinleitung vorziehen. Falls Kind zugänglich und von der Station Emla-Creme appliziert wurde, erfolgt ein Punktionsversuch zur Anlage einer PVK. Wenn Punktion nicht erfolgreich, Kind jedoch weiterhin umgänglich, dann einen zweiten Versuch in Betracht ziehen; ansonsten Maskeneinleitung.
- Arme beidseits auslagern

- EKG-Kabel, NIBP-Zuleitung (NIBP: „non-invasive blood pressure") und Sättigungskabel nach kaudal ableiten
- Beatmungsschläuche mithilfe der Patientensicherung nach kaudal ableiten (blauer Gurt)
- Tubus mittig fixieren
- Blutzuckermessung bei Kindern
- Magen 1-mal absaugen
- Kinder: 1 Supp. Ibuprofen ca.10 mg/kgKG

93.4 Anästhesieführung

- 1. Wahl bei Kindern > 1. Lebensjahr: TIVA mit Propofol 6–12 mg/kgKG/h
- 2. Wahl: balancierte Anästhesie mit Sevofluran 1 MAC et.
- Erwachsene: Propofol 6–10 mg/kgKG/h
- Remifentanil 0,2–0,3 µg/kgKG/min
- in der Regel keine Nachrelaxierung
- Infusionstherapie bei Kindern: 10 ml/kgKG/h als Basisbedarf
- Piritramid (15 mg/10 ml) 0,1 mg/kgKG zur Ausleitung
- Low-Flow-Anästhesie, Fluss 0,5–1 l/min

Vorsicht

Okkulokardialer Reflex (n.Aschner-Dagnini) durch Druck auf den Bulbus oculi oder Zug an den Augenmuskeln während der ophthalmo-chirurgischen Maßnahmen kann es zu reflektorischen bradykarden Herzrhythmusstörungen mit AV Blockierungen bis zur Asystolie kommen. In der Regel schlagartige Erholung bei operativer Pause. Sofern die Bradykardie persistiert (selten) erfolgt die Gabe von Atropin 0,5 mg.

Vorsicht

Husten und Pressen vermeiden und zügig, bei adäquater Spontanatmung und Schutzreflexen, extubieren.

93.5 Postoperatives Vorgehen und Überwachung

- Bei Kindern immer:
  - Anordnung für die Infusionstherapie im Aufwachraum, bis die Kinder ausreichend wach sind, nach der 4–2–1-Regel
  - Anordnung für die postoperative Schmerztherapie sowie für die ambulante Schmerztherapie und Instruktion der Eltern:
    - 1. Wahl: Ibuprofen supp./oral 10 mg/kgKG (max. Tagesdosis 40 mg/kgKG)
    - 2. Wahl: Paracetamol i. v. 15 mg/kgKG (max. Tagesdosis 60 mg/kgKG) (Kinder < 1. Lebensjahr 7,5 mg/kgKG, max. Tagesdosis 30 mg/kgKG)
    - 3. Wahl: Metamizol i. v./per os 15 mg/kgKG (max. Tagesdosis 60 mg/kgKG)
- Erwachsene: Anordnung für postoperative Schmerztherapie auf Narkoseprotokoll vermerken

Teil XIII

Dermatologie

XIII

94 Dermatologische Eingriffe

Maike Doden

Überblick

Basisinfos
- Operationszeit abhängig vom Eingriff
- elektiv postoperativ Aufwachraum

Material
- LAMA (Larynxmaske)/ITN (Intubationsnarkose) oral
- Relaxometrie
- PVK (periphere Venenverweilkanüle) 1-mal 1,1 mm (20 G) oder 1,3 mm (18 G)
- ggf. Temperaturmessung

94.1 Material und Medikamente

Material

- PVK 1-mal 1,1 mm (20 G) oder 1,3 mm (18 G) in Lokalanästhesie
- LAMA nach Gewicht
- ggf. Tubus 7,5w/8,0m
- ggf. Wärmedecke
- ggf. Temperaturmessung
- ggf. Blasendauerkatheter
- Relaxometrie
- TIVA (totale intravenöse Anästhesie)

Medikamente

- balancierte Vollelektrolytlösung, z. B. Jonosteril 1000 ml
- Propofol 1 % (50 ml Perfusor)
- Sufentanil (50 µg/10 ml)
- Remifentanil-Perfusor (2 mg/50 ml) 40 µg/ml
- Rocuronium (50 mg/5 ml)
- Atropin (0,5 mg/ml)
- Noradrenalin (4 µg/ml) 10 ml
- Noradrenalin-Perfusor (4 µg/ml) mit 50 ml
- PONV-Prophylaxe (PONV: postoperative Übelkeit und Brechreiz) siehe SOP PONV (S. 191)

94.2 Eingangsbemerkung

- häufig Bauch- oder (Halb-)Seitenlagerung
- sehr variable Operationszeiten

94.3 Anästhesieeinleitung

- sorgfältige Präoxygenierung (8 tiefe Atemzüge bei dicht sitzender Maske oder 3 min mit FiO_2 1,0)
- Larynxmaskenanästhesie:
  - Propofol 1,5–2,5 mg/kgKG, Remifentanil 0,5 µg/kgKG/min oder Sufentanil 0,2-0,3ug/kg/KG und Remifentanil 0,1 µg/kgKG/min
- Intubationsanästhesie:
  - Propofol 1,5–2,5 mg/kgKG, Remifentanil 0,5 µg/kgKG/min oder Sufentanil 0,2-0,3ug/kg/KG und Remifentanil 0,1 µg/kgKG/min, Rocuronium 0,6 mg/kgKG
  - Relaxometrie zur Einleitung (wenn T 4-Zahl 0, dann Intubation)
  - bei langen Eingriffen ggf. Wärmegerät, Wärmedecke, Blasendauerkatheter und Temperaturmessung
  - PONV-Prophylaxe siehe SOP PONV (S. 191)

94.4 Anästhesieführung

- Propofol 6–12 mg/kgKG/h
- Remifentanil 0,1–0,5 µg/kgKG/min
- bei ITN: keine Nachrelaxierung
- bei Bedarf Piritramid 0,05–0,1 mg/kgKG zur Ausleitung titrieren
- Low-Flow-Anästhesie 0,5–1 l/min

Vorsicht

Regelmäßige Lagerungskontrollen durchführen und an den Augenschutz denken.

Vorsicht

Sorgfältige Tubus-/LAMA-Fixierung im Fall von Eingriffen am Kopf, bei denen der Zugang zum Atemweg intraoperativ begrenzt ist. Daher die Tubusindikation großzügig stellen.

94.5 Postoperatives Vorgehen und Überwachung

- Anordnung für postoperative Schmerztherapie auf dem Narkoseprotokoll vermerken
- wenn schmerzhafter Eingriff, dann feste Schmerztherapieanordnung notieren
- geringfügig schmerzhafter Eingriff: Bedarfsmedikation notieren
- falls der Chirurg intraoperativ Lokalanästhetika verwendet, sind die Tageshöchstdosen zu beachten

Teil XIV

Gefäßchirurgie

XIV

95 Anästhesieverfahren in der Gefäßchirurgie

Christian Delle

Tab. 95.1 Checkliste für die Vorbereitung im Operationssaal.

Operation	Beginn d. chir. Maßnahme bis Ende der chir. Maßnahme	Anästhesiemedikamente bei Allgemeinanästhesie und Regionalanästhesie	Lagerung	Anästhesieverfahren
Zehenamputation	30–60 min	1. Sauerstoffmaske, Midazolam, Alfentanil, 20 ml Prilocain 2 %, 20 ml Ropivacain 0,75 %, Regionalset 2. SpA siehe SOP (S. 210) 3. LAMA mit Propofol, Sufentanil, Remifentanil, Regionalset, 10 ml Ropivacain 0,75 %, 10 ml Prilocain 2 %	Rückenlage, beide Arme ausgelagert	1. Wahl: N. isch. und N. saph. SS 2. Wahl: SpA, **Cave:** Antikoagulanzien 3. Wahl: LAMA/ITN + N. isch. SS
Vorfußamputation	45–90 min	1. Sauerstoffmaske, Midazolam, Alfentanil, 20 ml Prilocain 2 %, 20 ml Ropivacain 0,75 %, Regionalset 2. SpA siehe SOP (S. 210) 3. LAMA mit Propofol, Sufentanil, Remifentanil, Regionalset, 20 ml Ropivacain 0,75 %, 20 ml Prilocain 2 %	Rückenlage, beide Arme ausgelagert	1. Wahl: N. isch. und N. saph. SS 2. Wahl: SpA, **Cave:** Antikoagulanzien 3. Wahl: LAMA/ITN + N. isch. und N. saph. SS
Unterschenkelwundrevision	30–60 min	1. Sauerstoffmaske, Midazolam, Alfentanil, 20 ml Prilocain 2 %, 20 ml Ropivacain 0,75 %, Regionalset 2. SpA siehe SOP (S. 210) 3. LAMA mit Propofol, Sufentanil, Remifentanil, Regionalset, 20 ml Ropivacain 0,75 %, 20 ml Prilocain 2 %	Rückenlage, beide Arme ausgelagert	1. Wahl: N. isch. und N. saph. SS 2. Wahl: SpA, **Cave:** Antikoagulanzien 3. Wahl: LAMA/ITN + N. isch. und N. saph SS
Oberschenkelwundrevision	30–60 min	1. SpA siehe SOP (S. 210) 2. Sauerstoffmaske, Midazolam, Alfentanil, 20 ml Prilocain 2 %, 30 ml Ropivacain 0,75 %, Regionalset 3. LAMA mit Propofol, Sufentanil, Remifentanil, Regionalset, 20 ml Prilocain 2 %, 30 ml Ropivacain 0,75 %,	Rückenlage, beide Arme ausgelagert	1. Wahl: SpA, **Cave:** Antikoagulanzien 2. Wahl: N. fem., N. obt., N. cut. fem. lat. + N. isch. SS 3. Wahl: LAMA/ITN + N. fem., N. obt., N. cut. fem. lat. + N. isch. SS
Unterschenkelamputation	45–90 min	1. SpA siehe SOP (S. 210) 2. Sauerstoffmaske, Midazolam, Alfentanil, 20 ml Prilocain 2 %, 30 ml Ropivacain 0,75 %, Regionalset 3. LAMA mit Propofol, Sufentanil, Remifentanil, Regionalset, 20 ml Prilocain 2 %, 30 ml Ropivacain 0,75 %,	Rückenlage, beide Arme ausgelagert	1. Wahl: SpA, **Cave:** Antikoagulanzien 2. Wahl: N. saph., N. isch., N. obt. und N. cut. fem. lat. SS 3. Wahl: LAMA/ITN + N. saph., N. isch., N. obt. und N. cut. fem. lat. SS
Oberschenkelamputation	45–90 min	1. SpA siehe SOP (S. 210) 2. Sauerstoffmaske, Midazolam, Alfentanil, 20 ml Prilocain 2 %, 30 ml Ropivacain 0,75 %, Regionalset 3. LAMA mit Propofol, Sufentanil, Remifentanil, Regionalset, 20 ml Prilocain 2 %, 30 ml Ropivacain 0,75 %,	Rückenlage, beide Arme ausgelagert	1. Wahl: SpA, **Cave:** Antikoagulanzien 2. Wahl: N. fem., N. isch. parasakral, N. obt., N. cut. fem. lat. SS 3. Wahl: LAMA/ITN + N. fem., N. isch. prox. post., N. obt., N. cut. fem. lat. SS
Leisten-TEA, periphere Gefäßbypasschirurgie, Crossover-Bypässe, axillofemoraler Bypass	90–180 min	ITN, Arterie, ZVK, DK, Propofol/Thiopental, Sufentanil, Remifentanil, Rocuronium, Isofluran/Desfluran, Noradrenalin-Perfusor, Heparin	Rückenlage, beide Arme ausgelagert	ITN, Arterie, ZVK, ggf. IMC

Tab. 95.1 Fortsetzung.

Operation	Beginn d. chir. Maßnahme bis Ende der chir. Maßnahme	Anästhesiemedikamente bei Allgemeinanästhesie und Regionalanästhesie	Lagerung	Anästhesieverfahren
endovaskuläre periphere Gefäßinterventionen (Leistenstent, PTA, Angioplastie)	90–180 min	ITN, Arterie, ZVK, DK, bei Operationszeit > 90 min oder schlechtem peripherem Venenstatus, Propofol/Thiopental, Sufentanil, Remifentanil, Rocuronium, Isofluran/Desfluran, Nordadrenalin-Perfusor, Heparin	Rückenlage, beide Arme ausgelagert	ITN, Arterie, ggf. ZVK, ggf. IMC
endovaskuläre zentrale Gefäßinterventionen bei BAA oder TAA (Bauchaortenstent oder thorakaler Aortenstent)	90–180 min	ITN, Arterie, ZVK, DK, Propofol/Thiopental, Sufentanil, Remifentanil, Rocuronium, Isofluran/Desfluran, Nordadrenalin-Perfusor, Heparin	Rückenlage, beide Arme ausgelagert	ITN, Art, ZVK, ggf. IMC, bei Notfall TEVAR IMC
Bauchaortenaneurysma offen, Rohrprothese	120–240 min	ITN, Arterie, ZVK, DK, Propofol/Thiopental, Sufentanil, Remifentanil, Rocuronium, Isofluran/Desfluran, Noradrenalin-Perfusor, Heparin ggf. TAP-SS: 30 ml Ropivacain 0,2 % pro Seite	Rückenlage, beide Arme ausgelagert	ITN, Arterie, ZVK, IMC, TAP-SS beidseits, MS Silikon, 2 große Zugänge, Blutrückgewinnungssystem
Bauchaortenstenose oder -aneurysma, offen, Y-Prothese	90–180 min	ITN, Arterie, ZVK, DK, Propofol/Thiopental, Sufentanil, Remifentanil, Rocuronium, Isofluran/Desfluran, Noradrenalin-Perfusor, Heparin ggf. TAP-SS: 30 ml Ropivacain 0,2 % pro Seite	Rückenlage, beide Arme auslagert	ITN, Arterie, ZVK, IMC, TAP-SS beidseits, MS Silikon, 2 große Zugänge, Blutrückgewinnungssystem nach Rücksprache
Cimino-Shunt-Neuanlage oder Revision am Unterarm	45–90 min	**Cave:** Immer venöse BGA aus PVK zur Kaliumkontrolle vor Einleitung bei dialysepflichtigen Patienten. 1. Basismonitoring, i. v. Zugang, ggf. Sauerstoffmaske, ggf. Sedierung 2. Sauerstoffmaske, Midazolam, Alfentanil, Regionalset, 20 ml Prilocain 2 %, 10 ml Lidocain 2 %, **kein** Ropivacain 3. ITN, Propofol/Thiopental, Sufentanil, Remifentanil, Cis-Atracurium, Desfluran, Noradrenalin-Perfusor	Rückenlage, Armtisch	1. Wahl: Infiltrationsanästhesie durch Operateur und Analgosedierung 2. Wahl: Plexus axialis 3. Wahl: ITN
Oberarmshunt, Neuanlage oder Revision	45–90 min	**Cave:** Immer venöse BGA aus PVK zur Kaliumkontrolle vor Einleitung bei dialysepflichtigen Patienten. 1. Basismonitoring, i. v. Zugang, ggf. Sauerstoffmaske, ggf. Sedierung 2. Sauerstoffmaske, Midazolam, Alfentanil, Regionalset, 20 ml Prilocain 2 %, 10 ml Lidocain 2 %, **kein** Ropivacain 3. ITN, Propofol/Thiopental, Sufentanil, Remifentanil, Cis-Atracurium, Desfluran, Noradrenalin-Perfusor	Rückenlage, Armtisch	1. Wahl: Infiltrationsanästhesie durch Operateur und Analgosedierung 2. Wahl: ISC-SS + Plexus-axialis-SS 3. Wahl: LAMA/ITN

Tab. 95.1 Fortsetzung.

Operation	Beginn d. chir. Maßnahme bis Ende der chir. Maßnahme	Anästhesiemedikamente bei Allgemeinanästhesie und Regionalanästhesie	Lagerung	Anästhesieverfahren
Anlage Demers-Katheter oder Vorhofkatheter	30–60 min	**Cave:** Immer venöse BGA aus PVK zur Kaliumkontrolle vor Einleitung bei dialysepflichtigen Patienten. 1. Basismonitoring, i. v. Zugang, ggf. Sauerstoffmaske, ggf. Sedierung 2. Sauerstoffmaske, Midazolam, Alfentanil, Regionalset, 10 ml Prilocain 2 %, 20 ml Ropivacain 0,2 %, 10 ml Ropivacain 0,75 % 3. ITN, Propofol/Thiopental, Sufentanil, Remifentanil, Cis-Atracurium, Desfluran, Noradrenalin-Perfusor	Rückenlage, Arm auf der Operationsseite wird angelagert	1. Wahl: Infiltrationsanästhesie durch Operateur und Analgosedierung 2. Wahl: Plexus cervicalis SS, supraklavikulärer Plex SS, PEC 1 3. Wahl: LAMA/ITN
Karotis-TEA	60–90 min	1. ITN, Arterie (kontralateral zur Operationsseite), ggf. ZVK bei schlechtem peripherem Venenstatus, Etomidat, **kein** Sufentanil, **kein** DK, keine Antibiose, Remifentanil, Rocuronium, Desfluran, Nordadrenalin-Perfusor, Piritramid, Heparin 2. Sauerstoffmaske, Quietscheente/Klingel, Alfentanil, ggf. Propofol-Perfusor, 10 ml Prilocain 2 %, 10 ml Ropivacain 0,75 %, Heparin	Rückenlage, Arm auf Operationsseite angelagert, anderer Arm ausgelagert	1. Wahl: ITN, Arterie nicht auf der Operationsseite 2. Wahl: Plexus cervicalis SS zur Wachoperation
Embolektomie Bein, ggf. mit Bypasschirurgie	60–180 min	1a. Basismonitoring, i. v. Zugang, ggf. Sauerstoffmaske, ggf. Sedierung 1b. LAMA, Arterie, Propofol, Remifentanil, Piritramid, Noradrenalin-Perfusor, Heparin 2. ITN, Arterie, ZVK, Propofol/Thiopental, Sufentanil, Remifentanil, Rocuronium, Isofluran/Desfluran, Noradrenalin-Perfusor, Heparin	Rückenlage, beide Arme ausgelagert	1a. Wahl nur Embolektomie: Infiltrationsanästhesie durch Operateur und Analgosedierung 1b. Wahl **mit Bypasschirurgie:** ITN, Arterie, ZVK 2. Wahl: LAMA/ITN, ggf. Arterie
Embolektomie Arm	45–90 min	1. Basismonitoring, i. v. Zugang, ggf. Sauerstoffmaske, ggf. Sedierung 2. LAMA, Propofol, Remifentanil, Piritramid, Noradrenalin-Perfusor, Heparin 3. Sauerstoffmaske, Midazolam, Alfentanil, 20 ml Prilocain 2 %, 10 ml Ropivacain 0,75 %, 20 ml Ropivacain 0,2 %	Rückenlage, Armtisch	1 Wahl: Infiltrationsanästhesie durch Operateur und Analgosedierung 2. Wahl: LAMA/ITN 3. Wahl: supraklavikulärer Plexus SS, PEC 2 SS, Spatium axillare SS
Subklavia-TEA/Subklaviatransposition bei Subklaviastenose, bei TAA vor Stentanlage oder bei Subclavian Steal Syndrom	90–180 min	ITN, Arterie, ZVK, DK, Propofol/Thiopental, Sufentanil, Remifentanil, Rocuronium, Isofluran/Desfluran, Noradrenalin-Perfusor, Heparin; teilweise permissive Hypotonie erforderlich	Rückenlage, Arm auf Operationsseite angelagert, anderer Arm ausgelagert	ITN, Arterie, (Gegenseite zur Operationsseite), ZVK (Gegenseite zur Operationsseite), ggf. IMC
abdominelles BAA gedeckt perforiert – **Notfall**	150–300 min	Sonografie und Operateur im Saal: ITN, Arterie, Shaldon (dreilumig), Massentransfusionsgerät, Blutrückgewinnungssystem, Propofol/Thiopental, Sufentanil, Remifentanil, Rocuronium, Isofluran/Desfluran, Noradrenalin-Perfusor, Heparin	Rückenlage, beide Arme ausgelagert	Einleitung im Saal mit Operateuren, Arterie (radial/brachial), ITN, Shaldon (dreilumig), Blutrückgewinnungssystem, 2 große Zugänge, ITS

Tab. 95.1 Fortsetzung.

Operation	Beginn d. chir. Maßnahme bis Ende der chir. Maßnahme	Anästhesiemedikamente bei Allgemeinanästhesie und Regionalanästhesie	Lagerung	Anästhesieverfahren
Varizen-Stripping	45–90 min	1. LAMA/ITN, Propofol, Sufentanil, Remifentanil, Rocuronium, Noradrenalin-Perfusor 2. SpA siehe SOP (S. 210)	Rückenlagerung oder Bauchlagerung	1. Wahl: LAMA/ITN 2. Wahl: SpA (häufig ambulante Operation)

BGA: Blutgasanalyse, DK: Dauerkatheter, IMC: Intermediate Care, ISC: interskalenärer Plexusblock, ITN: Intubationsnarkose, ITS Intensivtherapiestation, LAMA: Larynxmaske, MS: Magensonde, N. cut. fem. lat.: N. cutaneus femoris lateralis, N. fem.: N. femoralis, N. isch.: N. ischiadicus, N. obt.: N. obturatorius, N. saph.: N. saphenus, PEC: Musculus pectoralis, PTA: perkutane transluminale Angioplastie, PVK: peripherer Venenkatheter, SpA: Spinalanästhesie, SS: Single Shot, TAP Transversus abdominis plane, TEA: Thrombendarteriektomie, TEVAR: „thoracic endovascular aortic repair", ZVK: zentraler Venenkatheter.
Wichtig: Die Kombination der Allgemeinanästhesie mit einem Regionalanästhesie-Verfahren setzt natürlich das Einverständnis des Patienten voraus.

95.1 Eingangsbemerkung

- Gefäßchirurgische Patienten sind meist alte, multimorbide, multiorganinsuffiziente Patienten, die sich Hochrisikoeingriffen unterziehen müssen. Die Narkoseführung richtet sich daher auf die Verwendung von Substanzen, die möglichst gering mit dem Körper interagieren und in diesem verweilen, bei gleichzeitig engem Monitoring und aggressiver Optimierung der Vitalparameter.
- Die anästhesiologische Überwachung richtet sich nach der Invasivität des operativen Eingriffs und den Vorerkrankungen der Patienten.

95.2 Anästhesieführung

- Standard-ITN, 1.Wahl: volatile Anästhesie
  - Narkoseeinleitung: Propofol 1,5–2,5 mg/kgKG, ggf. Thiopental 3–7 mg/kgKG, Sufentanil 0,3–0,5 µg/kgKG, Rocuronium 0,6 mg/kgKG
  - Narkoseführung: Isofluran 0,7–1,0 Vol%et (MAC [minimale alveoläre Konzentration] 0,7–1,0) oder Desfluran 3,5–4,5 Vol%et (MAC 0,7–1,0) bei Patienten mit POCD (postoperative kognitive Dysfunktion) und/ oder Adipositas, Remifentanil 0,1–0,3 µg/kgKG/min, in der Regel keine Nachrelaxierung
- 2. Wahl: TIVA (totale intravenöse Anästhesie; 1.Wahl bei PONV [postoperative Übelkeit und Brechreiz])
  - Narkoseeinleitung: Propofol 1,5–2,5 mg/kgKG, Sufentanil 0,3–0,5 µg/kgKG, Rocuronium 0,6 mg/kgKG
  - Narkoseführung: Propofol 4–12 mg/kgKG/h, Remifentanil 0,1–0,3 µg/kgKG/min, in der Regel keine Nachrelaxierung
- LAMA-Anästhesien, dann TIVA:
  - Narkoseeinleitung: Propofol 1,5–2,5 mg/kgKG, Sufentanil 0,3–0,5 µg/kgKG, keine Relaxierung
  - Narkoseführung: Propofol 4–12 mg/kgKG/h, Remifentanil 0,1–0,3 µg/kgKG/min, keine Relaxierung
- Patienten mit PONV: 1. Wahl TIVA, 2. Wahl volatile Anästhesie mit PONV-Medikation
- Alle Regionalanästhesien, die als Kombinationsanästhesien mit einer Allgemeinanästhesie aufgeklärt wurden, können unter Ultraschallkontrolle durch einen darin erfahrenen Facharzt oder unter seiner Aufsicht in Narkose erfolgen und müssen nicht vor Beginn der Allgemeinanästhesie wach durchgeführt werden.
- Sterilität des Ultraschallkopfes:
  - Single-Shot-Verfahren: steriler Plastiküberzug für Ultraschallkopf
  - Katheterverfahren: steriler Plastiküberzug für Ultraschallkopf einzeln

95.3 Begriffsdefinitionen bei der Verwendung des Ultraschalls

- „in plane", IP-Punktion:
  - Die Sonografienadel wird unterhalb und parallel zum Schalkopf gestochen, die gesamte Nadel mit der Nadelspitze ist jederzeit zu erkennen.
  - Je paralleler die Nadel zum Schallkopf liegt, desto besser ist sie zu sehen.
  - Bei steilen und tiefen Punktionen zum Schallkopf (tiefe Punktionen > 45°) sollte man ultraschalloptimierte Nadeln verwenden.
- „out of plane", OOP-Punktion:
  - Die Sonografienadel wird im Winkel von 45° zum Schallkopf in den Patienten gestochen, es ist nur die Nadelspitze als solche zu erkennen („bevel-up").
  - Es sollte zunächst flach vorsichtig die Nadelspitze („Schliff nach oben") in die Schallkopfebene geschoben werden, bis diese zu erkennen ist und dann mit der „Walk-down-Technik" durch eine Tiefenkorrektur das Ziel angepeilt werden.
  - Alternativ kann man die „modifizierte Walk-down-Technik" verwenden, bei der man die im 45°-Winkel eingestochene Nadel in der Schallebene mit dem

Schallkopf verfolgt (parallel verschiebt) und so das Ziel anpeilt.
- oblique Punktion: Die Sonografienadel wird im 45°-Winkel in die Schallebene bewegt.
- „short axis view" (SAX): Der Schallkopf stellt die Nervenstrukturen im Querschnitt dar.
- „long axis view" (LAX): Der Schallkopf stellt die Nervenstrukturen längs dar.

95.4 Regionalanästhesie

- Regionalanästhesiologische Techniken in der Gefäßchirurgie (▶ Tab. 95.2):
  - Plexus-cervicalis-BlockPlexus-axillaris-Block
  - supraklavikulärer Plexusblock
  - N.-intercostobrachialis-Block im Spatium axillare subfasziale
  - N.-ischiadicus-Block parasakral, proximal posterior oder distal lateral
  - N.-femoralis- oder N.-saphenus-Block
  - N.-obturatorius-Block
  - N.-cutaneus-femoris-lateralis-Block
- Tageshöchstdosen für Lokalanästhetika:
  - Prilocain: Bolusgabe 400–600 mg/24 h bzw. 5–6 mg/kgKG
  - Ropivacain:
    - Bolusgabe 250 mg bzw. 3–4 mg/kgKG
    - kontinuierliche Applikation 0,4 mg/kgKG/h, bis 37,5 mg/h
  - Lidocain: Bolusgabe 200 mg/24 h

Tab. 95.2 Regionalanästhesiologische Techniken.

Verfahren	Nadel	Tisch	Kittel	Briefmarkenpflaster	Bezug für Ultraschallkopf + ggf. Tunnelung	Sonografie	Katheter	Lokalanästhesie
Plexus-cervicalis-Block	SS im Set: ultraschalloptimierte Nadel 8 cm	ja	nein	nein	bei SS im Set	ja	nein	Schmerztherapie: 10 ml Ropivacain 0,2 % Wach-Karotis-Operation: 10 ml Prilocain 2 %, 10 ml Ropivacain 0,75 %
Plexus-axillaris-Block	SS im Set: ultraschalloptimierte Nadel 8 cm	ja	nein	nein	bei SS im Set	ja	nein	10 ml Ropivacain 0,75 % + 20 ml Prilocain 2 %
supraklavikulärer Plexusblock	SS im Set: ultraschalloptimierte Nadel 8 cm	ja	nein	nein	bei SS im Set	ja	nein	10 ml Ropivacain 0,75 % + 10 ml Prilocain 2 %
N. intercostobrachialis im Spatium axillare subfasziale	SS im Set: ultraschalloptimierte Nadel 8 cm	ja	nein	nein	bei SS im Set	ja	nein	5 ml Prilocain 2 %
N.-ischiadicus-Block	SS im Set: ultraschalloptimierte Nadel 8 cm	ja	nein	nein	bei SS im Set	ja	nein	10 ml Ropivacain 0,75 % + 10 ml Prilocain 2 %
N.-femoralis- oder N.-saphenus-Block	SS im Set: ultraschalloptimierte Nadel 8 cm	ja	nein	nein	bei SS im Set	ja	nein	10 ml Ropivacain 0,75 % + 10 ml Prilocain 2 %
N.-obturatorius-Block	SS im Set: ultraschalloptimierte Nadel 8 cm	ja	nein	nein	bei SS im Set	ja	nein	6 ml Ropivacain 0,75 % (3 ml pro Nervenast)
N.-cutaneus-femoris-lateralis-Block	SS im Set: ultraschalloptimierte Nadel 8 cm	ja	nein	nein	bei SS im Set	ja	nein	3–4 ml Ropivacain 0,75 %

SS: Single-Shot-Verfahren mit Set (enthält sterilen Plastiküberzug und ultraschalloptimierte Nadel), ggf. Verwendung von Instilla-Gel bei schwierigen Schallbedingungen

96 Aortaler Endostent

Christian Delle

Überblick

Basisinfos
- Operationszeit 2 h
- Blutgruppe
- postoperativ 24 h Aufwachraum, ggf. Normalstation
- Temperaturmessung

Material
- ITN (Intubationsnarkose) oral
- PVK (periphere Venenverweilkanüle) 2-mal 1,8 mm (16 G)
- balancierte Vollelektrolytlösung, z. B. Jonosteril 1000 ml
- arterielle Kanüle
- ZVK (zentraler Venenkatheter) dreilumig
- Dauerkatheter
- 2 Erythrozytenkonzentrate im Operationssaal, 2 Erythrozytenkonzentrate in Reserve in der Blutbank

Medikamente
- 2 g Cefazolin

96.1 Material und Medikamente

Material

- PVK 2-mal 1,8 mm (16 G) nur linker Arm oder rechter Unterarm
- Tubus 7,5–8 mm Innendurchmesser
- arterielle Kanüle A. radialis rechts
- ZVK: dreilumig V. jugularis interna rechts
- Druckmessung arteriell
- Wärmedecke
- Temperatursonde
- Blasenkatheter
- Alpha-Card
- Relaxometrie
- Magensonde

Medikamente

- balancierte Vollelektrolytlösung, z. B. Jonosteril 1000 ml
- Midazolam (5 mg/5 ml)
- Propofol (1 %) 10 mg/ml
- ggf. Thiopental (500 mg/20 ml) ggf. Etomidat
- Desfluran 3,0–6,0 Vol%et/0,7–1,0 MAC (minimale alveoläre Konzentration)
- Sufentanil (50 µg/10 ml)
- Rocuronium (50 mg/5 ml)
- Remifentanil-Perfusor (2 mg/50 ml) 40 µg/ml
- ggf. Piritramid (15 mg/10 ml) zur Ausleitung 0,1 mg/kgKG
- Atropin (0,5 mg/ml)
- Noradrenalin (4 µg/ml) 10 ml
- Noradrenalin-Perfusor mit 0,2 mg/50 ml (0,004 mg/ml)
- Noradrenalin-Perfusor mit 5 mg/50 ml (0,1 mg/ml)
- Nitroglycerin (0,1 mg/ml) 10 ml
- ggf. Nitroglycerin-Perfusor (50 mg/50 ml) 1 mg/ml
- Heparin 5000 I.E./5 ml (50 I.E./kgKG)
- Cefazolin 2g
- Blutprodukte: 2 Erythrozytenkonzentrate im Operationssaal, 2 Erythrozytenkonzentrate Reserve in der Blutbank

96.2 Anästhesievorbereitung

- Bei durch die Gefäßchirurgie angemeldeter voraussichtlich **schwieriger Stentanlage** wird die Operation in der Angiografie durchgeführt.
- Bei vorausaussichtlich **unkomplizierter Stentanlage** erfolgt die Durchführung im Operationssaal unter Durchleuchtung.
- Basismonitoring, invasiver Druck (Arterie), Temperatursonde, Dauerkatheter, BGA (Blutgasanalyse) und Erythrozytenkonzentrate vorhanden?
- Ggf. präoperative Liquordrainage erfolgt?

96.3 Anästhesieeinleitung

- Einleitung und Durchführung des Eingriffs in der Regel in der Angiografie
- Hypertension des Patienten vermeiden, bei TAA (thorakales Aortenaneurysma) Kanülierung des linken Armes vermeiden.
- vor Narkoseeinleitung arterielle Druckmessung (A. radialis rechts)
- Raumluft-BGA (Blutgasanalyse), Bedside Test
- sorgfältige Präoxygenierung (8 tiefe Atemzüge bei dicht sitzender Maske oder 3 min mit FiO_2 1,0)
- Standardeinleitung:
  - Propofol 1 % 1,5–2,5 mg/kgKG, ggf. Thiopental 3–5 mg/kgKG, Sufentanil 0,3–0,5 µg/kgKG und Rocuronium 0,6 mg/kgKG
  - Relaxometrie zur Einleitung (wenn T4-Zahl 0, dann Intubation)
  - Hypertension während der Einleitung vermeiden, kein Husten und/oder Pressen, tiefe Narkose
- dreilumiger ZVK über V. jugularis interna rechts, Alpha-Card-Kontrolle
- Temperatursonde nasal/oral
- Dauerkatheter
- 2 g Cefazolin als Kurzinfusion bei fehlenden Allergien
- Wärmedecke
- In der Angiografie Nitroglycerin- und Noradrenalin-Perfusoren anschließen und nach Bedarf anlaufen lassen.
- liberale Volumengabe (bei Rupturgefahr oder gedeckt perforierte BAA [Bauchaortenaneurysma])

96.4 Anästhesieführung

- balancierte Anästhesie mit Desfluran 3,0–6,0 Vol%et (0,7–1,0 MAC) und Sufentanil 0,1–0,3 µg/kgKG nach Bedarf bis max. 50–100 µg, dann Aufrechterhaltung mit Remifentanil 0,1–0,2 µg/kgKG/min
- in der Regel keine Nachrelaxierung
- Heparin 5000 I.E. auf Ansage des Operateurs
- kontrollierte Hypotension zur Platzierung des Stents mit Nitroglycerin (nach Maßgabe des Operateurs, üblicherweise bei BAA/TAA systolisch < 70 mmHg)
- Zur Angiografie und zur Stentanlage sind kurze Apnoephasen (5–10 s) notwendig. Operateur sagt diese Manöver an, vorher präoxygenieren, dann Patienten für wenige Sekunden dekonnektieren.
- nach Stentplatzierung Normotension
- Ziele intraoperativ:
  - Normotonie (mittlerer arterieller Druck 70 mmHg, Blutdruck systolisch 120 mmHg)
  - Normovolämie
  - Normothermie
  - Normoventilation
  - Normoglykämie

Vorsicht

Stentplatzierung: Bei zu hohem Blutdruck ist eine Stentdislokation bis zum Umschlagen des Stents mit Verschluss der Aorta möglich.

Vorsicht

Der Patient mit Bauchaortenaneurysma ist typischerweise multimorbide, insbesondere ist mit koronarer Herzkrankheit (**Cave:** reduzierte Ejektionsfraktion, Myokardischämie/-infarkt), koronarer akuter arterieller Verschlusskrankheit (**Cave:** Apoplex, Durchgangssyndrom) und Niereninsuffizienz (**Cave:** pulmonale Überwässerung, Elektrolytstörungen) ist zu rechnen. Diurese beachten (**Cave:** kontrastmittelinduziertes Nierenversagen möglich).

96.5 Postoperatives Vorgehen und Überwachung

- Extubation in der Angiografie anstreben
- üblicherweise Verlegung in den Aufwachraum, in seltenen Fällen oder bei Komplikationen auf die Intermediate-Care-Station
- Besonders zu beachten sind bestehende Zeichen der Myokardischämie. Ist die Hämodynamik stabil, ist die Diurese ausreichend. Neurologische Ausfälle bei thorakalem Endostent durch Verlegung von Spinalarterien möglich.

97 Aortenchirurgie (Bauchaortenstent infra- und suprarenal und thorakaler Aortenstent)

Christian Delle

Überblick

Basisinfos
- Temperaturmessung
- Operationszeit 2–4 h
- Blutgruppe
- postoperativ IMC (Intermediate Care) oder 24 h Aufwachraum

Material
- ITN (Intubationsnarkose) oral
- PVK (periphere Venenverweilkanüle) 2-mal 1,8 mm (16 G)
- Relaxometrie
- arterielle Kanüle
- ZVK (zentraler Venenkatheter) dreilumig
- Dauerkatheter
- 2 Erythrozytenkonzentrate im Operationssaal, 2 Erythrozytenkonzentrate Reserve in der Blutbank

Medikamente
- 2 g Cefazolin

97.1 Material und Medikamente

Material

- PVK 2-mal 1,8 mm (16 G)
- Tubus 7,5–8 mm Innendurchmesser
- arterielle Kanüle
- ZVK dreilumig
- Druckmessung arteriell/ZVD (zentraler Venendruck)
- Wärmedecke
- Temperatursonde
- Blasenkatheter
- Alpha-Card
- Relaxometrie
- Magensonde (weich/nasal) postoperativ ca. 4–5 Tage belassen
- ggf. Blutrückgewinnungssystem (Reservoir), Absprache intraoperativ mit Gefäßchirurgie, im Notfall immer

Medikamente

- balancierte Vollelektrolytlösung, z. B. Jonosteril 1000 ml
- Midazolam (5 mg/5 ml)
- Propofol 1 % (10 mg/ml) ggf. Etomidat
- Desfluran 3–6 Vol%et/0,7–1,0 MAC [minimale alveoläre Konzentration])
- Sufentanil (50 µg/10 ml)
- Rocuronium (50 mg/5 ml)
- Remifentanil-Perfusor 40 µg/ml (2 mg/50 ml)
- ggf. Piritramid (15 mg/10 ml) zur Ausleitung 0,1 mg/kgKG
- Atropin (0,5 mg/ml)
- Noradrenalin (4 µg/ml) 10 ml
- Noradrenalin-Perfusor mit 0,2 mg/50 ml (0,004 mg/ml)
- Noradrenalin-Perfusor mit 5 mg/50 ml (0,1 mg/ml)
- Nitroglycerin (0,1 mg/ml) 10 ml
- ggf. Nitroglycerin-Perfusor (50 mg/50 ml) 1 mg/ml
- Urapidil (50 mg/10 ml)
- Heparin (5000 I.E./5 ml) 50 I.E./kgKG
- Cefazolin 2g
- Blutprodukte: 2 Erythrozytenkonzentrate im Operationssaal, 2 Erythrozytenkonzentrate Reserve in der Blutbank

97.2 Anästhesievorbereitung

- Elektive operative Bauchaortenaneurysmen sind in der Regel infrarenal.
- Thorakale Aortenstents sind elektiv primär für die endovaskuläre Therapie vorgesehen.
- Im Notfall (gedeckt oder offen rupturierte Aneurysmen) gehen Patienten nach Indikationsstellung durch die Gefäßchirurgie, wenn die Patienten hämodynamisch stabil sind, zur Versorgung/Diagnostik in das CT zur CT-Angiografie, wenn sie instabil sind, sofort in den Operationssaal.
- Basismonitoring, invasive Drücke (Arterie/ZVD), Temperatursonde, Dauerkatheter, Magensonde, Blutgasanalyse (BGA) und Erythrozytenkonzentrate vorhanden? Blutrückgewinnungssystem vorhanden?

97.3 Anästhesieeinleitung

- Stress und Hypertension des Patienten vermeiden, bei Notfall permissive Hypotonie mit systolischen Blutdruckwerten um 80 mmHg.
- Vor Narkoseeinleitung arterielle Druckmessung.
- Raumluft-BGA (Blutgasanalyse) und Bedside-Test
- sorgfältige Präoxygenierung (8 tiefe Atemzüge bei dicht sitzender Maske oder 3 min mit FiO_2 1,0)
- Standardeinleitung:
  - Propofol 1 % 1,5–2,5 mg/kgKG, ggf. Thiopental 3–5 mg/kgKG, Sufentanil 0,3–0,5 µg/kgKG und Rocuronium 0,6 mg/kgKG
  - Relaxometrie zur Einleitung (wenn T 4-Zahl 0, dann Intubation)
  - Hypertension während der Einleitung vermeiden, kein Husten und/oder Pressen, tiefe Narkose
  - 2-mal PVK 1,8 mm (16 G)
  - dreilumiger ZVK bevorzugt über V. jugularis interna rechts, Alpha-Card-Kontrolle
- Temperatursonde nasal/oral
- Dauerkatheter
- 2 g Cefazolin als Kurzinfusion bei fehlenden Allergien
- Wärmedecke
- im Saal Noradrenalin-Perfusor (0,1 mg/ml) anschließen und anlaufen lassen, ggf. Nitroglycerin-Perfusor anschließen

97.4 Anästhesieführung

- Balancierte Anästhesie mit Desfluran 3–6 Vol%et/0,7–1,0 MAC und Sufentanil 0,1–0,3 µg/kgKG nach Bedarf bis maximal 100 µg, dann Aufrechterhaltung mit Remifentanil 0,1–0,2 µg/kg/min
- in der Regel keine Nachrelaxierung
- Heparin 50 I.E./kgKG nach Rücksprache mit Operateur
- während der Aortenklemmung: Normotension
- ggf. Nitroglycerin-Perfusor nach Blutdruck titrieren
- Volumensubstitution mit balancierte Vollelektrolytlösung, z. B. Jonosteril
- vor Freigabe Aorta: ZVD hochnormal
- nach Freigabe der Aorta: Katecholamindosis adaptieren, Diurese beobachten, besonders bei einer suprarenalen Abklemmung,
- In dieser Phase enge Absprachen mit der Gefäßchirurgie!
- wenn Blutdruck systolisch < 100 mmHg, Info an Gefäßchirurgie und ggf. erneute Klemmung; starke Blutdruckabfälle mittels gemeinsamer Absprachen vermeiden
- Ziele intraoperativ:
  - Normotonie (mittlerer arterieller Druck 70 mmHg)
  - Normovolämie
  - Normothermie
  - Normoventilation
  - Normoglykämie
- permissive Hypotonie nach Absprache mit Operateur

Vorsicht

Eventerationssyndrom (durch Mobilisation des Darmes) möglich.

Vorsicht

Aortenabklemmung mit plötzlicher Nachlaststeigerung kann ein kardiales Pumpversagen mit Ischämien und Rhythmusstörungen auslösen. Durch Aortenfreigabe ausgeprägter Blutdruckabfall, Kalium und Laktatstieg möglich.

Vorsicht

In der Regel sind Patienten mit peripherer akuter arterieller Verschlusskrankheit multimorbide und leiden oft an einer koronaren Herzkrankheit (reduzierte Pumpfunktion, Myokardischämie- und Myokardinfarktrisiko), zentraler arterieller Verschlusskrankheit (Apoplexrisiko, Durchgangssyndrom) und Niereninsuffizienz (Risiko Lungenödem, Überwässerung, Elektrolytstörungen).

Vorsicht

Intraoperativ sind hohe Blutverluste möglich, frühzeitig Blutrückgewinnungssystem verwenden.

Vorsicht

Auf ausreichende Diurese achten, besonders bei suprarenaler Klemmung und/oder präoperativer Niereninsuffizienz.

97.5 Postoperatives Management

- In der Regel erfolgt die Verlegung auf die IMC.
- beobachten: Zeichen der Myokardischämie, Hämodynamik, suffiziente Diurese

98 Anlage arteriovenöse Fistel

Christian Delle

Überblick

Basisinfos
- Lokalanästhesie mit Überwachung/LAMA (Larynxmaske) ggf. ITN (Intubationsnarkose)
- Temperaturmessung
- Operationszeit ca.1 h
- keine Antibiose

Material
- PVK (periphere Venenverweilkanüle) 1-mal 1,3 mm (18 G)
- ggf. arterielle Kanüle
- Relaxometrie

98.1 Material und Medikamente

Material

- PVK 1-mal 1,3 mm (18 G)
- LAMA Größe 3–5, ggf. Tubus 7,5–8 mm Innendurchmesser
- warm abdecken
- Temperatursonde
- Relaxometrie
- ggf. arterielle Kanüle

Medikamente

- balancierte Vollelektrolytlösung, z. B. Jonosteril 500 ml, bei hohem präoperativem Kalium ggf. NaCl 500 ml
- Propofol 1 % (10 mg/ml)
- Desfluran 3–6 Vol%et/0,7–1,0 MAC (minimale alveoläre Konzentration)
- Remifentanil-Perfusor 40 µg/ml (2 mg/50 ml)
- Cis-Atracurium (10 mg/10 ml) 0,1 mg/kgKG
- Piritramid (15 mg/10 ml) zur Ausleitung 0,1 mg/kgKG
- Atropin (0,5 mg/ml)
- Noradrenalin (4 µg/ml) 10 ml
- Noradrenalin-Perfusor mit 0,2 mg/50 ml (0,004 mg/ml)

98.2 Anästhesievorbereitung

- 1. Wahl ist Lokalanästhesie mit Überwachung
- 2. Wahl ist die Allgemeinanästhesie, wegen entsprechender Vorerkrankungen in dieser Patientengruppe
- Basismonitoring, Restdiurese? letzte Dialyse?

98.3 Anästhesieeinleitung

- sorgfältige Präoxygenierung (8 tiefe Atemzüge bei dicht sitzender Maske oder 3 min mit FiO_2 1,0)
- Standardeinleitung:
  - bei LAMA: Propofol 1,5–2,5 mg/kgKG, Remifentanil 0,4 µg/kgKG/min
  - bei ITN: Propofol 1 % 1,5–2,5 mg/kgKG, Remifentanil 0,4 µg/kgKG/min und Cis-Atracurium 0,1 mg/kgKG
  - Relaxometrie zur Einleitung (wenn T 4-Zahl 0, dann Intubation)
- 1-mal PVK 1,3 mm (18 G), **Cave:** Operationsarm
- Wärmedecke

98.4 Anästhesieführung

- bei LAMA: TIVA (totale intravenöse Anästhesie) Propofol 1 % 4–12 mg/kgKG/h, Remifentanil 0,1–0,2 µg/kgKG/min
- bei ITN: balancierte Anästhesie mit Desfluran 3–6 Vol%et/0,7–1,0 MAC und Remifentanil 0,1–0,2 µg/kgKG/min
- bei anamnestisch PONV (postoperative Übelkeit und Brechreiz) TIVA (Propofol)
- ggf. arterielle Kanüle
- keine Nachrelaxierung
- intraoperativ BGA-Kontrolle (Kalium, Glukose)
- Ziele intraoperativ:
  - Normotonie (mittlerer arterieller Druck 70 mmHg)
  - Normothermie
  - Normoventilation
  - Normoglykämie

Vorsicht

Der terminal niereninsuffiziente Patient ist typischerweise multimorbide, insbesondere ist mit koronarer Herzkrankheit (**Cave:** reduzierte Ejektionsfraktion, Myokardischämie/-Infarkt), koronarer akuter arterieller Verschlusskrankheit (**Cave:** Apoplex, Durchgangssyndrom) und wegen der Niereninsuffizienz mit pulmonaler Überwässerung und Elektrolytstörungen zu rechnen. **Cave:** Gastroparese, dann ggf. RSI („rapid sequence induction") und Thrombozytenfunktionsstörungen. Eine weitere häufige Komorbidität ist Diabetes mellitus.

98.5 Postoperatives Management

- adäquate Schmerztherapie
- Achte auf:
  - Zeichen der Myokardischämie
  - stabile Hämodynamik
  - Restdiurese
- BGA-Kontrolle (Kalium, Glukose etc.)

99 Thrombendarteriektomie (TEA) Leiste: A.-iliaca-/-femoralis-TEA, femoropoplitealer Bypass

Christian Delle

Überblick

Basisinfos

- Temperaturmessung
- Operationszeit 2–3 h
- Blutgruppe
- Aufwachraum, ggf. IMC (Intermediate Care)

Material

- ITN (Intubationsnarkose) oral
- PVK (periphere Venenverweilkanüle) 2-mal 1,8 mm (16 G)
- balancierte Vollelektrolytlösung, z. B. Jonosteril 1000 ml
- arterielle Kanüle
- ZVK (zentraler Venenkatheter) dreilumig
- Dauerkatheter
- 2 Erythrozytenkonzentrate in der Blutbank

Medikamente

- 2 g Cefazolin bei Kunststoffprothese

99.1 Material und Medikamente

Material

- PVK 2-mal 1,8 mm (16 G)
- Tubus 7,5–8 mm Innendurchmesser
- arterielle Kanüle
- ZVK dreilumig
- Druckmessung arteriell
- Wärmedecke
- Temperatursonde
- Blasenkatheter
- Alpha-Card
- Relaxometrie
- ggf. Blutrückgewinnungssystem (Reservoir) Absprache intraoperativ mit Gefäßchirurgie

Medikamente

- balancierte Vollelektrolytlösung, z. B. Jonosteril 1000 ml
- Propofol 1 % (10 mg/ml)/Thiopental (500 mg/20 ml), ggf. Etomidat
- Sufentanil (50 µg/10 ml)
- Desfluran 3–6 Vol%et/0,7–1,0 MAC (minimale alveoläre Konzentration)
- Rocuronium (50 mg/5 ml)
- Remifentanil-Perfusor 40 µg/ml (2 mg/50 ml)
- ggf. Piritramid (15 mg/10 ml) zur Ausleitung 0,1 mg/kgKG
- Atropin (0,5 mg/ml)
- Noradrenalin (4 µg/ml) 10 ml
- Noradrenalin-Perfusor mit 0,2 mg/50 ml (0,004 mg/ml)
- Noradrenalin-Perfusor mit 5 mg/50 ml (0,1 mg/ml)
- Heparin (5000 I.E./5 ml) 50 I.E./kgKG
- ggf. Cefazolin 2g
- Blutprodukte: Erythrozytenkonzentrate in der Blutbank

99.2 Anästhesievorbereitung

- Basismonitoring, invasiver Druck (Arterie), Temperatursonde, Dauerkatheter, Blutgasanalyse (BGA) und Erythrozytenkonzentrate vorhanden?

99.3 Anästhesieeinleitung

- peripherer venöser Zugang und arterielle Kanülierung vor Einleitung
- präoperative Blutgasanalyse und Bedside-Test
- sorgfältige Präoxygenierung (8 tiefe Atemzüge bei dicht sitzender Maske oder 3 min mit FiO_2 1,0)
- Standardeinleitung:
  - Propofol 1 % 1,5–2,5 mg/kgKG, ggf. Thiopental 3–5 mg/kgKG, Sufentanil 0,3–0,5 µg/kgKG und Rocuronium 0,6 mg/kgKG
  - Relaxometrie zur Einleitung (wenn T4-Zahl 0, dann Intubation)
  - dreilumiger ZVK bevorzugt über V. jugularis interna rechts, Alpha-Card-Kontrolle
- Temperatursonde nasal/oral
- Dauerkatheter
- ggf. 2 g Cefazolin als Kurzinfusion bei fehlenden Allergien
- Wärmedecke

99.4 Anästhesieführung

- balancierte Anästhesie mit Desfluran 3–6 Vol%et/0,7–1,0 MAC, Aufrechterhaltung mit Remifentanil 0,1–0,2 µg/kgKG/min
- in der Regel keine Nachrelaxierung
- Blutdrucksteuerung über Volumensubstitution und Noradrenalin-Perfusor (0,1 mg/ml)
- Heparin 50 I.E./kgKG nach Rücksprache mit Operateur
- Ziele intraoperativ:
  - Normotonie (mittlerer arterieller Druck 70 mmHg)
  - Normovolämie
  - Normothermie
  - Normoventilation
  - Normoglykämie

Vorsicht

In der Regel sind Patienten mit peripherer akuter arterieller Verschlusskrankheit multimorbide und leiden oft zusätzlich an einer koronaren Herzkrankheit, zentraler arterieller Verschlusskrankheit (Apoplexrisiko, sind Delir gefährdet) und Niereninsuffizienz (Risiko perioperativ ein akutes Nierenversagen zu entwickeln ist hoch).

Vorsicht

Intraoperativ ist mit hohen Blutverlusten zu rechnen frühzeitig Blutrückgewinnungssystem verwenden.

99.5 Postoperatives Vorgehen und Überwachung

- In der Regel erfolgt die Verlegung in den Aufwachraum und später auf die Normalstation, ggf. IMC/24 h-Aufwachraum.

100 ACI-TEA: A.-carotis-interna-Thrombendarteriektomie (A.-subclavia-Stenose, A.-subclavia-Transposition)

Christian Delle

Überblick

Basisinfo

- Temperaturmessung
- Operationszeit: 1,5–2,5 h
- ggf. IMC (Intermediate Care)
- Blutgruppe

Material

- ITN (Intubationsnarkose) oral
- PVK (periphere Venenverweilkanüle) 2-mal 1,8 mm (16 G)
- Relaxometrie
- arterielle Kanüle
- ggf. ZVK (zentraler Venenkatheter)
- ggf. Plexus-cervicalis-Blockade

100.1 Material und Medikamente

Material

- PVK 2-mal 1,8 mm (16 G) oder 1-mal + ZVK
- Tubus 7,5–8 mm Innendurchmesser
- arterielle Kanüle, kontralateral zur Operationsseite
- ggf. ZVK bei schlechtem Venenstatus oder schwerer Vorerkrankung
  - 1. Wahl: V. jugularis interna kontralateral zur Operationsseite mit Sonografie
- Druckmessung arteriell
- warm abdecken
- Temperatursonde
- Alpha-Card
- Relaxometrie
- Uhrglasverband

Medikamente

- balancierte Vollelektrolytlösung, z. B. Jonosteril 1000 ml
- Etomidat 0,3 mg/kgKG
- Remifentanil-Perfusor (2 mg/50 ml) 40 µg/ml
- Desfluran 3,0–6,0 Vol%et/0,7–1 MAC (minimale alveoläre Konzentration)
- Rocuronium (50 mg/5 ml)
- Piritramid (15 mg/10 ml) zur Ausleitung 0,1 mg/kgKG
- Atropin (0,5 mg/ml)
- Noradrenalin (4 µg/ml) 10 ml
- Noradrenalin-Perfusor mit 0,2 mg/50 ml (0,004 mg/ml)
- ggf. Noradrenalin-Perfusor mit 5 mg/50 ml (0,1 mg/ml)
- Heparin 5000 I.E./5 ml (50 I.E./kgKG)
- Urapidil (50 mg/10 ml) zur Ausleitung
- Prilocain (1 %) 10 ml und Ropivacain (0,75 %) 10 ml, siehe SOP Plexus cervicalis (S. 246)
- Dexpanthenol-Augensalbe

100.2 Anästhesievorbereitung

- Basismonitoring, invasiver Druck (Arterie), Temperatursonde, Blutgasanalyse (BGA) vorhanden?

100.3 Anästhesieeinleitung

- vor Narkoseeinleitung arterielle Druckmessung, kontralateral zur Operationsseite wegen entsprechenden Stenosen
- Sedierung mit Midazolam vermeiden
- Raumluft-BGA (Blutgasanalyse) und Bedside-Test
- sorgfältige Präoxygenierung (8 tiefe Atemzüge bei dicht sitzender Maske oder 3 min mit FiO_2 1,0)
- Standardeinleitung:
  - Etomidat 0,3 mg/kgKG, Remifentanil 0,4 µg/kgKG/min und Rocuronium 0,6 mg/kgKG
  - **Cave** bei ACI-TEA: Hypotonien unbedingt vermeiden, daher direkt mit Noradrenalin-Perfusor 0,004 mg/ml einleiten, höherer Blutdruck (systolisch 140–160 mmHg besser als 80–100 mmHg), Ziel: Blutdruck systolisch 120 mmHg/mittlerer arterieller Druck (MAD) 70–80 mmHg
  - **Cave:** Fast alle Patienten haben symptomatische ACI-Stenosen mit grenzwertiger Perfusion, die bis zur Shuntanlage bei zu niedrigen Blutdrücken jederzeit infarzieren können.
  - Relaxometrie zur Einleitung (wenn T 4-Zahl 0, dann Intubation)
- ggf. ZVK nach Rücksprache Oberarzt:
  - 1. Wahl: V. jugularis interna unter Sonografiekontrolle kontralateral zur Operationsseite
- Dexpanthenol-Augensalbe
- Uhrglasverband
- Temperatursonde nasal/oral
- Dauerkatheter
- ggf. Plexus-cervicalis-Blockade nach der Einleitung, siehe SOP Plexus cervicalis (S. 246)
- warm abdecken

100.4 Anästhesieführung

- balancierte Anästhesie mit Desfluran 3,0–6,0 Vol%et./ 0,7–1,0 MAC, Remifentanil 0,1–0,2 µg/kgKG/min
- in der Regel keine Nachrelaxierung
- Blutdrucksteuerung über Volumensubstitution und Noradrenalin-Perfusor (0,004 mg/ml)
- bis zur Shunt-Anlage der A. carotis interna durch den Operateur Blutdruck im hoch normalen Bereich halten (MAD 70–80 mmHg)
- Heparin 50 I.E./kgKG nach Rücksprache mit Operateur
- Ziele intraoperativ:
  - Normotonie (MAD 70 mmHg) systolischer Blutdruck nach Freigabe A. carotis interna nicht > 120 mmHg
  - Normothermie
  - Normoventilation
  - Normoglykämie

Vorsicht

Der Patient mit akuter arterieller Verschlusskrankheit ist typischerweise multimorbide, insbesondere ist mit koronarer Herzkrankheit (**Cave:** reduzierte Ejektionsfraktion, Myokardischämie /-infarkt), peripherer akuter arterieller Verschlusskrankheit mit entsprechenden Durchblutungsstörungen und Niereninsuffizienz (**Cave:** pulmonale Überwässerung, Elektrolytstörungen) zu rechnen und mit Bradykardie/Hypotension durch chirurgische Manipulation der Barorezeptoren.

100.5 Anästhesieausleitung

- Husten und Pressen vermeiden, da Blutdruckspitzen eine Nahtinsuffizienz mit Nachblutung verursachen können.
- Viele Patienten zeigen in der Ausleitungsphase eine ausgeprägte Hypertonieneigung, daher frühzeitig fraktionierte Gabe von Urapidil unter invasiver RR Kontrolle um eine Nachblutung zu verhindern.
- Die Patienten werden unter Monitoring der Vitalparameter mit dem Transportmonitor in den AWR (Aufwachraum) verlegt, um ein konstantes Monitoring mit möglichst stabilen Vitalparametern sicherzustellen.

100.6 Postoperatives Vorgehen und Überwachung

- üblicherweise Verlegung in den AWR
- Kühlkrawatte für den Hals im AWR
- Opioide zurückhaltend dosieren, um die Beurteilbarkeit auf pathologische Neurologien nicht zu beeinträchtigen
- postoperative neurologische Beurteilung und Dokumentation (z. B. Aphasie, Paresen, Vigilanz)
- Achte auf:
  - Zeichen der Myokardischämie
  - stabile Hämodynamik
  - ausreichende Diurese

Vorsicht Nachblutung

- regelmäßige Drainagen- und Verbandkontrolle
- bei Auffälligkeiten umgehende Meldung an zuständigen Oberarzt der Anästhesie und Chirurgie insbesondere bei Stridor und klosiger Sprache
- RSI („rapid sequence induction") im Falle einer Reintubation in Anwesenheit der Chirurgie für ggf. Tracheotomie- und Operationsbereitschaft (zügige Wunderöffnung/Kompression/Blutstillung etc.).
- Die Verlegung erfolgt nach Freigabe des verantwortlichen Arztes in der Regel auf die Normalstation, bei Komplikationen ggf. auf die Stroke-Unit bzw. eine IMC.

101 Tiefe Venenthrombose (TVT)

Christian Delle

Überblick

Basisinfos
- Temperaturmessung
- Operationszeit 2 h
- Blutgruppe

Material
- ITN (Intubationsnarkose) oral
- PVK (periphere Venenverweilkanüle) 2-mal 1,8 mm (16 G)
- Dauerkatheter
- arterielle Kanüle
- ZVK (zentraler Venenkatheter) dreilumig
- 2 Erythrozytenkonzentrate im Operationssaal, 2 Erythrozytenkonzentrate Reserve in der Blutbank
- ggf. TEE (transösophageale Echokardiografie) intraoperativ bei Lungenembolie
- ggf. Blutrückgewinnungssystem

101.1 Material und Medikamente

Material

- PVK 2-mal 1,8 mm (16 G)
- Tubus 7,5–8 mm Innendurchmesser
- arterielle Kanüle
- ZVK (zentraler Venenkatheter) dreilumig
- Druckmessung arteriell/zentraler Venendruck (ZVD)
- Wärmedecke
- Temperatursonde
- Blasenkatheter
- Alpha-Card
- Relaxometrie
- Magensonde

Medikamente

- balancierte Vollelektrolytlösung, z. B. Jonosteril 1000 ml
- Midazolam 5 mg/5 ml
- Thiopental (500 mg/20 ml) 3–5 mg/kgKG
- Desfluran 3–6 Vol%et/0,7–1,0 MAC [minimale alveoläre Konzentration])
- Sufentanil (50 µg/10 ml) 0,3–0,5 µg/kgKG zur Einleitung
- Rocuronium (50 mg/5 ml) 0,6 mg/kgKG
- Remifentanil-Perfusor 40 µg/ml (2 mg/50 ml)
- ggf. Piritramid (15 mg/10 ml) zur Ausleitung 0,1 mg/kgKG
- Atropin (0,5 mg/ml)
- Noradrenalin (4 µg/ml) 10 ml
- Noradrenalin-Perfusor mit 0,2 mg/50 ml (0,004 mg/ml)
- Noradrenalin-Perfusor mit 5 mg/50 ml (0,1 mg/ml)
- Heparin 5000 I.E./5 ml (50 I.E./kgKG)
- Cefazolin 2g
- Blutprodukte: 2 Erythrozytenkonzentrate im Operationssaal, 2 Erythrozytenkonzentrate Reserve in der Blutbank

101.2 Anästhesievorbereitung

- Basismonitoring, invasive Drücke (Arterie/ZVD), Temperatursonde, Dauerkatheter, Magensonde, Blutgasanalyse (BGA) und Erythrozytenkonzentrate vorhanden?
- Blutrückgewinnungssystem vorhanden?
- ggf. TEE intraoperativ bei Lungenembolie

101.3 Anästhesieeinleitung

- Immobilisation bei Umlagerung in der Schwangerschaft ggf. gynäkologisches Mitbeurteilung und Kardiotokografie perioperativ
- Stress und Hypertension des Patienten vermeiden
- vor Narkoseeinleitung arterielle Druckmessung
- Raumluft-BGA (Blutgasanalyse) und Bedside-Test
- sorgfältige Präoxygenierung (8 tiefe Atemzüge bei dicht sitzender Maske oder 3 min mit FiO_2 1,0)
- Standardeinleitung:
  - Propofol 1 % 1,5–2,5 mg/kgKG, ggf. Thiopental 3–5 mg/kgKG, Sufentanil 0,3–0,5 µg/kgKG, und Rocuronium 0,6 mg/kgKG
  - Relaxometrie zur Einleitung (wenn T 4-Zahl 0, dann Intubation)
- 2-mal PVK 1,8 mm (16 G)
- dreilumiger ZVK bevorzugt über V. jugularis interna rechts, dabei möglichst auf Kopftieflage verzichten, Alpha-Card-Kontrolle
- Temperatursonde nasal/oral
- Dauerkatheter
- Magensonde
- Wärmedecke
- Im Saal Noradrenalin-Perfusor (0,1 mg/ml) anschließen und anlaufen lassen

101.4 Anästhesieführung

- Im Operationssaal PEEP („positive end-expiratory pressure") 10 cmH_2O, Oberkörperhochlagerung/Anti-Trendelenburg-Lagerung, PEEP-Verlust (z. B. durch Tubusdiskonnektion) vermeiden.
- balancierte Anästhesie mit Desfluran 3–6 Vol%et/0,7–1,0 MAC und Sufentanil 0,1–0,3 µg/kgKG nach Bedarf bis maximal 100 µg, dann Aufrechterhaltung mit Remifentanil 0,1–0,2 µg/kgKG/min
- in der Regel keine Nachrelaxierung
- Heparin 50 I.E./kgKG nach Rücksprache mit Operateur
- Lagerung und PEEP-Niveau erst nach erfolgter Thrombektomie normalisieren
- Ziele intraoperativ:
  - Normotonie (mittlerer arterieller Druck 70 mmHg)
  - Normovolämie
  - Normothermie
  - Normoventilation
  - Normoglykämie

Vorsicht

Die Okklusion der V. cava durch einen Ballonkatheter und Thrombektomie kann über eine Rückflussbehinderung zur Kreislaufinstabilität führen und eine Gefäßverletzung mit Blutung oder durch Thromben eine Lungenembolie verursachen. Konitnuierliche ZVD- und CO_2 et. Kontrolle, bei Verdacht auf Lungenembolie TEE. In dieser Operationsphase alle Parameter konstant halten. Im Extremfall Notsectio.

101.5 Postoperatives Vorgehen und Überwachung

- adäquate Analgesie mit Paracetamol-Infusion und Piritramid

Teil XV

Gynäkologie

XV

102 Große gynäkologische Onkochirurgie

Michael Germeshausen, Sabrina Regelin

Überblick

Basisinfos

- Operationszeit 4 bis über 6 h
- IMC (Intermediate Care), ggf. Bett auf ICU (Intensive Care Unit)
- Antibiotikagabe

Material

- ITN (Intubationsnarkose) oral
- Magensonde
- ZVK (zentraler Venenkatheter) dreilumig V. jugularis interna rechts
- Wärmedecke
- PVK (periphere Venenverweilkanüle) 1-mal 17 G, 1-mal 14 G
- Temperatursonde
- balancierte Vollelektrolytlösung, z. B. Jonosteril 1000 ml
- 4 Erythrozytenkonzentrate/2-mal Fresh frozen Plasma
- PDK (Periduralkatheter) Th 10–12
- Dauerkatheter
- arterielle Kanüle
- Wärmeunterdecke
- Relaxometrie

102.1 Material und Medikamente

Material

- PVK 2-mal: 1,3 mm (18 G) und 1,8 mm (16 G)
- Tubus 7,5–8 mm Innendurchmesser
- arterielle Kanüle
- ZVK dreilumig V. jugularis interna rechts
- PDK-Set siehe SOP PDA (S. 214)
- Druckmessung arteriell
- Wärmedecke, Ziel: Normothermie
- Temperatursonde
- Alpha-Card
- Dauerkatheter
- Magensonde Silikon
- Relaxometrie

Medikamente

- balancierte Vollelektrolytlösung, z. B. Jonosteril 1000 ml
- Propofol (1 %) 50–200 mg zur Einleitung, 1,5–2,5 mg/kgKG
- Sufentanil (50 µg/10 ml) 0,3–0,5 µg/kgKG zur Einleitung
- Ropivacain 0,75 % (7,5 mg/ml) 5–10 ml für den PDK
- Isofluran 0,8–1,0 Vol%et/0,7–1 MAC (minimale alveoläre Konzentration) oder Desfluran 0,4–0,6 Vol%
- ggf. Remifentanil-Perfusor 40 µg/ml (2 mg/50 ml)
- Rocuronium (50 mg/5 ml) 0,6 mg/kgKG i. v.
- Antibiotikagabe nach Rücksprache mit dem Operateur
- Atropin (0,5 mg/ml)
- Noradrenalin (4 µg/ml) 10 ml
- Noradrenalin-Perfusor mit 5 mg/50 ml (0,1 mg/ml)
- Dexpanthenol-Augensalbe

102.2 Eingangsbemerkung

- Prämedikation: Gerinnungslabor obligat vor großer gynäkologischer Onkochirurgie mit PDK Anlage, Hämoglobin, Kreatinin, Harnstoff

102.3 Anästhesieeinleitung

- Sicherstellung der postoperativen Überwachung und Therapie auf der Intensivstation, d. h. Kapazität mit Operationsmanager vor Einleitung klären!
- Blutgruppe und Vorhandensein von Blutprodukten klären
- Wärmemanagement etablieren (Wärmeunterdecke, warme Infusionen)
- PDK-Anlage thorakal:
  - radikale Hysterektomie tief-thorakal Th 10–12
  - explorative Laparotomie mit ggf. Exenteration Th 8–10
  - Bei Kontraindikationen für eine thorakale Periduralanästhesie beidseitige TAP Anlage nach Intubation siehe SOP TAP Block
- sorgfältige Präoxygenierung (8 tiefe Atemzüge bei dicht sitzender Maske oder 3 min mit FiO_2 1,0, $FeO_2 > 0{,}6$)
- Standardeinleitung:
  - Propofol 1,5–2,5 mg/kgKG Bolus, Sufentanil 0,3–0,5 µg/kgKG und Rocuronium 0,6 mg/kgKG
  - Relaxometrie zur Einleitung (wenn T 4-Zahl 0, dann Intubation)
  - invasive Blutdruckmessung (ggf. vor Einleitung)

- ZVK dreilumig V. jugularis interna rechts
- Magensonde nasal
- Temperatursonde nasal
- Anlage Blasendauerkatheter
- Antibiotikagabe nach klinikinternem Standard

102.4 Anästhesieführung

- Kombinationsanästhesie mit Analgesie über PDK (Verwendung siehe SOP PDA (S. 214)) und Inhalationsanästhesie mit Isofluran (0,8–1,0 Vol%et/0,7–1,0 MAC) oder Desfluran (4–6 Vol%/0,7–1 MAC)
- bis zum Hautschnitt maximal 10 ml Ropivacain 0,75 % via PDK, bei sekundärem Blutdruckabfall Noradrenalin-Perfusor
- im weiteren Verlauf der Operation Anschluss eines PDK-Perfusors mit Ropivacain 0,2 % 6–14 ml/h nach klinischer Wirkung und dem Körpergeweicht dosiert
- Rocuronium (Nachrelaxierung) bei guter PDA i. d. R. nicht notwendig (Rücksprache Oberarzt)
- Bei dringendem Verdacht auf PDA-Versagen Applikation von 0,3–0,5 µg/kgKG Sufentanil bis maximal 100 µg, dann Aufrechterhaltung mit Remifentanil 0,1–0,2 µg/kgKG/min.
- Bei hohem Blutverlust 2. Antibiotikagabe nach 4 h.
- regelmäßige Blutgasanalysen mit Ausgleich von Elektrolytimbalancen
- Mindestdiurese 0,5 ml/kgKG/h
- regelmäßige Lagerungskontrollen

Vorsicht

Potenziell massiver Blutverlust durch kumulativen Blutverlust über die lange Operationszeit oder akut bei Gefäßverletzung.

Vorsicht

Sehr große Wundfläche und hoher Volumenumsatz, daher auf Diurese und Temperatur achten.

Vorsicht

Gegebenenfalls sehr lange Operationsdauer und Hinzuziehung anderer operativer Fachdisziplinen.

102.5 Postoperatives Vorgehen und Überwachung

- Bei problemlosem Verlauf Übergabe an IMC/ICU extubiert.
- postoperative Analgesie via PDK
- Schmerztherapie bei Regionalanästhesie, alternativ PCIA-Pumpe (PCIA: patientenkontrollierte Analgesie) i. v., i. d. R. Piritramid, siehe SOP PCIA (S. 200)
- Anlage eines Katheterprotokolls und Mitgabe des Protokolls in den Aufwachraum, Information an den Akutschmerzdienst
- Der Akutschmerzdienst visitiert den Patienten im Aufwachraum und legt die weitere postoperative Analgesie fest

103 Laparoskopie (LSK)/Hysteroskopie in der Gynäkologie

Michael Germeshausen, Sabrina Regelin

Überblick

Basisinfos
- Operationszeit 15–120 min

Material
- ITN (Intubationsnarkose) oral 7,0/7,5 bei Hysteroskopie auch LAMA möglich
- Basismonitoring
- Temperaturmessung, PVK (periphervenöse Venenverweilkanüle) 1-mal 17 G
- Blasendauerkatheter; immer Schulterstützen
- Wärmegerät
- Relaxometrie

103.1 Material und Medikamente

Material

- Endotrachealtubus 7,5
- mindestens 17 G PVK mit Heidelberger Verlängerung
- warme Decke
- Relaxometrie
- bei LSK immer Schulterstützen

Medikamente

- balancierte Vollelektrolytlösung, z. B. Jonosteril 500 ml
- Propofol (1 %) 50 ml in Perfusorspritze, 1,5–2,5 mg/kgKG zur Einleitung
- Rocuronium (50 mg/5 ml) 0,6 mg/kgKG
- Remifentanil 0,3–0,5 µg/kgKG/min zur Einleitung
- Atropin (0,5 mg/ml)
- Noradrenalin (4 µg/ml) 10 ml
- bei einfacher LSK in der Regel keine Antibiose
- bei Unsicherheit Antibiotikagabe nach Rücksprache mit dem Operateur
  - 1. Wahl 2 g Cephalozolin, alternativ 1,5 g Cefuroxim als Kurzinfusion
  - 2. Wahl bei Kontraindikation Clindamycin 600 mg als Kurzinfusion

103.2 Eingangsbemerkung

- Prämedikation: bei rupturierter Extrauteringravidität RSI („rapid sequence induction").
- Operationszeit: von 15 min (diagnostische HSK) bis 60 min

103.3 Anästhesieeinleitung

- Basismonitoring
- sorgfältige Präoxygenierung (8 tiefe Atemzüge bei dicht sitzender Maske oder 3 min mit FiO_2 1,0, $FeO_2 > 0{,}6$)
- bei kurzen Anästhesien < 30 min Alfentanil fraktioniert 10–20 µg/kgKG zur Einleitung
- Propofol 1,5–2,5 mg/kgKG als Bolus
- Rocuronium 0,6 mg/kgKG
- Relaxometrie zur Einleitung (wenn T 4-Zahl 0, dann Intubation)
- ggf. Magensonde
- Lagerung nach Rücksprache mit Operateur
- immer Schulterstützen und beide Arme angelagert (ohne Schiene)
- warme Decke
- bei einfachen LSK keine Antibiose
- Im Zweifel immer Rücksprache mit dem Operateur

103.4 Anästhesieführung

- TIVA (totale intravenöse Anästhesie) mit Propofol über Perfusor 4–12 mg/kgKG/h und Remifentanil 0,1–0,3 µg/kgKG/min. Keine Nachrelaxierung! Ggfs. plus TAP Single shot bds. siehe SOP TAP Block
- regelmäßige Lagerungskontrollen
- Relaxometrie vor Ausleitung, ggf. Piritramid 0,1 mg/kgKG (15 mg/10 ml) zur Ausleitung

Vorsicht

Beim Einführen der Trokare sind Gefäßverletzungen und Darmperforationen möglich.

Vorsicht

Bei erschwerter Beatmung durch hohen intraabdominellen Druck sowie CO_2-Retention Kapnoperitoneum Anpassung der Beatmungsparameter.

Vorsicht

Bei Kopftieflage regelmäßige Lagerungskontrollen. Arme und Beine gut fixieren, es kann zum abrutschen des Patienten auf den Kopf kommen.

Vorsicht

Relaxanzienüberhang bei sehr kurzem Eingriff.

Vorsicht

Bei langer Operation und hohen Insufflationsdrücken kann es zu einem Hautemphysem im Thorax-Kopf-Hals-Bereich kommen, welches ggf. eine Nachbeatmung, bei negativem Nebenluftversuch, nach sich zieht.

103.5 Postoperatives Vorgehen und Überwachung

- Bei problemlosem Verlauf Übergabe an Aufwachraum.
- Schmerzschema A

104 Komplexe Laparoskopien (LSK) in der Gynäkologie

Michael Germeshausen, Sabrina Regelin

Überblick

Basisinfos

- Operationszeit 60 bis > 180 min

Material

- ITN (Intubationsnarkose) oral 7,0/7,5
- Basismonitoring
- Temperaturmessung
- PVK (periphervenöse Venenverweilkanüle) 2-mal 17 G
- Blasendauerkatheter; immer Schulterstützen
- Wärmegerät
- Relaxometrie, Pulsoxymetrie: Nasenclip bei angelagerten Armen

104.1 Material und Medikamente

Material

- Endotrachealtubus 7,5
- mindestens 2 × 17 G PVK mit Heidelberger Verlängerung (bei angelagerten Armen) an beiden Armen
- Temperaturmessung
- Wärmegerät
- Wärmedecke
- Blasendauerkatheter
- Relaxometrie

Medikamente

- balancierte Vollelektrolytlösung, z. B. Jonosteril 500 ml
- Propofol 1 % 50 ml in Perfusorspritze, 1,5–2,5 mg/kgKG zur Einleitung
- Rocuronium (50 mg/5 ml) 0,6 mg/kgKG
- Sufentanil (50 µg/10 ml) 0,3–0,5 µg/kgKG zur Einleitung + Remifentanil 0,1–0,2 µg/kgKG/min
- Desfluran 4,0–6,0 Vol%et/0,7–1 MAC (minimale alveoläre Konzentration), bei PONV alternativ Propofol 5–12 mg/kgKG/h
- Atropin (0,5 mg/ml)
- Noradrenalin (4 µg/ml) 10 ml
- Antibiotikagabe nach Standard:
  - bei einfachen Laparoskopien in der Regel keine Antibiose
  - bei kombinierten laparoskopisch-vaginalen Eingriffen (Hysteroskopie/LSK, LASH, TLH)
    - 1. Wahl 2 g Cephalozolin, alternativ 1,5 g Cefuroxim + 0,5 g Metronidazol als Kurzinfusion alle 4 h
    - 2. Wahl bei Kontraindikation Clindamycin 600 mg + 0,5 g Metronidazol als Kurzinfusion

104.2 Eingangsbemerkung

- Operationszeit: 60–180 min
- laparoskopische Adnexenentfernung, laparoskopische Zystenausschälungen, laparoskopisch assistierte Hysterektomien, laparoskopische Lymphonodektomien, laparoskopische radikale Hysterektomien = LAVH, laparoskopische Omentektomien
- thorakalen PDK (Periduralkatheter) nur bei radikaler Hysterektomie, siehe SOP Periduralanästhesie (S. 214)
- Bei Kontraindikationen für eine Periduralanästhesie Anlage eines beidseitigen TAP Blocks oder eines beidseitigen QLBs siehe SOPs TAP Block und QLB Block

104.3 Anästhesieeinleitung

- Basismonitoring
- sorgfältige Präoxygenierung (8 tiefe Atemzüge bei dicht sitzender Maske oder 3 min mit FiO_2 1,0, FeO_2 > 0,6)
- Sufentanil 0,3–0,5 µg/kgKG
- Propofol über Perfusor 1,5–2,5 mg/kgKG
- Rocuronium 0,6 mg/kgKG
- Relaxometrie zur Einleitung (wenn T 4-Zahl 0, dann Intubation)
- immer Magensonde
- Lagerung nach Rücksprache mit Operateur
- Beine gerade und ausgelagert
- bei LAVH immer Stiefel benutzen
- Temperaturmessung und Wärmedecke
- Antibiotikagabe nach Rücksprache mit dem Operateur

104.4 Anästhesieführung

- Inhalationsanästhesie mit Desfluran (4,0–6,0 Vol%et/0,7–1,0 MAC)
- Sufentanil bei Bedarf 0,1–0,3 µg/kgKG, in der Regel bei ausreichender Narkosetiefe keine Nachrelaxierung nötig, Remifentanil 0,1–0,2 µg/kgKG/min
- regelmäßige Lagerungskontrollen
- Relaxometrie vor Ausleitung
- ggf. Piritramid 0,1 mg/kgKG (15 mg/10 ml) zur Ausleitung

Vorsicht

Beim Einführen der Trokare sind Gefäßverletzungen und Darmperforationen möglich.

Vorsicht

Bei erschwerter Beatmung durch hohen intraabdominellen Druck sowie CO_2-Retention Kapnoperitoneum Anpassung der Beatmungsparameter.

Vorsicht

Bei Kopftieflage regelmäßige Lagerungskontrollen durchführen. Arme und Beine gut fixieren, es kann zum abrutschen des Patienten auf den Kopf kommen. **Cave:** zu tiefer Tubus mit einseitiger Beatmung

Vorsicht

Bei langer Operation und hohen Insufflationsdrücken kann es zu einem Hautemphysem im Thorax-Kopf-Hals-Bereich kommen, welches ggf. eine Nachbeatmung, bei negativem Nebenluftversuch, nach sich zieht.

104.5 Postoperatives Vorgehen und Überwachung

- Bei problemlosem Verlauf Übergabe an Aufwachraum.
- Schmerzschema B

105 Brustchirurgie – Onkochirurgie und Reduktionsplastiken

Michael Germeshausen, Sabrina Regelin

Überblick

Basisinfos
- Prämedikation
- Operationszeit 45–120 min
- Temperaturmessung

Material
- ITN (Intubationsnarkose) Nr. 7,5
- Gänsegurgel
- Kopfring
- PVK (Periphervenöse Venenverweilkanüle) 1-mal 18 G
- 2-mal Armbefestigung bzw. Wickel
- Wärmegerät
- Augenklappen bei Beachchair-Lagerung mit Kopfschale
- Rückschlagventil
- ggf. Blasendauerkatheter

105.1 Material und Medikamente

Material

- LAMA (Larynxmaske) Nr. 4 Frauen, Nr. 5 Männern
- bei Kontraindikation für LAMA ITN Nr. 7,5 für Frauen, Nr. 8,0 für Männer
- PVK 18 G
- Augenklappen
- Kopfring
- Armpolster
- Gänsegurgel
- ggf. Temperaturmessung
- ggf. Wärmedecke zum Unterlegen
- ggf. Wärmegerät
- Blasendauerkatheter bei Operationszeit > 240 min

Medikamente

- balancierte Vollelektrolytlösung, z. B. Jonosteril 500 ml
- Propofol (1 %) 50 ml in Perfusorspritze, 1,5–2,5 mg/kgKG zur Einleitung
- Rocuronium (50 mg/5 ml) 0,6 mg/kgKG
- bei kurzen Anästhesien 1–2 Amp. Alfentanil (0,5 mg/ml) fraktioniert
- Sufentanil (50 µg/10 ml) 0,3–0,5 µg/kgKG zur Einleitung
- Remifentanil 0,1–0,2 µg/kgKG/min
- Atropin (0,5 mg/ml)
- Noradrenalin (4 µg/ml) 10 ml-Spritze
- Antibiotikagabe nach Standard:
  - 1. Wahl 2 g Cefazolin als Kurzinfusion
  - 2. Wahl bei Kontraindikation Clindamycin 600 mg als Kurzinfusion
- ggf. PONV-Prophylaxe (PONV: postoperative Übelkeit und Brechreiz), siehe SOP PONV (S. 191)

105.2 Eingangsbemerkung

Es können drei große Gruppen unterschiedlicher Eingriffe in der Mammachirurgie unterschieden werden:
1. kleine brusterhaltende Mammachirurgie
2. komplexe Weichteil- und axillaabladierende Mammachirurgie
3. kosmetische Mamma Implantatchirurgie

In der Regel werden Eingriffe der Kategorie 1 mit einer Allgemeinanästhesie versorgt.

Eingriffe der Kategorie 2 mit einer Allgemeinanästhesie plus einer PEC 1 und PEC 2 Blockade → in selten Fällen bei multimorbiden Patienten auch in reiner Regionalanästhesie th-PDK + PEC 1 und PEC 2 oder Erector spinae plane Block + PEC 1 und PEC 2 siehe SOP Brustwandblockaden.

Eingriffe der Kategorie 3 erhalten Allgemeinanästhesie plus einer PEC 1 und PEC 2 Blockade.

105.3 Anästhesieeinleitung

- Basismonitoring, PVK
- sorgfältige Präoxygenierung (8 tiefe Atemzüge bei dicht sitzender Maske oder 3 min mit FiO_2 1,0, $FeO_2 > 0{,}6$)
- Propofol 1,5–2,5 mg/kgKG zur Einleitung
- Remifentanil 0,1–0,2 µg/kgKG
- Sufentanil 0,3–0,5 µg/kgKG zur Einleitung
- Rocuronium, 0,6 mg/kgKG bei ITN
- sichere Fixierung essentiell, auf Druckstellen achten und vor Abdecken, sorgfältig unterpolstern

Merke

Auf direkte i. v. Zuspritzmöglichkeit und sorgfältige Verlängerung der PVK bei Reduktionsoperation mit 2 Operationsteams achten, da diese unter Umständen trotz Armauslagerung schwer zugänglich sind (steriler Überzug bis Oberarm).

- Augenschutz mit Pflaster und Augenklappen, Kopf im Kopfring lagern und ggf. mit Pflastern fixieren
- Armschienen auf Schulterhöhe

105.4 Anästhesieführung

- Aufrechterhaltung als TIVA (totale intravenöse Anästhesie) mit Propofol-Perfusor 4–12 mg/kgKG/h und Sufentanil 0,1–0,3 µg/kgKG nach Bedarf
- keine Nachrelaxierung
- regelmäßige Lagerungskontrollen
- ggf. Piritramid 0,1 mg/kgKG (15 mg/10 ml) zur Ausleitung

Vorsicht

Bei intraoperativer Oberköperhochlagerung kann es zu akuten Hypotonien kommen, die ggf. die Gabe eines Vasokonstriktors notwendig machen.

Vorsicht

Bei Lymphknotenentfernungen in der Axelhöhle kann es zu Verletzungen großer Blutgefäße wie z. B. der Arteria und Vena axillaris kommen.

Vorsicht

Postoperativ wird ein fester, den Brustkorb und die Brüste umschließender Verband angelegt. Vorsicht: hierbei kann es zu akuten Blutdruckabfällen kommen!

Zudem kann es dadurchzu akuten Einschränkungen der Atemmechanik kommen. Diese werden besser bei extubierten Patienten bemerkt.

Vorsicht: bei allen Lagerungsmanövern bei sedierten / anästhesierten Patienten müssen die Halswirbelsäule und Extremitäten vor ungewollten Bewegungen oder Dislokationen geschützt werden.

105.5 Postoperatives Vorgehen und Überwachung

- Bei problemlosem intraoperativem Verlauf Übergabe an Aufwachraum.
- Schmerzschema nach Anordnung

Teil XVI

Geburtshilfe

XVI

106 Narkose für operative Eingriffe in der Gravidität

Katharina Puschmann, Christian Lux

Überblick

Basisinfos

- Temperaturmessung

Material

- ITN (Intubationsnarkose)
- PVK (periphere Venenverweilkanüle) 18–16 G
- Wärmedecken
- ggf. Dauerkatheter durch Operateur
- balancierte Vollelektrolytlösung, z. B. Jonosteril 500 ml

106.1 Material und Medikamente

Material

- siehe SOP des jeweiligen Eingriffs
- siehe SOP Narkoseeinleitung bei nicht nüchternen Patienten (S. 138)

Medikamente

- siehe SOP des jeweiligen Eingriffs
- siehe SOP Narkoseeinleitung bei nicht nüchternen Patienten (S. 138)

106.2 Prämedikation

- Operationsindikationen in der Schwangerschaft sind immer in enger Zusammenarbeit mit der indikationsstellenden chirurgischen Fachdisziplin und in Absprache mit der Gynäkologie zu stellen.
- Wenn irgendwie möglich, keine Durchführung von operativen Eingriffen innerhalb des ersten Trimenons der Schwangerschaft.
- Immer präoperative Vorstellung der Patientin in der Gynäkologie zur Beurteilung der Vitalität der Schwangerschaft.
- Regionalanästhesieverfahren sind – wann immer möglich – der Allgemeinanästhesie vorzuziehen.
- Keine Prämedikation mit Benzodiazepinen.

106.3 Anästhesievorbereitung

- Die Vitalitätskontrolle der Schwangerschaft muss immer präoperativ durch die Gynäkologie erfolgen.
- Die Patientinnen gelten ab der 12. Schwangerschaftswoche als nicht mehr nüchtern. Daher muss vor einer Allgemeinanästhesie die Applikation von 30 ml Natriumzitrat p. o. erfolgen und die Patientin nach SOP Narkoseeinleitung bei nicht nüchternen Patienten (S. 138) intubiert werden.
- Zur Prophylaxe des Vena-cava-Kompressionssyndroms müssen die Patientinnen ab der 12. Schwangerschaftswoche in leichter Linksseitenlage gelagert werden.

106.4 Anästhesieeinleitung

- sorgfältige Präoxygenierung (8 tiefe Atemzüge bei dicht sitzender Maske oder 3 min mit FiO_2 1,0, $FeO_2 > 0{,}6$)
- Ab 12. Schwangerschaftswoche muss die Einleitung nach dem Standard für nicht nüchterne Patienten erfolgen. Dabei sollten ein Opioid (Alfentanil oder Sufentanil), Thiopental und Succinylcholin ggf. auch nach Eingriffslänge Rocuronium verwendet werden, siehe SOP Narkoseeinleitung bei nicht nüchternen Patienten (S. 138).
- Im Fall einer schwierigen Intubation ist unverzüglich Hilfe zu organisieren, siehe SOP schwieriger Atemweg (S. 123).
- Gegebenenfalls Intubationsversuch mittels Videolaryngoskopie.
- Narkoseaufrechterhaltung der Allgemeinanästhesie mit volatilen Anästhetika.
- Nach Intubation, Anlage einer Magensonde, ggf. bei schwerer Übelkeit auch Anlage der Magensonde vor Intubation in Lokalanästhesie.
- Bei hohen Blutverlusten ggf. arteriellen Katheter zur invasiven Blutdruckmessung legen.
- Antibiotikagabe nach Klinikstandard

106.5 Anästhesieführung

- Aufgrund der geringen systemischen Verstoffwechselung sollte die Narkose mit volatilen Anästhetika durchgeführt werden, werden repetitive Opioidgaben benötigt.
- Intraoperative Hypotonien sollten durch Volumengabe oder kleine Boligaben, 1- 2 ml, Phenylephrin therapiert werden.
- Normotonie, Normoventilation, Normovolämie und Normothermie müssen das Ziel sein.
- Die perioperative Überwachung der Schwangerschaft muss in Rücksprache mit den Gynäkologen ab der 24.

Schwangerschaftswoche mittels Sonografie oder Kardiotokografie erfolgen;
- Die Notsectio-Bereitschaft muss jederzeit gegeben sein!

Vorsicht

Jede Narkose bedeutet bei einer schwangeren Patientin ein erhöhtes Risiko für Mutter und Kind.

Vorsicht

Ab der 12. Schwangerschaftswoche ist mit einem erhöhten Aspirationsrisiko, einer verminderten funktionellen Residualkapazität, einem erhöhten Sauerstoffverbrauch und schwangerschaftsbedingten Atemwegsveränderungen zu rechnen.

Vorsicht

Es besteht die Gefahr potenzieller fetaler Asphyxien, resultierend durch maternale Hypotonie, Hypoxie, Hyper-/Hypoventilation und einen erhöhten Uterustonus. Dieses gilt es um jeden Preis zu verhindern!

106.6 Postoperatives Vorgehen und Überwachung

- Verlegung in den Aufwachraum
- Bei problemlosem postoperativem Verlauf, Verlegung auf die Normalstation.
- Innerhalb von 24 h postoperative Vitalitätskontrolle der Schwangerschaft durch die Gynäkologie.

107 Abortkürettage

Katharina Puschmann, Christian Lux

Überblick

Basisinfos

- Operationszeit 10–30 min

Material

- LAMA (Larynxmaske) nach Gewicht
- ITN (Intubationsnarkose) ab 12. SSW (Schwangerschaftswoche)
- PVK (periphere Venenverweilkanüle) 1-mal 18 G

Medikamente

- 1 mg Alfentanil
- ggf. Succinylcholin ab 12. SSW
- 200 mg Propofol, TIVA (totale intravenöse Anästhesie)
- 3 I.E. Oxytocin

107.1 Material und Medikamente

Material

- LAMA nach Gewicht
- ITN ab 12. SSW
- Difficult-Airway-Equipment in Bereitschaft
- PVK mindestens 18 G

Medikamente

- balancierte Vollelektrolytlösung, z. B. Jonosteril 500 ml
- Propofol (200 mg/20 ml) 1,5–2,5 mg/kgKG zur Einleitung
- ggf. Succinylcholin (100 mg/5 ml) ab 12. SSW zur RSI („rapid sequence induction"), 1–1,5 mg/kgKG
- Propofol-Perfusor (500 mg/50 ml) 4–12 mg/kgKG/h zur Aufrechterhaltung
- Alfentanil (1Amp./1 mg) 10–20 µg/kgKG zur Einleitung
- Oxytocin 3 I.E. in 100 ml NaCl als Kurzinfusion

107.2 Eingangsbemerkung

- Prämedikation: ab 12. SSW RSI, siehe SOP Narkoseeinleitung bei nicht nüchternen Patienten (S. 138)

107.3 Anästhesieeinleitung

- sorgfältige Präoxygenierung (8 tiefe Atemzüge bei dicht sitzender Maske oder 3 min mit FiO_2 1,0, $FeO_2 > 0{,}6$)
- 0,5–1,0 mg Alfentanil (10–20 µg/kgKG), dann gewichtsadaptiert
- Propofol (Realgewicht) 1,5–2,5 mg/kgKG zur Einleitung
- bei RSI Succinylcholin 100 mg, 1–1,5 mg/kgKG
- Bei RSI ITN

107.4 Narkoseführung

- Aufrechterhaltung als TIVA mit Propofol 4–12 mg/kgKG/h und ggf. Alfentanil 10 µg/kgKG repetitiv, bei LAMA Spontanatmung möglich
- nach Rücksprache mit Operateur Oxytocin 3 I.E. als Kurzinfusion

Vorsicht

Uterusperforation durch die Kürette möglich.

107.5 Postoperatives Vorgehen und Überwachung

Bei problemlosem Verlauf Übergabe an Aufwachraum.

108 Manuelle Nachtastung

Katharina Puschmann, Christian Lux

Überblick

Basisinfos
- Blutgruppe
- Labor/Gerinnung
- Operationszeit 15–60 min

Material
- Spinalanästhesienadel 27 G (Pencil Point)
- Spinalanästhesienadel 25 G (Pencil Point!)
- Briefmarkenpflaster
- Intubationsset „Sectio“
- PVK (periphere Venenverweilkanüle) 1-mal mindestens 16 G
- Dauerkatheter, in der Regel schon liegend
- Lochtuch, steril
- Sauerstoffmaske

Medikamente
- Oxytocin 3–10 I.E.
- balancierte Vollelektrolytlösung, z. B. 500 ml Jonosteril
- Bupivacain 0,5 % hyperbar
- 10 ml Phenylephrin = 0,05 mg/ml
- Mepivacain 1 %
- Atropin 0,5 mg
- Natriumzitrat 30 ml

108.1 Material und Medikamente

Material

- PVK 1-mal mindestens 16 G
- 1-mal Spinalanästhesienadel 27 G bei manueller Nachtastung, 1-mal Spinalanästhesienadel 25 G in Bereitschaft
- 22 G Nadel für Lokalanästhesie
- sterile Handschuhe für Spinalanästhesie, Spinalanästhesieset
- Saugkompressen
- sterile Handschuhe
- Absaugkatheter
- Intubationsset
- Bereithalten einer Larynxmaske

Medikamente

- balancierte Vollelektrolytlösung, z. B. Jonosteril 500 ml
- Natriumzitrat (0,3 M) 30 ml p. o.
- Mepivacain 1 % 5 ml für Lokalanästhesie
- Bupivacain 0,5 % hyperbar (1,5–2,0 ml) Dosierung siehe Beispiele + **immer** Sufentanil epidural 1 ml = 5 µg
- 10 ml Phenylephrin = 0,05 mg/ml
- Atropin (0,5 mg/ml) 1 ml
- Oxytocin 3 I.E. in 100 ml NaCl als Kurzinfusion
- ggf. Oxytocin 10 I.E. in die Infusion
- 2 g Cephalozolin, alternativ Cefuroxim 1,5 g als Kurzinfusion zur Antibiose, von den Hebammen schon erhalten
- Thiopental (500 mg/20 ml) 2-mal 3–5 mg/kgKG
- Succinylcholin (100 mg/5 ml) 2-mal 1–1,5 mg/kgKG
- Sufentanil (50 µg/10 ml) 0,3–0,5 µg/kgKG
- ggf. Fenoterol 25 µg/5 ml

108.2 Eingangsbemerkungen

- Prämedikation: 30 ml Natriumzitrat auf Abruf p. o.
- präoperativ: aktuelle Gerinnung mit Labor, Blutgruppe, Erythrozytenkonzentrate auf Abruf prüfen! Gerinnungsgrenzen:
  - Quick > 60 %
  - partielle Thromboplastinzeit (PTT) maximal 40s
  - Thrombozyten > 100 000 (bis 80 000 möglich – Nutzen-Risiko-Abwägung)
- Bei unauffälliger Gerinnungsanamnese kann das Gerinnungslabor ausbleiben.
- Spinalanästhesie Verfahren der Wahl
- Bei Ablehnen der Spinalanästhesie muss auf RSI („rapid sequence induction“) aufgeklärt werden, da der Uterus bis 2 Wochen post partum deutlich vergrößert ist.

108.3 Anästhesieeinleitung

- wenn nicht im Kreissaal erfolgt: 30 ml Natriumzitrat p. o. an der Schleuse
- wenn kein Volumenzugang vorhanden Anlage mindestens PVK 16 G
- Bei Regionalanästhesie Infusion von 1000 ml kristalloider Lösung Jonosteril, wenn dies nicht vorher im Kreissaal erfolgt ist.
- Aufsetzen der Patientin auf Operationstisch und Identifikation der Punktionshöhe, **Cave:** nicht höher als L 2/3 (Conus medullaris).
- 2 g Cephalozolin, alternativ 1,5 g Cefuroxim, als Kurzinfusion zur Antibiose sollte von den Hebammen schon verabreicht worden sein

- Basismonitoring
- Beginn des Anästhesieverfahrens, wenn das Operationsteam (Operateur/Operationspflege) anwesend ist.
- Spinalanästhesie (5 µg Sufentanil = 1 ml + Bupivacain 0,5 % hyperbar Körpergröße in ml auf- bzw. abgerundet):
  - Beispiel 1: Patientin 167 cm groß, dann 1,7 ml (aufgerundet) Bupivacain 0,5 % hyperbar + 1 ml = 5 µg Sufentanil
  - Beispiel 2: Patientin 152 cm groß, dann 1,5 ml (abgerundet) Bupivacain 0,5 % hyperbar + 1 ml = 5 µg Sufentanil
- nach Injektion 1-minütliche Blutdruckmessungen, Blutdruckabfälle müssen unverzüglich therapiert werden
- Der Tisch muss um 15° nach links gekippt werden, sobald sich die Patientin in Steinschnittlage befindet, **Cave:** Vena-cava-Kompressionssyndrom.
- Testung der Anästhesiequalität mittels Kalt-Warm-Diskrimination durch den Anästhesisten und per Pinzette durch den Operateur.
- Periduralkatheter liegt bereits:
  - Applikation von 3 ml Ropivacain 0,75 % als Testdosis
  - danach Aufspritzen mit Ropivacain 0,75 % ca. 15–20 ml und 10 µg Sufentanil epidural
- Allgemeinanästhesie/Intubationsnarkose:
  - RSI mit Thiopental, Succinylcholin, Sufentanil und 0,5 MAC Desfluran/Sevofluran/Isofluran
  - Magensonde legen und Magen entlasten

108.4 Anästhesieführung

- Blutdruck systolisch > 100 mmHg, Herzfrequenz > 60, SpO_2 > 95 %
- 1-minütige Blutdruckmessung für die ersten 15 min nach Spinalanästhesie
- Engmaschige Identifikation der Ausbreitungshöhe. Sobald der Sensibilitätsverlust auf Th 6 (Kennhöhe Xyphoid) erreicht wurde, ist eine leichte Oberkörperhochlagerung empfehlenswert.
- Hypotonie umgehens mit 1-2 ml Phenylephrin (0,05 - 0,1 mg) i. v. behandeln
- ggf. Kurzinfusion von 3 I.E. Oxytocin nach Rücksprache mit dem Operateur, ggf. auf Ansage durch den Operateur weitere 10 I.E. Oxytocin in die Infusion
- Zu diesem Zeitpunkt enge Kommunikation mit dem Operateur bzgl. der Uteruskontraktion. Bei Uterusatonie verfahren nach SOP Uterusatonie (S. 413).
- Bei Allgemeinanästhesie/Intubationsnarkose Extubation nur bei sicheren Schutzreflexen.

Vorsicht

Hohe Ausbreitung der Spinalanästhesie mit respiratorischer Insuffizienz sowie insuffizienter Wirkung verlangt nach sofortiger Allgemeinanästhesie mit Intubationsnarkose, siehe SOP Notsectio (S. 401).

Vorsicht

Größerer Blutverlust möglich, vor allem bei Uterusatonie nach Abnabelung, siehe SOP postpartales Blutungsmanagement (S. 405).

Vorsicht

Nach Oxytocin-Gabe oder bei Peritonealnaht kann es zu Übelkeit und Erbrechen kommen. Hierbei ist die Gabe von Sauerstoff sowie eine antiemetische Therapie mit Metoclopramid/Dimenhydrinat oder Granisetron indiziert.

Vorsicht

Gefahr des Vena-cava-Kompressionssyndroms, daher immer Linksseitenlagerung oder Tisch nach links kippen.

Vorsicht

Bei akutem Blutdruckabfall nach Regionalanästhesie (Frühindikator Übelkeit) Gabe von 1 - 2 ml Phenylephrin (0,05 - 0,1 mg) i. v., Bei akuten bradykarden Herzrhythmusstörung (Herzfrequenz < 50/min) Gabe von 0,5 mg Atropin.

Vorsicht

Bei unzureichender Analgesie bei Regionalanästhesie ggf. Supplementierung mit 10–20 mg S-Ketamin i. v.

108.5 Postoperatives Vorgehen und Überwachung

- Bei problemlosem Verlauf Übergabe an den Aufwachraum oder Kreissaal.
- Bei Regionalanästhesie Patientennamen in Liste des Schmerzdienstes eintragen zur postoperativen Visite nach Regionalanästhesie.

109 Notkaiserschnitt

Katharina Puschmann, Christian Lux

Überblick

Basisinfos
- Operationszeit 45–90 min
- Blutgruppe/2 Erythrozytenkonzentrate in Reserve

Material
- Tubus 7,0 mit Führungsstab
- PVK (periphere Venenverweilkanüle) 1- bis 2-mal 16 G
- Dauerkatheter, liegt in der Regel

Medikamente
- Thiopental 500 mg
- Succinylcholin 100 mg
- Sufentanil 5 µg/ml
- Propofol 200–300 mg
- ggf. S-Ketamin 0,5 mg/kgKG
- balancierte Vollelektrolytlösung, z. B. Jonosteril 1000 ml
- Oxytocin 3–10 I.E.
- 2 g Cephalozolin, alternativ Cefuroxim 1,5 g als Kurzinfusion
- 10 ml Phenyephrin 0,05 mg/mml
- Noradrenalin 4 µg/ml
- Isofluran/Desfluran/Sevofluran
- Natriumzitrat 0,3M

109.1 Material und Medikamente

Material

- 1 Endotracheltubus Nr. 7,0
- Führungsstab
- Intubationslarynxmaske, siehe SOP schwieriger Atemweg Geburtshilfe (S. 130)
- Absaugkatheter
- PVK mindestens 16 G

Medikamente

- balancierte Vollelektrolytlösung, z. B. Jonosteril 1000 ml
- Natriumzitrat (0,3M) 30 ml p. o.
- 2-mal Thiopental (500 mg/20 ml) 3–5 mg/kgKG
- ggf. Propofol 200 (+ 100)mg
- ggf. + S-Ketamin 0,5 mg/kgKG
- 2-mal Succinylcholin (100 mg/5 ml) 1–1,5 mg/kgKG
- Vapor (Desfluran, Sevofluran, Isofluran)
- Sufentanil (50 µg/10 ml) 0,3–0,5 µg/kgKG nach Abnabelung
- 10 ml Phenylephrin 0,05 mg/ml
- Atropin (0,5 mg/ml) 1 ml
- Oxytocin 3 I.E. in 100 ml NaCl als Kurzinfusion
- ggf. Oxytocin 10 I.E. in die Infusion
- 2 g Cephalozolin, alternativ Cefuroxim 1,5 g als Kurzinfusion, im Idealfall schon von den Hebammen erhalten

109.2 Definition der Notsectio

Entbindung des Kindes < 20 min ab Indikationsstellung (Entschluss-Entbindungszeit-Zeit = E-E-Zeit)

109.3 Anästhesievorbereitung

- Kurze Frage nach schwerwiegenden Vorerkrankungen, Allergien und evtl. Narkosekomplikationen in der Anamnese.
- Wenn noch möglich, Applikation von 30 ml Natriumzitrat p. o.
- Kontrolle der bereits liegenden PVK, ggf. Neuanlage PVK
- Basismonitoring anschließen

109.4 Anästhesieeinleitung

- Operationstisch leicht nach links kippen
- sorgfältige Präoxygenierung (8 tiefe Atemzüge bei dicht sitzender Maske oder 3 min mit FiO_2 1,0, $FeO_2 > 0,6$)
- Einleitung erst, wenn Operationsgebiet abgedeckt und Operateur am Tisch bereitsteht
- RSI („rapid sequence induction") mit 500 mg Thiopental und 100 mg Succinylcholin, ggf. additiv mit Propofol bei hohem Narkosebedarf: Propofol 2–2,5 mg/kgKG.
- *Kein* Opioid, Ausnahme: Präeklampsie, Eklampsie und HELLP-Syndrom (HELLP: „haemolysis, elevated liver enzymes, low platelet count"), dann Einleitung mit Remifentanil-Bolus (50–100 µg) zum Abfangen von Blutdruckspitzen zur Einleitung
- 0,5 MAC Desfluran/Sevofluran/Isofluran da Gefahr der Uterusatonie bei nicht ausreichender Anästhesie
- ggf. S-Ketamin 0,5 mg/kgKG i. v., Kontraindikation: Eklampsie, Präeklampsie
- sofort nach sicher erfolgreicher endotrachealer Intubation Freigabe (positive CO_2-Messung endtidal)
- Magensonde über Mund einführen und entlasten

109.5 Anästhesieführung

- Blutdruck systolisch > 100 mmHg, Herzfrequenz > 60, $SpO_2 > 95\,\%$
- 0,5 MAC Desfluran/Sevofluran/Isofluran
- Nach Abnabelung des Kindes:
  - sofortige, schnelle Kurzinfusion von 3 I.E. Oxytocin
  - Antibiose mit 2 g Cephalozolin, alternativ 1,5 g Cefuroxim als Kurzinfusion, muss präoperativ durch die Hebammen verabreicht werden, falls nicht geschehen: Applikation unmittelbar zur Einleitung.
  - balancierte Anästhesie mit zusätzlich Sufentanil 20–40 µg
- Zu diesem Zeitpunkt enge Kommunikation mit Operateur bzgl. Uteruskontraktilität.
- Bei Uterusatonie verfahren nach SOP Uterusatonie (S. 413).
- Extubation nach Relaxometrie und nur mit sicheren Schutzreflexen

Vorsicht

Hohes Aspirationsrisiko, daher immer RSI.

Vorsicht

„Can not intubate/can not ventilate“: schwierige Intubation/schwieriger Atemweg, Videolaryngoskop und Intubationslarynxmaske mit Fiberoptik bereithalten, siehe SOP schwieriger Atemweg Geburtshilfe (S. 130).

Vorsicht

Uterusrelaxation durch inhalatives Hypnotikum ab MAC > 0,5. Blutung durch Uterusatonie, Vorgehen siehe SOP Uterusatonie (S. 413).

109.6 Postoperatives Vorgehen und Überwachung

Bei problemlosem Verlauf Übergabe an Aufwachraum.

110 Periduralanästhesie im Kreissaal

Katharina Puschmann, Christian Lux

Überblick

Basisinfos
- Operationszeit 30–45 min
- Blutgruppe
- ggf. Labor/Gerinnung

Material
- Periduralanästhesieset
- PVK (periphere Venenverweilkanüle) 1-mal mindestens 16 G
- Lochtuch, steril
- steriler Kittel, Handschuhe
- Briefmarkenpflaster

Medikamente
- Ropivacain 0,2 %
- Sufentanil (5 µg/ml) epidural 2 ml = 10 µg
- Mepivacain 1 %
- 10 ml Phenylephrin 0,05 mg/ml
- Atropin 1 ml

110.1 Material und Medikamente

Material

- PVK 1-mal mindestens 16 G
- Periduralanästhesieset
- 22 G-Nadel für Lokalanästhesie
- sterile Handschuhe
- steriler Kittel
- Saugkompressen
- Mundschutz/Haube
- Steristrips/Pflaster
- Monitoring: SpO_2, NIBP (nicht invasive Blutdruckmessung), EKG

Medikamente

- balancierte Vollelektrolytlösung, z. B. Jonosteril 500 ml
- Mepivacain (1 %) 5 ml für Lokalanästhesie
- Ropivacain 0,2 %
- Sufentanil epidural 1 Amp. à 10 µg (maximale Dosis 30 µg/24Std)
- ggf. Atropin 0,5 mg bei Bradykardie
- ggf. 1-2 ml Phenylephrin (0,05 mg/ml) bei akuter Hypotonie

110.2 Eingangsbemerkung

- Idealerweise ist die Prämedikation der Patientin im Rahmen der Geburtsvorbereitung in der Anästhesiesprechstunde, da die Patientin sich einen PDK perigeburtlich vorstellen konnte und wollte, bereits erfolgt. Sollte das nicht geschehen sein, da es sich um eine akute Notfallentscheidung der Patientin handelt, so ist diese aufzuklären.
- präinterventionell: aktuelle Gerinnung mit kleinem Blutbild, Blutgruppe, Gerinnungsgrenzen: Quick > 60 %, PTT (partielle Thromboplastinzeit) < 40 s, Thrombozyten mindestens 80 000, siehe SOP Gerinnung bei Regionalanästhesie (S. 204)
- Bei unauffälliger Gerinnungsanamnese kein Gerinnungslabor notwendig.
- letzte Antikoagulanziengabe erfragen
- Basismonitoring (Blutdruck, Pulsoxymetrie, EKG)
- Dokumentation der Ausgangsparameter

110.3 Anästhesieeinleitung

- Assistenz während der Periduralanästhesie durch Anästhesiepflegekraft
- Aufsetzen der Patientin auf die Bettkante des Kreissaalbettes und Anlage einer lumbalen Periduralanästhesie
- Desinfektion der gewünschten Höhe mit Desinfektionsmittel mit Remanenzeffekt, z. B. Octeniderm, siehe SOP Hygiene bei Katheterverfahren (S. 172)
- steriles Abdecken und ggf. Tokolyse zur Periduralanästhesie durch die Hebamme
- Lokalanästhesie mit Mepivacain 1 % auf der Punktionshöhe
- Punktion des Epiduralraumes mit Tuohy-Nadel 18 G mittels LOR-Technik (LOR: „loss of resistance")
- Vorschieben des Epiduralkatheters maximal 3–5 cm über LOR
- Ausschluss einer intrathekalen/intravasalen Fehllage durch den Versuch der Aspiration und Applikation einer Testdosis mit 3 ml Ropivacain 0,2 %
- Wenn Testdosis bezüglich der intrathekalen/intravasalen Fehllage negativ, dann Fixierung des Katheters, Hinlegen der Patientin, Aufspritzen des PDK:
  - fraktioniertes Aufspritzen mit jeweils 5 ml Ropivacain 0,2 % bis zur initialen Gesamtdosis von bis zu 10–15 ml
  - Aufziehen der Medikamente:
    - 1 Spritze mit 10-20 ml Ropivacain 0,2 %
    - 1 Spritze mit 2 ml Sufentanil epidural (10 µg)
  - nach Gabe des Lokalanästhetikums und nachgewiesener klinischer Wirkung/Patientin verspürt deutliche Schmerzlinderung, Injektion von 2 ml Sufentanil (10 µg) epidural über den PDK. Anschließend Aufbau

der CADD Pumpe für die PCEA mit Ropivacain 0,2 % mit folgenden Einstellungen:
- 5 ml Bolus alle 30 min, keine Basalrate
- Anbau der CADD Pumpe an den PDK, Erklärung der Patientin wie sie die Pumpe verwenden kann und anschließend Übergabe der Therapie an das Kreissaalteam

110.4 Anästhesieführung

- Blutdruck systolisch > 100 mmHg, Herzfrequenz > 60, SpO_2 > 95 %
- Dokumentation der Kreislaufparameter und Überwachung der Aufspritzphase des PDKs für mindestens 30 min durch das Anästhesieteam (Arzt und Pflege)
- Austesten der Ausbreitungshöhe. Patientin in die Akutschmerzvisitenliste eintragen
- Hypotonie sofort mit 1- 2 ml Phenylephrin 0,05 mg/ml behandeln
- Bei Kreislaufinstabilität Blutdruck kleiner 100 mmHg sys. und/oder HF kleiner 60/min Kontaktaufnahme mit dem Anästhesieteam

Vorsicht

Bei einseitiger Wirkung der Periduralanästhesie Lagerung der Patientin auf die kontralaterale Seite, ggf. PDK 1 cm steril zurückziehen. Bei Katheterfehllage bei akzidenteller Duraperforation oder intravasaler Lage unverzügliche Entfernung des Katheters und ggf. Neupunktion auf einer anderen Punktionshöhe.

110.5 Postoperatives Vorgehen und Überwachung

- Übergabe der Patientin nach frühestens 30 min an das Kreissaalteam
- Regelmäßige Dokumentation der Vitalparameter, des Geburtsverlaufs und der Periduralanästhesiewirkung durch das Kreissaalteam.
- Nach Entbindung Information an diensthabenden Anästhesisten oder Schmerzdienst zur Entfernung des PDK.
- Entfernung des PDK und Sicherheitsaufklärung durch das Schmerzteam der Anästhesie.
- Dokumentation der Katheterentfernung und der Visite.
- Bei ambulanten Geburten und Periduralanästhesie Sicherheitsaufklärung und Dokumentation der Telefonnummer der Patientin vor Entlassung, Übergabe der Telefonnummer der Anästhesie für Notfälle an die Patientin und Anruf der Patientin routinemäßig nach 4 h zu Hause und Dokumentation des Ergebnisses des Anrufs.

111 Postpartale Blutung/atone Uterusblutung

Katharina Puschmann, Christian Lux

Überblick

Basisinfos
- Blutgruppe
- ggf. Arterie mit Seldinger-Technik

Material
- PVK (periphere Venenverweilkanüle) 2-mal mindestens 16 G
- Massentransfusionsgerät
- „Gerinnungsbox“
- ggf. ZVK (zentraler Venenkatheter)
- ggf. Shaldon-Katheter
- ITN (Intubationsnarkose) in Bereitschaft
- Infusomat
- ggf. Blutrückgewinnungssystem/Autotransfusionsgerät

Medikamente
- balancierte Vollelektrolytlösung, z. B. Jonosteril nach Bedarf
- 4 Erythrozytenkonzentrate (EK)
- 4 Fresh frozen Plasma (FFP)
- Tranexamsäure 10–50 mg/kgKG, 1–2 g als Kurzinfusionl
- Fibrinogen 2–4 g
- PPSB (Prothrombinkomplexkonzentrat) 1 I.E./kgKG erhöht den Quick um 1 % (ggf. 2000 I.E. PPSB)
- Kalziumglukonat 10 %, 1–2g
- ggf. Desmopressin 0,4 µg/kgKG via Perfusor oder Kurzinfusion
- ggf. Faktor XIII 1250 I.E.
- ggf. Novoseven (Faktor VIIa) 90 µg/kgKG

111.1 Material und Medikamente

Material

- PVK 2-mal mindestens 16 G
- Massentransfusionsgerät
- Gerinnungsbox
- ggf. ZVK
- ggf. Schleuse
- 2 Perfusoren
- ggf. Infusomat für Sulproston
- ggf. Blutrückgewinnungssystem/Autotransfusionsgerät

Medikamente

- balancierte Vollelektrolytlösung, z. B. Jonosteril nach Bedarf
- 4 Erythrozytenkonzentrate (AB0-kompatibel ungekreuzt, im Notfall 0 neg.)
- 4 Fresh frozen Plasma
- Sulproston (500 µg/500 ml) in NaCl (Kühlschrank) 500 ml/h per Infusomat

111.2 Vitaler Notfall

- sofort Oberarzt informieren, Hilfe holen!
- Pflege informieren (Kommunikation!), ggf. 2 Pflegekräfte
- Sulproston anfordern, vorbereitet mit Infusomat, Oxytocin-Zufuhr sofort beenden (beide Substanzen nie zusammen applizieren)
- strukturierte Delegation und Arbeitsteilung
- Information an die Blutbank und Blut anfordern, 4 Erythrozytenkonzentrate und 4 Fresh frozen Plasma (gekreuzt oder AB0-kompatibel ungekreuzt oder 0 negativ)
- mindestens 2 großlumige PVK, zeitnah
- Massentransfusionsgerät aufbauen, Volumenmanagement; ggf. Blutrückgewinnungssystem/Autotransfusionsgerät
- Anlage einer Arterie
- Anforderung von 4 Erythrozytenkonzentraten und 4 Fresh frozen Plasma, Ziel bei massiver Blutung Hämoglobin 7–9 g/dl, Hämatokrit > 26
- EK-FFP-Verhältnis bei Massivtransfusion 1:2 oder 1:1
- zeitgleich Gerinnungsmanagement durch die Gabe von 1–2 g Tranexamsäure, 1 -2 g Kalzium i. v., 2–4 g Fibrinogen, Desmopressin (via Kurzinfusion), PPSB, Faktor XIII, Ultima Ratio bei unstillbarer Blutung Novosevengabe
- ggf. Anlage eines ZVK
- endotracheale Intubation

111.3 Gerinnungsmanagement

- Gerinnungsbox
- Wärmemanagement: Wärmedecke und Massentransfusionsgerät, Ziel: Temperatur > 36 °C
- initial Tranexamsäure 1–2 g (10–50 mg/kgKG), anschließend 1 g/50 ml NaCl als Perfusor 6–10 mg/kgKG/h
- Fibrinogen 2–4–8 g (30–60 mg/kgKG)
- ggf. Desmopressin 0,4 µg/kgKG (1 Amp. pro 10 kg)
- Kalziumglukonat 10 % 10 ml nach Blutgasanalyse, Ziel: > 0,9 mmol/l ionisiertes Kalzium

- Substitution von Thrombozyten, Ziel 70 000–100 000
- ggf. Faktor XIII 1250 I.E. (15–20 I.E./kgKG)
- PPSB 1000–2500 I.E. (25 I.E./kgKG)
- Im Einzelfall und bei Erfolglosigkeit aller anderen Therapieoptionen:
  - rekombinanter Faktor VIIa (Novoseven) initial 90 µg/kgKG
  - Voraussetzung:
    - pH > 7,2
    - Fibrinogen > 150 mg/dl
    - Hämatokrit > 26
    - Thrombozyten > 50 000
    - Körpertemperatur > 36 °C
- ggf. Blutrückgewinnungssystem nach Fruchtwasserabsaugung und Kindesentwicklung

Vorsicht

- Volumen und Gerinnungsmanagement haben Priorität, ITN wenn genügend Personal vorhanden
- parallel Uterotonikatherapie, siehe SOP Uterusatonie (S. 413)
- personeller Engpass, strukturiertes Arbeiten und Delegation essenziell
- Kommunikation mit Operateur/Hebammen/Pflege essenziell
- idealerweise 1 Oberarzt, 1 Facharzt, 1 Assistenzarzt, 2 Pflegekräfte
- Bei Versagen aller chirurgischen und medizinischen Maßnahmen ggf. Hysterektomie

111.4 Postoperatives Management

- Bei blandem Verlauf Überwachungsstation, bei instabiler Situation Intensivstation.
- Bei stabilen Blutungsverhältnissen 6 h postoperativ Thromboseprophylaxe wegen erhöhter Thrombemboliegefahr.
- Risikofaktoren einer postpartalen Hämorrhagie beachten (▶ Tab. 111.1):
  - Tonus, Trauma:
    - präpartal: Zustand nach Uterusatonie, Zustand nach Operation am Uterus, Uterus myomatosus, vermehrte Drehung des Uterus (z. B. Mehrlingsschwangerschaft, Hydramnion, fetale Makrosomie)
    - intra- und postpartal: Uterusatonie, Uterusruptur, Uterusinversion, Geburtsverletzung
  - Tissue:
    - präpartal: Zustand nach Abruptio placentae, Placenta praevia, Plazentaimplantationsstörungen (Placenta accreta, increta, percreta)
    - intra- und postpartal: Plazentaretention
  - Thrombin:
    - präpartal: angeborene/erworbene Koagulopathien
    - intra- und postpartal: disseminierte intravasale Koagulopathie, bei Schwangerschaftskomplikationen (Pulmonalembolie, HELLP-Syndrom [HELLP: „haemolysis, elevated liver enzymes, low platelet count"], Amnioninfektionssyndrom, Fruchtwasserembolie), bei hämostaseologischen Störungen (Verlust-/Verdünnungskoagulopathie, Hyperfibrinolyse)
  - andere Ursachen:
    - präpartal: Zustand nach peripartaler Blutung, Vielgebärende, hypertensive Schwangerschaftserkrankungen (z. B. Pulmonalembolie, HELLP-Syndrom), Amnioninfektionssyndrom, Nikotinabusus
    - intra- und postpartal: verzögerte Geburt, Geburtseinleitung, lange Oxytocin-Substitution, vaginal-operative Entbindung, Kaiserschnitt

Tab. 111.1 Ursachen der postpartalen Hämorrhagie: die „4 T" und ihre Diagnose.

„T"	Ursache	Anteil	Diagnose
Tonus	Uterusatonie	70–90 %	Höhenstand und Konsistenz des Uterus
Trauma	Weichteilverletzungen, Uterusruptur	20 %	Inspektion der Geburtswege
Tissue	Plazentaretention, Plazentalösungsstörung, Plazentaimplantationsstörung	10 %	Vollständigkeit der Plazenta (visuell, Ultraschall)
Thrombin (Koagulopathie)	primär traumatisch oder primär koagulopathisch	1 %	klinisch (z. B. nicht chirurgische Blutung) bzw. Labor (Gerinnung, Blutbild, ROTEM, TEG)

ROTEM: Rotationsthrombelastometrie, TEG: Thrombelastografie

POSTPARTALE BLUTUNG | Handlungsalgorithmus

nach vaginaler Geburt oder in der postoperativen Überwachungsphase nach Sectio caesarea

© 2012: PPH-KONSENSUS – Gruppe (D-A-Ch)

	klinische Symptome	allgemeine/operative Maßnahmen	Medikamente
STEP 1	Dauer max. 30 min nach Diagnosestellung	HINZUZIEHEN Oberarzt | Facharzt Geburtshilfe | INFORMATION Anästhesie	
	• vaginale Blutung >500 ml nach vaginaler Geburt >1000 ml nach Sectio caesarea CAVE: Unterschätzung ! Messsystem ! • Patientin kreislaufstabil	• 2 i.v.-Zugänge (mindestens 1 großlumiger) • Kreuzprobe / Notfalllabor / EK's bereitstellen • Volumengabe (z.B. Kristalloide / Kolloide) • Blase katheterisieren • Blutverlust messen • rasche Abklärung der Blutungsursache (4T's) • Uterustonus (Tonus-Atonie?) • Plazentainspektion (Tissue-Plazentarest?) • Speculumeinstellung (Trauma-Geburtskanal?) • Gerinnung (Thrombin-Laborwerte?) • Uteruskompression - Ultraschall PARALLEL	• OXYTOCIN 3-5 IE (1 Amp.) als Kurzinfusion und 40 IE in 30 min (Infusion/Perfusor) ODER • CARBETOCIN (off label use) 100 µg (1 Amp.) in 100 ml NaCl 0,9% als Kurzinfusion bei starker persistierender Blutung STEP 2, bei moderat persistierender Blutung evtl. • MISOPROSTOL (off label use) 800 µg (4 Tbl. á 200 µg) rektal
STEP 2	Dauer max. weitere 30 min (= 60 min nach Diagnosestellung)	HINZUZIEHEN Anästhesie | Alarmierung OP Team | ORGANISATION OP-Saal TRANSFERKRITERIEN überdenken	
	• anhaltend schwere Blutung • Patientin kreislaufstabil	• OP-Vorbereitung • Ausschluss Uterusruptur • Nachtastung / Ultraschall • bei V. a. Plazentarest (nach US oder Inspektion) • manuelle Nachtastung • ggf. Cürettage (US-Kontrolle)	Bestellung FFP / EK / TK (kreuzen und in den Kreissaal/OP bringen lassen) • SULPROSTON 500 µg (1 Amp.; max. 3 Amp. pro 24 h) nur über Infusomat/Perfusor • 2 g TRANEXAMSÄURE i.v. vor Fibrinogengabe Bei persistierender schwerer Blutung (ca. 1500 ml Gesamtblutverlust) • FIBRINOGEN 2-4 g • FFP / EK erwägen
STEP 3		TRANSFERKRITERIEN überdenken | HINZUZIEHEN Oberarzt Anästhesie INFORMATION der bestmöglichen personellen Expertise	
	• therapierefraktäre schwere Blutung und kreislaufstabile Patientin oder • hämorrhagischer Schock ZIEL • hämodynamische Stabilisierung (temporärer) Blutungsstop • Optimierung von Gerinnung und • Erythrozytenkonzentration • Organisation von STEP 4	CAVUMTAMPONADE BALLONAPPLIKATION • Balloneinführung unter Ultraschallkontrolle • ausreichendes Auffüllen des Ballons (Sulproston weiter) • leichten Zug applizieren • alternativ Streifentamponade BLUTUNGSSTOP • Intensivüberwachung • BALLONDEBLOCKADE nach 12-24 Std. (ggf. nach Transfer im Zentrum) PERSISTIERENDE oder ERNEUTE BLUTUNG (Blutung bei liegendem Ballon oder nach Deblockade) • ggf. erneute Ballonapplikation („bridging") • obligat STEP 4	ZIELKRITERIEN • Hämoglobin > 8-10 g/dl (5-6,2 mmol/l) • Thrombozyten > 50 Gpt/l • RR systolisch > 80 mmHg • pH ≥ 7,2 • Temperatur > 35° C • Calcium > 0,8 mmol/l
STEP 4		HINZUZIEHEN der bestmöglichen personellen Expertise Definitive Versorgung | (chirurgische) Therapie	
	• persistierende Blutung	KREISLAUFINSTABILITÄT BLUTSTILLUNG ↓ Laparotomie / Gefäßklemmen / Kompression STABILISIERUNG Kreislauf / Temperatur / Gerinnung eventuell rekomb. Faktor VIIa →	KREISLAUFSTABILITÄT DEFINITIVE CHIRURGISCHE THERAPIE Kompressionsnähte Gefäßligaturen Hysterektomie EMBOLISATION

Transferkriterien
- Fehlen von operativem oder interventionellem Equipment oder fehlende Anwesenheit von geschultem Personal
- temporärer Blutungsstop durch Cavumtamponade
- hämodynamische Transportstabilität der Patientin
- existierende SOP zw. Zielkrankenhaus und transferierendem Krankenhaus

rekombinanter Faktor VIIa (! off label use !)
- initial 90 µg/kg KG (Bolus)
- ggf. Wiederholungsdosis bei persistierender Blutung nach 20 min

Voraussetzungen

pH	≥ 7,2
Fibrinogen	> 1,5 g/l
Thrombozyten	> 50 Gpt/l
Hyperfibrinolyse ausgeschlossen/therapiert	

Abb. 111.1 Handlungsalgorithmus postpartale Blutung. (Quelle: DACH-Arbeitsgruppe PPH: Handlungsalgorithmus Postpartale Blutung – Der D-A-Ch-Algorithmus)

112 Kaiserschnitt (geplant/dringlich/Notfall)

Katharina Puschmann, Christian Lux

Überblick

Basisinfos
- Operationszeit 45–90 min
- Blutgruppe
- Labor/Gerinnung

Material
- Spinalanästhesienadel
  - elektiv 27 G (Pencil Point)
  - eilig 25 G (Pencil Point!)
- PVK (periphere Venenverweilkanüle) 1-mal mindestens 16 G
- Lochtuch, steril
- Briefmarkenpflaster
- Dauerkatheter, in der Regel schon liegend
- Sauerstoffmaske
- Intubationsset „Sectio" in Bereitschaft
- Magensonde

Medikamente
- Bupivacain 0,5 % hyperbar
- Mepivacain 1 %
- Natriumzitrat 0,3M
- Oxytocin 3 I.E.
- Antibiotikagabe
- balancierte Vollelektrolytlösung, z. B. Jonosteril 1000 ml
- 10 ml Phenylephrin 0,05 mg/ml
- Atropin 0,5 mg

112.1 Material und Medikamente

Material

- PVK 1-mal mindestens 16 G.
- 1-mal Spinalanästhesienadel 27 G bei elektiver/dringlicher Sectio
- 1-mal Spinalanästhesienadel 25 G (in Bereitschaft)
- Nadel 22 G für Lokalanästhesie
- Tubus 7,0 mm Innendurchmesser (mit Führungsstab)
- Sectio-Medikamententablett
- bei Spinalanästhesie:
  - sterile Handschuhe
  - Spinalanästhesieset
  - Sauerstoffmaske
- Absaugkatheter
- Saugkompressen
- Intubationsset für Sectio
- Bereithalten einer Intubationslarynxmaske

Medikamente

- balancierte Vollelektrolytlösung, z. B. Jonosteril 1000 ml
- Natriumzitrat (0,3M) 30 ml p. o.
- Mepivacain 1 % 5 ml für Lokalanästhesie
- Bupivacain 0,5 % hyperbar (1,5–2,0 ml) Dosierung siehe Beispiele + Sufentanil epidural 1 ml = 5 µg
- 10 ml Phenylephrin 0,05 mg/ml
- Atropin (0,5 mg/ml) 1 ml
- Oxytocin 3 I.E. in 100 ml NaCl als Kurzinfusion
- ggf. Oxytocin 10 I.E. in die Infusion
- 2 g Cephalozolin, alternativ Cefuroxim 1,5 g als Kurzinfusion von den Hebammen schon erhalten
- Thiopental (500 mg/20 ml) 2-mal 3–5 mg/kgKG
- Succinylcholin (100 mg/5 ml) 2-mal 1–1,5 mg/kgKG

112.2 Definitionen

- geplant = elektiv: keine Zeitvorgabe
- dringlich = eilig: E-E-Zeit (Entscheidungs-Entbindungs-Zeit) bis 30 min, Regionalanästhesie möglich
- Cito-Sectio = Notsectio = vitaler Notfall: E-E-Zeit < 20 min, Intubationsnarkose
- In der Hand des erfahrenen Facharztes ist die Spinalanästhesie bei der Cito-Sectio eine mögliche Option!

112.3 Eingangsbemerkung

- Prämedikation: 30 ml Natriumzitrat p. o. (unabhängig vom Narkoseverfahren)
- präoperativ: aktuelle Gerinnung mit Labor, Blutgruppe, Erythrozytenkonzentrate auf Abruf prüfen! Gerinnungsgrenzen: Quick > 60 %, partielle Thromboplastinzeit maximal 40 s, Thrombozyten > 80 000 (bis 50 000 möglich – Nutzen-Risiko-Abwägung)

112.4 Anästhesieeinleitung

- wenn nicht im Kreissaal erfolgt: 30 ml Natriumzitrat p. o. an Schleuse
- wenn kein Volumenzugang vorhanden, Anlage mindestens PVK 16 G
- Bei Regionalanästhesie Infusion von 1000 ml kristalloider Lösung Jonosteril, wenn dies nicht vorher im Kreissaal erfolgt ist.
- Aufsetzen der Patientin auf Operationstisch und Identifikation der Punktionshöhe – **Cave:** nicht höher als L 2/3 (Conus medullaris)
- 2 g Cephalozolin, alternativ 1,5 g Cefuroxim als Kurzinfusion, sollte von den Hebammen schon verabreicht worden sein

- Basismonitoring
- Beginn des Anästhesieverfahrens erst, wenn das Operationsteam (Operateur/Operationspflege/ggf. pädiatrisches Team) anwesend ist.
- Spinalanästhesie (5 µg Sufentanil = 1 ml + Bupivacain 0,5 % hyperbar, Körpergröße in ml auf- bzw. abgerundet):
  - Beispiel 1: Patientin 167 cm groß, dann 1,7 ml (aufgerundet) Bupivacain 0,5 % hyperbar + 1 ml = 5 µg Sufentanil
  - Beispiel 2: Patientin 152 cm groß, dann 1,5 ml (abgerundet) Bupivacain 0,5 % hyperbar + 1 ml = 5 µg Sufentanil
  - ausreichende Wirkung für Operation nach ca. 3–5 min
- nach Injektion 1-minütliche Blutdruckmessungen bis zur Geburt
- Blutdruckabfälle müssen unverzüglich therapiert werden
- Der Tisch muss um 15° nach links gekippt werden, sobald sich die Patientin in Steinschnittlage befindet – **Cave:** Vena-cava-Kompressionssyndrom
- Testung der Anästhesiequalität mittels Kalt-Warm-Diskrimination durch den Anästhesisten und per Pinzette durch den Operateur vor Schnitt
- Periduralkatheter liegt bereits:
  - Applikation von 3 ml Ropivacain 0,75 % als Testdosis, danach Aufspritzen mit Ropivacain 0,75 % ca. 15–20 ml und 10 µg Sufentanil epidural
  - ausreichende Wirkung für Operation nach ca. 20–30 min
- Allgemeinanästhesie/Intubationsnarkose:
  - „rapid sequence induction" (RSI) mit Thiopental, Succinylcholin und ggf. S-Ketamin 0,5 mg/kgKG.
  - nach Nachweis CO_2 endtidal (sichere Lage des Tubus) nach Intubation, Operationsfreigabe
  - 0,5 MAC Desfluran/Sevofluran/Isofluran, Magensonde legen und Magen entlasten
  - ausreichende Wirkung für Operation sofort nach Intubation

112.5 Anästhesieführung

- Blutdruck systolisch > 100 mmHg, Herzfrequenz > 60, SpO_2 > 95 %
- 1-minütige Blutdruckmessung für die ersten 15 min. nach Spinalanästhesie
- Engmaschige Identifikation der Ausbreitungshöhe. Sobald Sensibilitätsverlust auf Th 6 (Kennhöhe Xyphoid) erreicht wurde, ist eine leichte Oberkörperhochlagerung empfehlenswert.
- Hypotonie umgehend mit 1–2 ml Phenylephrin 0,05 mg/ml behandeln.
- Nach Entwicklung des Kindes und Abnabelung sofortige, schnelle Kurzinfusion von 3 I.E. Oxytocin, ggf. auf Ansage durch den Operateur weitere 10 I.E. Oxytocin in die Infusion
- Zu diesem Zeitpunkt enge Kommunikation mit Operateur bzgl. der Uteruskontraktion.
- Bei Uterusatonie verfahren nach SOP Uterusatonie (S. 413).
- bei Allgemeinanästhesie/Intubationsnarkose:
  - nach Abnabelung des Kindes 20–40 µg Sufentanil i. v.
  - MAC 0,5 Desfluran/Sevofluran/Isofluran
  - Extubation nach Relaxometrie und nur bei sicheren Schutzreflexen

Vorsicht

Hohe Ausbreitung der Spinalanästhesie mit respiratorischer Insuffizienz sowie insuffiziente Wirkung verlangt nach sofortiger Allgemeinanästhesie mit Intubationsnarkose, siehe SOP Notsectio (S. 401).

Vorsicht

Größerer Blutverlust möglich, vor allem bei Uterusatonie nach Abnabelung, siehe SOP Uterusatonie (S. 413).

Vorsicht

Nach Oxytocin-Gabe oder bei Peritonealnaht kann es zu Übelkeit und Erbrechen kommen. Hierbei ist die Gabe von Sauerstoff sowie eine antiemetische Therapie mit Metoclopramid/Dimenhydrinat oder Granisetron indiziert.

Vorsicht

Gefahr des Vena-cava-Kompressionssyndroms, daher immer Linksseitenlagerung oder Tisch nach links kippen.

Vorsicht

Bei akutem Blutdruckabfall nach Regionalanästhesie (Frühindikator Übelkeit) Gabe von 1–2 ml Phenylephrin 0,05 mg/ml i. v., Bei akuten bradykarden Herzrhythmusstörung (Herzfrequenz < 50/min) Gabe von 0,5 mg Atropin.

Vorsicht

Bei unzureichender Analgesie bei Regionalanästhesie ggf. zusätzliche Gabe von 10–20 mg S-Ketamin i. v., sonst Verfahrenswechsel zu Vollnarkose, siehe SOP Notsectio (S. 401).

112.6 Postoperatives Vorgehen und Überwachung

- Bei problemlosem Verlauf Übergabe an den Aufwachraum oder Kreissaal.
- Bei Regionalanästhesie Info an den Schmerzdienst zur Planung der postoperativen Visite nach Regionalanästhesie.

113 Sufenta-Spinalanästhesie zur Austreibungsphase

Katharina Puschmann, Christian Lux

Überblick

Baisisinfos
- Blutgruppe
- Labor/Gerinnung

Material
- Spinalanästhesieset
- PVK (periphere Venenverweilkanüle) 1-mal mindestens 16 G
- sterile Handschuhe
- Lochtuch, steril
- Briefmarkenpflaster

Medikamente
- Mepivacain 1 %
- 10 ml Phenylephrin 0,05 mg/ml
- Atropin 0,5 mg

113.1 Material und Medikamente

Material

- PVK 1-mal mindestens 16 G
- Spinalanästhesienadel 1-mal 27 G (1. Wahl), falls nicht möglich 1-mal 25 G
- Spinalanästhesieset
- Nadel 22 G für Lokalanästhesie
- Saugkompressen
- sterile Handschuhe
- Mundschutz/Haube
- Briefmarkenpflaster
- Monitoring: SpO_2, NIBP (nicht invasive Blutdruckmessung), EKG

Medikamente

- balancierte Vollelektrolytlösung, z. B. Jonosteril 1000 ml
- Mepivacain 1 % 5 ml für Lokalanästhesie
- Bupivacain 0,25 % isobar
- Sufentanil epidural 1 Amp. (10 µg)
- Sectio-Medikamententablett:
  - Atropin (0,5 mg/ml) 1 ml
  - 10 ml Phenylephrin 0,05 mg/ml

113.2 Vorbereitung im Kreissaal

- Die Eröffnungsphase ist beendet.
- Die Patientin wünscht bei starken Schmerzen kurz vor der Geburt des Kindes ein Analgesieverfahren
- Es besteht keine Indikation mehr für eine PDA (Periduralanästhesie). Die Indikationsstellung erfolgt durch die Gynäkologen in Absprache mit den Hebammen.
- ggf. Prämedikationsgespräch, falls bisher noch nicht erfolgt; Kontrolle des Labors, der Gerinnungsparameter und der letzten Gabe von Antikoagulanzien, siehe SOP Gerinnung bei Regionalanästhesie (S. 204)
- Bei unauffälliger Anamnese sind Labor- und Gerinnungsparameter nicht zwingend erforderlich.
- Basismonitoring (Blutdruck, Pulsoxymetrie, EKG)
- Dokumentation der Ausgangsparameter

113.3 Anästhesieeinleitung

- Wenn kein Volumenzugang vorhanden, PVK-Anlage mindestens 18 G; Infusion von 1000 ml kristalloider Lösung Jonosteril, wenn dies nicht vorher im Kreissaal erfolgt ist.
- Aufsetzen der Patientin im Kreissaalbett, und Identifikation der Punktionshöhe – **Cave:** nicht höher als L 2/3 (Conus medullaris)
- Basismonitoring
- Sufentanil-Spinalanästhesie zur Austreibungsphase:
  - 7,5 µg Sufentanil = 1,5 ml + 0,5 ml Bupivacain 0,25 % isobar
  - Zubereitung der Mischung:
    - Bupivacain 0,5 % isobar 0,5 ml + 0,5 ml NaCl 0,9 % in einer 2-ml-Spritze
    - anschließend 0,5 ml des Gemisches (Bupivacain 0,25 % isobar) mit 1,5 ml Sufentanil (= 7,5 µg) in einer 2-ml-Spritze mischen
  - langsame Injektion des Gemisches
  - nach Injektion für 5 min 1-minütliche Blutdruckmessungen
  - Blutdruckabfälle müssen unverzüglich therapiert werden

113.4 Anästhesieführung

- Blutdruck systolisch > 100 mmHg, Herzfrequenz > 60, SpO_2 > 95 %
- Dokumentation der Kreislaufparameter und Überwachung nach der spinalen Injektionsphase für mindestens 30 min durch das Anästhesieteam (Arzt und Pflege)
- Austesten der Ausbreitungshöhe
- Hypotonie umgehend mit 1–2 ml Phenylephrin behandeln

Vorsicht

Bei akutem Blutdruckabfall nach Regionalanästhesie (Frühindikator Übelkeit) Gabe von 1–2 ml Phenylephrin i. v. Bei akuten bradykarden Herzrhythmusstörungen (Herzfrequent < 50/min) Gabe von 0,5 mg Atropin.

Vorsicht

Hohe Ausbreitung der Spinalanästhesie mit respiratorischer Insuffizienz sowie insuffizienter Wirkung verlangt nach sofortiger Allgemeinanästhesie mit Intubationsnarkose, siehe SOP Notsectio (S. 401).

113.5 Postoperatives Vorgehen und Überwachung

- Bei problemlosem Verlauf Übergabe an das Kreissaalteam.
- Bis zum vollständigen Nachlassen der neurologischen Symptomatik Überwachung der Vitalparameter.
- Info an den Schmerzdienst zur Planung der postinterventionellen Visite.

114 Uterusatonie

Katharina Puschmann, Christian Lux

Überblick

Material

- Infusomat

Medikamente

- Oxytocin 3–10 I.E.
- Methylergometrin 0,1–0,2 mg
- Sulproston 500 µg

114.1 Material und Medikamente

Material

- Infusomatleitung für Sulproston
- Infusomat

Medikamente

- Oxytocin 3–10 I.E. verdünnt in Jonosteril, nach Rücksprache mit dem Operateur
- Carbetocin 100 µg in 100 ml NaCl 0,9 % als Kurzinfusion
- Methylergometrin 0,1 mg auf 10 ml NaCl
- Sulproston 500 µg auf 500 ml NaCl

114.2 Anästhesieführung

- Oxytocin 3 I.E. als Kurzinfusion und 10 I.E. auf 1000 ml balancierte Vollelektrolytlösung, z. B. Jonosteril über 30 min
- Alternative: Carbetocin 100 µg (1 Amp.) in 100 ml NaCl 0,9 % als Kurzinfusion
- wenn nicht ausreichend:
  - nach Rücksprache mit Operateur: Methylergometrin 0,1 bis maximal 0,2 mg fraktioniert langsam i. v.
- wenn nicht ausreichend:
  - 500 µg Sulproston über Infusomat
  - **Cave: Oxytocin-Stopp bei Sulproston-Gabe**
  - Beginn mit 100 ml/h, bei Bedarf bis maximal 500 ml/h
  - Erhaltungsdosis bei guter Wirkung 100 ml/h
- Gerinnungsmanagement: siehe SOP Uterusatonie (S. 413)

Vorsicht

Oxytocin kann zu Koronarspasmen führen, vor allem bei zu schneller Infusion, daher ist ein ST-Monitoring empfehlenswert.

Vorsicht

Methylergometrin kann bei Komorbidität bei zu schneller Injektion und erhöhter Dosierung ebenfalls eine Myokardischämie auslösen.

Vorsicht

Sulproston kann als Prostaglandinderivat unter bestimmten Umständen zu einem Lungenödem führen.

Teil XVII

Hals-Nasen-Ohren-Heilkunde

XVII

115 Anästhesie bei supraglottischer Jet-Ventilation

Michael Kuhlmann

Überblick

Basisinfos
- Dauer 10 min bis 2 h
- transkutane CO_2-Messung
- Relaxometrie

Material
- Jet-Ventilator (Jet-Stream)
- Larynxmaske
- Videolaryngoskop in Bereitschaft

115.1 Material und Medikamente

Material

- PVK (periphere Venenverweilkanüle) 20–18 G
- Larynxmaske
- transkutane CO_2-Messung
- Jet-Stream-Gerät
- ggf. Jet-Katheter
- Videolaryngoskop
- Relaxometrie

Medikamente

- balancierte Vollelektrolytlösung, z. B. Jonosteril 1000 ml
- Remifentanil-Perfusor (2 mg/50 ml)
- Propofol-1-%-Perfusor 50 ml
- Rocuronium (50 mg/5 ml)
- Atropin (0,5 mg/ml)
- Noradrenalin (4 µg/ml) 10 ml und Perfusor (4 µg/ml) 50 ml
- Succinylcholin 1 Amp. (100 mg/5 ml) bereitlegen
- Antibiose nur nach Rücksprache mit Operateur
- Piritramid (15 mg/10 ml)

115.2 Prämedikation

- Bei der Prämedikation ist dezidiert über die Jet-Ventilation aufzuklären, da hierbei spezielle Risiken Auftreten:
  - Schleimhautläsion der Trachea
  - Pneumothorax
  - Hautemphysem
  - Barotrauma
- Kontraindikationen Jet-Ventilation:
  - Adipositas p.m.
  - manifester Reflux
  - Hiatushernien
  - Aspirationsgefahr im Allgemeinen

115.3 Anästhesievorbereitung

- Jet-Ventilator mit Atemgasbefeuchtung im Saal vorbereiten. Vor Start der Beatmung wird im Menü zwischen Laryngoskopie/Bronchoskopie und ICU (Intensive Care Unit) ausgewählt, im Anschluss muss das Gewicht eingegeben werden (hiernach bestimmt sich der Beatmungsdruck) (▶ Abb. 115.1).

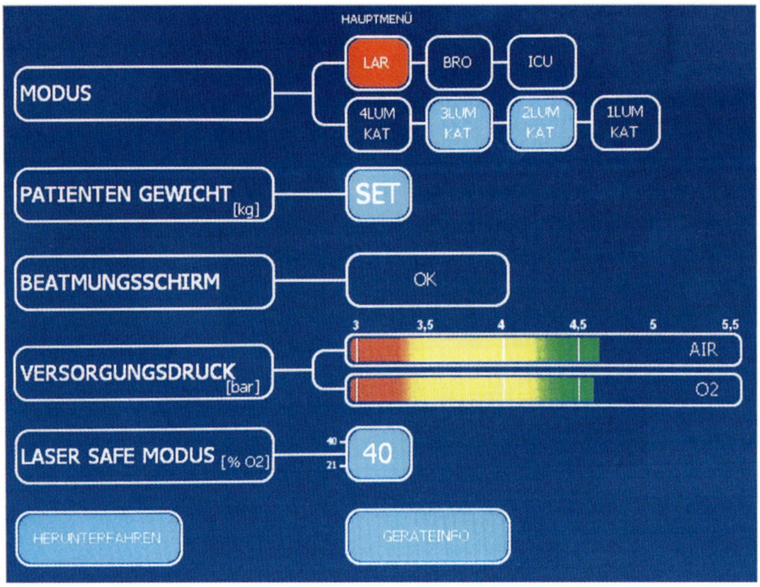

Abb. 115.1 Auswahlmenü Jet-Ventilator.

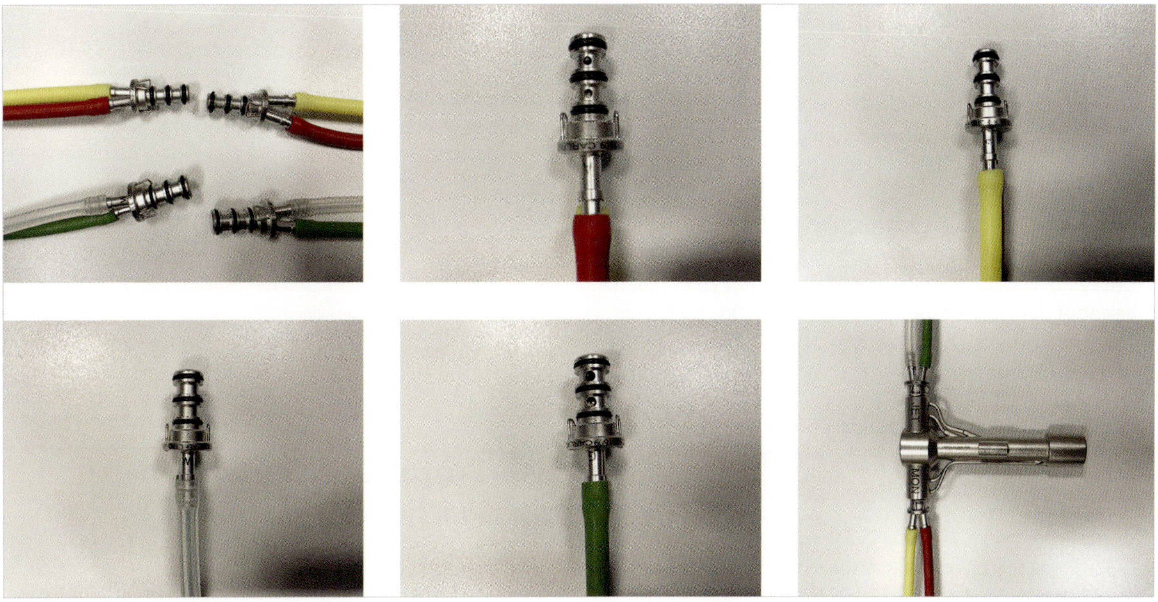

Abb. 115.2 Konnektoren.

- Ausreichende Füllung der Kammer im Befeuchtungsgerät mit Aqua dest. beachten.
- Für jede Benutzung erfolgt ein Filterwechsel der Atemgasbefeuchtung. Aqua-dest.-Kammer ist für 30 Tage verwendbar, solange ein Filter am Anschluss verbleibt.
- Sobald ein Patient in der Einleitung ist, wird die transkutane CO_2-Messung eingeschaltet und kalibriert.

115.4 Anästhesieeinleitung

- Die Narkoseeinleitung erfolgt im Anästhesievorraum mittels Larynxmaske.
- Sorgfältige Präoxygenierung (tiefe Atemzüge bei dicht sitzender Maske oder 3 min mit FiO_2 0,8–1,0)
- Propofol 2 mg/kgKG
- Remifentanil 0,3–0,5 µg/kgKG/min
- Rocuronium 0,6 mg/kgKG

115.5 Anästhesieführung

- Propofol 4–10 mg/kgKG/h
- Remifentanil 0,2–0,8 µg/kgKG/min
- ggf. Noradrenalin nach Zielblutdruck
- Keine Nachrelaxierung!
- Der Patient wird mit der Larynxmaske in den Saal gefahren und es wird auf den HNO-Arzt gewartet. Der Patient wird, während der HNO-Arzt das Stützlaryngoskop vorbereitet, mit 100 % Sauerstoff beatmet und präoxygeniert.
- Wenn das Stützlaryngoskop eingeführt und fest fixiert ist, werden die Schläuche des Jet-Ventilators am Laryngoskop angeschlossen. Die Anschlüsse der Schläuche am Stützlaryngoskop (farbliche Kodierung) haben auf eine bestimmte Art zu erfolgen (▸ Abb. 115.2). In dieser Phase hat eine tiefe Narkose zu erfolgen.
- Eine transkutane CO_2-Messung ist obligat.

Vorsicht

Schläuche niemals von den Konnektoren abziehen, um eine Abschälung der Latexanteile zu verhindern. Bei Abweichungen ist der Service zu kontaktieren. Die Buchstaben der Konnektoren bezeichnet die Farbe der Schläuche (z. B. Green, White). Der Pressure-Jet-Konnektor ist mit P beschriftet und rot gefärbt, der Air-Konnektor mit A und gelb gefärbt. Verwechslungen führen zu Fehlfunktionen.

- Eine Pflege der Konnektoren mit Silikonöl ist obligat.
- Verschluss des Atemwegs oder Verrutschen des Laryngoskops unter Jet-Ventilation kann zu Komplikationen durch ein Barotrauma führen.
- Die Basiseinstellungen für die Jet-Ventilation werden vom Gerät über das Patientengewicht vorgegeben.
- folgende Werte dienen zur Orientierung:
  - NF-Jet (linke Seite)
    - Fi (Frequenz) – 12
    - I:E (Verhältnis Inspiration:Exspiration) – 1:1
    - Pnf (Abstrahldruck Niedrigfrequenzjet) – je nach Gewicht vom Gerät selbst voreingestellt
  - FiO_2-Jet (Mitte)
    - 80 %

  - HF-Jet (rechte Seite)
    - F (Frequenz) – 600
    - I:E (Verhältnis Inspiration:Exspiration) – 1:1
    - Phf (Abstrahldruck Hochfrequenzjet) nach Gewicht vom Gerät selbst voreingestellt
  - Bypass-Flow (rechts über HF-Jet): 40–55 (Atemgasbefeuchtung)
- Anschließend wird die Atemgasbefeuchtung am Stützlaryngoskop befestigt.
- Um ein bewegungsarmes Operationsgebiet zu erzielen, benötigt der HF-Jet eine Frequenz von 1300–1500/min.
- Zur Ausleitung wird wieder die Larynxmaske eingelegt und der Patient am konventionellen Beatmungsgerät ausgeleitet.

Vorsicht

Lässt sich bei der Einleitung der Patient nicht beatmen oder ist keine Jet-Ventilation möglich, dann Verfahrenswechsel einleiten.

Vorsicht

Bei Ausleitung besteht ein Risiko durch Schwellung nach Probenentnahme, dann 250 mg Prednisolon als Bolus i. v. nach Rücksprache mit Operateur.

Vorsicht

In der Regel handelt es sich um kurze Eingriffe, Restrelaxierung über die Relaxometrie prüfen.

115.6 Postoperatives Vorgehen und Überwachung

- Sauerstoffinsufflation (▶ Abb. 115.3)
- Analgesie mit nicht steroidalen Antirheumatika/Metamizol und Piritramid

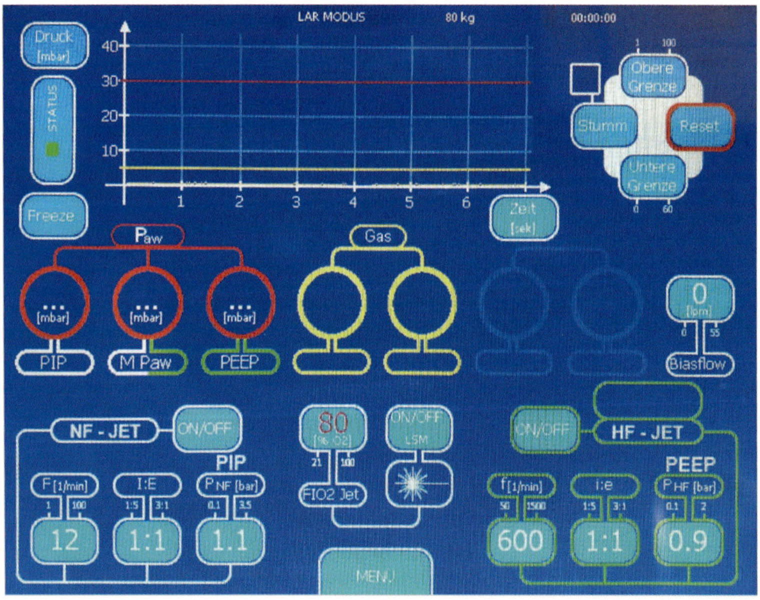

Abb. 115.3 Bedienfeld Jet-Ventilator.

116 Tumoroperationen im HNO-Bereich

Michael Kuhlmann

Überblick

Basisinfos
- ITN (Intubationsnarkose) oral oder nasal
- Operationszeit 5–8 h
- elektiv: postoperativ IMC (Intermediate Care)/ICU (Intensive Care Unit)
- Temperaturmessung

Material
- Wärmedecke
- evtl. Bronchoskop in Bereitschaft, siehe SOP FOI (S. 131)
- arterielle Kanüle
- ZVK (zentraler Venenkatheter) dreilumig
- Dauerkatheter
- Relaxometrie
- Blutgruppe, 2 Erythrozytenkonzentrate in Reserve
- PVK (periphere Venenverweilkanüle) 1,3 mm (18 G) + 1,8 mm (16 G)
- Videolaryngoskopie
- Trachealkanüle (Innendurchmesser 8–9 mm)

Medikamente
- Antibiose je nach Befund und Kontraindikationen gewichtsadaptiert

116.1 Material und Medikamente

Material

- PVK 2-mal: 1,8 mm (16 G) und 1,3 mm (18 G)
- arterielle Kanüle, siehe SOP arterielle Kanülierung (S. 105)
- Tubus 7,5w/8,0m
- ZVK dreilumig
- Heidelberger-Verlängerung für den zweiten venösen Zugang
- Dauerkatheter
- Videolaryngoskopie
- Relaxometrie
- Wärmedecke
- meist präoperativ PEG (perkutane endoskopische Gastrostomie) erhalten
- Uhrglasverband
- Wärmedecke
- Temperatursonde mit Schutz rektal

Medikamente

- balancierte Vollelektrolytlösung, z. B. Jonosteril 1000 ml
- Nasentropfen mit Xylometazolin 0,1 %
- Dexpanthenol-Augensalbe
- Sufentanil (50 µg/10 ml)
- ggf. Sufentanil-Perfusor (250 µg/50 ml)
- Remifentanil-Perfusor (2 mg/50 ml)
- Propofol-1-%-Perfusor (50 ml)
- Thiopental (25 mg/ml) 500 mg bei Kontraindikation Propofol
- Isofluran
- Rocuronium (50 mg/5 ml)
- PONV-Prophylaxe (PONV postoperative Übelkeit und Brechreiz), siehe SOP PONV (S. 191)
- Atropin (0,5 mg/ml)
- Noradrenalin (4 µg/ml) 10 ml
- Noradrenalin-Perfusor mit 0,2 mg/50 ml (0,004 mg/ml)
- Noradrenalin-Perfusor mit 5 mg/50 ml (0,1 mg/ml)
- Succinylcholin 1 Amp. mit 100 mg bereitlegen
- 2 g Cefazolin als Kurzinfusion oder Alternative (z. B. Clindamycin) je nach Allergie und Befund

116.2 Eingangsbemerkung

- Zungen-, Zungengrund-, Tonsillen-, Pharynx-, Larynxtumoren, in der Regel mit Neck Dissection kombiniert
- Patienten sind oft nur schwer konventionell zu intubieren (siehe altes Narkoseprotokoll)
- Spiegelbefund der HNO-Kollegen beachten, ggf. elektiv fiberoptische Intubation, ggf. Einleitung in Anwesenheit HNO-Arzt
- Videolaryngoskop bereithalten
- Patienten im mittleren/höheren Lebensalter
- oft Alkohol- und Nikotinabusus
- lange Operationszeit
- Aufklärung über Tracheotomie bei Lappenplastik
- Patienten schwitzen unter der Abdeckung
- postoperativ Atemweg gut sichern (dicker Verband)

116.3 Anästhesievorbereitung

- Basismonitoring (EKG, NIBP [nicht invasive Blutdruckmessung], SpO_2) und invasive Druckmessung
- periphervenöser Zugang 1,3 mm in Lokalanästhesie, dann 1,7 mm
- Temperaturmessung rektal
- Wärmedecke
- Relaxometrie
- Blutgasanalyse vorhanden?
- Erythrozytenkonzentrate in Reserve?

116.4 Anästhesieeinleitung

- sorgfältige Präoxygenierung (8 tiefe Atemzüge bei dicht sitzender Maske oder 3 min mit FiO_2 1,0)
- Einleitung mit Propofol 2 mg/kgKG oder Thiopental 5 mg/kgKG, Sufentanil 0,3–0,5 µg/kgKG, Rocuronium 0,6 mg/kgKG
- Relaxometrie zur Einleitung (wenn T 4-Zahl 0, dann Intubation)
- PONV-Prophylaxe, siehe SOP PONV (S. 191)
- reichlich Augensalbe und Uhrglasverband
- Dauerkatheter
- arterielle Kanüle
  - 1. Wahl radial
  - 2. Wahl femoral
- ZVK dreilumig, femoral
- Temperaturmessung rektal
- 3–5 mg/kgKG Prednisolon i. v. (antiödematös) nach Rücksprache mit Operateur
- Cefazolin oder Alternative gewichtsadaptiert als Kurzinfusion bei fehlenden Allergien
- lange Operation, daher Kontrolle kritischer Lagerungspunkte, PEG ableiten

116.5 Anästhesieführung

- Operationsverlauf:
  1. Tumorresektion (**Cave:** Blutung) ggf. mit Schnellschnitten
  2. Präparation der zervikalen Lymphknoten (**Cave:** Gefäßverletzung!) mit Neck Dissection
  3. Hautnaht
  4. Tracheotomie (häufig auch vor Tumorresektion)
- Zur Tracheotomie, vor Trachealeröffnung:
  - FiO_2 1,0
  - Umstellen der Narkose auf Propofol-Perfusor, ggf. Relaxierung,
  - Pflege mit im Saal
  - Tubus möglichst 2–3 cm tiefer schieben, damit der Cuff unterhalb des Tracheaschnitts liegt
  - Sollte der Cuff doch defekt sein, manuelle Beatmung mit hohem Frischgasfluss ohne Isofluran
  - Tubus in Absprache mit dem Operateur nur so weit wie notwendig zurückziehen; wenn die Trachealkanüle sicher platziert ist, umsetzen der Beatmungsschläuche (Lagekontrolle auskultatorisch, Kapnometrie beachten, bei Zweifel auch fiberoptisch)
  - balancierte Anästhesie mit Isofluran (0,8–1,0 Vol%et./0,7–1,0 MAC [minimale alveoläre Konzentration]) und Sufentanil 0,1–0,3 µg/kgKG nach Bedarf bis maximal 100 µg, Aufrechterhaltung mit Remifentanil 0,1–0,2 µg/kgKG/min
  - bei Nachbeatmung Sufentanil zur Aufrechterhaltung via Perfusor 0,2–0,5 µg/kgKG/h (kein Remifentanil kontinuierlich)
  - in der Regel keine Nachrelaxierung, ggf. zur Tracheotomie
  - Volumen vorsichtig applizieren bei Gefahr der postoperativen Weichteilschwellung
  - Piritramid 0,1 mg/kgKG zur Ausleitung
  - Low- bis Minimal-Flow 1–0,5 l/min
  - Patienten haben meist präoperativ PEG-Sonde erhalten
  - BGA (Blutgasanalyse), ggf. Kontrolle zentraler Venendruck (intraoperativ) 1- bis 2-stündlich, ggf. Blutbildkontrolle
  - PONV-Prophylaxe, siehe SOP PONV (S. 191)
  - ggf. 2. Gabe Cefazolin nach 6 h Operationsdauer

Vorsicht

Tumorbedingte schwierige Intubation, großzügige Indikation zur fiberoptischen Intubation (nur in Anwesenheit eines Facharztes).

Vorsicht

Blutungen im Rahmen der Tumorresektion sind schwer abschätzbar.

Vorsicht

Schwierige Platzierung der Trachealkanüle.

Vorsicht

Die Patienten sind meist pulmonal und kardial funktionseingeschränkt.

Vorsicht

Gefahr von sekundären Schäden durch Lagerungsschäden aufgrund der langen Operationsdauer (N. radialis, N. ulnaris, N. peroneus, Fersen und Steißbein).

116.6 Postoperatives Vorgehen und Überwachung

- Verlegungsprotokoll ausfüllen
- Ziel: Patient normoton, normotherm, normoventiliert, tracheotomiert, spontanatmend, katecholaminarm und ggf. wach auf IMC/ICU übergeben.

117 Mikrolaryngoskopie und Panendoskopie

Michael Kuhlmann

Überblick

Basisinfos
- ITN (Intubationsnarkose) oral
- Operationszeit 30–60 min
- elektiv: postoperativ Aufwachraum
- Relaxometrie

Material
- PVK (periphere Venenverweilkanüle) 1,1–1,3 mm (20–18 G)
- Bronchoskop in Bereitschaft, siehe SOP FOI (S. 131)
- Videolaryngoskop

117.1 Material und Medikamente

Material

- PVK 1-mal 1,1–1,3 mm (20–18 G) in Lokalanästhesie
- Tubus 7,5w/8,0m
- Relaxometrie
- Videolaryngoskop

Medikamente

- balancierte Vollelektrolytlösung, z. B. Jonosteril 1000 ml
- Propofol-1-%-Perfusor 50 ml
- Remifentanil-Perfusor (1 mg/25 ml)
- Rocuronium (50 mg/5 ml)
- ggf. Piritramid (15 mg/10 ml)
- Atropin (0,5 mg/ml)
- Noradrenalin (4 µg/ml) 10 ml und Perfusor (4 µg/ml) 50 ml
- Succinylcholin 1 Amp. (100 mg/5 ml) bereitlegen
- PONV-Prophylaxe (PONV: postoperative Übelkeit und Brechreiz), siehe SOP PONV (S. 191)

117.2 Eingangsbemerkung

- Patienten sind oft nur schwer konventionell zu intubieren (siehe altes Narkoseprotokoll)
- Spiegelbefund der HNO-Kollegen beachten, ggf. elektiv fiberoptische Intubation, ggf. Einleitung in Anwesenheit HNO-Arzt
- Videolaryngoskopie bereithalten
- oft Alkohol- und Nikotinabusus

117.3 Anästhesieeinleitung

- sorgfältige Präoxygenierung (8 tiefe Atemzüge bei dicht sitzender Maske oder 3 min mit FiO_2 1,0)
- Einleitung mit Propofol 2 mg/kgKG, Remifentanil 0,5 µg/kgKG/min, Rocuronium 0,6 mg/kgKG; ggf. ohne Relaxans bei sehr kurzen Eingriffen nach Rücksprache mit Bereichsoberarzt
- Relaxometrie zur Einleitung (wenn T 4 Zahl 0, dann Intubation), PONV-Prophylaxe siehe SOP PONV (S. 191)

117.4 Anästhesieführung

- Propofol 4–10 mg/kgKG/h
- Remifentanil 0,1–0,5 µg/kgKG/min
- keine Nachrelaxierung
- ggf. Piritramid 0,1 mg/kgKG zur Ausleitung
- Low- bis Minimal-Flow 0,5–1 l/min

Vorsicht

Bei Einleitung gelegentlich nicht vorhersehbare Intubationsprobleme, siehe dann SOP FOI (S. 131). Bei Ausleitung Stridor möglich, dann ggf. 3–5 mg/kgKG Prednisolon i. v. nach Rücksprache mit Operateur.

117.5 Postoperatives Vorgehen und Überwachung

- Anordnung für postoperative Schmerztherapie auf Narkoseprotokoll vermerken:
  - wenn schmerzhafter Eingriff, feste Schmerztherapieanordnung
  - wenn nicht schmerzhafter Eingriff, Bedarfsmedikation anordnen

118 Nasenoperation

Michael Kuhlmann

Überblick

Basisinfos
- ITN (Intubationsnarkose) oral
- Operationszeit 60–180 min
- postoperativ Aufwachraum

Material
- PVK (periphere Venenverweilkanüle) 1,1–1,3 mm (20 G–18 G)
- Relaxometrie

118.1 Material und Medikamente

Material

- PVK 1-mal: 1,1–1,3 mm (20 G–18 G)
- Tubus 7,5 w/8,0 m, SRP (Septorhinoplastik) Woodbridge-Tubus
- Magensonde
- Relaxometrie
- warme Tücher, ggf. Wärmedecke
- Thermometer

Medikamente

- balancierte Vollelektrolytlösung, z. B. Jonosteril 1000 ml
- Propofol-1-%-Perfusor 50 ml
- Sufentanil (50 µg/10 ml)
- Remifentanil-Perfusor (2 mg/50 ml)
- Rocuronium (50 mg/5 ml)
- ggf. Piritramid (15 mg/10 ml)
- Atropin (0,5 mg/ml)
- Noradrenalin (4 µg/ml) 10 ml und Perfusor (4 µg/ml) 50 ml
- Succinylcholin 1 Amp. (100 mg/5 ml) bereitlegen
- PONV-Prophylaxe (PONV: postoperative Übelkeit und Brechreiz), siehe SOP PONV (S. 191)

118.2 Eingangsbemerkung

- beinhaltet Septumplastik, Septorhinoplastik, Nasenreposition, Infundibulotomie (ISC), FESS (Functional Endoskopic Sinus Surgery), Sinus-frontalis-Operation (extranasal)
- Operateur wünscht tiefnormotone Blutdruckwerte (**Cave:** koronare Herzkrankheit, Karotisstenose)
- bei SRP Woodbridge-Tubus (mittig kleben)

118.3 Anästhesieeinleitung

- sorgfältige Präoxygenierung (8 tiefe Atemzüge bei dicht sitzender Maske oder 3 min mit FiO_2 1,0)
- Einleitung mit Propofol 2 mg/kgKG, Sufentanil 0,3–0,5 µg/kgKG, zur Aufrechterhaltung Remifentanil 0,1–0,2 µg/kgKG/min, Rocuronium 0,6 mg/kgKG
- Relaxometrie zur Einleitung (wenn T 4-Zahl 0, dann Intubation)
- Tubus links ausleiten (bei SRP mittig)
- PONV-Prophylaxe, siehe SOP PONV (S. 191)

118.4 Anästhesieführung

- Propofol 5–6 mg/kgKG/h
- Remifentanil 0,1–0,3 µg/kgKG/min
- keine Nachrelaxierung
- ggf. Piritramid 0,1 mg/kgKG zur Ausleitung
- Low- bis Minimal-Flow 0,5–1 l/min

Vorsicht

Während des Eingriffs ist eine Tubusdiskonnektion möglich.

Vorsicht

Rachentamponade am Ende der Operation entfernen.

118.5 Postoperatives Vorgehen und Überwachung

- Anordnung für postoperative Schmerztherapie auf Narkoseprotokoll vermerken.

119 Ohroperationen

Michael Kuhlmann

Überblick

Basisinfos
- ITN (Intubationsnarkose) oral
- Operationszeit ca. 2 h
- postoperativ Aufwachraum

Material
- PVK (periphere Venenverweilkanüle) 1,1–1,3 mm (20 G–18 G)
- Magensonde
- Relaxometrie
- Thermometer
- ggf. Dauerkatheter
- ggf. BIS-Monitoring (BIS: Bispektralindex)

119.1 Material und Medikamente

Material

- PVK: 1,1–1,3 mm (20 G–18 G) in Lokalanästhesie
- Tubus 7,5 w/8,0m
- Wärmedecke
- Thermometer
- Relaxometrie
- BIS-Monitoring bei Stapesplastik

Medikamente

- balancierte Vollelektrolytlösung, z. B. Jonosteril 1000 ml
- Propofol-1-%-Perfusor (50 ml)
- Sufentanil (50 µg/10 ml)
- Remifentanil-Perfusor (2 mg/50 ml)
- Rocuronium (50 mg/5 ml)
- ggf. Piritramid (15 mg/10 ml)
- Atropin (0,5 mg/ml)
- Noradrenalin (4 µg/ml) 10 ml und Perfusor (4 µg/ml) 50 ml
- Succinylcholin 1 Amp. (100 mg/5 ml) bereitlegen
- PONV-Prophylaxe (PONV: postoperative Übelkeit und Brechreiz), siehe SOP PONV (S. 191)

119.2 Eingangsbemerkung

- beinhaltet Stapesplastik, Cholesteatomextirpation, Tympanoplastik, Parotisoperation
- Patient muss absolut ruhig liegen
- gehäuft PONV, daher siehe SOP PONV (S. 191)
- ggf. Neuromonitoring intraoperativ durch Operateure bei z. B. Parotisoperation

119.3 Anästhesieeinleitung

- sorgfältige Präoxygenierung (8 tiefe Atemzüge bei dicht sitzender Maske oder 3 min mit FiO_2 1,0)
- Einleitung mit Propofol 2 mg/kgKG, Sufentanil 0,2–0,5 µg/kgKG, Remifentanil 0,1–0,2 µg/kgKG/min, Rocuronium 0,6 mg/kgKG
- BIS-Monitoring bei Stapesplastik
- Relaxometrie zur Einleitung (wenn T 4-Zahl 0, dann Intubation); Gerät am Patienten belassen
- PONV-Prophylaxe siehe SOP PONV (S. 191)

119.4 Anästhesieführung

- Propofol 5–10 mg/kgKG/h
- Remifentanil 0,1–0,5 µg/kgKG/min
- keine Nachrelaxierung
- BIS 40–50 während der Narkose halten, in den kritischen Phasen auch tiefer
- ggf. Piritramid 0,1 mg/kgKG zur Ausleitung
- Low- bis Minimal-Flow 0,5–1 l/min

Vorsicht

Patient darf sich in den kritischen Phasen auf keinen Fall bewegen! In diesen kritischen Phasen tiefe TIVA (totale intravenöse Anästhesie) mit Remifentanil 0,3–0,5 µg/kgKG/min, Propofol 8–10 mg/kgKG/h und BIS < 40.

119.5 Postoperatives Vorgehen und Überwachung

- Anordnung für postoperative Schmerztherapie auf Narkoseprotokoll vermerken.

120 Tonsillektomie bei Kindern und Erwachsenen

Michael Kuhlmann, Jürgen Gatzka

Überblick

Basisinfos

- ITN (Intubationsnarkose) oral
- Operationszeit ca. 60 min
- elektiv: postoperativ Aufwachraum

Material

- Kinder PVK (periphere Venenverweilkanüle) 0,7–0,9 mm (24 G–22 G)
- Erwachsene PVK 1,1–1,3 mm
- Relaxometrie
- Woodbridge-Tuben

120.1 Material und Medikamente

Material

- Erwachsene: PVK 1-mal: 1,1–1,3 mm (20–18 G)
- Kinder: PVK 0,7–0,9 mm (24–22 G)
- Kinder: Woodbridge-Tuben nach Lebensalter (Alter/4 + 3,5)
- Erwachsene: Woodbridge-Tubus 8,0 m/7,5w
- Relaxometrie
- warme Tücher

Medikamente

- Kinder < 1. Lebensjahr: Päd. G1 (E148) 250 ml
- Kinder > 1. Lebensjahr: balancierte Vollelektrolytlösung, z. B. Jonosteril 500 ml
- Erwachsene: balancierte Vollelektrolytlösung, z. B. Jonosteril 1000 ml
- Kinder: Propofol 2-mal 10 ml 0,5 % + Perfusor 1 % (50 ml)
- Erwachsene: Propofol-1-%-Perfusor (50 ml)
- Remifentanil-Perfusor (1 mg Amp.):
  - Kinder 10–40 kg: 20 µg/ml
  - Kinder > 40 kg: 40 µg/ml
- Rocuronium (10 mg/ml) oder Cis-Atracurium (5 mg/2,5 ml)
- Sufentanil (50 µg/10 ml)
- Piritramid (15 mg/10 ml) oder bei Kindern (15 mg/15 ml)
- Kinder: Atropin (0,5 mg/10 ml)
- Erwachsene: Atropin (0,5 mg/ml)
- Noradrenalin (4 µg/ml) 10 ml und Perfusor (4 µg/ml) 50 ml
- PONV-Prophylaxe (PONV: postoperative Übelkeit und Brechreiz), siehe SOP PONV (S. 191)
- Sevofluran

120.2 Eingangsbemerkung

- wichtige Zeiten:
  - Wasser/Tee/klare Flüssigkeit: bis 2 h vor der Operation
  - Milchnahrung bis zum 1. Lebensjahr: bis 4 h vor der Operation
  - feste Nahrung: bis 6 h vor der Operation
  - Emla-Pflaster Anlage: 1 h vor der Operation
  - Prämedikation rektal: 15 min vor der Operation
  - Prämedikation oral: je nach Form (Tablette/Saft) etwa 30–60 min vor der Operation
- Kinder sind oft nicht infektfrei
- Kinder sind in der Regel (semi-)ambulant
- gehäuft PONV ab 3. Lebensjahr bis Pubertät, daher siehe SOP PONV (S. 191)
- postoperativ gelegentlich starke Schmerzen

120.3 Anästhesieeinleitung

- sorgfältige Präoxygenierung
- immer primär i. v. Einleitung anstreben (Alternative: Maskeneinleitung)
- **i. v. Einleitung:** Propofol 2–5 mg/kgKG, Remifentanil 0,5 µg/kgKG/min, Cis-Atracurium 0,1 mg/kgKG/Rocuronium 0,6 mg/kgKG, Sufentanil 0,2–0,3 µg/kgKG (nur bei Tonsillektomien; keine lang wirksamen Opioide bei Tonsillotomien)
- **Maskeneinleitung:** System mit Sevofluran fluten bis mindestens 4,0 Vol%et.; wenn Kind schläft und i. v. Zugang vorhanden Remifentanil 0,5 µg/kgKG/min, Rocuronium 0,6 mg/kgKG oder Cis-Atracurium 0,1 mg/kgKG, Propofol 2 mg/kgKG
- Relaxometrie zur Einleitung (wenn T 4-Zahl 0, dann Intubation)
- Tubus mittig fixieren
- Blutzuckermessung
- Magen 1-mal absaugen
- Kinder: 1 Supp. Ibuprofen ca.10 mg/kgKG
- PONV-Prophylaxe siehe SOP PONV (S. 191)
- Arme beidseitig Anlagern oder linker Arm ausgelagert

120.4 Anästhesieführung

- Kinder > 1. Lebensjahr:
  - 1. Wahl TIVA (totale intravenöse Anästhesie) Propofol 6–10 mg/kgKG/h
  - 2. Wahl balancierte Anästhesie Sevofluran 1 MAC et. (MAC: minimale alveoläre Konzentration)
- Erwachsene:
  - 1. Wahl TIVA Propofol 5–7 mg/kgKG/h
  - 2. Wahl balancierte Anästhesie Sevofluran 1 MAC et.
- Remifentanil 0,2–0,5 µg/kgKG/min
- keine Nachrelaxierung
- Infusionstherapie bei Kindern: 10 ml/kgKG/h
- Piritramid 0,1 mg/kgKG zur Ausleitung
- Low- bis Minimal-Flow 0,5–1 l/min

Vorsicht

Laryngo-/Bronchospasmus nach der Einleitung und/oder Ausleitung.

Vorsicht

Gefahr von plötzlichen Bewegungen nach der Ausleitung.

Vorsicht

Während des Eingriffs sind Tubusdislokationen möglich.

Vorsicht

Vorsichtiges Absaugen vor Extubation. Nach Extubation Kinder in stabile Seitenlage bringen.

120.5 Postoperatives Vorgehen und Überwachung

- Anordnung für die Infusionstherapie im Aufwachraum, bis die Kinder wach sind (nach der 4–2–1-Regel).
- Anordnung für die postoperative Schmerztherapie und auch für die ambulante Schmerztherapie sowie Instruktion der Eltern:
  - Ibuprofen supp./oral 10 mg/kgKG (maximale Tagesdosis 40 mg/kgKG)
  - Paracetamol i. v. 15 mg/kgKG (maximale Tagesdosis 60 mg/kgKG, Kinder < 1. Lebensjahr oder < 10 kg 7,5 mg/kgKG, max. Tagesdosis 30 mg/kgKG)
  - Metamizol i. v./per os 15 mg/kgKG (maximale Tagesdosis 60 mg/kgKG)
- Formular für Entlassung bei ambulanten Eingriffen ausfüllen.
- Im Fall eines anhaltend tief schlafenden Kindes und/oder veränderter Neurologie Blutzuckerkontrolle nach 60 min.

Teil XVIII

Kardiologie

XVIII

121 Konventionelle Kardiochirurgie

121.1 Intraoperative Gabe von Gerinnungsprodukten in der Kardioanästhesie

Michael Winterhalter, Daniel Lohr

121.1.1 Material und Medikamente

Material

- EDTA-/Zitrat-Blutentnahmeröhrchen (EDTA: Ethylendiamintetraessigsäure)
- ACT-Gerät (ACT: "activated clotting time"), Low- und High-Range-Prüfung
- Thrombelastografie/ROTEM (Rotationsthrombelastometrie)
- Thrombozytenfunktionstest/Multiplate
- Infusionswärmer
- Erythrozytenkonzentrate
- Thrombozytenkonzentrate
- FFP (Fresh frozen Plasma)
- Blutgerinnungsfaktorenkonzentrate

Medikamente

- Kalzium 10 % 10 ml
- Tranexamsäure 2 g in 100 ml NaCl vor Schnitt (halbe Dosis bei GFR [glomeruläre Filtrationsrate] < 50 ml/min)
- Tranexamsäure-Perfusor 1 g/50 ml (2 mg/kgKG/h) (halbe Dosis bei GFR < 50 ml/min)
- Desmopressin 0,4 µg/kgKG als Kurzinfusion (1 Amp. [4 µg]/10 kgKG)
- Heparin 25 000 I.E./5 ml (400 I.E. Heparin/kgKG)
- Protamin 7000 I.E./5 ml (Kurzinfusion mit 300 I.E. Protamin/kgKG)
- PPSB (Prothrombinkomplexkonzentrat) (Faktor II, VII, IX, X, Protein C, Protein S, Protein Z, Heparin) Packungsgröße 600 I.E. (**Cave** bei HIT-II-Patienten [HIT: heparininduzierte Thrombozytopenie] heparinfreies PPSB verwenden)
- Fibrinogen Packungsgröße 2g
- Faktor VIII Packungsgröße 1000 I.E.
- Faktor XIII Packungsgröße 1250 I.E.
- Faktor-VII-Konzentrat Packungsgröße 120/240 K I.E.

121.1.2 Eingangsbemerkung

- Kardiochirurgische Eingriffe haben ein sehr hohes Blutungsrisiko. Da die meisten angeborenen und erworbenen Gerinnungsstörungen (z. B. NOAK [Neue Orale Antikoagulanzien]) mit den klassischen Tests (Quick und pTT [partielle Thromboplastinzeit]) nicht erfasst werden, diese Tests bis zu 30 min Zeit benötigen und außerdem keine Erfassung der globalen Gerinnungsfunktion bieten, ist der Stellenwert der POC-Gerinnungsdiagnostik (POC: Point of Care) mit Thrombelastografie (ROTEM) und Thrombozytenfunktionstestung (Multiplate) durch deren zunehmende Verfügbarkeit essenziell.
- Prinzipiell ist bis zum Maschinenabgang eine Gabe von Gerinnungsprodukten nicht sinnvoll. Eine Transfusion von Erythrozytenkonzentraten vor HLM (Herz-Lungen-Maschine) sollte auf einen Hämoglobinwert (Hb) von > 8 g/dl nach Maschinenbeginn abzielen (meist Gabe in die HLM vor Maschinenangang).
- Zum Ende der Operation, nach Abgang von der HLM, steht die Optimierung der Blutgerinnung durch gezielte Blutkomponenten und Faktorengabe nach Antagonisierung des Heparins mit Protamin im Vordergrund. Die wichtigsten Determinanten einer funktionalen Blutgerinnung sind:
  - normale Temperatur
  - normaler pH
  - Kalzium 1,2 mmol/l
  - Hämatokrit > 30 %; Hb > 10 g/dl
  - wichtigste Faktoren der Blutgerinnung:
    - Faktor I: Fibrinogenkonzentration > 2 g/l
    - Thrombozytenfunktion
- Daneben spielen Faktoren wie Faktor XIII, II, VII, X und Von-Willebrand-Faktor eine entscheidende Rolle bei erworbenen Gerinnungsstörungen.

121.1.3 Anästhesievorbereitung

- überprüfen:
  - Gerinnungsanamnese
  - Gerinnungsstatus (immer mit Fibrinogen)
  - Vormedikation (Thrombozytenaggregationshemmer, Phenprocoumon)
  - Blutbild
  - geplanten Eingriff
  - Blutprodukte
  - Aufklärung für Transfusionen vorhanden
- präoperative ROTEM und Multiplate zur Einschätzung der globalen plasmatischen Gerinnung und der Thrombozytenfunktion

121.1.4 Anästhesieführung

- nach Einleitung Tranexamsäure-Kurzinfusion
- im Saal Tranexamsäure-Perfusor
- sofern vorhanden prä-HLM-Thrombelastografie (ROTEM) und Thrombozytenfunktionstest (Multiplate) oder als neueste Entwicklung Einsatz des Quantra-Hämostase-Systems, wobei die breite Evaluierung noch aussteht
- Bei Öffnung der Aortenklemme Entnahme von Blut für die Thrombelastografie (ROTEM) und Thrombozytenfunktionstest (Multiplate), damit die Werte zum Zeitpunkt der Blutstillung verfügbar sind.
- 5 min nach Protamin-Infusion Messung der ACT: Ziel < 150s
- Die Therapie der Blutgerinnung sollte in folgender Weise eskaliert werden:
  - chirurgische Blutstillung
  - Optimierung der Grunddeterminanten
  - Hyperfibrinolyse vorhanden (ROTEM, LI)? Ist Tranexamsäure ausreichend?
  - Heparinwirkung für ACT < 150 s, Protamin 30 I.E./kgKG zusätzlich
  - Thrombozytenfunktion (Funktionstest, Gabe von Thrombozytenkonzentrat, Infusion von Desmopressin)
  - Fibrinogen (ROTEM, A5/MCF [„maximum clot firmness“] FIBTEM [Thrombelastometrie Thrombozyten-gehemmt])
  - Faktor XIII
  - PPSB (ROTEM, CT-Verlängerung im EXTEM [Thrombelastometrie extrinsisch])

121.1.5 Besonderheiten

- bei aktiver Blutung Substitution von EK und FFP unter Beachtung der Transfusionsrichtlinien des eigenen Hauses
- ACT-Messung nach Heparin mit High-Range-, nach Protamin und vor Heparin mit Low-Range-Test
- Bei OPACB (Off-Pump aortokoronarer Bypass = Koronarbypass ohne primären Einsatz der Herz-Lungen-Maschine) sollte die Thrombelastografie (ROTEM) und Thrombozytenfunktionstestung (Multiplate) nach der letzten Koronaranastomose durchgeführt werden.
- Eine präoperative HIT-II-Diagnostik sollte bei Verdacht immer durchgeführt werden.
- Bei bekannter HIT II darf nur PPSB ohne Heparin-Zusatz substituiert werden.
- Unter HLM-Zeiten > 2 h ist mit einer Kompromittierung der Thrombozytenfunktion zu rechnen.
- Störungen der plasmatischen Gerinnung und der Thrombozytenfunktion haben in der Herzchirurgie vielfältige Ursachen:
  - z. B. vorbestehende Gerinnungsstörung, angeboren oder medikamentös erworben, Einnahme von Thrombozytenaggregationshemmer etc.
  - intraoperativ u. a. Hypothermie, Verdünnungskoagulopathie sowie Aktivierung der Fibrinolyse und Gerinnung durch EKZ und Gewebetrauma

121.2 Automatic implantable cardioverter defibrillator(AICD)-Implantation

Michael Winterhalter, Daniel Lohr

Überblick

Basisinfos
- Anästhesieverfahren der Wahl ist 1. Analgosedierung, 2. LMA/ITN
- ITN (Intubationsnarkose) oral, Gesichtsmaske, Kapnometrie
- Operationszeit 1 h
- Blutgruppe
- postoperativ IMC (Intermediate Care)

Material
- PVK (periphere Venenverweilkanüle) 1-mal 18 G, 1-mal 16 G
- ZVK (zentraler Venenkatheter) dreilumig VJI (V. jugularis interna)
- Wärmeunterdecke
- arterielle Kanüle
- Ultraschallgerät
- Temperaturmonitoring

Medikamente
- 2 g Cephazolin alternativ 1,5 g Cefuroxim als Kurzinfusion

121.2.1 Material und Medikamente

Material

- PVK 1,3 mm (18 G) und 1,8 mm (16 G)
- arterielle Kanüle
- ggf. ZVK ein- bis dreilumig Lumen VJI rechts
- Druckmessung arteriell
- Wärmedecke + System
- Alpha-Card
- Temperatursonde
- Ultraschallgerät mit Linear- und ggf. TEE-Sonde (TEE: transösophageale Echokardiografie)
- temporärer externer Schrittmacher
- ggf -Schleuse für Schrittmacher 6 F
- ggf. transvenöses Schrittmacherset

Medikamente

- balancierte Vollelektrolytlösung, z. B. Jonosteril 500 ml
- Propofol (1 %) 0,5–1,0 mg/kgKG zur Einleitung
- ggf. Etomidat 20 mg/10 ml (2 mg/ml) 0,3 mg/kgKG
- Remifentanil-Perfusor 40 µg/ml (2 mg/50 ml)
- Cis-Atracurium 10 mg/5 ml (2 mg/ml) 0,2 mg/kgKG
- Propofol-1-%-Perfusor 4–6 mg/kgKG/h zur Narkoseaufrechterhaltung
    - alternativ: Sevofluran (1,2–2,0 Vol% nach Wirkung); 0,7–1,0 MAC (minimale alveoläre Konzentration)
- Midazolam (5 mg/5 ml)
- 2 g Cephalozolin, alternativ Cefuroxim 1,5 g als Kurzinfusion
- Atropin (0,5 mg/ml)
- Noradrenalin (4 µg/ml) 10 ml
- Adrenalin (4 µg/ml) 10 ml
- Noradrenalin-Perfusor mit 5 mg/50 ml (100 µg/ml)
- ggf. Dobutamin-Perfusor mit 250 mg/50 ml (5 mg/ml)
- ggf. Nitroglycerin (1 mg/10 ml) NaCl 0,9 %

121.2.2 Eingangsbemerkung

- Das ICD-System (ICD: implantierbarer Kardioverter/Defibrillator) wird transvenös eingebracht und das Aggregat meist in der Fossa clavipectorale implantiert. Die meisten Patienten mit Indikation zur ICD-Implantation haben eine hochgradig reduzierte Pumpfunktion. Viele Patienten hatten bereits Episoden von Kammerflimmern.
- Der Eingriff kann in Analgosedierung oder Allgemeinanästhesie durchgeführt werden.
- Bei Kontraindikationen zur Analgosedierung seitens der Anästhesie oder der Kardiologie (z. B. erwartete schwierige Intervention) wird eine Allgemeinanästhesie durchgeführt.
- Routinemäßig wird kein TEE benötigt, sodass die Anlage einer Larynxmaske zur Beatmung, sofern keine Kontraindikationen vorliegen, einer Intubation vorgezogen werden kann. An Kombination mit Lokalanästhesieinfiltration durch Operateur oder eine periphere Regionalanästhesie (Plexus cervicalis + PEC-1- und PEC-2-Block [PEC: M. pectoralis]) sollte zur Einsparung von systemischen Analgetika gedacht werden.

121.2.3 Anästhesieeinleitung

- Basismonitoring
- Wärmeunterdecke und Infusionswärmer
- Antibiotikaprophylaxe mit 2 g Cephalozolin, alternativ 1,5 g Cefuroxim als Kurzinfusion
- Anlage arterieller Katheter (A. radialis), bevorzugt an der nicht dominanten Hand unter Lokalanästhesie und Sonografie
- Raumluft-BGA (Blutgasanalyse), BedsideTest
- Auf ZVK kann bei entsprechender Erfahrung des gesamten Teams und guten peripheren Venenverhältnissen bei stabilen Patienten auch verzichtet werden.
- Die ZVK-Anlage erfolgt unter Lokalanästhesie in die rechte VJI unter sterilen Kautelen mit sonografisch gesteuerter Punktion (**Cave:** Extrasystolen).
- Noradrenalin-, Propofol- und Remifentanil-Perfusor anschließen und Perfusoren in Standby.
- Standardeinleitung:
  - Analgosedierung:
    - initial Remifentanil-Perfusor 0,05–0,15 µg/kgKG/min und 20 mg Propofol i. v.
    - Aufrechterhaltung mit Propofol-Perfusor 0,5–2 mg/kgKG/h mit Erhalt der Spontanatmung
    - Vorteil ist die größere hämodynamische Stabilität
    - unter Analgosedierung bei OSAS (obstruktives Schlafapnoesyndrom) ggf. Wendl-Tubus mit Lidocain-Gel oder Guedel-Tubus platzieren
    - Gesichtsmaske mit Überwachung der Respiration per Kapnografie
    - ausreichend Lokalanästhesie
  - Intubationsnarkose:
    - Remifentanil-Perfusor 0,3–0,5 µg/kgKG/min, dann 0,1–0,2 µg/kgKG/min
    - Midazolam 3–5 mg, Propofol 0,5–1 mg/kgKG
    - Cis-Atracurium 0,2 mg/kgKG
    - Minimal-Flow-Anästhesie (Flow < 0,5 l/min)
    - zu beachten ist ein stabiler MAD (mittlerer arterieller Druck) von 60–80 mmHg primär durch Einsatz des Noradrenalin-Perfusors schon während der Einleitung
    - FiO_2 0,8 nach Intubation
    - Anlagerung beider Arme, Anbringen der Defibrillatorenpads

121.2.4 Anästhesieführung

- Aufrechterhaltung der ITN mit Remifentanil- und Propofol-Perfusor 4–6 mg/kgKG, BIS-Monitoring (BIS: Bispektralindex), alternativ: volatile Anästhesie
- Normoventilation und Normokapnie, FiO_2 0,8
- Aufrechterhaltung eines MAD von 60–80 mmHg
- Extubation im Operationssaal, Intensivtherapiestationüberwachung

Vorsicht

Durch die Hochlagerung der Beine (chirurgisches Abwaschen) kann es zu einer akuten Rechtsherzbelastung kommen.

Vorsicht

- grundsätzlich multimorbide Patienten
- hohes Risiko einer Koronarischämie
- Ziel: MAD 60–80 mmHg, meist wird Noradrenalin unter Sedativagabe benötigt
- Rhythmusstörungen (ZVK) und Nachlastabfälle (Einleitung) können deletäre Folgen haben und müssen schnell behandelt werden.
- für den Test des ICD ist mitunter induziertes Kammerflimmern geplant, externer Defibrillator in Bereitschaft

121.2.5 Postoperatives Vorgehen und Überwachung

- Am Operationsende erfolgt die Extubation.
- Postoperativ Verlegung auf die Intensivtherapiestation.
- Postoperative Analgesie mit Nichtopioid (Metamizol) und mit Opioid (Piritramid). An Kombination mit peripherer Regionalanästhesie oder Lokalanästhesie durch Operateur denken!

121.3 Aorta-ascendens-Ersatz

Michael Winterhalter, Daniel Lohr

Überblick

Basisinfos
- ITN (Intubationsnarkose) oral
- Operationszeit 4–6 h
- postoperativ ICU (Intensive Care Unit)

Material
- Blasenkatheter mit Temperatursonde
- Schleuse 8,5 F
- Wärmeunterdecke
- arterielle Kanüle 2-mal
- Ultraschallgerät
- Blutgruppe, 6 Erythrozytenkonzentrate, 2 Thrombozytenkonzentrate
- Schrittmacher mit Set
- BGA- und ACT-Gerät (BGA: Blutgasanalyse, ACT: „activated clotting time")
- ZVK (zentraler Venenkatheter) fünflumig VJI (V. jugularis interna) rechts
- Shaldon-Katheter 12 F
- Linearsonde
- Defibrillator und Klebepads
- NIRS (Nahinfrarotspektroskopie), ggf. BIS (Bispektralindex)
- PVK (periphere Venenverweilkanüle) 1-mal 18 G, 1-mal 16 G
- TEE-Sonde (TEE: transösophageale Echokardiografie)
- Pulmonalarterienkatheter

Medikamente
- Tranexamsäure
- Heparin
- Protamin
- 2 g Cephalozolin, alternativ 1,5 g Cefuroxim als Kurzinfusion

121.3.1 Material und Medikamente

Material

- PVK 1,3 mm (18 G) und 1,8 mm (16 G)
- arterielle Kanüle
- Alpha-Card
- ZVK fünflumig VJI
- Druckmessung arteriell
- PiCCO-Katheter (PiCCO: „pulse contour cardiac output")
- Pulmonalarterienkatheter
- Shaldon-Katheter 12 F
- Wärmedecke mit System
- Blasenkatheter mit Temperaturmessung
- Ultraschallgerät mit Linear- und TEE-Sonde
- temporärer externer Schrittmacher
- Schleuse 8,5 F
- transvenöses Schrittmacherset
- Defibrillator mit Klebepads
- BGA- und ACT-Gerät
- Cell-Saver
- Ultraschallvernebler für Inhalation per Tubus
- NIRS-Gerät
- bei TIVA (totale intravenöse Anästhesie) BIS-Monitoring

Medikamente

- balancierte Vollelektrolytlösung, z. B. Jonosteril 500 ml
- Propofol (1 %) 0,5–1,0 mg/kgKG zur Einleitung
- ggf. Etomidat 20 mg/10 ml (2 mg/ml) 0,3 mg/kgKG
- Rocuronium (100 mg/10 ml) 0,6 mg/kgKG
- Sufentanil-Perfusor (5 µg/1 ml) 0,5–1 µg/kgKG/h i. v. bis Thoraxverschluss
- Propofol-1-%-Perfusor 4–6 mg/kgKG/h zur Narkoseaufrechterhaltung
  - alternativ: Sevofluran (1,2–2,0 Vol% nach Wirkung); 0,7–1,0 MAC (minimale alveoläre Konzentration)
- Midazolam (5 mg/5 ml)
- 2 g Cephalozolin, alternativ Cefuroxim 1,5 g als Kurzinfusion
- Atropin (0,5 mg/ml)
- Noradrenalin (4 µg/ml) 10 ml
- Adrenalin (4 µg/ml) 10 ml
- Noradrenalin-Perfusor mit 5 mg/50 ml (100 µg/ml)
- Dobutamin-Perfusor mit 250 mg/50 ml (5 mg/ml)
- Heparin (25 000 I.E./5 ml) 400 I.E./kgKG
- Protamin (5000 I.E./5 ml) Kurzinfusion mit 300 I.E./kgKG
- Tranexamsäure 2 g in 100 ml NaCl vor Schnitt (halbe Dosis bei GFR [glomeruläre Filtrationsrate] < 50 ml/min)
- Tranexamsäure-Perfusor (1 g/50 ml) 2 mg/kgKG/h (halbe Dosis bei GFR < 50 ml/min)
- ggf. Milrinon (1 mg/ml)
- ggf. Iloprost (5 mg/ml)
- ggf. Levosimendan

121.3.2 Eingangsbemerkung

- Die vielfältigen Techniken des Aorta-ascendens-Ersatzes reichen vom Teilersatz bis hin zum kompletten Bogenersatz inklusive der Aortenklappe (Operationsverfahren nach Bentall, David oder Yacoub).
- Je nach Ausmaß unterscheiden sich die Kanülierungstechniken für die HLM (Herz-Lungen-Maschine) und operativen Versorgungen (z. B. selektive zerebrale Perfusion, mit/ohne Reinsertion der Koronarien).
- Bei den schwerwiegenden Fällen wird der Eingriff an der HLM in Hypothermie zur Organprotektion durchgeführt. Dies führt, auch durch die längeren HLM-Zeiten, regelhaft zu Störungen der Blutgerinnung nach Beendigung der HLM.
- Wegen des hohen Schlaganfallrisikos ist eine Überwachung durch regelmäßige Pupillenkontrolle (vor und nach Einleitung, vor und nach HLM) sowie NIRS- und BIS-Monitoring essenziell.

121.3.3 Anästhesieeinleitung

- Basismonitoring mit 5-Kanal-EKG und NIRS
- Wärmeunterdecke und Infusionswärmer
- Eine zweite kontinuierliche Temperaturmessung, z. B. durch Tympanonsonde bzw. oral, ist empfehlenswert.
- Anlage arterieller Katheter zunächst in die Arteria radialis rechts unter Lokalanästhesie und Sonografie.
- Raumluft-BGA (Blutgasanalyse), Bedside-Test und ACT
- ZVK bei stabilen Patienten bevorzugt in die VJI rechts, sonografisch gesteuert mit Alpha-Card-Kontrolle. Shaldon-Katheter, auch im gleichen Gefäß, bei ausreichendem Gefäßdurchmesser möglich.
- Zweiter arterieller Katheter, ggf. PiCCO für postoperatives HZV-Monitoring (HZV: Herzzeitvolumen) auf ICU. Bei den arteriellen Kanülierungen auf Durchblutungsstörungen der Extremitäten sowie Angiografiebefunde achten und ggf. Rücksprache mit Operateur.
- Arterielle Katheteranlage bei Punktionsschwierigkeiten sonografisch durchführen, je nach Befund A. radialis rechts und links sowie A. femoralis zusätzlich punktieren.
- Standardeinleitung:
  - NIRS bei Raumluft
  - sorgfältige Präoxygenierung
  - Midazolam 3–5 mg, Sufentanil 0,5 µg/kgKG, Propofol 0,5–1 mg/kgKG, Rocuronium 0,6 mg/kgKG
  - FiO_2 1,0 nach Intubation
  - MAD (mittlerer arterieller Druck) 60–80 mmHg, ggf. Noradrenalin
  - ZVK, Schleuse, ggf. PiCCO
  - Anlagerung beider Arme
  - Anlage TEE-Sonde unter Videolaryngoskopie
  - Blasenkatheter mit Temperatursonde
  - 2 g Cephalozolin, alternativ Cefuroxim 1,5 g als Kurzinfusion
  - Tranexamsäure 2 g in 100 ml NaCl vor Schnitt (halbe Dosis bei GFR < 50 ml/min)

121.3.4 Anästhesieführung

- Aktive Wärmeunterlage, Infusionswärmer
- Aufrechterhaltung der ITN mit Sufentanil- und Propofol-Perfusor 4–6 mg/kgKG (NIRS und BIS-Monitoring), alternativ: volatile Anästhesie
- Normoventilation und Normokapnie. FiO_2 0,8
- Aufrechterhaltung eines MAD von 60–80 mmHg
- im Saal Tranexamsäure-Perfusor und weitere Temperatursonde
- TEE vor Schnitt und post-HLM: standardisierter Untersuchungsablauf mit Beurteilung der gesamten Herzfunktion und aller Klappen (strukturierter Untersuchungsablauf nach Shanewise), Aszendens-Aortenbogen und Deszendens. Zusätzlich Kontrolle der Kanülenlage der HLM.
- Apnoe zur Thorakotomie
- im Saal Heparin-Gabe auf Aufforderung des Operateurs
- 5 min nach Heparin: ACT, BGA unter FiO_2 1,0, Wiederholung ACT alle 30 min unter HLM
- Apnoe an der HLM in Absprache mit Operationsteam
- zu Beginn und Ende des HLM-Bypass Urinmenge dokumentieren, unter HLM stündlich.
- Apnoe bei Sternotomie (APL-Ventil [APL: „adjustable pressure limiting“] offen?)
- nach Annahme der Schrittmacherdrähte vom Operateur immer testen vor HLM-Abgang
- Schrittmacher sicher am Tisch fixieren
- ROTEM (Rotationsthrombelastometrie) und Multiplate – sofern verfügbar – zum Ende der Aortenabklemmzeit
- spätestens zum HLM-Abgang Oberarzt Anästhesie informieren (besser bei „Aorta auf“)
- Check vor HLM-Abgang:
  - Normothermie
  - ausgeglichener pH-Wert
  - normale Werte für Kalzium und Kalium
  - Hämoglobinwert > 8 g/dl
  - Reperfusion ca. ein Drittel der Aortenabklemmzeit (Aox-Zeit)
  - bei Oligurie unter HLM – **Cave:** Lungenödem (Oxygenierung? ggf. 20 mg Furosemid i. v.)
- Protamin auf Ansage des Operateurs langsam über 10 min i. v. (Rechtsherzbelastung), 5 min nach Gabe ACT-Kontrolle

Vorsicht

- Patienten mit einer akuten Typ-A-Dissektion sind vital gefährdet
- Ziel: MAD 60–80 mmHg
- Rhythmusstörungen (2 g Magnesium, kurz wirksamen Betablocker Esmolol 10 mg–100 mg titriert oder 100 mg Lidocain, Kalium überprüft?)
- Defibrillator, ggf. mit geklebten Paddles bei instabilen Patienten
- Sternotomie (Apnoe, Verletzung großer Gefäße/Lunge/rechter Ventrikel, insbesondere bei Re-Thorakotomie)
- Kanülierung der Aorta (**Cave:** Dissektion)
- HLM-Abgang (Links-/Rechtsherzdekompensation, Blutung [Inotropika, Iloprost per inhalationem, **Cave:** Off-Label-Use, ECLS (extrakorporale Membranoxygenierung)]), bei Herzinsuffizienz ist vor HLM-Abgang bereits mit Dobutamin-Perfusor zu starten und ggf. Milrinon als Kurzinfusion zu verabreichen.
- Störung des Gasaustauschs (Recruitment, Pleuraflüssigkeit, ggf. ECLS)
- Bei Blutungskomplikationen sind zum Gerinnungsmanagement Normothermie, normaler pH-Wert, Normokalzämie sowie ein Hb > 10 g/dl und die Gabe von Tranexamsäure erste Maßnahmen. Anschließend wird, bei Verfügbarkeit von ROTEM und Multiplate, nach den Ergebnissen gezielt mit Faktoren therapiert. Die nächsten Schritte sind meist die Gabe von Desmopressin (**Cave:** Blutdruckabfälle).
- Fibrinogen-Konzentrat ist Gerinnungsfaktor erster Wahl, häufig werden zusätzlich 1–2 Thrombozytenkonzentrate benötigt. Entscheidung über zusätzliche Gerinnungsfaktoren wie PPSB, FVIII, FXIII etc. möglichst nach Point-of-Care-Gerinnungsdiagnostik, z. B. Quantra, ROTEM, Multiplate und Standardlabor.
  Die Gabe der Gerinnungsfaktoren erfolgt nach Abgang von der HLM während der Blutstillung.
- Clotting der HLM, selten bei HIT II, dann sofortige Massentransfusion, mechanische Reanimation und Fortführung der Antikoagulation z. B. mit Argatroban.
- ECLS per Femoralgefäß oder Femoralgefäß + rechte VJI
- lange OP-Zeiten unter Extracorporaler Zirkulation beeinträchtigen die Blutgerinnung und gehen häufig mit einem SIRS ähnlichen Syndrom einher

121.3.5 Besonderheiten

- Pulmonalarterienkatheter: Dokumentation von PAP (pulmonalarterieller Druck), HI (Herzindex), SVRI (systemischer Gefäßwiderstandsindex), PVRI (pulmonaler Gefäßwiderstandsindex), pulmonalarterieller Verschlussdruck (PAWP), Einschwemmen bei Aortenklappenstenose erst nach Thorakotomie
- TEE: Sondeneinlage und vollständige Untersuchung nach Einleitung und nach HLM-Abgang durch Oberarzt
- evtl. abweichende Kanülierung über Femoralgefäße oder Axillaris, Rücksprache mit Operateur
- Wegen möglicher peripherer Durchblutungsstörungen (falsches Lumen) durch die veränderte Hämodynamik unter HLM sollten zwei arterielle Katheter platziert werden.
- Bei ST-Streckenveränderungen, vermehrten ventrikulären Extrasystolen oder weiteren Auffälligkeiten Oberarzt und Operateur informieren.
- generell:
  - Vor Schnitt immer die RV-Funktion (RV: rechter Ventrikel) beurteilen. Rechtskardiale Dekompensationen sind bei Maschinenabgang schwerer zu detektieren und werden im Gegensatz zu linkskardialen Dekompensationen durch Volumengabe/Trendelenburg-Lagerung verschlechtert.
  - Bei eingeschränkter RV-Funktion mit pAHT (prähospitale arterielle Hypertension) vor HLM sollte zum Maschinenabgang liberaler mit Inotropika (Milrinon und Dobutamin/Adrenalin) sowie inhalativem Prostaglandin/NO/Bronchodilatatoren behandelt werden.
- bei Aortenklappenersatz:
- spezifische Komplikationen sind AV-Block Grad III, Schlaganfall und Luftembolie insbesondere der RCA (rechte Koronararterie) nach „Aorta auf"
- Schrittmacher immer DDD oder VVI, in Rücksprache mit Operateur vor Maschinenabgang Karotidendruck bei „Aorta auf"
- Im TEE auf Luft (meist im Apex) hinweisen, gutes Entlüften durch Lagerung und Recruitment unter HLM, EKG und NIRS bei „Aorta auf" beobachten.
- Bei Reinsertion der Koronarien auf ST-Hebungen und Wandbewegungsstörungen im TEE achten

121.3.6 Postoperatives Vorgehen und Überwachung

- Am Operationsendende erfolgt der Transfer auf die ICU intubiert und beatmet in Analgosedierung mit Propofol. Die Extubation erfolgt dort. 2 g Cephalozolin, alternativ Cefuroxim 1,5 g als Kurzinfusion bei Aufnahme, Wiederholung je nach 6 h, danach beendet (3 Gaben auf ITS).
- Postoperative Analgesie mit Nichtopioid (Metamizol) und ggf. zusätzlich mit Opioid (Oxycodon/Naloxon [bei Niereninsuffizienz Hydromorphon] p. o. und Piritramid i. v. kurzfristig).

121.4 Implantation eines Left-ventricular-assist-device

Michael Winterhalter, Daniel Lohr

Überblick

Basisinfos
- ITN (Intubationsnarkose) oral
- Operationszeit 3–5 h
- postoperativ ICU (Intensive Care Unit)

Material
- Blasenkatheter mit Temperatursonde
- Schleuse 8,5 F
- Wärmeunterdecke
- arterielle Kanüle, PiCCO („pulse contour cardiac output")
- Ultraschallgerät
- Schritmacher mit Set
- BGA- und ACT-Gerät (BGA: Blutgasanalyse, ACT: „activated clotting time")
- ZVK (zentraler Venenkatheter) vierlumig VJI (V. jugularis interna) rechts
- Pulmonalarterienkatheter
- Shaldon-Katheter
- Linear- und TEE-Sonde (TEE: transösophageale Echokardiografie)
- Tranexamsäure, Heparin, Protamin
- Defibrillator mit Klebepads
- NIRS (Nahinfrarotspektroskopie), ggf. BIS (Bispektralindex)
- PVK (periphere Venenverweilkanüle) 1-mal 18 G, 1-mal 16 G
- Blutgruppe und 6 Erythrozytenkonzentrate, 2 Thrombozytenkonzentrate
- Vernebler für Iloprost und ggf. Inhalator für NO

Medikamente
- Noradrenalin, Adrenalin
- Tranexamsäure, Heparin, Protamin
- 2 g Cephalozolin, alternativ 1,5 g Cefuroxim als Kurzinfusion

121.4.1 Material und Medikamente

Material

- PVK (periphere Venenverweilkanüle) 1,3 mm (18 G) und 1,8 mm (16 G)
- arterielle Kanüle
- Alpha-Card
- ZVK vierlumig VJI
- Druckmessung arteriell
- PiCCO-Katheter
- Pulmonalarterienkatheter
- Shaldon-Katheter 12 F
- Wärmedecke mit System
- Blasenkatheter mit Temperaturmessung
- Ultraschallgerät mit Linear- und TEE-Sonde
- temporärer externer Schrittmacher
- Schleuse 8,5 F
- transvenöses Schrittmacherset
- Defibrillator mit Klebepads
- BGA- und ACT-Gerät
- Cell-Saver
- Ultraschallvernebler für Inhalation per Tubus
- NIRS-Gerät
- NO-Inhalation
- bei TIVA (totale intravenöse Anästhesie) BIS-Monitoring

Medikamente

- balancierte Vollelektrolytlösung, z. B. Jonosteril 500 ml
- 20–40 mg Etomidat 0,3 mg/kgKG zur Einleitung
- Rocuronium (100 mg/10 ml) 1 mg/kgKG
- Sufentanil-Perfusor (5 µg/1 ml) 0,5–1 µg/kgKG/h i. v. bis Thoraxverschluss
- Propofol-1-%-Perfusor 4–6 mg/kgKG/h zur Narkoseaufrechterhaltung
  - alternativ: Sevofluran (1,2–2,0 Vol% nach Wirkung) 0,7–1,0 MAC (minimale alveoläre Konzentration)
- Midazolam (5 mg/5 ml)
- 2 g Cephalozolin, alternativ Cefuroxim 1,5 g als Kurzinfusion
- Noradrenalin (4 µg/ml) 10 ml
- Adrenalin-Perfusor mit 5 mg/50 ml (100ug/ml)
- Noradrenalin-Perfusor mit 5 mg/50 ml (100 µg/ml)
- Kalzium 2 Amp. (1g) in 20-ml-Spritze
- Magnesium (2 g/20 ml)
- Lidocain (2 %)
- Nitroglycerin (1 mg/10 ml) NaCl 0,9 %
- Heparin (25 000 I.E./5 ml) 400 I.E./kgKG
- Protamin (5000 I.E./5 ml) Kurzinfusion mit 300 I.E./kgKG

- Tranexamsäure 2 g in 100 ml NaCl vor Schnitt (halbe Dosis bei GFR (glomeruläre Filtrationsrate) < 50 ml/min)
- Tranexamsäure-Perfusor (1 g/50 ml) 2 mg/kgKG/h (halbe Dosis bei GFR < 50 ml/min)
- ggf. Milrinon (1 mg/ml)
- ggf. Iloprost (5 mg/ml)
- ggf. Levosimendan prä- und postoperativ
- Terlipressin 1 mg
- NO-Inhalation (20ppm)

121.4.2 Eingangsbemerkung

- Die LVAD-Implantation (LVAD: linksventrikuläres Herzunterstützungssystem) erfolgt bei Patienten mit terminaler Herzinsuffizienz.
- Mehrere Assist-Device-Techniken sind am Markt verfügbar. Allen gemein ist das Prinzip, die Vorlast des linken Ventrikels zu entlasten (Füllung) und in die Aorta ascendens abzugeben.
- Der Eingriff erfolgt unter Einsatz der Herz-Lungen-Maschine (HLM). Beim Abgang sind sowohl Blutungskomplikationen als auch kardiale Dekompensation sehr häufig. Die Vorbereitung ist entsprechend wichtig.

121.4.3 Anästhesieeinleitung

- Instabile Patienten werden im Saal unter HLM-Bereitschaft eingeleitet.
- Basismonitoring mit 5-Kanal-EKG und NIRS (insbesondere bei Karotisstenosen), Wärmeunterdecke und Infusionswärmer.
- Anlage arterieller Katheter bevorzugt in die nicht dominante Hand unter Lokalanästhesie und Sonografie.
- Raumluft-BGA (Blutgasanalyse), Bedside-Test und ACT.
- ZVK bei stabilen Patienten bevorzugt in die VJI rechts, sonografisch gesteuert.
- Bei instabilen Patienten empfiehlt es sich, zunächst den arteriellen Zugang und dann den zentralvenösen Zugang vor der Gabe von Sedativa zu platzieren.
- Standardeinleitung:
  - sorgfältige Präoxygenierung
  - Midazolam 3–5 mg, Sufentanil 0,5 µg/kgKG, Etomidat 0,3 mg/kgKG, Rocuronium 1 mg/kgKG
  - FiO_2 1,0 nach Intubation
  - MAD (mittlerer arterieller Druck) 60–80 mmHg, ggf. Noradrenalin
  - ZVK, ggf. Shaldon-Katheter + PiCCO, Schleuse + Pulmonalarterienkatheter
  - Anlagerung beider Arme
  - Anlage TEE-Sonde unter Videolaryngoskopie
  - Blasenkatheter
  - 2 g Cephalozolin, alternativ Cefuroxim 1,5 g als Kurzinfusion
  - Tranexamsäure 2 g in 100 ml NaCl vor Schnitt (halbe Dosis bei GFR < 50 ml/min)

121.4.4 Anästhesieführung

- aktive Wärmeunterlage, Infusionswärmer
- im Saal Tranexamsäure-Perfusor
- Aufrechterhaltung der ITN mit Sufentanil- und Propofol-Perfusor 4–6 mg/kgKG (BIS-Monitoring), alternativ: volatile Anästhetika
- Normoventilation und Normokapnie. FiO_2 0,8
- Aufrechterhaltung eines MAD von 60–80 mmHg
- TEE während Abgang von HLM: standardisierter Untersuchungsablauf mit Beurteilung der gesamten Herzfunktion und aller Klappen (strukturierter Untersuchungsablauf nach Shanewise)
- Apnoe bei Sternotomie (APL-Ventil [APL: „adjustable pressure limiting“] offen?)
- Heparin-Gabe auf Aufforderung des Operateurs
- 5 min nach Heparin: ACT, BGA unter FiO_2 1,0, Wiederholung im Saal nach Heprain-Gabe vor HLM-Beginn, ACT alle 30 min unter HLM
- Apnoe an der HLM in Absprache mit Operationsteam
- zu Beginn und Ende des HLM-Bypass Urinmenge dokumentieren, unter HLM stündlich, je nach Retentionswerten vor Eingriff auch Dialyse an der HLM durch Kardiotechnik
- nach Annahme der Schrittmacherdrähte vom Operateur immer testen vor HLM-Abgang
- Schrittmacher sicher am Tisch fixieren
- ROTEM (Rotationsthrombelastometrie) und Multiplate – sofern verfügbar – zum Ende der Aortenabklemmzeit
- spätestens zum HLM-Abgang Oberarzt Anästhesie Informieren (besser bei „Aorta auf“)
- Check vor HLM-Abgang:
  - Normothermie
  - ausgeglichener pH-Wert
  - normales Kalzium und Kalium
  - Hämoglobin (Hb) > 8 g/dl
  - Reperfusion ca. ein Drittel der Aortenabklemmzeit (Aox-Zeit)
  - bei Oligurie unter HLM **Cave:** Lungenödem (Oxygenierung? ggf. 20 mg Furosemid i. v.)
- Protamin auf Ansage des Operateurs langsam über 10 min i. v. (Rechtsherzbelastung), 5 min nach Gabe ACT-Kontrolle

Vorsicht

- schwerst herzinsuffiziente Patienten, HZV deutlich erniedrigt
- Gefahr der Dekompensation während Narkoseeinleitung
- Ziel: MAD 60–80 mmHg
- Rhythmusstörungen (2 g Magnesium, ggf. Betablocker oder Lidocain, Kalium überprüft?)
- Defibrillator, ggf. mit geklebten Paddles bei instabilen Patienten
- Sternotomie (Apnoe!, Verletzung großer Gefäße/Lunge/rechter Ventrikel, insbesondere bei Re-Thorakotomie)
- Kanülierung der Aorta (**Cave:** Dissektion)
- HLM-Abgang: Aufgrund der meist schweren biventrikulären Herzinsuffizienz bei diesen Eingriffen wird folgendes Vorgehen vorgeschlagen:
  - Beginn Levosimendan 12,5 mg/500 ml G5 % Laufrate 21 ml/h im Saal vor Schnitt
  - nach „Lunge an" Beginn der Inhalation mit Iloprost 5 µg und ggf. NO
  - 5–15 min vor Maschinenabgang Kurzinfusion mit Milrinon 0,5 µg/kgKG
  - 5 min vor Maschinenabgang Start Supraperfusor initial, Laufrate 500 µg/h
- Störung des Gasaustauschs (Recruitment, Pleuraflüssigkeit, ggf. venovenöse extrakorporale Membranoxygenierung [ECMO])
- Bei Blutungskomplikationen sind zum Gerinnungsmanagement Normothermie, normaler pH-Wert, Normokalzämie sowie ein Hb > 10 g/dl und die Gabe von Tranexamsäure erste Maßnahmen.
- Entscheidung über zusätzliche Gerinnungsfaktoren wie PPSB, FVIII, FXIII etc. möglichst nach Point-of-Care-Gerinnungsdiagnostik, z. B. Quantra, ROTEM, Multiplate und Standardlabor.
  Die Gabe der Gerinnungsfaktoren erfolgt nach Abgang von der HLM während der Blutstillung, akute Blutverluste mit EK und FFP ersetzen. **Cave:** Volumenbelastung.
- Clotting der HLM, selten bei HIT II (heparininduzierte Thrombozytopenie), dann sofortige Massentransfusion, mechanische Reanimation und Fortführung der Antikoagulation, z. B. mit Argatroban

121.4.5 Besonderheiten

- Pulmonalarterienkatheter: Dokumentation von PAP (pulmonalarterieller Druck), HI (Herzindex), SVRI (systemischer Gefäßwiderstandsindex), PVRI (pulmonaler Gefäßwiderstandsindex), pulmonalarterieller Verschlussdruck (PAWP), Einschwemmen bei Aortenklappenstenose erst nach Thorakotomie
- TEE: Sondeneinlage und kontinuierliche Untersuchung während HLM-Abgang durch Oberarzt
- bei RHV und kritischen Patienten ggf. zusätzliche Implantation eines Rechtsherz-Assist-Devices notwendig
- evtl. abweichende Kanülierung über Femoralgefäße bei Re-Thorakotomien
- bei ST-Streckenveränderungen, vermehrten ventrikulären Extrasystolen oder weiteren Auffälligkeiten Oberarzt und Operateur informieren
- generell:
  - Vor Schnitt immer die RV-Funktion (RV: rechter Ventrikel) beurteilen!
  - Rechtskardiale Dekompensationen sind bei Maschinenabgang schwerer zu detektieren und werden im Gegensatz zu linkskardialen Dekompensationen durch Volumengabe/Trendelenburg-Lagerung verschlechtert.

121.4.6 Postoperatives Vorgehen und Überwachung

- Am Operationsende erfolgt der Transfer auf die ICU intubiert, beatmet in Analgosedierung mit Propofol und, sofern vorhanden, Fortführung der NO-Inhalation. Die Extubation erfolgt dort. 2 g Cephalozolin, alternativ Cefuroxim 1,5 g als Kurzinfusion bei Aufnahme, Wiederholung je nach 6 h, danach beendet (3 Gaben auf Intensivtherapiestation).
- Postoperative Analgesie mit Nichtopioid (Metamizol) und ggf. zusätzlich mit Opioid (Oxycodon/Naloxon [bei Niereninsuffizienz Hydromorphon] p. o. und Piritramid i. v. kurzfristig).

121.5 Minimalinvasive Mitralklappenoperation mit Einsatz der Herz-Lungen-Maschine

Michael Winterhalter, Daniel Lohr

Überblick

Basisinfos
- ITN (Intubationsnarkose)
- Operationszeit 2 h
- postoperativ ICU (Intensive Care Unit)

Material
- linksseitiger Doppellumentubus
- Blasenkatheter mit Temperatursonde
- Schleuse 8,5 F
- Wärmeunterdecke
- arterielle Kanüle
- Ultraschallgerät
- Blutgruppe + 4 Erythrozytenkonzentrate
- Schrittmacher mit Set
- BGA- und ACT-Gerät (BGA: Blutgasanalyse, ACT: „activated clotting time")
- ZVK (zentraler Venenkatheter) vierlumig VJI (V. jugularis interna) links
- Linear- und TEE-Sonde (transösophageale Echokardiografie)
- Defibrillator mit Klebepads
- NIRS (Nahinfrarotspektroskopie), ggf. BIS (Bispektralindex)
- PVK (periphere Venenverweilkanüle) 1-mal 18 G, 1-mal 16 G
- Bronchoskop
- Pulmonalarterienkatheter

Medikamente
- Tranexamsäure, Heparin, Protamin
- 2 g Cephalozolin, alternativ 1,5 g Cefuroxim als Kurzinfusion

121.5.1 Material und Medikamente

Material

- PVK (periphere Venenverweilkanüle) 1,3 mm (18 G) und 1,8 mm (16 G)
- arterielle Kanüle
- Alpha-Card
- ZVK vierlumig VJI
- Druckmessung arteriell
- PiCCO-Katheter
- Pulmonalarterienkatheter
- Shaldon-Katheter 12 F
- Wärmedecke mit System
- Blasenkatheter mit Temperaturmessung
- Ultraschallgerät mit Linear- und TEE-Sonde
- temporärer externer Schrittmacher
- Schleuse 8,5 F
- transvenöses Schrittmacherset
- Defibrillator mit Klebepads
- BGA- und ACT-Gerät
- Cell-Saver
- Ultraschallvernebler für Inhalation per Tubus
- NIRS-Gerät
- bei TIVA (totale intravenöse Anästhesie) BIS-Monitoring

Medikamente

- balancierte Vollelektrolytlösung, z. B. Jonosteril 500 ml
- Propofol (1 %) 0,5–1,0 mg/kgKG zur Einleitung
- ggf. Etomidat 20 mg/10 ml (2 mg/ml) 0,3 mg/kgKG
- Rocuronium (100 mg/10 ml) 0,6 mg/kgKG
- Sufentanil-Perfusor (5 µg/1 ml) 0,5–1 µg/kgKG/h i. v. bis Thoraxverschluss
- Propofol-1-%-Perfusor 4–6 mg/kgKG/h zur Narkoseaufrechterhaltung
  - alternativ: Sevofluran (1,2–2,0 Vol% nach Wirkung) 0,7–1,0 MAC (minimale alveoläre Konzentration)
- Midazolam (5 mg/5 ml)
- 2 g Cephalozolin, alternativ Cefuroxim 1,5 g als Kurzinfusion
- Magnesium (2 g/20 ml)
- Lidocain (2 %)
- Nitroglycerin (1 mg/10 ml), NaCl 0,9 %
- Noradrenalin (4 µg/ml) 10 ml
- Adrenalin (4 µg/ml) 10 ml
- Noradrenalin-Perfusor mit 5 mg/50 ml (100 µg/ml)
- Adrenalin-Perfusor mit 5 mg/50 ml (100ug/ml)
- Heparin (25 000 I.E./5 ml) 400 I.E./kgKG
- Protamin (5000 I.E./5 ml) Kurzinfusion mit 300 I.E./kgKG
- Tranexamsäure 2 g in 100 ml NaCl vor Schnitt (halbe Dosis bei GFR [glomeruläre Filtrationsrate] < 50 ml/min)
- Tranexamsäure-Perfusor (1 g/50 ml) 2 mg/kgKG/h (halbe Dosis bei GFR < 50 ml/min)
- ggf. Milrinon (1 mg/ml)
- ggf. Iloprost (5 mg/ml)
- ggf. Levosimendan

121.5.2 Eingangsbemerkung

- Bei der minimalinvasiven Mitralklappenoperation erfolgt die HLM-Kanülierung (HLM: Herz-Lungen-Maschine) über die Leistengefäße und der operative Zugang zur Mitralklappe per Rechtsthorakotomie in Schlüssellochtechnik.
- Hierfür wird eine passagere Einlungenventilation mittels Doppellumentubus (DLT) oder Bronchusblocker benötigt.
- Das Verfahren erlaubt Fast-Track-Chirurgie.

121.5.3 Anästhesieeinleitung

- Basismonitoring mit 5-Kanal-EKG und NIRS (Karotisstenosen).
- Wärmeunterdecke und Infusionswärmer
- Anlage arterieller Katheter bevorzugt in die nicht dominante Hand unter Lokalanästhesie und Sonografie.
- Raumluft-BGA (Blutgasanalyse), Bedside-Test und ACT
- ZVK bei stabilen Patienten bevorzugt in die VJI links, sonografisch gesteuert mit Alpha-Card-Kontrolle
- Bei instabilen Patienten empfiehlt es sich, zunächst den arteriellen Zugang und dann den zentralvenösen Zugang vor der Gabe von Sedativa zu platzieren.
- Standardeinleitung:
  - sorgfältige Präoxygenierung
  - Midazolam 3–5 mg, Sufentanil 0,5 µg/kgKG, Propofol 0,5–1 mg/kgKG, Rocuronium 0,6 mg/kgKG
  - FiO_2 0,8 nach Intubation mit Doppellumentubus Größe: Frauen 35–37; Männer 37–39
  - abschließende Lagekontrolle DLT mit Bronchoskopie
  - MAD (mittlerer arterieller Druck) 60–80 mmHg, ggf. Noradrenalin
  - ZVK, Schleuse, ggf. Anlage PiCCO-Katheter
  - Anlagerung beider Arme, zusätzliche Sicherung des rechten Armes mittels Lagerungstuch
  - Anlage TEE-Sonde unter Videolaryngoskopie
  - Blasenkatheter
  - 2 g Cephalozolin, alternativ Cefuroxim 1,5 g als Kurzinfusion
  - Tranexamsäure 2 g in 100 ml NaCl vor Schnitt (halbe Dosis bei GFR < 50 ml/min)

121.5.4 Anästhesieführung

- aktive Wärmeunterlage, Infusionswärmer
- Thoraxlagerung mit Keilkissen rechts
- im Saal Tranexamsäure-Perfusor
- Aufrechterhaltung der ITN mit Sufentanil- und Propofol-Perfusor 4–6 mg/kgKG (BIS-Monitoring), alternativ: volatile Anästhetika
- Aufrechterhaltung eines MAD von 60–80 mmHg
- FiO_2 1,0
- Einlungenventilation links auf Ansage des Operateurs
- unter Einlungenventilation alle 15 min BGA
- bei Beatmungsproblemen immer Bronchoskopie
- TEE vor Schnitt und post-HLM: standardisierter Untersuchungsablauf mit Beurteilung der gesamten Herzfunktion und aller Klappen (strukturierter Untersuchungsablauf nach Shanewise)
- Lagekontrolle venöse HLM-Kanüle im TEE
- Heparin-Gabe nach Aufforderung durch Operateur
- 5 min nach Heparin: ACT, BGA unter FiO_2 1,0, Wiederholung im Saal nach Heparin-Gabe vor HLM-Beginn, ACT alle 30 min unter HLM
- Apnoe an der HLM in Absprache mit Operationsteam
- Zu Beginn und Ende des HLM-Bypass Urinmenge dokumentieren, unter HLM stündlich.
- Nach Annahme der Schrittmacherdrähte vom Operateur immer testen vor HLM-Abgang
- Schrittmacher sicher am Tisch fixieren
- TEE-Kontrolle vor HLM-Abgang
- ROTEM (Rotationsthrombelastometrie) und Multiplate – sofern verfügbar – zum Ende der Aortenabklemmzeit
- spätestens zum HLM-Abgang Oberarzt Anästhesie informieren (besser bei „Aorta auf")
- Check vor HLM-Abgang:
  - Normothermie
  - ausgeglichener pH-Wert
  - normales Kalzium und Kalium
  - Hämoglobin (Hb) > 8 g/dl
  - Reperfusion ca. ein Drittel der Aortenabklemmzeit (Aox-Zeit)
  - bei Oligurie unter HLM – **Cave:** Lungenödem (Oxygenierung? ggf. 20 mg Furosemid i. v.)
- Protamin auf Ansage des Operateurs langsam über 10 min i. v. (Rechtsherzbelastung), 5 min nach Gabe ACT-Kontrolle

Vorsicht

- Ziel: MAD 60–80 mmHg
- Rhythmusstörungen (2 g Magnesium, ggf. Betablocker oder Lidocain, Kalium überprüft?)
- Defibrillator, mit geklebten Paddles, da je nach Größe des operativen Zugangs wenig Platz für interne Schocklöffel
- Sternotomie (Apnoe!, Verletzung großer Gefäße/Lunge/rechter Ventrikel, insbesondere bei Re-Thorakotomie)
- Im Fall von Kammerflimmern Defibrillation primär über externe Klebeelektroden
- HLM-Abgang (Links-/Rechtsherzdekompensation, Blutung [Inotropika, Iloprost per inhalationem, ECLS (extrakorporale Membranoxygenierung)]), bei Herzinsuffizienz ist vor HLM-Abgang bereits mit Dobutamin-Perfusor zu starten und ggf. Milrinon als Kurzinfusion zu verabreichen
- Störung des Gasaustauschs (Recruitment, Pleuraflüssigkeit, ggf. ECLS)

- Bei Blutungskomplikationen sind zum Gerinnungsmanagement Normothermie, normaler pH, Normokalzämie sowie ein Hb > 10 g/dl und die Gabe von Tranexamsäure erste Maßnahmen.
- Anschließend wird, bei Verfügbarkeit von ROTEM und Multiplate, nach den Ergebnissen therapiert. Die nächsten Schritte sind meist die Gabe von Desmopressin (**Cave:** Blutdruckabfälle).
- Fibrinogenkonzentrat ist Gerinnungsfaktor der ersten Wahl. Die Entscheidung über zusätzliche Gerinnungsfaktoren wie PPSB, FVIII, FXIII etc. möglichst nach Point-of-Care-Gerinnungsdiagnostik, z. B. Quantra, ROTEM, Multiplate und Standardlabor.
  Die Gabe der Gerinnungsfaktoren erfolgt nach Abgang von der HLM während der Blutstillung, akute Blutverluste mit EK und FFP ersetzen. **Cave:** Volumenbelastung.
- Clotting der HLM tritt selten bei HIT II (heparininduzierte Thrombozytopenie) auf, dann sofortige Massentransfusion, mechanische Reanimation und Fortführung der Antikoagulation, z. B. mit Argatroban; ECLS per Femoralgefäß oder Femoralgefäß + rechte VJI.

121.5.5 Besonderheiten

- häufig Inotropika zum Maschinenabgang
- Pulmonalarterienkatheter: Dokumentation von PAP (pulmonalarterieller Druck), HI (Herzindex), SVRI (systemischer Gefäßwiderstandsindex), PVRI (pulmonaler Gefäßwiderstandsindex), pulmonalarterieller Verschlussdruck (PAWP), Einschwemmen bei Aortenklappenstenose erst nach Thorakotomie
- TEE: Sondeneinlage und vollständige Untersuchung nach Einleitung und nach HLM-Abgang durch Oberarzt
- TEE: Klappenfunktion, Leckage, Rekonstruktionsergebnis, Ausschluss von verbliebener Luft im Ventrikel vor Öffnen der Aortenklemme (Entlüften mit TEE-Kontrolle), Pumpfunktion, Wandbewegungsstörungen der Lateralwand (Verletzungen des Ramus circumflexus)
- IABP (intraaortale Ballonpumpe): ggf. bei kritischen Patienten vor HLM-Abgang (schlechte Datenlage, kaum mehr Verwendung)
- bei ST-Streckenveränderungen, vermehrten ventrikulären Extrasystolen oder weiteren Auffälligkeiten Oberarzt und Operateur informieren
- generell:
  - Vor Schnitt immer die RV-Funktion (RV: rechter Ventrikel) beurteilen! Rechtskardiale Dekompensationen sind bei Maschinenabgang schwerer zu detektieren und werden im Gegensatz zu linkskardialen Dekompensationen durch Volumengabe/Trendelenburg-Lagerung verschlechtert.
  - Bei eingeschränkter RV-Funktion mit pAHT (prähospitale arterielle Hypertension) vor HLM sollte zum Maschinenabgang liberaler mit Inotropika (Milrinon und Dobutamin/Adrenalin) sowie inhalativem Prostaglandin/**Cave:** Off-Label-Use/NO/Bronchodilatatoren behandelt werden.
- Luftembolie insbesondere der RCA (rechte Koronararterie) nach „Aorta auf". Im TEE auf Luft (meist im Apex) hinweisen, gutes Entlüften durch Lagerung und Recruitment unter HLM, EKG und NIRS bei „Aorta auf" beobachten.
- Klappenersatz bei Endokarditis:
  - häufig Blutungskomplikationen
  - bei HLM und post-HLM SIRS (systemisches inflammatorisches Response-Syndrom), ARDS („acute respiratory distress syndrome") und akutes Nierenversagen
  - Antibiotikaregime exakt mit Operateur kommunizieren
- Kombinationseingriffe:
  - meist längere Operationszeit und schwerkranke Patienten
  - Hämodynamik und Blutung bei und nach Maschinenabgang oft schwieriger
  - Wärmemanagement wichtiger
  - TEE
  - zur Einleitung, je nach Komorbidität, zusätzlich Shaldon-, PiCCO-/Pulmonalarterienkatheter

121.5.6 Postoperatives Vorgehen und Überwachung

- Am Operationsende erfolgt der Transfer auf die ICU intubiert beatmet, in Analgosedierung mit Propofol. Die Extubation erfolgt dort. 2 g Cephalozolin, alternativ Cefuroxim 1,5 g als Kurzinfusion bei Aufnahme, Wiederholung je nach 6 h, danach beendet (3 Gaben auf Intensivtherapiestation).
- Postoperative Analgesie mit Nichtopioid (Metamizol) und ggf. zusätzlich mit Opioid (Oxycodon/Naloxon [bei Niereninsuffizienz Hydromorphon] p. o. und Piritramid i. v. kurzfristig).
- Fast Track mit rascher Extubation möglich, sofern:
  - unkomplizierter OP-Verlauf mit kurzer Einlungenventilationszeit und postoperativer guter Oxygenierung
  - unauffälliges EKG
  - Körpertemperatur Blase > 36,5 °C
  - vor Extubation unbedingt Thoraxdrainage mit Wasserschloss und ausreichend Sog anschließen
  - kurze Operationszeiten und damit auch kurze Phase Eigenlungenventilation

121.6 Myokardrevaskularisation in minimalinvasiver Operationstechnik (MIDCAB)

Michael Winterhalter, Daniel Lohr

Überblick

Basisinfos
- ITN (Intubationsnarkose)
- Operationszeit 2 h
- postoperativ ICU (Intensive Care Unit)

Material
- linksseitiger Doppellumentubus
- Blasenkatheter mit Temperatursonde
- Schleuse 8,5 F
- Wärmeunterdecke
- arterielle Kanüle
- Ultraschallgerät
- Blutgruppe und 4 Erythrozytenkonzentrate
- Schrittmacher mit Set
- BGA- und ACT-Gerät (BGA: Blutgasanalyse, ACT: „activated clotting time")
- ZVK (zentraler Venenkatheter) vierlumig VJI (V. jugularis interna)
- Linear- und TEE-Sonde (transösophageale Echokardiografie)
- Defibrillator mit Klebepads
- NIRS (Nahinfrarotspektroskopie), ggf. BIS (Bispektralindex)
- PVK (periphere Venenverweilkanüle) 1-mal 18 G, 1-mal 16 G
- Bronchoskop
- Pulmonalarterienkatheter

Medikamente
- 2 g Cephalozolin, alternativ 1,5 g Cefuroxim als Kurzinfusion

121.6.1 Material und Medikamente

Material

- PVK 1,3 mm (18 G) und 1,8 mm (16 G)
- arterielle Kanüle
- Alpha-Card
- ZVK vierlumig VJI
- Druckmessung arteriell
- Wärmedecke mit Infusionswärmesystem
- Blasenkatheter mit Temperaturmessung
- Ultraschallgerät mit Linear- und TEE-Sonde
- temporärer externer Schrittmacher
- Schleuse 8,5 F
- transvenöses Schrittmacherset
- Defibrillator mit Klebepads
- BGA- und ACT-Gerät
- Cell-Saver
- Ultraschallvernebler für Inhalation per Tubus
- NIRS-Gerät
- bei TIVA (totale intravenöse Anästhesie) BIS-Monitoring

Medikamente

- balancierte Vollelektrolytlösung, z. B. Jonosteril 500 ml
- Propofol (1 %) 0,5–1,0 mg/kgKG zur Einleitung
- ggf. Etomidat 20 mg/10 ml (2 mg/ml) 0,3 mg/kgKG
- Rocuronium (100 mg/10 ml) 0,6 mg/kgKG
- Sufentanil-Perfusor (5 µg/1 ml) 0,5–1 µg/kgKG/h i. v. bis Thoraxverschluss
- Propofol-1-%-Perfusor 4–6 mg/kgKG/h zur Narkoseaufrechterhaltung
    - alternativ: Sevofluran (1,2–2,0 Vol% nach Wirkung) 0,7–1,0 MAC (minimale alveoläre Konzentration)
- Midazolam (5 mg/5 ml)
- 2 g Cephalozolin, alternativ Cefuroxim 1,5 g als Kurzinfusion
- Magnesium (2 g/20 ml)
- Lidocain 1 % (100 mg/10 ml)
- Nitroglycerin (1 mg/10 ml) NaCl 0,9 %
- Noradrenalin (4 µg/ml) 10 ml
- Adrenalin (4 µg/ml) 10 ml
- Noradrenalin-Perfusor mit 5 mg/50 ml (100 µg/ml)
- Dobutamin-Perfusor mit 250 mg/50 ml (5 mg/ml)
- Heparin (25 000 I.E./5 ml) 400 I.E./kgKG
- Protamin (5000 I.E./5 ml) Kurzinfusion mit 300 I.E./kgKG
- Tranexamsäure 2 g in 100 ml NaCl vor Schnitt (halbe Dosis bei GFR [glomeruläre Filtrationsrate] < 50 ml/min)
- Tranexamsäure-Perfusor (1 g/50 ml) 2 mg/kgKG/h (halbe Dosis bei GFR < 50 ml/min)

121.6.2 Eingangsbemerkung

- Die MIDCAP (minimally invasive direct coronary artery pass) ist eine minimalinvasive Koronarbypasschirurgie am schlagenden Herzen, bei der in Linksthorakotomie nur ein arterieller Bypass (LIMA) zur LAD („left anterior descending artery") anastomosiert wird.
- Hierfür wird eine passagere Einlungenventilation mittels Doppellumentubus (DLT) oder Bronchusblocker benötigt.
- Das Verfahren erlaubt Fast-Track-Chirurgie.
- Wichtig ist das Wärmemanagement.

121.6.3 Anästhesieeinleitung

- Basismonitoring mit 5-Kanal-EKG und NIRS (Karotisstenosen)
- Wärmeunterdecke und Infusionswärmer
- Anlage arterieller Katheter bevorzugt in die nicht dominante Hand unter Lokalanästhesie und Sonografie.
- Raumluft-BGA (Blutgasanalyse), Bedside-Test und ACT
- ZVK bei stabilen Patienten bevorzugt in die VJI rechts, sonografisch gesteuert mit Alpha-Card-Kontrolle.
- Bei instabilen Patienten empfiehlt es sich, zunächst den arteriellen Zugang und dann den zentralvenösen Zugang vor der Gabe von Sedativa zu platzieren.
- Standardeinleitung:
  - sorgfältige Präoxygenierung
  - Midazolam 3–5 mg, Sufentanil 0,5 µg/kgKG, Propofol 0,5–1 mg/kgKG, Rocuronium 0,6 mg/kgKG
  - FiO_2 1,0 nach Intubation, DLT-Größe: Frauen 35–37 CH, Männer 37–39 CH, seitengetrennte Ventilation möglich?
  - MAD (mittlerer arterieller Druck) 60–80 mmHg, ggf. Noradrenalin
  - ZVK bevorzugt VJI rechts
  - Anlage TEE-Sonde unter Videolaryngoskopie
  - Blasenkatheter
  - 2 g Cephalozolin, alternativ Cefuroxim 1,5 g als Kurzinfusion
  - Tranexamsäure 2 g in 100 ml NaCl vor Schnitt (halbe Dosis bei GFR < 50 ml/min)
  - Defibrillatorklebepaddles
  - Lagerung mit Keilkissen unter linke Thoraxseite und Anlagerung beider Arme
  - bronchoskopische Kontrolle der Tubuslage

121.6.4 Anästhesieführung

- aktive Wärmeunterlage, Infusionswärmer
- im Saal Tranexamsäure-Perfusor
- Aufrechterhaltung der ITN mit Sufentanil- und Propofol-Perfusor 4–6 mg/kgKG (BIS-Monitoring), alternativ: volatile Anästhesie
- Aufrechterhaltung eines MAD von 70–80 mmHg
- FiO_2 1,0
- Einlungenventilation rechts auf Ansage des Operateurs
- unter Einlungenventilation alle 15 min BGA
- bei Beatmungsproblemen immer Bronchoskopie
- Apnoe bei Sternotomie, Apnoe bei anterolateraler Thorakotomie von links
- Heparin-Gabe auf Aufforderung des Operateurs
- 2. Gabe Cephalozolin bzw. Cefuroxim 3 h nach erster Gabe
- 5 min nach Heparin: ACT, BGA unter FiO_2 1,0, Wiederholung im Saal nach Heparin-Gabe, ACT alle 30 min
- Urinmenge stündlich dokumentieren
- Nach Annahme der Schrittmacherdrähte vom Operateur immer Test in Rücksprache mit Operateur
- Schrittmacher sicher am Tisch fixieren
- TEE-Kontrollen insbesondere auf Blutung und Wandbewegungsstörungen
- Nach Thoraxdrainagenanlage und Verschluss mehrfaches Recruitmentmannöver
- Protamin auf Ansage des Operateurs langsam über 10 min i. v. (Rechtsherzbelastung), 5 min nach Gabe ACT-Kontrolle

Vorsicht

- Zur Vermeidung von Rhythmusstörungen in der Präparationsphase, mit Aufsetzen eines Herz-Stabilisators (Octopus) erfolgt eine routinemäßige Mg- und Xylocain-Gabe.
- Ziel: MAD 70–80 mmHg
- bei Herzfrequenz < 50/min Schrittmacher-Pacing in Absprache mit Operateur
- bei Herzfrequenz > 90/min ggf. Beta-Blockade
- Bei zunehmender Instabilität als Zeichen der Koronarischämie sofort den Operateur informieren, insbesondere in der Klemmphase der LAD/RIVA (Ramus interventricularis anterior).
- Bei Komplikationen/Instabilität auch Konversion in Sternotomie und On-Pump-Chirurgie möglich (HLM in Standby, Heparin- und Protamin-Dosis in Bereitschaft, Heparin-Bolus 400 I.E./kgKG und ACT nach 5 min, Cefuroxim 1 g)
- Rhythmusstörungen (2 g Magnesium, ggf. Betablocker oder Lidocain, Kalium überprüft?), Information an Operateur
- Thorakotomie (Apnoe!, Verletzung großer Gefäße/Lunge/rechter Ventrikel, insbesondere bei Re-Thorakotomie)
- Bei Blutungskomplikationen sind zum Gerinnungsmanagement Normothermie, normaler pH, Normokalzämie sowie ein Hb (Hämoglobin) > 10 g/dl und die Gabe von Tranexamsäure erste Maßnahmen.
- Anschließend wird, bei Verfügbarkeit von ROTEM und Multiplate, nach den Ergebnissen therapiert. Die nächsten Schritte sind meist die Gabe von Desmopressin (**Cave:** Blutdruckabfälle).

121.6.5 Besonderheiten

- Wärmemanagement mit Wärmematte und Infusionswärmer
- Cell-Saver
- Pulmonalarterienkatheter bei Patienten mit deutlich reduziertem Herzzeitvolumen oder bekannter pulmonaler Hypertonie: Dokumentation von PAP (pulmonalarterieller Druck), HI (Herzindex), SVRI (systemischer Gefäßwiderstandsindex), PVRI (pulmonaler Gefäßwiderstandsindex), pulmonalarterieller Verschlussdruck (PAWP), Einschwemmen bei Aortenklappenstenose erst nach Thorakotomie
- bei ST-Streckenveränderungen, vermehrten ventrikulären Extrasystolen oder weiteren Auffälligkeiten Oberarzt und Operateur informieren

121.6.6 Postoperatives Vorgehen und Überwachung

- Prinzipiell Fast Track mit rascher Extubation sogar im OP-Saal möglich, sofern:
  - unkomplizierter OP-Verlauf mit kurzer Einlungenventilationszeit und postoperativer guter Oxygenierung
  - unauffälliges EKG
  - Körpertemperatur Blase > 36,5 °C
  - vor Extubation unbedingt Thoraxdrainage mit Wasserschloss und ausreichend Sog anschließen

Alternativ: Transfer auf die ICU, intubiert und beatmet in Analgosedierung mit Propofol

121.7 Myokardrevaskularisation ohne Einsatz der Herz-Lungen-Maschine (OPCAB)

Michael Winterhalter, Daniel Lohr

Überblick

Basisinfos

- ITN (Intubationsnarkose) oral
- Operationszeit 3–5 h
- postoperativ ICU (Intensive Care Unit)

Material

- Blasenkatheter mit Temperatursonde
- Schleuse 8,5 F
- Wärmeunterdecke
- arterielle Kanüle
- Ultraschallgerät
- Blutgruppe + 4 Erythrozytenkonzentrate
- Schrittmacher mit Set
- BGA- und ACT-Gerät (BGA: Blutgasanalyse, ACT: „activated clotting time“)
- ZVK (zentraler Venenkatheter) vierlumig VJI (V. jugularis interna) rechts
- Linear- und TEE-Sonde (transösophageale Echokardiografie)
- Defibrillator mit Klebepads
- HZV-Modul (HZV: Herzzeitvolumen)
- PVK (periphere Venenverweilkanüle) 1-mal 18 G, 1-mal 16 G
- Cell-Saver
- ggf. BIS (Bispektralindex)

Medikamente

- Tranexamsäure, Heparin, Protamin
- 2 g Cephalozolin, alternativ 1,5 g Cefuroxim als Kurzinfusion

121.7.1 Material und Medikamente

Material

- PVK 1,3 mm (18 G) und 1,8 mm (16 G)
- arterielle Kanüle
- Alpha-Card
- ZVK vierlumig VJI
- Druckmessung arteriell
- PiCCO-Katheter (PiCCO: „pulse contour cardiac output“)
- Pulmonalarterienkatheter
- Wärmedecke mit System
- Blasenkatheter mit Temperaturmessung
- Ultraschallgerät mit Linear- und TEE-Sonde (TEE: transösophageale Echokardiografie)
- temporärer externer Schrittmacher
- Schleuse 8,5 F
- transvenöses Schrittmacherset
- Defibrillator mit Klebepads
- BGA- und ACT-Gerät (BGA: Blutgasanalyse, ACT: „activated clotting time“)
- Cell-Saver
- Ultraschallvernebler für Inhalation per Tubus
- bei TIVA (totale intravenöse Anästhesie) BIS-Monitoring

Medikamente

- balancierte Vollelektrolytlösung, z. B. Jonosteril 500 ml
- Propofol (1 %) 0,5–2 mg/kgKG zur Einleitung
- ggf. Etomidat 20 mg/10 ml (2 mg/ml) 0,3 mg/kgKG
- Rocuronium (100 mg/10 ml) 0,6 mg/kgKG
- Sufentanil-Perfusor (5 µg/1 ml) 0,5–1 µg/kgKG/h i. v. bis Thoraxverschluss
- Propofol-1-%-Perfusor 4–6 mg/kgKG/h zur Narkoseaufrechterhaltung
  - alternativ: Sevofluran (1,2–2,0 Vol% nach Wirkung) 0,7–1,0 MAC (minimale alveoläre Konzentration)
- Midazolam (5 mg/5 ml)
- 2 g Cephalozolin, alternativ Cefuroxim 1,5 g als Kurzinfusion
- Atropin (0,5 mg/ml)
- Noradrenalin (4 µg/ml) 10 ml
- Adrenalin (4 µg/ml) 10 ml
- Noradrenalin-Perfusor mit 5 mg/50 ml (100 µg/ml)
- Dobutamin-Perfusor mit 250 mg/50 ml (5 mg/ml)
- Heparin (25 000 I.E./5 ml) 400 I.E./kgKG
- Protamin (5000 I.E./5 ml) Kurzinfusion mit 300 I.E./kgKG
- Tranexamsäure 2 g in 100 ml NaCl vor Schnitt (halbe Dosis bei GFR [glomeruläre Filtrationsrate] < 50 ml/min)
- Tranexamsäure-Perfusor (1 g/50 ml) 2 mg/kgKG/h (halbe Dosis bei GFR < 50 ml/min)
- ggf. Milrinon (1 mg/ml)
- ggf. Iloprost (5 mg/ml)

121.7.2 Eingangsbemerkung

- Die koronare Bypasschirurgie kann am schlagenden Herzen durchgeführt werden.
- Der Verzicht auf die Herz-Lungen-Maschine (HLM) und Herzstillstand geht mit einer Verminderung von Komplikationen wie Blutungen, Myokardischämie, Schlaganfall und Verletzungen der großen Gefäße einher.
- Bei kreislaufinstabilen Patienten wird der Eingriff oft unter liegender HLM-Kanülierung oder unter laufender HLM zur Kreislaufstabilisierung („Beating-Heart“) durchgeführt.

- Nachteile des Verfahrens sind eine längere Eingriffszeit und eine anspruchsvollere hämodynamische Kontrolle durch die Anästhesie.
- Meist wird eine konstante Herzfrequenz und ein arterieller Mitteldruck um die 80/min bzw. 60–80 mmHg benötigt.

121.7.3 Anästhesieeinleitung

- Basismonitoring mit 5-Kanal-EKG und NIRS (Karotisstenosen)
- Wärmeunterdecke und Infusionswärmer
- Anlage arterieller Katheter, da häufig totale arterielle Revaskularisation ohne Venengraft; vorab klären, welche A. radialis der Operateur für die Revaskularisation am Herzen vorgesehen hat.
- Raumluft-BGA (Blutgasanalyse), Bedside-Test und ACT
- ZVK bei stabilen Patienten bevorzugt in die VJI rechts, sonografisch gesteuert mit Alpha-Card-Kontrolle.
- Bei instabilen Patienten empfiehlt es sich, zunächst den arteriellen Zugang und dann den zentralvenösen Zugang vor der Gabe von Sedativa zu platzieren.
- Standardeinleitung:
  - sorgfältige Präoxygenierung
  - Midazolam 3–5 mg, Sufentanil 0,5 µg/kgKG, Propofol 0,5–2 mg/kgKG, Rocuronium 0,6 mg/kgKG
  - ggf. Etomidat 20 mg/10 ml (2 mg/ml); 0,3 mg/kgKG
  - FiO_2 0,8 nach Intubation
  - MAD (mittlerer arterieller Druck) 60–80 mmHg, ggf. Noradrenalin
  - ZVK, Schleuse, ggf. PiCCO-Anlage
  - Anlagerung beider Arme
  - Anlage TEE-Sonde unter Videolaryngoskopie
  - Blasenkatheter
  - 2 g Cephalozolin, alternativ Cefuroxim 1,5 g als Kurzinfusion
  - Tranexamsäure 2 g in 100 ml NaCl vor Schnitt (halbe Dosis bei GFR < 50 ml/min)

121.7.4 Anästhesieführung

- aktive Wärmeunterlage, Infusionswärmer
- im Saal Tranexamsäure-Perfusor
- Aufrechterhaltung der ITN mit Sufentanil- und Propofol-Perfusor 4–6 mg/kgKG (BIS-Monitoring), alternativ: volatile Anästhesie
- Aufrechterhaltung eines MAD von 70–80 mmHg
- Normoventilation, Normokapnie FiO_2 1,0
- TEE vor Schnitt und nach Revaskularisierung, während Luxation kontinuierliche Messung des diastolischen PAP via Pulmonalarterienkatheter als Maß für LAP
- Apnoe bei Sternotomie
- Heparin-Gabe auf Aufforderung des Operateurs
- 2. Gabe Cephalozolin bzw. Cefuroxim 3 h nach erster Gabe
- 5 min nach Heparin: ACT, BGA unter FiO_2 1,0, Wiederholung im Saal nach Heparin-Gabe vor HLM-Beginn, ACT alle 30 min unter HLM
- Urinmenge stündlich dokumentieren
- Nach Annahme der Schrittmacherdrähte vom Operateur immer Test
- Schrittmacher sicher am Tisch fixieren
- TEE-Kontrollen
- ROTEM (Rotationsthrombelastometrie) und Multiplate zum Zeitpunkt der zentralen Anastomosen
- Protamin auf Ansage des Operateurs langsam über 10 min i. v. (Rechtsherzbelastung), 5 min nach Gabe ACT-Kontrolle

Vorsicht

- hoher Volumenbedarf, Vollelektrolytlösung bevorzugen, auf Diurese achten, Monitoring
- Ziel: MAD 70–80 mmHg
- Luxation des Herzens zur distalen Anastomose Hinterwand: Volumenbolus, zuvor MAD auf 90 mmHg erhöhen
- bei Herzfrequenz < 50/min Schrittmacher-Pacing in Absprache mit Operateur
- bei Herzfrequenz > 90/min ggf. Beta-Blockade
- Bei zunehmender Instabilität als Zeichen der Koronarischämie sofort den Operateur informieren.
- Rhythmusstörungen (2 g Magnesium, ggf. Betablocker oder Lidocain, Kalium überprüft?), Info an Operateur
- Defibrillator, ggf. mit geklebten Paddles bei instabilen Patienten
- Sternotomie (Apnoe!, Verletzung großer Gefäße/Lunge/rechter Ventrikel, insbesondere bei Re-Thorakotomie)
- Störungen des Gasaustauschs (Recruitment, Pleuraflüssigkeit, ggf. ECLS [extrakorporale Membranoxygenierung])
- Bei hämodynamischer oder respiratorischer Instabilität rasche Initiierung HLM (Heparin-Bolus 400 I.E./kgKG und sofern ACT < 150 nach 5 min), Cefuroxim 1g
- Bei Blutungskomplikationen sind zum Gerinnungsmanagement Normothermie, normaler pH, Normokalzämie sowie ein Hb > 10 g/dl und die Gabe von Tranexamsäure erste Maßnahmen.
- Die Entscheidung über zusätzliche Gerinnungsfaktoren wie PPSB, FVIII, FXIII etc. möglichst nach Point-of-Care-Gerinnungsdiagnostik, z. B. Quantra, ROTEM, Multiplate und Standardlabor.
  Die Gabe der Gerinnungsfaktoren erfolgt erst nach der Antagonisierung von Heparin mit Protamin während der Blutstillung.
- akute Blutverluste mit EK und FFP ersetzen. **Cave:** Volumenbelastung

121.7.5 Besonderheiten

- Wärmemanagement mit Wärmematte und Infusionswärmer
- mindestens 2-mal intraoperative HZV-Bestimmung (TEE, Pulskonturanalyse, Pulmonalarterienkatheter), auch zum Volumenmanagement
- Cell-Saver
- Pulmonalarterienkatheter: Dokumentation von PAP (pulmonalarterieller Druck), HI (Herzindex), SVRI (systemischer Gefäßwiderstandsindex), PVRI (pulmonaler Gefäßwiderstandsindex), pulmonalarterieller Verschlussdruck (PAWP), Einschwemmen bei Aortenklappenstenose erst nach Thorakotomie
- TEE: Sondeneinlage und vollständige Untersuchung nach Einleitung und bei Thoraxverschluss durch Oberarzt
- in der Abschluss-TEE: Klappenfunktion, Leckage, Stenosegradient, Pumpfunktion, Wandbewegungsstörungen
- bei ST-Streckenveränderungen, vermehrten ventrikulären Extrasystolen oder weiteren Auffälligkeiten Oberarzt und Operateur informieren
  - Hämodynamik muss bei und nach Enukleation des Herzens stabil sein. Die Kombination aus Pacing, Vasopressor- und Volumengabe erfordert viel Aufmerksamkeit des Anästhesisten, da die Opertion am schlagenden Herzen stattfindet.
  - Wärmemanagement wichtiger
  - zur Einleitung, je nach Komorbidität, zusätzlich Shaldon-Katheter

121.7.6 Postoperatives Vorgehen und Überwachung

- Prinzipiell frühzeitige Extubation, sogar im Saal möglich. Alternativ Transfer auf die ICU, intubiert beatmet in Analgosedierung mit Propofol. Extubationskriterien:
  - problemloser intraoperativer Verlauf
  - keine Ischämiezeichen
  - gute Oxygenierung
  - keine Nachblutung
  - Temperatur Blase/rektal > 37,0 °C
- Thoraxdrainage mit Sog und Wasserschloss, 2 g Cephalozolin, alternativ Cefuroxim 1,5 g als Kurzinfusion bei Aufnahme auf ICU, Wiederholung je nach 6 h, danach beendet (3 Gaben auf Intensivtherapiestation).
- Postoperative Analgesie mit Nichtopioid (Metamizol) und ggf. zusätzlich mit Opioid (Oxycodon/Naloxon [bei Niereninsuffizienz Hydromorphon] p. o. und Piritramid i. v. kurzfristig).

121.8 Operationen am Herzen mit Einsatz der Herz-Lungen-Maschine (Aortokoronare Bypassoperation, Herzklappen)

Michael Winterhalter, Daniel Lohr

Überblick

Basisinfos

- ITN (Intubationsnarkose) oral
- Operationszeit 3–5 h
- postoperativ ICU (Intensive Care Unit)

Material

- Blasenkatheter mit Temperatursonde
- Schleuse 8,5 F
- Wärmeunterdecke
- arterielle Kanüle
- Ultraschallgerät
- Blutgruppe + 4 Erythrozytenkonzentrate
- Schrittmacher mit Set
- BGA- und ACT-Gerät (BGA: Blutgasanalyse, ACT: „activated clotting time")
- ZVK (zentraler Venenkatheter) 3–5lumig VJI (V. jugularis interna) rechts
- Linear- und TEE-Sonde (transösophageale Echokardiografie)
- Defibrillator mit Klebepads und internen Schocklöffeln
- NIRS (Nahinfrarotspektroskopie), ggf. BIS (Bispektralindex)
- PVK (periphere Venenverweilkanüle) 1-mal 18 G, 1-mal 16 G
- Pulmonalarterienkatheter

Medikamente

- Tranexamsäure, Heparin, Protamin
- 2 g Cephalozolin, alternativ 1,5 g Cefuroxim als Kurzinfusion

121.8.1 Material und Medikamente

Material

- PVK 1,3 mm (18 G) und 1,8 mm (16 G)
- arterielle Kanüle
- Alpha-Card
- ZVK vierlumigVJI
- Druckmessung arteriell
- ggf. PiCCO-Katheter (PiCCO: „pulse contour cardiac output")
- ggf. Pulmonalarterienkatheter bei Patienten mit pulmonaler Hypertonie oder deutlich reduziertem Herzzeitvolumen
- ggf. Shaldon-Katheter 12 F für Revisions-Operation oder Dialyse-Patient
- Wärmedecke mit System
- Blasenkatheter mit Temperaturmessung
- Ultraschallgerät mit Linear- und TEE-Sonde
- temporärer externer Schrittmacher
- Schleuse 8,5 F
- ggf. transvenöses Schrittmacherset
- Defibrillator mit Klebepads
- BGA- und ACT-Gerät
- Cell-Saver
- Ultraschallvernebler für Inhalation per Tubus
- NIRS-Gerät
- bei TIVA (totale intravenöse Anästhesie) BIS-Monitoring

Medikamente

- balancierte Vollelektrolytlösung, z. B. Jonosteril 500 ml
- Propofol (1 %) 0,5–2 mg/kgKG zur Einleitung
- ggf. Etomidat 20 mg/10 ml (2 mg/ml) 0,3 mg/kgKG
- Rocuronium (100 mg/10 ml) 0,6 mg/kgKG
- Sufentanil-Perfusor (5 µg/1 ml) 0,5–1 µg/kgKG/h i. v. bis Thoraxverschluss
- Propofol-1-%-Perfusor 4–6 mg/kgKG/h zur Narkoseaufrechterhaltung
  - alternativ: Sevofluran (1,2–2,0 Vol% nach Wirkung) 0,7–1,0 MAC (minimale alveoläre Konzentration)
- Midazolam (5 mg/5 ml)
- 2 g Cephalozolin, alternativ Cefuroxim 1,5 g als Kurzinfusion
- Atropin (0,5 mg/ml)
- Noradrenalin (4 µg/ml) 10 ml
- Adrenalin (4 µg/ml) 10 ml
- Noradrenalin-Perfusor mit 5 mg/50 ml (100 µg/ml)
- Dobutamin-Perfusor mit 250 mg/50 ml (5 mg/ml)
- Heparin (25 000 I.E./5 ml) 400 I.E./kgKG
- Protamin (5000 I.E./5 ml) Kurzinfusion mit 300 I.E./kgKG
- Tranexamsäure 2 g in 100 ml NaCl vor Schnitt (halbe Dosis bei GFR [glomeruläre Filtrationsrate] < 50 ml/min)
- Tranexamsäure-Perfusor (1 g/50 ml) 2 mg/kgKG/h (halbe Dosis bei GFR < 50 ml/min)
- ggf. Milrinon (1 mg/ml)
- ggf. Iloprost (5 mg/ml)
- ggf. Levosimendan

121.8.2 Eingangsbemerkung

- Die Herz-Lungen-Maschine (HLM) wird zur Aufrechterhaltung der Organperfusion bei Eingriffen mit Bedarf eines Herzstillstandes eingesetzt. Eine Herzaktion ist prinzipiell auch unter laufender HLM möglich („Beating-Heart").
- Der Einsatz der HLM erfordert immer eine volle Antikoagulation. Diese wird mit Heparin unter Monitoring der ACT durchgeführt.
- Ziel sollte es sein, die Zeit des Herzstillstandes so kurz wie möglich zu halten.
- Um den Herzstillstand herbeizuführen, werden die V. cava und Aorta ascendens durch Thorakotomie freigelegt und diese mit der venösen und arteriellen Kanüle der HLM kanüliert.
- Proximal der arteriellen Kanüle wird abgeklemmt und Kardioplegielösung injiziert. Diese fließt retrograd in die Koronarien und führt dort zur reversiblen Asystolie.
- Die Kardioplegie wird regelmäßig wiederholt.
- Nach Öffnen der Aortenklemme wird in der Reperfusionsphase eine normale Koronardurchblutung etabliert und etwaige Luft aus den Ventrikeln entleert.
- Die Dokumentation der Zeiten „Aortenabklemmzeit" und „HLM-Zeit" ist bei diesen Eingriffen obligat.
- Nach Beendigung der HLM unter stabilisierten Kreislaufverhältnissen erfolgt die Antagonisierung von Heparin und die Blutstillung.
- Der Transfer auf die ICU erfolgt intubiert und unter Analgosedierung mit Propofol.

121.8.3 Anästhesieeinleitung

- Basismonitoring (EKG, SpO_2 und Blutdruck) und NIRS (insbesondere bei Karotisstenosen oder Aorteneingriffen)
- Wärmeunterdecke und Infusionswärmer
- Anlage arterieller Katheter bevorzugt in die nicht dominante Hand unter Lokalanästhesie und Sonografie
- Raumluft-BGA (Blutgasanalyse), Bedside-Test und ACT
- ZVK bei stabilen Patienten bevorzugt in die VJI rechts, sonografisch gesteuert mit Alpha-Card-Kontrolle; Ausnahme: Mitralklappenoperation bei Bedarf einer bikavalen Kanülierung
- Bei instabilen Patienten empfiehlt es sich, zunächst den arteriellen Zugang und dann den zentralvenösen Zugang vor der Gabe von Sedativa mit Sonografie zu platzieren.
- Standardeinleitung:
  - sorgfältige Präoxygenierung
  - Midazolam 3–5 mg, Sufentanil 0,5 µg/kgKG, Propofol 0,5–2 mg/kgKG, Rocuronium 0,6 mg/kgKG
  - ggf. Etomidat 20 mg/10 ml (2 mg/ml) 0,3 mg/kgKG
  - FiO_2 0,8 nach Intubation
  - MAD (mittlerer arterieller Druck) 60–80 mmHg, ggf. Noradrenalin
  - ZVK, Schleuse, ggf. PiCCO-Anlage
  - Anlagerung beider Arme
  - Anlage TEE-Sonde unter Videolaryngoskopie
  - Blasenkatheter
  - 2 g Cephalozolin, alternativ Cefuroxim 1,5 g als Kurzinfusion

121.8.4 Anästhesieführung

- Aufrechterhaltung der ITN mit Sufentanil- und Propofol-Perfusor 4–6 mg/kgKG (BIS-Monitoring), alternativ: volatile Anästhetika
- Normoventilation und Normokapnie, FiO_2 1,0
- Aufrechterhaltung eines MAD von 60–80 mmHg
- im Saal Tranexamsäure-Perfusor
- TEE vor Schnitt und post-HLM: standardisierter Untersuchungsablauf mit Beurteilung der gesamten Herzfunktion und aller Klappen (strukturierter Untersuchungsablauf nach Shanewise).
- im Saal Heparin-Gabe nach Aufforderung des Operateurs
- 5 min nach Heparin: ACT, BGA unter FiO_2 1,0, Wiederholung im Saal nach Heparin-Gabe vor HLM-Beginn, ACT alle 30 min unter HLM
- Apnoe an der HLM in Absprache mit Operationsteam
- Zu Beginn und Ende des HLM-Bypass Urinmenge dokumentieren, unter HLM stündlich
- Apnoe bei Sternotomie (APL-Ventil [APL: „adjustable pressure limiting"] offen?)
- nach Annahme der Schrittmacherdrähte vom Operateur, immer testen vor HLM-Abgang
- Schrittmacher sicher am Tisch fixieren
- ROTEM (Rotationsthrombelastometrie) und Multiplate, sofern verfügbar, vor Heparin-Gabe und zum Ende der Aortenabklemmzeit, die Substitution der notwendigen Faktoren erfolgt nach den Ergebnissen nach Heparin-Antagonisierung nach HLM
- spätestens zum HLM-Abgang Oberarzt Anästhesie informieren (besser bei „Aorta auf")
- Check vor HLM-Abgang:
  - Normothermie
  - ausgeglichener pH-Wert
  - normales Kalzium und Kalium
  - Hb (Hämoglobin) > 8 g/dl
  - Reperfusion ca. ein Drittel der Aortenabklemmzeit (Aox-Zeit)
  - bei Oligurie unter HLM – **Cave:** Lungenödem (Oxygenierung? ggf. 20 mg Furosemid i. v.)
- Protamin auf Ansage des Operateurs langsam über 10 min i. v. (Rechtsherzbelastung), 5 min nach Gabe ACT-Kontrolle

Vorsicht

- häufig multimorbide Patienten
- Ziel: MAD 60–80 mmHg
- Rhythmusstörungen (2 g Magnesium, ggf. Betablocker oder Lidocain, Kalium überprüft?)
- Defibrillator, ggf. mit geklebten Paddles bei instabilen Patienten
- Sternotomie (Apnoe, Verletzung großer Gefäße/Lunge/rechter Ventrikel, insbesondere bei Re-Thorakotomie)
- Kanülierung der Aorta (**Cave:** Dissektion)
- HLM-Abgang (Links-/Rechtsherzdekompensation, Blutung [Inotropika, Iloprost per inhalationem, ECLS (extrakorporale Membranoxygenierung)]), bei Herzinsuffizienz ist vor HLM-Abgang bereits mit Dobutamin-Perfusor zu starten und ggf. Milrinon als Kurzinfusion zu verabreichen.
- bei Störung des Gasaustauschs (Recruitment, Pleuraflüssigkeit, ggf. ECLS)
- Bei Blutungskomplikationen sind zum Gerinnungsmanagement Normothermie, normaler pH, Normokalzämie sowie ein Hb > 10 g/dl und die Gabe von Tranexamsäure erste Maßnahmen.
- Anschließend wird, bei Verfügbarkeit von ROTEM und Multiplate, nach den Ergebnissen therapiert. Die nächsten Schritte sind meist die Gabe von Desmopressin (**Cave:** Blutdruckabfälle)
- Die Entscheidung über zusätzliche Gerinnungsfaktoren wie PPSB, FVIII, FXIII etc. möglichst nach Point-of-Care-Gerinnungsdiagnostik, z. B. Quantra, ROTEM, Multiplate und Standardlabor.
  Die Gabe der Gerinnungsfaktoren erfolgt nach Abgang von der HLM während der Blutstillung, akute Blutverluste mit EK und FFP ersetzen. **Cave:** Volumenbelastung
- Clotting der HLM tritt selten bei HIT II (heparininduzierte Thrombozytopenie) auf, dann sofortige Massentransfusion, mechanische Reanimation und Fortführung der Antikoagulation, z. B. mit Argatroban; ECLS per Femoralgefäß oder Femoralgefäß + rechte VJI

121.8.5 Besonderheiten

- generell:
  - Aortokoronare Bypassoperation ACVB: Patienten sind jederzeit Ischämie gefährdet
  - sofern „Fast-Track"-Eingriff geplant, nach Narkoseeinleitung Remifentanil statt Sufentanil verwenden
  - Vor Schnitt immer die RV-Funktion (RV: rechter Ventrikel) beurteilen.
  - Rechtskardiale Dekompensationen sind bei Maschinenabgang schwerer zu Detektieren und werden im Gegensatz zu linkskardialen Dekompensationen durch Volumengabe/Trendelenburg-Lagerung verschlechtert.
  - Bei eingeschränkter RV-Funktion mit pAHT (pulmonalarterieller Hypertonie) vor HLM sollte zum Maschinenabgang liberal mit Inotropika (Milrinon und Dobutamin/Adrenalin) sowie inhaltivem Prostaglandin/NO/Bronchodillatatoren behandelt werden.
- Aortenklappenersatz:
  - spezifische Komplikationen sind AV-Block Grad III, Schlaganfall und Luftembolie, insbesondere der RCA (rechte Koronararterie), nach „Aorta auf"
  - Schrittmacher immer DDD oder VVI, in Rücksprache mit Operateur vor Maschinenabgang Karotidendruck bei „Aorta auf"
  - In der TEE auf Luft (meist im Apex) hinweisen, gutes Entlüften durch Lagerung und Recruitment unter HLM, EKG und NIRS bei „Aorta auf" beobachten.
- minimalinvasiver Aortenklappenersatz:
  - Problem: partielle Sternotomie erschwert die Beurteilung durch den Operateur.
  - TEE: Blutungen (Pleura), Ballonieren des Ventrikels durch Kardioplegie bei Aortenklappeninsuffizienz (AI)
  - restliches Vorgehen wie bei Aortenklappenersatz
- Trikuspidalklappeneingriffe: siehe hohes Risiko einer Rechtsherzdekompensation
- Mitralklappenersatz:
  - Der operative transatriale Zugang erfordert eine bikavale venöse Kanülierung, deshalb den ZVK bevorzugt in die linke VJI 16 cm Hautniveau oder zurückziehen, sonst drohen Fehllage während HLM, Festnähen, Abscheren und weitere Folgekomplikationen mit dem ZVK.
  - Häufig Inotropika zum Maschinenabgang.
- Klappenersatz bei Endokarditis:
  - häufig Blutungskomplikationen, HLM und post-HLM SIRS (systemisches inflammatorisches Response-Syndrom), ARDS („acute respiratory distress syndrome") und akutes Nierenversagen
  - Antibiotikaregime exakt mit Operateur kommunizieren
  - bei Einleitung zusätzlich Shaldon- und PiCCO-/Pulmonalarterienkatheter
- Kombinationseingriffe:
  - meist längere Operationszeit und schwerkranke Patienten
  - Hämodynamik und Blutung bei und nach Maschinenabgang oft schwieriger
  - Wärmemanagement wichtiger
  - TEE
  - zur Einleitung, je nach Komorbidität, zusätzlich Shaldon-, PiCCO-/Pulmonalarterienkatheter
- Pulmonalarterienkatheter:
  - Dokumentation von PAP (pulmonalarterieller Druck), HI (Herzindex), SVRI (systemischer Gefäßwiderstandsindex), PVRI (pulmonaler Gefäßwiderstandsindex), pulmonalarterieller Verschlussdruck (PAWP)
  - Einschwemmen bei Aortenklappenstenose erst nach Thorakotomie

- TEE: Sondeneinlage und vollständige Untersuchung nach Einleitung und nach HLM-Abgang durch Oberarzt
- IABP (intraaortale Ballonpumpe): ggf. bei kritischen Patienten vor HLM-Abgang (schlechte Datenlage, daher kaum noch Einsatz)
- evtl. abweichende Kanülierung über Femoralgefäße bei Re-Thorakotomien
- Bei ST-Streckenveränderungen, vermehrten ventrikulären Extrasystolen oder weiteren Auffälligkeiten Oberarzt und Operateur informieren.

121.8.6 Postoperatives Vorgehen und Überwachung

- Am Operationsende erfolgt der Transfer auf die Intensivtherapiestation intubiert, beatmet in Analgosedierung mit Propofol. Die Extubation erfolgt dort. 2 g Cephalozolin, alternativ Cefuroxim 1,5 g als Kurzinfusion bei Aufnahme, Wiederholung je nach 6 h, danach beendet (3 Gaben auf Intensivtherapiestation).
- Postoperative Analgesie mit Nichtopioid (Metamizol) und ggf. zusätzlich mit Opioid (Oxycodon/Naloxon [bei Niereninsuffizienz Hydromorphon] p. o. und Piritramid i. v. kurzfristig).

122 Minimalinvasive kardiologische Interventionen

122.1 Anästhesie im Herzkatheterlabor (Koronarangiografien und andere Interventionen)

Katharina Puschmann, Daniel Lohr

Überblick

Basisinfos
- Analgosedierung/ITN (Intubationsnarkose) oral
- Operationszeit 1–2 h
- Blutgruppe
- postoperativ ITS (Intensivtherapiestation)

Material
- Blasenkatheter
- Schleuse 8,5 F
- Wärmedecke
- arterielle Kanüle
- Ultraschallgerät
- Schrittmacher mit Set
- Wärmeunterdecke
- ZVK dreilumig VJI (V. jugularis interna) links
- Linearsonde
- Kreuzprobe erfolgt
- Defibrillator mit Klebepads
- Temperaturmonitoring
- PVK (periphere Venenverweilkanüle) 1-mal 18 G, 1-mal 16 G
- TEE-Sonde (TEE: transösophageale Echokardiografie)
- Gesichtsmaske
- Kapnometrie

Medikamente
- 2 g Cephalozolin, alternativ 1,5 g Cefuroxim als Kurzinfusion

122.1.1 Material und Medikamente

Material

- PVK 1,3 mm (18 G) und 1,8 mm (16 G)
- arterielle Kanüle
- ZVK dreilumig VJI links
- Druckmessung arteriell
- Wärmedecke mit System
- Alpha-Card
- Blasenkatheter
- Temperaturmessung
- Ultraschallgerät mit Linear- und TEE-Sonde
- ggf. temporärer externer Schrittmacher
- Schleuse 8,5 F
- ggf. transvenöses Schrittmacherset
- Defibrillator mit Klebepads
- BGA (Blutgasanalyse) in der Nähe
- ACT-Gerät (ACT: „activated clotting time") in der Nähe

Medikamente

- balancierte Vollelektrolytlösung, z. B. Jonosteril 500 ml
- Propofol (1 %) 0,5–1 mg/kgKG zur Einleitung
- ggf. Etomidat 20 mg/10 ml (2 mg/ml) 0,3 mg/kgKG
- Sufentanil (50 µg/10 ml)
- Remifentanil-Perfusor 40 µg/ml (2 mg/50 ml)
- Cis-Atracurium 10 mg/5 ml (2 mg/ml); 0,2 mg/kgKG
- Rocuronium bei RSI („rapid sequence induction") 1 mg/kgKG
- Propofol-1-%-Perfusor 4–6 mg/kgKG/h zur Narkoseaufrechterhaltung
- 2 g Cephalozolin, alternativ Cefuroxim 1,5 g als Kurzinfusion
- Atropin (0,5 mg/ml)
- Noradrenalin (4 µg/ml) 10 ml
- Adrenalin (4 µg/ml) 10 ml
- Noradrenalin-Perfusor (0,04 mg/ml) 50 ml
- ggf. Noradrenalin-Perfusor (5 mg/50 ml) am ZVK
- ggf. Dobutamin-Perfusor mit 250 mg/50 ml (5 mg/ml)
- ggf. Nitroglycerin (1 mg/10 ml) NaCl 0,9 %
- Heparin (25 000 I.E./5 ml) 100–200 I.E./kgKG; Ziel: 250–300s
- Protamin (5000 I.E./5 ml)

122.1.2 Eingangsbemerkung

- Minimalinvasive kardiologische Interventionen werden zu 98 % in Lokalanästhesie ohne Unterstützung der Anästhesie durchgeführt. Das Eingriffsspektrum der Anästhesie im Herzkatheterlabor reicht von Standby-Leistungen bei elektiven Eingriffen bis zur ungeplanten Notfallversorgung instabiler, kritisch kranker Patienten. In jedem Fall geht es um die Versorgung (potenziell) vital gefährdeter Patienten.
- Wichtig ist daher im Vorfeld eine interdisziplinäre Absprache und idealerweise Teamtrainings für Notfallsituationen. Es sollten ebenso Absprachen bezüglich der Versorgung mit ECLS-Systemen (ECLS: extrakorporaler Life support) getroffen worden sein.
- Für die Anästhesie muss jederzeit Intubations- und Defibrillationsbereitschaft sowie die Möglichkeit zur invasiven hämodynamischen Therapie und Diagnostik vorliegen.
- Ein Notfalllabor, idealerweise mit Thrombelastometrie, Blutbank, BGA sowie ACT-Bestimmung, sollten räumlich nah vorhanden sein.

122.1.3 Anästhesieeinleitung

Drei Anästhesie-Möglichkeiten:

1. Wahl: Anästhesie-Standby
2. Wahl: Analgosedierung bei Spontanatmung
3. Wahl: Allgemeinanästhesie bei Komplikationen, instabilen Patienten und/oder mangelnder Kooperationsfähigkeit oder -bereitschaft

- Basismonitoring mit EKG, dabei sollte darauf geachtet werden das die EKG-Elektroden nicht das spätere Durchleuchten stören.
- Wärmeunterdecke und Infusionswärmer werden bei elektiven Patienten angebracht.
- Ggf. abhängig vom Zugangsweg der Kardiologen (radial vs. femoral) Anlage arterieller Katheter bevorzugt in die nicht dominante Hand unter Lokalanästhesie und Sonografie.
- Raumluft-BGA (Blutgasanalyse), Bedside-Test und ACT
- Die weiteren Vorbereitungen richten sich nach der Dringlichkeit des Eingriffs und dem Zustand des Patienten:
  - Bei instabilen Patienten empfiehlt es sich, zunächst den arteriellen Zugang und dann den zentralvenösen Zugang vor der Gabe von Sedativa zu platzieren.
  - Bei elektiven, stabilen und nüchternen Patienten ohne Kontraindikationen von Seiten der Anästhesie oder Kardiologie ist eine Analgosedierung aufgrund der höheren Kreislaufstabilität vorzuziehen.
- Auf ZVK kann bei entsprechender Erfahrung des gesamten Teams und guten peripheren Venenverhältnissen bei stabilen Patienten auch verzichtet werden. Wird ein ZVK benötigt, erfolgt die Anlage wach unter Lokalanästhesie in die linke VJI unter sterilen Kautelen mit sonografisch gesteuerter Punktion (VJI rechts bevorzugt für Schleuse oder ECLS, weniger Extrasystolen durch Draht).
- Propofol-, Noradrenalin- und ggf. Remifentanil-Perfusor anschließen und Perfusoren in Standby.
- Antibiotikaprophylaxe 2 g Cephalozolin, alternativ 1,5 g Cefuroxim als Kurzinfusion nur auf Wunsch der Kardiologie.
- Standardeinleitung:
  - Analgosedierung:
    - initial Remifentanil-Perfusor 0,05–0,15 µg/kgKG/min und 20 mg Propofol i. v.
    - Aufrechterhaltung mit Propofol-Perfusor 0,5–2 mg/kgKG/h mit Erhalt der Spontanatmung
    - Vorteil ist die größere hämodynamische Stabilität
    - unter Analgosedierung bei OSAS (obstruktives Schlafapnoesyndrom) ggf. Wendl-Tubus mit Lidocain-Gel oder Guedel-Tubus platzieren
    - Gesichtsmaske mit Überwachung der Respiration per Kapnografie.
  - Intubationsnarkose:
    - Remifentanil-Perfusor 0,3–0,5 µg/kgKG/min, dann 0,1–0,2 µg/kgKG/min
    - Propofol 1 %, 0,5–1 mg/kgKG fraktioniert und langsam injiziert zur Einleitung; ggf. Etomidat 0,3 mg/kgKG
    - Cis-Atracurium 0,2 mg/kgKG
    - Propofol-1-%-Perfusor 4–6 mg/kgKG/h zur Narkoseaufrechterhaltung
    - Minimal-Flow-Anästhesie (Flow < 0,5 l/min)
    - Zu beachten ist ein stabiler MAD (mittlerer arterieller Druck) von 60–80 mmHg, primär durch Einsatz des Noradrenalin-Perfusors schon während der Einleitung.
    - FiO_2 0,8 nach Intubation
    - Anlagerung beider Arme, Anbringen der Defipads
    - BGA unter FiO_2 0,8 erfolgt nach Heparin-Gabe und ACT-Bestimmung
    - TEE-Platzierung unter Videolaryngoskopie, Status Präintervention

122.1.4 Anästhesieführung

- Aufrechterhaltung der ITN mit Propofol und Remifentanil, alternativ Sevofluran
- Normoventilation und Normokapnie.
- Aufrechterhaltung eines MAD von 60–80 mmHg
- Falls periinterventionelle TEE gewünscht: standardisierter Untersuchungsablauf mit Beurteilung der gesamten Herzfunktion und aller Klappen (strukturierter Untersuchungsablauf nach Shanewise).
- Schrittmacher sicher am Tisch fixieren
- Nach Koronarstenting ggf. TEE-Kontrolle insbesondere auf neu aufgetretene Wandbewegungsstörungen und Perikarderguss
- möglichst Extubation im Operationssaal, ITS-Überwachung

Vorsicht

- grundsätzlich multimorbide Patienten
- hohes Risiko einer Koronarischämie
- Ziel: MAD 60–80 mmHg
- Rhythmusstörungen (ZVK) und Nachlastabfälle (Einleitung) können deletäre Folgen haben: Aufrechterhaltung der Nachlast mit Noradrenalin
- Defibrillator, ggf. mit geklebten Paddles bei instabilen Patienten in Bereitschaft
- Bei Blutungskomplikationen sind zum Gerinnungsmanagement Normothermie, normaler pH, Normokalzämie sowie ein Hb > 10 g/dl und die Gabe von Tranexamsäure erste Maßnahmen. Fibrinogenkonzentrat ist Gerinnungsfaktor erster Wahl, das höchste Koronarthromboserisiko ist mit der Gabe von PPSB (Prothrombinkomplexpräparat) verknüpft.
- ECLS in V. femoralis oder V. femoralis + rechte VJI und A. femoralis im Notfall implantieren

122.1.5 Postoperatives Vorgehen und Überwachung

- Am Operationsende erfolgt die Extubation. Postoperativ Verlegung auf die ITS.
- Postoperative Analgesie mit Nichtopioid (Metamizol) und ggf. zusätzlich mit Opioid (Piritramid i. v. kurzfristig).

122.2 Minimalinvasive Aortenklappenimplantation (TAVI)

Katharina Puschmann, Daniel Lohr

Überblick

Basisinfos
- ITN (Intubationsnarkose) oral
- Operationszeit 1–3 h
- Blutgruppe
- postoperativ ITS (Intensivtherapiestation)

Material
- Blasenkatheter
- evtl. Schleuse 8,5 F
- Wärmedecke
- arterielle Kanüle
- Ultraschallgerät
- Schrittmacher mit Set
- Wärmeunterdecke
- ZVK dreilumig VJI (V. jugularis interna) links
- Linearsonde
- Kreuzprobe folgt
- Defibrillator mit Klebepads
- Temperaturmonitoring
- PVK (periphere Venenverweilkanüle) 1-mal 18 G, 1-mal 16 G
- TEE-Sonde (TEE: transösophageale Echokardiografie)
- Gesichtsmaske, Kapnometrie

Medikamente
- 2 g Cephalozolin, alternativ 1,5 g Cefuroxim als Kurzinfusion

122.2.1 Material und Medikamente

Material

- PVK 1,3 mm (18 G) und 1,8 mm (16 G)
- arterielle Kanüle
- ggf. ZVK dreilumig VJI links
- Druckmessung arteriell
- Wärmedecke mit System
- Alpha-Card
- Blasenkatheter
- Temperatursonde
- Ultraschallgerät mit Linear- und TEE-Sonde
- temporärer externer Schrittmacher
- ggf. Schleuse 8,5 F
- ggf. transvenöses Schrittmacherset

Medikamente

- balancierte Vollelektrolytlösung, z. B. Jonosteril 500 ml
- Propofol (1 %) 0,5–1 mg/kgKG zur Einleitung
- ggf. Etomidat 20 mg/10 ml (2 mg/ml) 0,3 mg/kgKG
- Remifentanil-Perfusor (2 mg/50 ml) 40 µg/ml
- Cis-Atracurium 10 mg/5 ml (2 mg/ml) 0,2 mg/kgKG
- Sevofluran (0,8–2,0 Vol% nach Wirkung) 0,5–0,7 MAC (minimale alveoläre Konzentration), alternativ Propofol 4–6 mg/kgKG/h
- 2 g Cephalozolin, alternativ Cefuroxim 1,5 g als Kurzinfusion
- Atropin (0,5 mg/ml)
- Noradrenalin (4 µg/ml) 10 ml
- Noradrenalin-Perfusor (0,04 mg/ml) 50 ml
- ggf. Noradrenalin-Perfusor (5 mg/50 ml)
- ggf. Dobutamin-Perfusor 250 mg/50 ml (5 mg/ml)
- ggf. Nitroglycerin (1 mg/10 ml) NaCl 0,9 %
- Heparin (25 000 I.E./5 ml) 150–200 I.E./kgKG; Ziel: 250–300s
- Protamin (5000 I.E./5 ml)

122.2.2 Eingangsbemerkung

- minimalinvasive Implantation einer Aortenbioklappe nach Ballonvalvuloplastie
- Einbringen des klappentragenden Stents über ein transapikal oder transfemoral platziertes Portsystem unter Durchleuchtung und funktionellem Herzstillstand für maximal 20 s durch „rapid pacing" per temporärem Schrittmacher. Selbiger platziert von der Anästhesie per 8,5-F-Schleuse in rechter VJI, Kardiologie per V. femoralis oder Herzchirurgie per Minithorakotomie.
- HLM-Bereitschaft (HLM: Herz-Lungen-Maschiene)
- Die transfemoralen TAVI können in Analgosedierung oder Allgemeinanästhesie durchgeführt werden. Bei Kontraindikationen zur Analgosedierung seitens der Anästhesie oder der Kardiologie (z. B. erwartete schwierige Intervention) wird eine Allgemeinanästhesie durchgeführt.
- TEE-Kontrolle in Rücksprache mit Operateur, nicht zwingend periprozedural notwendig. Ausführliches periprozedurales TEE nur in ITN, nicht in Analgosedierung empfohlen.
- Die Vorbereitung und Auswahl des klappentragenden Stents erfolgt mittels präoperativer CT-Untersuchung der Aortenwurzel. Dadurch ist die Wahl des richtigen Stents exakt und präzise möglich und eine periinterventionelle TEE nicht mehr notwendig.
- Vorbereitung von Station mit i. v. Zugang (mindestens 18 G) und Blasenkatheter (Wechselzeiten)

- Antikoagulationskonzept zuvor mit der behandelnden Abteilung abstimmen. In der Regel erfolgt Steuerung durch Anästhesie per ACT („activated clotting time") und Heparin-Bolus (150–200 I.E./kgKG) in Rücksprache mit Kardiologie.

122.2.3 Anästhesieeinleitung

Zwei Möglichkeiten:

1. Wahl: Anästhesie-Standby
2. Wahl: Allgemeinanästhesie bei Komplikationen, instabilen Patienten oder mangelnder Kooperationsfähigkeit und/oder -bereitschaft

- Basismonitoring
- Wärmeunterdecke und Infusionswärmer
- Antibiotikaprophylaxe 2 g Cephalozolin, alternativ 1,5 g Cefuroxim als Kurzinfusion
- Anlage arterieller Katheter bevorzugt in die nicht dominante Hand unter Lokalanästhesie und Sonografie.
- Raumluft-BGA (Blutgasanalyse), Bedside-Test und ACT (Gerinnungskonzept)
- Auf ZVK kann bei entsprechender Erfahrung des gesamten Teams und guten peripheren Venenverhältnissen bei stabilen Patienten auch verzichtet werden. Wenn ZVK benötigt, erfolgt die Anlage wach unter Lokalanästhesie in die Linke VJI unter sterilen Kautelen mit sonografisch gesteuerter Punktion (VJI rechts bevorzugt für Schleuse oder ECLS [extrakorporale Membranoxygenierung], weniger Extrasystolen durch Draht).
- Noradrenalin- und Remifentanil-Perfusor anschließen und Perfusoren in Standby.
- Standardeinleitung:
  - Analgosedierung:
    - initial Remifentanil-Perfusor 0,05–0,15 µg/kgKG/min und 20 mg Propofol i. v.
    - Aufrechterhaltung mit Propofol-Perfusor 0,5–2 mg/kgKG/h mit Erhalt der Spontanatmung
    - Vorteil ist die größere hämodynamische Stabilität
    - unter Analgosedierung bei OSAS (obstruktives Schlafapnoesyndrom) ggf. Wendl-Tubus mit Lidocain-Gel oder Guedel-Tubus platzieren
    - Gesichtsmaske mit Überwachung der Respiration per Kapnografie
  - Intubationsnarkose:
    - Remifentanil-Perfusor 0,3–0,5 µg/kgKG/min, dann 0,1–0,2 µg/kgKG/min
    - Propofol (1 %) 0,5–1 mg/kgKG fraktioniert und langsam injizieren zur Einleitung; ggf. Etomidat 0,3 mg/kgKG
    - Cis-Atracurium 0,2 mg/kgKG
    - Sevofluran (0,8–2,0 Vol% MAC 0,5–0,7 nach Wirkung), alternativ Propofol-1-%-Perfusor 4–6 mg/kgKG/h zur Narkoseaufrechterhaltung
    - volatile Minimal-Flow-Anästhesie (Flow < 0,5 l/min)
    - Zu beachten ist ein stabiler MAD (mittlerer arterieller Druck) von 60–80 mmHg, primär durch Einsatz des Noradrenalin-Perfusors schon während der Einleitung.
    - FiO_2 0,8 nach Intubation
    - Anlagerung beider Arme, Anbringen der Defibrillatorpads
    - BGA unter FiO_2 0,8 erfolgt nach Heparin-Gabe und ACT-Bestimmung
    - TEE-Platzierung unter Videolaryngoskopie, Status Präintervention

122.2.4 Anästhesieführung

- Aufrechterhaltung mit Sevofluran oder Propofol/Remifentanil
- Normoventilation und Normokapnie, FiO_2 0,8
- Aufrechterhaltung eines MAD von 60–80 mmHg – **Cave:** durch Hochlagerung der Beine (chirurgisches Abwaschen) akute Rechtsherzbelastung
- In der TEE Beurteilung der gesamten Herzfunktion und aller Klappen (strukturierter Untersuchungsablauf nach Shanewise).
- Nach Kanülierung der Leistengefäße folgt Heparinisierung, Ziel-ACT ist 250–300 s. Die ACT muss alle 30 min kontrolliert werden.
- transapikale Technik (TAP): linkslaterale Minithorakotomie, Perikardiotomie, hier ggf. auch Anlage epikardialer Schrittmacherdrähte durch Herzchirurgie
- transfemorale Technik (TFE): Schrittmacher-Ballonsonde transfemoral durch Kardiologen, Schrittmachertest (VVI-Reizschwelle)
- Schrittmacher sicher am Tisch fixieren
- Zur Valvuloplastie und zur Stentimplantation funktioneller Herzstillstand durch „rapid pacing" (RP) mit 200/min (Schrittmacherbedienung durch Anästhesie), 5–10 min vorher MAD auf 80 mmHg anheben.
- beim „rapid pacing closed loop" Kommunikation mit Operateur (Kommando „RP-an", „RP-aus")
- Nach Klappenpositionierung ggf. zusätzliche Bestimmung von Lage, Leckage und neuen Wandbewegungsstörungen mittels TEE.
- Nach Dekanülierung in Rücksprache mit Operateur Protamin als Kurzinfusion, dann 2–5 min nach vollständiger Dosis ACT- und BGA-Kontrolle.
- möglichst Extubation im Operationssaal, ITS-Überwachung

Vorsicht

- grundsätzlich multimorbide Patienten
- hohes Risiko einer Koronarischämie
- Ziel: MAD 60–80 mmHg
- Rhythmusstörungen (ZVK) und Nachlastabfälle (Einleitung) können deletäre Folgen haben: Aufrechterhaltung der Nachlast mit Noradrenalin
- Defibrillator mit geklebten Paddles in Bereitschaft
- Ballondilatation unter „rapid pacing“, schwerste Komplikationen möglich bei Schrittmacher-Fehlbedienung
- Auswurf während Ballonmanövern deletär
- Nach Valvuloplastie entsteht eine hochgradige Aortenklappeninsuffizienz, bis die neue Klappe platziert wurde – **Cave:** Patienten mit Mitralinsuffizienz, hier **kein** Noradrenalin: Volumen, Inotropika und Frequenzsteigerung!
- sehr selten sind Ventrikel- oder Aortenruptur, Gefäßdissektion und retroperitoneale Blutung
- ECLS in V. femoralis oder V. femoralis + rechter VJI und A. femoralis im Notfall implantieren

122.2.5 Postoperatives Management

- Am Operationsende erfolgt die Extubation.
- Postoperativ Verlegung auf die ITS.
- Postoperative Analgesie mit Nichtopioid (Metamizol) und bei transapikalen Zugängen in Kombination mit Opioid (Piritramid). Bei transapikaler TAVI können weiterhin unilaterale periphere Regionalanästhesie des Thorax oder Wundinfiltration vorteilhaft sein.
- Die mechanische Kardiokompression bei Zustand nach TAVI sollte per linkslateraler (apikaler) Herzdruckmassage durchgeführt werden (weniger Dislokationsrisiko).

122.3 Mitral- oder Trikuspidalclip-positionierung (Mitra- oder Trikuspid-Clips)

Katharina Puschmann, Daniel Lohr

Überblick

Basisinfos
- ITN (Intubationsnarkose) oral
- Operationszeit 1–3 h
- Blutgruppe
- postoperativ ITS (Intensivtherapiestation)

Material
- Blasenkatheter
- evtl. Schleuse 8,5 F
- Wärmedecke
- arterielle Kanüle
- Ultraschallgerät
- evtl. Schrittmacher mit Set
- Wärmeunterdecke
- ZVK dreilumig VJI (V. jugularis interna) links
- Linear- und TEE-Sonde (TEE: transösophageale Echokardiografie)
- Kreuzprobe erfolgt
- Defibrillator
- Temperaturmonitoring
- PVK (periphere Venenverweilkanüle) 1-mal 18 G, 1-mal 16 G

Medikamente
- 2 g Cephalozolin, alternativ 1,5 g Cefuroxim als Kurzinfusion

122.3.1 Material und Medikamente

Material

- PVK 1,3 mm (18 G) und 1,8 mm (16 G)
- arterielle Kanüle
- ggf. ZVK dreilumig VJI links
- Druckmessung arteriell
- Wärmedecke mit System
- Alpha-Card
- Blasenkatheter
- Temperatursonde
- Ultraschallgerät mit Linear- und TEE-Sonde
- ggf. temporärer externer Schrittmacher
- ggf. Schleuse 8,5 F
- ggf. transvenöses Schrittmacherset

Medikamente

- balancierte Vollelektrolytlösung, z. B. Jonosteril 500 ml
- Propofol (1 %) 0,5–1 mg/kgKG zur Einleitung
- ggf. Etomidat 20 mg/10 ml (2 mg/ml) 0,3 mg/kgKG
- Remifentanil-Perfusor 40 µg/ml (2 mg/50 ml)
- Cis-Atracurium 10 mg/5 ml (2 mg/ml) 0,2 mg/kgKG
- Sevofluran (0,8–2,0 Vol% nach Wirkung) 0,5–0,7 MAC (minimale alveoläre Konzentration), Propofol-1-%-Perfusor 4–6 mg/kgKG/h zur Narkoseaufrechterhaltung
- 2 g Cephalozolin, alternativ Cefuroxim 1,5 g als Kurzinfusion
- Atropin (0,5 mg/ml)
- Noradrenalin (4 µg/ml) 10 ml
- Noradrenalin-Perfusor (0,04 mg/ml) 50 ml
- ggf. Noradrenalin-Perfusor (5 mg/50 ml)
- ggf. Dobutamin-Perfusor mit 250 mg/50 ml (5 mg/ml)
- ggf. Nitroglycerin (1 mg/10 ml) NaCl 0,9 %
- Heparin (25 000 I.E./5 ml) 150–200 I.E./kgKG, Ziel: 250–300s
- Protamin (5000 I.E./5 ml)

122.3.2 Eingangsbemerkung

- Minimalinvasive Implantation eines oder mehrerer Clips an die Mitralklappen- und/oder Trikuspidalklappensegel mit dem Ziel der besseren Segeladaption und Verkleinerung der Klappenöffnungsfläche und somit der Mitral- und/oder Trikuspidalklappeninsuffizienz.
- Einbringen per venöser femoraler Schleuse, bei Mitralklappenclips Penetration durch das Vorhofseptum („tenting") und partielle Adaption von anteriorem und posteriorem Mitralsegel transmitral von der linken Vorhofseite aus. Beim Trikuspidalklappenclipping, nach Einbringen der venösen Schleuse, partielle Adaptation des anterioren, posterioren oder septalen Segels in Abhängigkeit des echokardiografisch größten Insuffizienzjets.
- Platzierung der Clips unter TEE-Kontrolle mit 3D-Echo und parallel unter Durchleuchtung.
- Vorbereitung von Station mit i. v. Zugang (mindestens 18 G) und Blasenkatheter (Wechselzeiten)
- Antikoagulationskonzept zuvor mit der behandelnden Abteilung abstimmen. In der Regel erfolgt Steuerung durch Anästhesie per ACT („activated clotting time") und Heparin-Bolus 150–200 I.E./kgKG in Rücksprache mit Kardiologie.
- Durchführung immer in Allgemeinanästhesie, da das TEE für die Steuerung der Prozedur unerlässlich ist und wach nicht ausreichend toleriert wird.

122.3.3 Anästhesieeinleitung

- Basismonitoring
- Wärmeunterdecke und Infusionswärmer
- Antibiotikaprophylaxe mit 2 g Cephalozolin, alternativ 1,5 g Cefuroxim als Kurzinfusion
- Anlage arterieller Katheter bevorzugt in die nicht dominante Hand unter Lokalanästhesie und Sonografie.
- Raumluft-BGA (Blutgasanalyse), Bedside-Test und ACT (Gerinnungskonzept)
- Auf ZVK kann bei entsprechender Erfahrung des gesamten Teams und guten peripheren Venenverhältnissen bei stabilen Patienten auch verzichtet werden.
- Wenn ZVK benötigt, erfolgt die Anlage wach unter Lokalanästhesie in die linke VJI unter sterilen Kautelen mit sonografisch gesteuerter Punktion (VJI rechts bevorzugt für Schleuse oder ECLS [extrakorporale Membranoxygenierung], weniger Extrasystolen durch Draht).
- Noradrenalin. und Remifentanil-Perfusor anschließen und Perfusoren in Standby.
- Standardeinleitung ist die Intubationsnarkose:
  - Remifentanil-Perfusor 0,3–0,5 µg/kgKG/min, dann 0,1–0,2 µg/kgKG/min
  - Propofol (1 %) 0,5–1 mg/kgKG fraktioniert und langsam injiziert zur Einleitung; ggf. Etomidat 0,3 mg/kgKG
  - Cis-Atracurium 0,2 mg/kgKG
  - Sevofluran (0,8–2,0 Vol%, MAC 0,5–0,7 nach Wirkung), Propofol-1-%-Perfusor 4–6 mg/kgKG/h zur Narkoseaufrechterhaltung
  - volatile Minimal-Flow-Anästhesie (Flow < 0,5 l/min)
  - Zu beachten ist ein stabiler MAD (mittlerer arteieller Druck) von 60–80 mmHg primär durch Einsatz des Noradrenalin-Perfusors während der Einleitung.
  - FiO_2 0,8 nach Intubation
  - Anlagerung beider Arme
  - BGA unter FiO_2 0,8 erfolgt nach Heparin-Gabe und ACT-Bestimmung
  - TEE-Platzierung unter Videolaryngoskopie, Status Präintervention

122.3.4 Anästhesieführung

- Aufrechterhaltung mit Sevofluran oder Propofol/Remifentanil
- Normoventilation und Normokapnie, FiO_2 0,8
- Aufrechterhaltung eines MAD von 60–80 mmHg
- In der TEE Beurteilung der gesamten Herzfunktion und aller Klappen (strukturierter Untersuchungsablauf nach Shanewise). Unter Narkose werden in der Regel die Klappeninsuffizienzen (Mitral - und/oder Trikuspidal) um 1 Grad reduziert. Wichtig zur Beurteilung ist daher das Anheben des systolischen Blutdruckes auf 140 mmHg, sofern dies vom Operateur benötigt wird. Meist liegen entsprechende Vorbefunde des gleichen Untersuchers bereits vor.
- Nach Kanülierung der Leistengefäße erfolgt Heparinisierung. Ziel-ACT ist 250–300 s. Die ACT muss alle 30 min kontrolliert werden.
- Platzierung der 3D-TEE (meist durch Kardiologie)
- Häufig Apnoe für die Clipplatzierung in Closed-Loop-Kommunikation notwendig.
- Nach Dekanülierung und Rücksprache mit Operateur, Protamin als Kurzinfusion, dann 2–5 min nach vollständiger Protamin-Dosis ACT- und BGA-Kontrolle.
- möglichst Extubation im Operationssaal, IMC-Überwachung

Vorsicht

- grundsätzlich multimorbide Patienten
- hohes Risiko von Koronarischämie und Rhythmusstörungen (Defibrillator, Pacer in Bereitschaft)
- Aufrechterhaltung der Nachlast mit Noradrenalin
- Bei schwerer Herzinsuffizienz oder akuter Verschlechterung der Mitral- und/oder Trikuspidalinsuffizienz (erschwerte Clipplatzierung) Steigerung der Inotropie und Frequenz mit Dobutamin.
- MAD 60–80 mmHg.
- Bei transmitraler Clipausrichtung ist durch eine höchstgradige Mitralklappeninsuffizienz (meist bei schwerer Herzinsuffizienz) selten eine schwere Hypotension möglich, Operateur hierauf sofort hinweisen.
- Generell sollten Bewegungen des Patienten durch ausreichende Narkosetiefe vermieden werden. Durchgang durch das Vorhofseptum und Mitralclipplatzierung transmitral erfordern hohe Präzision, daher hier besonders Bewegung vermeiden.
- Bei Clipplatzierung kurze Apnoephase – Kommunikation mit Operateur!
- Sehr selten sind Ventrikel- oder Aortenruptur, Gefäßdissektion und retroperitoneale Blutungen.
- ECLS in V. femoralis oder V. femoralis + rechte VJI und A. femoralis im Notfall implantieren

122.3.5 Postoperatives Management

- Am Operationsende erfolgt die Extubation und postoperativ die Verlegung auf die ITS.
- Postoperative Analgesie mit Nichtopioidanalgetika, z. B. Metamizol.

Teil XIX

Kinderchirurgie

XIX

123 Methoden

123.1 Medikamentenverdünnung bei Kindern

Jürgen Gatzka

Tab. 123.1 Medikamentenverdünnung bei Kindern.

Wirkstoff	Ampulleninhalt	Verdünnung	Konzentration	Dosierung	Spritze <5 kg	Spritze 5–15 kg	Spritze >15 kg
Hypnotika							
Propofol 1 %	200 mg/20 ml	unverdünnt	10 mg/ml	1–5 mg/kgKG	2 ml	5 ml	10 ml
Propofol 0,5 %	100 mg/20 ml	unverdünnt	5 mg/ml	1–5 mg/kgKG	5 ml	10 ml	2 × 10 ml
Etomidat	20 mg/10 ml	unverdünnt	2 mg/ml	0,5 mg/kgKG	2 ml	5 ml	10 ml
Thiopental	500 mg Trockensubstanz	500 mg auf 20 ml Aqua	25 mg/ml	3–5–7 mg/kgKG	2 ml	10 ml	20 ml
Midazolam	5 mg/5 ml	unverdünnt	1 mg/ml	0,1–0,2 mg/kgKG	1 ml	2 ml	5 ml
S-Ketamin	25 mg/5 ml	unverdünnt	5 mg/ml	0,125–1 mg/kg	2 ml	5 ml	5 ml
Analgetika							
Remifentanil-10-Perfusor	5 mg Trockensubstanz	1 mg auf 100 ml NaCl	10 µg/ml	0,1–2 µg/kgKG/min	20 ml	50 ml	-
Remifentanil-20-Perfusor	5 mg Trockensubstanz	1 mg auf 50 ml NaCl	20 µg/ml	0,1–2 µg/kgKG/min	-	20 ml	50 ml
Remifentanil-40-Perfusor	5 mg Trockensubstanz	2 mg auf 50 ml NaCl	40 µg/ml	0,1–2 µg/kgKG/min	-	50 ml	50 ml
Sufentanil	50 µg/10 ml	unverdünnt	5 µg/ml	0,1–**0,2**–0,5 µg/kgKG	1 ml	2 ml	10 ml
Alfentanil	1 mg/2 ml	unverdünnt	500 µg/ml	10–**20**–100 µg/kgKG	1 ml	2 ml	2 ml
Piritramid	15 mg/2 ml	2 ml + 13 ml NaCl	1 mg/ml	0,03–0,1 mg/kgKG	2 ml	5 ml	10 ml
Nalbuphin	20 mg/2 ml	2 ml + 18 ml NaCl	1 mg/ml	0,2–0,4 mg/kgKG	2 ml	5 ml	20 ml
Muskelrelaxanzien							
Cis-Atracurium	5 mg/2,5 ml	2,5 ml + 2,5 ml NaCl	1 mg/ml	0,1–0,2 mg/kgKG Repetition 0,02 mg/kgKG	1 ml	2 ml	5 ml
Rocuronium	50 mg/5 ml	unverdünnt	10 mg/ml	0,3–1,0 mg/kgKG (Repetition 0,1 mg/kgKG)	1 ml	2 ml	5 ml
Succinylcholin	100 mg/5 ml	unverdünnt	20 mg/kg	1–2 mg/kgKG	-	-	5 ml

Tab. 123.1 Fortsetzung.

Wirkstoff	Ampulleninhalt	Verdünnung	Konzentration	Dosierung	Spritze <5 kg	Spritze 5–15 kg	Spritze >15 kg
Notfallmedikamente							
Atropin	0,5 mg/1 ml	unverdünnt, 1 ml-Spritze	500 µg/ml	10 µg/kgKG	1 ml	1 ml	2 ml
Suprarenin	1 mg/1 ml	1 ml auf 100 ml NaCl	10 µg/ml	0,1–10 µg/kgKG titrieren	2 ml	5 ml	10 ml
Noradrenalin 4 µg	1 mg/1 ml	1 ml auf 250 ml NaCl	4 µg/ml	0,1–1 µg/kgKG titrieren	-	1 ml	5 ml
Noradrenalin 1 µg	1 mg/ml	Noradrenalin 4 µg 1 ml + 3 ml NaCl	1 µg/ml	0,1–1 µg/kgKG titrieren	1 ml	-	-
Noradrenalin-Perfusor < 5 kg	1 mg/ml	(Gewicht/3)ml auf 50 ml NaCl	individuell	0,01–2 µg/kgKG/min 1 ml/h = 0,1 µg/kgKG/min	50	-	-
Noradrenalin-Perfusor > 5 kg	1 mg/ml	1 mg auf 250 ml NaCl	4 µg/ml	0,01–2 µg/kgKG/min	-	20	50
Akrinor	200 mg/2 ml	2 ml + 8 ml NaCl	20 mg/ml	0,5–2 mg/kgKG titrieren, bis zu 0,1 ml/kgKG	1 ml	2 ml	10 ml
Dobutamin < 15 kg	250 mg/50 ml	(Gewicht/0,3) ml auf 50 ml NaCl	individuell	1–15 µg/kgKG/min 1 ml/h = 1 µg/kg/min	50	50	-
Dobutamin > 15 kg	250 mg/50 ml	unverdünnt	5 mg/ml	1–15 µg/kgKG/min	-	-	50
Dopamin < 15 kg	250 mg/50 ml	(Gewicht/0,3) ml auf 50 ml NaCl	individuell	2–20 µg/kg/min 1 ml/h = 1 µg/kg/min	50	50	-
Dopamin > 15 kg	250 mg/50 ml	unverdünnt	5 mg/ml	2–20 µg/kgKG/min	-	-	50
Antagonisten							
Naloxon	0,4 mg/1 ml	1 ml + 19 ml NaCl	20 µg/ml	1–10 µg/kgKG titrieren,	2 ml	5 ml	20 ml
Flumazenil > 1 Jahr	0,1 mg/ml	1 ml + 9 ml NaCl	0,01 mg/ml	0,01 mg/kgKG bis maximal 0,2 mg	-	10	10
Neostigmin	0,5 mg/1 ml	1 ml + 4 ml NaCl	0,1 mg/ml	10–50 µg/kgKG	2 ml	5 ml	5 ml
Sonstige							
Clonidin	0,15 mg/1 ml	unverdünnt, 1 ml-Spritze	150 µg/ml	2–3 µg/kgKG	1 ml	1 ml	1 ml

KG: Körpergewicht

123.2 Diagnostische und kurze schmerzarme Interventionen beim Kind

Jürgen Gatzka

Übersicht

- Venenzugang
- Tubus, Larynxmaske, Maske
- Absaugkatheter
- Relaxometrie
- Temperatursonde

123.2.1 Material und Medikamente

Material

- peripherer venöser Zugang
- Tubus (Alter/4 + 4 für ungeblockte Tuben)
- Larynxmaske
- Gesichtsmaske
- Absaugkatether

Medikamente

- Päd. G1 (E148) 250 ml oder balancierte Vollelektrolytlösung, z. B. Jonosteril 500 ml
- Propofol (0,5 %) 20 ml
- Propofol-1-%-Perfusor
- Alfentanil (1 mg/2 ml)
- Remifentanil-Perfusor (20 µg/ml)
- Rocuronium (10 mg/ml)
- Sevofluran
- Ibuprofen Supp.

123.2.2 Eingangsbemerkung

- alle Altersklassen (▶ Tab. 123.2)
- Einleitung häufig räumlich bedingt mit Eltern möglich, Verzicht auf Midazolam soweit möglich
- keine lang wirksamen Opioide

123.2.3 Anästhesievorbereitung

- Prämedikation, siehe SOP Prämedikation in der Kinderanästhesie (S. 463)
- Basismonitoring, Ohrthermometer

Tab. 123.2 Vorgehen bei verschiedenen Interventionen beim Kind.

Eingriff	Atemweg	Medikamente
LP	Maske/Larynxmaske	Propofol, Alfentanil
KMP	Maske/Larynxmaske	Propofol, Alfentanil
IAS	Maske/Larynxmaske	Propofol, Alfentanil
VW n. Hypospadien	Maske	Propofol, Alfentanil
Suprathelauflage	Larynxmaske	Propofol + Remifentanil, Piritramid
Fäden ex Kinderchirurgie	Maske/Larynxmaske	Propofol, Remifentanil
Fäden ex Mund-Kiefer-Gesichts-Chirurgie	Maske	Propofol

123.2.4 Anästhesieeinleitung

- evtl. Maskeneinleitung, siehe SOP Maskeneinleitung (S. 464)
- Alfentanil 20 µg/kgKG oder Remifentanil 1,0 µg/kgKG/min für 2 min
- Propofol 1–2 mg/kgKG nach Maskeneinleitung
- Propofol 2–4 mg/kgKG bei i. v. Einleitung
- falls Intubation nötig: Rocuronium 0,3–0,6 µg/kgKG, Relaxometrie
- mit Absaugkatheter einmal Magen absaugen
- Intubation oder Larynxmaske, evtl. nur Gesichtsmaske
- Blutzuckerkontrolle
- Temperaturmessung
- Ibuprofen 8–10 mg/kgKG Supp.

123.2.5 Anästhesieführung

- Sevofluran bis 1 MAC (minimale alveoläre Konzentration), Minimal-Flow
  - alternativ Propofol-Perfusor 6–10 mg/kgKG/h
  - alternativ Propofol-Boli repetitiv 0,5–2 mg/kgKG
- Remifentanil 0,3–1,0 µg/kgKG/min
  - alternativ Alfentanil Repetitivbolus 10–20 µg/kgKG maximal 2-mal
- Infusion 10 ml/kgKG/h

123.2.6 Postoperatives Vorgehen und Überwachung

- Überwachung und Behandlung im Aufwachraum
- Temperaturkontrolle

123.3 Prämedikation in der Kinderanästhesie

Jürgen Gatzka, Katja Hahn, Janica Cordes

Übersicht

- Nüchternzeiten
- Medikamentenauswahl
- Applikationsweg
- Dosierung
- Timing

123.3.1 Material und Medikamente

Material

- Emla-Pflaster
- Lidocain-Gel
- Rektalapplikator
- Nasalvernebler

Medikamente

- Midazolam
- Phenobarbital
- Chloralhydrat
- Clonidin
- S-Ketamin

123.3.2 Nüchternzeiten

- präoperative Zeiten bei < 1 Jahr:
  - feste Nahrung 6 h
  - Milchnahrung 4 h
  - klare Flüssigkeiten 2 h
- präoperative Zeiten bei > 1 Jahr:
  - feste Nahrung und Milch 6 h
  - klare Flüssigkeit 2 h

123.3.3 Medikamentenauswahl

- Emla-Pflaster: lokale Anästhesie
- Midazolam: Anxiolyse (Trennung von den Eltern), Sedierung
- Phenobarbital: Säuglinge bis 6 Monate, Hungerdämpfung
- Chloralhydrat: Sedierung, 2. Wahl
- Clonidin: Sedierung, 2. Wahl bei Prämedikationsversagern
- S-Ketamin rektal: in Kombination mit Midazolam zur Analgosedierung, z. B. nicht nüchterner Säugling/Kleinkind vor Anlage des i. v. Zugangs
- S-Ketamin oral: in Kombination mit Midazolam bei Prämedikationsversagern

123.3.4 Dosierung

- Midazolam oral: 0,5 mg/kgKG (Saft 2 mg/ml, Tablette) maximal 10–12 mg
- Midazolam rektal: 0,5–1,0 mg/kgKG (Ampulle, 5 mg/ml)
- Midazolam nasal: 0,3–0,5 mg/kgKG (Ampulle 5 mg/ml, Vernebler)
- Phenobarbital rektal: 8–10 mg/kgKG
- Chloralhydrat rektal: 60–75 mg/kgKG
- Clonidin oral: 2–4 µg/kgKG (Ampulle 150 µg/ml)
- S-Ketamin rektal: 5–7,5 mg/kgKG (Ampulle) in Kombination mit Midazolam (rektale Narkoseeinleitung, Beatmungsbereitschaft)
- S-Ketamin oral: 1–5 mg/kgKG (Ampulle) in Kombination mit Midazolam 0,5 mg/kgKG

123.3.5 Timing (Zeit bis maximale Wirkung)

- Emla-Pflaster: 45 min bis maximal 90 min
- Midazolam rektal: 15 min
- Midazolam oral: Saft 30 min, Tablette 45 min
- Midazolam nasal: 5–10 min
- Phenobarbital: 60–90 min
- Chloralhydrat: 20–30 min
- Clonidin: 20–30 min
- S-Ketamin: rektal 15 min, oral 20–30 min

123.3.6 Bemerkung

- Midazolam bewirkt zwar eine anterograde Amnesie, jedoch nur des expliziten Gedächtnisses, das affektive Gedächtnis ist nicht betroffen (unspezifische unangenehme Erinnerungen, „ich weiß nicht, was genau passiert ist, aber es war schlimm").
- Unterdosierung, falsches Timing und Erzwingen medizinischer Maßnahmen führen zur Traumatisierung des Kindes mit späterem weiteren Prämedikationsversagen.
- Bei Unterdosierung oder falschem Timing nachprämedizieren oder im Beisein der Eltern i. v. Zugang legen und 0,5–1 mg/kgKG Propofol geben.

123.4 Maskeneinleitung beim Kind

Jürgen Gatzka

Übersicht

Basisinfos
- SpO_2
- EKG
- Blutdruckmessung

Material
- passende Tuben
- PVK (periphere Venenverweilkanüle) 22 G, 24 G
- Infusion
- Larynxmasken
- Masken, verschiedene Größen
- Guedel-Tuben, verschiedene Größen
- Laryngoskop, verschiedene Spatel

Medikamente
- Sevofluran, vorgeflutet

123.4.1 Material und Medikamente

Material

- PVK 22 G und 24 G
- Infusion einsatzbereit
- Gesichtsmasken in verschiedenen Größen bereit
- Guedel-Tuben in verschiedenen Größen bereit
- Tuben in verschiedenen Größen bereit
- Laryngoskop mit verschiedenen Spateln bereit
- Absaugung bereit
- Lagerungsmaterialien (Nackenrolle etc.)
- Wärmesystem
- i.o. Bohrer

Medikamente

- Infusion, siehe SOP perioperative Infusionstherapie bei Kindern (S. 472)
- Sevofluran, Vapor gefüllt, System vorgeflutet ca. 6 Vol%
- Propofol 0,5 %
- Rocuronium 10 mg/ml oder Cis-Atracurium 1 mg/ml
- Atropin 0,5 mg in 1 ml-Spritze

123.4.2 Eingangsbemerkung

- nüchterne Säuglinge oder Kleinkinder (bis 3 Jahre), im Ausnahmefall bei schwierigem peripherem Venenstatus auch bei älteren Kindern
- Mindestens zwei Mitarbeiter, die gleichwohl in der Maskenbeatmung als auch in der Anlage eines Venenzugangs bei Patienten der entsprechenden Altersklasse geübt sind.

123.4.3 Anästhesievorbereitung

- auf Wärmeerhalt achten
- Venenstatus überprüfen. Bei schlechtem Venenstatus Vorgehensweise überdenken.
- Atemweg überprüfen, bei Hinweisen auf einen schwierigen Atemweg **keine** Maskeneinleitung!
- Kreisteil mit Sevofluran vorfüllen (max. 6 Vol%), in den ersten Lebenswochen $FiO_2 < 1{,}0$
- EKG, SpO_2, nicht invasive Blutdruckmessung vor Einleitung
- für Ruhe sorgen, Anästhesist sitzt am Kopfende

123.4.4 Anästhesieeinleitung

- Sevofluran-Vapor auf 6 Vol%, Frischgas-Flow 4 l/min
- Überdruckventil auf einen CPAP („continuous positive airway pressure") von ca. 5 cmH_2O stellen
- Maske vorsichtig mit einer Hand dicht aufsetzen
- Hinterkopf des Kindes mit der anderen Hand stabilisieren
- Abwehrbewegungen mitmachen
- zweite Person fixiert Arme und Körper des Kindes
- nach Bewusstseinsverlust Maske mit beiden Händen halten, Luftweg offenhalten
- nach Beginn der Exzitationsphase (Tachypnoe, Tachykardie) Irritationen bis zum Ende der Exzitationsphase vermeiden
- Nach Ende der Exzitationsphase Sevofluran auf 2–4 Vol % reduzieren, evtl. Guedel-Tubus einlegen und assistiert beatmen.
- auf ausreichende Narkosetiefe achten
- Venenzugang anlegen, Blutzuckerkontrolle
- Intubation bzw. Insertion einer Larynxmaske nach Etablierung eines Venenzugangs

Vorsicht

Während der Exzitationsphase besteht die Gefahr des Laryngospasmus.

Vorsicht

Gefahr der Auskühlung bei schwierigen Venenverhältnissen.

Vorsicht

Vor der Maskeneinleitung Venenstatus überprüfen. **Keine** Maskeneinleitung, wenn die zügige Anlage eines Venenzugangs unmöglich scheint. Bei schwierigen Venenverhältnissen muss alternativ die Voraussetzung zur sofortigen Anlage eines intraossären Zugangs vorhanden sein.

123.5 Narkosen während der MRT beim Kind

Jürgen Gatzka

Übersicht

- Venenzugang
- Tubus, Larynxmaske, Maske
- Absaugkatheter
- Relaxometrie
- MRT-Equipment

123.5.1 Material und Medikamente

Material

- peripherer venöser Zugang
- Tubus (Alter/4 + 4 für ungeblockte Tuben)
- Larynxmaske
- Gesichtsmaske
- Absaugkatheter

Medikamente

- Päd. G1 (E148) 250 ml oder balancierte Vollelektrolytlösung, z. B. Jonosteril 500 ml
- Propofol (0,5 %) 20 ml
- Propofol-1-%-Perfusor
- Alfentanil (1 mg/2 ml), falls Intubation
- Remifentanil-Perfusor (20 µg/ml), falls Atemstillstand nötig
- Rocuronium (10 mg/ml), falls Intubation
- Sevofluran

123.5.2 Eingangsbemerkung

- i. d. R. Kinder bis 6 Jahre
- Patienten rechtzeitig in den Aufwachraum bestellen
- Einleitung räumlich bedingt mit Eltern möglich, Midazolam nur, wenn Kind sehr ängstlich oder unkooperativ ist
- keine lang wirksamen Opioide
- kein aktives Wärmen möglich, Patienten möglichst in Decke einrollen, metallfreie Kleidung belassen
- Temperaturmessung im MRT-Gerät nicht möglich

123.5.3 Anästhesievorbereitung

- Prämedikation, siehe SOP Prämedikation in der Kinderanästhesie (S. 463)
- MRT-Monitoring
- Kind auf Metallfreiheit überprüfen

123.5.4 Anästhesieeinleitung

- evtl. Maskeneinleitung, siehe SOP Maskeneinleitung (S. 464)
- Propofol 1–2 mg/kgKG nach Maskeneinleitung
- Propofol 2–4 mg/kgKG bei i. v. Einleitung
- falls Intubation nötig: Alfentanil 20 µg/kgKG + Rocuronium 0,3–0,6 µg/kgKG, Relaxometrie
- mit Absaugkatheter einmal Magen absaugen
- Intubation oder Larynxmaske
- Blutzuckerkontrolle
- Temperatur messen

123.5.5 Anästhesieführung

- Sevofluran bis 1 MAC (minimale alveoläre Konzentration), Minimal-Flow
  - alternativ Propofol-Perfusor 3–6 mg/kgKG/h
- Spontanatmung mit PSV-Modus („pressure support ventilation") an Larynxmaske anstreben
- falls Atemstillstände erforderlich: Remifentanil 0,5 µg/kgKG/min
- Infusion 10 ml/kgKG/h

123.5.6 Postoperatives Vorgehen und Überwachung

- bei der Ausleitung Temperatur messen
- Überwachung im Aufwachraum
- Monitoring: i. d. R. SpO_2 ausreichend
- ggf. erneut Blutzuckerkontrolle

123.6 Kaudalanästhesie

Jürgen Gatzka

Übersicht

Basisinfos
- Dosisberechnung

Material
- Venenzugang
- Kaudalanästhesieset

Medikamente
- Ropivacain 0,2 %
- Clonidin

123.6.1 Material und Medikamente

Material

- Kaudalanästhesieset
- Saugkompressen
- sterile Handschuhe

Medikamente

- Ropivacain 0,2 %
  - alternativ Bupivacain 0,25 %
- NaCl 0,9 %
- Clonidin ab dem 7. Lebensmonat

123.6.2 Dosisberechnung

- gewünschte Anästhesieausdehnung:
  - untere Extremitäten: 0,8–1,0 ml/kgKG
  - Leistenregion: 1,0–1,2 ml/kgKG
  - Abdomen bis Nabel: 1,5 ml/kgKG
- Medikamentendosierung:
  - Ropivacain 0,2 %: bis zu 3 mg/kgKG = 1–1,5 ml/kgKG
  - Bupivacain 0,25 %: bis zu 2 mg/kgKG = 0,8 ml/kgKG
  - Clonidin als Zusatz: 1–3 µg/kgKG ab 7. Lebensmonat
- Medikamentendosis berechnen, notwendiges Volumen zur gewünschten Anästhesieausdehnung berechnen, fehlendes Volumen mit NaCl 0,9 % auffüllen
- maximales Volumen: 30 ml

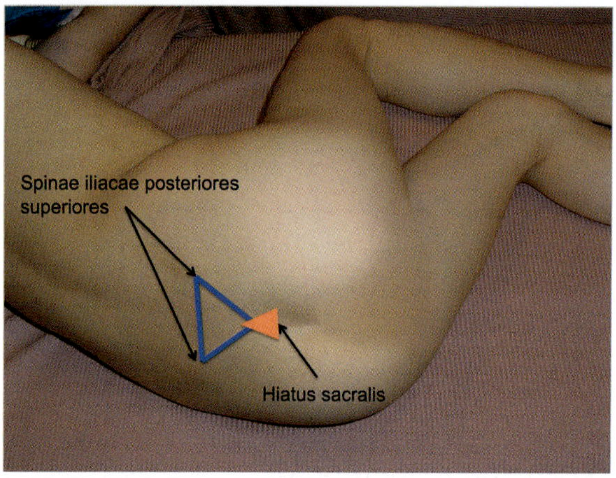

Abb. 123.1 Anatomische Leitpunkte bei der Kaudalanästhesie. (Quelle: Jakobea Benz-Wörner. Anästhesiol Intensivmed Notfallmed Schmerzther 2013; 48(4): 272–277)

123.6.3 Anästhesievorbereitung

- Kind in Narkose
- Seitenlage, Hüfte und Knie gebeugt
- Molltexunterlage platzieren (**Cave:** Wärmeverlust durch nasse Unterlage)
- anatomische Leitpunkte tasten: Spinae iliacae superiores posteriores und Hiatus sacaralis bilden ein gleichseitiges Dreieck mit der Spitze Richtung Steißbein (▶ Abb. 123.1)

123.6.4 Anästhesiedurchführung

- steriles Abwaschen
- Medikamente aufziehen
- Lochtuch platzieren
- Einstich durch die Haut im 45°-Winkel
- Am Hiatus sacralis Nadel absenken und durch die Membrana sacrococcygea schieben, Tiefe 1–2 cm
- Aspirationsprobe
- Lokalanästhetikum injizieren
- steriles Pflaster

Vorsicht

Mögliche Komplikationen:
- Kreislaufdepression
- versehentliche intravasale Applikation von Lokalanästhetika, siehe SOP Lokalanästhetikaintoxikation (S. 48)
- versehentliche intraspinale Applikation von Lokalanästhetika, bei Neu- und Frühgeborenen reicht der Durasack weiter nach kaudal

123.6.5 Sonografie

- Bei kleinen Säuglingen kann die sonografische Darstellung der anatomischen Strukturen hilfreich sein (► Abb. 123.2).

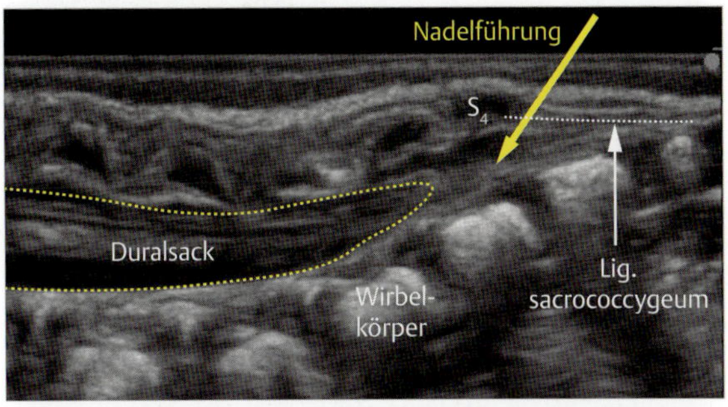

Abb. 123.2 Sonografie bei Kaudalanästhesie. (Quelle: Martin Jöhr, Anästhesiol Intensivmed Notfallmed Schmerzther 2013; 48(4): 272–277)

123.7 Intraoperative Katecholamintherapie beim Kind

Jürgen Gatzka, Maike Doden

123.7.1 Kontinuierliche Applikation

- Noradrenalin-, Adrenalin-Perfusor:
  - Gewicht < 5 kg: Gewicht des Kindes/3 mg Noradrenalin/Adrenalin auf 50 ml NaCl aufziehen, dann entspricht die Laufrate 1 ml/h der Dosierung 0,1 µg/kgKG/min (Beispiel: Säugling mit 3 kg Körpergewicht: 3 kg/3 = 1 mg Noradrenalin/Adrenalin/50 ml NaCl = 20 µg/ml; 1 ml/h = 20 µg/h = 0,33 µg/min = 0,11 µg/kgKG/min)
  - Gewicht > 5 kg: Standardverdünnung 4 µ/ml im Noradrenalin-Programm
- Dopamin-, Dobutamin-Perfusor:
  - Gewicht < 5 kg: Gewicht des Kindes/0,3 ml Dopamin/Dobutamin auf 50 ml NaCl aufziehen, dann entspricht die Laufrate 1 ml/h der Dosierung 0,1 µg/kgKG/min (Beispiel: Säugling mit 3 kg Körpergewicht: 3 kg/0,3 = 10 mg Dopamin/Dobutamin/50 ml NaCl = 200 µg/ml; 1 ml/h = 200 µg/h = 3,33 µg/min = 1,11 µg/kgKG/min)
  - Gewicht > 5 kg: unverdünnte Injektionslösung 50 mg/ml
- S-Ketamin-Perfusor:
  - Dosierung: 0,5–3 mg/kgKG/h, Perfusorverdünnung: 25 mg/50 ml

123.7.2 Bolusgabe

- Noradrenalin:
  - Kinder < 5 kg: 1 µg/ml in 1 ml-Spritze
  - Kinder > 5 kg: 4 µg/ml in 1 ml-Spritze
  - bei Hypotonie: 0,1–1 µg/kgKG i. v.
- Adrenalin:
  - 100 µg/ml (1 mg + 9 ml NaCl 0,9 %) in einer 1 ml-Spritze aufgezogen = 10 µg/0,1 ml
  - Bei Bedarf noch weiter verdünnen.
  - Indikationen:
    - Bronchospasmus: 0,10–0,50 µg/kgKG i. v.
    - Hypotonie: 0,10–1,00 µg/kgKG i. v.
    - Anaphylaxie: 1,00–10,0 µg/kgKG i. v.
    - Reanimation: 10 µg/kgKG i. v.
    - Vernebler: 200 µg/kgKG = 0,2 ml/kgKG (1:1000) + 2 ml NaCl 0,9 %

123.8 Periphere Regionalanästhesie bei Kindern

Christian Delle

Übersicht

Basisinfos
- ITN (Intubationsnarkose)/LAMA (Larynxmaske)
- Basismonitoring

Material
- Single Shot: Sono-Block 25 G × 50 mm
- Katheter: ultraschalloptimierte Katheternadel 19 G × 50 mm
- sterile Kompressen
- PVK (periphere Venenverweilkanüle) 20–24 G
- Ultraschallgerät mit Überzug
- sterile Handschuhe

123.8.1 Material und Medikamente

Material

- Tubus (Alter/4 + 4) oral und LAMA bereitlegen
- Single Shot:
  - Sono-Block-Nadel 25 G × 50 mm
  - Tisch
  - steriles Abdecktuch
  - steriler Ultraschallkopfbezug
  - ggf. Instillagel
- Katheter:
  - ultraschalloptimierte Katheternadel 19 G × 50 mm
  - Tisch
  - steriles Abdecktuch
  - PVK grau
  - 5 ml-Spritze
  - steriles PDK-Briefmarkenpflaster (PDK: Periduralkatheter)
  - Kompressen
  - Lochtuch
  - 10 ml NaCl unsteril
  - Skalpell
  - steriler Ultraschallkopfbezug
  - ggf. Instillagel
- ggf. Nervenstimulator (Einstellung: 0,8 mA/0,1 ms)
- Ultraschallgerät
- unsteriles Ultraschallgel
- sterile Handschuhe
- bei Sedierung ggf. Sauerstoffmaske mit CO_2-Messung

Medikamente

- Ropivacain 0,2 % (2 mg/ml) 3–4 mg/kgKG; kontinuierliche Applikation 0,4 mg/kgKG/h
- Prilocain 1 % (10 mg/ml) 5–6 mg/kgKG
- ggf. Päd. G1 (E148) 250 ml via Infusomat
- balancierte Vollelektrolytlösung, z. B. Jonosteril 500 ml
- ggf. Midazolam (5 mg/5 ml)
- ggf. Alfentanil (1 mg/2 ml)
- ggf. Propofol-1-%-Perfusor (10 mg/ml)
- Thiopental 500 mg/20 ml (25 mg/ml) bereitlegen für Lokalanästhetikaintoxikation
- Antibiotikagabe nach Rücksprache mit dem Operateur
- ggf. Lipofundin, siehe SOP Lokalanästhetikaintoxikation (S. 48)

123.8.2 Eingangsbemerkung

Merke

Erst ab dem 12. Lebensjahr können auch die höher konzentrierten Lokalanästhetika wie beim Erwachsenen verwendet werden, weil die Myelinschicht der Nerven erst in diesem Alter gut ausgebildet ist. Da viele Kinder aber nicht gut mit einer motorischen Beeinträchtigung, z. B. einer postoperativ gelähmten Extremität, umgehen können und darauf ängstlich reagieren, bietet sich die Verwendung von niedrig konzentrierter Lokalanästhetika an, um die motorische Blockade möglichst gering zu halten und den Fokus auf die Analgesie zu legen. Um spontane Bewegungen intraoperativ zu verhindern, sollte aus diesem Grund die Kombination der Regionalanästhesie mit einer Allgemeinanästhesie angestrebt werden. Nur bei sicherer Compliance eines Kindes sollte eine OP in Regionalanästhesie mit Sedierung unter der Verwendung höher dosierter Lokalanästhetika erwogen werden.

- Prinzipiell können alle Nervenblockaden auch bei Kindern durchgeführt werden. Statistisch gesehen ist die Komplikationsrate für Single-Shot-Verfahren und Katheteranlagen vergleichbar mit dem Risiko bei Erwachsenen.
- Aufgrund der eingeschränkten Kooperation sollte eine Regionalanästhesie bei Kindern mit einer Vollnarkose kombiniert werden. Dabei kann natürlich individuell bei kooperativen Kindern auch eine alleinige Regionalanästhesie mit Sedierung in Betracht gezogen werden.
- Kinder haben teilweise eine erhebliche Angst vor der motorischen Blockade. Deshalb besteht die Indikation

zur Regionalanästhesie bei Kindern hauptsächlich in der postoperativen Analgesie, möglichst ohne motorische Blockade.
- In der Regel ist die Regionalanästhesie bei Kindern wegen dünner Diffusionsbarrieren, kurzer Diffusionsstrecken und feiner Nervenfaszikel suffizienter durchführbar als bei Erwachsenen.

Merke

Alle Regionalanästhesien bei Kindern müssen durch einen Facharzt oder im Beisein eines Facharztes durchgeführt werden. Alle Regionalanästhesien, die als Kombinationsanästhesien mit großer Angst oder Schmerz des Kindes einhergehen, müssen unter Ultraschallkontrolle durch einen darin erfahrenen Facharzt oder unter seiner Aufsicht in Narkose erfolgen und müssen nicht vor Beginn der Allgemeinanästhesie wach durchgeführt werden.

- Prämedikation:
  - Aufklärung über Nerven- und/oder Faszienblockade
  - bei (Teil-)Versagen über Analgosedierung/LAMA/ITN aufklären
- Regionalanästhesie **immer** günstiger aufgrund Sympathikolyse, Schmerztherapie und allgemeinem Patientenkomfort.
- Kontraindikation für Nerven- und/oder Faszienblockaden: Ablehnung des Verfahrens durch Patient.
- Dokumentation ggf. vorbestehender neurologischer Ausfälle während der Prämedikationsviste, Inspektion der Punktionsstelle
- Seitenkontrolle vor Blockade, Operationsaufklärung einsehen
- Höchstdosis und Dosierungsschema siehe ▶ Tab. 123.3 bzw. ▶ Tab. 123.4

123.8.3 Vorgehen bei ambulanten Patienten mit Regionalanästhesie

- ambulanter Eingriff:
  - Regionalanästhesie nur mit Prilocain 1 %, Dosierung siehe ▶ Tab. 123.3 und ▶ Tab. 123.4
  - Analgosedierung ambulant intraoperativ: Propofol-Sedierung
- Analgosedierungsmonitoring bei Nervenblockaden bei ängstlichen Kindern, die eine Sedierung wünschen und in alleiniger Regionalanästhesie operiert werden

Vorsicht

Gefahr der i. v. Injektion des Lokalanästhetikums, Management siehe SOP Lokalanästhetikaintoxikation (S. 48).

Tab. 123.3 Höchstdosis Lokalanästhetika für Einzelgabe und kontinuierliche Gabe.

Lokalanästhetikum	Empfohlene Höchstdosis Einzelgabe (mg/kgKG)	Empfohlene Höchstdosis kontinuierliche Gabe (mg/kgKG/h)
Ropivacain 0,2 % = 2 mg/ml	3–4	0,4
Prilocain 1 % = 10 mg/ml	5–6 **Cave:** Methämoglobinämie, siehe SOP Lokalanästhetikaintoxikation (S. 48)	nicht empfohlen

Tab. 123.4 Dosierungsschema für periphere Regionalanästhesien bei Kindern.

Periphere Regionalanästhesie	Allgemeinanästhesie und Regionalanästhesie zur Analgesie	Regionalanästhesie bei kooperativen, spontanatmenden, sedierten Kind
Nervenblockaden, z. B. Plexus axillaris, N. femoralis, N. ischiadicus, N. saphenus	Ropivacain (0,2 %) 0,5–0,75 ml/kgKG oder 3–4 mg/kgKG	• Prilocain 1 % (1:1) 0,5–0,75 ml/kgKG • Ropivacain (0,2 %) 0,5–0,75 ml/kgKG oder 3–4 mg/kgKG
Faszienblockaden, z. B. • TAP (Transversus-abdominis-plane-Block) • PEC (M.-pectoralis-Block) • Rektusscheidenblock • N.-ilioinguinalis-/-iliohypogastricus-Block	Ropivacain (0,2 %) 0,5–0,75 ml/kgKG	diese Blockaden werden nur mit einer Allgemeinanästhesie durchgeführt

Vorsicht

Gefahr der intraneuralen Injektion mit resultierendem Nervenschaden.

Vorsicht

Unkooperativer Patient während des Aufsuchens der Nerven.

Vorsicht

Systemische Wirkung der Lokalanästhetika, maximaler Plasmaspiegel ist nach ca. 30–45 min erreicht.

Vorsicht

Die Blutsperre/-leere dokumentieren und ggf. Operateur auf Zeiten hinweisen.

123.8.4 Postoperatives Vorgehen und Überwachung

- Hinweis auf postoperatives Verhalten der Patienten (Kontrolle Extremität) geben.
- Postoperative Visiten bis Motorik und Sensibilität wieder vollständig sind.

123.9 Perioperative Infusionstherapie beim Kind

Jürgen Gatzka

Übersicht

- Alter
- Gewicht
- Basisbedarf
- Volumenverlust
- Blutzucker

123.9.1 Material und Medikamente

Material

- Infusiomat
- Perfusor
- Blutzuckermessgerät

Medikamente

- balancierte Vollelektrolytlösung (VEL), z. B. Jonosteril 500 ml
- balancierte VEL mit 1 % Glukose, z. B. Päd. G1 (E148) 250 ml
- G40 % 10 ml
- Blutprodukte

123.9.2 Flüssigkeitsbedarf

- Basiserhaltungsbedarf 4–2–1-Regel: 4 ml/kgKG für jedes Kilogramm vom 1.–10.kgKG + 2 ml/kgKG für jedes Kilogramm des 11.–20.kgKG + 1 ml/kgKG für jedes Kilogramm über 20 kgKG, bei Fieber steigt der Basisbedarf um 10 %/1 °C
- Flüssigkeitsdefizit: entspricht in etwa Nüchternzeit × Basisbedarf
- vereinfachte Flüssigkeitssubstitution zur Deckung des Basisbedarfs bei Kindern: 10 ml/kgKG/h:
  - bei Säuglingen: VEL mit 1 % Glukose
  - bei Kindern > 1 Jahr: VEL
- reicht die Basisinfusion nicht aus: bolusweise Injektion von 10 ml/kgKG VEL
- intraoperative Volumenverluste werden zusätzlich mit VEL ersetzt

123.9.3 Hypoglykämievermeidung

- Blutzuckermessung bei der Einleitung bei allen Kindern
- Blutzuckermessung 1- bis 2-stündlich bei allen Kindern im 1. Lebensjahr
- Intervention bei Blutzucker unter 60 mg/dl
- Dosis: 0,2–0,5 ml/kgKG Glukose 10 % i. v.
- zusätzliche Glukose-Zufuhr bei Neugeborenen und Säuglingen, deren Blutzucker mit alleiniger Zufuhr von VEL mit 1 % Glukose nicht stabil bleibt: VEL mit 1 % Glukose 250 ml + G40 % 6 ml (2,4 g Glukose) = VEL mit 2 % Glukose
- Engmaschige Kontrolle, auch postoperativ, bis das Kind wach ist.

123.9.4 Kolloidaler Volumenersatz

- Repetitiv 5–10–(20)ml/kgKG Gelatine in VEL oder Humanalbumin unter Beachtung der Kontraindikationen geben, wenn die alleinige Zufuhr von kristalloiden Infusionslösungen nicht ausreicht und keine Indikation zur Transfusion besteht.

123.9.5 Blutprodukte

- physiologisches Blutvolumen:
  - Frühgeborene: 95 ml/kgKG
  - Neugeborene: 85 ml/kgKG
  - Säuglinge: 80 ml/kgKG
  - Kleinkinder 75 ml/kgKG
  - ab Schulkind: 70 ml/kgKG
- Erythrozytenkonzentrat: 4 ml/kgKG heben Hämoglobinwert um ca. 1 g/l
- FFP (Fresh frozen Plasma): 10 ml/kgKG
- Thrombozytenkonzentrat: 10 ml/kgKG
- Fibrinogen: 20–30 mg/kgKG
- Kalziumglukonat 10 %: 0,25–0,5 ml/kgKG
- bei Hyperfibrinolyse Tranexamsäure: 10–20 mg/kgKG

123.10 Postoperative Analgesie bei Kindern via Nurse-controlled Analgesia und/oder Patient-controlled Analgesia

Silke Sündermann, Maike Doden

123.10.1 Ziel und Indikation

- Suffiziente Schmerztherapie bei Kindern, die auf wiederholte Opioidgaben angewiesen sind.
- PCA (Patient Controlled Analgesia): Die patientengesteuerte intravenöse Analgesie ist für Kinder ab dem vollendeten 6. Lebensjahr geeignet, die das Prinzip der PCA verstanden haben.
- NCA (Nurse Controlled Analgesia): Die durch eine Pflegekraft gesteuerte intravenöse Analgesie ist für Kinder < 6 Jahre vorgesehen oder für ältere Kinder, die eine eigenständige Pumpenbedienung nicht vornehmen können.

123.10.2 Voraussetzungen

- Aufklärung von Eltern und Kind, bei geplanten Operationen im Rahmen des Prämedikationsgesprächs
- Anschluss im Aufwachraum oder auf Station nach Titration des Analgetikums bis zur suffizienten Analgesie
- Übergabe des Druckknopfes an das wache, kooperative Kind bzw. die betreuende Pflegekraft

123.10.3 Pumpeneinstellung

- Medikament: Piritramid
- Konzentration:
  - Kinder > 10 kgKG: 1 mg/ml
  - Kinder < 10 kgKG: 0,5 mg/ml
- Bolus: 30 µg/kgKG
- Sperrzeit: 10 min
- Bolusrate: Applikation über 2 min
- Limit: maximal 500 µg/kgKG innerhalb von 4 h
- Anschluss: patientennah, d. h. kurze Infusionsleitung inklusive Rückschlagventil zur Hauptinfusion

123.10.4 PCA-Protokoll

- schriftliche Fixierung der Pumpeneinstellungsdaten auf dem Protokoll
- Dokumentation der Überwachungsparameter: SpO_2, Atemfrequenz, Vigilanz, Schmerzstärke, Nebenwirkungen
- Anordnung einer Bedarfsmedikation bei Auftreten von Übelkeit und Erbrechen
- Anordnung einer Basisanalgesie zu festen Zeiten mit einem Nichtopioidanalgetikum, sinnvolle Kombination: Ibuprofen – Metamizol im Wechsel oder Paracetamol – Metamizol im Wechsel, Dosierung siehe SOP Postoperative Schmerztherapie bei Kindern (S. 477)

123.10.5 Nach Verlegung aus dem Aufwachraum

- Information des/der Stationsarztes/-ärztin
- Weiterführung der Überwachung durch die Pflegekräfte gemäß PCA-Protokoll
- kontinuierliche Überwachung der Sauerstoffsättigung
- ständige Erreichbarkeit und tägliche Visite auf Station durch eine Anästhesistin oder einen Anästhesisten

123.11 Das Kind im Aufwachraum

Jürgen Gatzka

Übersicht

- SpO_2-Messung
- EKG
- Blutdruckmessung
- Infusion
- Wärme
- Analgesie
- PONV (postoperative Übelkeit und Brechreiz)
- Aufwachdelir/Agitation
- Blutzuckermessung
- Temperaturmessung

123.11.1 Material und Medikamente

Material

- Basismonitoring
- KUS-Skala
- PAED-Skala
- Ohrthermometer, Rektalthermometer
- Blutzuckermessgerät
- Wärmegerät
- Infusiomat

Medikamente

- Piritramid
- Nalbuphin
- Ibuprofen
- Metamizol
- Granisetron, Droperidol, Dimenhydrinat
- Propofol 0,5 %
- Jonosteril/Päd. G1 (E148)

123.11.2 Eingangsbemerkung

- Für die Betreuung von Neugeborenen, Säuglingen und Kleinkindern ist die Anwesenheit von Pflegekräften mit sicherem Umgang bei den entsprechenden Alters- und Gewichtsklassen erforderlich.

123.11.3 Monitoring

- übliches Monitoring aus EKG, nicht invasiver Blutdruckmessung, und SpO_2-Messung
- erweitertes hämodynamisches Monitoring bei entsprechender Indikation
- Bei allen Patienten ohne kontinuierliche Temperaturmessung im Operationssaal wird die Körpertemperatur bei Ankunft kontrolliert.
- Blutzuckerkontrolle, nach Anordnung

Tab. 123.5 Kindliche Unbehagens- und Schmerz-Skala (KUS-Skala), Alter 0–4 Jahre.

Merkmal	Bewertung	Punkte
Weinen	gar nicht	0
	Stöhnen, Jammern, Wimmern	1
	Schreien	2
Gesichtsausdruck	entspannt, Lächeln	0
	Mund verzerrt	1
	Mund und Augen grimassieren	2
Rumpfhaltung	neutral	0
	unstet	1
	Aufbäumen, Krümmen	2
Beinhaltung	neutral	0
	strampelnd, tretend	1
	an den Körper gezogen	2
motorische Unruhe	nicht vorhanden	0
	mäßig	1
	ruhelos	2
Handlungsbedarf ab Score von 4		

123.11.4 Analgesie

- Analgesie nach Anordnung durch den narkoseführenden oder aufsichtführenden Arzt, üblicherweise mit:
  - Piritramid repetitiv 0,05–0,1 mg/kgKG als Bolus
  - Ibuprofen 8–10 mg/kgKG Supp. oder p. o.
  - Metamizol 15 mg/kgKG als Kurzinfusion
  - Nalbuphin 0,2–0,4 mg/kgKG
- Beurteilung des Analgetikabedarfs mittels visueller Analogskala/Smiley-Skala (▶ Abb. 123.3) oder KUS-Skala (▶ Tab. 123.5)

123.11.5 Aufwachdelir und Aufwachagitation

- objektive Beurteilung von postoperativen Unruhezuständen mittels PAED-Score (▶ Tab. 123.6)
- Differenzierung zwischen Schmerzen, Agitation oder Delir
- Agitation:
  - Kind schreit, schlägt um sich
  - Ursachen: z. B. Schmerz, Hunger, Durst, Angst, Halluzinationen, Doppelbilder, Venenzugang, Verband
  - Therapie: kausal
- Delir:
  - Desorientierung, kein Augenkontakt, lässt sich mit den üblich sonst funktionierenden Maßnahmen nicht beruhigen

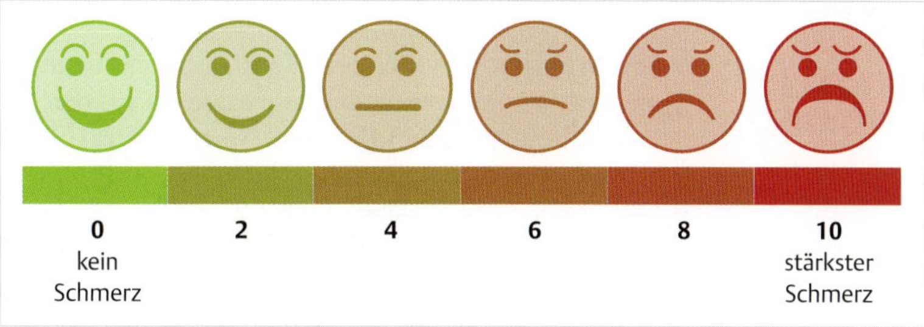

Abb. 123.3 Postoperative Schmerzbeurteilung ab 4 Jahre, Wong-Baker-Skala (Smiley-Skala).

Tab. 123.6 PAED-Skala, aufgeteilt anhand Delir- und Agitationskriterien (Quelle: [1]).

Kriterien	Verhalten	Abstufung	Punkte
Delirkriterien ED I Score	Das Kind hält Augenkontakt zur Bezugsperson.	gar nicht	4
		ein wenig	3
		etwas mehr	2
		viel	1
		sehr viel	0
	Das Kind zeigt zielgerichtete Bewegungen.	gar nicht	4
		ein wenig	3
		etwas mehr	2
		viel	1
		sehr viel	0
	Das Kind nimmt seine Umwelt wahr.	gar nicht	4
		ein wenig	3
		etwas mehr	2
		viel	1
		sehr viel	0
Agitationskriterien ED II Score	Das Kind ist unruhig/ruhelos.	gar nicht	0
		ein wenig	1
		etwas mehr	2
		viel	3
		sehr viel	0
	Das Kind ist untröstlich.	gar nicht	0
		ein wenig	1
		etwas mehr	2
		viel	3
		sehr viel	vereinfacht: Delir wahrscheinlich, wenn ED I Score > ED II Score

ED: Emergence-Delir, PAED: Pediatric Anaesthesia Emergence Delirium

  - Ursache: Anästhetikanebenwirkung, schnelles Aufwachen?
  - Therapie: Schmerzen ausschließen (KUS-Skala < 4) und Delir wahrscheinlich (ED-I-Score ≥ 9): Propofol 0,5–1 mg/kgKG

123.11.6 Postoperatives Infusionsregime

- postoperativer Basisbedarf wird nach 4–2–1-Regel ermittelt:
  - 4 ml/kgKG für die ersten 10 kg Körpergewicht plus
  - 2 ml/kgKG für die zweiten 10 kg Körpergewicht plus
  - 1 ml/kgkG für jedes weitere Kilogramm über 20 kgKG hinaus
- Säuglinge im 1. Lebensjahr erhalten Vollelektrolytlösung mit 1 % Glukose
- Alle anderen Kinder über 1 Jahr erhalten Vollelektrolytlösung

123.11.7 PONV

- Bei postoperativem Erbrechen Substanzgruppe wählen, die nicht bereits zur Prophylaxe verabreicht worden ist.
- Granisetron 20–40 µg/kgKG, max. 3 mg, ab Alter > 2 Jahre
- Droperidol 20–50 µg/kgKG, max. 1,25 mg, ab Alter > 2 Jahre
- Dimenhydrinat 1,25 mg/kgKG, ab 6 kg, max. 150 mg/d
- Bei Versagen der o. g. Medikamente evtl. Propofol 0,5–1 mg/kgKG langsam i. v.

123.11.8 Literatur

[1] Locatelli BG, Ingelmo PM, Emre S et al. Emergence delirium in children: a comparison of sevoflurane and desflurane anesthesia using the Paediatric Anesthesia Emergence Delirium scale. Paediatr Anaesth 2013; 23(4): 301–308

123.12 Postoperative Schmerztherapie bei Kindern

Silke Sündermann

- Beachte Kontraindikationen!
- Nichtopioidanalgetikum der ersten Wahl ist bei Kindern – bei fehlenden Kontraindikationen – Ibuprofen. Kinder sind im Vergleich zu Erwachsenen besonders durch die (überwiegend dosisabhängige) Hepatotoxizität von Paracetamol gefährdet.
- Die erste Gabe des Nichtopioids sollte für einen rechtzeitigen Wirkungseintritt bereits intraoperativ erfolgen, beispielsweise rektale Gabe am Ende der Narkoseeinleitung.
- Suppositorien dürfen nie geteilt werden, es ist aber möglich mehr als eines zurzeit zu applizieren.
- Neben der korrekten Dosierung nach Körpergewicht und Alter muss auch die praktische Dosierbarkeit und Applizierbarkeit gewährleistet sein (d. h. zur Verfügung stehende Zäpfchendosis oder abmessbares Saftvolumen beachten, entwicklungsgerechten Applikationsweg wählen).
- Ergänzung der Schmerztherapie mit Nichtopioiden nötigenfalls durch Piritramid per PCA/NCA-Pumpe (PCA: Patient Controlled Analgesia, NCA: Nurse Controlled Analgesia, siehe SOP Kinder NCA bzw. PCA (S. 473))

Merke

Entlassung aus dem Aufwachraum in der Regel erst 30 min nach letzter Opioidgabe. Bei entsprechender Indikation Opioidgabe auch bei ambulanten Patienten.

123.12.1 Paracetamol

- (> 10 kg Körpergewicht) 15 mg/kgKG (maximal 1g), maximale Tagesdosis 60 mg/kgKG (maximal 4g)
- Nur bei i. v. Gabe: ≤ 10 kg Körpergewicht 7,5 mg/kgKG, maximale Tagesdosis 30 mg/kgKG
- Der Abstand zwischen zwei Dosen muss mindestens 4 h betragen, bei Niereninsuffizienz 6 h.
- Um einer möglichen Verwechslung von mg und ml vorzubeugen, insbesondere bei i. v. Gabe, kann es hilfreich sein, sowohl Dosis als auch Volumen in der Anordnung anzugeben.
- **Cave:** (dosisabhängige) Hepatotoxizität!

Paracetamol

- Suppositorien: (40 mg), 75 mg, 125 mg, 250 mg
- Saft: in der Regel 40 mg/ml
- Infusionslösung: 10 mg/ml

123.12.2 Ibuprofen

- 7–10 mg/kgKG, maximale Tagesdosis 30(–40)mg/kgKG (maximal 2400 mg)
- nicht unter 3(–6) Monaten, nicht unter 6(–8)kg Körpergewicht
- häufige Kontraindikationen sind z. B. Niereninsuffizienz oder Gerinnungsstörungen

Ibuprofen

- Suppositorien: 60 mg, 125 mg, (250 mg), 600 mg
- Saft: meist 40 mg/ml, möglich auch 20 mg/ml

123.12.3 Metamizol

- nicht zugelassen < 3 Monaten oder < 5 kg Körpergewicht
- im 1. Lebensjahr nicht für i. v. Gabe zugelassen
- 10–15 mg/kgKG (maximal 1g)
- Applikation ausschließlich postoperativ, nicht bereits intraoperativ

123.12.4 Piritramid

- titriert i. v.
- 0,03–0,05–0,1 mg/kgKG Piritramid
- Ampulle à 15 mg verdünnen mit NaCl 0,9 % auf 15 ml ergibt 1 mg/ml, ggf. kleinere Menge davon in kleinere Spritze abziehen für bessere Dosierbarkeit

123.12.5 Nalbuphin

- titriert i. v.
- 0,1–0,2 mg/kgKG
- Ampulle à 20 mg in 2 ml mit NaCl 0,9 % verdünnen auf 20 ml ergibt 1 mg/ml
- Nalbuphin wirkt häufig sedierend und soll als Partialantagonist bei erhaltener analgetischer Wirkung einer opioidbedingten Atemdepression entgegenwirken.

124 Eingriffe bei speziellen Krankheitsbildern

124.1 Adenotomie bei Kindern ("brainstem evoked response audiometry" [BERA], Otopexie, Parazentese, Paukenröhrchen, Nasenreposition)

Michael Kuhlmann, Jürgen Gatzka

Übersicht

Basisinfos
- ITN (Intubationsnarkose)
- Operationszeit variiert von 30–120 min
- elektiv postoperativ Aufwachraum
- häufig ambulant

Material
- PVK (periphere Venenverweilkanüle) 0,7–0,9 mm (24–22 G)
- Woodbridge-Tuben
- Relaxometrie

124.1.1 Material und Medikamente

Material

- PVK 1-mal 0,7–0,9 mm (24–22 G)
- Emla-Pflaster
- warme Decken
- Woodbridge-Tuben nach Lebensalter (Alter/4 + 3,5)
- Relaxometrie

Medikamente

- Kinder < 1. Lebensjahr Päd. G1 (E148) 250 ml
- Kinder > 1. Lebensjahr balancierte Vollelektrolytlösung, z. B. Jonosteril 500 ml
- Propofol (0,5 %) 2-mal 10 ml
- Remifentanil-Perfusor:
  - Kinder 10–40 kg: 20 µg/ml
  - Kinder > 40 kg: 40 µg/ml
- Rocuronium (10 mg/ml), ggf. Cis-Atracurium (1 mg/ml) bei Kontraindikation
- Remifentanil-Perfusor Kinder < 10 kg: 10 µg/ml
- Propofol-1-%-Perfusor 50 ml
- Piritramid (15 mg/15 ml)
- Atropin (0,5 mg/10 ml)
- Noradrenalin (4 µg/ml) 10 ml
- PONV-Prophylaxe (PONV: postoperative Übelkeit und Brechreiz) siehe SOP PONV (S. 191)
- Sevofluran
- Ibuprofen Supp. nach Patientengewicht
- Dexamethason (4 mg/ml)

124.1.2 Eingangsbemerkung

- wichtige Zeiten:
  - Wasser/Tee/klare Flüssigkeit: bis 2 h vor der Operation
  - Milchnahrung bis zum 1. Lebensjahr: bis 4 h vor der Operation
  - feste Nahrung: bis 6 h vor der Operation
  - Emla-Pflasteranlage: 1 h vor der Operation
  - Prämedikation rektal: 15 min vor der Operation
  - Prämedikation oral: je nach Form (Tablette/Saft) 30–60 min vor der OP
- Kinder sind oft nicht infektfrei
- Gehäuft PONV ab 3. Lebensjahr bis Pubertät, daher siehe SOP PONV (S. 191)

124.1.3 Anästhesieeinleitung

- sorgfältige Präoxygenierung
- i. v. Einleitung anstreben (Alternative: Maskeneinleitung)
- i. v. Einleitung: Propofol 2–5 mg/kgKG, Remifentanil 0,5 µg/kgKG/min, Cis-Atracurium 0,1 mg/kgKG bei Kindern < 1 Jahr, sonst Rocuronium 0,6 mg/kgKG
- Maskeneinleitung: System mit Sevofluran fluten bis mindestens et 6,0 Vol%; wenn Kind schläft und i. v. Zugang vorhanden Remifentanil 0,5 µg/kgKG/min, Rocuronium 0,6 mg/kgKG oder Cis-Atracurium 0,1 mg/kgKG bei Kindern < 1 Jahr, Propofol 2 mg/kgKG
- Bei extrem kurzen Eingriffen (z. B. Adenotomie) Intubation in tiefer Anästhesie, ohne Relaxierung, in Rücksprache mit dem Oberarzt möglich.
- Relaxometrie zur Einleitung (wenn T 4-Zahl 0, dann Intubation)
- Tubus mittig fixieren, Auskultation
- PONV-Prophylaxe siehe SOP PONV (S. 191)
- Arme beidseitig anlagern
- Darauf achten, dass die Monitoringverkabelung nicht das Operationsgebiet behindert; Fixierung mit Ulmer Stern in Oberschenkelhöhe
- Blutzuckermessung
- Magen einmal absaugen
- Ibuprofen Supp. 10 mg/kgKG
- Dexamethason 150 µg/kgKG

124.1.4 Anästhesieführung

- 1. Wahl > 1. Lebensjahr: TIVA (totale intravenöse Anästhesie) Propofol 6–10 mg/kgKG/h
- 2. Wahl: balancierte Anästhesie mit Sevofluran 1 MAC et. (minimale alveoläre Konzentration)
- Remifentanil 0,2–0,5 µg/kgKG/min
- keine Nachrelaxierung
- Infusionstherapie: 10 ml/kgKG/h
- Piritramid 0,1 mg/kgKG zur Ausleitung
- Low- bis Minimal-Flow-Anästhesie 0,5–1 l/min

Vorsicht

Gefahr eines Laryngo-/Bronchospasmus nach der Ausleitung.

Vorsicht

Während der Manipulationen im Mundraum durch den Operateur auf potenzielle Tubusdislokationen oder Abknicken des Tubus achten.

Vorsicht

Vorsichtiges Absaugen vor Extubation, nach Extubation Kinder in stabile Seitenlage bringen.

124.1.5 Postoperatives Vorgehen und Überwachung

- Anordnung für die Infusionstherapie im Aufwachraum, bis die Kinder wach sind (nach der 4–2–1 Regel)
- Anordnung für die postoperative Schmerztherapie und auch für die ambulante Schmerztherapie und Instruktion der Eltern
  - Ibuprofen Supp./oral 10 mg/kgKG (maximale Tagesdosis 40 mg/kgKG)
  - Paracetamol i. v. 15 mg/kgKG (maximale Tagesdosis 60 mg/kgKG); Kinder < 1. Lebensjahr oder < 10 kg 7,5 mg/kgKG (maximale Tagesdosis 30 mg/kgKG)
  - Metamizol i. v./oral 15 mg/kgKG (maximale Tagesdosis 60 mg/kgKG)
- Formular für Entlassung bei ambulanten Eingriffen ausfüllen
- Im Fall eines anhaltend tief schlafenden Kindes und/oder veränderter Neurologie Blutzuckerkontrolle nach 60 min.

124.2 Ambulante Leistenhernienoperation beim Kind

Jürgen Gatzka

Übersicht

Basisinfos
- Venenzugang
- N.-ilioinguinalis-Block

Material
- Larynxmaske
- Wärmematte
- Sonografiegerät
- Endotrachealtubus

124.2.1 Material und Medikamente

Material

- peripherer venöser Zugang
- Larynxmaske
- Absaugkatheter
- Regionalanästhesieset
- Endotrachealtubus

Medikamente

- balancierte Vollelektrolytlösung, z. B. Jonosteril 500 ml, bei Kindern < 1 Jahr Päd G1 % (148) 250 ml
- Propofol (0,5 %) 10 ml
- Sufentanil (5 µg/ml) 2-mal 1 ml
- Remifentanil-Perfusor (20 µg/ml) 50 ml
- Propofol-1-%-Perfusor 50 ml
- Noradrenalin-Perfusor (4 µg/ml) 50 ml
- Ropivacain (0,2 %) 2 mg/ml
- Rocuronium 10 mg/ml

124.2.2 Eingangsbermekung

- Operationszeit 25 min pro Seite
- Operationszeit laparoskopische Leistenherniorraphie beim Mädchen inkl. Vorbereitungszeit 45 min

124.2.3 Anästhesievorbereitung

- Prämedikation, siehe SOP Prämedikation in der Kinderanästhesie (S. 463)
- Wärmematte
- Basismonitoring, Temperatursonde
- Regionalanästhesieset für Ilioinguinalis-Block auch bei laparoskopischer Operation (Zug auf dem Leistenband ist sehr schmerzhaft), alternativ Wundinfiltration
- Lagerungsmaterialien

124.2.4 Anästhesieeinleitung

- beim kleinen Kind evtl. Maskeneinleitung, siehe SOP Maskeneinleitung (S. 464)
- Anlage Venenzugang, Blutzuckerkontrolle
- Sufentanil 0,2 µg/kgKG
- Propofol 2–4 mg/kgKG
- Magen mit Absaugkatheter einmal absaugen
- Einsetzten und Fixieren der Larynxmaske
- PONV-Prophylaxe (PONV: postoperative Übelkeit und Brechreiz) mit Dexamethason 0,15 mg/kgKG, max. 4 mg
- Ibuprofen 8–10 mg/kgKG rektal
- sonografisch gesteuerte Blockade des N. ilioinguinalis, evtl. beidseits mit Ropivacain 0,2 %, siehe SOP N.-ilioinguinalis-Blockade (S. 243)
- bei Laparoskopischer OP: Rocuronium 0,3 mg-0,6 mg/kg/KG und endotracheale Intubation

124.2.5 Anästhesieführung

- TIVA (totale intravenöse Anästhesie)
- Propofol 5–10 mg/kgKG/h
- Remifentanil 0,2–1 µg/kgKG/min
- balancierte Vollelektrolytlösung, z. B. Jonosteril 10 ml/kgKG/h
- Falls keine Regionalanästhesie erfolgt ist: Wundinfiltration mit Bupivacain 0,5 %, maximal 2 mg/kgKG durch Operateur und Piritramid 0,05–0,1 mg/kgKG i. v.

124.2.6 Postoperatives Vorgehen und Überwachung

- Überwachung und Behandlung im Aufwachraum

124.3 Analatresie, Operation nach Pena

Jürgen Gatzka

Übersicht

Basisinfos
- Blutgruppe
- Bauchlage, s.u

Material
- Venenzugang 20 G
- Orotrachealtubus
- Kaudalanästhesie
- Wärmematte/Wärmedecke
- Temperatursonde
- ZVK (zentraler Venenkatheter) zweilumig 4 F
- arterielle Kanüle 24 G
- 1 Erythrozytenkonzentrat auf Abruf

124.3.1 Material und Medikamente

Material

- peripherer venöser Zugang, bevorzugt V. saphena magna
- Tubus ungecufft Innendurchmesser 3,0–4,0 mm
- Absaugkatheter
- Kaudalanästhesieset
- ZVK zweilumig 4 F
- arterielle Kanüle 24 G, 2,5 cm
- Magensonde
- Relaxometrie

Medikamente

- Päd. G1 (E148) 250 ml
- balancierte Vollelektrolytlösung, z. B. Jonosteril, Perfusor 50 ml
- Propofol (0,5 %) 10 ml
- Sufentanil (5 µg/ml) 2-mal 1 ml
- Remifentanil-Perfusor (10 µg/ml) 20 ml
- Cis-Atracurium (1 mg/ml) 2-mal 1 ml
- Sevofluran
- Noradrenalin-Perfusor (4 µg/ml) 20 ml
- Ropivacain 0,2 % (2 mg/ml) 10 ml
- Antibiose nach Rücksprache mit Operateur

124.3.2 Eingangsbemerkung

- Operation im Säuglingsalter
- modifizierte Bauchlage, Beine angezogen
- Operationsdauer und Ausmaß abklären
- In Absprache mit dem Operateur Erythrozytenkonzentrat bestellen.

124.3.3 Anästhesievorbereitung

- Prämedikation, siehe SOP Prämedikation in der Kinderanästhesie (S. 463)
- Wärmedecke
- Basismonitoring, arterielle Druckmessung, Temperatursonde
- Kaudalanästhesieset
- ZVK-Set
- Lagerungsmaterialien
- Relaxometrie

124.3.4 Anästhesieeinleitung

- i. d. R. Maskeneinleitung, siehe SOP Maskeneinleitung (S. 464)
- Anlage Venenzugang, V. saphena, Blutzuckerkontrolle
- Cis-Atracurium 0,1–0,2 µg/kgKG
- Sufentanil 0,2–0,3 µg/kgKG
- evtl. Propofol 1–2 mg/kgKG, bei i. v. Einleitung 2–4 mg/kgKG
- Relaxometrie, wenn T 4-Zahl 0, dann orotracheale Intubation
- Auskultation und Fixierung des Tubus
- Magensonde
- Anlage arterielle Kanüle 24 G, 2,5 cm A. radialis
- ZVK-Anlage V. jugularis interna
- Kaudalanästhesie mit Ropivacain (0,2 %) 1,0 ml/kgKG + Clonidin 1–3 µg/kgKG ab 7 Monate, < 7 Monate **kein** Clonidin, siehe SOP Kaudalanästhesie (S. 466)
- Antibiose nach Rücksprache

124.3.5 Anästhesieführung

- balancierte Anästhesie mit Sevofluran 1 MAC (minimale alveoläre Konzentration), Minimal-Flow
- Remifentanil 0,2 µg/kgKG/min
- Infusion Päd. G1 (E148) 10 ml/kgKG/h
- Noradrenalin 0,02–0,1 µg/kgKG/min über ZVK, Ziel-MAD (mittlerer arterieller Druck) < 10 % Abweichung vom Ausgangs-MAD
- balancierte Vollelektrolytlösung, z. B. Jonosteril 1–5 ml/kgKG/h über ZVK
- Blutgasanalyse Kontrolle stündlich

124.3.6 Postoperatives Vorgehen und Überwachung

- Überwachung und Behandlung im Aufwachraum

124.4 Anteriores mediastinales Massesyndrom (AMM) beim Kind

Jürgen Gatzka

Übersicht

- Röntgen-Thorax
- CT-Thorax
- Echobefund
- interdisziplinäre Absprache
- sorgfältige Planung
- Lungenfunktion

124.4.1 Material und Medikamente

Material

- peripherer venöser Zugang
- Gesichtsmaske
- Sauerstoffmaske

Medikamente

- Päd. G1 (E148) 250 ml oder balancierte Vollelektrolytlösung, z. B. Jonosteril 500 ml
- Propofol-1-%-Perfusor
- Remifentanil-Perfusor (20 µg/ml)
- Naloxon

124.4.2 Eingangsbemerkung

- Ursache überwiegend Lymphome
- Probeexzision oder Feinnadelpunktion zur Diagnose und Therapieplanung notwendig
- mögliche klinische Symptome:
  - Dyspnoe/Orthopnoe: Atemwegskompression
  - obere Einflussstauung: venöse Obstruktion
  - Stridor: Atemwegskompression
  - Keuchen, Rasselgeräusche: Pleuraerguss, Obstruktion der Pulmonalgefäße
- Körperliche Untersuchung, Anamnese, flaches Liegen möglich?
- Röntgen-Thorax bei Verdacht auf mediastinalen Tumor; bei verbreitertem Mediastinum: CT-Thorax, Lungenfunktion im Liegen, Herzecho
- Risikoabschätzung:
  - Hohes Risiko einer Dekompensation durch das Aussetzen der Spontanatmung und dem fehlenden negativen Inspirationsdruck unter Allgemeinanästhesie mit möglicher Kompression der Trachea oder Bronchien, schwerem Air-Trapping oder Unmöglichkeit der Beatmung und totaler Kompression der V. cava superior auch bei fehlenden klinischen Symptomen möglich, hohe Letalität.
  - sehr hohes Risiko bei:
    - Trachealeinengung > 70 %, Obstruktion der Karina oder Hauptbronchien
    - V.-cava-superior-Obstruktion
    - Perikarderguss
    - Obstruktion der Pulmonalgefäße
    - Störung der kardialen Pumpfunktion
    - eingeschränkte Lungenfunktion, FEV1 (forciertes exspiratorisches Volumen) < 50 % im Liegen

124.4.3 Vorgehensweise

- Interdisziplinäre Entscheidung mit 3 Möglichkeiten:
  - Probeexzision in Lokalanästhesie mit oder ohne Sedierung unter erhaltener Spontanatmung
  - Beginn der Therapie mit Kortikosteroiden/empirischer Chemotherapie zur Tumorverkleinerung
  - Vollnarkose zur Probeexzision

124.4.4 Anästhesiekonzept

- Vollnarkose vermeiden
- Probeexzision in Lokalanästhesie favorisieren, falls Analgosedierung erforderlich unbedingt Spontanatmung erhalten
- Rückenlagerung vermeiden, Patient in Seitenlage oder sitzend, **Cave:** schwere Komplikationen trotzdem möglich!
- keine medikamentöse Prämedikation mit Midazolam
- Venenzugang obligat, untere Körperhälfte
- Sauerstoffmaske mit CO_2-Messung
- Remifentanil 0,05–0,1 µg/kgKG/min, ggf. Propofol 1–2 mg/kgKG/h
- falls Vollnarkose zwingend erforderlich: möglichst Spontanatmung erhalten

124.4.5 Therapie von Komplikationen

- **Cave:** keine Erfolgsgarantie
- **Cave:** Komplikationen lebensbedrohlich
- Atemwegsobstruktion: Patientenumlagerung (Seitenlage, Bauchlage), Überwinden des Hindernisses durch Vorschieben des Tubus oder Einführen eines starren Bronchoskops
- schwere Kardiovaskuläre Obstruktion: Druckentlastung (Umlagerung, s. o.) kardiopulmonaler Bypass i. d. R. nicht schnell genug zu etablieren

124.5 Appendektomie beim Kind

Jürgen Gatzka

Übersicht

- Venenzugang
- Tubus, gecufft
- Absaugkatheter
- Relaxometrie
- Sonografiegerät
- Regionalanästhesieset
- Temperatursonde
- Magensonde
- ZVK (zentraler Venenkatheter)
- Antibiose

124.5.1 Material und Medikamente

Material

- peripherer venöser Zugang
- Tubus, gecufft
- Gesichtsmaske
- Absaugkathether
- Magensonde
- Regionalanästhesieset
- ZVK

Medikamente

- Päd. G1 (E148) 250 ml oder balancierte Vollelektrolytlösung, z. B. Jonosteril 500 ml
- Propofol (0,5 %) 20 ml
- Desfluran
- Sufentanil (5 µg/ml)
- Remifentanil-Perfusor (20 µg/ml)
- Rocuronium (10 mg/ml)
- Noradrenalin-Perfusor (4 µg/ml)
- Piritramid
- Ibuprofen
- Metamizol
- Ropivacain (0,2 %)

124.5.2 Eingangsbemerkung

- i. d. R. Venenzugang vorhanden
- Übelkeit/Erbrechen häufig, Aspirationsgefahr
- Operationsverfahren offen oder laparoskopisch
- Operation meistens außerhalb der Öffnungszeiten des Aufwachraums

124.5.3 Anästhesievorbereitung

- Prämedikation, siehe SOP Prämedikation in der Kinderanästhesie (S. 463)
- Wenn Venenzugang vorhanden: kein Midazolam zur Prämedikation

124.5.4 Anästhesieeinleitung

- immer i. v. Einleitung
- Präoxygenierung
- Propofol 2–4 mg/kgKG
- Sufentanil 0,2–0,3 µg/kgKG
- Rocuronium 0,6–1,0 µg/kgKG, Relaxometrie
- beim Kleinkind Maskenbeatmung im Sinne einer cRSI („controlled rapid sequence induction"): druckkontrollierter Beatmungsmodus (PCV), Spitzendruck (PiP) 12 cmH_2O, PEEP („positive end-expiratory pressure") 5 cmH_2O, AF 12, Atem-Zeit-Verhältnis I:E 1:1 bis zur Intubation
- beim Jugendlichen RSI evtl. ohne Zwischenbeatmung
- Intubation
- Anlage einer Magensonde
- Blutzuckerkontrolle beim Kleinkind
- kontinuierliche Temperaturmessung
- TAP-Block (TAP: Transversus abdominis plane) zur postoperativen Analgesie
- evtl. ZVK-Anlage in Absprache mit dem Operateur
- Ibuprofen Supp. 10 mg/kgKG
- PONV-Prophylaxe: Dexamethason 1,5 mg/kgKG bis maximal 4 mg

124.5.5 Anästhesieführung

- balancierte Anästhesie, Desfluran 0,7–1,0 MAC (minimale alveoläre Konzentration)
- Remifentanil 0,3–1,0 µg/kgKG/min
- Infusion 10 ml/kgKG/h
- bei Hypotonie Volumenbolus 10 ml/kgKG balancierte Vollelektrolytlösung, z. B. Jonosteril und ggf. Noradrenalin-Perfusor 4 µg/ml
- in der Regel keine Nachrelaxierung erforderlich
- Antibiose nach Absprache mit Operateur

124.5.6 Postoperatives Vorgehen und Überwachung

- evtl. Metamizol 15 mg/kgKG als Kurzinfusion nach Operationsende
- evtl. Piritramid 0,5–1 mg i. v. nach Einsetzen der Spontanatmung
- ggf. 2. PONV-Prophylaxe: Granisetron 40 µg/kgKG bis maximal 1 mg
- Überwachung im Aufwachraum oder im Operationssaal
- ggf. Blutzuckerkontrolle

124.6 Augenanästhesie bei Kindern

Jürgen Gatzka, Andreas Haeckel

Überblick

Basisinfos
- variable Operationszeiten
- elektiv: postoperativ Aufwachraum
- Temperaturmessung

Material
- LAMA (Larynxmaske), ggf. ITN (Intubationsnarkose)
- Emla-Pflaster
- PVK (periphere Venenverweilkanüle) 0,7–0,9 mm (24–22 G)
- wenn ITN, dann Relaxometrie

124.6.1 Material und Medikamente

Material

- PVK 1-mal 0,7–0,9 mm (24–22 G)
- Emla-Pflaster
- warme Decken
- LAMA nach Körpergewicht
- Tuben nach Lebensalter (Alter/4 + 4)
- Magensonde
- wenn ITN, dann Relaxometrie
- Wärmedecke
- TIVA (totale intravenöse Anästhesie)

Medikamente

- Kinder < 1. Lebensjahr Päd. G1 250 ml
- Kinder > 1. Lebensjahr balancierte Vollelektrolytlösung, z. B. Jonosteril 500 ml
- Propofol (0,5 %) 2-mal 10 ml zur Einleitung:
  - Kinder 2–5 mg/kgKG ohne Sevofluran-Maskeneinleitung
  - mit Maskeneinleitung 2 mg/kg/KG
- Remifentanil-Perfusor:
  - Kinder < 10 kg: 10 µg/ml
  - Kinder 10–40 kg: 20 µg/ml
  - Kinder > 40 kg: 40 µg/ml
- ggf. Rocuronium 0,6 mg/kgKG i. v.
- Piritramid (15 mg/10 ml) zur Ausleitung 0,1 mg/kgKG
- Atropin (0,5 mg/10 ml)
- Noradrenalin (4 µg/ml) 10 ml
- PONV-Prophylaxe (PONV: postoperative Übelkeit und Brechreiz) siehe SOP PONV (S. 191)
- Sevofluran Vol%et. 1 MAC (minimale alveoläre Konzentration) **Cave:** triggerfreie Anästhesie

124.6.2 Eingangsbemerkung

- Ausreichende Prämedikationswirkung abwarten bei syndromaler Grunderkrankung mit Intubationsschwierigkeiten rechnen
- Wärmemanagement mit Wärmedecke.
- Wichtig: Gutes Timing von Nüchternzeiten und Prämedikation:
  - Wasser/Tee/klare Flüssigkeit: bis 2 h vor der Operation
  - Milchnahrung im 1. Lebensjahr: bis 4 h vor der Operation
  - feste Nahrung: bis 6 h vor der Operation
  - Emla-Pflaster Anlage 1 h vor der Operation
  - Prämedikation
    - rektal: 15 min vor der Operation
    - oral: mindestens 30 min vor der Operation

Merke

Das Einhalten und das Timing dieser Zeiten sind sehr wichtig für einen guten, angstfreien Anästhesieerfolg bei Kindern.

- Kinder sind oft nicht infektfrei
- Kinder sind in der Regel ambulant
- gehäuft PONV ab 3. Lebensjahr bis Pubertät, daher siehe SOP PONV (S. 191)
- nüchterne Kinder < 3 Jahre Maskeneinleitung
- nüchterne Kinder > 3 Jahre mit Emla-Pflaster primär, i. v. Einleitung versuchen
- bei Kindern mit i. v. Zugang immer i. v. Einleitung

124.6.3 Anästhesieeinleitung

- Operationsseite sichern (Patientenaussage – Eltern, Stationsschwester – und offensichtlichen klinischen Befund sowie Akte prüfen)
- Nüchternheit klären („rapid sequence induction"?), Basismonitoring inklusive Relaxometrie, wenn ITN
- sorgfältige Präoxygenierung
- Einleitung mit Propofol 2–5 mg/kgKG, Remifentanil 0,5 µg/kgKG/min
- Platzierung der Larynxmaske, wenn keine Kontraindikation vorhanden; falls nicht möglich, dann ggf. ITN mit Relaxierung
- PONV-Prophylaxe siehe SOP PONV (S. 191)
- Wenn möglich, eine i. v. Einleitung einer Maskeneinleitung vorziehen. Falls das Kind zugänglich ist und von Station Emla-Creme appliziert wurde, erfolgt ein Punktionsversuch zur Anlage eines PVK. Wenn die Punktion nicht erfolgreich ist, das Kind jedoch weiterhin umgänglich, dann einen zweiten Versuch in Betracht ziehen; ansonsten Maskeneinleitung.
- Arme beidseits Anlagern

- EKG-Kabel, NIBP-Zuleitung (NIBP: nicht invasive Blutdruckmessung) und Sättigungskabel nach kaudal ableiten
- Beatmungsschläuche mithilfe der Patientensicherung nach kaudal ableiten (blauer Gurt)
- Tubus mittig fixieren
- Blutzuckermessung bei Kindern
- Magen 1-mal absaugen
- Kinder: 1 Supp. Ibuprofen, ca.10 mg/kgKG

Merke

Kurz vor Einleitung Information an die Augenärzte, denn Anästhetika senken den Augeninnendruck, weshalb der Augenarzt sofort nach Einleitung den Augendruck messen muss, um einen validen Wert zu haben.

124.6.4 Anästhesieführung

- 1. Wahl bei Kindern > 1. Lebensjahr: TIVA Propofol 6–12 mg/kgKG/h
- 2. Wahl: balancierte Anästhesie mit Sevofluran 1 MAC et.
- Remifentanil 0,2–0,5 µg/kgKG/min
- in der Regel keine Nachrelaxierung, wenn ITN
- Infusionstherapie bei Kindern: 10 ml/kgKG/h
- evtl. Piritramid (15 mg/10 ml) 0,1 mg/kgKG zur Ausleitung
- Low-Flow-Anästhesie, Fluss 0,5–1 l/min

Vorsicht

Okkulokardialer Reflex (n.Aschner-Dagnini) durch Druck auf den Bulbus oculi oder Zug an den Augenmuskeln während der ophthalmo-chirurgischen Maßnahmen kann es zu reflektorischen bradykarden Herzrhythmusstörungen mit AV Blockierungen bis zur Asystolie kommen. In der Regel schlagartige Erholung bei operativer Pause. Sofern die Bradykardie persistiert (selten) erfolgt die Gabe von Atropin 10 µg/kg/KG

Vorsicht

Husten und Pressen vermeiden, zügig, bei adäquater Spontanatmung und Schutzreflexen, extubieren.

Vorsicht

Gefahr des Laryngo- oder Bronchospasmus bei Ein- oder Ausleitung.

124.6.5 Postoperatives Vorgehen und Überwachung

Bei Kindern immer:

- Anordnung für die Infusionstherapie im Aufwachraum, bis die Kinder ausreichend wach sind, nach der 4–2–1 Regel
- Anordnung für die postoperative Schmerztherapie als auch für die ambulante Schmerztherapie und Instruktion der Eltern:
  - 1. Wahl: Ibuprofen Supp./oral 10 mg/kgKG (maximale Tagesdosis 40 mg/kgKG)
  - 2. Wahl: Paracetamol i. v. 15 mg/kgKG (maximal Tagesdosis 60 mg/kg/KG) (Kinder < 1. Lebensjahr 7,5 mg/kgKG, maximale Tagesdosis 30 mg/kgKG)
  - 3. Wahl: Metamizol i. v./oral 15 mg/kgKG (maximale Tagesdosis 60 mg/kgKG)

Erwachsene: Anordnung für postoperative Schmerztherapie auf Narkoseprotokoll vermerken

124.7 Hodenverlagerung

Jürgen Gatzka, Philipp Kral

Übersicht

Basisinfos
- Venenzugang
- Kaudalanästhesie

Material
- Larynxmaske
- Wärmedecke/Wärmematte
- Temperatursonde
- Blutzuckermessgerät

124.7.1 Material und Medikamente

Material

- peripherer venöser Zugang, bevorzugt V. saphena magna
- Larynxmaske
- Absaugkatheter
- Kaudalanästhesieset
- Wärmedecke/Wärmematte
- Temperatursonde
- Blutzuckermessgerät

Medikamente

- Päd. G1 (E148) 250 ml, ab 2. Lebensjahr balancierte Vollelektrolytlösung, z. B. Jonosteril 500 ml
- Propofol (0,5 %) 20 ml
- Remifentanil-Perfusor 10 oder 20 µg/ml
- Propofol-1-%-Perfusor
  - alternativ Sevofluran
- Ropivacain (0,2 %) 10 ml für Kaudalanästhesie
- Clonidin

124.7.2 Eingangsbemerkung

- Operationsdauer 45 min pro Seite
- Operation i. d. R. im Kleinkindalter

124.7.3 Anästhesievorbereitung

- Prämedikation, siehe SOP Prämedikation in der Kinderanästhesie (S. 463)
- Wärmedecke/Wärmematte bei Kindern < 2 Jahre
- Basismonitoring, Temperatursonde
- Kaudalanästhesieset
- Blutzuckermessgerät

124.7.4 Anästhesieeinleitung

- evtl. Maskeneinleitung, siehe SOP Maskeneinleitung (S. 464)
- Remifentanil 0,5 µg/kgKG/min
- Propofol 2–3 mg/kgKG, bei i. v. Einleitung 4–6 mg/kgKG
- kurze Zwischenbeatmung mit Gesichtsmaske
- einmaliges Absaugen des Magens mit Absaugkatheter
- Einsetzen der Larynxmaske
- Auskultation und Fixierung der Larynxmaske
- Blutzuckerkontrolle
- Kaudalanästhesie mit Ropivacain (0,2 %) 1–1,3 ml/kgKG plus Clonidin 1–2 µg/kgKG, siehe SOP Kaudalanästhesie (S. 466)
- Wenn Kaudalanästhesie nicht möglich: Ibuprofen Supp. 8–10 mg/kgKG

124.7.5 Anästhesieführung

- bevorzugt TIVA (totale intravenöse Anästhesie): Propofol-Perfusor 5–8 mg/kgKG/h
  - alternativ Sevofluran bis 1 MAC (minimale alveoläre Konzentration), Minimal-Flow
- Remifentanil-Perfusor 0,2–0,5 µg/kgKG/min
- Infusion 10 ml/kgKG/h
- Wenn Kaudalanästhesie nicht möglich: Piritramid 0,1 mg/kgKG 15 min vor Operationsende und lokale Infiltration mit Bupivacain 0,5 % (maximal 2 mg/kgKG) durch Operateur

124.7.6 Postoperatives Vorgehen und Überwachung

- Überwachung und Behandlung im Aufwachraum

124.8 Hypospadiekorrektur

Jürgen Gatzka, Philipp Kral

Übersicht

Basisinfos
- Venenzugang
- Kaudalanästhesie

Material
- Larynxmaske
- Wärmedecke/Wärmematte
- Temperatursonde
- Blutzuckermessgerät

124.8.1 Material und Medikamente

Material

- peripherer venöser Zugang, bevorzugt V. saphena magna
- Larynxmaske, Orotrachealtubus
- Absaugkatheter
- Kaudalanästhesieset
- Wärmedecke/Wärmematte
- Temperatursonde
- Blutzuckermessgerät

Medikamente

- Päd. G1 (E148) 250 ml, ab 2. Lebensjahr balancierte Vollelektrolytlösung, z. B. Jonosteril 500 ml
- Propofol (0,5 %) 20 ml
- Sufentanil- oder Remifentanil-Perfusor (10 oder 20 µg/ml)
- Propofol-1-%-Perfusor
  - alternativ Sevofluran
- Ropivacain (0,2 %) 10 ml für Kaudalanästhesie
- Bupivacain (0,5 %) für Peniswurzelblock
- Clonidin
- Cotrim
  - alternativ Cefazolin (bis 6 Monate)

124.8.2 Eingangsbemerkung

- Operation i. d. R. im 1. Lebensjahr
- Operationsdauer ca. 90 min
- postoperativ 1 Woche Bettruhe
- Verbandswechsel in Narkose am 4. (und 7.) postoperativen Tag (Sammelaufklärung)

124.8.3 Anästhesievorbereitung

- Prämedikation, siehe SOP Prämedikation in der Kinderanästhesie (S. 463)
- Wärmedecke/Wärmematte
- Basismonitoring, Temperatursonde
- Kaudalanästhesieset
- Blutzuckermessgerät

124.8.4 Anästhesieeinleitung

- evtl. Maskeneinleitung, siehe SOP Maskeneinleitung (S. 464)
- Sufentanil 0,2 µg/kgKG
- Propofol 2–3 mg/kgKG, bei i. v. Einleitung 4–6 mg/kgKG
- kurze Zwischenbeatmung mit Gesichtsmaske
- einmaliges Absaugen des Magens mit Absaugkatheter
- Einsetzen der Larynxmaske
- Auskultation und Fixierung der Larynxmaske
- Blutzuckerkontrolle
- Kaudalanästhesie 1 ml/kgKG Ropivacain (0,2 %) plus Clonidin 2–3 µg/kgKG, siehe SOP Kaudalanästhesie (S. 466)
- Wenn Kaudalanästhesie nicht möglich: Ibuprofen Supp. 8–10 mg/kgKG
- Antibiotikaprophylaxe wegen Stenteinlage: < 6 Monate: 50 mg/kgKG Cefazolin; > 6 Monate: 3 mg/kgKG Cotrim

124.8.5 Anästhesieführung

- Bevorzugt TIVA (totale intravenöse Anästhesie): Propofol-Perfusor 5–8 ml/kgKG/h
  - alternativ Sevofluran bis 1 MAC (minimale alveoläre Konzentration), Minimal-Flow
- wenn Kaudalanästhesie nicht möglich: Remifentanil-Perfusor 0,2–0,5 µg/kgKG/min, Piritramid 0,1 mg/kgKG 15 min vor Operationsende, Peniswurzelblock 0,1 ml Bupivacain (0,5 %) pro Seite

124.8.6 Postoperatives Vorgehen und Überwachung

- Überwachung und Behandlung im Aufwachraum

124.9 Leistenherniotomie beim Säugling

Jürgen Gatzka

Übersicht

Basisinfos
- Venenzugang
- Kaudalanästhesie

Material
- Orotrachealtubus
- NIRS-Messung (NIRS: Nahinfrarotspektroskopie)
- Wärmematte

124.9.1 Material und Medikamente

Material

- peripherer venöser Zugang, bevorzugt V. saphena magna
- Orotrachealtubus
- Absaugkatheter
- Kaudalanästhesie-Set
- NIRS-Sensor
- Magensonde
- Relaxometrie

Medikamente

- Päd. G1 (E148) 250 ml
- Propofol (0,5 %) 10 ml
- Remifentanil-Perfusor (10 µg/ml) 20 ml
- Cis-Atracurium (1 mg/ml) 2-mal 1 ml
- Sevofluran
- Noradrenalin-Perfusor (4 µg/ml) 20 ml
- Ropivacain 0,2 % (2 mg/ml) 10 ml

124.9.2 Eingangsbemerkung

- häufige Operation insbesondere bei Frühgeborenen im 1. Lebensjahr
- bei älteren Kindern i. d. R. ambulante Operation, siehe SOP Ambulante Leistenhernien-Operation beim Kind (S. 480)
- Operationsdauer 25 min pro Seite

124.9.3 Anästhesievorbereitung

- Prämedikation, siehe SOP Prämedikation in der Kinderanästhesie (S. 463)
- Wärmematte
- Basismonitoring, Temperatursonde, NIRS-Messung
- Kaudalanästhesieset, alternativ Wundinfiltration durch Operateur
- Lagerungsmaterialien
- Relaxometrie

124.9.4 Anästhesieeinleitung

- I.d.R. Maskeneinleitung, siehe SOP Maskeneinleitung (S. 464)
- Anlage Venenzugang, bevorzugt V. saphena magna, Blutzuckerkontrolle
- bei Intubation Cis-Atracurium 0,1–0,2 µg/kgKG
- Remifentanil-Perfusor 0,5 µg/kgKG/min
- evtl. Propofol 1–2 mg/kgKG, bei i. v. Einleitung 2–4 mg/kgKG
- Relaxometrie, wenn T4-Zahl 0, dann orotracheale Intubation
- Auskultation und Fixierung des Tubus
- Magensonde
- Kaudalanästhesie mit Ropivacain (0,2 %) 1,2 ml/kgKG plus Clonidin 1–3 µg/kgKG ab 7 Monate, < 7 Monate **kein** Clonidin, siehe SOP Kaudalanästhesie (S. 466)
- Ibuprofen 8–10 mg/kgKG rektal ab Alter > 3 Monate, wenn keine Kaudalanästhesie durchgeführt wurde

124.9.5 Anästhesieführung

- balancierte Anästhesie mit Sevofluran 1 MAC (minimale alveoläre Konzentration), Minimal-Flow
- Remifentanil 0,2–0,5 µg/kgKG/min
- Infusion Päd. G1 (E148) 10 ml/kgKG/h
- Noradrenalin 0,02–0,1 µg/kgKG/min, Ziel-MAD (mittlerer arterieller Druck) < 10 % Abweichung vom Ausgangs-MAD, unter kontinuierlicher NIRS-Messung
- kontinuierliche Temperaturmessung
- Blutzuckerkontrolle stündlich
- zum Operationsende Wundinfiltration mit Bupivacain (0,5 %), maximal 2 mg/kgKG durch Operateur, wen keine Kaudalanästhesie durchgeführt wurde
- zur Ausleitung Piritramid 0,05–0,1 mg/kgKG i. v., wenn keine Kaudalanästhesie durchgeführt wurde

124.9.6 Postoperatives Vorgehen und Überwachung

- Überwachung und Behandlung im Aufwachraum

124.10 Lippen-Kiefer-Gaumen-Spalte (LKG)

Silke Sündermann

Übersicht

Basisinfos
- postoperativ Aufwachraum, ggf. Kinderintensivstation
- Blutgruppe

Material
- PVK (periphere Venenverweilkanüle) 22 G oder 24 G
- orotrachealer Tubus, bei Gaumenplastik bevorzugt Spiraltubus
- Wärmematte/Wärmedecke
- Temperatursonde rektal
- Relaxometrie
- evtl. 1 Erythrozytenkonzentrat in Reserve

124.10.1 Material und Medikamente

Material

- peripherer venöser Zugang, bevorzugt V. saphena magna
- Tubus (Alter/4 + 4) bei blockbaren Tuben, bei Spiraltuben 0,5 kleiner; bei ungeblockten Tuben ([18 + Alter]/4)
- Wärmedecke
- Temperatursonde rektal
- Relaxometrie
- Augenpflaster (kein Uhrglasverband!)

Medikamente

- balancierte Vollelektrolytlösung mit 1 % Glukose (Päd. G1 [E148]) 250 ml via Infusomat
- ab 2. Lebensjahr Vollelektrolytlösung (VEL)
- Augensalbe
- Propofol (1 %) 2-mal 10 ml, 2–6 mg/kgKG zur Einleitung
- Sufentanil (5 µg/ml) 0,3–0,5 µg/kgKG zur Einleitung
- Remifentanil-Perfusor (10 µg/ml oder 20 µg/ml) 0,2–0,5 µg/kgKG/min
- Rocuronium (10 mg/ml) 0,6 mg/kgKG zur Einleitung
- Propofol-1-%-Perfusor (500 mg/50 ml) 6–12 mg/kgKG/h
- Sevofluran 1,8–2,5 Vol%et/MAC 1,0 (MAC: minimale alveoläre Konzentration)
- Atropin (0,5 mg/ml) 1 ml-Spritze, ggf. 10 µg/kgKG i. v.
- Dexamethason (4 mg/4 ml) 150 µg/kgKG, maximal 4 mg
- Piritramid (1 mg/ml) 0,1 mg/kgKG
- Clonidin (150 µg/ml) 1 ml-Spritze, 2–3 µg/kgKG oder Diazepam 0,1–0,2 mg/kgKG (1 ml mit 5 mg)
- Antibiotikum nach Rücksprache mit dem Operateur

124.10.2 Eingangsbemerkung

- Operationsdauer 120–180 min
- Intubationsprobleme bei Anomalien des Unterkiefers (Mikrognathie, Pierre-Robin-Sequenz)
- Lippenverschlussoperation innerhalb der ersten Lebensmonate, geringer Blutverlust
- Gaumenspaltenoperation einige Monate nach Lippenverschlussoperation, **Cave:** Schwellung, postoperativ engere anatomische Verhältnisse
- Rachentamponade intraoperativ
- Die nasale Magensonde wird gegen Ende der Operation durch den Operateur gelegt und die Arme werden postoperativ in Plastikröhrchen fixiert (Einwilligung zur Fixierung prüfen!).

124.10.3 Anästhesievorbereitung

- Prämedikation, siehe SOP Prämedikation in der Kinderanästhesie (S. 463)
- Wärmedecke (wegen kompletter Abdeckung in der Regel nicht nötig)
- Basismonitoring, Temperatursonde rektal
- Lagerungsmaterialien
- Relaxometrie

124.10.4 Anästhesieeinleitung

- i. d. R. Maskeneinleitung, siehe SOP Maskeneinleitung (S. 464)
- PVK 22 oder 24 G, Blutzuckerkontrolle und Ausgangs-Hb (weitere Kontrollen alle 60 min)
- Sufentanil 0,3–0,5 µg/kgKG
- Propofol 2–3 mg/kgKG, bei i. v. Einleitung 4–6 mg/kgKG
- Rocuronium 0,6 mg/kgKG zur Intubation
- orale ITN (Intubationsnarkose), Auskultation, Tubus mittig am Unterkiefer fixieren, Beatmungsschläuche nach kaudal ableiten, ggf. Winkelstück entfernen
- Augenschutz: großzügige Applikation der Augensalbe, Augenpflaster
- PONV-Prophylaxe (PONV: postoperative Übelkeit und Brechreiz): Dexamethason 150 µg/kgKG (maximal 4 mg)
- Relaxometrie zur Einleitung (wenn T 4-Zahl 0, dann Intubation)
- antibiotische Prophylaxe nach Rücksprache:
  - 1. Wahl: Ampicillin plus Sulbactam 50 mg/kgKG Single Shot
  - 2. Wahl: Cefazolin 50 mg/kgKG Single Shot
  - 3. Wahl (bei Allergie Penicilline/Cephalosporine): Clindamycin 10 mg/kgKG Single Shot

- Lagerung:
  - Rückenlage und Reklination des Kopfes
  - anschließend nochmalige Auskultation erforderlich
  - bei Lippenplastik immer Annaht des Tubus durch den Operateur erforderlich

124.10.5 Anästhesieführung

- bevorzugt TIVA (totale intravenöse Anästhesie) mit Propofol-Perfusor 6–12 mg/kgKG/h, ab 1. Lebensmonat zugelassen
- Remifentanil 0,2–0,5 µg/kgKG/min und/oder Sufentanil 0,1–0,2 µg/kgKG repetitiv, Piritramid 0,1 mg/kgkG 30 min vor Operationsende
- Päd. G1 (E148) 10 ml/kgKG/h nach 250 ml, ggf. Wechsel auf glukosefreie VEL
- alle 60 min Blutzucker- und Hb-Kontrolle!

124.10.6 Postoperatives Vorgehen und Überwachung

- Überwachung und Behandlung im Aufwachraum via Basismonitoring, selten protrahierte Ausleitung auf der Kinderintensivstation notwendig.
- Postoperatives schmerztherapeutisches Konzept muss auf dem Narkoseprotokoll notiert werden (nicht steroidale Antirheumatika [Ibuprofen], Metamizol und bei Bedarf NCA-Pumpe [NCA: Nurse Controlled Analgesia]).
- Dosierungen nach SOP postoperative Analgesie bei Kindern via NCA-/PCA-Pumpe (S. 473) (PCA: Patient Controlled Analgesia) bzw. SOP postoperative Schmerztherapie bei Kindern (S. 477).
- Nach Verlegung auf die periphere Station muss auch hier für die Zeit der NCA-/PCA-Pumpe die SpO_2-Messung fortgesetzt werden.

124.11 Neurochirurgische Eingriffe an Kindern

Jürgen Gatzka, Michael Kuhlmann

Übersicht

Basisinfos
- ITN (Intubationsnarkose) oral
- Intensivbett (Pädiatrie)
- Operationsdauer: 2–4 h
- **Cave:** verschiedene Lagerungen möglich (z. B. Rücken-, Bauchlage)

Material
- arterielle Kanüle (Sonografie)
- Wärmedecke
- PVK (periphere Venenverweilkanüle) 2-mal
- ZVK (zentraler Venenkatheter) dreilumig, VJI (V. jugularis interna) rechts (Sonografie)
- 1–2 Erythrozytenkonzentrate im Operationssaal, 1–2 Erythrozytenkonzentrate in Reserve
- Relaxometrie
- Magensonde
- BGA (Blutgasanalyse)
- Blutzuckermessgerät
- Thermometer
- Dauerkatheter (DK)
- Wärmematte

124.11.1 Material und Medikamente

Material

- 2 PVK zur Einleitung z. B. 0,7–0,9 mm (24–22 G)
- für ggf. Volumenersatz 1,3–1,5 mm (18–17 G)
- Tubus: (18 + Alter)/4 für ungeblockte Tuben; für blockbare Tuben 0,5–1 Größe kleiner bei < 1. Lebensjahr; ansonsten Alter/4 + 4 ohne Cuff; Alter/4 + 3,5 mit Cuff
- arterielle Kanüle:
  - 1.Wahl A. radialis:
    - < 10 kg Körpergewicht 24 G
    - 10–40 kg Körpergewicht 22 G
    - > 40 kg Körpergewicht 20 G
  - 2.Wahl A. femoralis:
    - > 10 kg Körpergewicht 20 G
- ZVK dreilumig:
  - < 5 kg Körpergewicht: 24 G, ca. 4 cm Einführtiefe, 4,0 F
  - 5–30 kg Körpergewicht: 20 G, 8–10 cm Einführtiefe, 5,0–5,5 F
  - > 30 kg Körpergewicht: 16 G, 7,0 F
- Druckmessung arteriell
- Wärmedecke
- Temperatursonde
- Dauerkatheter:
  - < 5 kg Körpergewicht: 4–5 Ch
  - < 15 kg Körpergewicht: 6 Ch
  - 10–20 kg Körpergewicht: 8 Ch
  - 20–30 kg Körpergewicht: 10 Ch
  - 30–40 kg Körpergewicht: 12 Ch
- Magensonde
- Relaxometrie
- Uhrglasverband

Medikamente

- Kinder < 1. Lebensjahr Päd. G1 (E148) 250 ml
- Kinder > 1. Lebensjahr balancierte Vollelektrolytlösung, z. B. Jonosteril 500 ml
- Dexpanthenol-Augensalbe
- Propofol (0,5 %) 2-mal 10 ml oder Thiopental (25 mg/ml)
- Sufentanil (50 µg/10 ml)
- Remifentanil-Perfusor (1 mg-Ampullen):
  - Kinder 10–40 kg: 20 µg/ml
  - Kinder > 40 kg: 40 µg/ml
- Cis-Atracurium (5 mg/5 ml) bei Säuglingen, Rocuronium (10 mg/ml) ab vollendetem 1. Lebensjahr
- Piritramid (15 mg/15 ml)
- Atropin (0,5 mg/ml) in 1 ml-Spritze
- Sevofluran
- Cefazolin oder Clindamycin bei Kontraindikation/Allergien
- Dexamethason nach Rücksprache mit Operateur
- Mannitol (10 %) nach Rücksprache mit Operateur
- Noradrenalin (4 µg/ml) 10 ml/1 ml-Spritze (4 µg/ml) bei Säuglingen
- Noradrenalin-Perfusor (4 µg/ml) 50 ml-Perfusorspritze

124.11.2 Eingangsbemerkung

- Tumoren des neuroepithelialen Gewebes:
  - astrozytische Tumoren (30–35 %), z. B. Astrozytome
  - oligodendrogliale Tumoren (0–1 %), z. B. Oligodendrogliome
  - gemischte Gliome, z. B. Oligoastrozytome
  - ependymale Tumoren (10–15 %), z. B. Ependymom
  - Tumoren des Plexus choroideus (2–3 %), z. B. Plexuskarzinom
  - neuronale und gemischt neuronalgliale Tumoren
  - Tumoren des Pinealisparenchyms (2–3 %), z. B. Pineoblastom
  - embryonale Tumoren (15–20 %), z. B. Medulloblastom

- meningeale Tumoren (0–1 %), z. B. Meningeom, Hämangioblastom
- primäre Lymphome des ZNS
- Keimzelltumoren (3–5 %), z. B. Germinom, embryonales Karzinom
- Tumoren der Sellaregion (8–10 %), z. B. Hypophysenadenom, Kraniopharyngeom
- Metastasen extrazerebraler Tumoren
- Eventuell kann ein fehlender chirurgischer Zugangsweg oder eine Tumorinfiltration übergeordneter Zentren eine komplette Tumorresektion verhindern, sodass u. U. eine kürzere Lebensdauer zugunsten von Überlebensqualität in Kauf genommen wird.
- Gehäuft PONV (PONV: postoperative Übelkeit und Brechreiz) ab 3. Lebensjahr bis Pubertät, daher siehe SOP PONV (S. 191)

124.11.3 Anästhesieeinleitung

- sorgfältige Präoxygenierung
- immer primär i. v. Einleitung anstreben (Alternative: Maskeneinleitung)
- **i. v. Einleitung:** Propofol 2–5 mg/kgKG oder Thiopental 5–7 mg/kgKG, Remifentanil 0,5 µg/kgKG/min, Cis-Atracurium 0,1 mg/kgKG oder Rocuronium 0,6 mg/kgKG (bei moderater RSI 1–1,5 mg/kgKG [RSI: „rapid sequence induction"])
- **Maskeneinleitung:** System mit Sevofluran fluten bis mindestens et 6,0 Vol%; wenn Kind schläft und i. v. Zugang vorhanden Remifentanil 0,5 µg/kgKG/min, Rocuronium 0,6 mg/kgKG oder Cis-Atracurium 0,1 mg/kgKG, Propofol 2 mg/kgKG
- Relaxometrie zur Einleitung (wenn T 4-Zahl 0, dann Intubation)
- kein Spiraltubus bei geplanter postoperativer MRT-Kontrolle
- PONV-Prophylaxe siehe SOP PONV (S. 191)
- Anlage arterielle Kanüle
- ZVK zwei- oder dreilumig, VJI rechts Sonografie, postoperativ Röntgen-Thorax (4,0, 5,0 und 5,5 F ZVK z. Zt. keine EKG-Kontrollmöglichkeit)
- Berechnung zur Einführtiefe bei ZVK via VJI: Größe in cm/10–10 %
- postoperativer Röntgen-Thorax zur Kontrolle der ZVK-Lage obligat
- Dexpanthenol-Augensalbe
- Uhrglasverband
- Temperatursonde nasal/oral/rektal oder via DK
- DK-Anlage durch Anästhesie (**Cave:** bei geplanter MRT-Kontrolle auf DK mit Temperaturmessung verzichten)
- Magensonde
- 50 mg/kgKG Cefazolin als Kurzinfusion bei Single-Shot-Gabe, bei Kontraindikationen/Allergien Clindamycin 10 mg/kgKG alle 8 h oder als Single Shot 15 mg/kgKG
- Wärmedecke, Ziel: Normothermie (36 °C), keine Hypo- oder Hyperthermie
- Blutgasanalyse

124.11.4 Anästhesieführung

- 1. Wahl TIVA (totale intravenöse Anästhesie), Remifentanil 0,2–1,0 µg/kgKG/min, Propofol 6–12 mg/kgKG/h
- 2. Wahl balancierte Anästhesie mit Sevofluran 1 MAC (minimale alveoläre Konzentration)
- in der Regel keine Nachrelaxierung
- Infusionstherapie: 10 ml/kgKG/h als Basisbedarf; Volumenverluste zusätzlich aggressiv ausgleichen
- Blutdrucksteuerung über Volumensubstitution und Noradrenalin-Perfusor
- Zielblutdruck nach Rücksprache mit Neurochirurgie (**Cave:** im Notfall für adäquaten zerebralen Perfusionsdruck höherer mittlerer arterieller Druck [MAD] erforderlich), ansonsten MAD je nach Alter des Kindes (Abweichung vom Ausgangswert nicht mehr als 10 %)
- Bis zur eigentlichen Präparation evtl. nach Rücksprache mit dem Operateur „Neurolagerung" (Oberkörper 30°).
- Gabe von 0,3 mg/kgKG Dexamethason und/oder 1 g/kgKG Mannitol (entspricht 5–10 ml/kgKG einer 10 % igen Lösung) nach Rücksprache mit dem Operateur
- Blutgasanalyse stündlich
- Ziele intraoperativ:
  - Normothermie
  - Normoventilation
  - Normoglykämie
  - tiefe Narkose um Krampfanfällen vorzubeugen und Immobilisation in der Mayfield-Klemme zu gewährleisten
- Piritramid 0,1 mg/kgKG 30 min vor Ausleitung
- Low- bis Minimal-Flow 0,5–1 l/min

Vorsicht

Tiefe Narkose zur Anlage der Mayfield-Klemme. Der Patient darf sich auf keinen Fall in der Mayfield-Klemme bewegen (Wirbelsäulentraumata).

Vorsicht

Je nach Tumor, seiner Lage und Vaskularisation sind hohe Blutverluste möglich. Dann Gabe von Erythrozytenkonzentrat (4 ml/kgKG erhöhen den Hämoglobinwert um 1 g/dl), FFP (Fresh frozen Plasma) oder Thrombozytenkonzentrat bei Bedarf.

Vorsicht

Bei sitzenden Lagerungen sind Luftembolien möglich.

124.11.5 Postoperatives Vorgehen und Überwachung

- Ausleitung oder beatmeter Transport auf Kinderintensivstation nach Rücksprache Operateuren/zuständigem anästhesiologischem Oberarzt

124.12 Omphalozele und Gastroschisis

Jürgen Gatzka, Philipp Kral

Übersicht

Basisinfos
- ITN (Intubationsnarkose)
- Blutgasanalyse
- Blutbild, Gerinnung

Material
- Venenzugang 22 G
- Magensonde
- Wärmemanagement
- Erythrozytenkonzentrat, FFP (Fresh frozen Plasma), evtl. Thrombozytenkonzentrat
- ZVK (zentraler Venenkatheter) zweilumig, 4 F
- Sonografiegerät
- Herzecho
- arterielle Kanüle 24 G

124.12.1 Material und Medikamente

Material

- peripherer venöser Zugang, i. d. R. bereits vorhanden
- Magensonde, i. d. R. bereits vorhanden
- Trachealtuben 2,5–4,0 mm ohne Cuff
- Absaugkatheter
- Perfusor, Infusiomat
- ZVK 4 F, zweilumig
- Sonografiegerät
- arterielle Kanüle 24 G (2,5 cm)

Medikamente

- Päd. G1 (E148) 250 ml l
- Thiopental (20 mg/2 ml)
- Sufentanil (5 µg/ml) 10 ml
- Cis-Atracurium (1 mg/ml) 2 ml
- Sevofluran
- Midazolam (1 mg/ml) 1 ml
- evtl. Katecholamine, siehe SOP Katecholamine bei Kindern (S. 468)

124.12.2 Eingangsbemerkung

- Neugeborene, evtl. Frühgeborene
- Operationsdauer 1–3 h
- Omphalozele häufig mit weiteren Fehlbildungen assoziiert (Malrotationen, ZNS-/Herzfehler)
- Gastroschisis selten mit anderen Fehlbildungen kombiniert
- großer Flüssigkeits- und Wärmeverlust
- bei großen Defekten evtl. kein primärer Verschluss möglich

124.12.3 Anästhesievorbereitung

- Prämedikation, siehe SOP Prämedikation im Kindesalter (S. 463) (ZVK, Bluttransfusion)
- Blutprodukte vorhanden?
- Wärmedecke/Wärmematte, Saaltemperatur erhöhen
- Basismonitoring, arterielle Druckmessung, Temperatursonde

124.12.4 Anästhesieeinleitung

- Magensonde absaugen, cRSI („controlled-rapid-sequence-induction“)
- Midazolam 0,1 mg/kgKG
- Sufentanil 0,5 µg/kgKG
- Thiopental 5–8 mg/kgKG
- Cis-Atracurium 0,1 mg/kgKG
- kurze Zwischenbeatmung mit Gesichtsmaske (PCV, Pi12, Peep5, AF12, I:E 1:1)
- Intubation
- Auskultation und Fixierung des Tubus
- Anlage arterielle Kanüle A. radialis, Blutgasanalyse
- ZVK-Anlage
- PVK an der oberen Extremität (Kavakompression/venöser Rückfluss)

124.12.5 Anästhesieführung

- Sevofluran 1 MAC (minimale alveoläre Konzentration), Minimal-Flow
- Sufentanil repetitiv ca. 0,2 µg/kgKG alle 20–30 min
- Infusion 10 ml/kgKG/h Päd. G1 (E148) + 10 ml/kgKG/h Jonosteril, je nach Kreislaufsituation
- regelmäßige Blutgasanalyse, Hb-Kontrolle
- Normoventilation, Ziel-SpO_2 90–95 %
- ggf. Transfusion

Vorsicht

Rückverlagerung der vorgefallenen Eingeweide in die Bauchhöhle: Erhöhung des intraabdominellen Drucks, Verminderung des venösen Rückflusses (Kavakompression), Erhöhung der Beatmungsdrücke.

124.12.6 Postoperatives Vorgehen und Überwachung

- Übergabe des beatmeten Kindes an die Kinderintensivstation.

124.13 Pyloromyotomie

Jürgen Gatzka, Philipp Kral

Übersicht

Basisinfos
- ITN (Intubationsnarkose)

Material
- Venenzugang
- Blutzuckermessgerät
- Wärmedecke/Wärmematte
- Temperatursonde

124.13.1 Material und Medikamente

Material

- peripherer venöser Zugang, bevorzugt V. saphena magna
- Orotrachealtubus
- Absaugkatheter
- Temperatursonde
- Blutzuckermessgerät

Medikamente

- Päd. G1 (E148) 250 ml
- balancierte Vollelektrolytlösung, z. B. Jonosteril 500 ml
- Propofol (0,5 %) 20 ml
- Remifentanil-Perfusor (10 µg/ml)
- Cis-Atracurium (1 mg/ml) 2 ml
- Sevofluran

124.13.2 Eingangsbemerkung

- Säuglinge im 1.–3. Lebensmonat, meist reifgeboren 3–5 kg Körpergewicht
- Tage bis Wochen vorausgegangenes Erbrechen
- Dehydratation, Gewichtsverlust
- hypochlorämische Alkalose
- Operation nach Ausgleich des Säure-Base-Defizits (Base Excess < + 5) und Rehydrierung i. d. R. 1 Tag nach Klinikaufnahme
- präoperativ Magensonde, Trinkverbot
- Venenzugang i. d. R. vorhanden
- Operationsdauer: 30 min

124.13.3 Anästhesievorbereitung

- Prämedikation, siehe SOP Prämedikation in der Kinderanästhesie (S. 463)
- Wärmedecke/Wärmematte
- Basismonitoring, Temperatursonde

124.13.4 Anästhesieeinleitung

- Magensonde absaugen, cRSI („controlled-rapid-sequence-induction")
- Remifentanil 0,5 µg/kgKG/min
- Propofol 4–6 mg/kgKG ab 2. Lebensmonat
- bei Neugeborenen Thiopental 5–8 mg/kgKG
- Cis-Atracurium 0,1 mg/kgKG
- kurze Zwischenbeatmung mit Gesichtsmaske (PCV, Pi12, Peep5, AF12, I:E 1:1)
- wenn TOF (Train-of-Four) 0/4, dann orotracheale Intubation
- Auskultation und Fixierung des Tubus
- Blutzuckerkontrolle
- Paracetamol Supp. 20 mg/kgKG, ab dem 3. Lebensmonat Ibuprofen Supp. 10–13 mg/kgKG, maximale Tagesdosis beachten

124.13.5 Anästhesieführung

- Sevofluran 0,8–1 MAC (minimale alveoläre Konzentration), Minimal-Flow
- Remifentanil 0,2–0,8 µg/kgKG/min
- Infusion 10–20 ml/kgKG
- Normoventilation, Ziel: SpO_2 90–95 %
- Piritramid 0,1 mg/kgKG zum Operationsende

124.13.6 Postoperatives Vorgehen und Überwachung

- Überwachung und Behandlung im Aufwachraum

124.13.7 Laparoskopische Pyloromyotomie

- Operationsdauer vergleichbar, Vorbereitung länger
- Volumenmangel konsequent ausgleichen
- Atelektasenbildung durch Pneumoperitoneum, PEEP („positive end-expiratory pressure") 5–8 cmH_2O
- Störung im Atemantrieb durch vorbestehende Alkalose und gleichzeitig hohe CO_2-Werte durch das Kapnoperitoneum

124.14 Operationen am Ureter

Jürgen Gatzka, Philipp Kral

Übersicht

Basisinfos
- ITN (Intubationsnarkose)
- Kaudalanästhesie

Material
- Venenzugang
- Wärmedecke/Wärmematte
- Temperatursonde
- Blutzuckermessgerät
- Magensonde

124.14.1 Material und Medikamente

Material

- peripherer venöser Zugang, bevorzugt V. saphena magna
- Orotrachealtubus
- Magensonde
- Kaudalanästhesieset
- Blutzuckermessgerät

Medikamente

- Päd. G1 (E148) 250 ml, ab 2. Lebensjahr balancierte Vollelektrolytlösung, z. B. Jonosteril 500 ml
- Propofol (0,5 %) 20 ml
- Sufentanil (10 µg/ml) 2 ml
- Propofol-1-%-Perfusor
  - alternativ Sevofluran
- Ropivacain (0,2 %) 10 ml für Kaudalanästhesie
- Cotrim
  - alternativ Cefazolin (bis 6 Monate)

124.14.2 Eingangsbemerkung

- Pyeloplastik nach Anderson-Hynes: Säuglinge in Bauchlage, Kleinkinder in Seitenlage, Dauer ca. 90 min
- Uretero-Zysto-Neostomie: Rückenlage, Operation nach Lich-Gregoir ohne Harnblaseneröffnung, ca. 80 min, Operationen nach Leadbetter-Politano oder Psoas-Hitch ca. 100 min

124.14.3 Anästhesievorbereitung

- Prämedikation, siehe SOP Prämedikation im Kindesalter (S. 463)
- Wärmedecke/Wärmematte
- Basismonitoring, Temperatursonde
- Kaudalanästhesieset

124.14.4 Anästhesieeinleitung

- bei Kindern bis 2 Jahre i. d. R. Maskeneinleitung, siehe SOP Maskeneinleitung (S. 464)
- Anlage Venenzugang, bevorzugt V. saphena magna, Blutzuckerkontrolle
- Sufentanil 0,2–0,3 µg/kgKG
- evtl. Propofol 1–2 mg/kgKG, bei i. v. Einleitung 2–4 mg/kgKG
- Relaxierung mit Cis-Atracurium 0,1–0,2 µg/kgKG im 1. Lebensjahr oder Rocuronium 0,6 mg/kgKG ab 2. Lebensjahr
- Relaxometrie, wenn T4-Zahl 0, dann orotracheale Intubation
- Auskultation und Fixierung des Tubus
- Magensonde
- Kaudalanästhesie mit Ropivacain (0,2 %) 1,2 ml/kgKG plus Clonidin 1–3 µg/kgKG ab 7 Monate, < 7 Monate **kein** Clonidin, siehe SOP Kaudalanästhesie (S. 466)
- Ibuprofen 8–10 mg/kgKG rektal ab Alter > 3 Monate, wenn keine Kaudalanästhesie durchgeführt wurde
- Antibiotikaprophylaxe in Absprache mit dem Operateur:
  - < 6 Monate: Cefazolin 50 mg/kgKG i. v.
  - > 6 Monate: Cotrim 3 mg/kgKG i. v.

124.14.5 Anästhesieführung

- bevorzugt TIVA (totale intravenöse Anästhesie): Propofol 6–10 mg/kgKG/h
  - alternativ Sevofluran bis 0,8 MAC (minimale alveoläre Konzentration), Minimal-Flow
- repetitive Opioidgaben i. d. R. nicht nötig
- wenn Kaudalanästhesie nicht möglich: Remifentanil-Perfusor 0,2–0,5 µg/kgKG/min, Piritramid 0,1 mg/kgKG 15 min vor Operationsende
- bei langer Operationsdauer ggf. Kaudalanästhesie am Operationsende oder Wiederholung mit Bupivacain 0,125 %

124.14.6 Postoperatives Vorgehen und Überwachung

- Überwachung und Behandlung im Aufwachraum

124.15 Trichterbrustaufrichtung nach Nuss

Jürgen Gatzka, Philipp Kral

Übersicht

Basisinfos
- postoperativ Kinderintensivstation

Material
- 2 große Venenzugänge
- arterielle Druckmessung
- Orotrachealtubus
- 1/1 Erythrozytenkonzentrate
- postoperativ PCA-Pumpe (PCA: Patient Controlled Analgesia)
- evtl. PDA-Katheter (PDA: Periduralanästhesie)
- Blutgasanalyse

124.15.1 Material und Medikamente

Material

- 2 Venenzugänge, einer mindestens 16 G
- arterielle Druckmessung
- Orotrachealtuben 6,0–8,0 mm mit Cuff
- Relaxometrie
- PCA-Pumpe
- evtl. PDA-Katheter
- Temperatursonde

Medikamente

- balancierte Vollelektrolytlösung, z. B. Jonosteril 2-mal 500 ml
- Propofol (0,5 %) 20 ml
- Sufentanil (50 µg/ml) 10 ml
- Propofol-1-%-Perfusor 50 ml
- Remifentanil-Perfusor (40 µg/ml) 50 ml
- Rocuronium (10 mg/ml) 5 ml
- Piritramid (15 mg/ml) 15 ml
- Ibuprofen Supp. 500 mg
- Cefazolin 2g

124.15.2 Eingangsbemerkung

- Operation i. d. R. im 15.–20. Lebensjahr
- Ziel: Vergrößerung der statischen und dynamischen Lungenvolumina und der Compliance, Kosmetik
- Operationsdauer: 90 min plus 30 min für eine weitere Spange

124.15.3 Anästhesievorbereitung

- Prämedikation, siehe SOP Prämedikation in der Kinderanästhesie (S. 463) (evtl. PDA, Bluttransfusion, postoperative Überwachung Kinderintensivstation)
- Wärmedecke/Wärmematte
- Basismonitoring, arterielle Druckmessung, Temperatursonde
- evtl. PDA-Katheter, siehe SOP Periduralanästhesie (S. 214), Höhe Th 8

124.15.4 Anästhesieeinleitung

- Präoxygenierung
- Sufentanil 0,3–0,5 µg/kgKG
- Propofol 4–6 mg/kgKG
- kurze Zwischenbeatmung mit Gesichtsmaske
- Rocuronium 0,6 mg/kgKG
- wenn TOF (Train-of-Four) 0/4, dann orotracheale Intubation
- Auskultation und Fixierung des Tubus
- 2. Venenzugang, arterielle Kanüle legen, Blutgasanalyse, Bedside-Test
- Ibuprofen Supp. 500 mg
- PONV-Prophylaxe (PONV: postoperative Übelkeit und Brechreiz), siehe SOP PONV (S. 191)
- Antibiotikaprophylaxe mit 2 g Cefazolin

124.15.5 Anästhesieführung

- TIVA (totale intravenöse Anästhesie): Propofol-Perfusor 5–8 mg/kgKG/h, Remifentanil-Perfusor 0,2–0,5 µg/kgKG/min
- balancierte Vollelektrolytlösung, z. B. Jonosteril 10–20 ml/kgKG/h
- Wenn PDA nicht möglich: Piritramid 0,2 mg/kgKG 15 min vor Operationsende

124.15.6 Postoperatives Vorgehen und Überwachung

- Verlegung des extubierten Patienten auf die Kinderintensivstation für mindestens eine Nacht.
- Wenn PDA nicht möglich: Vor Verlegung auf Kinderintensivstation PCA-Pumpe anschließen und Basisanalgesie anordnen.
- Bei PDA: tägliche Kathetervisite durch Schmerzdienst.

Teil XX

Mund-Kiefer-Gesichts-Chirurgie

XX

125 Dysgnathie-Chirurgie/Bimaxilläre Umstellungsosteotomie

Patrick Haltermann

Übersicht

Basisinfos
- Operationszeit 2–4 h
- elektiv: postoperativ 24 h Aufwachraum
- Blutgruppe
- Temperaturmessung rektal

Material
- AGT (anatomisch geformter Tubus)
- Wärmedecke
- PVK (periphere Venenverweilkanüle) 1,3 mm (18 G) und 1,8 mm (16 G)
- Relaxometrie
- Dauerkatheter
- warme Infusionslösung
- ggf. arterielle Kanüle
- postoperativ ggf. PCIA-Pumpe (PCIA: Patient Controlled Intravenous Analgesia)

Medikamente
- Unacid 3 g als Kurzinfusion

125.1 Material und Medikamente

Material
- PVK 1,3 mm (18 G) in Lokalanästhesie und 1,8 mm (16 G)
- AGT 7,0 w/7,5 m
- Temperatursonde rektal
- Dauerkatheter
- Gänsegurgel
- ggf. arterielle Kanüle
- Wärmedecke
- Uhrglasverband

Medikamente
- balancierte Vollelektrolytlösung, z. B. Jonosteril 1000 ml
- Xylometazolin-Nasentropfen (0,1 %)
- Dexpanthenol-Augensalbe
- Propofol-1-%-Perfusor (50 ml)
- Sufentanil (50 µg/10 ml)
- Remifentanil-Perfusor (2 mg/50 ml = 40 µg/ml)
- Rocuronium (50 mg/5 ml)
- Piritramid zur Ausleitung
- Atropin (0,5 mg/ml)
- Noradrenalin (4 µg/ml) 10 ml
- ggf. Noradrenalin-Perfusor mit 0,2 mg/50 ml (0,004 mg/ml)
- Succinylcholin 1 Ampulle bereitlegen
- Prednisolon 500 mg i. v. (antiödematös)
- Unacid 3 g als Kurzinfusion i. v.
- PONV-Prophylaxe (PONV: postoperative Übelkeit und Brechreiz) siehe SOP PONV (S. 191)

125.2 Eingangsbemerkung

- für gewöhnlich junge gesunde Patienten.
- Aufklärung über nasale Intubation (Blutung)
- Aufklärung über mögliche Bluttransfusion (Eigenblut, Blutgruppe)
- Aufklärung über postoperative intraoperative Verdrahtung mit Gummibändern und PONV

125.3 Anästhesievorbereitung

- Basismonitoring (EKG, NIBP [nicht invasive Blutdruckmessung], SpO_2)
- PVK 1,3 mm (18 G) in Lokalanästhesie, dann 1,8 mm (16 G)
- Temperaturmessung und Wärmedecke
- Relaxometrie
- Nasentropfen

125.4 Anästhesieeinleitung

- sorgfältige Präoxygenierung (8 tiefe Atemzüge bei dicht sitzender Maske oder 3 min mit FiO_2 1,0)
- Einleitung mit Propofol 1,5–2,5 mg/kgKG, Sufentanil 0,3–0,5 µg/kgKG, Rocuronium 0,6 mg/kgKG zur Einleitung
- Relaxometrie zur Einleitung (wenn T 4-Zahl 0, dann Intubation)
- PONV-Prophylaxe siehe SOP PONV (S. 191)
- nasale Intubation, sorgfältige Fixierung des Tubus (Verlängerung mit einer Gänsegurgel)
- Augenschutz mit Uhrglasverband und Dexpanthenol-Salbe
- Blasendauerkatheter
- Temperaturmessung rektal
- Anlagerung rechter Arm, linker Arm ausgelagert
- 500 mg Prednisolon i. v. (antiödematös)
- Unacid 3 g als Kurzinfusion
- Alternativ Clindamycin 600 mg als Kurzinfusion bei Penicillinallergie

125.5 Anästhesieführung

- TIVA (totale intravenöse Anästhesie): Propofol 4–12 mg/kgKG/h; Remifentanil 0,1–0,2 µg/kgKG/min
- in der Regel keine Nachrelaxierung
- Intraoperative Blutverluste vor allem im Rahmen der Oberkieferosteotomie- mit Blick auf das junge Patientenkollektiv Transfusion und Volumentherapie zurückhaltend zur Minimierung von Weichteilödemen
- in der Regel Extubation und PONV-Prophylaxe vor Operationsende
- Piritramid 0,1 mg/kgKG (15 mg/10 ml) zur Ausleitung
- Low-Flow-Anästhesie, Fluss 0,5–1 l/min
- vor Extubation Anlage der Kühlmaske durch den Operateur
- Schere oder Drahtschneider zum Lösen der Gummis oder Drähte vom Operateur vor Extubation geben lassen!
- Xylometazolin-Nasentropfen 0,1 % vor Extubation und in regelmäßigen Abständen im Aufwachraum
- Nicht forciert durch die Nase absaugen! Ggf. Wendel-Tubus nach Extubation
- Patient muß bei Extubation wach, stabil und und zu seiner Situation orientiert sein
- Bei längeren Eingriffen (> 8 h) Wiederholung der Antibiotikagabe.

Vorsicht

- Über Fiberoptische Wachintubation bei ausgeprägter Pro-oder Retrognathie präoperativ aufklären.
- Massive Blutungen bei Oberkiefer -Osteotomie möglich.
- Postoperativ erhöhte Aspirationsgefahr bei fixiertem Unterkiefer, Instrumentarium zur Lösung der Verdrahtung stets beim Patient lagern.

Vorsicht

Erhötes Aspirationsrisiko durch Kieferfixierung

Vorsicht

Nasenbluten durch nasale Intubation.

125.6 Postoperatives Vorgehen und Überwachung

- 24 h Aufwachraum, Kontrolle der Schwellung und Blutung, Oberköperhochlagerung bei Zunahme Verlegung auf IMC (Intermediate Care) in Absprache mit MKG Chirurg
- ggf. PCIA-Pumpe
- feste Anordnung für Nichtopioidanalgesie, siehe SOP Schmerz (S. 194)
- Kühlmaske
- bei Nasenbluten wiederholte Applikation von Nasentropfen (bis zu 5-mal in 24 h)

126 MKG-Tumoroperation mit Lappentransplantation

Patrick Haltermann

Übersicht

Basisinfos
- Temperaturmessung
- Antibiotikagabe
- Intensivbett

Material
- arterielle Kanüle (nicht am Operationsarm)
- ZVK (zentraler Venenkatheter) dreilumig, femoral, Sonografie
- Dauerkatheter
- Relaxometrie
- 2 Erythrozytenkonzentrate im Operationssaal, 2 Erythrozytenkonzentrate in Reserve
- PVK (periphere Venenverweilkanüle) 1,3 mm (18 G) und 1,8 mm (16 G)
- Trachealkanüle (8–9 mm)

126.1 Material und Medikamente

Material

- PVK 1,3 mm (18 G) in Lokalanästhesie und 1,8 mm (16 G), kontralateral zur Entnahmestelle des Lappens
- Woodbridge-Tubus (WBT) 7,0 w/7,5 m
- Temperatursonde mit Schutz rektal
- Dauerkatheter, evtl. mit Temperatursonde
- Tubusverlängerung („Gänsegurgel")
- arterielle Kanüle, nicht am Operationsarm!
- Wärmedecke
- Uhrglasverband
- ZVK (zentraler Venenkatheter) dreilumig, femoral, Sonografie
- ggf. FOI (fiberoptische Wachintubation) (siehe SOP FOI (S. 131))

Medikamente

- balancierte Vollelektrolytlösung, z. B. Jonosteril 1000 ml
- Xylometazolin-Nasentropfen (0,1 %)
- Dexpanthenol-Augensalbe
- Propofol 1 % (200 mg/20 ml)
- Sufentanil (50 µg/10 ml) zur Einleitung
- Remifentanil-Perfusor 40 µg/ml (2 mg/50 ml)
- ggf. Piritramid (15 mg/10 ml) zur Ausleitung
- Rocuronium (50 mg/5 ml)
- Atropin (0,5 mg/ml)
- Noradrenalin (4 µg/ml) 10 ml
- Noradrenalin-Perfusor mit 0,2 mg/50 ml (0,004 mg/ml)
- Noradrenalin-Perfusor mit 5 mg/50 ml (0,1 mg/ml)
- Succinylcholin 1 Amp. bereitlegen
- Prednisolon 500 mg i. v. (antiödematös)
- Antibiotikagabe
- PONV-Prophylaxe (PONV: postoperative Übelkeit und Brechreiz) siehe SOP PONV (S. 191)
- Acetylsalicylsäure 100 mg
- Heparin 1000 I.E.
- Heparin 200 I.E./kgKG/24 h Perfusor

126.2 Eingangsbemerkung

- Patienten im mittleren/höheren Lebensalter
- häufig Alkohol- und/oder Nikotinabusus
- Aufklärung über Tracheotomie bei Lappenplastik
- Aufklärung über mögliche Bluttransfusion (Blutgruppe, 2 Erythrozytenkonzentrate im Operationssaal, 2 Erythrozytenkonzentrate in Reserve)
- Klärung mit Operateur, ob Patienten postoperativ beatmet auf ITS (Intensivtherapiestation) soll oder ausgeleitet werden kann
- Lappenentnahme gewöhnlich links, daher hier keine Zugänge

Merke

Die Lappenentnahmestelle kann variieren, daher präoperativ Rücksprache mit MKG-Chirurgen.

126.3 Anästhesievorbereitung

- Basismonitoring (EKG, NIBP [nicht invasive Blutdruckmessung], SpO_2) und arterielle Kanüle
- periphervenöse Kanüle 1,3 mm in Lokalanästhesie, dann 1,8 mm
- Temperaturmessung rektal oder via Dauerkatheter
- Wärmedecke
- Relaxometrie
- Xylometazolin-Nasentropfen 0,1 %

126.4 Anästhesieeinleitung

- gute Präoxygenierung (8 tiefe Atemzüge bei dicht sitzender Maske oder 3 min mit FiO_2 1,0)
- Einleitung mit Propofol 1,5–2,5 mg/kgKG, Sufentanil 0,3–0,5 µg/kgKG, Rocuronium 0,6 mg/kgKG
- Relaxometrie zur Einleitung (wenn T4-Zahl 0, dann Intubation)
- PONV-Prophylaxe siehe SOP PONV (S. 191)
- nasale Intubation mit WBT, ggf. FOI, Tubusbefestigung (ggf. mit elastischer Binde am Kopf zur Vermeidung von Dislokationen) und Druckulcera vorbeugen (Kompressen an Auflagepunkten unterlegen)
- Dexpanthenol Augensalbe und Uhrglasverband zur Vermeidung von Hornhautschäden
- Dauerkatheter
- arterielle Kanüle, nicht am Operationsarm, ggf. Sonografie
- ZVK dreilumig, femoral, Sonografie
- Temperaturmessung rektal oder via Dauerkatheter
- 500 mg Prednisolon i. v. (antiödematös)
- Antibiotikagabe bei weichgeweblichen Eingriffen **ohne** Knochenbeteiligung bei Fernlappenplastiken, wie z. B. ALT (anterolaterale Oberschenkellappenplastik), Radialis-, Pektoralis-, Latissimuslappenplatik, 2 g Cefazolin als Kurzinfusion i. v., nach 6 h erneut, in der Regel keine weitere Antibiotikagabe auf der ITS
- Antibiotikagabe bei Eingriffen mit Knochentransplantaten, Osteosynthesen und Implantaten (Beckenkamm, Fibula, patientenspezifische Implantate) 3 g Unacid als Kurzinfusion i. v., nach 8 h wiederholen, wird auf der ITS fortgeführt mit 3-mal 3 g Unacid i. v.
- bei Penicillin-Allergie: 600 mg Clindamycin als Kurzinfusion i. v., ggf. nach 8 h wiederholen
- Bei langer Operation regelmäßige Kontrolle kritischer Lagerungspunkte.

126.5 Anästhesieführung

- intraoperatives Vorgehen
  - Tracheotomie mit Einsetzen der Trachealkanüle:
    - FiO_2 1,0
    - tiefe Narkose, ggf. Nachrelaxierung,
    - Narkoseführung als TIVA während der Tracheotomie, danach Umstellung auf balancierte Anästhesie möglich
    - Cuff-Defekte im Rahmen der Trachealeröffnung nicht unwahrscheinlich (Cuff kurzzeitig entblocken)
    - Tubusrückzug an den Schnittkantenoberrand der Trachealeröffnung (Vorschieben des Tubus bei Beatmungsproblemen oder Fehlplatzierung der Trachealkanüle möglich)
  - Halspräparation mit möglicher Gefäßarrodierung (Blutungsrisiko erhöht)
  - Entfernung des veränderten Gewebes
  - oft gleichzeitiges Präparieren des Radialis- oder Latissimuslappens
  - Lappeneinnaht und Gefäßanastomisierung (zunächst venös, dann arteriell)
- Anästhesieführung
  - TIVA mit Propofol 4–12 mg/kgKG/h und Sufentanil 0,1–0,3 µg/kgKG nach Bedarf bis max. 100 µg, dann Aufrechterhaltung mit Remifentanil 0,1–0,2 µg/kgKG/min
  - in der Regel keine Nachrelaxierung notwendig, ggf. zur Tracheotomie
  - Volumengabe und Transfusion nach strenger Indikationsstellung, um Lappenannaht durch Vermeidung von Weichteilödemen zu erleichtern
  - nach Rücksprache mit dem Operateur Acetylsalicylsäure 100 mg i. v., Heparin 1000 I.E. i. v. und Heparin 200 I.E./kgKG/24 h als Perfusor
  - Low-Flow-Anästhesie, Fluss 0,5–1 l/min
  - Patienten haben meist präoperativ PEG-Sonde (PEG: perkutane endoskopische Gastrostomie) erhalten
  - Blutgasanalyse, Kontrolle zentraler Venendruck (intraoperativ) 1- bis 2-stündlich, ggf. Blutbildkontrolle
  - falls Patient ausgeleitet werden soll: Piritramid 0,1 mg/kgKG (15 mg/10 ml)

Vorsicht

Tumorbedingte schwierige Intubation, daher großzügige Indikationsstellung zur FOI (siehe SOP FOI (S. 131)).

Vorsicht

Oft schleichender und unterschätzter Blutverlust.

Vorsicht

Tracheotomie bedarf Erfahrung im anästhesiologischen Vorgehen (komplikationsreich).

Vorsicht

Lagerungsschäden durch lange Operationsdauer (N. radialius, N. ulnaris, N. peroneus, Fersen und Steißbein).

126.6 Postoperatives Vorgehen und Überwachung

- Ziel: Patient normoton, normotherm, normoventiliert, tracheotomiert, katecholaminarm und möglichst spontanatmend auf ITS abgeben.

Teil XXI

Neurochirurgie

XXI

127 Anästhesieverfahren in der Neurochirurgie

Michael Kuhlmann

127.1 Übersicht

Tab. 127.1 Übersicht der neurochirurgischen Anästhesieverfahren.

Operation	Beginn d. chir. Maßnahme bis Ende der chir. Maßnahme	Lagerung	Anästhesieverfahren
Nukleusoperation LWS und BWS	30–60 + 30 min	Bauchlage bzw. modifizierte Knie-Ellenbogen-Lage	ITN, MS oral, bei Vorerkrankungen AK
Spinalkanalstenosen und spinale Tumoren LWS	90 + 45 min	Bauchlage bzw. modifizierte Knie-Ellenbogen-Lage	ITN, MS oral, bei Vorerkrankungen AK
Wirbelsäulenstabilisierung LWS oder BWS, Fixateur interne	90–180 + 45 min	Bauchlage	ITN, MS oral, AK + evtl. ZVK, DK
HWS-Operation nach Robinson von ventral, Bandscheibenvorfall oder HWK-Fraktur	90 + 30 min	Rücken, Arme angelagert	ITN, Tubus links MW oder nasal, wach fiberoptische Intubation bei Verschlechterung der neurologischen Symptomatik unter Reklination, immer fiberoptisch bei Frakturen, evtl. Videolaryngoskop
HWS-Operation von dorsal, z. B. Spinalkanalstenose, HWK-Fraktur	90–120 + 60 min	Bauchlage, Kopf eingespannt, Arme angelagert	ITN, fiberoptische Intubation wach nasal, bei Spinalkanalstenose evtl. nur Videolaryngoskop, AK, ZVK, Intensivüberwachung
HWS-Operation nach Frykholm, z. B. Spinalkanalstenose, HWK-Fraktur	60–180 min + 45 min	sitzend	ITN, evtl. fiberoptisch, TEE (PFO-Detektion, Luftembolieüberwachung), AK, ZVK
ventrikuloperitonealer Shunt	90 + 30 min	Rückenlage, gesamte rechte Seite bleibt frei, rechter Arm angelagert	ITN, auf Hirndrucksymptomatik achten
Deckelreimplantation (Knochen- oder Pallakosdeckel)	90 + 30 min	Rücken-, Seitenlage, sehr selten Bauchlage	ITN, falls PEG, dann ableiten, evtl. AK
Stereo-Probeexzision (intrazerebral)	90 + 45 min	Rücken	ITN, Beginn im CT-Gerät, im CT Lokalisation, Transport in den Operationssaal, Probeexzision im Operationssaal, dann Aufwachraum
Kraniotomie bei Aneurysmata oder Angiomen	120 + 45 min	meist Rückenlage	ITN, ZVK, AK, DK, MS, Ausleitung nach Rücksprache mit Neurochirurg, Intensivüberwachung
Kraniotomie bei Hirntumoren	90–120 + 60 min	Lagerung je nach Lokalisation, meist Rücken	ITN, ZVK, AK, DK, Ausleitung nach Rücksprache mit Neurochirurg, Intensivüberwachung
Kraniotomie der hinteren Schädelgrube bei Tumoren oder zur Dekompression bei Infarkt oder Blutung	120 + 75 min	Bauchlage oder sitzende Lagerung	ITN, ZVK, AK, DK; bei sitzender Lagerung: TEE (PFO-Detektion, Luftembolieüberwachung) Intensiv, Ausleitung nach Rücksprache mit Neurochirurg

Tab. 127.1 Fortsetzung.

Operation	Beginn d. chir. Maßnahme bis Ende der chir. Maßnahme	Lagerung	Anästhesieverfahren
Hypophysenadenom, Operation nach Hardy transnasal	90–120 + 45 min	Rücken	ITN, AK, ZVK, evtl. DK Rachenabstopfung, Ausleitung Intensivüberwachung
Bohrloch/Trepanation bei chronischem Subduralhämatom	30 + 30 min	Rücken	Lokalanästhesie mit Überwachung, bei nicht kooperativen Patienten ITN
Operation nach Janetta, Dekompression des N. trigeminus an der Schädelbasis	90–120 + 45 min	Rücken	ITN, AK, ZVK, DK Ausleitung Intensiv
Thermokoagulation des N. trigeminus	45 + 30 min	Rücken	Analgosedierung mit Propofol und Remifentanil, Patient muss intraoperativ wach werden
Schädel-Hirn-Trauma, Notfalleingriff, Kraniotomie oder Bohrlochtrepanation zur Anlage einer Drucksonde oder externen Ventrikeldrainage	je nach Befund und Operation	meist Rückenlage	ITN, AK, 2 große PVK, ZVK: Leiste, je nach Dringlichkeit erst während der Operation legen, beatmet auf Intensivstation

AK: arterielle Kanüle, BWS: Brustwirbelsäule, DK: Dauerkatheter, HWK: Halswirbelkörper, HWS: Halswirbelsäule, ITN: Intubationsnarkose, LWS: Lendenwirbelsäule, MS: Magensonde, MW: Mundwinkel, PEG perkutane endoskopische Gastrostomie, PFO: persistierendes Foramen ovale, PVK: peripherer Venenkatheter, TEE transösophageale Echokardiografie, ZVK: zentraler Venenkatheter

127.2 Führung für Allgemeinanästhesien in der Neurochirurgie

- Standard-ITN bei Wirbelsäuleneingriffen: balancierte Anästhesie:
  - Narkoseeinleitung: Thiopental 5 mg/kgKG oder Propofol 2 mg/kgKG, Sufentanil 0,3–0,5 µg/kgKG, Rocuronium 0,6 mg/kgKG, Remifentanil 0,1 µg/kgKG/min
  - Narkoseführung: Isofluran 0,7–1,0 Vol%et (MAC 0,7–1,0 [minimale alveoläre Konzentration]), Remifentanil 0,1–0,3 µg/kgKG/min, in der Regel keine Nachrelaxierung
- Standard-ITN bei intrakraniellen Eingriffen: TIVA (totale intravenöse Anästhesie)
  - Narkoseeinleitung: Propofol 2 mg/kgKG, Sufentanil 0,3–0,5 µg/kgKG, Rocuronium 0,6 mg/kgKG
  - Narkoseführung: Propofol 4–12 mg/kgKG/h, Remifentanil 0,1–0,3 µg/kgKG/min, in der Regel keine Nachrelaxierung
  - Bei allen intrakraniellen Eingriffen ist die Erhaltung der Homöostase mitentscheidend für das Outcome der Patienten:
    - Normotension (arterieller Mitteldruck > 80 mmHg, bei Hirndruck > 90 mmHg)
    - Normoventilation
    - Normovolämie
    - Normothermie
    - Normoglykämie

128 Aneurysmachirurgie

Michael Kuhlmann, Michael Germeshausen

Übersicht

Basisinfos
- ITN (Intubationsnarkose) oral
- Intensivbett
- Operationsdauer: 2–4 h
- **Cave:** Hypo- und Hypertension

Material
- arterielle Kanüle vor Einleitung
- Wärmedecke
- Magensonde
- PVK (periphere Venenverweilkanüle) 2-mal: 1,3 mm (18 G) und 1,8 mm (16 G)
- ZVK (zentraler Venenkatheter) dreilumig VJI (V. jugularis interna) rechts, ggf. Blutrückgewinnungssystem
- 2 Erythrozytenkonzentrate im Operationssaal, 2 Erythrozytenkonzentrate in Reserve
- Relaxometrie, evtl. ICP/CPP (intrakranieller Druck/zerebraler Perfusionsdruck)
- Blutgasanalyse (pCO_2, Gradient)

Medikamente
- Barbiturat

128.1 Material und Medikamente

Material

- PVK 2-mal: 1,3 mm (18 G) und 1,8 mm (16 G)
- Tubus 7,5 w, 8 m
- arterielle Kanüle
- ZVK dreilumig
- Druckmessung arteriell
- Wärmedecke
- Temperatursonde
- Alpha-Card
- Dauerkatheter
- Magensonde
- Relaxometrie
- Uhrglasverband
- Reserve/Notfall: Blutrückgewinnungssystem (nur nach Rücksprache)

Medikamente

- balancierte Vollelektrolytlösung, z. B. Jonosteril 1000 ml
- Dexpanthenol-Augensalbe
- Propofol-1-%-Perfusor (50 ml)
- Thiopental (500 mg/20 ml) bei Kontraindikation Propofol
- Sufentanil (50 µg/10 ml)
- Remifentanil-Perfusor 40 µg/ml (2 mg/50 ml)
- Rocuronium (50 mg/5 ml)
- Cefazolin 2 g als Kurzinfusion, bei Allergien ggf. Clindamycin 600 mg als Kurzinfusion
- Dexamethason 8 mg (antiödematös) nach Rücksprache mit Operateur
- Mannitol (20 %)
- ggf. Piritramid (15 mg/10 ml)
- Atropin (0,5 mg/ml)
- Noradrenalin (4 µg/ml) 10 ml
- Noradrenalin-Perfusor mit 0,2 mg/50 ml (0,004 mg/ml)
- Noradrenalin-Perfusor mit 5 mg/50 ml (0,1 mg/ml)
- Urapidil (50 mg/10 ml)
- Bupivacain (0,5 %) isobar zur Infiltration der Kraniotomiewunde am Ende der Operation durch Operateure
- bei operativen Problemen: ggf. Thiopental-Perfusor (1 g/50 ml) bereithalten

128.2 Eingangsbemerkung

- Die Stadieneinteilung von Subarachnoidalblutungen (SAB) erfolgt nach Hunt und Hess; je nach Schweregrad ist zunächst evtl. eine Hirndruckentlastung vor der eigentlichen Operation anzustreben.
- Da die Durchblutung perifokaler Bereiche prognostisch relevant ist, gilt es, ein gesondertes Augenmerk auf potenzielle Vasospastiken und/oder Minderdurchblutungen zu haben.
- Eventuell bestehende Flüssigkeitsdefizite gilt es auszugleichen.
- SAB-typische EKG-Veränderungen sind möglich.
- Die Mehrheit nicht traumatischer SAB sind Aneurysmarupturen. Deren Prognose ist mit einer Sterblichkeit von ca. 50 % (davon ein Großteil innerhalb der ersten 2 Wochen) eher schlecht.

128.3 Anästhesieeinleitung

- Vor Narkoseeinleitung arterielle Punktion zur Druckmessung in Lokalanästhesie; bei schwieriger Punktion im Sinne von „time is brain" zügig Hilfe holen (Bereichsoberarzt, diensthabender Oberarzt).
- Sedierung mit Midazolam vermeiden
- Raumluft-BGA (Blutgasanalyse) und Bedside-Test
- sorgfältige Präoxygenierung (8 tiefe Atemzüge bei dicht sitzender Maske oder 3 min mit FiO_2 1,0)
- Propofol 2 mg/kgKG oder Thiopental 5 mg/kgKG, Sufentanil 0,3–0,5 µg/kgKG, Remifentanil 0,1–0,2 µg/kgKG/min und Rocuronium 0,6 mg/kgKG unter kontinuierlicher Druckmessung – **Cave:** Hypovolämie, Nimodipin
- unbedingt tiefe Narkose zur Intubation anstreben
- Relaxometrie zur Einleitung (wenn T 4-Zahl 0, dann Intubation); ggf. RSI-Indikation (RSI: „rapid sequence induction") beachten
- Blutdruckanstiege und -abfälle (z. B. MAD [mittlerer arterieller Druck] < 70 mmHg – **Cave:** Minderperfusion perifokal) sind zu vermeiden, daher direkte vorsichtige titrierte Applikation von Noradrenalin mittels Perfusor (0,004 mg/ml) mit der Einleitung. Zielblutdruck nach Rücksprache mit Neurochirurgie, ansonsten systolisch 100–120 mmHg bzw. MAD > 70–80 mmHg.
- ZVK dreilumig, VJI rechts; bei schwieriger Punktion rasches Umsteigen auf ZVK femoral im Sinne von „time is brain" und zügig Hilfe holen
- Dexpanthenol-Augensalbe
- Uhrglasverband
- Temperatursonde nasal/oral/rektal
- Dauerkatheter
- Magensonde
- Cefazolin gewichtsadaptiert als Kurzinfusion bei fehlenden Allergien
- Gabe von Dexamethason gewichtsadaptiert und/oder 1 g/kgKG Mannitol nach Rücksprache mit dem Operateur
- Wärmedecke, Ziel: Normothermie (36 °C), keine Hypo- oder Hyperthermie

128.4 Anästhesieführung

- TIVA (totale intravenöse Anästhesie) mit Propofol 6–10 mg/kgKG/h, Remifentanil 0,1–0,5 µg/kgKG/min
- in der Regel keine Nachrelaxierung
- Blutdrucksteuerung über Volumensubstitution und Noradrenalin-Perfusor
- Zielblutdruck: systolisch 100–120 mmHg oder MAD 70–80 mmHg oder nach Vorgabe Neurochirurgie
- am Ende der Operation lokale Infiltration der Kraniotomiewunde mit Bupivacain 0,5 % isobar (25–50 mg = 5–10 ml)
- Ziele intraoperativ:
  - Normothermie
  - Normoventilation
  - Normoglykämie
  - tiefe TIVA-Narkose, um Krampfanfällen vorzubeugen und Immobilisation in der Mayfield-Klemme zu gewährleisten

Vorsicht

- Die Gefahr einer Massenblutung und somit das Abdrücken der Karotiden beidseits und/oder Massentransfusion sind im Verlauf deutlich seltener geworden.
- Erhöhte Notwendigkeit exakter Dokumentation (z. B. Clip-Zeiten).
- Normotonie zum Clipping anstreben, im Bedarfsfall Perfusionsstop i. S.v. temporärem proximalem Clipping möglich, möglichst dann in Rücksprache Hirnsuppression durch z. B. Barbiturat als Bolus und/oder kontinuierlich.
- Gegebenenfalls Perfusionsdruck durch Anstieg des systemischen Blutdrucks und/oder der Herzfrequenz erhöhen.
- Definitive Blutdrucksteuerung nach erfolgreichem Clipping je nach Patient und/oder nach Rücksprache mit dem Operateur.
- Der Patient darf sich auf keinem Fall in der Mayfield-Klemme bewegen (Wirbelsäulentraumata mit Querschnitten in der Literatur beschrieben), daher tiefe TIVA-Narkose notwendig.

128.5 Anästhesieausleitung

- Extubation je nach Ausgangsbefund, intraoperativem Verlauf und in Rücksprache mit dem Operateur anstreben.
- Falls die Extubation angestrebt wird, sollte diese im Bereich des Zielblutdrucks durchgeführt werden (**Cave:** Husten etc.).

128.6 Postoperatives Vorgehen und Überwachung

- Alle Patienten gehen, ob extubiert oder nicht, postoperativ auf die Intensivstation
- Verlegungsprotokoll ausfüllen
- Die Patienten sollten im Idealfall katecholaminfrei, normotherm, normoventiliert, extubiert und kontaktierbar sein.

129 Intrakranielle Tumoren

Michael Kuhlmann

Übersicht

Basisinfos
- ITN (Intubationsnarkose) oral
- Intensivbett
- Operationsdauer: 2–4 h
- Rückenlage, sitzende Lagerung
- Blutzucker < 150 mg/dl

Material
- arterielle Kanüle
- Wärmedecke
- Magensonde
- PVK (periphere Venenverweilkanüle) 2-mal: 1,3 mm (18 G) und 1,8 mm (16 G)
- ZVK (zentraler Venenkatheter) dreilumig V. jugularis interna (VJI) rechts
- 2 Erythrozytenkonzentrate im Operationssaal, 2 Erythrozytenkonzentrate in Reserve
- Relaxometrie
- Magensonde
- Blutgasanalyse
- TEE (transösophageale Echokardiografie) bei sitzender Lagerung

129.1 Material und Medikamente

Material

- PVK 2-mal: 1,3 mm (18 G) und 1,8 mm (16 G)
- Tubus 7,5 w/8 m
- arterielle Kanüle
- ZVK dreilumig VJI rechts
- Druckmessung arteriell
- Wärmedecke
- Temperatursonde
- Alpha-Card
- Dauerkatheter
- Magensonde
- Relaxometrie
- Uhrglasverband
- TEE bei Operation in sitzender Position

Medikamente

- balancierte Vollelektrolytlösung, z. B. Jonosteril 1000 ml
- Dexpanthenol-Augensalbe
- Propofol-1-%-Perfusor (50 ml) oder
- Thiopental (500 mg/20 ml)
- Sufentanil (50 µg/10 ml)
- Remifentanil-Perfusor 40 µg/ml (2 mg/50 ml)
- Rocuronium (50 mg/5 ml)
- Cefazolin 2 g, bei Allergien/Kontraindikation ggf. Clindamycin 600 mg
- Dexamethason 8 mg (antiödematös) nach Rücksprache mit Operateur
- Mannitol 20 %
- ggf. Piritramid zur Ausleitung (15 mg/10 ml)
- Atropin (0,5 mg/ml)
- Noradrenalin (4 µg/ml) 10 ml
- Noradrenalin-Perfusor mit 0,2 mg/50 ml (0,004 mg/ml)
- Urapidil (50 mg/10 ml) zur Ausleitung
- Für den Fall perioperativer Krampfanfälle:
  - Antiepileptika/Sedativa: z. B. Clonazepam, Levetiracetam, Valproat
  - Im Notfall: Barbiturat/Relaxation

129.2 Eingangsbemerkung

- Eventuell kann ein fehlender chirurgischer Zugangsweg oder eine Tumorinfiltration übergeordneter Zentren eine komplette Tumorresektion verhindern, sodass u. U. eine kürzere Lebensdauer zugunsten von Überlebensqualität in Kauf genommen wird.
- Eingriffe in der hinteren Schädelgrube bzw. Eingriffe in der sitzenden Position können ein perioperatives TEE notwendig machen (Aufklärung!, Kontraindikationen beachten; ggf. alternative PFO-Abklärung [PFO: persistierendes Foramen ovale]).

129.3 Anästhesieeinleitung

- bei Operation in sitzender Position siehe auch SOP Besonderheiten bei sitzender Lagerung (S. 521)
- sorgfältige Präoxygenierung (8 tiefe Atemzüge bei dicht sitzender Maske oder 3 min mit FiO_2 1,0)
- Propofol 2 mg/kgKG oder Thiopental 5 mg/kgKG, Sufentanil 0,3–0,5 µg/kgKG, Remifentanil 0,1–0,2 µg/kgKG/min und Rocuronium 0,6 mg/kgKG
- Relaxometrie zur Einleitung (wenn T 4-Zahl 0, dann Intubation)

- ZVK dreilumig, VJI rechts, Anschluss 50-ml-Perfusorspritze an das distale Lumen des ZVK, zur Aspiration von Luft bei Luftembolie (Operation in sitzender Position)
- Punktion arterielle Kanüle
- Bei Operation in sitzender Position: Einführen der TEE-Sonde, Ausschluss eines offenen Foramen ovale und Belassen der TEE-Sonde mit Doppler-Messung auf dem rechten Vorhof/Ventrikel während der gesamten Operation zur Detektion von Luftembolien
- Bei Kontraindikationen für TEE, aufkleben einer präkordialen Doppler-Sonde. Diese wird nach vorheriger Applikation von Kontaktgel meist knapp rechts parasternal mit Pflasterstreifen fixiert. Entscheidend ist die Qualität des Pulswellengeräusches. Auch bei dieser Methode sind Störgeräusche ein Hinweis für eine Luftembolie.
- Dexpanthenol-Augensalbe (Pupillenstatus)
- Uhrglasverband
- Temperatursonde nasal/oral
- Dauerkatheter
- Magensonde, wenn nicht die TEE benutzt wird
- Cefazolin gewichtsadaptiert als Kurzinfusion bei fehlenden Allergien
- Wärmedecke, Ziel: Normothermie (36 °C), keine Hypo- oder Hyperthermie
- ausreichende Anästhesietiefe zur Anlage der Mayfield-Klemme
- bis zur eigentlichen Präparation evtl. nach Rücksprache mit Operateur „Neurolagerung" (Oberkörper 30°)
- Gabe von Dexamethason gewichtsadaptiert und/oder Mannitol 0,5–1 g/kgKG nach Rücksprache mit dem Operateur
- Zielblutdruck nach Rücksprache mit Neurochirurgie, ansonsten systolisch 100–120 mmHg bzw. MAD (mittlerer arterieller Druck) > 70–80 mmHg
- Relaxometrie zur Einleitung (wenn T 4-Zahl 0, dann Intubation)

129.4 Anästhesieführung

- TIVA (totale intravenöse Anästhesie) mit Propofol 6–12 mg/kgKG/h, Remifentanil 0,1–0,3 µg/kgKG/min
- in der Regel keine Nachrelaxierung
- Blutdrucksteuerung über Volumensubstitution und Noradrenalin-Perfusor (0,004 mg/ml)
- Zielblutdruck: systolisch 100–120 mmHg oder MAD 70–80 mmHg oder nach Vorgabe Neurochirurgie
- am Ende der Operation lokale Infiltration der Kraniotomiewunde mit Bupivacain 0,5 % isobar (25–50 mg = 5–10 ml)
- Ziele intraoperativ:
  - Normothermie
  - Normoventilation
  - Normoglykämie
  - tiefe TIVA-Narkose um Krampfanfällen vorzubeugen und Immobilisation in der Mayfield-Klemme zu gewährleisten

Vorsicht

Tiefe Narkose zur Anlage der Mayfield-Klemme. Der Patient darf sich auf keinen Fall in der Mayfield Klemme bewegen (**Cave:** Wirbelsäulentraumata).

Vorsicht

Je nach Art des Tumors, Lage und Vaskularisation sind teilweise hohe Blutverluste möglich.

Vorsicht

Bei sitzenden Lagerungen sind Luftembolien möglich.

129.5 Anästhesieausleitung

- Patienten, die präoperativ kontaktierbar waren und deren Tumor nicht in vitalbedrohlichen Arealen entfernt wurde (z. B. Hirnstamm), werden nach Möglichkeit und Absprache mit dem Operateur bei Operationsende extubiert und sollten bei Verlegung auf die Intensivstation erweckbar sein (prinzipielle Ausnahme: intraoperative Barbiturattherapie). Vereinfacht: die Patienten die extubiert in den Operationssaal kommen, werden für gewöhnlich (sofern intraoperativ komplikationslos) extubiert, die Patienten, die schon intubiert in den Operationssaal kommen, gehen intubiert auf die Intensivstation zurück.
- Werden Patienten postoperativ nur verzögert/inadäquat wach, Information an den Operateur und ggf. umgehend cCT-Kontrolle.
- Exakte Dokumentation des neurologischen Zustands inkl. Pupillenstatus.
- Zur Ausleitung Blutdruckentgleisungen vermeiden.

130 Hydrozephalus: ventrikuloperitoneale und ventrikuloatriale Shuntanlage oder Revision

Maike Doden, Michael Kuhlmann

Übersicht

Basisinfos
- postoperativ (Kinder-)Intensivstation nach Rücksprache
- Blutgruppe

130.1 Material und Medikamente

Material

- PVK (periphere Venenverweilkanüle) 18–24 G, je nach Alter
- Tubus, wenn möglich blockbar
- Wärmematte/Wärmedecke
- Magensonde
- Augensalbe und wenn möglich Uhrglasverband
- Temperatursonde rektal
- Relaxometrie
- 1 Erythrozytenkonzentrat in Reserve falls Hb < 10 g/dl
- Neonaten: ein Baby-Erythrozytenkonzentrat in Reserve

Medikamente

- Kinder < 1. Lebensjahr Päd. G1 (E148) 250 ml
- Kinder > 1. Lebensjahr und Erwachsene balancierte Vollelektrolytlösung, z. B. Jonosteril 500 ml
- Propofol (0,5 %) 2-mal 10 ml oder Thiopental (25 mg/ml)
- Sufentanil (50 µg/10 ml)
- Remifentanil-Perfusor:
  - Kinder < 10 kg: 10 µg/ml
  - Kinder 10–40 kg: 20 µg/ml
  - Kinder > 40 kg und Erwachsene: 40 µg/ml
- Cis-Atracurium (1 mg/1 ml) bei Säuglingen, Rocuronium (10 mg/ml) ab vollendetem 1. Lebensjahr
- Atropin (0,5 mg/ml) in 1 ml-Spritze
- Sevofluran
- Cefazolin oder Clindamycin bei Kontraindikation/ Allergien
- Dexamethason nach Rücksprache mit Operateur
- ggf. Piritramid (1 mg/1 ml)
- Noradrenalin (4ug/ml) 1 ml Spritze bei Säuglingen
- Noradrenalin-Perfusor (4 µg/ml) 50 ml-Perfusorspritze

130.2 Eingangsbemerkung

- Operationsdauer: 60–120 min
- Alle Altersklassen vertreten. Oft handelt es sich um Revisionsoperationen, daher immer prophylaktisch latexfrei arbeiten.
- häufig VP-Shunt (ventrikuloperitonealer Shunt), selten VA-Shunt (ventrikuloatrialer Shunt): Erstimplantation oder Wechsel der Ableitung bei Dysfunktion/Wachstum/Infektion des Kindes
- Blutdruckspitzen, Apnoephasen, gespannte Fontanellen, Erbrechen, Herzrhythmusstörungen bei ICP-Erhöhung möglich! **Cave:** Schonende Einleitung ohne Hyper-/Hypotension, ohne Hypoxie/Hyperkapnie und ohne Husten/Pressen.
- Operationsphasen:

1. Kraniotomie, **Cave:** Sinuseröffnung
2. Platzierung des subkutanen Tunnels, dies ist sehr schmerzhaft
3. Eröffnung des Peritoneums, hierbei Pressen vermeiden

Vorsicht

Auf Luftembolien achten. Kleine Luftembolien kommen beim Einlegen von VA-Shunts regelmäßig vor.

130.3 Anästhesievorbereitung

- wenn eine Verlangsamung, Eintrübung oder Erbrechen vorliegen, Verzicht auf medikamentöse Prämedikation
- Ansonsten siehe SOP Prämedikation in der Kinderanästhesie (S. 463)
- Basismonitoring, Temperatursonde rektal, Wärmedecke oder-matte.
- Lagerungsmaterialien
- Relaxometrie
- Wärmedecke oder -matte

130.4 Anästhesieeinleitung

- Pupillenkontrolle
- wenn möglich i. v. Einleitung anstreben (Alternative: Maskeneinleitung); RSI-Indikationen (RSI: „rapid sequence induction") beachten (Hirndruck)
- Blutgasanalyse
- Sufentanil 0,3–0,5 µg/kgKG i. v. oder Remifentanil-Perfusor 0,5 µg/kgKG/min, Propofol 3–5 mg/kgKG i. v., Rocuronium 0,6 mg/kgKG, bei RSI 1 mg/kgKG, Cis-Atracurium 0,05–0,1 mg/kgKG

- Relaxometrie zur Einleitung (wenn T 4-Zahl 0, dann Intubation)
- Beatmungsschläuche nach kaudal ableiten
- Augenschutz: großzügige Applikation der Augensalbe und Uhrglasverband
- Antibiose nach Rücksprache:
  - 1. Wahl Cefazolin 50 mg/kgKG Single Shot
  - 2. Wahl bei Allergie Clindamycin 10 mg/kgKG Single Shot
- PONV-Prophylaxe (PONV: postoperative Übelkeit und Brechreiz) siehe SOP PONV (S. 191)
- Lagerung in Rückenlage

130.5 Anästhesieführung

- 1. Wahl TIVA (totale intravenöse Anästhesie): Propofol 6–12 mg/kgKG/h, erst ab dem vollendeten 1. Lebensmonat zugelassen, Remifentanil 0,2–0,5 µg/kgKG/min oder Sufentanil 0,1–0,2 µg/kgKG repetitiv
- 2. Wahl balancierte Anästhesie: Sevofluran 1 MAC (minimale alveoläre Konzentration), Remifentanil 0,2–0,5 µg/kgKG/min oder Sufentanil 0,1–0,2 µg/kgKG repetitiv
- in der Regel keine Nachrelaxierung
- Piritramid 0,1 mg/kgKG 30 min vor Operationsende
- Infusionstherapie 10 ml/kgKG als Basisbedarf
- regelmäßige Blutgasanalysen (alle 1–2 h) und Blutzuckerkontrollen
- Wundrandinfiltration mit Bupivacain durch den Operateur: max. 2 mg/kgKG

130.6 Postoperatives Vorgehen und Überwachung

- Überwachung und Behandlung im Aufwachraum bei peritonealen oder atrialen Revisionen via Basismonitoring möglich, ansonsten Verlegung auf die Kinderintensivstation. Das Prozedere vorher mit Neurochirurgen bzw. Kinderchirurgen besprechen.
- Postoperatives schmerztherapeutisches Konzept muss auf dem Narkoseprotokoll notiert werden: nicht steroidale Antirheumatika (z. B. Ibuprofen), Metamizol und bei Bedarf NCA-Pumpe (NCA: Nurse Controlled Analgesia), Dosierungen nach SOP postoperative Analgesie bei Kindern via NCA-/PCA-Pumpe (S. 473) (PCA: Patient Controlled Analgesia).
- Nach Verlegung auf die periphere Station muss auch hier für die Zeit der NCA-/PCA-Pumpe, neben der engmaschigen neurologischen Verlaufskontrolle, die SpO_2-Messung für mindestens 24 h fortgesetzt werden.

131 Schädel-Hirn-Trauma

Michael Kuhlmann

Übersicht

Basisinfos

- ITN (Intubationsnarkose) Patient i. d. R. beatmet
- Intensivbett
- Operationsdauer 2–3 h
- Rückenlage
- Gerinnung

Material

- Wärmedecke
- Magensonde
- arterielle Kanüle
- PVK (periphere Venenverweilkanüle) 2-mal: 1,3 mm (18 G) und 1,8 mm (16 G)
- ZVK (zentraler Venenkatheter) dreilumig, VJI (V. jugularis interna) rechts oder femoral
- 2 Erythrozytenkonzentrate im Operationssaal, 2 Erythrozytenkonzentrate in Reserve
- Relaxometrie, ICP/CPP (intrakranieller Druck/zerebraler Perfusionsdruck) (Anlage EVD [externe Ventrikeldrainage])
- Blutrückgewinnungssystem nur bei Bedarf
- Blutgasanalyse (pCO_2-Gradient!)

131.1 Material und Medikamente

Material

- PVK 2-mal: 1,3 mm (18 G) und 1,8 mm (16 G)
- Tubus 7,5 w/8 m
- arterielle Kanüle und Druckmessung
- ZVK dreilumig
- Wärmedecke
- Temperatursonde
- Alpha-Card
- Dauerkatheter
- Magensonde
- Relaxometrie
- Uhrglasverband
- Reserve/Notfall: Blutrückgewinnungssystem (nur nach Rücksprache)

Medikamente

- balancierte Vollelektrolytlösung, z. B. Jonosteril 1000 ml
- Dexpanthenol-Augensalbe
- Propofol-1-%-Perfusor (50 ml) oder
- Thiopental (500 mg/20 ml)
- Sufentanil (50 µg/10 ml)
- Remifentanil-Perfusor 40 µg/ml (2 mg/50 ml)
- Rocuronium (100 mg/10 ml)
- Cefazolin 2 g, bei Allergien/Kontraindikation ggf. Clindamycin 600 mg
- Dexamethason 8 mg (antiödematös) nach Rücksprache mit Operateur
- Mannitol (20 %)
- ggf. Piritramid zur Ausleitung (15 mg/10 ml)
- Atropin (0,5 mg/ml)
- Noradrenalin (4 µg/ml) 10 ml
- Noradrenalin-Perfusor mit 0,2 mg/50 ml (0,004 mg/ml)
- bei intraoperativer Blutung/nach Rücksprache mit Neurochirurg
  - unter Phenprocoumon: PPSB (Prothrombinkomplexpräparat) 1 I.E./kgKG erhöht Quick-Wert um 1 %
  - unter Acetylsalicylsäure: Desmopressin 0,4 µg/kgKG einmalig
  - unter Clopidogrel: ggf. Thrombozytenkonzentrate substituieren
  - bei Massentransfusion: ggf. Fibrinogen (2–4g), Tranexamsäure (1g), Fresh frozen Plasma, Erythrozytenkonzentrate und Thrombozytenkonzentrate

131.2 Eingangsbemerkung

- Patienten mit einem Schädel-Hirn-Trauma sind in der Regel bewusstseinsgetrübt. Das Ausmaß der Bewusstseinsstörung wird mit dem GCS-Wert bestimmt (GCS: Glasgow Coma Score, 3–15 Punkte möglich).
- Ab einem GCS-Wert von < 9 soll der Patient narkotisiert, intubiert und beatmet werden, um Sekundärschäden zu vermeiden.
- Keine Intubation ohne Narkose, Einklemmgefahr durch Husten und Pressen.
- Die Sekundärschäden sind Hirndrucksteigerungen, die bis zur Einklemmung des Hirnstamms und damit zum Exitus führen können.
- Sie entstehen durch Hypoxie, Hyperkapnie, Hypotonie, Anämie und werden ausgelöst durch eine akute respiratorische Insuffizienz durch die zurückfallende Zunge, Aspiration, Hirnstammschädigung und/oder Blutungsschock.

- Weite Pupillen sprechen für eine Einklemmung.
- Eine Katecholamintherapie kann ebenfalls weite Pupillen auslösen. Eine einseitig weite Pupille spricht für eine ipsilaterale Blutung (akutes epidurales/subdurales Hämatom/intrazerebrale Blutung). Eine solche Blutung ist ein vitaler Notfall und wird, wenn indiziert, sofort operiert.
- wichtige Kenngrößen sind: MAD (mittlerer arterieller Druck, Ziel: 80–100 mmHg), ICP (Ziel: < 20 mmHg), CPP = MAD-ICP (Ziel: 60–80 mmHg), Atmung: Sauerstoffsättigung > 95 % (paO_2 > 100 mmHg), $paCO_2$: 35 mmHg, Labor: Hb > 10 g/dl, Osmolarität 295–315 mosml/l
- Der zerebrale Blutfluss kann anhand des CPP abgeschätzt werden; dabei hat die Durchblutung direkten Einfluss auf die Toleranzdauer des Gehirns. Bei 10 ml/100 g/min können ca. 40 min überlebt werden, mit 25–30 ml deutlich länger. Dies sind nur Surrogatparameter, sie differieren je nach betroffenem Hirnareal.
- Die Höhe des ICP korreliert direkt mit der Mortalität.
- Ein Ventrikelkatheter ermöglicht als Therapie der Wahl sowohl die Messung der Druckwerte als auch die Möglichkeit der Liquordrainage (**Cave:** Überdrainage).
- ZVK dreilumig, VJI rechts, ggf. im Notfall V. femoralis rechts; keine Zeitverzögerung durch unnötig lange Punktionen
- Dexpanthenol-Augensalbe
- Uhrglasverband
- Temperatursonde nasal/oral
- Dauerkatheter
- Magensonde
- Cefazolin gewichtsadaptiert als Kurzinfusion bei fehlenden Allergien
- Gabe von Dexamethason gewichtsadaptiert und/oder Mannitol (20 %) 0,5–1 g/kgKG nach Rücksprache mit dem Operateur.
- Wärmedecke, Ziel: Normothermie (36 °C), keine Hypo- oder Hyperthermie; ebenso Normokapnie, Normoxie, Normotonie
- Der häufig bestehende Bedarfshochdruck, den Patienten initial bieten, sollte bis zur Entlastung und/oder ICP-Messung nur nach sorgfältiger Erwägung vorsichtig behandelt werden (invasive Blutdruckmessung hier obligat). Polytraumatisierte Patienten im Volumenmangelschock sollten aggressiv mit Volumen behandelt werden.

131.3 Anästhesieeinleitung

- Jeder Patient bekommt zunächst 8 l Sauerstoff über die Maske.
- „Neurolagerung" achsengerecht, Oberkörper 30° hoch lagern
- Gerinnungssituation bei Bedarf aggressiv optimieren (PPSB/Desmopressin/Transfusion)
- Vor Narkoseeinleitung arterielle Druckmessung in Lokalanästhesie; bei schwieriger Punktion im Sinne von „time is brain" zügig Hilfe holen (Bereichsoberarzt, diensthabender Oberarzt).
- Raumluft-BGA (Blutgasanalyse) und Bedside-Test
- sorgfältige Präoxygenierung (8 tiefe Atemzüge bei dicht sitzender Maske oder 3 min mit FiO_2 1,0)
- Pupillen- und neurologischen Status dokumentieren
- Propofol 2 mg/kgKG oder Thiopental 5 mg/kgKG, Sufentanil 0,3–0,5 µg/kgKG und Rocuronium 0,6 mg/kgKG unter kontinuierlicher Druckmessung
- **Cave:** Hypovolämie, Nimodipin
- Blutdruckabfälle (z. B. systolisch > 100 mmHg, sonst Gefahr der Minderperfusion perifokal) sind zu vermeiden. Daher direkte vorsichtige titrierte Applikation von Noradrenalin mittels Perfusor (0,004 mg/ml) mit der Einleitung. Zielblutdruck nach Rücksprache mit Neurochirurgie, ansonsten systolisch 140–160 mmHg bzw. MAD 80–100 mmHg.
- Relaxometrie zur Einleitung (wenn T 4-Zahl 0, dann Intubation)
- Intubation in tiefer Narkose

131.4 Anästhesieführung

- TIVA (totale intravenöse Anästhesie) mit Propofol 6–12 mg/kgKG/h, Sufentanil 0,1–0,3 µg/kgKG nach Bedarf bis max. 50 µg und Aufrechterhaltung mit Remifentanil 0,1–0,2 µg/kgKG/min
- in der Regel keine Nachrelaxierung
- Blutdrucksteuerung über Volumensubstitution und Noradrenalin-Perfusor (0,004 mg/ml)
- Zielblutdruck bis zur Kraniotomie: 140–160 mmHg bzw. MAD > 80–100 mmHg, danach systolisch 100–120 mmHg oder MAD 70–80 mmHg oder nach Vorgabe Neurochirurgie
- Ziele intraoperativ:
  - Normothermie
  - Normoventilation
  - Normoglykämie

Vorsicht

„Time is brain": Vor dem Schnitt zügiges Abarbeiten von notwendigen Schritten, nachgeordnete Versorgungen können auch während des Eingriffs erledigt werden (z. B. ZVK bei Vorhandensein mehrerer sicherer PVZ). Die neurochirurgische Intervention hat (fast) immer Vorrang.

Vorsicht

Aggressive Therapie von ICP-Krisen nach Stufenschema mit u. a. Lagerung, milder Hyperventilation, Dehydratation und Barbiturattherapie.

Vorsicht

Die Behandlung der Blutungsursache erfolgt in Absprache mit dem Operateur und in Abhängigkeit von der Anamnese, der Klinik des Patienten und den Laborergebnissen.

131.5 Anästhesieausleitung

- Der Patient geht zunächst beatmet auf die Intensivstation (unabhängig von neurologischen Faktoren bietet das Verletzungsmuster häufig auch andere Einflüsse, die eine postoperative Beatmung notwendig machen [z. B. erhöhte Inzidenz von Aspirationen]).
- Kontinuierliche ICP-Messung obligat.

131.6 Postoperatives Vorgehen und Überwachung

- Pupillen- bzw. Neurostatus
- Alle Patienten gehen in der Regel intubiert postoperativ auf die Intensivstation.
- Die Patienten sollten im Idealfall katecholaminarm, normotherm und normoventiliert sein.

132 Wirbelsäulenchirurgie

Michael Kuhlmann

Übersicht

Basisinfos
- ITN (Intubationsnarkose) oral
- Lagerung: Bauchlage
- Operationsdauer: 1–3 h
- Lagerungskontrolle

Material
- ggf. arterielle Kanüle
- Wärmedecke
- PVK (periphere Venenverweilkanüle) 2-mal: 1,3 mm (18 G) und 1,8 mm (16 G)
- Augenschutz
- Relaxometrie
- Magensonde

132.1 Material und Medikamente

Material

- PVK 2-mal: 1,3 mm (18 G) und 1,8 mm (16 G)
- Tubus 7,5 w/8 m
- ggf. ZVK (zentraler Venenkatheter)/Absaugkatheter
- ggf. Dauerkatheter
- Wärmedecke
- Magensonde
- Temperatursonde
- Relaxometrie

Medikamente

- balancierte Vollelektrolytlösung, z. B. Jonosteril 1000 ml
- Dexpanthenol-Augensalbe
- Propofol-1-%-Perfusor (50 ml)
- Thiopental (500 mg/20 ml)
- Sufentanil (50 µg/10 ml)
- Remifentanil-Perfusor 40 µg/ml (2 mg/50 ml)
- Isofluran
- Rocuronium (50 mg/5 ml)
- Cefazolin 2 g als Kurzinfusion, bei Allergien ggf. Clindamycin 600 mg als Kurzinfusion
- ggf. Piritramid zur Ausleitung (15 mg/10 ml)
- Atropin (0,5 mg/ml)
- Noradrenalin (4 µg/ml) 10 ml
- Noradrenalin-Perfusor mit 0,2 mg/50 ml (0,004 mg/ml)

132.2 Eingangsbemerkung

- Mittellange Operation in Bauchlage:
  - sorgfältige Lagerung zusammen mit Operateuren
  - regelmäßige Lagerungskontrolle und Dokumentation im Narkoseprotokoll
  - schon im Prämedikationsgespräch Augenmerk auf Erläuterungen von potenziellen Lagerungsschäden legen
- keine Steroide perioperativ bei Glaukompatienten

132.3 Anästhesieeinleitung

- sorgfältige Präoxygenierung (8 tiefe Atemzüge bei dicht sitzender Maske oder 3 min mit FiO_2 1,0)
- Propofol 2 mg/kgKG oder Thiopental 3–5 mg/kgKG, Sufentanil 0,2–0,4 µg/kgKG und Rocuronium 0,6 mg/kgKG
- Relaxometrie zur Einleitung (wenn T4-Zahl 0, dann Intubation)
- gewichtsadaptiert Cefazolin als Kurzinfusion bei fehlenden Allergien
- In Absprache mit dem Operateur bei langer Operationsdauer arterielle Kanüle, Dauerkatheter, Temperatursonde und Wärmedecke.
- Magensonde

132.4 Anästhesieführung

- balancierte Anästhesie mit Isofluran (0,8–1,0 Vol%et/ 0,7–1,0 MAC [minimale alveoläre Konzentration]) und Sufentanil 0,1–0,3 µg/kgKG nach Bedarf bis maximal 50 µg und Aufrechterhaltung mit Remifentanil 0,1–0,2 µg/kgKG/min
- in der Regel keine Nachrelaxierung
- Blutdrucksteuerung über Volumensubstitution und Noradrenalin-Perfusor (0,004 mg/ml)
- Ziele intraoperativ:
  - Normotonie (MAD [mittlerer arterieller Druck] 70 mmHg)
  - Normovolämie
  - Normothermie
  - Normoventilation
  - Normoglykämie
- Umlagerungen immer in einem ausreichend großen Team zusammen mit dem Operateur
- Während der Umlagerung Beatmung auf manuell ändern oder, je nach Patientenzustand, diskonnektieren (Gefahr von Trachealverletzungen durch Druckspitzen während der Inspiration gegen den „fixierten“ Oberkörper.
- Das vor der Lagerung abgenommene Monitoring wird nach der Tubuskonnektierung in der Reihenfolge SpO_2, NIBP (nicht invasive Blutdruckmessung), EKG wieder angelegt.

- Invasive Blutdruckmessung bei hämodynamisch ungünstigen Änderungen in Bauchlage eher großzügig anstreben.

132.5 Postoperatives Vorgehen und Überwachung

- Dokumentation des neurologischen Status vor Übergabe, Information an Operateur bei Auffälligkeiten.
- Anordnung für postoperative Schmerztherapie auf Narkoseprotokoll vermerken.

133 Neuroendoskopische Ventrikulostomie bei Kindern

Jürgen Gatzka

Übersicht

Basisinfos
- postoperativ Kinderintensivstation
- Blutgruppe

Material
- 2-mal PVK (periphere Venenverweilkanüle) 20–24 G (je nach Alter)
- Tubus oral
- Wärmematte/Wärmedecke
- Temperatursonde rektal
- ggf. ZVK (zentraler Venenkatheter)
- Relaxometrie
- Erythrozytenkonzentrate/Fresh frozen Plasma nach Hb (Hämoglobin)/Gerinnung
- evtl. 1 Erythrozytenkonzentrat in Reserve
- arterielle Kanüle bei Bedarf

133.1 Material und Medikamente

Material

- PVK
- ggf. ZVK und arterielle Druckmessung
- Tubus (Alter/4 + 3,5) für geblockte Tuben ab 1. Lebensjahr, (Alter/4 + 4) für nicht geblockte Tuben
- Magensonde
- Wärmedecke
- Temperatursonde rektal
- Relaxometrie
- Uhrglasverband

Medikamente

- Kinder < 1. Lebensjahr Päd. G1 (E148) 250 ml
- Kinder > 1. Lebensjahr balancierte Vollelektrolytlösung, z. B. Jonosteril 500 ml
- Augensalbe
- Propofol (0,5 %) 2-mal 10 ml oder Thiopental (25 mg/ml)
- Propofol-1-%-Perfusor (50 ml)
- Sufentanil (50 µg/10 ml)
- Remifentanil-Perfusor (1 mg Ampullen):
  - Kinder < 10 kg: 10 µg/ml
  - Kinder 10–40 kg: 20 µg/ml
  - Kinder > 40 kg: 40 µg/ml
- Cis-Atracurium (5 mg/5 ml) bei Säuglingen, Rocuronium (10 mg/ml) ab vollendetem 1. Lebensjahr
- Piritramid (15 mg/15 ml)
- Atropin (0,5 mg/ml) in 1 ml-Spritze
- Sevofluran
- Cefazolin oder Clindamycin bei Kontraindikation/Allergien
- Dexamethason (4 mg/4 ml) nach Rücksprache mit Operateur
- Mannitol (20 %)
- Noradrenalin (4 µg/ml) 10 ml/1 ml-Spritze (4 µg/ml) bei Säuglingen
- Noradrenalin-Perfusor (4 µg/ml) 50 ml

133.2 Eingangsbemerkung

- Indikation: obstruktiver Hydrozephalus bei z. B. Aquäduktstenose
- Operationsdauer: meistens kurzer Eingriff von 30 min
- prophylaktisch latexfrei arbeiten
- Blutdruckspitzen, Apnoephasen, gespannte Fontanellen, Erbrechen, Herzrhythmusstörungen bei ICP-Erhöhung (ICP: intrakranieller Druck) möglich – **Cave:** schonende Einleitung ohne Hyper-/Hypotension, ohne Hypoxie/Hyperkapnie und ohne Husten/Pressen
- Kraniotomie (Zugang meistens über den rechten Seitenventrikel) – **Cave:** Sinuseröffnung
- mögliche intraoperative Komplikationen:
  - Herzrhythmusstörungen (Tachykardie, Bradykardie, Asystolie)
  - Hypertension
  - venöse Blutung
  - Ruptur eines Astes der A. basilaris

133.3 Anästhesievorbereitung

- Wenn eine Verlangsamung, Eintrübung oder Erbrechen vorliegen, Verzicht auf medikamentöse Prämedikation.
- cRSI-Indikation (cRSI „controlled rapid sequence induction") in Hinblick auf Hirndruck prüfen, Pupillenstatus erheben Kinderintensivstation
- Wärmedecke
- Basismonitoring, Temperatursonde rektal
- Lagerungsmaterialien
- Relaxometrie

133.4 Anästhesieeinleitung

- wenn möglich, i. v. Einleitung anstreben (Alternative: Maskeneinleitung)
- **i. v. Einleitung:** Propofol 2–5 mg/kgKG oder Thiopental 5 mg/kgKG, Remifentanil 0,5 µg/kgKG/min, Cis-Atracurium 0,1 mg/kgKG oder Rocuronium 0,6 mg/kgKG
- **Maskeneinleitung:** System mit Sevofluran fluten bis mindestens et 4,0Vol%; wenn Kind schläft und i. v. Zugang vorhanden Remifentanil 0,5 µg/kgKG/min, Rocuronium 0,6 mg/kgKG oder Cis-Atracurium 0,1 mg/kgKG, Propofol 2 mg/kgKG
- Relaxometrie zur Einleitung (wenn T4-Zahl 0, dann Intubation)
- orale ITN in tiefer Narkose
- Beatmungsschläuche nach kaudal ableiten
- Blutgasanalyse (weitere Kontrollen alle 30–60 min)
- Augenschutz: großzügige Applikation der Augensalbe und Uhrglasverband
- Antibiose nach Rücksprache:
  - 1. Wahl Cefazolin 50 mg/kgKG Single Shot
  - 2. Wahl bei Allergie Clindamycin 20 mg/kgKG Single Shot
- PONV-Prophylaxe (PONV: postoperative Übelkeit und Brechreiz) siehe SOP PONV (S. 191)
- Lagerung: Rückenlage, Kopf wird nach links gelagert und je nach Alter ggf. in die Mayfield-Klemme eingespannt (**Cave:** schmerzhaft! Patient darf sich nicht bewegen, es ist ein Wirbelsäulentrauma möglich! Daher auf tiefe Narkose achten).

133.5 Anästhesieführung

- 1. Wahl TIVA (totale intravenöse Anästhesie), Remifentanil 0,2–1,0 µg/kgKG/min, Propofol 6–12 mg/kgKG/h (ab 2. Lebensmonat zugelassen)
- 2. Wahl balancierte Anästhesie mit Sevofluran 1 MAC (minimale alveoläre Konzentration)
- in der Regel keine Nachrelaxierung
- Piritramid 0,1 mg/kgKG 30 min vor Operationsende
- Infusionstherapie: 10 ml/kgKG/h als Basisbedarf
- Wundrandinfiltration mit Bupivacain durch den Operateur: Carbostesin (0,5 %) 0,2 ml/kgKG (maximal 2 mg/kgKG)

133.6 Postoperatives Vorgehen und Überwachung

- Postoperative Verlegung auf die Kinderintensivstation, Prozedere vorher mit Neurochirurgen besprechen.
- Postoperatives schmerztherapeutisches Konzept muss auf dem Narkoseprotokoll notiert werden: nicht steroidale Antirheumatika (Ibuprofen), Metamizol und bei Bedarf NCA-Pumpe (NCA: Nurse Controlled Analgesia), Dosierungen nach SOP postoperative Analgesie bei Kindern via NCA-/PCA-Pumpe (S. 473) (PCA: Patient Controlled Analgesia).

134 Besonderheiten bei sitzender Lagerung

Michael Germeshausen, Michael Kuhlmann

Übersicht

Basisinfos
- ITN (Intubationsnarkose) oral
- Ausschluss PFO (persistierendes Foramen ovale)
- Operationszeit > 2 h
- hintere Schädelgrube: postoperativ Intensivstation
- TEE-Überwachung rechter Vorhof

134.1 Material und Medikamente

Material

- siehe SOP intrakranieller Tumor (S. 510)
- spezielle Materialien:
  - TEE-Sonde
  - ggf. Doppler-Sonde
  - bei TEE-Kontraindikationen: präoperativer Befund, TTE (transthorakale Echokardiografie) für Ausschluss PFO
- arterielle Kanüle
- ZVK (zentraler Venenkatheter) dreilumig
- TEE (transösophageale Echokardiografie)

Medikamente

- siehe SOP intrakranieller Tumor (S. 510)
- Propofol oder Etomidat (10 ml) zum Ausschluss PFO nach der Anästhesieeinleitung

134.2 Indikationen für sitzende Position

- neurochirurgische Eingriffe in der hinteren Schädelgrube
- Eingriffe am kraniospinalen Übergang
- dorsaler Zugang zur Halswirbelsäule (Frykholm)

134.3 Vorteil der sitzenden Position

- venöser Abfluss und Liquordrainage werden schwerkraftbedingt begünstigt
- Abnahme des intrakraniellen Druckes
- verminderter Blutverlust

134.4 Gefahren der sitzenden Position

- Luftembolie mit konsekutivem Rechtsherz- und Linksherzversagen
- Bei PFO paradoxe Luftembolie mit Hirninfarkt, Erblindung, Myokardinfarkt, Infarzierungen anderer Organe.
- hämodynamische Instabilität orthostatisch bedingt
- postoperative Tetraplegie und Hirnnervenausfälle durch Myelonüberdehnung mit Infarzierung bei extremer Flexion des Kopfes

134.5 Empfohlenes Vorgehen

- Präoperativ Ausschluss eines PFO mittels TEE nach Einleitung der Narkose:
  - Hierzu wird die TEE-Sonde nach Einsetzen eines Beißschutzes in den Mund des Patienten in den Ösophagus eingeführt und das Vorhofseptum mit der Fossa ovalis eingestellt.
  - Ausschluss PFO in 2 Schnittebenen: mittösophagealer Vierkammerblick (0°) und bikaval (70–100°) mit Valsalva-Manöver und äquilibriertem Jonosteril und aufgeschäumtem Etomidat/Propofol als Kontrastmittel über den ZVK (die Spitze des ZVK muss abweichend zum sonstigen Standard mitten im rechten Vorhof und nicht an dessen Eingang platziert sein)
  - Propofol und Etomidat wirken wie ein Kontrastmittel, der ganze rechte Vorhof füllt sich mit weißen „Bubbles“. Beim Übertritt von einem oder mehreren „Bubbles“ in den linken Vorhof innerhalb von drei Herzzyklen gilt der Nachweis eines PFO als positiv.
  - Um die Nachlast des rechten Herzens zu erhöhen, wird dabei ein Valsalva-Manöver eingesetzt.
  - Zum Ausschluss eines Ventrikelseptumdefektes wird die Untersuchung im Vierkammerblick wiederholt.
- Alternativ bei Kontraindikation für eine TEE (z. B. Ösophagusstriktur, Ösophagusresektion, Hypopharynxkarzinom) präoperative TTE am wachen Patienten, ebenfalls mit Kontrastmittelinjektion unter Einsetzen eines Valsalva-Manövers (**Cave:** TTE niedrigere Sensitivität und Spezifität als TEE).

Merke

Bei 25–30 % eines Normalkollektivs kann ein PFO erwartet werden. Diese Patienten sind durch eine Luftembolie während einer Operation besonders gefährdet, eine paradoxe Embolie mit deletären Folgen zu erleiden. In der Regel wird bei Vorliegen eines PFO die OP nicht in sitzender Lagerung, sondern z. B. in Bauchlage durchgeführt.

134.6 Präoperative Vorbereitung

- Prämedikation nach Standard unter Berücksichtigung der Vigilanz.
- Aufklärung über TEE-Durchführung in Narkose.
- Bei Vorliegen einer Kontraindikation für TEE Veranlassung einer alternativen Abklärung eines möglichen PFO.

134.7 Monitoring

- nach aktualisierten Empfehlungen des wissenschaftlichen Arbeitskreises Neuroanästhesie der DGAI
- **intraoperative TEE-Überwachung**
  - dient der Detektion einer **Luftembolie** (Goldstandard):
    - Grad I: nur Mikrobläschen
    - Grad II: Mikrobläschen und $EeCO_2$-Abfall um mehr als 1,5 mmHg
    - Grad III: Mikrobläschen, $EeCO_2$-Abfall um mehr als 1,5 mmHg und Abfall des MAD um wenigstens 20 mmHg
  - **Durchführung:**
    - Einstellung der Sonde auf beide Vorhöfe
    - Zusätzlich akustische Detektion durch Pulswellen-Doppler; Störgeräusche können eine Luftembolie anzeigen.
  - **Bei Kontraindikation TEE-Sonde:**
    - dann präkordiale Doppler-Sonde
    - Platzierung meist knapp rechts parasternal
    - nach Applikation von Kontaktgel, Fixierung mit Pflasterstreifen
    - Entscheidend ist die Qualität des Pulswellengeräusches.
    - Störgeräusche sind ein Hinweis für eine Luftembolie.
- **Invasive arterielle Blutdruckmessung:**
  - dient dem Monitoring der Hämodynamik
  - Kanüle auch zur Entnahme von Blutgasanalysen, z. B. zur Objektivierung des diagnostisch relevanten Gradienten zwischen endexspiratorischem und arteriellem pCO_2
  - Druckwandler in Ohrhöhe platzieren, um den zerebralen Perfusionsdruck abschätzen zu können.
- **ZVK (obligat!):**
  - Messung des zentralen Venendrucks
  - Außerdem kann Luft aus dem rechten Vorhof aspiriert werden.
  - Zugang i. d. R. über die rechte Vena jugularis interna
  - Positionierung der Spitze im rechten Vorhof erfolgt unter Ableitung eines Vorhof-EKGs über den Führungsdraht des ZVK.
  - Zielposition ist die Eintrittsebene der V. cava superior in den Vorhof.
  - Vorteile Mehrlumen-ZVK:
    - kontinuierlich Messung des Zentralvenendrucks
    - Möglichkeit der kontinuierlichen Medikamentenapplikation von peripher schlecht verträglichen Substanzen
    - Perfusorspritze kann mit dem distalen Lumen verbunden werden, um eine sofortige Luftaspiration zu ermöglichen.
- **Kontinuierliche EKG-Ableitungen:**
  - Über die kontinuierliche EKG-Ableitung werden Rhythmusstörungen und P- und ST-Streckenveränderungen erfasst, die auf eine größere Luftembolie hindeuten können.
- **Pulsoxymetrie:**
  - Die Pulsoxymetrie erfasst kontinuierlich den Status der Oxygenierung. Bei einer Luftembolie treten frühzeitig Abfälle der O_2-Sättigung auf.
- **Messung des endexspiratorischen CO_2 (obligat!):**
  - Die besondere Bedeutung im Zusammenhang mit einer Luftembolie liegt in der Korrelation des Abfalls des $FiCO_2$ mit der eingedrungenen Luftmenge.
- Temperatursonde und Blasenkatheter gehören zur Basisausstattung.
- Beim Einführen einer TEE-Sonde wird hingegen auf das Legen einer dann störenden Magensonde verzichtet.

134.8 Komplikationen/Vorgehen bei Luftembolie

- In der Literatur beträgt die Inzidenz der Luftembolie bei sitzender Position zwischen 25 und 100 % – je nach Detektionsverfahren.
- Möglichst zügig mit einer größeren Spritze die Luft über den in den Vorhof gelegten ZVK aspirieren.
- zeitgleich sofortige Information des Operateurs über die stattgehabte Luftembolie.
- möglichst Sanierung der Lufteintrittsstelle
- Abdeckung des OP-Gebietes mit nassen Tüchern
- ggf. manueller Jugularvenendruck nach Rücksprache mit Operateur
- Beatmung mit FiO_2 1,0.
- Volumen- und Katecholamingabe zur Behandlung des drohenden Kreislaufversagens
- ggf. Reanimation, Aufhebung der sitzenden Lage und Beendigung des Eingriffs
- Eine PEEP-Beatmung während einer Operation in sitzender Position ist weit verbreitet, aber umstritten. So bestand in der Inzidenz des Auftretens einer Luftembolie kein Unterschied zwischen einer Gruppe mit PEEP-Beatmung und der Kontrollgruppe.

Merke

Bei einem empfindlichen Monitoring wie der TEE werden immer wieder einzelne „Bubbles“ detektiert, die ohne klinische Relevanz sind. Bei einer großen Luftembolie reagieren auch andere Parameter wie die O_2-Sättigung, der $EeCO_2$ und der Blutdruck. Prinzipiell sollte jedoch immer bei Verdacht auf eine Luftembolie ein Aspirationsversuch über den liegenden ZVK durchgeführt werden.

Teil XXII

Neuroradiologie

XXII

135 Akuter Schlaganfall

Michael Kuhlmann

Übersicht

Basisinfos
- ITN (Intubationsnarkose) oral
- Operationszeit 1–3 h
- postinterventionell: wach auf Stroke-Unit, intubiert auf Intensivstation

Material
- PVK (periphere Venenverweilkanüle) 18 G
- ggf. Magensonde 16 Ch nasal
- arterielle Kanüle
- evtl. ZVK (zentraler Venenkatheter) dreilumig

135.1 Material und Medikamente

Material

- PVK (periphere Venenverweilkanüle) 18 G
- Sauerstoffmaske
- arterielle Kanüle und Druckmessung
- ggf. Tubus 7,5 w/8,0 m
- ggf. Magensonde 16 Ch
- evtl. ZVK dreilumig, 7,5 F Alpha-Card-Kontrolle
- Infusionsverlängerung mit Dreiwegehahn
- ggf. Dauerkatheter (postinterventionell)
- Subkutannadel

Medikamente

- balancierte Vollelektrolytlösung, z. B. Jonosteril 1000 ml
- Mepivacain für Lokalanästhesie
- Propofol-1-%-Perfusor 50 ml
- Etomidat (20 mg/10 ml) 1 Amp. Reserve
- Rocuronium (100/10 ml)
- Sufentanil (50 µg/10 ml)
- Remifentanil-Perfusor (2 mg/50 ml) = 40 µg/ml
- Atropin (0,5 mg/ml)
- Noradrenalin (4 µg/ml) 10 ml-Spritze zur Bolusgabe
- Noradrenalin-Perfusor mit 0,2 mg/50 ml (0,004 mg/ml)

135.2 Eingangsbemerkung

- Es handelt sich immer um einen vitalen Notfall mit höchster Priorität („time is brain"). Wenn keine Kontraindikation besteht, wird der Patient systemisch lysiert mit rt-PA („recombinant tissue-type plasminogen activator"). Die zusätzliche neuroradiologische Intervention ist der Versuch einer mechanischen Thrombektomie mittels eines temporären Stents.
- Operationszeit 1–3 h
- Info durch zuständigen Neurologen über:
  - Vorerkrankungen
  - Medikamente
  - Lyse ja/nein
- Die Patienten können in Bezug auf ihre Vigilanz in 3 Kategorien eingeteilt werden:
- 1. Patient ist wach und kooperativ: Sauerstoffmaske, CO_2-Messung, PVK, Arterie, ggf. milde Sedierung, keine Magensonde, kein Dauerkatheter, kein ZVK; meist hyperton, postinterventionell: meist Stroke-Unit
  2. Patient ist somnolent, bedingt ansprechbar: Sauerstoffmaske, CO_2-Messung, PVK, Arterie
     - GCS (Glasgow Coma Score) > 9, keine Magensonde, kein Dauerkatheter, kein ZVK, ggf. ganz leichte Sedierung bei Agitation; postinterventionell meist Stroke-Unit
     - GCS < 9, RSI („rapid sequence induction")/Intubation, vorher Magensonde, Dauerkatheter, ZVK, Anästhesie, MAD (mittlerer arterieller Druck) > 80 mmHg; postinterventionell: Intensivstation
  3. Patient ist bewusstlos: O_2, PVK, Arterie, Magensonde, RSI/ITN, Dauerkatheter, ZVK, Anästhesie; postinterventionell: Intensivstation
- frühzeitig bei Unklarheiten/Entscheidungsfindung Hilfe zur Evaluation holen (Oberarzt)
- Ad 1: keine Narkose nötig, Anästhesie-Stand-By, nur Zugang und evtl. Analgosedierung mit Remifentanil; Vigilanz kann sich während der Intervention in jede Richtung verändern, je nach Erfolg oder Misserfolg der Intervention
- Ad 2: genaue Rücksprache mit Neuroradiologen, ob Stand-By oder ITN, evtl. schwierige Entscheidung, im Zweifel ITN
- Ad 3: immer ITN
- Ein weiteres Entscheidungskriterium, ob ITN oder Stand-By für den Patienten der 2. Kategorie indiziert ist, ist die Lokalisation des Verschlusses:
  - A.-cerebri-media-Verschlüsse haben eine gute Prognose, eher Stand-By
  - A.-carotis-T-Verschlüsse sind technisch schwieriger, eher ITN
  - A.-basilaris-Verschlüsse: Entscheidung ganz nach der Klinik

135.3 Anästhesievorbereitung in der Angio-Suite (ITN)

- Zeitdauer: so schnell wie möglich („time is brain")
- Basismonitoring (SpO_2, NIBP [nicht invasive Blutdruckmessung], EKG)
- Sauerstoffmaske: 8 l/min
- CO_2-Messung
- periphervenöser Zugang 18 G in Lokalanästhesie
- arterieller Katheter 18 G A. radialis links in Lokalanästhesie
- Anschluss der invasiven Druckmessung

135.4 Anästhesieeinleitung (ITN)

- Narkoseeinleitung im Angiografievorraum
- sorgfältige Präoxygenierung
- Pupillen- und neurologischen Status checken
- Propofol 2 mg/kgKG oder Thiopental 5 mg/kgKG, Sufentanil 0,3–0,5 µg/kgKG, Remifentanil 0,1–0,2 µg/kgKG/min und Rocuronium 0,9–1 mg/kgKG; RSI-Indikation beachten
- Intubation in tiefer Narkose
- FiO_2 zunächst 1,0; nach Intubation dann reduzieren
- MAD > 80 mmHg, Noradrenalin (Boli/Perfusor)
- ZVK (nur, wenn unbedingt notwendig, keine Zeitverzögerung dadurch, oder keine übergeordnete Operationsdringlichkeit), Alpha-Card-Kontrolle
- Anlagerung beider Arme auf dem Angiografietisch

135.5 Narkoseführung (ITN)

- TIVA (totale intravenöse Anästhesie) mit Propofol 6–12 mg/kgKG/h, Remifentanil 0,1–0,3 µg/kgKG/min
- in der Regel keine Nachrelaxierung
- MAD > 80 mmHg halten; Steuerung durch Noradrenalin-Perfusor
- Heparin-Bolus auf Anforderung durch Operateur
- intraoperative Ziele wie bei allen intrazerebralen Eingriffen:
  - Normotonie
  - Normoventilation (Blutgasanalyse)
  - Normovolämie
  - Normoglykämie
  - Normothermie
  - Normwerte für N_2O

Vorsicht

Einleitung: Eine Hypotension kann zur Vergrößerung des Ischämieareals führen, Normotension ist für eine gute Durchblutung der Kollateralen wichtig.

Vorsicht

Intraoperativ: Der Patient darf sich in kritischen Phasen auf keinen Fall bewegen, daher tiefe TIVA analog zu intrakraniellen Eingriffen.

Vorsicht

Ausleitung: Eine Hypertension kann zu intrazerebraler Einblutung führen.

135.6 Analgosedierung (alternativ)

- Remifentanil 0,05–0,1 µg/kgKG/min; Propofol 1–2 mg/kgKG/h nur nach genauer Interessenabwägung
- Standardüberwachung (EKG, SpO_2, NIBP)
- invasive arterielle Druckmessung
- plus: Sauerstoffmaske, CO_2-Messung

135.7 Postoperatives Vorgehen und Überwachung

- Entsprechend den drei Kategorien der präinterventionellen Vigilanz:
  - Patient geht auf Stroke-Unit an Monitorüberwachung
  - abhängig vom Ausgang der Intervention:
    - technisch erfolgreich, dann Ausleitung und Verlegung auf die Stroke-Unit, evtl. vorher Überwachung im Aufwachraum
    - kein Erfolg, dann Intensivstation, dort protrahierte Ausleitung
  - Patient geht auf die Intebnsivstation (frühzeitige Extubation, wenn möglich)
- Um das postinterventionelle Bett kümmert sich der zuständige Neurologe.
- Der Neuroradiologe hinterlässt schriftliche Anweisungen über die weitere Therapie.

136 Aneurysma-Coiling: endovaskulärer Verschluss zerebraler Aneurysmata

Michael Kuhlmann

Übersicht

Basisinfos
- ITN oral
- Operationszeit 1–3 h
- elektiv: postoperativ Aufwachraum
- nach SAB (Subarachnoidalblutung): postoperativ ICU (Intensive Care Unit)
- Blutgruppe

Material
- PVK (periphere Venenverweilkanüle) 20 G
- arterielle Kanüle
- ZVK (zentraler Venenkatheter) dreilumig V. jugularis interna (VJI) rechts
- Relaxometrie
- Dauerkatheter
- Wärmedecke

Medikamente
- Heparin

136.1 Material und Medikamente

Material

- PVK 20 G
- arterielle Kanüle und Druckmessung
- Tubus 7,5 w/8,0 m
- elektiv: ggf. ZVK bei schlechtem Venenstatus
- Notfall: immer ZVK
- Heidelberger-Verlängerung für venösen Zugang
- Wärmedecke
- Temperatursonde rektal
- Dauerkatheter
- Relaxometrie
- Subkutannadeln

Medikamente

- balancierte Vollelektrolytlösung, z. B. Jonosteril 1000 ml
- Mepivacain 2-mal 1 ml für Lokalanästhesie
- Dexpanthenol-Augensalbe
- Propofol-1-%-Perfusor (50 ml)
- ggf. Etomidat (1 Amp. Reserve)
- Remifentanil-Perfusor 40 µg/ml (2 mg/50 ml)
- Rocuronium (100 mg/10 ml)
- Atropin (0,5 mg/ml)
- Noradrenalin (4 µg/ml) 10 ml
- ggf. Piritramid zur Ausleitung (15 mg/10 ml)
- Noradrenalin-Perfusor mit 0,2 mg/50 ml (0,004 mg/ml)

136.2 Eingangsbemerkung

- Die Stadieneinteilung von SAB erfolgt nach Hunt und Hess, je nach Schweregrad ist zunächst evtl. eine Hirndruckentlastung vor der eigentlichen Operation anzustreben.
- Da die Durchblutung perifokaler Bereiche prognostisch relevant ist, gilt es, ein gesondertes Augenmerk auf potenzielle Vasospastiken und/oder Minderdurchblutungen zu richten.
- Eventuell bestehende Flüssigkeitsdefizite gilt es auszugleichen.
- SAB-typische EKG-Veränderungen sind möglich.
- Die Mehrheit nicht traumatischer SAB sind Aneurysmarupturen. Deren Prognose ist mit einer Sterblichkeit von ca. 50 % (davon ein Großteil innerhalb der ersten 2 Wochen) eher schlecht.

136.3 Anästhesieeinleitung

- vor Narkoseeinleitung arterielle Punktion zur Druckmessung in Lokalanästhesie; bei schwieriger Punktion im Sinne von „time is brain" zügig Hilfe holen (Bereichsoberarzt, diensthabender Oberarzt)
- Sedierung mit Midazolam vermeiden
- Raumluft-BGA (Blutgasanalyse) und Bedside-Test
- sorgfältige Präoxygenierung (8 tiefe Atemzüge bei dicht sitzender Maske oder 3 min mit FiO_2 1,0)
- Pupillenstatus
- Propofol 2 mg/kgKG oder Thiopental 5 mg/kgKG, Sufentanil 0,3–0,5 µg/kgKG, Remifentanil 0,1–0,2 µg/kgKG/min und Rocuronium 0,6 mg/kgKG unter kontinuierlicher Druckmessung
- unbedingt tiefe Narkose zur Intubation anstreben
- Relaxometrie zur Einleitung (wenn T4-Zahl 0, dann Intubation); ggf. RSI-Indikation (RSI: „rapid sequence induction") beachten
- Sowohl Blutdruckanstiege als auch Blutdruckabfälle (z. B. MAD [mittlerer arterieller Druck] < 70 mmHg, sonst Gefahr der Minderperfusion perifokal) sind zu vermeiden, daher direkte vorsichtige titrierte Applikation von Noradrenalin mittels Perfusor (0,004 mg/ml)

mit der Einleitung, Zielblutdruck nach Rücksprache mit Neurochirurgie, ansonsten systolisch 100–120 mmHg bzw. MAD > 70–80 mmHg.
- ZVK dreilumig (elektiv bei schlechtem Venenstatus; im Notfall immer), VJI rechts; bei schwieriger Punktion rasches Umsteigen auf ZVK femoral im Sinne von „time is brain“ und zügig Hilfe holen
- Dexpanthenol-Augensalbe
- Uhrglasverband
- Temperatursonde nasal/oral/rektal
- Dauerkatheter
- Magensonde
- Cefazolin gewichtsadaptiert als Kurzinfusion bei fehlenden Allergien
- Gabe von Dexamethason gewichtsadaptiert und/oder 1 g/kgKG Mannitol nach Rücksprache mit dem Operateur
- Bei evtl. liegender Ventrikeldrainage (SAB, Hirndruck) muss das Ablaufgefäß während des Eingriffs etwa 15 cm über Schläfenniveau angebracht werden und zum Patienten geöffnet sein:
  - vom Ventrikel zum Ablaufgefäß
  - vom Ablaufgefäß zum Luftfilter
  - sonst ist keine Drainage möglich

Merke

Für die Ventrikeldrainage ist die Neurochirurgie zuständig.

Vorsicht

Bei der Einleitung Normotonie erhalten.

136.4 Anästhesieführung

- TIVA (totale intravenöse Anästhesie) mit Propofol 6–12 mg/kgKG/h, Remifentanil 0,1–0,3 µg/kgKG/min
- in der Regel keine Nachrelaxierung
- MAD > 80 mmHg halten; Steuerung durch Noradrenalin-Perfusor; ggf. Blutdruck nach Vorgabe Neuroradiologie einstellen
- Heparin-Bolus auf Anforderung durch Operateur
- intraoperative Ziele wie bei allen intrazerebralen Eingriffen:
  - Normotonie
  - Normoventilation (BGA-Kontrolle)
  - Normovolämie
  - Normoglykämie
  - Normothermie
  - Normwerte für N_2O
- Besonders nach dem Aneurysma-Coiling unbedingt auf einen ausreichenden Perfusionsdruck achten (MAD > 90 mmHg)
- evtl. Antikoagulation mit Heparin nach Ansage durch den Neuroradiologen

Vorsicht

Der Patient darf sich in kritischen Phasen (Einbringen der Coils) auf keinen Fall bewegen, daher tiefe TIVA.

136.5 Anästhesieausleitung

- Extubation je nach Ausgangsbefund, intraoperativem Verlauf und in Rücksprache mit dem Operateur anstreben.
- Falls die Extubation angestrebt wird, sollte diese im Zielblutdruckbereich durchgeführt werden (**Cave:** Husten etc.).

136.6 Komplikationen

- Aneurysmaperforation, dann ggf. sofortiger Transport in den Operationssaal
- Embolien
- Verschluss des Trägergefäßes
- arterielle Dissektion

136.7 Postoperatives Vorgehen und Überwachung

- Elektives Aneurysma-Coiling: Bei komplikationslosem Verlauf wird die Narkose sofort ausgeleitet. Die Patienten kommen postoperativ für bis zu 24 h in den Aufwachraum, evtl. nach Rücksprache mit dem Neuroradiologen nach 6 h Aufwachraumaufenthalt auf die Normalstation.
- Engmaschiges neurologisches Monitoring (halbstündlich Pupillen- und Vigilanzkontrolle) und engmaschige Kontrolle der punktierten Extremität (Blutung, Ischämie).
- Aneurysma-Coiling nach stattgehabter SAB:
  - Transport des intubierten und narkotisierten Patienten auf die Intensivtherapiestation.
  - Der Neuroradiologe erstellt eine schriftliche Anweisung über die unmittelbare postinterventionelle Therapie.

Teil XXIII

Psychiatrie

XXIII

137 Anästhesie zur Elektrokrampftherapie

Katharina Puschmann, Daniel Lohr

Übersicht

Basisinfos
- Maskennarkose
- Basismonitoring
- Operationszeit 20–30 min
- postoperativ Aufwachraum, Normalstation

Material
- PVK (periphere Venenverweilkanüle) 21 G

137.1 Material und Medikamente

Material

- PVK 0,9 mm (21 G)
- Basismonitoring
- Maske mit Filter
- ggf. LAMA (Larynxmaske) Größe 4 und 5
- ggf. ITN (Intubationsnarkose) 7,0 oder 7,5
- Zungen-/Gebissschutz
- Mullbinde

Medikamente

- balancierte Vollelektrolytlösung, z. B. Jonosteril 500 ml
- Propofol (1 %) 200 mg/20 ml (10 mg/ml) nach Absprache mit Psychiatern
- Thiopental 500 mg/20 ml (25 mg/ml) oder
- Ggf. S-Ketamin 0,5 – 1 mg/kgKG nach Absprache mit Psychiatern
- Succinylcholin 100 mg/5 ml (20 mg/ml)
- Noradrenalin 40 µg/10 ml (4 µg/ml)
- Atropin (0,5 mg/ml)
- Urapidil (50 mg/10 ml) Ampulle bereitlegen
- Metoprolol (5 mg/5 ml) Ampulle bereitlegen

137.2 Eingangsbemerkung

- Die Elektrokrampftherapie (EKT) ist ein etabliertes Verfahren in der Psychiatrie zur Behandlung schwerer Depressionen, bipolarer Störungen, der Schizophrenie und schizoaffektiver Psychosen.
- Ihr Vorteil liegt in einer schnelleren therapeutischen Antwort gegenüber einer pharmakologischen Therapie, was bei o. g. Krankheitsbildern lebensbedrohlichen Situationen vorbeugen kann.
- Durch externe elektrische Stimulation für ca. 5 s wird ein generalisierter Krampfanfall ausgelöst.
- Um dem Risiko von Verletzungen (Knochenbrüche, Sehnenrisse und Wirbelsäulenschäden) vorzubeugen, wird das Verfahren in Allgemeinanästhesie mit Gabe eines kurzwirksamen Muskelrelaxanz durchgeführt.
- Die Medikamentenauswahl resultiert daher, dass unter Propofol, Thiopental und S-Ketamin bessere Ergebnisse erzielt werden als unter anderen Hypnotika.
- Die EKT sollte an einem Ort im Krankenhaus durchgeführt werden, wo man alle notwendigen Materialien für eine Notfallsituation zur Verfügung hat und gleichzeitig den Patienten die bestmögliche Entspannung und Anxiolyse vermitteln kann.

137.3 Anästhesieeinleitung

- Basismonitoring anbringen (SpO_2, EKG, Blutdruck). Nach Vorbereitung durch die Psychiatrie mit Anbringen der Elektroden am Kopf erfolgt die ausführliche Präoxigenierung mit FiO_2 von 1,0.
- Standardeinleitung:
  - Monohypnose mit Propofol oder Thiopental oder S-Ketamin nach Absprache mit den Psychiatern
  - Succinylcholin 1–1,5 mg/kgKG

137.4 Anästhesieführung

- In der Regel kann der Eingriff in Maskennarkose durchgeführt werden, wenn keine Kontraindikationen (z. B. Reflux, Adipositas per magna) bestehen, siehe SOP Narkoseeinleitung bei nicht nüchternen Patienten (RSI) (S. 138).
- Bei erschwerter Maskenbeatmung kann eine Larynxmaske verwendet oder eine kurze Intubationsnarkose durchgeführt werden.

- Nach Gabe von Propofol oder Thiopental oder S-Ketamin wird der Eintritt der Bewusstlosigkeit abgewartet. Dann werden 10 mg Succinylcholin injiziert und für 45 s mit Maskenventilation oxygeniert. Nach 45 s wird dann die Restdosis (1 mg/kgKG) appliziert. Der Psychiater platziert vor der Injektion des Succinylcholins eine zweite Blutdruckmanschette am Oberarm, welche er nach dem Einschlafen und vor der Injektion des Succinylcholins aufbläst. Dieser Arm gilt als Referenz für die Effektivität der Relaxierung.
- Bei vielen Patienten muss die Dosierung im Rahmen der EKT-Serie angepasst werden. So sind z. B. einige Patienten mit nur zwei Drittel der Standarddosis Succinylcholin für eine EKT ausreichend relaxiert, wenn man nach der Applikation 60 s wartet. Andere Patienten werden derart agitiert wach, dass trotz Aufwachphase eine kleine Dosis Propofol notwendig ist (10–20 mg i. v.), um ein weniger gestresstes Aufwachen zu gewährleisten.
- Nach Freigabe des Patienten durch die Anästhesie wird vom Psychiater durch Elektrostimulation ein generalisierter Krampfanfall induziert. Während dieser Phase muss jede Berührung mit dem Patienten vermieden werden (Dauer: ca. 2–5s).
- Während der nachfolgenden Krampfphase (Dauer ca. 15–30 (60) s) kann jedoch wieder eine Maskenbeatmung durchgeführt werden. Nach der Krampfphase werden die Patienten bis zur Rückkehr der Spontanatmung maskenbeatmet.
- Sollte bei zu kurzer Krampfdauer eine unmittelbare Wiederholung der EKT erforderlich sein, erhält der Patient ggf. eine erneute Bolusgabe von Propofol oder Thiopental oder S-Ketamin zur Sedierung. Zwischen den Wiederholungen müssen mindestens 30–60 s liegen und es sind maximal 3 Wiederholungen in einer Sitzung möglich.

Vorsicht

- maligne Hyperthermie, siehe SOP Maligne Hyperthermie (S. 53)
- malignes neuroleptisches Syndrom, siehe SOP Maligne Hyperthermie (S. 53)
- Relaxanzüberhang bei Cholinesterasestörungen (Atemwegssicherung und Nachbeatmung, Relaxometrie)
- Anaphylaxie, z. B. nach Succinylcholin, siehe SOP Anaphylaxie (S. 29)
- Bradykardie nach Succinylcholin: Atropin 0,5 mg i. v.
- hoher Sympathikotonus nach Gabe von S-Ketamin, ggf. fraktionierte Gabe von Urapidil oder Metoprolol, je nach Vitalparametern
- Agitation in der Aufwachphase (Bolus Propofol 10–20 mg)
- persistierender Krampf, drohender Status epilepticus (Bolus Propofol 3–6 mg/kgKG, als Ultima Ratio auch Barbituratnarkose mit Thiopental 5–7 mg/kgKG und endotrachealer Intubation und intensivmedizinischer Übernahme

137.5 Postoperatives Vorgehen und Überwachung

- Der wache, spontanatmende Patient wird in den Aufwachraum gebracht. Dort erfolgt weiterhin am Monitor die Überwachung der Vitalzeichen. Die Überwachung der Vitalwerte muss für mindestens 30 min postinterventionell erfolgen und dokumentiert werden.
- Erst bei vollkommen wachem und kardiopulmonal stabilem Patienten erfolgt der Transfer zurück auf die psychiatrische Normalstation.

Teil XXIV

Thoraxchirurgie

XXIV

138 Anästhesiologisches Vorgehen bei Lungenoperationen mit lateraler Thorakotomie

Michael Winterhalter, Andreas Schilling

Übersicht

Basisinfos

- ITN (Intubationsnarkose) oral, DLT (Doppellumentubus) links ggf. rechts Männer 37/39Ch, Frauen 35/37Ch
- Operationszeit ca. 3–4 h
- Blutgruppe
- ICU (Intensive Care Unit)/PACU (Post Anesthesia Care Unit) nach Absprache
- bei rechter lateraler Thorakotomie Linksseitenlage
- bei linker lateraler Thorakotomie Rechtsseitenlage
- bei medianer Sternotomie Rückenlage

Material

- PVK (periphere Venenverweilkanüle) 1-mal 18 G, 1-mal 14 G
- Relaxometrie
- Temperatursonde
- arterielle Kanüle
- t-PDK (thorakaler Periduralkatheter) Th 6–11
- Wärmeunterdecke
- ZVK (zentraler Venenkatheter) dreilumig V. jugularis interna (VJI) rechts
- Bronchoskop 4,2 mm (dünn!)
- 3 Erythrozytenkonzentrate präoperativ kreuzen
- ggf. Dauerkatheter
- CPAP-device (CPAP: „continuous positive airway pressure“)
- Magensonde
- Relaxometrie

Medikamente

- Cefazolin 2g

138.1 Material und Medikamente

Material

- PVK 2-mal: 18 G und 16 G
- DLT 35–39 Ch links ggf. rechts
- arterielle Kanüle (am untenliegenden Arm)
- invasive arterielle Blutdruckmessung
- ZVK dreilumig VJI rechts, Ultraschall
- PDK-Set, siehe SOP PDA (S. 214)
- dünnes Bronchoskop, Lichtquelle
- Wärmedecke, Ziel: Normothermie
- Temperatursonde
- Alpha-Card
- Urinkatheter
- Magensonde
- Relaxometrie
- ggf. Infusionswärmegerät

Medikamente

- balancierte Vollelektrolytlösung, z. B. Jonosteril 1000 ml
- Dexpanthenol-Augensalbe
- Propofol (1 %) 1,5–2,5 mg/kgKG, Aufrechterhaltung 5–12 mg/kgKG/h
- Sufentanil (50 µg/10 ml) 0,3–0,5 µg/kgKG zur Einleitung
- Ropivacain (0,75 %) maximal 10 ml für den PDK
- Remifentanil-Perfusor 40 µg/ml (2 mg/50 ml)
- Rocuronium (50 mg/5 ml) 0,6 mg/kgKG i. v.
- Antibiotikaprophylaxe
- Atropin (0,5 mg/ml)
- Noradrenalin (4 µg/ml) 10 ml
- Noradrenalin-Perfusor mit 0,2 mg/50 ml (0,004 mg/ml)
- ggf. Noradrenalin-Perfusor mit 5 mg/50 ml (0,1 mg/ml)
- Ropivacain-0,2 %-Perfusor 50 ml (2 mg/ml)

138.2 Eingangsbemerkung

- präoperative Besonderheit: Lungenfunktion und Blutgasanalyse, EKG und Röntgen-Thorax bzw. CT-Diagnostik und ggf. Szintigramm, aktuelle Gerinnung, kleines Blutbild (Thrombozyten), Kreatinin, Elektrolyte
- Kreuzblut für 2 Erythrozytenkonzentrate

138.3 Anästhesievorbereitung

- Wärmeprotektionsverfahren (warme Infusionen und Wärmeunterdecke)
- Basismonitoring
- i. v. Zugang

138.4 Anästhesieeinleitung

- initial thorakaler PDK (Th 6–11), siehe SOP PDA (S. 214)
- arterielle Kanüle und Blutgasanalyse
- sorgfältige Präoxygenierung (8 tiefe Atemzüge bei dicht sitzender Maske oder 3 min mit FiO_2 1,0)
- Narkoseeinleitung, ggf. RSI („rapid sequence induction“) bei aspirationsgefährdeten Patienten
- Propofol 1,5–2,5 mg/kgKG, Sufentanil 0,3–0,5 µg/kgKG und Rocuronium 0,6 mg/kgKG; bei Myasthenia gravis: Cis-Atracurium titrierend 0,01–0,1 mg/kgKG unter TOF-Kontrolle (TOF: Train-of-Four)!
- bei kardial eingeschränkten Patienten Etomidat 0,15–0,3 mg/kgKG
- Relaxometrie zur Einleitung (wenn T 4-Zahl 0, dann Intubation)
- In der Regel DLT links platzieren, sofort auskultatorisch und fiberoptisch Lage kontrollieren. Seltener (Hauptbronchus der Eingriffsseite muss aufgrund des operativen Vorgehens ohne Tubus sein), z. B. Pneumektomie links, Verwendung DLT rechts – **Cave:** aufgrund Anatomie (Oberlappenabgang rechts) DLT-Platzierung rechts aufwendiger und intraoperative Kontrolle regelhaft erforderlich.
- fiberoptische Lagekontrolle vor und nach jeder Umlagerung
- intraoperative Lagerung durch den Operateur
- Infusionswärmegerät an ZVK-Infusion
- ZVK dreilumig VJI rechts, 2 großlumige, gut laufende periphere Zugänge
- Magensonde, Lage kontrollieren und absaugen
- Antibiotika: Cefazolin 2 g i. v. (Single Shot), bei längeren Eingriffen Gabe nach 4–5 h wiederholen

138.5 Anästhesieführung

- Kombinationsanästhesie mit Analgesie über PDK, Verwendung siehe SOP PDA (S. 214) und TIVA (totale intravenöse Anästhesie) nach Standard
- Bis zum Hautschnitt Ropivacain (0,75 %) 10 ml, bei Blutdruckabfall oft Noradrenalin-Perfusor notwendig.
- perioperativ Perfusor mit Ropivacain (0,2 %) 4–8 ml/h epidural
- Nachrelaxierung bei guter PDA i. d. R. nicht notwendig
- erneut Kontrolle der Tubuslage vor Beginn der Thorakotomie und Einlungenbeatmung
- Bei dringendem Verdacht auf PDA-Versagen Applikation von 0,3–0,5 µg/kgKG Sufentanil bis maximal 150 µg, dann Aufrechterhaltung mit Remifentanil 0,1–0,2 µg/kgKG/min.
- Regelmäßige Blutgasanalysen mit Ausgleich von Elektrolytimbalancen und Nachjustieren der Beatmung alle 15–30 min, je nach Klinik.
- eher restriktives Volumenmanagement
- Laborkontrolle von Blutbild (Thrombozytenzahl!) und Gerinnung, wenn der Eingriff kompliziert ist und Transfusionsbedarf besteht.
- Einlungenventilation mit $FiO_2 > 0,5$, Atemfrequenz 12–16/min, Atemzugvolumen 5–7 ml/kgKG
- Bei intraoperativem Sättigungsabfall unter Einlungenventilation, FiO_2 auf 1,0 erhöhen und CPAP-System mit 2–4 l Sauerstoff-Flow auf die nicht ventilierte Lunge. Wenn nicht ausreichend, apnoeische Oxygenierung mit erhöhtem Sauerstoff-Flow (4–6l) und PEEP-Ventil (PEEP: „positive end-expiratory pressure“) mit 5–10 cmH_2O.
- Als Ultima Ratio bei Hypoxiegefahr, sofern eine beidseitige Beatmung durch Aufhebung der 1-Lungenventilation nicht möglich ist, intraoperatives Klemmmanöver an der A. pulmonalis auf der zu operierenden Seite. Sofortige Verbesserung der Oxygenierung durch Veränderung des Ventilations-Perfusions-Verhältnisses – **Cave:** akute Rechtsherzbelastung.
- nach thorakaler Präparation unter Einlungenventilation, vor Thoraxverschluss Entfaltung der Lunge visuell und bronchoskopisch kontrollieren

Vorsicht

Hypoxiegefahr unter Einlungenventilation.

Vorsicht

Leckage nach Bronchusnaht mit nachfolgendem Pneumothorax.

138.6 Postoperatives Vorgehen und Überwachung

- Möglichst Extubation am Operationsende nach bronchoskopischer Ostienkontrolle und Sekretabsaugung.
- Postoperative Analgesie zunächst mittels Ropivacain (0,2 %) 4–6 ml/h epidural fortführen (Schmerzambulanz informieren), alternativ i. v. PCA-Pumpe (PCA: patientenkontrollierte Analgesie) und Nichtopioid, z. B. Metamizol oder Paracetamol.
- Anlage eines Katheterprotokolls für die postoperative Schmerzvisite.
- Postoperativ Verlegung auf die ICU nach Lobektomien und komplizierter Thymektomie, auf IMC/PACU nach Keilresektionen und unkomplizierten Thymektomien. Ansonsten nach kardiopulmonalem Risikoprofil.
- Übergabeprotokolls für die PACU/Intensivstation.

139 Mediastinoskopie

Michael Winterhalter, Andreas Schilling

Übersicht

Basisinfos

- ITN (Intubationsnarkose) oral
- Operationszeit ca. 1 h
- Blutgruppe
- AWR (Aufwachraum)/PACU (Post Anesthesia Care Unit) nach Absprache
- Rückenlage

Material

- Magill-Tubus, Innendurchmesser 8,0 mm für Männer, 7,5 mm für Frauen
- PVK (periphere Venenverweilkanüle) 1-mal 18 G, 1-mal 14 G
- Relaxometrie
- Temperatursonde
- ggf. arterielle Kanüle
- Magensonde
- Wärmeunterdecke

Medikamente

- Cefazolin 2g

139.1 Medikamente

Medikamente

- balancierte Vollelektrolytlösung, z. B. Jonosteril 1000 ml
- Thiopental (500 mg/10 ml) 3–5 mg/kgKG
  - alternativ: Propofol (1 %) 1,5–2,5 mg/kgKG
  - alternativ: Etomidat (20 mg/10 ml) 1 Amp. Reserve
- Isofluran 0,8–1,0 Vol%et, 0,7–1,0 MAC (minimale alveoläre Konzentration)
  - alternativ: Desfluran 4–6 Vol%et, 0,7–1 MAC
- Sufentanil (50 µg/10 ml) 0,3–0,5 µg/kgKG zur Einleitung
- Remifentanil-Perfusor 40 µg/ml (2 mg/50 ml)
- Rocuronium (50 mg/5 ml) 0,6 mg/kgKG i. v.
- Antibiotikaprophylaxe
- Atropin (0,5 mg/ml)
- Noradrenalin (4 µg/ml) 10 ml
- Noradrenalin-Perfusor mit 0,2 mg/50 ml (0,004 mg/ml)

139.2 Eingangsbemerkung

- Zervikale Mediastinoskopie zur Diagnostik mediastinaler Lymphadenopathien über eine Minikollarinzision.
- in der Regel aktuelle Gerinnungswerte, kleines Blutbild (Thrombozyten), Kreatinin, Elektrolyte und Blutgruppe ausreichend

139.3 Anästhesieeinleitung

- Basismonitoring, i. v. Zugang
- Narkoseeinleitung nach Standard bei aspirationsgefährdeten Patienten (S. 138)
- Standardeinleitung:
  - Propofol 1,5–2,5 mg/kgKG oder Thiopental 3–5 mg/kgKG, Sufentanil 0,3–0,5 µg/kgKG und Rocuronium 0,6 mg/kgKG; bei Myasthenia gravis: Cis-Atracurium titrierend 0,01–0,1 mg/kgKG unter TOF-Kontrolle (TOF: Train-of-Four)
  - bei kardial eingeschränkten Patienten Etomidat 0,15–0,3 mg/kgKG
  - Relaxometrie zur Einleitung (wenn T 4-Zahl 0, dann Intubation)
  - intraoperative Lagerung durch den Operateur
  - Antibiotika: Cefazolin 2 g i. v. (Single Shot)

139.4 Anästhesieführung

- balancierte Anästhesie nach Standard
- Nachrelaxierung i. d. R. unter kontinuierlicher Remifentanil-Gabe nicht notwendig

Vorsicht

Durch die anatomisch bedingte Nähe zu Aortenbogen, V. anonyma, N. laryngeus recurens und supraaortalen Ästen Gefahr von Blutungen bei thorakaler Präparation.

Vorsicht

Gefahr von Lungenparenchymverletzungen mit Spannungspneumothorax.

139.5 Postoperatives Vorgehen und Überwachung

- Extubation in der Regel am Operationsende.
- Postoperativ Verlegung in den AWR, ggf. PACU.
- Postoperative Analgesie als Kombination aus Opioid und Nichtopioid, z. B. Metamizol oder Paracetamol.

140 Thoraxchirurgie mit dem Da-Vinci-Roboter

Michael Winterhalter, Andreas Schilling

Übersicht

Basisinfos

- ITN (Intubationsnarkose) oral
- Operationszeit ca. 3–4 h
- Blutgruppe
- ICU (Intensive Care Unit)
- Thymektomien in Rückenlage
- Lungenresektionen in Seitenlage
- Transport des Bronchoskops durch zuständige Pflegekraft

Material

- DLT (Doppellumentubus) links, ggf. rechts, Männer 37/39 Ch, Frauen 35/37 Ch
- PVK (periphere Venenverweilkanüle) 1-mal 18 G, 1-mal 14 G
- Relaxometrie
- Temperatursonde
- arterielle Kanüle
- t-PDK (thorakaler Periduralkatheter) Th 1–8
- Wärmeunterdecke
- ZVK (zentraler Venenkatheter) dreilumig, VJI (V. jugularis interna) rechts
- Bronchoskop 4,2 mm (dünn)
- 2 Erythrozytenkonzentrate im Operationssaal, 2 Erythrozytenkonzentrate in Reserve
- ggf. Dauerkatheter
- Magensonde
- Relaxometrie

Medikamente

- Cefazolin 2g

140.1 Material und Medikamente

Material

- PVK 2-mal: 1,3 mm (18 G) und 1,8 mm (16 G)
- DLT 35–39 Ch links ggf. rechts
- arterielle Kanüle
- ZVK dreilumig VJI rechts, Ultraschall
- PDK-Set, siehe SOP PDA (S. 214)
- dünnes Bronchoskop, Lichtquelle
- Druckmessung arteriell
- Wärmedecke, Ziel: Normothermie
- Temperatursonde
- Alpha-Card
- Dauerkatheter
- Magensonde
- Relaxometrie
- ggf. Infusionswärmegerät

Medikamente

- balancierte Vollelektrolytlösung, z. B. Jonosteril 1000 ml
- Dexpanthenol-Augensalbe
- Propofol (1 %) 1,5–2,5 mg/kgKG, Aufrechterhaltung 5–12 mg/kgKG/h
- Sufentanil (50 µg/10 ml) 0,3–0,5 µg/kgKG zur Einleitung
- Ropivacain (0,75 % = 7,5 mg/ml) maximal 10 ml für den PDK
- Remifentanil-Perfusor 40 µg/ml (2 mg/50 ml)
- Rocuronium (50 mg/5 ml) 0,6 mg/kgKG i. v.
- Antibiotikaprophylaxe
- Atropin (0,5 mg/ml)
- Noradrenalin (4 µg/ml) 10 ml
- Noradrenalin-Perfusor mit 0,2 mg/50 ml (4 µg/ml)
- ggf. Noradrenalin-Perfusor mit 5 mg/50 ml (0,1 mg/ml)
- Ropivacain 0,2 % Perfusor 50 ml (2 mg/ml)

140.2 Eingangsbemerkung

- Prämedikation
- Vorbereitung:
  - Lungenfunktion und Blutgasanalyse
  - Röntgendiagnostik (Thorax-CT)
  - aktuelle Gerinnungswerte, kleines Blutbild (Thrombozyten) Kreatinin, Elektrolyte
- Kreuzblut für 2 Erythrozytenkonzentrate in den Operationssaal und 2 Erythrozytenkonzentrate in Reserve

140.3 Anästhesieeinleitung

- Wärmeunterdecke und warme Infusionen.
- Anlage eines t-PDK (Th 1–8)
- arterielle Kanüle und Blutgasanalyse
- sorgfältige Präoxygenierung (8 tiefe Atemzüge bei dicht sitzender Maske oder 3 min mit FiO_2 1,0)
- Narkoseeinleitung, ggf. RSI („rapid sequence induction") bei aspirationsgefährdeten Patienten, z. B.: Z. n. Magen-(teil-)resektionen, Magenentleerungsstörungen etc.
- Standardeinleitung:
  - Propofol 1,5–2,5 mg/kgKG, Sufentanil 0,3–0,5 µg/kgKG und Rocuronium 0,6 mg/kgKG; bei Myasthenia gravis: Cis-Atracurium titrierend 0,01–0,1 mg/kgKG unter TOF-Kontrolle (TOF: Train-of-Four)
  - bei kardialen oder angiologischen Vorerkrankungen Etomidat 0,15–0,3 mg/kgKG
  - Relaxometrie zur Einleitung (wenn T 4-Zahl 0, dann Intubation)
- DLT links platzieren und auskultatorisch sowie fiberoptisch in der Lage kontrollieren. In seltenen Fällen, z. B. Pneumektomie links, DLT rechts platzieren – **Cave:** Abgang rechter Oberlappen
- erneute fiberoptische Lagekontrolle vor und nach Umlagerung
- Lagerung durch den Operateur
- Infusionswärmegerät an ZVK-Infusion
- dreilumiger ZVK VJI rechts, 2 großlumige, gut laufende periphere Zugänge
- Magensonde, Lage kontrollieren und absaugen, Fixierung der Magensonde
- Antibiotika:
  - Cefazolin 2 g i. v. (Single Shot)
  - bei längeren Eingriffen Gabe nach 4–5 h wiederholen

140.4 Anästhesieführung

- Kombinationsanästhesie mit Analgesie über PDK, Verwendung siehe SOP PDA (S. 214) und TIVA (totale intravenöse Anästhesie) nach Standard
- bis zum Hautschnitt maximal 10 ml Ropivacain 0,75 %; bei sekundärem Blutdruckabfall Noradrenalin-Perfusor
- im weiteren Verlauf der Operation Anschluss eines Perfusors mit Ropivacain (0,2 %) 4–8 ml/h
- Rocuronium (Nachrelaxierung) bei guter PDA i. d. R. nicht notwendig (Rücksprachemit Oberarzt)
- Thymektomien erfolgen in Rückenlage (▸ Abb. 140.1), Lungenresektionen in Seitenlage (▸ Abb. 140.2, ▸ Abb. 140.3)
- Auf zuverlässige Sicherung und Konnektion des Tubus achten. Nochmalige Kontrolle der Tubuslage und mit Beginn der Thorakotomie Einlungenbeatmung.
- Bei dringendem Verdacht auf PDA-Versagen Applikation von 0,3–0,5 µg/kgKG Sufentanil bis maximal 150 µg, dann Aufrechterhaltung mit Remifentanil 0,1–0,2 µg/kgKG/min.
- Regelmäßige Blutgasanalysen mit Ausgleich von Elektrolytimbalancen und Nachjustieren der Beatmung.
- Laborkontrolle von Blutbild (Thrombozytenzahl!) und Gerinnung, wenn der Eingriff kompliziert ist und Transfusionsbedarf besteht.
- Im Falle einer notfallmäßigen Konversion zur offenen Thorakotomie sofort Oberarzt sowie zweite Pflegekraft dazu rufen. Unbedingt Tubus und Zugänge sichern.

Vorsicht

Blutverlust ist möglich, ggf. Substitution mit Infusionslösung und Blutprodukten notwendig.

Vorsicht

Bei intraoperativem Sättigungsabfall unter Einlungenventilation FiO_2 auf 1,0 erhöhen, dann ggf. Absaugkatheter mit 2–4 l Sauerstoff-Flow auf die nicht ventilierte Lunge. Wenn nicht ausreichend, apnoeische Oxygenierung durch Sauerstoff-Flow (4–6l) und PEEP-Ventil (PEEP: „positive end-expiratory pressure") mit 5 cmH_2O auf die nicht ventilierte Lunge. Wenn das nicht ausreichend ist, dann PEEP auf der ventilierten Lunge auf 10mbar erhöhen und danach ggf. auch auf der nicht ventilierten Lunge auf 10mbar erhöhen (modifiziertes Benumof-Schema).

Wenn alle diese Maßnahmen nicht erfolgreich sind, kann ggf. der Thoraxchirurg durch intraoperative Klemmmanöver an der A. pulmonalis der nicht ventilierten Lunge die Oxygenierung verbessern.

Vorsicht

Bei thorakaler Präparation Einlungenventilation, eine gute Kommunikation mit dem Operateur in dieser Operationsphase zwingend erforderlich. Vor Thoraxverschluss auf gute Entfaltung der Lunge achten.

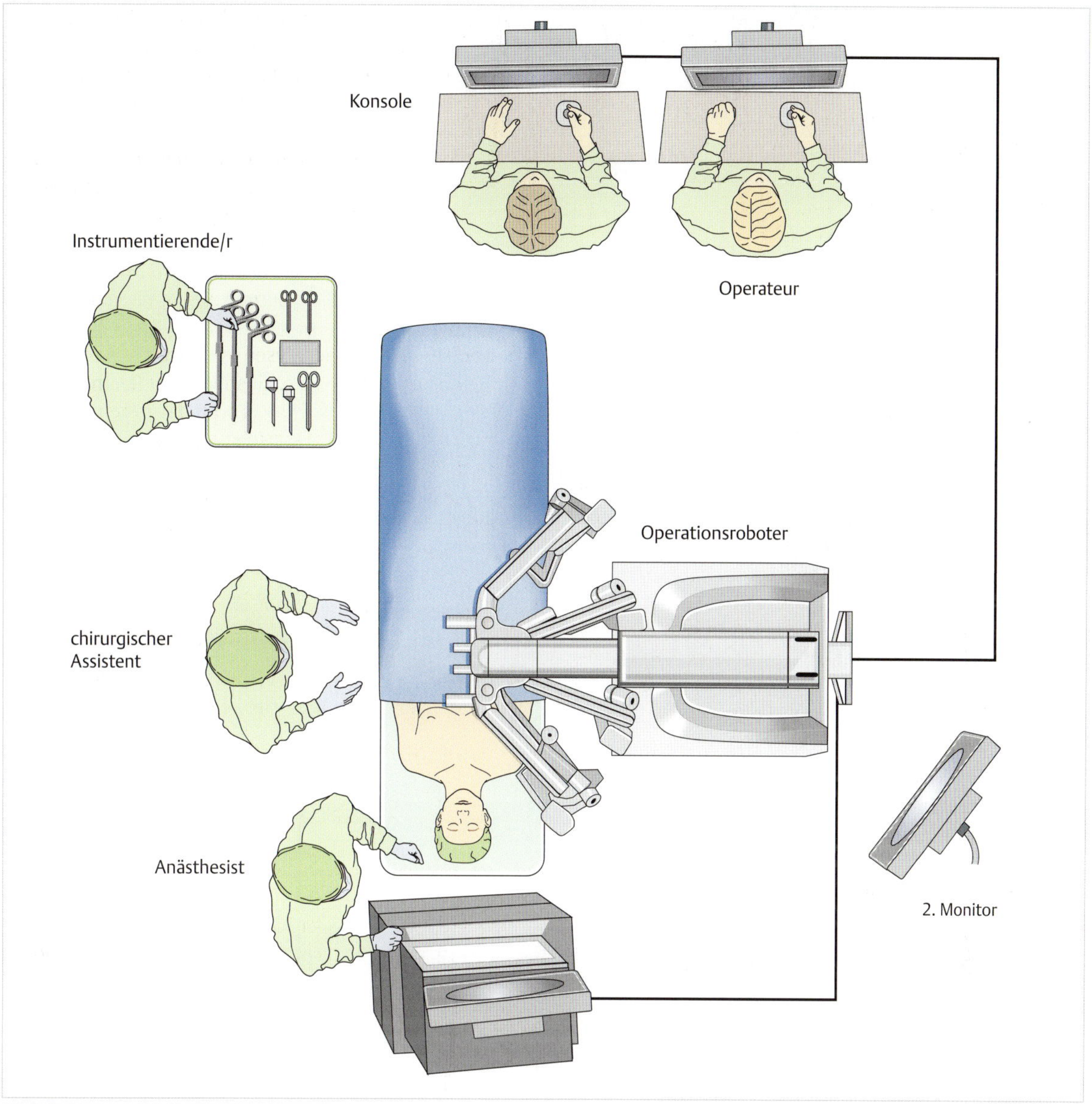

Abb. 140.1 Operation des Thymus.

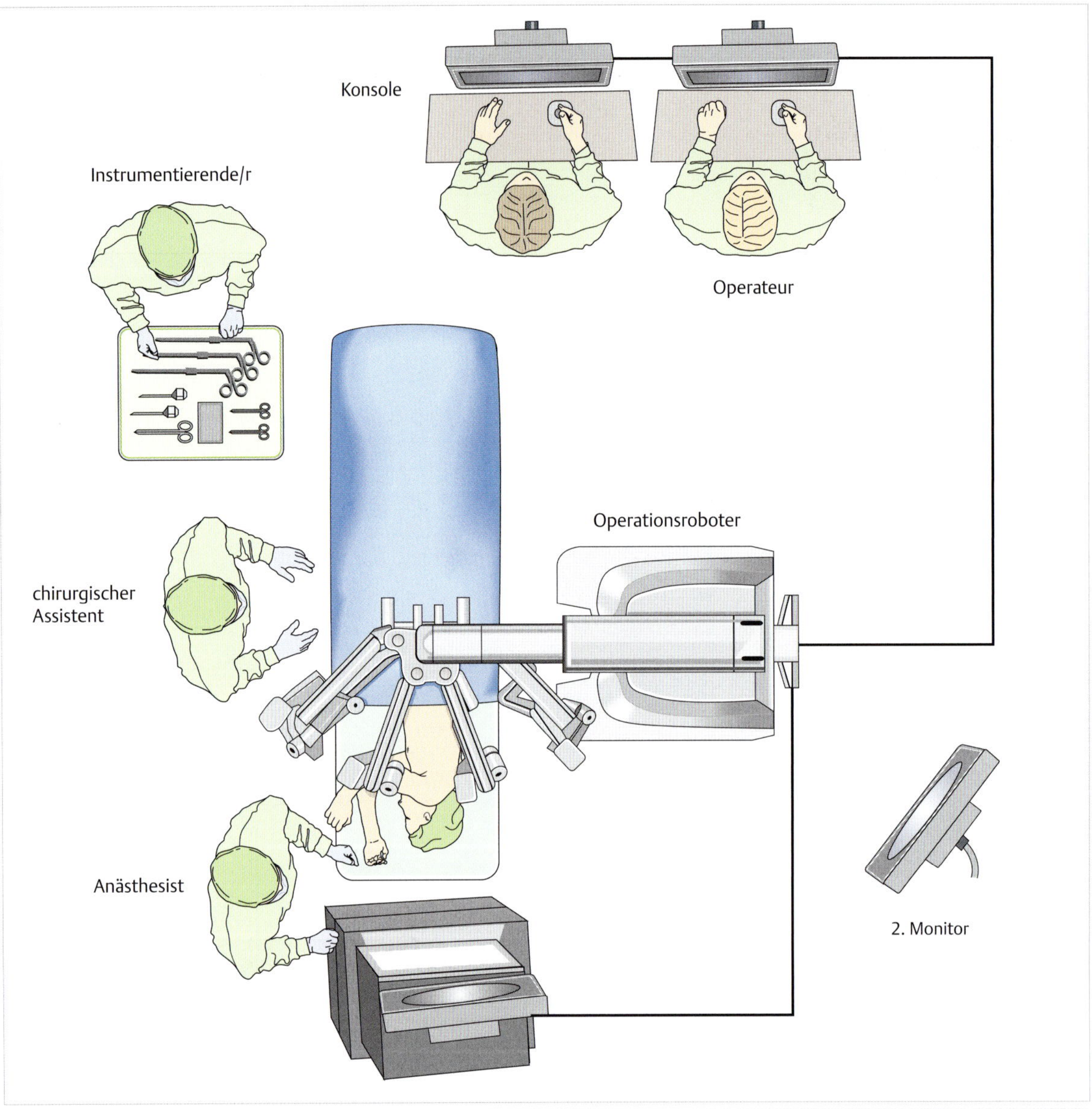

Abb. 140.2 Operation der rechten Lunge.

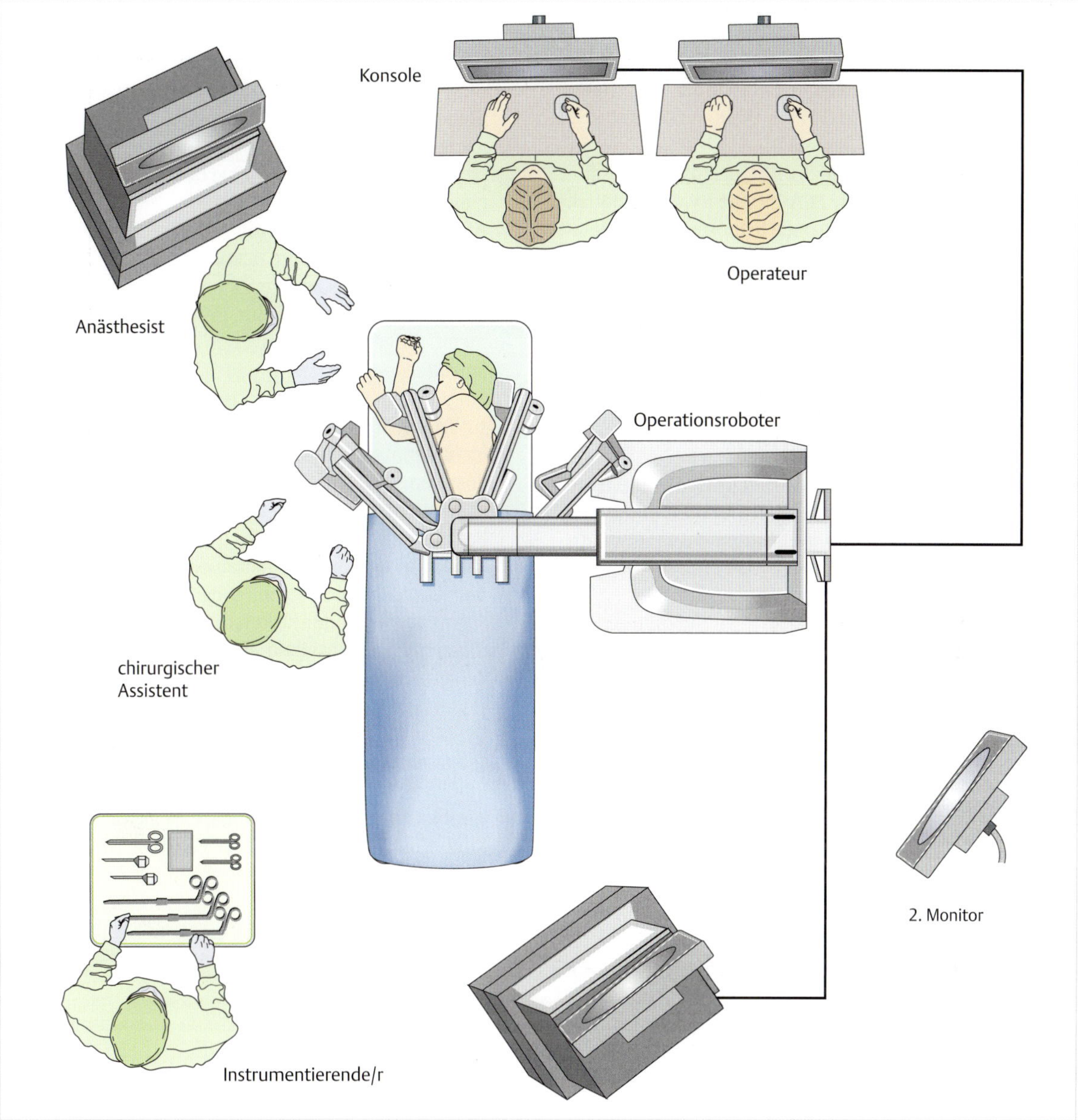

Abb. 140.3 Operation der linken Lunge.

140.5 Postoperatives Vorgehen und Überwachung

- Am Operationsende erfolgt die Extubation. Vorherige bronchoskopische Kontrolle aller Ostien und Absaugung aller bronchialen Sekrete.
- Postoperativ Verlegung auf die ICU, postoperative Analgesie via PDK, alternativ PCA-Pumpe i. v. (PCA: patientenkontrollierte Analgesie) und Nichtopioid, z. B. Metamizol oder Paracetamol.
- Anlage eines Katheterprotokolls und eines Übergabeprotokolls an die Intensivstation und Abgabe des Protokolls in den Aufwachraum für den Akutschmerzdienst.

140.6 Notfallmanagement

- Bei Verdacht auf eine operationsbedürftige Komplikation (z. B. Nachblutung, Bronchusfistel) wird der diensthabende Oberarzt der Thoraxchirurgie direkt durch den Stationsarzt der Intensivabteilung verständigt

140.7 Besonderheiten bei Thymektomie

- Rückenlagerung, evtl. links ein wenig angehoben, linker Arm entweder in Armschlaufe gelagert oder flach am Körper angelagert
- Bei Myastheniepatienten Weiterführung der Cholinesterasehemmermedikation i. v. (Verhältnis p. o./i. v. 30/1) (▶ Tab. 140.1).
- minimalinvasive Thymektomie bei Myasthenia gravis – perioperatives Management und Zusatzinformationen
  - Inzidenz 0,25–2/100 000 Einwohner
  - pragmatische Unterteilung in okuläre Myasthenie (dauerhaft bei 10–20 %) und generalisierte Myasthenie leichter/mittlerer/schwerer Ausprägung
  - paraneoplastische Myasthenie bei Vorhandenseins eines Thymoms
  - Autoimmunerkrankung mit Antikörpern gegen das Antigen des nikotinerge Acetylcholinrezeptors
  - Symptomatik: belastungsabhängige Schwäche der quergestreiften Muskulatur, im Tagesverlauf zunehmend, progrediente Ausweitung
  - Betroffensein von Atem- und Schlundmuskulatur bedingt anästhesiologisches Risiko (respiratorische Insuffizienz, Schluckstörungen, Aspiration, Pneumonie)
  - nicht depolarisierende Muskelrelaxanzien defensiv dosieren, 1/10 der errechneten Dosis zu Beginn, nachdosieren nach Relaxometrie
  - Beachtung von ggf. immunsuppressiver Begleitmedikation, unbedingtes Einhalten der Hygienestandards
  - Bei deutlicher Beeinträchtigung und Beteiligung der Atem- und Schlundmuskulatur bereits bei der Prämedikation ein Intensivbett anmelden.
  - Zu vermeidende Medikamente sind aus ▶ Tab. 140.2 ersichtlich.
  - Die Medikation ist fortzuführen, wobei bei den Cholinesteraseinhibitoren die Umstellung von oraler Dosis zu i. v. Dosis 30:1 beträgt (▶ Tab. 140.1)
  - Antibiotikaprophylaxe: Standard ist 2 g Cefazolin als Kurzinfusion.

Tab. 140.1 Cholinesteraseinhibitoren (Quelle: [1]).

Substanz	Äquivalenzdosierung p. o.	Einzeldosis i. v.	Einzeldosis i. m.	Beginn Wirkungszeitraum	Maximum der Wirkung
Pyridostigminbromid* (unretardiert)	60–90 mg	2–3 mg	2 mg	5 min i. v., 45–60 min p. o.	3–5 h
Pyridostigmin** (retardiert)	90–180 mg	-	-	60 min	6–10 h
Neostigmin	15 mg-Tabletten sind außer Handel	0,5 mg	1 mg	5 min i. v., 10–30 min i. m.	2–3 h
Ambenoniumchlorid***	7,5–10 mg	-	-	60 min	6–8 h
Edrophoniumchlorid	-	10 mg	-	30s****	1–2 min****

* Faustregel zur Umstellung initial: 1 mg i. v. entspricht 30 mg oral. Weitere Dosierung nach klinischer Beurteilung (Score). Die Literatur nennt Verhältnisse zwischen 1:10 und 1:50. Die orale Tageshöchstdosis sollte im Regelfall nicht mehr als 450 mg (5-mal 90 mg als Einzeldosis) betragen; parenterale Maximaldosis kurzzeitig (!) bis 20 mg/24 h
** Wirkungszeitraum bis zu 12 h; wegen individueller Resorptionsverhältnisse sehr unterschiedlich und deshalb nur selten empfohlen
*** Einsatz überwiegend bei Bromidallergie
**** 2–3 Kreislaufzeiten; Bezug über Apothekengroßhandel

Tab. 140.2 Medikamente, die eine Myasthenia gravis (MG) verschlechtern können) (Quelle: [1]).

Stoffgruppen	Substanzen
Analgetika	Flupirtin, Morphinpräparate
Antiarrhytmika	Chinidin, Ajmalin, Mexiletin, Procainamid
Antibiotika	Aminoglykoside (v. a. Streptomycin, Neomycin, weniger Tobramycin), Makrolide (z. B. Erythromycin), Ketolide (Telithromycin), Lincomycin, Polymyxine, Gyrasehemmer (Levofloxacin, Ciprofloxacin, Prulifoxacin), Sulfonamide, Tetrazykline, Penicilline (nur in besonders hoher Dosierung)
Antidepressiva	Substanzen vom Amitriptylin-Typ
Antikonvulsiva	Benzodiazepine, Carbamazepin, Diphenylhydantoin, Ethosuximid, Gabapentin
Antimalariamittel	Chinin, Chloroquin und Analoge
Antirheumatika	D-Penicillamin, Chloroquin, Etanercept
Betablocker	Oxprenolol, Pindolol, Practolol, Propranolol, Timolol – auch bei topischer Anwendung als Augentropfen
Botulinum-Toxin	
Kalziumantagonisten	Verapamil, Diltiazem, Nifedipin und Verwandte
Diuretika	Azetazolamid, Benzothiadiazin, Schleifendiuretika
Glukokortikoide*	transiente Verschlechterung bei Behandlung mit hohen Dosen
Interferone	Interferon-alpha (Einzelfälle)
Lithium	
Lokalanästhetika	Procain (Ester-Typ), die heute verwendeten Substanzen vom Amid-Typ sind unproblematisch
Magnesium	hohe Dosen als Laxanzien
Muskelrelaxanzien	Curare-Derivate, wegen erhöhter Empfindlichkeit initial 10–50 % der normalen Dosierung wählen, Succinylcholin sollte grundsätzlich nicht eingesetzt werden, da es nicht mit Pyridostigmin antagonisiert werden kann
Psychopharmaka	Chlorpromazin, Promazin und Verwandte, alle Benzodiazepine und Strukturverwandte wie Zolpidem, Zopiclon
Statine	mehrere Befundberichte über verschiedene Cholesterinsenker

Diese Liste ist nicht vollständig. Bei jeder Einführung eines neuen Medikaments muss über eine mögliche Verschlechterung der MG aufgeklärt und nach typischen Symptomen und deren Intensität nachgefragt werden. Allerdings sollte auch klar gewichtet werden, wenn lebensbedrohliche Erkrankungen spezifische Medikation erfordern.
* Bei einschleichender Dosierung oder bei primär mittleren Dosen ist eine klinisch relevante Verschlechterung selten.

140.8 Literatur

[1] Wiendl H et al. Leitlinie der Deutschen Gesellschaft für Neurologie: Diagnostik und Therapie der Myasthenia gravis und des Lambert-Eaton-Syndroms. 2017. Im Internet: www.dgn.org/leitlinien/3005-ll-68-ll-diagnostik-und-therapie-der-myasthenia-gravis-und-des-lambert-eaton-syndroms; Stand: 04.03.2020

141 Anästhesie bei videoassistierten thoraxchirurgischen Eingriffen

Andreas Schilling, Michael Winterhalter

Übersicht

Basisinfos
- ITN (Intubationsnarkose) oral
- Operationszeit ca. 1–3 h
- Blutgruppe
- ICU (Intensive Care Unit)/PACU (Post Anesthesia Care Unit) nach Absprache
- bei rechter lateraler Thorakotomie Linksseitenlage
- bei linker lateraler Thorakotomie Rechtsseitenlage

Material
- DLT (Doppellumentubus) links, ggf. rechts, Männer 37/39 Ch, Frauen 35/37 Ch
- PVK (periphere Venenverweilkanüle) 1-mal 18 G, 1-mal 14 G
- Relaxometrie
- Temperatursonde
- arterielle Kanüle
- ggf. t-PDK (thorakaler Periduralkatheter) Th 6–11
- Wärmeunterdecke
- ZVK (zentraler Venenkatheter) dreilumig, VJI (V. jugularis interna) rechts
- Bronchoskop 4,2 mm (dünn)
- 2 Erythrozytenkonzentrate in Reserve
- ggf. Dauerkatheter
- CPAP-System (CPAP: „continuous positive airway pressure“)
- Magensonde
- Relaxometrie

Medikamente
- Cefazolin 2g

141.1 Material und Medikamente

Material

- PVK 2-mal: 18 G und 16 G
- DLT 35–39 Ch links ggf. rechts
- arterielle Kanüle (am unten liegenden Arm)
- ZVK dreilumig VJI rechts, Ultraschall
- PDK-Set siehe SOP PDA (S. 214)
- ggf. Set für Paravertebralblock
- dünnes Bronchoskop, Lichtquelle
- invasive arterielle Blutdruckmessung
- Wärmedecke, Ziel: Normothermie
- Temperatursonde
- Alpha-Card
- Dauerkatheter
- Magensonde
- Relaxometrie
- ggf. Infusionswärmegerät

Medikamente

- balancierte Vollelektrolytlösung, z. B. Jonosteril 1000 ml
- Dexpanthenol-Augensalbe
- Propofol (1 %) 1,5–2,5 mg/kgKG, Aufrechterhaltung 5–12 mg/kgKG/h
- Sufentanil (50 µg/10 ml) 0,3–0,5 µg/kgKG zur Einleitung
- Ropivacain (0,75 % = 7,5 mg/ml) maximal 10 ml für den PDK
- Remifentanil-Perfusor 40 µg/ml (2 mg/50 ml)
- Rocuronium (50 mg/5 ml) 0,6 mg/kgKG i. v.
- Antibiotikaprophylaxe
- Atropin (0,5 mg/ml)
- Noradrenalin (4 µg/ml) 10 ml
- Noradrenalin-Perfusor mit 0,2 mg/50 ml (0,004 mg/ml)
- ggf. Noradrenalin-Perfusor mit 5 mg/50 ml (0,1 mg/ml)
- Ropivacain 0,2 % Perfusor 50 ml (2 mg/ml)

141.2 Eingangsbemerkung

- präoperative Besonderheit:
  - Lungenfunktion und Blutgasanalyse
  - EKG und Röntgen-Thorax bzw. CT-Diagnostik
  - aktuelle Gerinnungswerte, kleines Blutbild (Thrombozyten), Kreatinin, Elektrolyte
- Kreuzblut für 2 Erythrozytenkonzentrate. Prinzipiell gelten die gleichen Vorbereitungen wie bei offenen Thoraxoperationen.

141.3 Anästhesievorbereitung

- Wärmemanagement (warme Infusionen und Wärmeunterdecke)
- Basismonitoring
- i. v. Zugang

141.4 Anästhesieeinleitung

- initial thorakaler PDK (Th 6–11), siehe SOP PDA (S. 214)
- Thorakale PDA prinzipiell für thoraxchirurgische Eingriffe sinnvoll, da thorakale Eingriffe mit hoher Schmerzintensität, gestörter postoperativer Atemmechanik und gestörter Lungenfunktion einhergehen und eine frühe postoperative Spontanatmung, insbesondere bei Emphysemchirurgie, angestrebt wird.
- arterielle Kanüle und Blutgasanalyse
- sorgfältige Präoxygenierung (8 tiefe Atemzüge bei dicht sitzender Maske oder 3 min mit FiO_2 1,0)
- Narkoseeinleitung, ggf. RSI („rapid sequence induction“) bei aspirationsgefährdeten Patienten
- Standardeinleitung:
  - Propofol 1,5–2,5 mg/kgKG, Sufentanil 0,3–0,5 µg/kgKG und Rocuronium 0,6 mg/kgKG; bei Myasthenia gravis: Cis-Atracurium titrierend 0,01–0,1 mg/kgKG unter TOF-Kontrolle (TOF: Train-of-Four)
  - bei kardial eingeschränkten Patienten Etomidat 0,15–0,3 mg/kgKG
  - Relaxometrie zur Einleitung (wenn T 4-Zahl 0, dann Intubation)
- DLT links platzieren, sofort auskultatorisch und fiberoptisch Lage kontrollieren
- fiberoptische Lagekontrolle vor und nach jeder Umlagerung
- intraoperative Lagerung durch den Operateur
- Infusionswärmegerät an ZVK-Infusion
- dreilumiger ZVK VJI rechts, 2 großlumige, gut laufende periphere Zugänge
- Magensonde, Lage kontrollieren und absaugen
- Antibiotika: Cefazolin 2 g i. v. (Single Shot), bei längeren Eingriffen Gabe nach 4–5 h wiederholen

141.5 Anästhesieführung

- Kombinationsanästhesie mit Analgesie über PDK (Verwendung siehe SOP PDA (S. 214)) und TIVA (totale intravenöse Anästhesie) nach Standard
- bis zum Hautschnitt 10 ml Ropivacain (0,75 %)
- bei Blutdruckabfall oft Noradrenalin-Perfusor notwendig
- perioperativ Perfusor mit Ropivacain (0,2 %) 4–8 ml/h epidural
- Nachrelaxierung bei guter PDA i. d. R. nicht notwendig
- erneut Kontrolle der Tubuslage vor Beginn der Thorakotomie und Einlungenbeatmung
- Bei dringendem Verdacht auf PDA-Versagen Applikation von 0,3–0,5 µg/kgKG Sufentanil bis maximal 150 µg, dann Aufrechterhaltung mit Remifentanil 0,1–0,2 µg/kgKG/min.
- Regelmäßige Blutgasanalysen mit Ausgleich von Elektrolytimbalancen und Nachjustieren der Beatmung alle 15–30 min, je nach Klinik.
- eher restriktives Volumenmanagement
- Laborkontrolle von Blutbild (Thrombozytenzahl) und Gerinnung, wenn der Eingriff kompliziert ist und Transfusionsbedarf besteht.
- Einlungenventilation mit $FiO_2 > 0{,}5$, Atemfrequenz 12–16/min, Atemzugvolumen 5–7 ml/kgKG
- Bei intraoperativem Sättigungsabfall unter Einlungenventilation, FiO_2 auf 1,0 erhöhen und CPAP-System mit 2–4 l Sauerstoff-Flow auf die nicht ventilierte Lunge. Wenn nicht ausreichend apnoeische Oxygenierung mit erhöhtem Sauerstoff-Flow (4–6 l) und PEEP-Ventil (PEEP: „positive end-expiratory pressure“) mit 5–10 cmH_2O.
- Als Ultima Ratio bei Hypoxiegefahr, sofern eine beidseitige Beatmung nicht möglich ist, intraoperatives Klemmmanöver an der A. pulmonalis auf der zu operierenden Seite. Sofortige Verbesserung der Oxygenierung durch Veränderung des Ventilations-Perfusions-Verhältnisses – **Cave:** akute Rechtsherzbelastung.
- Nach thorakaler Präparation unter Einlungenventilation, vor Thoraxverschluss Entfaltung der Lunge visuell und bronchoskopisch kontrollieren.

Vorsicht

Massive Blutverluste sind sehr selten, aber möglich.

Vorsicht

Gefahr von Atemwegsverlegung, Verletzung des Lungenparenchyms, Überblähung bei Emphysem und Bullae mit Bullaruptur, Leckage nach Bronchusnaht, Spannungspneumothorax.

141.6 Postoperatives Vorgehen und Überwachung

- Möglichst Extubation am Operationsende nach bronchoskopischer Ostienkontrolle und Sekretabsaugung.
- Postoperative Analgesie zunächst mittels Ropivacain (0,2 %) 4–6 ml/h epidural fortführen (Akutschmerzdienst informieren), alternativ i. v. PCA-Pumpe (PCA: patientenkontrollierte Analgesie) und Nichtopioid, z. B. Metamizol oder Paracetamol.
- Anlage eines Katheterprotokolls für den Akutschmerzdienst.
- Postoperativ ICU (Intensive Care Unit)/PACU (Post Anesthesia Care Unit) nach intraoperativem Verlauf, Röntgen-Thoraxkontrolle.
- Übergabeprotokoll für die PACU/Intensivstation.

Teil XXV

Unfallchirurgie

XXV

142 Anästhesieverfahren in der Unfallchirurgie und Orthopädie

Timur Puschmann, Christian Delle

Tab. 142.1 Übersicht der unfallchirurgischen und orthopädischen Anästhesieverfahren.

Operation	Beginn d. chir. Maßnahme bis Ende der chir. Maßnahme	Anästhesiemedikamente bei Allgemeinanästhesie und Regionalanästhesie	Lagerung	Anästhesieverfahren
Karpaltunnelsyndrom (KTS)	10 + 20 min	1. Sauerstoffmaske, Midazolam, Alfentanil, 20 ml Prilocain (2 %), 10 ml Lidocain (2 %), Regionalset 2. LAMA: Propofol, Sufentanil, Remifentanil	Rückenlage, für Plexus axillaris: Arm abduziert, 90° außenrotiert	1. Wahl: Plexus axillaris 2. Wahl: LAMA/ITN
distale Radiusfraktur	30 + 30 min	1. Sauerstoffmaske, Midazolam, Alfentanil, 20 ml Prilocain (2 %), 10 ml Ropivacain (0,75 %), Regionalset 2. LAMA: Propofol, Sufentanil, Remifentanil	Rückenlage, für Plexus axillaris: Arm abduziert, 90° außenrotiert	1. Wahl: Plexus axillaris 2. Wahl: LAMA/ITN
Handphlegmone	30 + 20 min	1. Sauerstoffmaske, Midazolam, Alfentanil, 20 ml Prilocain (2 %), 10 ml Ropivacain (0,75 %), Regionalset 2. LAMA: Propofol, Sufentanil, Remifentanil	Rückenlage, für Plexus axillaris: Arm abduziert, 90° außenrotiert	1. Wahl: Plexus axillaris, **Cave:** aufsteigende Infektionen 2. Wahl: LAMA/ITN
Handphlegmone Wundrevision	30 + 20 min	1. Sauerstoffmaske, Midazolam, Alfentanil, 20 ml Prilocain (2 %), 10 ml Ropivacain (0,75 %), Regionalset 2. LAMA: Propofol, Sufentanil, Remifentanil	Rückenlage, für Plexus axillaris: Arm abduziert, 90° außenrotiert	1. Wahl: Plexus axillaris, **Cave:** aufsteigende Infektionen 2. Wahl: LAMA/ITN
Klavikulafraktur	30 + 20 min	1. ITN, Propofol, Sufentanil, Remifentanil, Rocuronium, Desfluran, Noradrenalin-Perfusor, Regionalset, 10 ml Ropivacain (0,75 %) 2. Sauerstoffmaske, Midazolam, Alfentanil, 10 ml Ropivacain (0,75 %), Regionalset, Propofol-Perfusor	Beach Chair, für Plexus cervicalis: Rückenlage, Kopf zur Gegenseite, Arme angelagert	1. Wahl: ITN + Nn. supraclaviculares + R. anterior C 5-SS 2. Wahl: ITN 3. Wahl, aber bei multimorbiden Patienten 1. Wahl: Nn. supraclaviculares + R. anterior C 5-SS, Patient spontan atmend, leicht sediert
Operation nach Weaver-Dunn	60 + 45 min	1. ITN, Propofol, Sufentanil, Remifentanil, Rocuronium, Desfluran, Noradrenalin-Perfusor, Regionalset, 10 ml Ropivacain (0,75 %) 2. Sauerstoffmaske, Midazolam, Alfentanil, 10 ml Ropivacain (0,75 %), Regionalset, Propofol-Perfusor	Beach Chair, für ISC: Rückenlage, Kopf zur Gegenseite, Arme angelagert	1. Wahl: ITN + Nn. supraclaviculares + R. anterior C 5-SS 2. Wahl: ITN 3. Wahl, aber 1. Wahl bei multimorbiden Patienten: Nn. supraclaviculares + R. anterior C 5-SS, Patient spontan atmend, leicht sediert
Klavikula-ME	30 + 20 min	1. ITN, Propofol, Sufentanil, Remifentanil, Rocuronium, Desfluran, Noradrenalin-Perfusor, Regionalset 10 ml Ropivacain (0,75 %) 2. Sauerstoffmaske, Midazolam, Alfentanil, 10 ml Ropivacain 0,75 %, Regional-Set, Propofol Perfusor	Beach Chair, für Plexus cervicalis: Rückenlage, Kopf zur Gegenseite, Arme angelagert	1. Wahl: ITN + Nn. supraclaviculares + R. anterior C 5-SS 2. Wahl: ITN 3. Wahl, aber bei multimorbiden Patienten 1. Wahl: Nn. supraclaviculares + R. anterior C 5-SS, Patient sediert

Tab. 142.1 Fortsetzung.

Operation	Beginn d. chir. Maßnahme bis Ende der chir. Maßnahme	Anästhesiemedikamente bei Allgemeinanästhesie und Regionalanästhesie	Lagerung	Anästhesieverfahren
Schulterarthroskopie, ME Schulter/Oberarm, Impingement, Bankart-Läsion	30 + 20 min	1. ITN, Propofol, Sufentanil, Remifentanil, Rocuronium, Desfluran, Noradrenalin-Perfusor, Regionalset, 10 ml Ropivacain (0,75 %) 2. Sauerstoffmaske, Midazolam, Alfentanil, 10 ml Ropivacain (0,75 %), Regionalset, Propofol-Perfusor	Beach Chair, gelegentlich Seitenlagerung, für ISK: Rückenlage, Kopf zur Gegenseite, Arme angelagert	1. Wahl: ITN + ISK-SS + Nn.-supraclaviculares-SS 2. Wahl: ITN 3. Wahl, aber bei multimorbiden Patienten 1. Wahl: ISK-SS + Nn.-supraclaviculares-SS, Patient sediert
subkapitale Humerusfraktur, Humerusschaftfraktur, distale Humerusfraktur	60 + 45 min	1. ITN, Propofol, Sufentanil, Remifentanil, Rocuronium, Desfluran, Noradrenalin-Perfusor, Regionaltisch für Katheter, 10 ml Ropivacain (0,75 %) 2. Sauerstoffmaske, Midazolam, Alfentanil, 10 ml Ropivacain (0,75 %), Regionaltisch für Katheter, Propofol-Perfusor	Beach Chair, für ISC: Rückenlage, Kopf zur Gegenseite, Arme angelagert	1. Wahl: ITN + ISK mit Katheter + Nn.-supraclaviculares-SS 2. Wahl: ITN 3. Wahl, aber bei multimorbiden Patienten 1. Wahl: ISK mit Katheter + Nn.-supraclaviculares-SS, Patient sediert
Humeruskopffraktur, Frozen Shoulder, Rotatorenmanschettenrekonstruktion	90 + 45 min	1. ITN, Propofol, Sufentanil, Remifentanil, Rocuronium, Desfluran, Noradrenalin-Perfusor, Regionaltisch für Katheter, 10 ml Ropivacain (0,75 %) 2. Sauerstoffmaske, Midazolam, Alfentanil, 10 ml Ropivacain (0,75 %), Regionaltisch für Katheter, Propofol-Perfusor	Beach Chair, für ISK: Rückenlage, Kopf zur Gegenseite, Arme angelagert	1. Wahl: ITN + ISK mit Katheter + Nn.-supraclaviculares-SS 2. Wahl: ITN 3. Wahl, aber bei multimorbiden Patienten 1. Wahl: ISK mit Katheter + Nn.-supraclaviculares-SS, Patient sediert
Omarthose: Schulter-TEP	90 + 45 min	1. ITN, Propofol, Sufentanil, Remifentanil, Rocuronium, Desfluran, Noradrenalin-Perfusor, Regionaltisch für Katheter, 10 ml Ropivacain (0,75 %) 2. Sauerstoffmaske, Midazolam, Alfentanil, 10 ml Ropivacain (0,75 %), Regionaltisch für Katheter, Propofol-Perfusor	Beach Chair, für ISK: Rückenlage, Kopf zur Gegenseite, Arme angelagert	1. Wahl: ITN + ISK-Katheter + Nn.-supraclaviculares-SS 2. Wahl: ITN 3. Wahl, aber bei multimorbiden Patienten 1. Wahl: ISK mit Katheter + Nn.-supraclaviculares-SS, Patient sediert
Schulter-TEP-Revision: inverse TEP	90 + 30 min	1. ITN, Propofol, Sufentanil, Remifentanil, Rocuronium, Desfluran, Noradrenalin-Perfusor, Regionaltisch für Katheter, 10 ml Ropivacain (0,75 %) 2. Sauerstoffmaske, Midazolam, Alfentanil, 10 ml Ropivacain (0,75 %), Regionaltisch für Katheter, Propofol-Perfusor	Beach Chair, für ISK: Rückenlage, Kopf zur Gegenseite, Arme angelagert	1. Wahl: ITN + ISK mit Katheter + Nn.-supraclaviculares-SS 2. Wahl: ITN 3. Wahl, aber bei multimorbiden Patienten 1. Wahl: ISK mit Katheter + Nn.-supraclaviculares-SS, Patient sediert

Tab. 142.1 Fortsetzung.

Operation	Beginn d. chir. Maßnahme bis Ende der chir. Maßnahme	Anästhesiemedikamente bei Allgemeinanästhesie und Regionalanästhesie	Lagerung	Anästhesieverfahren
Ellenbogenfraktur, proximale Unterarmfraktur, Arthrolyse und Mobilisation Ellenbogen, Bursektomie, Bizepssehnenrefixation	60 + 45 min	1. Sauerstoffmaske, Midazolam, Alfentanil, 20 ml Prilocain (2 %), 10 ml Ropivacain (0,75 %), Regionalset, bei Katheterwunsch Plexus-axillaris-Katheter: Regionaltisch für Katheter 2. ITN bei Bauchlage, Propofol, Sufentanil, Remifentanil, Desfluran, Noradrenalin-Perfusor, Regional-Set, 10 ml Ropivacain (0,75 %), 20 ml Prilocain (2 %), bei Katheterwunsch Plexus-axillaris-Katheter: Regionaltisch für Katheter 3. wie 2. ohne Regionalanästhesie	Rückenlage, Seitenlage, Bauchlage, für Plexus axillaris: Arm abduziert, 90° außenrotiert; Rückenlage, Kopf zur Gegenseite, Arme angelagert	1. Wahl: Plexus-axillaris-SS, bei Katheterwunsch Plexus-axillaris-Katheter 2. Wahl: LAMA/ITN + Plexus-axillaris-SS, bei Katheterwunsch Plexus-axillaris-Katheter 3. Wahl: LAMA/ITN
suprakondyläre Humerusfraktur, Epicondylus-radialis-humeri-Abriss	(30–60) + 30 min	ITN, TIVA = total intravenöse Anästhesie, Propofol, Sufentanil, Remifentanil, Rocuronium + Plexus-axillaris-SS	meist Bauchlage oder Arm auf den Bauch	ITN, Klein-/Schulkinder + Plexus-axillaris-SS siehe SOP Regionalanästhesie (S. 163) + periphere Regionalanästhesie bei Kindern (S. 469)
lumbale Wirbelsäulenstabilisierung, Kyphoplastie, Os-sacrum-Kyphoplastie	90 + 60 min	ITN, ggf. Arterie, Propofol, Sufentanil, Remifentanil, Rocuronium, Desfluran, Noradrenalin-Perfusor	Bauchlage – dorsale Stabilisierung, Rückenlage – ventrale Stabilisierung	ITN + eine Option für Blutabnahmen (PVK 16 G oder arterielle Kanüle), ggf. PCIA-Pumpe
thorakolumbale Wirbelsäulenstabilisierung	120 + 60 min	ITN (ggf. DLT), Arterie, ggf. ZVK, Propofol, Sufentanil, Remifentanil, Rocuronium, Desfluran, Noradrenalin-Perfusor	Bauchlage – dorsale Stabilisierung, Rückenlage – ventrale Stabilisierung	ITN (ggf. DLT), Arterie, ggf. ZVK, ggf. IMC, ggf. PCIA-Pumpe
mediale Schenkelhalsfraktur: Duokopfprothese	60 + 45 min	1. Sauerstoffmaske, Alfentanil, ggf. Midazolam, 10 ml Prilocain (2 %), 10 ml Ropivacain (0,75 %), Regionalset + Spinalanästhesie 2. ITN, Propofol, Sufentanil, Remifentanil, Rocuronium, Desfluran, Noradrenalin-Perfusor, Regionalset, 20 ml Ropivacain (0,75 %), 10 ml Prilocain (2 %) 3. Sauerstoffmaske, Alfentanil, ggf. Midazolam, 20 ml Prilocain (2 %), 25 ml Ropivacain (0,75 %) und 10 ml Ropivacain (0,375 %), Regionalset, Propofol-Perfusor	Rückenlage, Armoperation Seite hoch, ggf. Seitenlage, für N. femoralis, N. obturatorius und N. cutaneus femoris lateralis: Rückenlage; für N. ischiadicus parasakral und proximal posterior: Seitenlage; für N. ischiadicus distalis lateralis: Rückenlage, Keilkissen	1. Wahl: N.-femoralis-SS + Spinalanästhesie 2. Wahl: ITN + N.-femoralis-, N.-obturatorius- und N.-cutaneus-femoris-lateralis-SS 3. Wahl, aber 1. Wahl bei multimorbiden/alten Patienten (> 70 Jahre) und/oder mit Antikoagulanzien: Quintupellblock: N.-ischiadicus-parasakral-SS, N.-femoralis-, N.-obturatorius-, N.-cutaneus-femoris-lateralis-SS und Beckenkamminfiltration-SS oder Quadratus-lumborum-SS

Tab. 142.1 Fortsetzung.

Operation	Beginn d. chir. Maßnahme bis Ende der chir. Maßnahme	Anästhesiemedikamente bei Allgemeinanästhesie und Regionalanästhesie	Lagerung	Anästhesieverfahren
Schenkelhalsfraktur: Verschraubung	60 + 45 min	1. Sauerstoffmaske, Alfentanil, ggf. Midazolam, 10 ml Prilocain (2 %), 10 ml Ropivacain (0,75 %), Regionalset + Spinalanästhesie siehe SOP (S. 210) 2. ITN, Propofol, Sufentanil, Remifentanil, Rocuronium, Desfluran, Noradrenalin-Perfusor, Regionalset, 20 ml Ropivacain (0,75 %), 10 ml Prilocain (2 %) 3. Sauerstoffmaske, Alfentanil, ggf. Midazolam, 20 ml Prilocain (2 %), 25 ml Ropivacain (0,75 %) und 10 ml Ropivacain (0,375 %), Regionalset, Propofol-Perfusor	Rückenlage, Armoperation Seite hoch, für N. femoralis, N. obturatorius und N. cutaneus femoris lateralis: Rückenlage; für N. ischiadicus parasakral und proximal posterior: Seitenlage; für N. ischiadicus distalis lateralis: Rückenlage, Keilkissen	1. Wahl: N.-femoralis-SS + Spinalanästhesie 2. Wahl: ITN + N.-femoralis-, N.-obturatorius-, N.-cutaneus-femoris-lateralis-SS 3. Wahl, aber 1. Wahl bei multimorbiden/alten Patienten (> 70 Jahre) und/oder mit Antikoagulanzien: Quintupelblock: N.-ischiadicus-parasakral-SS, N.-femoralis-, N.-obturatorius-, N.-cutaneus-femoris-lateralis-SS und Beckenkamminfiltration-SS oder Quadratus-lumborum-SS
Koxarthrose: elektive Hüft-TEP	60 + 45 min	1. Sauerstoffmaske, Alfentanil, ggf. Midazolam, 10 ml Prilocain (2 %), 10 ml Ropivacain (0,75 %), Regionalset + Spinalanästhesie siehe SOP (S. 210) 2. ITN, Propofol, Sufentanil, Remifentanil, Rocuronium, Desfluran, Noradrenalin-Perfusor, Regionalset, 20 ml Ropivacain (0,75 %), 10 ml Prilocain (2 %) 3. Sauerstoffmaske, Alfentanil, ggf. Midazolam, 20 ml Prilocain (2 %), 25 ml Ropivacain (0,75 %) und 10 ml Ropivacain (0,375 %), Regionalset, Propofol-Perfusor	Rückenlage, Armoperation Seite hoch, ggf. Seitenlage, für N. femoralis, N. obturatorius und N. cutaneus femoris lateralis: Rückenlage; für N. ischiadicus parasakral und proximal posterior: Seitenlage; für N. ischiadicus distalis lateralis: Rückenlage, Keilkissen	1. Wahl: N.-femoralis-SS + Spinalanästhesie 2. Wahl: ITN + N.-femoralis-, N.-obturatorius-, N.-cutaneus-femoris-lateralis-SS 3. Wahl, aber 1. Wahl bei multimorbiden/alten Patienten (> 70 Jahre) und/oder mit Antikoagulanzien: Quintupelblock: N.-ischiadicus-parasakral-SS, N.-femoralis-, N.-obturatorius-, N.-cutaneus-femoris-lateralis-SS und Beckenkamminfiltration-SS oder Quadratus-lumborum-SS
pertrochantäre Femurfraktur, Gamma-Nagel	60 + 45 min	1. Sauerstoffmaske, Alfentanil, ggf. Midazolam, 10 ml Prilocain (2 %), 10 ml Ropivacain (0,75 %), Regionalset + Spinalanästhesie siehe SOP (S. 210) 2. ITN, Propofol, Sufentanil, Remifentanil, Rocuronium, Desfluran, Noradrenalin-Perfusor, Regionalset, 20 ml Ropivacain (0,75 %), 10 ml Prilocain (2 %) 3. Sauerstoffmaske, Alfentanil, ggf. Midazolam, 20 ml Prilocain (2 %), 30 ml Ropivacain (0,75 %) und 10 ml Bupivacain (0,5 %), Regionalset, Propofol-Perfusor	Rückenlage, Armoperatipon Seite hoch, für N. femoralis, N. obturatorius und N. cutaneus femoris lateralis: Rückenlage; für N. ischiadicus parasakral und proximal posterior: Seitenlage; für N. ischiadicus distalis lateralis: Rückenlage, Keilkissen	1. Wahl: N.-femoralis-SS + Spinalanästhesie 2. Wahl: ITN + N.-femoralis-, N.-obturatorius-, N.-cutaneus-femoris-lateralis-SS 3. Wahl, aber 1. Wahl bei multimorbiden/alten Patienten (> 70 Jahre) und/oder mit Antikoagulanzien: Quintupelblock: N.-ischiadicus-parasakral-SS, N.-femoralis-, N.-obturatorius-, N.-cutaneus-femoris-lateralis-SS und Beckenkamminfiltration-SS oder Quadratus-lumborum-SS
Beckenfraktur, Symphysenfraktur	120 + 60 min	ITN, Arterie, ggf. ZVK, Propofol/Thiopental*, Sufentanil, Remifentanil, Rocuronium, Isofluran, Noradrenalin-Perfusor, 20 ml Prilocain (2 %), 30 ml Ropivacain (0,75 %), Regionalset	Rückenlage, Arme ausgelagert, ggf. Bauchlage	ITN, Arterie, ggf. ZVK, 2 große Zugänge + Quadratus-lumborum-Block-SS beidseits

Tab. 142.1 Fortsetzung.

Operation	Beginn d. chir. Maßnahme bis Ende der chir. Maßnahme	Anästhesiemedikamente bei Allgemeinanästhesie und Regionalanästhesie	Lagerung	Anästhesieverfahren
Densfraktur	90 + 60 min	Sauerstoffmaske, Xylometazolin-Nasentropfen, Lidocain-Gel, Wendel-Tuben, Bronchoskop, FOI/ITN, Arterie, ggf. ZVK, Propofol/Thiopental*, Midazolam, Sufentanil, Remifentanil, Rocuronium, Desfluran, Noradrenalin-Perfusor	Rückenlage, beide Arme angelagert	FOI/ITN, Arterie, ggf. ZVK
Oberschenkelschaftfraktur, distale Oberschenkelfraktur	60 + 45 min	1. Sauerstoffmaske, Midazolam, Alfentanil, 10 ml Prilocain (2 %), 10 ml Ropivacain (0,75 %), Regionalset + Spinalanästhesie siehe SOP (S. 210) 2. ITN Propofol/Thiopental*, Sufentanil, Remifentanil, Rocuronium, Isofluran, Noradrenalin-Perfusor, Regionalset, 20 ml Ropivacain (0,75 %), 10 ml Prilocain (2 %) 3. Sauerstoffmaske, Midazolam, Alfentanil, 20 ml Prilocain (2 %), 30 ml Ropivacain (0,75 %), Regionalset, Propofol-Perfusor	Rückenlage, Arme ausgelagert, für N. femoralis, N. obturatorius und N. cutaneus femoris lateralis: Rückenlage; für N. ischiadicus parasakral und proximal posterior: Seitenlage; für N. ischiadicus distalis lateralis: Rückenlage, Keilkissen	1. Wahl: N.-femoralis-SS + Spinalanästhesie 2. Wahl: ITN + N.-femoralis-, N.-obturatorius-, N.-cutaneus-femoris-lateralis-SS 3. Wahl, aber 1. Wahl bei multimorbiden/alten Patienten (> 70 Jahre) und/oder mit Antikoagulanzien: Quadrupelblock groß: N.-ischiadicus-parasakral-SS, N.-femoralis-, N.-obturatorius- und N.-cutaneus-femoris-lateralis-SS
Hüft-TEP-Revision, -Ausbau, -Pfannenwechsel	120 + 60 min	1. ITN, Propofol/Thiopental*, Sufentanil, Remifentanil, Rocuronium, Isofluran, Noradrenalin-Perfusor, Regionalset, 20 ml Ropivacain (0,75 %), 10 ml Prilocain (2 %)	Seitenlage, für N. femoralis, N. obturatorius und N. cutaneus femoris lateralis: Rückenlage	1. Wahl: ITN, Arterie, ZVK, IMC-Bett, N.-femoralis-, N.-obturatorius-, N.-cutaneus-femoris-lateralis-SS
Kniearthroskopie	30 + 30 min	1. LAMA, Propofol, Remifentanil, Piritramid, Noradrenalin-Perfusor 2. Spinalanästhesie mit Prilocain (2 %) siehe SOP (S. 210) 3. Sauerstoffmaske, Midazolam, Alfentanil, 20 ml Prilocain (2 %), 30 ml Ropivacain (0,75 %), Regionalset, Propofol-Perfusor	Rückenlage, für N. femoralis, N. obturatorius und N. cutaneus femoris lateralis: Rückenlage; für N. ischiadicus parasakral und proximal posterior: Seitenlage; für N. ischiadicus distalis lateralis: Rückenlage, Keilkissen	1. Wahl: LAMA/ITN 2. Wahl: Spinalanästhesie 3. Wahl, aber 1. Wahl bei multimorbiden Patienten: Quadrupelblock groß: N.-femoralis-, N.-obturatorius-, N.-cutaneus-femoris-lateralis-, N.-ischiadicus-parasakral-SS
Kniearthroskopie und vorderes Kreuzband	60 + 30 min	1. Spinalanästhesie nach SOP (S. 210) 2. ITN, ggf. LAMA Propofol, Sufentanil, Remifentanil, Rocuronium, Desfluran, Noradrenalin-Perfusor, Regionalset, 30 ml Ropivacain (0,75 %), 20 ml Prilocain (2 %) 3. Sauerstoffmaske, Midazolam, Alfentanil, 20 ml Prilocain (2 %), 30 ml Ropivacain (0,75 %), Regionalset, Propofol-Perfusor	Rückenlage, für N. femoralis, N. obturatorius und N. cutaneus femoris lateralis: Rückenlage; für N. ischiadicus parasakral und proximal posterior: Seitenlage; für N. ischiadicus distalis lateralis: Rückenlage, Keilkissen	1. Wahl: Spinalanästhesie 2.Wahl: LAMA/ITN + Quadrupelblock klein: N.-femoralis-, N.-cutaneus-femoris-lateralis-, N.-obturatorius- und N.-ischiadicus-distalis-lateralis-SS 3. Wahl, aber 1. Wahl bei multimorbiden Patienten: Quadrupelblock groß: N.-femoralis-, N.-obturatorius-, N.-cutaneus-femoris-lateralis-, N.-ischiadicus-parasakral-SS

Tab. 142.1 Fortsetzung.

Operation	Beginn d. chir. Maßnahme bis Ende der chir. Maßnahme	Anästhesiemedikamente bei Allgemeinanästhesie und Regionalanästhesie	Lagerung	Anästhesieverfahren
Kniearthrolyse/-mobilisation	60 + 30 min	1. Spinalanästhesie nach SOP (S. 210), Sauerstoffmaske, Midazolam, 20 ml Prilocain (2 %), 20 ml Ropivacain (0,75 %), Regionaltisch für Katheter, Propofol-Perfusor 2. ITN, ggf. LAMA, Propofol/Thiopental*, Sufentanil, Remifentanil, Rocuronium, Desfluran, Noradrenalin-Perfusor, 30 ml Ropivacain (0,75 %), 20 ml Prilocain (2 %), Regionaltisch für Katheter 3. Sauerstoffmaske, Midazolam, Alfentanil, 20 ml Prilocain (2 %), 30 ml Ropivacain (0,75 %), Regionalset, Propofol-Perfusor	Rückenlage, für N. femoralis, N. obturatorius und N. cutaneus femoris lateralis: Rückenlage; für N. ischiadicus parasakral und proximal posterior: Seitenlage; für N. ischiadicus distalis lateralis: Rückenlage, Keilkissen	1. Wahl: Spinalanästhesie + N.-femoralis- und N.-ischiadicus-Katheter 2. Wahl: LAMA/ITN + Quadrupelblock klein: N.-femoralis-Katheter, N.-cutaneus-femoris-lateralis-, N.-obturatorius- und N.-ischiadicus-distalis-lateralis-Katheter 3. Wahl, aber 1. Wahl bei multimorbiden Patienten: Quadrupelblock groß: N.-femoralis-Katheter, N.-obturatorius-, N.-cutaneus-femoris-lateralis-, N.-ischiadicus-parasakral-Katheter
Knieempyem, Synovektomie	60 + 30 min	1. Spinalanästhesie nach SOP (S. 210), Sauerstoffmaske, Midazolam, 20 ml Prilocain (2 %), 20 ml Ropivacain (0,75 %), Regionaltisch für Katheter, Propofol-Perfusor 2. ITN, ggf. LAMA, Propofol, Sufentanil, Remifentanil, Rocuronium, Desfluran, Noradrenalin-Perfusor, 30 ml Ropivacain (0,75 %), 20 ml Prilocain (2 %), Regionaltisch für Katheter 3. Sauerstoffmaske, Midazolam, Alfentanil, 20 ml Prilocain (2 %), 30 ml Ropivacain (0,75 %), Regionalset, Propofol-Perfusor	Rückenlage, für N. femoralis, N. obturatorius und N. cutaneus femoris lateralis: Rückenlage; für N. ischiadicus parasakral und proximal posterior: Seitenlage; für N. ischiadicus distalis lateralis: Rückenlage, Keilkissen	1. Wahl: Spinalanästhesie + N.-femoralis- und N.-ischiadicus-Katheter 2. Wahl: LAMA/ITN + Quadrupelblock klein: N.-femoralis-, N.-cutaneus-femoris-lateralis-, N.-obturatorius- und N.-ischiadicus-distalis-lateralis-SS 3. Wahl, aber 1. Wahl bei multimorbiden Patienten: Quadrupelblock groß: N.-femoralis-, N.-obturatorius-, N.-cutaneus-femoris-lateralis-, N.-ischiadicus-parasakral-SS
Gonarthrose/Knie-TEP	90 + 30 min	1. Spinalanästhesie nach SOP (S. 210), Sauerstoffmaske, Midazolam, 20 ml Prilocain (2 %), 20 ml Ropivacain (0,75 %), Regionaltisch für Katheter, Propofol-Perfusor 2. ITN ggf. LAMA, Propofol, Sufentanil, Remifentanil, Rocuronium, Desfluran, Noradrenalin-Perfusor, 30 ml Ropivacain (0,75 %), 20 ml Prilocain (2 %), Regionaltisch für Katheter 3. Sauerstoffmaske, Midazolam, Alfentanil, 20 ml Prilocain (2 %), 30 ml Ropivacain (0,75 %), Regionalset, Propofol-Perfusor	Rückenlage, für N. femoralis, N. obturatorius und N. cutaneus femoris lateralis: Rückenlage; für N. ischiadicus parasakral und proximal posterior: Seitenlage; für N. ischiadicus distalis lateralis: Rückenlage, Keilkissen	1. Wahl: Spinalanästhesie + N.-femoralis- und N.-ischiadicus-Katheter 2. Wahl: LAMA/ITN + Quadrupelblock klein: N.-femoralis-Katheter, N.-cutaneus-femoris-lateralis-, N.-obturatorius- und N.-ischiadicus-distalis-lateralis-Katheter 3. Wahl, aber 1. Wahl bei multimorbiden Patienten: Quadrupelblock groß: N.-femoralis-Katheter, N.-obturatorius-, N.-cutaneus-femoris-lateralis-, N.-ischiadicus-parasakral-Katheter

Tab. 142.1 Fortsetzung.

Operation	Beginn d. chir. Maßnahme bis Ende der chir. Maßnahme	Anästhesiemedikamente bei Allgemeinanästhesie und Regionalanästhesie	Lagerung	Anästhesieverfahren
Unterschenkelfraktur, Fixateur-externe-Anlage	60 + 30 min	1. Spinalanästhesie nach SOP (S. 210) 2. ITN, ggf. LAMA, Propofol, Sufentanil, Remifentanil, Rocuronium, Desfluran, Noradrenalin-Perfusor, 20 ml Ropivacain (0,75 %), 20 ml Prilocain (2 %), Regionalset 3. Sauerstoffmaske, Midazolam, Alfentanil, 20 ml Prilocain (2 %), 30 ml Ropivacain (0,75 %), Regionalset, Propofol-Perfusor	Rückenlage, für N. saphenus, N. cutaneus femoris posterior und N. ischiadicus distalis lateralis: Rückenlage, Keilkissen	1. Wahl: Spinalanästhesie 2. Wahl: LAMA/ITN + N.-saphenus-, N.-ischiadicus-distalis- und N.-cutaneus-femoris-posterior-SS 3. Wahl, aber 1. Wahl bei multimorbiden/alten Patienten (> 70 Jahre) und/oder mit Antikoagulanzien: Quadrupelblock groß: N.-ischiadicus-parasakral-, N.-femoralis-, N.-obturatorius-, N.-cutaneus-femoris-lateralis-SS
Unterschenkelfraktur, offene Versorgung	90 + 30 min	1. Spinalanästhesie nach SOP (S. 210) 2. ITN ggf. LAMA, Propofol, Sufentanil, Remifentanil, Rocuronium, Desfluran, Noradrenalin-Perfusor, 20 ml Ropivacain (0,75 %), 20 ml Prilocain (2 %), Regionalset 3. Sauerstoffmaske, Midazolam, Alfentanil, 20 ml Prilocain (2 %), 30 ml Ropivacain (0,75 %), Regionalset, Propofol-Perfusor	Rückenlage, für N. saphenus, N. cutaneus femoris posterior und N. ischiadicus distalis lateralis: Rückenlage, Keilkissen	1. Wahl: Spinalanästhesie 2. Wahl: LAMA/ITN + N.-saphenus-, N.-ischiadicus-distalis- und N.-cutaneus-femoris-posterior-SS 3. Wahl, aber 1. Wahl bei multimorbiden/alten Patienten (> 70 Jahre) und/oder mit Antikoagulanzien: Quadrupelblock groß: N.-ischiadicus-parasakral-, N.-femoralis-, N.-obturatorius-, N.-cutaneus-femoris-lateralis-SS
oberes Sprunggelenk Arthrodese, Fußwurzelarthrodese	90 + 30 min	1. Spinalanästhesie nach SOP (S. 210) 2. ITN, ggf. LAMA, Propofol, Sufentanil, Remifentanil, Rocuronium, Desfluran, Noradrenalin-Perfusor, 20 ml Ropivacain (0,75 %), 20 ml Prilocain (2 %), Regionaltisch für Katheter 3. Sauerstoffmaske, Midazolam, Alfentanil, 20 ml Prilocain (2 %), 30 ml Ropivacain (0,75 %), Regionaltisch für Katheter, Propofol-Perfusor	Rückenlage, für N. saphenus, N. cutaneus femoris posterior und N. ischiadicus distalis lateralis: Rückenlage, Keilkissen	1. Wahl: Spinalanästhesie 2. Wahl: LAMA/ITN + N.-saphenus- und N.-cutaneus-femoris-posterior-SS und N.-ischiadicus-distalis-lateralis-Katheter 3. Wahl, aber 1. Wahl bei multimorbiden/alten Patienten (> 70 Jahre) und/oder mit Antikoagulanzien: Quadrupelblock groß: N.-ischiadicus-parasakral-Katheter, N.-femoris-, N.-obturatorius-, N.-cutaneus-femoris-lateralis-SS
oberes Sprunggelenk Fraktur, Fuß- oder Unterschenkelosteosynthese, Fibulafraktur	60 + 30 min	1. Spinalanästhesie nach SOP (S. 210) 2. ITN, ggf. LAMA, Propofol, Sufentanil, Remifentanil, Rocuronium, Desfluran, Noradrenalin-Perfusor, 20 ml Ropivacain (0,75 %), 20 ml Prilocain (2 %), Regionalset 3. Sauerstoffmaske, Midazolam, Alfentanil, 20 ml Prilocain (2 %), 30 ml Ropivacain (0,75 %), Regionalset, Propofol-Perfusor	Rückenlage, für N. saphenus, N. cutaneus femoris posterior und N. ischiadicus distalis lateralis: Rückenlage, Keilkissen	1. Wahl: Spinalanästhesie 2. Wahl: LAMA/ITN + N.-saphenus-, N.-ischiadicus-distalis- und N.-cutaneus-femoris-posterior-SS 3. Wahl, aber 1. Wahl bei multimorbiden/alten Patienten (> 70 Jahre) und/oder mit Antikoagulanzien: Quadrupelblock groß: N.-ischiadicus-parasakral-, N.-femoralis-, N.-obturatorius-, N.-cutaneus-femoris-lateralis-SS

Tab. 142.1 Fortsetzung.

Operation	Beginn d. chir. Maßnahme bis Ende der chir. Maßnahme	Anästhesiemedikamente bei Allgemeinanästhesie und Regionalanästhesie	Lagerung	Anästhesieverfahren
Tibiakopftrümmerfraktur, Pilonfraktur	90 + 30 min	1. Spinalanästhesie nach SOP (S. 210) 2. ITN, ggf. LAMA Propofol, Sufentanil, Remifentanil, Rocuronium, Desfluran, Noradrenalin-Perfusor, 30 ml Ropivacain (0,75 %), 20 ml Prilocain (2 %), Regionalset 3. Sauerstoffmaske, Midazolam, Alfentanil, 20 ml Prilocain (2 %), 30 ml Ropivacain (0,75 %), Regionalset, Propofol-Perfusor	Rückenlage, für N. femoralis, N. obturatorius und N. cutaneus femoris lateralis: Rückenlage; für N. ischiadicus parasakral und proximal posterior: Seitenlage; für N. ischiadicus distalis lateralis: Rückenlage, Keilkissen	1. Wahl: Spinalanästhesie 2. Wahl: LAMA/ITN + Quadrupelblock klein: N.-femoralis-, N.-cutaneus-femoris-lateralis-, N.-obturatorius- und N.-ischiadicus-distalis-lateralis-SS 3. Wahl, aber 1. Wahl bei multimorbiden/alten Patienten (> 70 Jahre) und/oder mit Antikoagulanzien: Quadrupelblock groß: N.-ischiadicus-parasakral-, N.-femoralis-, N.-obturatorius-, N.-cutaneus-femoris-lateralis-SS
Kalkaneusfraktur	90 + 30 min	1. Spinalanästhesie nach SOP (S. 210) 2. ITN, Propofol*, Sufentanil, Remifentanil, Rocuronium, Desfluran, Noradrenalin-Perfusor, 20 ml Ropivacain (0,75 %), 20 ml Prilocain (2 %), Regionaltisch für Katheter 3. Sauerstoffmaske, Midazolam, Alfentanil, 20 ml Prilocain (2 %), 30 ml Ropivacain (0,75 %), Regionaltisch für Katheter, Propofol-Perfusor	Seitenlage, für N. saphenus, N. cutaneus femoris posterior und N. ischiadicus distalis lateralis: Rückenlage, Keilkissen	1. Wahl: Spinalanästhesie 2. Wahl: ITN + N.-saphenus-, und N.-cutaneus-femoris-posterior-SS und N.-ischiadicus-distalis-lateralis-Katheter 3. Wahl, aber 1. Wahl bei multimorbiden/alten Patienten (> 70 Jahre) und/oder mit Antikoagulanzien: Quadrupelblock groß: N.-ischiadicus-parasakral-Katheter, N.-femoralis-, N.-obturatorius-, N.-cutaneus-femoris-lateralis-SS
Achillessehnenruptur	60 + 45 min	1. Spinalanästhesie nach SOP (S. 210) 2. ITN, Propofol, Sufentanil, Remifentanil, Rocuronium, Desfluran, Noradrenalin-Perfusor, 20 ml Ropivacain (0,75 %), 20 ml Prilocain (2 %), Regionalset 3. Sauerstoffmaske, Midazolam, Alfentanil, 20 ml Prilocain (2 %), 30 ml Ropivacain (0,75 %), Regionalset, Propofol-Perfusor	Bauchlage, für N. saphenus, N. cutaneus femoris posterior und N. ischiadicus distalis lateralis: Rückenlage, Keilkissen	1. Wahl: Spinalanästhesie 2. Wahl: ITN + N.-saphenus-, N.-ischiadicus-distalis-lateralis-, N.-cutaneus-femoris-posterior-SS 3. Wahl, aber 1. Wahl bei multimorbiden/alten Patienten (> 70 Jahre) und/oder mit Antikoagulanzien: Quadrupelblock groß: N.-ischiadicus-parasakral-, N.-femoris-, N.-obturatorius-, N.-cutaneus-femoris-lateralis-SS
ME (oberes Sprunggelenk, Radius, Humerus)	Kirschner-Draht: ca. 20 + 20 min Platte/Nagel: ca. 30–45 + 20 min	1. Sauerstoffmaske, Midazolam, Alfentanil, 20 ml Prilocain (2 %), 10 ml Lidocain (2 %) = Xylocitin (2 %), Regionalset, Propofol-Perfusor 2. LAMA, Propofol, Remifentanil, Piritramid, Noradrenalin-Perfusor ggf. Regionalanästhesie nur mit Prilocain	-	1. Wahl: Regionalanästhesie (ohne Ropivacain) 2. Wahl: LAMA/ITN, ggf. Katheter z. B. bei Frozen Shoulder (ISK)

DLT: Doppellumentubus, FOI: fiberoptische Wachintubation, IMC: Intermediate Care, ISK: interskalenärer Plexusblock, ITN: Intubationsnarkose, LAMA: Larynxmaske, ME: Metallentfernung, PCA: patientenkontrollierte Analgesie, SS: Single Shot, TEP: Totalendoprothese, ZVK: zentraler Venenkatheter

142.1 Eingangsbemerkung

- ambulanter Eingriff (KTS, ME Radius, ME oberes Sprunggelenk, Kniearthroskopie, kleinere Handverletzungen)
- ambulante Regionalanästhesie Plexus axillaris/ISK/ N. femoralis oder N. ischiadicus **ohne** Ropivacain für mittellange Eingriffe (10 ml Prilocain [2 %] + 10 ml Lidocain [2 %] = Xylocitin [2 %]), für kurze Eingriffe Chloroprocainhydrochlorid 2 % 20–40 ml, max. 40 min
- ambulante Regionalanästhesie: keine oder niedrig dosierte Propofol-Sedierung
- Wenn möglich, immer die Anlage eines Blockes wach in Lokalanästhesie durchführen. Wenn für den Patienten nicht möglich (Angst/Schmerz) Midazolam (5 mg/5 ml) und Alfentanil (1 mg/2 ml) zum Block vorbereiten und den Block in Sedierung vor der Allgemeinanästhesie durchführen.
- Alle Regionalanästhesien, die als Kombinationsanästhesien mit einer Allgemeinanästhesie aufgeklärt wurden, können bei großer Angst oder Schmerz des Patienten unter Ultraschallkontrolle durch einen darin erfahrenen Facharzt oder unter seiner Aufsicht in Narkose erfolgen und müssen nicht vor Beginn der Allgemeinanästhesie wach durchgeführt werden.
- Sterilität des Ultraschallkopfes:
  - bei Single-Shot-Verfahren und Katheterverfahren: steriler Plastikbezug für Ultraschallkopf

142.2 Begriffsdefinitionen bei der Verwendung des Ultraschalls

- „in plane" (IP-Punktion): Die Sonografienadel wird unterhalb vom und parallel zum Schalkopf gestochen, die gesamte Nadel mit der Nadelspitze ist jederzeit zu erkennen. Je paralleler die Nadel zum Schallkopf liegt, desto besser ist sie zu sehen. Bei steilen und tiefen Punktionen zum Schallkopf (tiefe Punktionen > 45°) sollte man ultraschalloptimierte Nadeln verwenden.
- „out of plane" (OOP-Punktion): Die Sonografienadel wird im 45°-Winkel quer zum Schallkopf in den Patienten gestochen, es ist nur die Nadelspitze als solche zu erkennen („bevel-up"). Es sollte zunächst flach vorsichtig die Nadelspitze (Schliff nach oben) in die Schallkopfebene geschoben werden, bis diese zu erkennen ist und dann mit der „Walk-down-Technik" durch eine Tiefenkorrektur das Ziel angepeilt werden. Alternativ kann man die modifizierte Walk-down-Technik verwenden, bei der man die im 45°-Winkel eingestochene Nadel in der Schallebene mit den Schallkopf verfolgt (parallel verschiebt) und so das Ziel anpeilt.
- oblique Punktion: Die Sonografienadel wird schräg in die Längsachse der Schallebene bewegt.
- „short axis view" (SAX): Der Schallkopf stellt die Nervenstrukturen im Querschnitt dar.
- „long axis view" (LAX): Der Schallkopf stellt die Nervenstrukturen längs dar.

142.3 Narkoseführung für Allgemeinanästhesien in der Unfallchirurgie und Orthopädie

- Unfallchirurgische und orthopädische Patienten sind entweder junge (Traumapatienten) oder alte und multimorbide Patienten.
- Die anästhesiologische Überwachung richtet sich nach der Invasivität des operativen Eingriffs und den Vorerkrankungen der Patienten.
- 1. Wahl: Standard-ITN
  - volatile Anästhesie, kardioprotektiv
  - Narkoseeinleitung: Propofol 1,5–2,5 mg/kgKG, Sufentanil 0,3–0,5 µg/kgKG, Rocuronium 0,6 mg/kgKG
  - Narkoseführung: Desfluran MAC 0,7–1,0 (minimale alveoläre Konzentration), Remifentanil 0,1–0,3 µg/kgKG/min, in der Regel keine Nachrelaxierung
- 2. Wahl: totale intravenöse Anästhesie (TIVA; 1. Wahl bei PONV)
  - Narkoseeinleitung: Propofol 1,5–2,5 mg/kgKG, Sufentanil 0,3–0,5 µg/kgKG, Rocuronium 0,6 mg/kgKG
  - Narkoseführung: Propofol 4–12 mg/kgKG/h, Remifentanil 0,1–0,3 µg/kgKG/min, in der Regel keine Nachrelaxierung
- Larynxmasken(LAMA)-Anästhesien, TIVA:
  - Narkoseeinleitung: Propofol 1,5–2,5 mg/kgKG, Sufentanil 0,3–0,5 µg/kgKG, keine Relaxierung
  - Narkoseführung: Propofol 4–12 mg/kgKG/h, Remifentanil 0,1–0,3 µg/kgKG/min, keine Relaxierung
  - Patienten mit PONV
    - 1. Wahl: TIVA
    - 2. Wahl: volatile Anästhesie mit PONV-Medikation

142.4 Regionalanästhesie in der Unfallchirurgie und Orthopädie

Tab. 142.2 Regionalanästhesieverfahren.

Regionalanästhesietechnik	Ultraschallnadel	Interventionstisch	steriler Kittel	Pflaster	Katheter	Medikamente
Plexus axillaris = Plex ax.	SS im Set: ultraschalloptimierte Nadel 8 cm	ja	nein	SS: im Set	nein	stationär: 20 ml Prilocain (2 %) + 10 ml Ropivacain (0,75 %) ambulant mittellang (1–2 h): 20 ml Prilocain (2 %) + 10 ml Lidocain (2 %) ambulant kurz (max. 40 min): 20–40 ml Chloroprocainhydrochlorid 2 %
Plexus cervicalis = Plex cerv.	SS im Set: ultraschalloptimierte Nadel 8 cm	ja	nein	SS: im Set	nein	Schmerztherapie: 10 ml Ropivacain (0,75 %) Wach-Karotis-Operation: 10 ml Prilocain (2 %), 20 ml Ropivacain 0,75 %
Nn. supraclaviculares	SS im Set: ultraschalloptimierte Nadel 8 cm	ja	nein	SS im Set: ja	nein	5–10 ml Ropivacain (0,75 %)
interskalenärer Plexusblock = ISK	SS im Set: ultraschalloptimierte Nadel 8 cm, Katheter: Sono Echo Long 19 G 8 cm	ja	bei allen Katheterverfahren ja, sonst nein	SS im Set: ja Katheter: PDK-Pflaster	in der Regel ja	10 ml Ropivacain (0,75 %)
supraklavikulärer Block	SS im Set: ultraschalloptimierte Nadel 8 cm Katheter: Sono Echo Long 19 G 8 cm	ja	bei allen Katheterverfahren ja, sonst nein	SS im Set: ja Katheter: PDK-Pflaster	in der Regel nein	10 ml Prilocain (2 %) + 10 ml Ropivacain (0,75 %)
Supraskapularis-Block						10 ml Prilocain (2 %) + 10 ml Ropivacain (0,75 %)
infraclavikulärer Block						10 ml Prilocain (2 %) + 10 ml Ropivacain (0,75 %
Quadrupel ambulant (N. femoralis, N. cutaneus femoris lateralis, N. obturatorius, N.-ischiadicus-SS)	ultraschalloptimierte Nadel 8 cm	ja	nein	ja	nein	ambulant mittelang (1–2 h): 2-mal 10 ml Prilocain (2 %), 10 ml Lidocain (Xylocitin) 2 % ambulant kurz (max. 40 min): 20–40 ml Chloroprocainhydrochlorid (2 %)
Quadrupel (klein oder groß) stationär - N. ischiadicus (parasakral, proximal posterior oder lateral distal) - N. femoralis - N. saphenus - N. cutaneus femoris lateralis - N. obturatorius	Sono Echo Long 19 G 8 cm bei Katheterverfahren ultraschalloptimierte Nadel bei SS	ja	bei allen Katheterverfahren ja, sonst nein	SS: ja Katheter: PDK-Pflaster	ja, 2 bei Knie-TEP, ansonsten 1–2 nach Operationsgebiet	• N. femoralis: 10 ml Prilocain (2 %) + 10 ml Ropivacain (0,75 %) • N. ischiadicus: 10 ml Prilocain (2 %) + 10 ml Ropivacain (0,75 %) • N. cutaneus femoris lateralis: 3–4 ml Ropivacain (0,75 %) • N. saphenus: 10 ml Prilocain (2 %) + 10 ml Ropivacain (0,75 %) • N. obturatorius: 6 ml Ropivacain (0,75 %)

Tab. 142.2 Fortsetzung.

Regionalanästhesie-technik	Ultraschallnadel	Interven-tionstisch	steriler Kittel	Pflaster	Katheter	Medikamente
Quadrupelblock **klein**: N. femoralis, N. cutaneus femoris lateralis, N. obturatorius und N. ischiadicus distal, für Knie- und Kreuzbandchirurgie	Sono Echo Long 19 G 8 cm bei Katheterverfahren ultraschalloptimierte Nadel bei SS	ja	bei allen Katheterverfahren ja, sonst nein	SS: ja Katheter: PDK-Pflaster	ja, 2 bei Knie-TEP, ansonsten 1–2 nach Operationsgebiet	• N. femoralis: 10 ml Prilocain (2 %) + 10 ml Ropivacain (0,75 %) • N. ischiadicus distal lateral: 10 ml Prilocain (2 %) + 10 ml Ropivacain (0,75 %) • N. cutaneus femoris lateralis: 3–4 ml Ropivacain (0,75 %) • N. saphenus: 10 ml Prilocain (2 %) + 10 ml Ropivacain (0,75 %) • N. obturatorius: 6 ml Ropivacain (0,75 %)
Quadrupelblock **groß**: N. femoralis, N. cutaneus femoris lateralis, N. obturatorius und N. ischiadicus parasakral, für distale Femurchirurgie + Kniechirurgie wach	Sono Echo Long 19 G 8 cm bei Katheterverfahren ultraschalloptimierte Nadel bei SS	ja	bei allen Katheterverfahren ja, sonst nein	SS: ja Katheter: PDK-Pflaster	ja, 2 bei Knie-TEP, ansonsten 1–2 nach Operationsgebiet	• N. femoralis: 10 ml Prilocain (2 %) + 10 ml Ropivacain (0,75 %) • N. ischiadicus parasakral: 10 ml Prilocain (2 %) + 10 ml Ropivacain (0,75 %) • N. cutaneus femoris lateralis: 3–4 ml Ropivacain (0,75 %) • N. saphenus: 10 ml Prilocain (2 %) + 10 ml Ropivacain (0,75 %) • N. obturatorius: 6 ml Ropivacain (0,75 %)
Quintupelblock: N. femoralis, N. cutaneus femoris lateralis, N. obturatorius, N. ischiadicus parasakral und subkutane Beckenkamminfiltration, für Hüftchirurgie, proximale Femurchirurgie	Sono Echo Long 19 G 8 cm bei Katheterverfahren ultraschalloptimierte Nadel bei SS	ja	bei allen Katheterverfahren ja, sonst nein	SS: ja Katheter: PDK-Pflaster	ja, 2 bei Knie-TEP, ansonsten 1–2 nach Operationsgebiet	• N. femoralis: 5 ml Prilocain (2 %) + 5 ml Ropivacain (0,75 %) • N. ischiadicus parasakral: 10 ml Prilocain (2 %) + 10 ml Ropivacain (0,75 %) • N. cutaneus femoris lateralis: 3–4 ml Ropivacain (0,75 %) • N. saphenus: 10 ml Prilocain (2 %) + 10 ml Ropivacain (0,75 %) • N. obturatorius: 6 ml Ropivacain (0,75 %) • Beckenkamminfiltration für R. cutaneus lateralis des N. iliohypogastricus oder QLB einseitig: 10 ml Ropivacain (0,375 %)
Quadratus-lumborum-Block (QLB), für Beckenchirurgie	SS im Set: ultraschalloptimierte Nadel 8 cm	ja	nein	SS: im Set	nein	QLB beidseits: 2-mal 10 ml Prilocain (2 %) + 2-mal 10 ml Ropivacain (0,375 %) als Teil des Quintupelblocks: 10 ml Ropivacain (0,375 %)

PDK: Periduralkatheter, SS: Single Shot, TEP: Totalendoprothese

142.5 Regionalanästhesie: Blockadetechniken

- Single-Shot-Verfahren mit Set (enthält Ultraschallkopfbezug und ultraschalloptimierte Nadel), Instillagel bei N.-ischiadicus-SS
- Katheterverfahren mit Tisch, steriles Abdecktuch für den Tisch, peripherer Venenkatheter grau, 5 ml-Spritze steril, großes Briefmarkenpflaster (PDK-Pflaster), Kompressen, ultraschalloptimierte Katheternadel 19 G 8 cm, Lochtuch, 10 ml NaCl unsteril, Skalpell, Ultraschallkopfbezug einzeln, Instillagel bei N.-ischiadicus-Blockaden

Vorsicht

Blutverluste, aufwendige Lagerungen und Knochenzementreaktionen sind Besonderheiten dieser Operationen, die eine hohe Aufmerksamkeit erfordern.

- Tageshöchstdosen für Lokalanästhetika:
  - Prilocain: 400–600 mg/24 h bzw. 5–6 mg/kgKG
  - Ropivacain: Bolusgabe 250 mg bzw. 3–4 mg/kgKG, kontinuierliche Applikation 0,4 mg/kgKG/h bis 37,5 mg/h
  - Lidocain: 200 mg/24 h
  - Chloroprocainhydrochlorid: 800 mg/24 h

142.6 Postoperatives Management

- Katheterprotokoll ausfüllen, Information an Schmerzdienst, Protokoll wird gesammelt

143 Instabile Halswirbelsäulenfrakturen

Timur Puschmann, Christian Delle

Übersicht

Basisinfos
- FOI wach (fiberoptische Wachintubation), kein Woodbridge-Tubus (WB-Tubus)
- Operationsdauer: ca. 2 h
- ggf. Arterie
- Rückenlage
- TOF (Train-of-Four)
- Anästhesie am Fußende
- ggf. Intensivbett

Material
- Remifentanil-Perfusor (40 µg/ml)
- PVK (periphere Venenverweilkanüle) 2-mal: 1,3 mm (18 G) und 1,8 mm (16 G)
- ggf. Mayfield-Klemme
- ggf. ZVK (zentraler Venenkatheter) dreilumig femoral

Medikamente

- balancierte Vollelektrolytlösung, z. B. Jonosteril 500 ml
- Lidocain (2 %) 2-mal 2 ml für Lokalanästhesie des Kehlkopfeingangs
- Xylometazolin-Nasentropfen in beide Nasenlöcher
- Lidocain-Gel in das FOI-Nasenloch
- Lidocain-Zerstäuber für Rachenanästhesie
- Remifentanil-Perfusor (40 µg/ml)
- Propofol-1-%-Perfusor (50 ml)
- Rocuronium (50 mg/5 mg)
- Desfluran (0,7–1 MAC [minimale alveoläre Konzentration])
- Atropin (0,5 mg/ml)
- Noradrenalin (4 µg/ml) 10 ml
- Succinylcholin 100 mg-Amp. bereitlegen
- PONV-Prophylaxe (PONV: postoperative Übelkeit und Brechreiz) siehe SOP PONV (S. 191)

143.1 Material und Medikamente

Material

- PVK 2-mal: 1,3 mm (18 G) und 1,8 mm (16 G)
- FOI (wach), kein WB-Tubus wegen Durchleuchtung
- Parker-Flex-Tip-Tubus 7–7,5 mm Innendurchmesser
- Gänsegurgel
- Arterie
- ggf. ZVK dreilumig femoral
- Magensonde
- Dauerkatheter
- Temperaturmessung
- Wärmedecke
- Relaxometrie
- ggf. Ultraschallvernebler zur Apllikaton von Lidocain 2 %
- Sauerstoffmaske (6 l/min) mit Loch für FOI

143.2 Anästhesievorbereitung

- Anlage von EKG, NIBP und SpO_2
- Anlage einer PVK und
- Anschluss einer Infusion als Trägerlösung für den Remifentanilperfusor
- Identifikation des besser ventilierten Nasenlochs - FOI Nasenloch
- Applikation von Xylomethazolin in beide Nasenlöcher und Lidocaingel in das FOI Nasenloch alternativ Applikation von 5 ml Lidocain 2 % über 5-10 min mittels Ultraschlallvernebler
- Einlage eines geschlitzten Wendel-Tubus zur Vordehnung in das FOI Nasenloch

143.3 Anästhesieeinleitung

- FOI über das Loch der Sauerstoffmaske und durch das vorbereitete FOI Nasenloch unter Spontanatmung, leichter Remifentanil Sedierung und Oberflächenanästhesie. Dabei kontinuierliche Applikation von Sauerstoff während der gesamten Prozedur über die Maske (siehe SOP FOI (S. 131)).
  Ggf. vor Sondierung des Kehlkopfes und der Trachea zusätzliche Applikation von 1–2 ml Lidocain 2 % über die Spitze des Bronchoskops auf den Kehlkopf und in die Trachea
- nach Platzierung des Tubus Einleitung der Narkose – **Cave:** Bei Operation der Halswirbelsäule keinen Spiraltubus verwenden, dieser stört beim Röntgen und verursacht Artefakte.

- Relaxierung mit Rocuronium und tiefe Anästhesie in den Operationsphasen, in denen die Halswirbelsäulenschiene entfernt ist.
- ggf. Anlage eines Leisten-ZVKs und ggf. Anlage einer Arterie
- ggf. legen eines Dauerkatheters
- Wärmedecke und Temperatursonde, Magensonde, TOF-Monitoring

143.4 Anästhesieführung

- tiefe Anästhesie mittels Desfluran (0,7–1 MAC) oder Propofol (6–12 mg/kgKG) in den Phasen, in denen die Halswirbelsäulenschiene entfernt ist
- Remifentanil-Perfusor 0,2–0,3 µg/kgKG/min
- Messung der Relaxierung

Vorsicht

Gefahr von Spontanbewegungen bei der Intubation und ggf. beim Ein- oder Ausspannen in der Mayfield-Klemme/der Kopffixierung. Der Patient darf nicht husten, würgen, pressen oder Bewegungen der Halswirbelsäule durchführen.

143.5 Postoperatives Management

- Narkose erst nach Anlegen der Halswirbelsäulenschiene und Ausspannen aus der Mayfield-Klemme beenden.
- IMC oder Intensivstation je nach operativem Verlauf.

144 Hüftgelenknahe Endoprothetik

Timur Puschmann, Christian Delle

Übersicht

Basisinfos
- Operationszeit: ca. 1–2 h
- Spinalanästhesie (SpA)
- wenn SpA kontraindiziert: ITN (Intubationsnarkose) + Regionalanästhesie
- Antibiose
- postoperativ Aufwachraum, ggf. IMC (Intermediate Care)
- Blutgruppe

Material
- PVK (periphere Venenverweilkanüle) 2-mal 1,5–1,8 mm
- Wärmedecke/warme Handtücher
- Dauerkatheter
- Erythrozytenkonzentrate nach Vereinbarung

144.1 Material und Medikamente

Material

- PVK 2-mal 1,5–1,8 mm
- Dauerkatheter
- Wärmedecke
- Relaxometrie

Medikamente

- balancierte Vollelektrolytlösung, z. B. Jonosteril 500 ml
- Bupivacain (0,5 %) isobar
- ggf. Midazolam (5 mg/5 ml)
- Atropin (0,5 mg/ml)
- Noradrenalin (4 µg/ml) 10 ml
- ggf. Noradrenalin-Perfusor (0,2 mg/50 ml, 0,004 mg/ml)
- Tranexamsäure (10 mg/kgKG) als Kurzinfusion – **Cave:** Kontraindikationen
- Prilocain (2 %) 10 ml + Ropivacain (0,75 %) 20 ml bei Nervenblockade

144.2 Anästhesievorbereitung

- Operationszeit: ca. 1–2 h
- Basismonitoring, invasives Monitoring nach Komorbidität oder bei TEP-Wechsel (TEP: Totalendoprothese) nach Rücksprache mit Oberarzt (Arterie/ZVK), Dauerkatheter
- Lagerung: meistens Rückenlage, bei TEP-Wechsel ggf. Seitenlage

144.3 Anästhesieeinleitung

- Auswahl des Anästhesieverfahrens nach Risikoprofil und Wunsch des Patienten Allgemein- und Regionalanästhesie Techniken möglich.
- Lagerung gemeinsam mit dem OP-Team, dabei besonders auf die Arme achten. Bei längeren Eingriffen/Revisionen DK Anlage
- Indikation zur Dauerkatheteranlage bei Frauen und Hüftoperation obligat.
- 2.mal PVK 1,5–1,8 mm
- Wärmedecke

144.4 Anästhesieführung

- Bei Regionalanästhesie mit Spontanatmung, Anlage einer Sauerstoffmaske inklusive Kapnografiemessung und ggf. Propofolsedierung
- ITN + N.-femoralis-, N.-cutaneus-femoris-lateralis- und N.-obturatorius-Single-Shot: balancierte Anästhesie mit Isofluran/Sufentanil/Remifentanil, keine Nachrelaxierung, Regionalanästhesie siehe SOP (S. 203)
- Wärmedecke
- regelmäßige Lagerungskontrollen, insbesondere der Arme, durch Zug am Bein für die Luxation und Reposition des Hüftgelenkes wird der Patient regelmäßig nach kaudal gezogen
- ggf. intraoperativ Blutgasanalyse/Laborkontrollen (je nach Blutung)

Vorsicht

Es sind erhebliche Blutverluste möglich, daher großzügige Indikation für Blutgasanalyse /Laborkontrollen. Volumenverluste zeitnah substituieren.

Vorsicht

Durch Luxation und Reposition des Hüftgelenkes kann der Patient im Laufe der Operation nach kaudal verlagert werden. In diesen Phasen ggf. versuchen, den Patienten manuell zu fixieren, auf atraumatische Lagerung achten sowie Zug an Monitoringkabeln, Dauerkatheter, Infusionsleitungen und ggf. Beatmungsschläuchen vermeiden.

Vorsicht

Wenn Knochenzement und/oder die Prothese eingebracht werden, kann es zu allergischen Reaktionen oder Embolien kommen, SpO_2-/CO_2-Verlauf und Kreislaufparameter engmaschig beobachten.

Vorsicht

Prophylaktische Erhöhung des Sauerstoffs auf 100 %. Symptomatische Therapie bei v. a. Embolie oder allergischer Reaktion (100 % Sauerstoff, Flüssigkeitsgabe, Vasokonstriktoren und ggf. invasives Monitoring mit Arterie und ZVK).

144.5 Postoperatives Vorgehen und Überwachung

- adäquate Schmerztherapie, ggf. PCIA-Pumpe (PCIA: patientenkontrollierte intravenöse Analgesie)
- auf Drainagen achten
- Hämoglobinkontrolle und Blutgasanalyse im Aufwachraum

144.6 TEP-Wechsel

- längere Operationsdauer, höhere Blutverluste möglich, 2/2 Erythrozytenkonzentrate kreuzen lassen
- invasives Monitoring (Arterie und ZVK)
- Dauerkatheter
- postoperativ ggf. 24 h Aufwachraum/IMC

145 Beach-Chair-Lagerung

Timur Puschmann, Christian Delle

Übersicht

Basisinfos

- ITN (Intubationsnarkose) oral, je Operation ggf. ISK (interskalenärer Plexusblock)/Nn.-supraclaviculares-Blockade

Material

- Wärmedecke/warme Handtücher
- PVK (periphere Venenverweilkanüle) 1,3–1,8 mm

Medikamente

- ggf. Antibiose

145.1 Material und Medikamente

Material

- PVK 1,3–1,8 mm mit Rückschlagventil
- Augenklappen
- Beach-Chair-Operationstisch mit passender Kopfschale (Rücksprache mit Operationspflege)
- Wärmedecke
- kohäsive Fixierbinde
- Tubusverlängerung

Medikamente

- balancierte Vollelektrolytlösung, z. B. Jonosteril 500 ml
- Augensalbe
- Atropin (0,5 mg/ml)
- Noradrenalin (4 µg/ml) 10 ml
- Noradrenalin-Perfusor mit 0,2 mg/50 ml (0,004 mg/ml)

145.2 Anästhesievorbereitung

- Anlage EKG, NIBP und SpO_2
- Operationsdauer: Lagerung für Eingriffe unterschiedlicher Dauer (meist 1–3 h)

145.3 Anästhesieeinleitung

- Narkoseinduktion, ITN ggf. Single shot oder Katheteranlage ISK (siehe SOP ISK (S. 249)).
- Fixierung des Tubus im Mundwinkel der OP fernen Seite.
- Auf druckfreie Lagerung und Austrocknung der Augen achten – Augenpflaster, Salbe, Augenklappen.
- Kopf in Kopfschale in physiologischer Position lagern und fixieren.
- Der nicht zu operierende Arm wird auf einer gepolsterten Armstütze ausgelagert.
- Beine werden mit Gurten und Polstern gesichert.
- Wärmedecke über Unterbauch und Beine legen.
- Temperaturmessung.

145.4 Anästhesieführung

- Kontrolle der Lage und regelmäßige Dokumentation.
- Bei sitzender Lagerung und einem Operationsgebiet oberhalb der Herzebene besteht das Risiko einer Luftembolie. Bei Kreislaufinstabilität oder unklarem SpO_2-Abfall immer dran denken.

Vorsicht

Hypotonie und Bradykardie beim Aufsetzen möglich. Therapie: Atropin, Volumengabe und Noradrenalin-Bolus, ggf. Noradrenalin über Perfusor.

Vorsicht

Beim Entfernen der Operationsklebetücher auf sichere Fixierung des Tubus achten, da eine versehentliche Extubation durch am Tubus klebende Operationstücher möglich ist.

145.5 Postoperatives Vorgehen und Überwachung

- Vor Narkoseausleitung den Patienten vorsichtig entlagern. Arme, Kopf, Tubus und Kathetermaterial sichern!

Teil XXVI

Urologie

XXVI

146 Anästhesieverfahren in der Urologie

Andreas Haeckel, Andreas Schilling

Tab. 146.1 Übersicht der urologischen Anästhesieverfahren.

Operation	Beginn d. chir. Maßnahme bis Ende der chir. Maßnahme	Anästhesiemedikamente bei Allgemeinanästhesie und Regionalanästhesie	Lagerung	Anästhesieverfahren
Nephrektomie, lumbal	45–60 min, Operation 150 min	ITN, t-PDK, ZVK, arterielle Kanüle, Thiopental/Propofol, Sufentanil, Remifentanil, Rocuronium, Des-/Isofluran, Noradrenalin-Perfusor, Ropivacain (0,75 %) 10 ml, (0,2 %) 6 ml/h PDK, DK	Seitenlagerung, Zugang und Arterie unterer Arm	ITN, t-PDK, Inhalationsanästhesie, PONV-Prophylaxe, Ceftriaxon, postoperativ IMC
Nephroureterektomie	45–60 min, Operation 270 min	ITN, t-PDK, ZVK, arterielle Kanüle, Thiopental/Propofol, Sufentanil, Remifentanil, Rocuronium, Des-/Isofluran, Noradrenalin-Perfusor, Ropivacain (0,75 %) 10 ml, (0,2 %) 6 ml/h PDK, DK	Rückenlage, beide Arme ausgelagert	ITN, t-PDK, Inhalationsanästhesie, PONV-Prophylaxe, Ceftriaxon, postoperativ IMC
Nephrektomie, transperitoneal	45–60 min, Operation 240 min	ITN, t-PDK, ZVK, arterielle Kanüle, Thiopental/Propofol, Sufentanil, Remifentanil, Rocuronium, Des-/Isofluran, Noradrenalin-Perfusor, Ropivacain (0,75 %) 10 ml, (0,2 %) 6 ml/h PDK, DK	Rückenlage, beide Arme ausgelagert	ITN, t-PDK, Inhalationsanästhesie, PONV-Prophylaxe, Ceftriaxon, postoperativ IMC
Nierenteilresektion	45–60 min, Operation 180 min	ITN, t-PDK, ZVK, arterielle Kanüle, Thiopental/Propofol, Sufentanil, Remifentanil, Rocuronium, Des-/Isofluran, Noradrenalin-Perfusor, Ropivacain (0,75 %) 10 ml, (0,2 %) 6 ml/h PDK, DK	Seitenlagerung, Zugang und Arterie unterer Arm	ITN, t-PDK, Inhalationsanästhesie, PONV-Prophylaxe, Ceftriaxon, postoperativ IMC
Nierenbeckenplastik	45–60 min, Operation 150 min	ITN, t-PDK, ZVK, arterielle Kanüle, Thiopental/Propofol, Sufentanil, Remifentanil, Rocuronium, Des-/Isofluran, Noradrenalin-Perfusor, Ropivacain (0,75 %) 10 ml, (0,2 %) 6 ml/h PDK, DK	Seitenlagerung, Zugang und Arterie unterer Arm	ITN, t-PDK, Inhalationsanästhesie, PONV-Prophylaxe, Ceftriaxon, postoperativ IMC
Adrenalektomie, lumbal	45–60 min, Operation 150 min	ITN, t-PDK, ZVK, arterielle Kanüle, Thiopental/Propofol, Sufentanil, Remifentanil, Rocuronium, Des-/Isofluran, Noradrenalin-Perfusor, Ropivacain (0,75 %) 10 ml, (0,2 %) 6 ml/h PDK, DK	Seitenlagerung, Zugang und Arterie unterer Arm	ITN, t-PDK, Inhalationsanästhesie, PONV-Prophylaxe, Ceftriaxon, postoperativ IMC
TUR Blase	15–20 min, Operation 40 min	LM, TIVA, Propofol, Remifentanil, 1 PVK oder Spinalanästhesie: Xylonest (2 %) 2,5–2,9 ml, lokale Anästhesie Mepivacain (1 %), evtl. Arterie	Steinschnittlagerung, beide Arme ausgelagert, **Cave:** TUR-Syndrom	LM oder Spinalanästhesie, evtl. Obturatoriusblock, Unacid
TUR Prostata	15–20 min, Operation 80 min	LM, TIVA, Propofol, Remifentanil, 2 PVK oder Spinalanästhesie: Carbostesin(0,5 %) 1,8–2 ml, lokale Anästhesie Mepivacain (1 %), evtl. Arterie, ZVK	Steinschnittlagerung, beide Arme ausgelagert, **Cave:** TUR-Syndrom	LM oder Spinalanästhesie, evtl. Arterie ab 60 g, evtl. Obturatoriusblock, Unacid

Tab. 146.1 Fortsetzung.

Operation	Beginn d. chir. Maßnahme bis Ende der chir. Maßnahme	Anästhesiemedikamente bei Allgemeinanästhesie und Regionalanästhesie	Lagerung	Anästhesieverfahren
Greenlight-Laser Prostata	15–20 min, Operation 110 min	LM, TIVA, Propofol, Remifentanil, 2 PVK oder Spinalanästhesie: Carbostesin (0,5 %) 1,8–2 ml, lokale Anästhesie Mepivacain (1 %), evtl. Arterie, ZVK	Steinschnittlagerung, beide Arme ausgelagert, **Cave:** TUR-Syndrom (selten)	LM oder Spinalanästhesie, evtl. Arterie ab 60 g, Obturatoriusblock, Unacid
Zystektomie (plus Ileumkonduit, plus Neoblase, Mainz-Pouch)	Einleitung 45–60 min, Operation 330 min	ITN, t-PDK, ZVK, arterielle Kanüle., Thiopental/Propofol, Sufentanil, Remifentanil, Iso-/Desfluran, Noradrenalin-Perfusor, Ropivacain (0,75 %) 10 ml, (0,2 %) 6 ml/h PDK, DK	Rückenlage, beide Arme ausgelagert	ITN, t-PDK, Inhalationsanästhesie, Ceftriaxon und Metronidazol, postoperativ Intensivstation oder IMC, PONV-Prophylaxe
Sectio alta	15–20 min, Operation 120 min	ITN, TIVA, Propofol, Remifentanil, Noradrenalin-Perfusor, 2 PVK	Rückenlage, beide Arme ausgelagert	ITN/LM, TIVA, Ceftriaxon
Urethroskopie mit Steinentfernung offen	15–20 min, Operation 120 min	ITN/LM, TIVA, Propofol, Sufentanil, Remifentanil, Noradrenalin-Perfusor, 1 PVK	Rückenlage, linker Arm ausgelagert	ITN, LM, TIVA, Unacid
Urethrotomie mit Steinentfernung laparoskopisch	15–20 min, Operation 150 min	ITN/LM, TIVA, Propofol, Sufentanil, Remifentanil, Noradrenalin-Perfusor, 1 PVK	Rückenlage, linker Arm ausgelagert	ITN/LM, TIVA, Unacid
Harnleiterneueinpflanzung offen	15–20 min, Operation 180 min	ITN, ZVK, arterielle Kanüle, Thiopental/Propofol, Sufentanil, Remifentanil, Rocuronium, Des-/Isofluran, Noradrenalin-Perfusor, DK	Rückenlage, beide Arme ausgelagert	ITN, 1. Wahl Inhalationsanästhesie, 2. Wahl TIVA, Ceftriaxon, PONV-Prophylaxe
perkutane Nephrostomie (Einlage, Wechsel, Entfernung)	15–20 min, Operation 20–40 min	ITN, LM, TIVA, Propofol, Remifentanil, Noradrenalin-Perfusor	Steinschnitt, Bauchlage	LM/ITN, TIVA, Ceftriaxon
perkutane Nephrolitholapaxie	15–20 min, Operation 210 min	ITN, ZVK, arterielle Kanüle, Thiopental/Propofol, Sufentanil, Remifentanil, Rocuronium, Des-/Isofluran, Noradrenalin-Perfusor, DK	Steinschnitt, Bauchlage	ITN, 1. Wahl TIVA, 2. Wahl Inhalationsanästhesie, Ceftriaxon, PONV-Prophylaxe
Ureteroskopie	15–20 min, Operation 65–80 min	ITN/LM, TIVA, Propofol, Sufentanil Remifentanil, Noradrenalin-Perfusor, 1 PVK	Steinschnitt	ITN/LM, 1. Wahl TIVA, 2. Wahl Spinalanästhesie, Ceftriaxon
MJ-/DJ-Harnleiterschiene (Einlage, Wechsel, Entfernung)	15–20 min, Operation 30 min	ITN/LM, TIVA, Propofol, Sufentanil, Remifentanil, Noradrenalin-Perfusor, 1 PVK	Steinschnitt	Analgosedierung, Cotrim 480 mg p. o.
Prostatastanzbiopsie	15–20 min, Operation 40–70 min	Analgosedierung, Propofol, Remifentanil, 1 PVK	Steinschnitt	Analgosedierung, 2-mal Ciprofloxacin p. o.
Goldmarker-Implantation Prostata	15–20 min, Operation 35 min	LM, TIVA, Propofol, Remifentanil, 1 PVK, Spinalanästhesie: Carbostesin (0,5 %), lokale Anästhesie: Mepivacain (1 %), evtl. Arterie	Steinschnitt	Analgosedierung

Tab. 146.1 Fortsetzung.

Operation	Beginn d. chir. Maßnahme bis Ende der chir. Maßnahme	Anästhesiemedikamente bei Allgemeinanästhesie und Regionalanästhesie	Lagerung	Anästhesieverfahren
Turner-Warwick-Blasenhalsresektion	15–20 min, Operation 40 min	LM, TIVA, Propofol, Remifentanil, 1 PVK, Spinalanästhesie: Prilocain (2 %), lokale Anästhesie: Mepivacain (1 %), evtl. Arterie	Steinschnitt	LM oder Spinalanästhesie
Urethrotomia interna	15–20 min, Operation 40 min	LM, ITN, TIVA Propofol, Remifentanil, 1 PVK	Steinschnitt	LM, TIVA, Unacid
BU (Urethrotomie)	15–20 min, Operation 30 min	LM, ITN, TIVA Propofol, Remifentanil, 1 PVK	Steinschnitt	LM, TIVA
Meatusplastik der Harnröhre	15–20 min, Operation 40 min	LM, ITN, TIVA Propofol, Sufentanil, Remifentanil, 1 PVK	Steinschnitt	LM, TIVA, Ceftriaxon
Harnröhrenkarunkel-/Divertikelabtragung	15–20 min, Operation 35–60 min	LM, ITN, TIVA, Propofol, Remifentanil, Noradrenalin-Perfusor, 1 PVK	Rücken	LM, TIVA, Unacid
Harnröhrenplastik mit und ohne Mundschleimhaut	15–20 min, Operation 220 min	ITN, evtl. nasale Intubation, TIVA, Propofol, Remifentanil, Des-/Isofluran, Noradrenalin-Perfusor, 1 PVK	Rücken	ITN, 1. Wahl TIVA, 2. Wahl Inhalationsanästhesie, Unacid, PONV-Prophylaxe
„tension-free vaginal tape“ (TVT), transobturatorisches Tape (TOT)	15–20 min, Operation 50 min	ITN, LM, TIVA, Propofol, Remifentanil, Noradrenalin-Perfusor, 1 PVK oder Spinalanästhesie, Carbostesin (0,5 %), Mepivacain (1 %) 5 ml	Rücken	ITN, LM, TIVA oder Spinalanästhesie
Orchidopexie	15–20 min, Operation 40 min	ITN, LM, TIVA, Propofol, Remifentanil, Noradrenalin-Perfusor, 1 PVK oder Spinalanästhesie, Carbostesin (0,5 %), Mepivacain (1 %) 5 ml	Rücken, beide Arme ausgelagert	ITN, LM, TIVA oder Spinalanästhesie
Orchiektomie skrotal	15–20 min, Operation 40 min	ITN, LM, TIVA, Propofol, Remifentanil, Noradrenalin-Perfusor, 1 PVK oder Spinalanästhesie, Carbostesin (0,5 %), Mepivacain (1 %) 5 ml	Rücken, beide Arme ausgelagert	ITN, LM, TIVA oder Spinalanästhesie, Ceftriaxon
inguinale Orchiektomie	15–20 min, Operation 110 min	ITN, LM, TIVA, Propofol, Remifentanil, Noradrenalin-Perfusor, 1 PVK oder Spinalanästhesie, Carbostesin (0,5 %), Mepivacain (1 %) 5 ml	Rücken, beide Arme ausgelagert	ITN, LM, TIVA oder Spinalanästhesie, Ceftriaxon, Ileoinguinalis-Block
Hodenprothesenimplantation	15–20 min, Operation 50 min	ITN, LM, TIVA, Propofol, Remifentanil, Noradrenalin-Perfusor, 1 PVK oder Spinalanästhesie, Carbostesin (0,5 %), Mepivacain (1 %) 5 ml	Rücken, beide Arme ausgelagert	ITN, LM, TIVA oder Spinalanästhesie, Ceftriaxon, Ilioinguinalis-Block
Zirkumzision	15–20 min, Operation 40 min	ITN, LM, TIVA, Propofol, Remifentanil, Noradrenalin-Perfusor, 1 PVK oder Spinalanästhesie, Carbostesin (0,5 %), Mepivacain (1 %) 5 ml	Rücken, beide Arme ausgelagert	ITN, LM, TIVA oder Spinalanästhesie, ggf. AS, Peniswurzelblock
Hydrozelenoperation	15–20 min, Operation 60 min	ITN, LM, TIVA, Propofol, Remifentanil, Noradrenalin-Perfusor, 1 PVK oder Spinalanästhesie, Carbostesin (0,5 %), Mepivacain (1 %) 5 ml	Rücken, beide Arme ausgelagert	ITN, LM,TIVA oder Spinalanästhesie

Tab. 146.1 Fortsetzung.

Operation	Beginn d. chir. Maßnahme bis Ende der chir. Maßnahme	Anästhesiemedikamente bei Allgemeinanästhesie und Regionalanästhesie	Lagerung	Anästhesieverfahren
Exzision Spermatozele	15–20 min, Operation 65 min	ITN, LM, TIVA, Propofol, Remifentanil, Noradrenalin-Perfusor, 1 PVK oder Spinalanästhesie, Carbostesin (0,5 %), Mepivacain (1 %) 5 ml	Rücken, beide Arme ausgelagert	ITN, LM, TIVA oder Spinalanästhesie
Epididymektomie	15–20 min, Operation 65 min	ITN, LM, TIVA, Propofol, Remifentanil, Noradrenalin-Perfusor, 1 PVK oder Spinalanästhesie, Carbostesin (0,5 %), Mepivacain (1 %) 5 ml	Rücken, beide Arme ausgelagert	ITN, LM, TIVA oder Spinalanästhesie, Ceftriaxon
antegrade Varizensklerosierung	15–20 min, Operation 65 min	ITN, LM, TIVA, Propofol, Remifentanil, Noradrenalin-Perfusor, 1 PVK oder Spinalanästhesie, Carbostesin (0,5 %), Mepivacain (1 %) 5 ml	Rücken, beide Arme ausgelagert	ITN, LM, TIVA oder Spinalanästhesie
Ivanissevich-Varikozelenoperation	15–20 min, Operation 70 min	ITN, Thiopental/Propofol, Sufentanil, Remifentanil, Rocuronium, Des-/Isofluran, Noradrenalin-Perfusor	Rücken, beide Arme ausgelagert	ITN, 1. Wahl TIVA, 2. Wahl Inhalationsanästhesie, PONV-Prophylaxe
Vasektomie	15–20 min, Operation 40 min	LM, ITN, TIVA, Propofol, Remifentanil. Noradrenalin-Perfusor, 1 PVK	Rücken, beide Arme ausgelagert	ITN, LM, TIVA
VVST (Vaso-Vasektomie) beidseits	15–20 min, Operation 220 min	ITN, evtl. ZVK, evtl. arterielle Kanüle, Thiopental/Propofol, Sufentanil, Remifentanil, Rocuronium, Des-/Isofluran, Noradrenalin-Perfusor, DK	Rücken, beide Arme ausgelagert	ITN, 1. Wahl TIVA, 2. Wahl Inhalationsanästhesie, Ceftriaxon, PONV-Prophylaxe
Peniskorrektur oder Penisfraktur	15–20 min, Operation 80 min	LM, ITN, TIVA, Propofol, Remifentanil. Noradrenalin-Perfusor, 1 PVK	Rücken, beide Arme ausgelagert	ITN, LM, TIVA, Ceftriaxon
Frenuloplastik	15–20 min, Operation 80 min	LM, ITN, TIVA, Propofol, Remifentanil. Noradrenalin-Perfusor, 1 PVK	Rücken, beide Arme ausgelagert	ITN, LM, TIVA, Ceftriaxon
Nierentransplantation	30–45 min, Operation 320 min	ITN, ZVK, arterielle Kanüle, Thiopental/Propofol, Sufentanil, Remifentanil, Cis-Atracurium, RSI Rocuronium, Des-/Isofluran, Noradrenalin-Perfusor, DK, Heparin-Perfusor, Furosemid 20–40 mg, Mannitol (20 %) 100 ml, Natriumhydrogencarbonat (8,4 %), Ranitidin, Dimetindenmaleat	Rücken, beide Arme ausgelagert, Shunt-Arm in Watte wickeln, ZVD-Messung, Arterie bei kardialen Vorerkrankungen	ITN, Inhalationsanästhesie, Unacid, PONV-Prophylaxe **Cave:** RSI **Cave:** terminale Niereninsuffizienz, Dialyse, Kalium!, Azidose möglich, IMC
Spendernephrektomie	45 min, Operation 210 min	ITN, t-PDK, ZVK, arterielle Kanüle., Thiopental/Propofol, Sufentanil, Remifentanil, Des-/Isofluran, Noradrenalin-Perfusor, Ropivacain (0,75 %) 10 ml, (0,2 %) 6 ml/h PDK, DK	Seitenlage, Zugänge unterer Arm	ITN, t-PDK, PONV-Prophylaxe, Inhalationsanästhesie, Unacid, postoperativ IMC
Nephrektomie Transplantatniere	30–45 min, Operation 130 min	ITN, t-PDK, ZVK, arterielle Kanüle, Thiopental/Propofol, Sufentanil, Remifentanil, Rocuronium, Des-/Isofluran, Noradrenalin-Perfusor, Ropivacain (0,75 %) 10 ml, (0,2 %) 6 ml/h PDK, DK	Rückenlage, beide Arme ausgelagert	ITN, t-PDK Inhalationsanästhesie, Unacid, PONV-Prophylaxe, postoperativ IMC

Tab. 146.1 Fortsetzung.

Operation	Beginn d. chir. Maßnahme bis Ende der chir. Maßnahme	Anästhesiemedikamente bei Allgemeinanästhesie und Regionalanästhesie	Lagerung	Anästhesieverfahren
Residualtumorresektion	30–45 min, Operation 300 min	ITN, t-PDK, ZVK, arterielle Kanüle, Thiopental/Propofol, Sufentanil, Remifentanil, Rocuronium, Des-/Isofluran, Noradrenalin-Perfusor, Ropivacain (0,75 %) 10 ml, (0,2 %) 6 ml/h PDK, DK	Rückenlage, beide Arme ausgelagert	ITN, t-PDK Inhalationsanästhesie, Ceftriaxon und Metronidazol, PONV-Prophylaxe, postoperativ IMC
Nephrektomie Da Vinci	30 min, Operation 160 min	ITN, ZVK, arterielle Kanüle., Thiopental/Propofol, Sufentanil, Remifentanil, Rocuronium, Des-/Isofluran, Noradrenalin-Perfusor, DK, Rektusscheiden- und TAP-Block	Seitenlage, Zugänge unterer Arm, **Cave:** Plexus, Lagerungsschaden	ITN, Inhalationsanästhesie, Rekutsscheiden-/TAP-Block, Ceftriaxon, postoperativ IMC
Nephroureterektomie Da Vinci	30–45 min, Operation 220 min	ITN, ZVK, arterielle Kanüle., Thiopental/Propofol, Sufentanil, Remifentanil, Rocuronium, Des-/Isofluran, Noradrenalin-Perfusor, DK, Rektusscheiden- und TAP-Block	Seitenlage, Zugänge unterer Arm, **Cave:** Plexus, Lagerungsschaden, Pneumothorax möglich	ITN, Inhalationsanästhesie, Rektusscheiden-/TAP-Block, Ceftriaxon, PONV-Prophylaxe, postoperativ IMC
Nierenteilresektion Da Vinci	30–45 min, Operation 220 min	ITN, ZVK, arterielle Kanüle., Thiopental/Propofol, Sufentanil, Remifentanil, Rocuronium, Des-/Isofluran, Noradrenalin-Perfusor, DK, Rektusscheiden-/TAP-Block, Mannitol (20 %)	Seitenlage, Zugänge unterer Arm, **Cave:** Plexus, Lagerungsschaden, Pneumothorax möglich	ITN, Inhalationsanästhesie, Rektusscheiden-/TAP-Block, Ceftriaxon, PONV-Prophylaxe, postoperativ IMC
Nierenbeckenplastik Da Vinci	30–45 min, Operation 160 min	ITN, ZVK, arterielle Kanüle., Thiopental/Propofol, Sufentanil, Remifentanil, Rocuronium, Des-/Isofluran, Noradrenalin-Perfusor, DK, Rektusscheiden- und TAP-Block	Seitenlage, Zugänge unterer Arm, **Cave:** Plexus, Lagerungsschaden, Pneumothorax möglich	ITN, Inhalationsanästhesie, Rektusscheiden-/TAP-Block, Ceftriaxon, PONV-Prophylaxe, postoperativ IMC
Adrenalektomie Da Vinci	30–45 min, Operation 160 min	ITN, ZVK, arterielle Kanüle., Thiopental/Propofol, Sufentanil, Remifentanil, Rocuronium, Des-/Isofluran, Noradrenalin-Perfusor, DK, Rektusscheiden- und TAP-Block	Seitenlage, Zugänge unterer Arm, **Cave:** Plexus, Lagerungsschaden, Pneumothorax möglich	ITN, Inhalationsanästhesie, Rektusscheiden-/TAP-Block, Ceftriaxon, PONV-Prophylaxe, postoperativ IMC
Nierenzysten, Marsupialisation	30–45 min, Operation 100 min	ITN, ZVK, arterielle Kanüle., Thiopental/Propofol, Sufentanil, Remifentanil, Rocuronium, Des-/Isofluran, Noradrenalin-Perfusor, DK	Seitenlage, Zugänge unterer Arm, **Cave:** Plexus	ITN, Inhalationsanästhesie, PONV-Prophylaxe, Ceftriaxon
Prostatektomie Da Vinci	30–45 min, Operation 240 min	ITN, ZVK, arterielle Kanüle., Thiopental/Propofol, Sufentanil, Remifentanil, Rocuronium, Des-/Isofluran, Noradrenalin-Perfusor, DK, Rektusscheiden-/TAP-Block	Rückenlage	ITN, 1. Wahl Inhalationsanästhesie, 2. Wahl TIVA, PONV-Prophylaxe, Ceftriaxon, IMC, Rektusscheiden-/TAP-Block
retroperitoneale Lymphadenektomie (RPLA) Da Vinci	30–45 min, Operation 420 min	ITN, ZVK, arterielle Kanüle., Thiopental/Propofol, Sufentanil, Remifentanil, Rocuronium, Des-/Isofluran, Noradrenalin-Perfusor, DK, Rektusscheiden-/TAP-Block	Rückenlage	ITN, Inhalationsanästhesie, Rekutsscheiden-/TAP-Block, Ceftriaxon, PONV-Prophylaxe, postoperativ IMC
Zystektomie Da Vinci	30–45 min, Operation 420 min	ITN, ZVK, arterielle Kanüle, Thiopental/Propofol, Sufentanil, Remifentanil, Rocuronium, Des-/Isofluran, Noradrenalin-Perfusor, DK, Rektusscheiden- und TAP-Block	Rückenlage, **Cave:** Lagerung, Pneumothorax möglich, restriktive Flüssigkeitszufuhr	ITN, Inhalationsanästhesie, Rekutsscheiden-/TAP-Block, Ceftriaxon, PONV-Prophylaxe, postoperativ IMC

Tab. 146.1 Fortsetzung.

Operation	Beginn d. chir. Maßnahme bis Ende der chir. Maßnahme	Anästhesiemedikamente bei Allgemeinanästhesie und Regionalanästhesie	Lagerung	Anästhesieverfahren
endoskopische extraperitoneale radikale Prostatektomie (EERPE) Da Vinci	30–45 min, Operation 360 min	ITN, ZVK, arterielle Kanüle, Thiopental/Propofol, Sufentanil, Remifentanil, Rocuronium, Des-/Isofluran, Noradrenalin-Perfusor, DK, Rektusscheiden- und TAP-Block	Kopftieflage, Hirnödem, Pneumothorax möglich	ITN, Inhalationsanästhesie, Rektusscheiden-/TAP-Block, Ceftriaxon, PONV-Prophylaxe, postoperativ IMC
retroperitoneale Lymphadenektomie (RPLA) offen	45 min, Operation 260 min	ITN, t-PDK,ZVK, arterielle Kanüle, Thiopental/Propofol, Sufentanil, Remifentanil, Rocuronium, Des-/Isofluran, Noradrenalin-Perfusor, Ropivacain (0,75 %) 10 ml, (0,2 %) 6 ml/h PDK, DK	Rückenlage, beide Arme ausgelagert	ITN, t-PDK Inhalationsanästhesie, Ceftriaxon, PONV-Prophylaxe, postoperativ IMC
radikale Prostatektomie	30–45 min, Operation 230 min	ITN, t-PDK, ZVK, arterielle Kanüle, Thiopental/Propofol, Sufentanil, Remifentanil, Rocuronium, Des-/Isofluran, Noradrenalin-Perfusor, Ropivacain (0,75 %) 10 ml, (0,2 %) 6 ml/h, DK	Rückenlage, beide Arme ausgelagert	ITN, t-PDK, Inhalationsanästhesie, Ceftriaxon, PONV-Prophylaxe, postoperativ IMC
Lymphozelenfensterung, laparoskopisch	15 min, Operation 90 min	ITN, ggf. ZVK, arterielle Kanüle., Thiopental/Propofol, Sufentanil, Rocuronium, Des-/Isofluran, Remifentanil-Perfusor, Noradrenalin-Perfusor, DK	Rückenlage	ITN, Inhalationsanästhesie, Ceftriaxon, PONV-Prophylaxe, postoperativ IMC
Lymphadenektomie pelvin	30 min, Operation 210 min	ITN, evtl. t-PDK, ZVK, arterielle Kanüle, Thiopental/Propofol, Sufentanil, Rocuronium, Remifentanil-Perfusor, Des-/Isofluran, Noradrenalin-Perfusor, Ropivacain (0,2 %) 6 ml/h, DK, Ilioinguinalis-Block	Rückenlage	ITN, t-PDK Inhalationsanästhesie, Ceftriaxon, PONV-Prophylaxe, postoperativ IMC, Ilioinguinalis-Block
Lymphadenektomie inguinal	15 min, Operation 110 min	ITN, ZVK, arterielle Kanüle, Thiopental/Propofol, Sufentanil, Rocuronium, Des-/Isofluran, Remifentanil-Perfusor, Noradrenalin-Perfusor, DK	Rückenlage	ITN, Inhalationsanästhesie, Ceftriaxon, PONV-Prophylaxe, postoperativ IMC
Lymphozelenfensterung offen	15 min, Operation 80 min	ITN, ZVK, arterielle Kanüle, Thiopental/Propofol, Sufentanil, Rocuronium, Des-/Isofluran, Remifentanil-Perfusor, Noradrenalin-Perfusor, DK	Rückenlage	ITN, PONV-Prophylaxe, Inhalationsanästhesie, Ceftriaxon und Metronidazol, postoperativ IMC
Prostata, Adenomektomie	30 min, Operation 130 min	ITN, ZVK, arterielle Kanüle, Thiopental/Propofol, Sufentanil, Rocuronium, Des-/Isofluran, Remifentanil-Perfusor, Noradrenalin-Perfusor, DK	Rückenlage	ITN, Inhalationsanästhesie, Ceftriaxon, PONV-Prophylaxe, postoperastiv IMC

AS: Analgosedierung, DK: Dauerkatheter, IMC: Intermediate Care, ITN: Intubationsnarkose, LM: Larynxmaske, PDK: Periduralkatheter, PONV: postoperative Übelkeit und Brechreiz, PVK: peripherer Venenkatheter, RSI: „rapid sequence induction“, TAP: Transversus abdominis plane, TIVA: totale intravenöse Anästhesie, t-PDK: thorakaler Periduralkatheter, TUR: transurethrale Resektion, ZVD: zentraler Venendruck, ZVK: zentraler Venenkatheter

147 Analgosedierung in der Urologie

Andreas Schilling

Übersicht

Basisinfos
- ITN (Intubationsnarkose)/LAMA (Larynxmaske) in Bereitschaft
- Patient muss nüchtern sein!
- Narkoseprotokoll mit Aufklebern
- Basismonitoring
- Keine Refluxkrankheit!

Material
- PVK Peripherer Venenkathter) 18 G

147.1 Material und Medikamente

Material

- PVK 1-mal 18–20 G in Lokalanästhesie
- LAMA/ITN immer in Bereitschaft, siehe SOP Allgemeinanästhesie (S. 141)
- Subkutannadeln

Medikamente

- balancierte Vollelektrolytlösung, z. B. Jonosteril 500 ml
- Mepivacain 2-mal 1 ml für Lokalanästhesie
- Propofol (0,5 %) 100 mg/20 ml, ggf. 40 ml
- Remifentanil (10 µg/ml)
- Noradrenalin (4 µg/ml) 10 ml-Spritze
- Noradrenalin 1 mg in 250 ml NaCl
- Medikamente zur Intubation siehe SOP Allgemeinanästhesie (S. 141)

147.2 Eingangsbemerkung

- Indikationen für Analgosedierungen in der Urologie:
  - Prostatastanzbiopsien
  - Anlegen, Wechseln und/oder Entfernen von Uretherkathetern
  - Zirkumzisionen in Lokalanästhesie bei ausgewählten Patienten
  - ggf. bei Zystoskopien bei ausgewählten Patienten
- Nur nüchterne Patienten mit (Sammel-)Aufklärung und ohne Refluxproblematik.

147.3 Anästhesievorbereitung

- Basismonitoring (z. B. EKG, NIBP [nicht invasive Blutdruckmessung], SpO_2, CO_2)
- periphervenöser Zugang 22–18 G in Lokalanästhesie

147.4 Anästhesieeinleitung

- Remifentanil mit 0,1 µg/kgKG/min anlaufen lassen
- Propofol mit 5 mg/kgKG/h anlaufen lassen
- Bei beginnender erkennbarer Sedierung Reduzieren der Dosis auf 0,05 µg/kgKG/min Remifentanil und 2 mg/kgKG/h Propofol.

147.5 Anästhesieführung

- Sauerstoffmaske mit CO_2-Messung, i. d. R. 4–6 l/min Sauerstoff
- Intensives Beobachten des Patienten (Atemexkursionen, Sedierungsgrad), davon ist die Dosisanpassung abhängig.
- Falls so nicht möglich oder drohende Behinderung des Atemweges, Information Operateur und Oberarzt, Vorbereitung der Allgemeinanästhesie (i. d. R. LAMA).
- Keine Kompromisse – im Zweifel hat die Sicherung des Atemweges Priorität!

Vorsicht

Bei zu tiefer Sedierung mit relevanter Beeinträchtigung der Schutzreflexe ist ggf. Umstieg auf LAMA/ITN notwendig, siehe SOP Allgemeinanästhesie (S. 141).

147.6 Postoperatives Vorgehen und Überwachung

- Postoperative Überwachung im Aufwachraum, vor Entlassung Freigabe durch den Urologen. Ausnahmen: Patienten mit Prostatastanzen und/oder Patienten mit ASA (American Society of Anesthesiologists) ≥ Klasse III oder mehr bleiben stationär.

148 Endoskopische extraperitoneale radikale Prostatektomie in Da-Vinci-Technik

Andreas Schilling

Übersicht

Basisinfos
- ITN (Intubationsnarkose) oral
- Operationszeit 4–6 h
- postoperativ IMC
- Temperatur
- Rückenlage, Arme angelegt
- starke Kopftieflage

Material
- PVK (periphere Venenverweilkanüle) 2-mal 14–16 G
- ggf. arterielle Kanüle
- ggf. ZVK (zentraler Venenkatheter) dreilumig
- Relaxometrie
- Magensonde
- Wärmedecke
- Dauerkatheter
- 2 Erythrozytenkonzentrate im Operationssaal/2 Erythrozytenkonzentrate in Reserve

148.1 Material und Medikamente

Material

- PVK 2-mal 14–16 G in Lokalanästhesie
- ggf. arterielle Kanüle in Lokalanästhesie (20 G, A. radialis)
- Tubus 7,5 w/8,0 m
- ggf. ZVK dreilumig, Alpha-Card-Kontrolle
- arterielle Druckmessung
- Dauerkatheter durch Urologie
- Subkutannadeln

Medikamente

- balancierte Vollelektrolytlösung, z. B. Jonosteril 1000 ml
- Mepivacain (2 %) 1 ml für Lokalanästhesie
- Thiopental (500 mg/10 ml) 3–5 mg/kgKG
- Propofol (1 %) 1,5–2,5 mg/kgKG
  - alternativ: Etomidat (20 mg/10 ml) 1 Amp. Reserve
- Sufentanil (50 µg/10 ml) 0,3–0,5 µg/kgKG zur Einleitung
- Remifentanil (2 mg/50 ml) 0,1–0,3 µg/kgKG/min
- Rocuronium (50 mg/5 ml) 0,6 mg/kgKG i. v.
- Isofluran 0,8–1,0 Vol%et, 0,7–1,0 MAC (minimale alveoläre Konzentration)
- Desfluran 4–6 Vol%et, 0,7–1,0 MAC
- Atropin (0,5 mg/ml)
- Noradrenalin (4 µg/ml) 10 ml-Spritze
- ggf. Noradrenalin-Perfusor (4 µg/ml)
- Antibiotikaprophylaxe nach Standard

148.2 Eingangsbemerkung

- lange Operationsdauer
- Kopftieflage mit erheblichen hämodynamischen und respiratorischen Konsequenzen. Daher präzise präoperative Risikoevaluation.
- PDK (Periduralkatheter) ist in der Regel nicht erforderlich, da die Patienten mit einer PCA-Therapie (PCA: patientenkontrollierte Analgesie) postoperativ gut zu führen sind.
- Aufgrund venöser Stauung kann es zu Schwellungen im Kopfbereich kommen. Die muss vor der Extubation beachtet werden.
- Arme werden angelagert. Zugänge müssen mit Verlängerungen versehen werden. Sorgfältige Lagerung mit dem Operationspersonal. Vermeiden von Druck- und Zugbelastungen. Beine werden etwas abgeknickt.

148.3 Anästhesievorbereitung

- Basismonitoring (EKG, NIBP [nicht invasive Blutdruckmessung], SpO_2)
- Punktionstisch für arterielle Kanüle und evtl. ZVK
- periphervenöser Zugang 1,7–2,0 mm in Lokalanästhesie
- Dauerkatheter durch Urologie
- Temperaturmesung, evtl. Wärmedecke
- Relaxometrie

148.4 Anästhesieeinleitung

- sorgfältige Präoxygenierung (8 tiefe Atemzüge bei dicht sitzender Maske oder 3 min mit FiO_2 1,0)
- Einleitung mit Thiopental 3–5 mg/kgKG/Propofol (1 %) 1,5–2,5 mg/kgKG, Sufentanil 0,3–0,5 µg/kgKG, Rocuronium 0,6 mg/kgKG
- Etomidat zur Einleitung kardial affektierter Patienten
- Relaxometrie zur Einleitung (wenn T 4-Zahl 0, dann Intubation)
- Arterie (20 G, A. radialis an der nicht dominanten Hand)
- ZVK (V. jugularis interna rechts), Alpha-Card-Kontrolle

148.5 Anästhesieführung

- balancierte Anästhesie mit Isofluran/Desfluran und Remifentanil
- i. d. R. keine Nachrelaxierung bei ausreichender Analgesie mit Remifentanil
- Infusionstherapie restriktiv, nicht mehr als 2 l Kristalloide, wenn möglich Tropfenzähler einsetzen
- Blutgasanalyse arteriell/venös regelmäßig
- Beatmungsdruck ist erhöht, CO_2 wird resorbiert, IPPV-Beatmung (IPPV: „intermittent positive pressure ventilation"), ggf. permissive Hyperkapnie.

Vorsicht

Gefahr von Lagerungsschäden, Plexusläsionen und Dekubiti. Theoretisch Hirnödem möglich durch venöse Abflussbehinderung.

148.6 Postoperatives Vorgehen und Überwachung

- postoperativ auf IMC (Intermediate Care)
- Vigilanzkontrolle
- PCA-Pumpe nach Standard

149 Endoskopische Nierenoperationen (Nephrektomie/Nierenteilresektion)

Andreas Schilling

Übersicht

Basisinfos
- ITN oral
- Operationszeit 3–4 h
- postoperativ IMC
- bei Da-Vinci-Technik ist wenig Platz

Material
- PVK (periphere Venenverweilkanüle) 18 G und 14–16 G
- ggf. arterielle Kanüle
- 2 Erythrozytenkonzentrate im Operationssaal/2 Erythrozytenkonzentrate in Reserve
- ggf. ZVK (zentraler Venenkatheter)
- Wärmedecke
- Relaxometrie
- Temperatursonde

Medikamente
- balancierte Vollelektrolytlösung, z. B. Jonosteril 1000 ml
- Mannit-Lösung (20 %)

149.1 Material und Medikamente

Material

- PVK 18 G in Lokalanästhesie, 14–16 G in Narkose
- arterielle Kanüle in Lokalanästhesie (20 G, A. radialis)
- Tubus 7,5 w/8,0 m
- ggf. ZVK dreilumig, Alpha-Card-Kontrolle
- ggf. arterielle Druckmessung
- Dauerkatheter durch Urologie
- Subkutannadeln

Medikamente

- balancierte Vollelektrolytlösung, z. B. Jonosteril 1000 ml
- Mepivacain 2-mal 1 ml für Lokalanästhesie
- Thiopental (500 mg/10 ml) 3–5 mg/kgKG
  - alternativ: Propofol (1 %) 1,5–2,5 mg/kgKG
  - alternativ: Etomidat (20 mg/10 ml) 1 Amp. Reserve
- Sufentanil (50 µg/10 ml) 0,3–0,5 µg/kgKG zur Einleitung
- Remifentanil (2 mg/50 ml) 0,1–0,3 µg/kgKG/min
- Rocuronium (50 mg/5 ml) 0,6 mg/kgKG i. v.
- Isofluran 0,8–1,0 Vol%et, 0,7–1,0 MAC (minimale alveoläre Konzentration)
  - alternativ Desfluran 4,0–6,0 Vol%et, 0,7–1,0 MAC
- Atropin (0,5 mg/ml)
- Noradrenalin (4 µg/ml) 10 ml-Spritze
- ggf. Noradrenalin-Perfusor (4 µg/ml)
- Antibiotikaprophylaxe nach Standard

149.2 Anästhesievorbereitung

- Abgleich der Patientendaten
- Allergien und Nüchternheit evaluieren
- ggf. Vorbereiten der Druckaufnehmer

149.3 Anästhesieeinleitung

- Zeitbedarf ca. 15 min
- Basismonitoring (EKG, NIBP [nicht invasive Blutdruckmessung], SpO_2)
- Relaxometrie
- periphervenöser Zugang 18 G in Lokalanästhesie, 14–16 G in Narkose
- sorgfältige Präoxygenierung (8 tiefe Atemzüge bei dicht sitzender Maske oder 3 min mit FiO_2 1,0)
- Einleitung mit Thiopental 3–5 mg/kgKG/Propofol (1 %) 1,5–2,5 mg/kgKG, Sufentanil 0,3–0,5 µg/kgKG, Rocuronium 0,6 mg/kgKG
- Etomidat zur Einleitung kardial affektierter Patienten
- Relaxometrie zur Einleitung (wenn T4-Zahl 0, dann Intubation)
- ggf. ZVK (Alpha-Card-Kontrplle), arterielle Kanüle
- Dauerkatheter durch Urologie
- Seitenlagerung mit Operateur (**Cave:** Augen, Ohr und Schulter unten)
- Wärmedecke, Temperaturmessung

149.4 Anästhesieführung

- balancierte Anästhesie mit und Isofluran/Desfluran, Remifentanil
- i. d. R. keine Nachrelaxierung bei ausreichender Analgesie mit Remifentanil
- Minimal-Flow, ggf. PEEP („positive end-expiratory pressure") 8–10 cmH_2O bei Adipositas, sonst PEEP 5 cmH_2O
- Volumensubstitution mit balancierte Vollelektrolytlösung, z. B. Jonosteril
- **Cave:** Diurese ≥ 1 ml/kgKG/h, auf ausreichende Volumengabe achten.

Vorsicht

- Seitenlagerung unter Vermeidung von Kompressionsschäden
- Tubus sichern bei Umlagerung, Vermeiden versehentlicher Extubation und Ziehen von Devices
- Plexus axillaris des hochgelagerten Armes besonders bei Da-Vinci-Einsatz
- Mannitol-Lösung (20 %): auf Ansage des Operateurs 50 ml vor und nach Abklemmen/Freigeben der Nierendurchblutung
- Pneumothorax möglich
- hämodynamische Veränderungen und pulmonale Umverteilungsphänomene beachten
- ggf. Blutgasanalyse
- Blutverlust bei Präparation der Nierengefäße möglich, rechtzeitig Blut bestellen

149.5 Postoperatives Vorgehen und Überwachung

- postoperative Überwachung auf der IMC (Intermediate Care)
- postoperative Analgesie mit PCA-Pumpe (PCA: patientenkontrollierte Analgesie) auf der IMC nach bestehendem Standard

150 Nierenoperationen offen (Nephrektomie/Nierenteilresektion)

Andreas Schilling

Übersicht

Basisinfos

- ITN (Intubationsnarkose) oral
- Operationszeit 3–4 h
- postoperativ IMC
- bei offenen Nierenoperationen mit Flankenschnitt t-PDK (thorakaler Periduralkatheter), siehe SOP Periduralanästhesie (S. 214)
- Alle Patienten zur Nierenoperation für t-PDK aufklären.

Material

- PVK (periphere Venenverweilkanüle) 18 G und 14–16 G
- ggf. arterielle Kanüle
- 2 Erythrozytenkonzentrate im Operationssaal/2 Erythrozytenkonzentrate in Reserve
- ggf. ZVK (zentraler Venenkatheter)
- Wärmedecke
- Relaxometrie
- Temperatursonde

Medikamente

- balancierte Vollelektrolytlösung, z. B. Jonosteril 1000 ml
- Mannit-Lösung (20 %)

150.1 Material und Medikamente

Material

- PVK 18 G in Lokalanästhesie, 14–16 G in Narkose
- arterielle Kanüle in Lokalanästhesie (20 G, A. radialis)
- Tubus 7,5 w/8,0 m
- ggf. ZVK dreilumig, Alpha-Card-Kontrolle
- Dauerkatheter durch Urologie
- PDK-Set bei offenen Nierenoperationen
- Subkutannadeln

Medikamente

- balancierte Vollelektrolytlösung, z. B. Jonosteril 1000 ml
- Mepivacain 2-mal 1 ml für Lokalanästhesie
- Thiopental (500 mg/10 ml) 3–5 mg/kgKG
- Propofol (1 %) 1,5–2,5 mg/kgKG
  - alternativ: Etomidat (20 mg/10 ml) 1 Amp. Reserve
- Sufentanil (50 µg/10 ml) 0,3–0,5 µg/kgKG zur Einleitung
- Remifentanil (2 mg/50 ml) 0,1–0,3 µg/kgKG/min
- Rocuronium (50 mg/5 ml) 0,6 mg/kgKG i. v.
- Isofluran 0,8–1,0 Vol%et, 0,7–1,0 MAC (minimale alveoläre Konzentration)
- Desfluran 4,0–6,0 Vol%et, 0,7–1,0 MAC
- Atropin (0,5 mg/ml)
- Noradrenalin (4 µg/ml) 10 ml-Spritze
- ggf. Noradrenalin-Perfusor (4 µg/ml)
- Antibiotikaprophylaxe nach Standard

150.2 Anästhesievorbereitung

- Abgleich der Patientendaten
- Allergien und Nüchternheit evaluieren
- ggf. Vorbereiten der Druckaufnehmer

150.3 Anästhesieeinleitung

- Zeitbedarf ca. 15 min
- Basismonitoring (EKG, NIBP [nicht invasive Blutdruckmessung], SpO_2)
- Relaxometrie
- periphervenöser Zugang 18 G in Lokalanästhesie, 14–16 G in Narkose
- sorgfältige Präoxygenierung (8 tiefe Atemzüge bei dicht sitzender Maske oder 3 min mit FiO_2 1,0)
- Einleitung mit Thiopental 3–5 mg/kgKG/Propofol (1 %) 1,5–2,5 mg/kgKG, Sufentanil 0,3–0,5 µg/kgKG, Rocuronium 0,6 mg/kgKG
- Etomidat zur Einleitung kardial affektierter Patienten
- Relaxometrie zur Einleitung (wenn T 4-Zahl 0, dann Intubation)
- ZVK (Alpha-Card-Kontrolle), arterielle Kanüle
- Dauerkatheter durch Urologie
- Seitenlagerung mit Operateur (**Cave:** Augen, Ohr und Schulter unten)
- Wärmedecke, Temperaturmessung

150.4 Anästhesieführung

- balancierte Anästhesie mit und Isofluran/Desfluran, Remifentanil
- i. d. R. keine Nachrelaxierung bei ausreichender Analgesie mit Remifentanil
- Minimal-Flow, ggf. PEEP („positive end-expiratory pressure“) 8–10 cmH_2O bei Adipositas, sonst PEEP 5 cmH_2O
- Volumensubstitution mit balancierte Vollelektrolytlösung, z. B. Jonosteril
- **Cave:** Diurese ≥ 1 ml/kgKG/h, auf ausreichende Volumengabe achten.

Vorsicht

- Seitenlagerung unter Vermeidung von Kompressionsschäden
- Tubus sichern bei Umlagerung, Vermeiden versehentlicher Extubation und Ziehen von Devices
- Plexus axillaris des hochgelagerten Armes besonders bei Da-Vinci-Einsatz
- Mannitol-Lösung (20 %): auf Ansage des Operateurs 50 ml vor und nach Abklemmen/Freigeben der Nierendurchblutung
- Pneumothorax möglich
- hämodynamische Veränderungen und pulmonale Umverteilungsphänomene beachten
- ggf. Blutgasanalyse
- Blutverlust bei Präparation der Nierengefäße möglich, rechtzeitig Blut bestellen

150.5 Postoperatives Management

- postoperative Überwachung auf der IMC (Intermediate Care)
- postoperative Analgesie mit PCA-Pumpe (PCA: patientenkontrollierte Analgesie) auf der IMC nach bestehendem Standard

151 Nierentransplantation

Andreas Schilling

Übersicht

Basisinfos
- ITN (Intubationsnarkose) oral
- Operationszeit 2–3 h
- Shuntarm polstern
- Blutgruppe
- Onlinemessung ZVD (zentraler Venendruck)
- postoperativ IMC

Material
- ggf. Absaugkatheter
- Temperatursonde
- Magensonde
- PVK (periphere Venenverweilkanüle) 16 G
- Dauerkatheter
- ZVK (zentraler Venenkatheter) dreilumig, Sonografie
- Wärmedecke
- Relaxometrie
- Infusionswärmegerät
- 2 Erythrozytenkonzentrate im Operationssaal/2 Erythrozytenkonzentrate in Reserve

Medikamente
- Immunsuppressivum (Antithymozytenglobulin [ATG])
- Unacid 3g
- Mannit-Lösung (20 %)

151.1 Material und Medikamente

Material

- PVK 16 G
- Tubus 7,0–8,0 mm Innendurchmesser
- ZVK dreilumig V. jugularis interna (VJI) rechts
- EKG-Monitorng
- Puloxymetrie
- NIBP (nicht invasive Blutdruckmessung) am Nichtshuntarm
- Druckmessung ZVD
- Wärmedecke
- Temperatursonde
- Alpha-Card
- Relaxometrie
- Magensonde
- Infusionswärmegerät
- Arterie gemäß SOP (S. 105) bei entsprechender Indikation

Medikamente

- balancierte Vollelektrolytlösung, z. B. Jonosteril
- Dexpanthenol-Augensalbe
- Thiopental (500 mg/20 ml) 3–5 mg/kgKG zur Einleitung
  - alternativ Propofol (1 %) 1,5–2,5 mg/kgKG
- Sufentanil (50 µg/10 ml) 0,3–0,5 µg/kgKG zur Einleitung
- Isofluran 0,8–1,0 Vol%et/0,7–1 MAC (minimale alveoläre Konzentration)
- Remifentanil-Perfusor 40 µg/ml (2 mg/50 ml)
- Cis-Atracurium (5 mg/5 ml) 0,1 mg/kgKG i. v.
- Unacid 3 g als Kurzinfusion
- Atropin (0,5 mg/ml)
- Noradrenalin (4 µg/ml) 10 ml
- Noradrenalin-Perfusor mit 0,2 mg/50 ml (0,004 mg/ml)
- Noradrenalin-Perfusor mit 5 mg/50 ml (0,1 mg/ml)
- Heparin-Perfusor 100 I.E./h (siehe Patientenkurve)
- Immunsuppressiva nach Ansage des Transplatationszentrums
- Natriumhydrogencarbonat (8,4 %)
- Mannitol (20 %) 100 ml nach Rücksprache mit Operateur
- Furosemid 40 mg nach Rücksprache mit Operateur

151.2 Eingangsbemerkung

- Präoperativ bekommen die Patienten schon auf Station Methylprednisolon 500 mg 4–6 h vor zu erwartender Gefäßfreigabe.
- strenge Asepsis erforderlich
- Wichtig: Die Gabe von Immunsupressiva erfolgt nach den Standards des Transplantationszentrums. Die Dosis wird vorgegeben und durch den Anästhesisten lediglich appliziert (siehe Kap. 151.6).
- präoperative Evaluation muss enthalten:
  - Dialysemodus und -rhythmus (Wochentage, letzte Dialysebehandlung)
  - tägliche Trinkmenge und Restdiurese
  - Volumenstatus abschätzen über die Differenz aktuelles Gewicht abzüglich Trockengewicht
  - aktuelles Labor, insbesondere Serumelektrolyte, Blutzucker, Kreatinin, Blutbild, Gerinnung, C-reaktives Protein
  - neurologischer Status, Hinweise auf Neuropathie
  - Gastroparese
  - koronare Herzkrankheit ausgeschlossen bzw. entsprechende Anamnese und aktuelle Behandlung, letzte TEE (transösophageale Echokardiografie)

151.3 Anästhesieeinleitung

- Shuntarm schonen (kein Zugang) und in Watte wickeln, entsprechende Dokumentation
- Standardeinleitung mit Sufentanil, Thiopental und Cis-Atracurium. Bei notwendiger RSI („rapid sequence induction") Rocuronium einsetzen, nach Rücksprache mit Oberarzt.
- **Cave:** bekannte Magenentleerungsstörung, situative Nichtnüchternheit, dann ist eine RSI erforderlich.
- Basismonitoring anschließen
- 50 mg Ranitidin i. v., 4 mg Dimetindenmaleat i. v.
- Narkoseeinleitung nach Standard: Thiopental 3–5 mg/kgKG, Sufentanil 0,3–0,5 µg/kgKG und Cis-Atracurium 0,1–0,15 mg/kgKG
- Relaxometrie zur Einleitung (wenn T 4-Zahl 0, dann Intubation)
- Tubus platzieren und auskultatorische Lagekontrolle
- bei wesentlichen kardiopulmonalen Begleiterkrankungen invasive Blutdruckmessung in der A. radialis am Nichtshuntarm
- Infusionswärmegerät an ZVK-Infusion (weißer Schenkel)
- dreilumiger ZVK VJI rechts (Ultraschallgerät [USG]) ein großlumiger (14–16 G) peripherer Zugang
- Magensonde legen, Lagekontrolle
- Antibiotikum: 3 g Unacid bei fehlenden Kontraindikationen

151.4 Anästhesieführung

- balancierte Anästhesie mit Isofluran (0,8–1,0 Vol%et/0,7–1,0 MAC)
- Remifentanil 0,1–0,2 µg/kgKG/min
- Nachrelaxierung nur nach Relaxometrie
- regelmäßige Blutgasanalysen
- mindestens zu Beginn und Ende auch zentralvenöse Sättigung (Herzinsuffizienz/Volumentoleranz) bestimmen
- Mindestens einmal im Verlauf, oder häufiger bei höheren Blutverlusten, kleines Blutbild, Gerinnung und Fibrinogen bestimmen.
- Transplantatperfusionsdruck (MAD [mittlerer arterieller Druck] > 70 mmHg) herstellen, Normovolämie anstreben, ggf. Vasopressor Noradrenalin, nach Freigabe der Nierenarterie MAD 90 mmHg anstreben
- Volumentherapie mit balancierter Vollelektrolytlösung z. B. Jonosteril
- Ausgiebige intraoperative Flüssigkeitsgabe (ca. 40 ml/kgKG über die Dauer der Transplantation gilt als primäre Maßnahme zur Erhaltung der optimalen Transplantatperfusion.
- Nach Anschluss der Niere Diurese von ≥ 0,5 ml/kgKG/h anstreben. Kann verzögert eintreten, Kommunikation mit dem Operateur bezüglich postrenaler Ursachen.
- konsequente Behandlung einer Hypotension, kausale Therapie anstreben:
  - Hypovolämie: niedriger ZVD < 8 mmHg, dann Volumengabe, bei Notwendigkeit Gabe von Humanalbumin (5 %) als Kolloid (siehe S 3-Leitlinie zur Volumentherapie); ZVD 8–15 mmHg, bei kardialer Vorbelastung auf 8–12 mmHg einstellen. Ziel: renalen Preload erhöhen, um renalen Blutfluss zu steigern.
  - Vasoplegie: Noradrenalin nach Herstellung von Normovolämie
  - Herzinsuffizienz (SvO_2 < 70 %): Dobutamin, TTE erwägen
- Blutzucker zwischen 120 und 200 mg/dl anstreben
- Azidose vermeiden, Natriumbikarbonat (8,4 %) nach negativem BE (Base-Excess) und Formel
- unmittelbar vor Gefäßfreigabe:
  - Gabe von Furosemid nach Ansage des Operateurs (i. d. R. 20–40 mg), langsame Injektion (N.-acusticus-Schädigung)
  - Mannitol (20 %) 100 ml
  - Heparin 100 I.E./h (5000 I.E./50 ml NaCl0,9 % = 100 I.E./ml = 1 ml/h)

Vorsicht

Größerer Blutverlust möglich, Substitution mit Infusionslösung und Blutprodukten. Ansonsten Transfusion nach Richtlinie der Bundesärztekammer. Transfusionstrigger bei Hb 8 g/dl sinnvoll.

Vorsicht

Beachte die Komorbiditäten eines Patienten mit chronischer Niereninsuffizienz (siehe Kap. 151.6). Insbesondere sind Azidose und Hyperkaliämie zu beachten.

151.5 Postoperatives Vorgehen und Überwachung

- Am Operationsende erfolgt im Normalfall die Extubation.
- Postoperativ Verlegung auf die IMC.
- Postoperative Analgesie opioidbasiert mit Piritramid.
- Anlage eines Übergabeprotokolls an die IMC.

151.6 Anhang

151.6.1 Häufige Begleiterkrankungen bei dialysepflichtigen Patienten

- Kardiomyopathie, koronare Herzkrankheit (KHK), Herzinsuffizienz
- Hypertonie, periphere arterielle Verschlusskrankheit (pAVK), Atherosklerose

- Pneumonie, Lungenödem, Pleuraergüsse
- Anämie, Thrombozytopenie, Thrombozytenfunktionsstörung
- Diabetes mellitus, autonome Neuopathie mit Gastroparese, Hyperparathyreoidismus, Osteoporose
- Hepatitis B und C
- metabolische Azidose
- Elektrolytstörungen (Hyperkaliämie, Hyponatriämie, Hyperchlorämie, Hypokalzämie, Hypermagnesiämie, Hyperkalzämie, Hyperphosphatämie
- Apoplex, Krampfanfall, Bewusstseinsstörungen, periphere vegetative Polyneuropathie

151.6.2 Einschätzung des Operationsrisikos

- 50 % aller perioperativen Todesfälle bei Nierentransplantationen haben eine kardiale Ursache
- 50 % aller niereninsuffizienten Patienten erfüllen ein oder mehr kardiale Risikokriterien
- Einschätzung des Risikos für das Auftreten intraoperativer kardialer Zwischenfälle nach Richtlinien der AHA („major", „intermediate", „minor predictors")
- retrospektive Studien: Nierentransplantation gehört zu den Operationen mit einem mittleren Risiko für kardiale Zwischenfälle (< 5 %)

151.6.3 Immunsuppressive Therapie

Für den Anästhesisten wichtig:

- 2. Transplantat und immunisierte bzw. „Risikopatienten":
  - Methylprednisolon 500 mg, möglichst 4 h vor Freigabe der Nierenarterie auf IMC
  - Thymoglobin (Fa. Genzyme) 25 mg vor Gefäßfreigabe über Inline-Filter (Anti-Humanthymozyten-Immunglobulin vom Kaninchen)
- Empfänger einer „Lebendspende":
  - Methylprednisolon 500 mg, möglichst 4 h vor Freigabe der Nierenarterie auf IMC
  - 7–8 mg/kgKG Grafalon (Fa. Neovii) vor Gefäßfreigabe über Inline-Filter (Anti-Humanthymozyten-Immunglobulin vom Kaninchen)
- Empfänger einer Niere im Rahmen des ESP-Programms (ESP: Eurotransplant Senior Program; „old for old"):
  - Basiliximab 20 mg über 20–30 min 2 h vor Gefäßfreigabe
- CMV-negativer Empfänger einer Niere eines CMV-positiven Spenders:
  - Cytotect (1 ml/kgKG) präoperativ

151.6.4 Therapie bei Hyperkaliämie

- kardialer Schutz:
  - Kalzium i. v. (2–4g) stabilisiert das Myokard kurzzeitig während der Akutbehandlung, indem es die Effekte von Kalium an der Zellmembran antagonisiert.
  - Der Effekt tritt innerhalb von Minuten ein und hält 10–30 min.
- Kaliumverschiebung:
  - Natriumbikarbonat (8,4 %): metabolische Alkalisierung, der Körper versucht, die Alkalisierung auszugleichen, indem er H^+ aus der Zelle ins Plasma schleust und dafür K^+-Ionen nach intrazellulär verschiebt.
  - Hyperventilation: respiratorische Alkalisierung, der Körper versucht, die Alkalisierung auszugleichen, indem er H^+ aus der Zelle ins Plasma schleust und dafür K^+-Ionen nach intrazellulär schiebt.
  - Glukose und Insulin im Verhältnis 3:1 i. v. appliziert, z. B. 30 g Glukose und 10 I.E. Insulin haben einen Effekt von 2–6 h. Insulin fördert die Aufnahme von Kalium zusammen mit Glukose in die Zellen – **Cave:** Hypoglykämie.
  - β_2-Sympathomimetika, wie Reproterol (1 µg/kgKG, Ampulle 90 µg/2 ml) i. v. oder Salbutamol (2–6 Hübe) inhalativ, fördern einerseits die endogene Ausschüttung von Insulin und durch die Stimulation der Natrium-Kalium-ATPase fördern sie die Aufnahme von Kalium in die Zellen. Andererseits stimulieren Sympathomimetika die Sekretion von Renin und damit die Ausscheidung an der Niere (β1). Sie können inhalativ oder parenteral verabreicht.
- Kalium aus dem Körper entfernen:
  - Entfernung möglich durch Dialyse oder Natriumpolystyrolsulfonat-Applikation, eher eine Option für die postoperative Phase auf der IMC in Kooperation mit der Nephrologie.
- metabolische Azidose:
  - Definition: pH < 7,36, BE < –3
  - Natriumbikarbonat 8,4 % (100 ml) zentralvenös, wenn Na^+ > 148 mmol/l Gabe von Tris-Puffer (pur)
  - Volumentherapie: Kristalloid oder Blut bei Indikation

151.7 Literatur

[1] Lemmens HJM. Anesthesia for kidney transplantation. 2019. Im Internet: www.uptodate.com/contents/anesthesia-for-kidney-transplantation; Stand: 09.03.2020

[2] Niemann CU, Eilers H. Abdominal organ transplantation. Minerva Anesthesiol 2010; 76; 266–275

[3] Ohmura N, Tamura H, Kawaguchi Y et al. The influence of dialysis solution on the exercise capacity in patients on CAPD. Adv Perit Dial 1989; 5: 46–48

[4] Smul TM, Eilers H, Stumpner J. Anästhesie und Organprotektion – Nephroprotektion: anästhesiologisches Management. Anästhesiol Intensivmed Notfallmed Schmerzther 2015; 50: 566–574

152 Äußere Nierenbeckenableitungen (Nephrostomie und Nephrolitholapaxie)

Andreas Schilling

Übersicht

Basisinfos
- ITN (Intubationsnarkose) oral
- Operationszeit 1–4 h
- postoperativ Aufwachraum
- IMC (Intermediate Care) bei Blutung oder Fieber
- Blutgruppe
- Umlagerung in Bauchlage
- Schilddrüsenschutz
- linke Niere differente Lagerung
- 180° Drehung in Längsachse

Material
- PVK (periphere Venenverweilkanüle) 20 G
- ggf. arterielle Kanüle
- Dauerkatheter durch Urologie
- Röntgenschürze
- ggf. ZVK (zentraler Venenkatheter)
- Relaxometrie

152.1 Material und Medikamente

Material

- PVK 20 G in Lokalanästhesie
- PVK 16 G
- Tubus 7,5 w/8,0 m
- ggf. ZVK dreilumig, Alpha-Card-Kontrolle
- ggf. arterielle Druckmessung
- Heidelberger-Verlängerung für venösen Zugang
- Relaxometrie
- Subkutannadeln

Medikamente

- balancierte Vollelektrolytlösung, z. B. Jonosteril 1000 ml
- Mepivacain 2-mal 1 ml für Lokalanästhesie
- Thiopental (500 mg/10 ml) 3–5 mg/kgKG
- Propofol 1 % (500 mg/50 ml) 1,5–2,5 mg/kgKG zur Einleitung
  - alternativ: Etomidat (20 mg/10 ml) 1 Amp. Reserve
- Sufentanil (50 µg/10 ml) 0,3–0,5 µg/kgKG zur Einleitung
- Remifentanil (2 mg/50 ml) 0,1–0,3 µg/kgKG/min
- Rocuronium (50 mg/5 ml) 0,6 mg/kgKG i. v.
- Isofluran 0,8–1,0 Vol%et, 0,7–1,0 MAC (minimale alveoläre Konzentration)
- Desfluran 4,0–6,0 Vol%et, 0,7–1,0 MAC
- Atropin (0,5 mg/ml)
- Noradrenalin (4 µg/ml) 10 ml-Spritze
- ggf. Noradrenalin-Perfusor 4 µg/ml
- Antibiotikaprophylaxe nach Standard

152.2 Eingangsbemerkung

- Die perkutane Nephrolitholapaxie (PNL) dauert deutlich länger als die perkutane Nephrostomie (PCN). Hier wird nach Einlegen eines Okklusionskatheters der Patient in Bauchlage gebracht – **Cave:** Tubus und Zugänge.
- Bei Punktion der linken Niere wird der Patient um 180° in der Längsachse gedreht, dabei wird es räumlich eng.
- Das Narkosegerät muss umplatziert werden, vorher Präoxygenieren.

152.3 Anästhesievorbereitung

- Basismonitoring (EKG, NIBP [nicht invasive Blutdruckmessung], SpO_2)
- Arterie, ZVK bei kardiopulmonalen Vorerkrankungen
- periphervenöser Zugang 1 mm in Lokalanästhesie
- Dauerkatheter durch Urologie
- Relaxometrie

152.4 Anästhesieeinleitung

- Basismonitoring (EKG, NIBP, SpO_2)
- Relaxometrie
- sorgfältige Präoxygenierung (8 tiefe Atemzüge bei dicht sitzender Maske oder 3 min mit FiO_2 1,0)
- **bei PCN:** TIVA (totale intravenöse Anästhesie) mit Propofol 1,5–2,5 mg/kgKG, Sufentanil 0,3–0,5 µg/kgKG und Rocuronium 0,6 mg/kgKG
- **bei PNL:** balancierte Anästhesie mit Thiopental 3–5 mg/kgKG/Propofol (1 %) 1,5–2,5 mg/kgGK, Sufentanil 0,3–0,5 µg/kgKG und Rocuronium 0,6 mg/kgKG
- Etomidat zur Einleitung kardial affektierter Patienten
- Relaxometrie zur Einleitung (wenn T 4-Zahl 0, dann Intubation)
- 2. Zugang (1,7 mm) legen
- Tubus sorgfältigst befestigen (Bauchlage), Gänsegurgel einsetzen

152.5 Anästhesieführung

- **bei PCN:** TIVA mit Propofol 4–12 mg/kgKG/h, Remifentanil 0,1–0,3 µg/kgKG/min
- **bei PNL:** balancierte Anästhesie mit Isofluran 0,8–1,0 Vol%et, 0,7–1,0 MAC/Desfluran 4,0–6,0 Vol%et, 0,7–1,0 MAC
- Remifentanil 0,1–0,3 µg/kgKG/min
- i. d. R. keine Nachrelaxierung bei ausreichender Analgesie mit Remifentanil

Vorsicht

- beim Umlagern Venenzugang und Tubus sichern
- Perforation Nierenbecken, Läsionen Ureter
- Einschwemmung von Spüllösung

152.6 Postoperatives Vorgehen und Überwachung

- Bei komplikationslosem Verlauf postoperativ in den Aufwachraum.
- Bei Blutung oder Infektion postoperativ auf die IMC.
- Analgesie mit Piritramid-Boli titrierend nach VRS (Verbale Rating-Skala) oder VAS (Visuelle Analogskala). Ergänzend Nichtopioidanalgetika im Rahmen eines festen Schmerzschemas.

153 Residualtumorresektion

Andreas Schilling

Übersicht

Basisinfos
- ITN (Intubationsnarkose) oral
- Operationszeit 6–8 h
- postoperativ IMC
- Rückenlage, Arme ausgelagert

Material
- PVK (periphere Venenverweilkanüle) 2-mal 14–16 G
- ggf .arterielle Kanüle
- ggf. ZVK (zentraler Venenkatheter) dreilumig
- Temperatursonde
- Relaxometrie
- Magensonde
- Wärmedecke
- Dauerkatheter
- t-PDK (thorakaler Periduralkatheter) Th 6–10
- 4 Erythrozytenkonzentrate im Operationssaal/2 Erythrozytenkonzentrate in Reserve

153.1 Material und Medikamente

Material

- PVK 2-mal 14–16 G in Lokalanästhesie
- ggf. arterielle Kanüle in Lokalanästhesie (20 G, A. radialis)
- Tubus 7,5 w/8,0 m
- ggf. ZVK dreilumig, Alpha-Card-Kontrolle
- arterielle Druckmessung
- Dauerkatheter durch Urologie
- PDA-Set (PDA: Periduralanästhesie)
- Subkutannadeln

Medikamente

- balancierte Vollelektrolytlösung, z. B. Jonosteril 1000 ml
- Mepivacain 2-mal 1 ml für Lokalanästhesie
- Thiopental (500 mg/10 ml) 3–5 mg/kgKG
    - alternativ Propofol (1 %) 1,5–2,5 mg/kgKG
    - alternativ: Etomidat (20 mg/10 ml) 1 Amp. Reserve
- Sufentanil (50 µg/10 ml) 0,3–0,5 µg/kgKG zur Einleitung
- Remifentanil (2 mg/50 ml) 0,1–0,3 µg/kgKG/min
- Rocuronium (50 mg/5 ml) 0,6 mg/kgKG i. v.
- Isofluran 0,8–1,0 Vol%et, 0,7–1,0 MAC (minimale alveoläre Konzentration)
    - alternativ Desfluran 4–6 Vol%et, 0,7–1 MAC
- Ropivacain (0,75 %) 10–20 ml
- Ropivacain (0,2 %) Perfusor 6–10 ml/h
- Atropin (0,5 mg/ml)
- Noradrenalin (4 µg/ml) 10 ml-Spritze
- ggf. Noradrenalin-Perfusor (4 µg/ml)
- Antibiose nach Standard

153.2 Eingangsbemerkung

- Zustand nach Chemotherapie, Resttumorresektion bei nichtseminomatösen Keimzelltumoren.
- Je nach Befund sehr lange Operationsdauer.
- Sorgfältige Lagerung mit dem Operationspersonal. Vermeiden von Druck- und Zugbelastungen.

153.3 Anästhesievorbereitung

- Basismonitoring (EKG, NIBP [nicht invasive Blutdruckmessung], SpO_2)
- Punktionstisch für arterielle Kanüle und evtl. ZVK, t-PDK
- periphervenöser Zugang 14–16 G in Lokalanästhesie
- Dauerkatheter durch Urologie
- Temperaturmessung, evtl. Wärmedecke
- Relaxometrie

153.4 Anästhesieeinleitung

- t-PDK-Anlage Th 6–10 unter sterilen Kautelen, siehe SOP PDK (S. 214)
- Basismonitoring (EKG, NIBP, SpO_2), Relaxometrie
- sorgfältige Präoxygenierung (8 tiefe Atemzüge bei dicht sitzender Maske oder 3 min mit FiO_2 1,0)
- Einleitung mit Thiopental 3–5 mg/kgKG/Propofol (1 %) 1,5–2,5 mg/kgKG, Sufentanil 0,3–0,5 µg/kgKG, Rocuronium 0,6 mg/kgKG
- Etomidat zur Einleitung kardial affektierter Patienten
- Relaxometrie zur Einleitung (wenn T4-Zahl 0, dann Intubation)
- Arterie (20 G, A. radialis, an der nicht dominanten Hand)
- ggf. dreilumiger ZVK (V. jugularis interna rechts), Alpha-Card-Kontrolle
- weiche Magensonde legen, Lage kontrollieren
- PDK mit Ropivacain 0,75 % nach errechneter Höhe (siehe SOP PDK (S. 214)) mit 10–20 ml aufspritzen und dann intraoperativ mit Ropivacain-Perfusor (0,2 %) 6–10 ml/h zur Analgesie bestücken.

153.5 Anästhesieführung

- balancierte Anästhesie mit Isofluran 0,8–1,0 Vol%et, 0,7–1,0 MAC/Desfluran 4–6 Vol%et, 0,7–1 MAC
- Remifentanil 0,1–0,3 µg/kgKG/min
- i. d. R. keine Nachrelaxierung bei ausreichender Analgesie über PDA und ggf. Remifentanil
- Infusionstherapie der großen Laparotomie und u. U. sehr langen Operationsdauer angemessen
- Temperaturkontrolle und Wärmedecke
- Blutgasanalyse arteriell/venös regelmäßig
- ggf. Blutbild, Gerinnungskontrolle
- Transfusionstherapie gemäß Querschnittsleitlinie
- ggf. Noradrenalin-Perfusor
- Vermeidung von Hypothermie und Azidose

Vorsicht

Gefahr von Lagerungsschäden, Plexusläsionen und Dekubiti.

Vorsicht

Bei Tumorlokalisation im Bereich der Iliakalgefäße sind starke oder langanhaltende Blutungen möglich. Daher rechtzeitig Blutprodukte nachbestellen. Gerinnungsmanagement beachten und Oberarzt hinzuziehen.

153.6 Postoperatives Vorgehen und Überwachung

- Postoperativ IMC (Intermediate Care), ggf. auf ICU (Intensive Care Unit).
- Laborkontrollen nach Standard der Station.
- Schmerztherapie über t-PDK mit Ropivacain (0,2 %) 2–12 ml/h rechnerisch möglich. Dosierung der Laufrate erfolgt nach NRS (Numerische Ratingskala) des Patienten.
- Gegebenenfalls PCA-Pumpe (PCA: patientenkontrollierte Analgesie) nach Standard als Alternative.
- Nichtopioidanalgetikum ansetzen.

154 Retroperitoneale Lymphadenektomie (RPLA)

Andreas Schilling

Übersicht

Basisinfo
- ITN (Intubationsnarkose) oral
- Operationszeit 2–4 h
- postoperativ IMC
- Temperatur
- Rückenlage, Arme ausgelagert

Material
- PVK (periphere Venenverweilkanüle) 2-mal 14–16 G
- ggf. arterielle Kanüle
- ggf. ZVK (zentraler Venenkatheter) dreilumig
- Relaxometrie
- t-PDK (thorakaler Periduralkatheter) Th 7–10
- Wärmedecke
- 2 Erythrozytenkonzentrate im Operationssaal/2 Erythrozytenkonzentrate in Reserve

154.1 Material und Medikamente

Material

- PVK 2-mal 14–16 G in Lokalanästhesie
- ggf. arterielle Kanüle in Lokalanästhesie (20 G, A. radialis)
- Tubus 7,5 w/8,0 m
- ggf. ZVK dreilumig, Alpha-Card-Kontrolle
- arterielle Druckmessung
- Dauerkatheter durch Urologie
- Subkutannadeln

Medikamente

- balancierte Vollelektrolytlösung, z. B. Jonosteril 1000 ml
- Mepivacain (2 %) für Lokalanästhesie
- Thiopental (500 mg/10 ml) 3–5 mg/kgKG
- Propofol (1 %) 1,5–2,5 mg/kgKG
  - alternativ: Etomidat (20 mg/10 ml) 1 Amp. Reserve
- Sufentanil (50 µg/10 ml) 0,3–0,5 µg/kgKG zur Einleitung
- Remifentanil (2 mg/50 ml) 0,1–0,3 µg/kgKG/min
- Rocuronium (50 mg/5 ml) 0,6 mg/kgKG i. v.
- Isofluran 0,8–1,0 Vol%et, 0,7–1,0 MAC (minimale alveoläre Konzentration)
- Desfluran 4–6 Vol%et, 0,7–1 MAC
- Ropivacain (0,75 %) 10–20 ml
- Ropivacain (0,2 %) Perfusor 6–10 ml/h
- Atropin (0,5 mg/ml)
- Noradrenalin (4 µg/ml) 10 ml-Spritze
- ggf. Noradrenalin-Perfusor (4 µg/ml)
- Antibiose nach Standard

154.2 Eingangsbemerkung

- Meist junge Männer.
- Indikation zur arteriellen Kanüle und ZVK kritisch stellen, daher den Befund einsehen bzw. sich informieren.
- t-PDK sehr wichtig, da postoperativ sehr schmerzhaft

154.3 Anästhesievorbereitung

- Basismonitoring (EKG, NIBP [nicht invasive Blutdruckmessung], SpO_2)
- Anlage des t-PDK nach Standard, Testdosis
- Punktionstisch für arterielle Kanüle und evtl. ZVK
- periphervenöser Zugang 14–16 G in Lokalanästhesie
- Dauerkatheter durch Urologie
- Temperaturmessung, evtl. Wärmedecke
- Relaxometrie

154.4 Anästhesieeinleitung

- t-PDK-Anlage Th 7–10 unter sterilen Kautelen, siehe SOP PDK (S. 214)
- Basismonitoring (EKG, NIBP, SpO_2)
- Relaxometrie
- sorgfältige Präoxygenierung (8 tiefe Atemzüge bei dicht sitzender Maske oder 3 min mit FiO_2 1,0)
- Einleitung mit Thiopental 35 mg/kgKG/Propofol (1 %) 1,5–2,5 mg/kgKG, Sufentanil 0,3–0,5 µg/kgKG, Rocuronium 0,6 mg/kgKG
- Relaxometrie zur Einleitung (wenn T 4-Zahl 0, dann Intubation)
- Arterie (20 G, A. radialis, an der nicht dominanten Hand)
- dreilumiger ZVK (V. jugularis interna rechts), Alpha-Card-Kontrolle
- PDK mit Ropivacain (0,75 %) nach errechneter Höhe (siehe SOP PDK (S. 214)) mit 10–20 ml aufspritzen und Ropivacain-Perfusor (0,2 %) 6–10 ml/h zur Analgesie bestücken.

154.5 Anästhesieführung

- balancierte Anästhesie mit Isofluran 0,8–1,0 Vol%et, 0,7–1,0 MAC/Desfluran 4–6 Vol%et, 0,7–1 MAC
- Remifentanil 0,1–0,3 µg/kgKG/min
- i. d. R. keine Nachrelaxierung bei ausreichender Analgesie über PDA und ggf. Remifentanil
- ggf. kontinuierlicher Vasopressoreinsatz erforderlich – **Cave:** Laktat, SvO_2
- Große Laparotomie mit angemessener Infusionstherapie.
- Blutgasanalyse arteriell/venös

Vorsicht

Je nach Befund schwierige Präparation und Blutungsgefahr. Nierengefäße, V. cava oder Aorta können verletzt werden.

154.6 Postoperatives Vorgehen und Überwachung

- postoperativ auf IMC (Intermediate Care)
- Schmerztherapie über t-PDK mit Ropivacain (0,2 %) 2–12 ml/h rechnerisch möglich. Dosierung der Laufrate erfolgt nach NRS (Numerische Ratingskala) des Patienten.
- Gegebenenfalls Ergänzung mit Piritramid, nicht steroidale Antirheumatika im Rahmen eines festen Schemas.

155 Transurethrale Blasentumorresektion (TUR-Blase)

Andreas Schilling

Übersicht

Basisinfos
- Spinalanästhesie, alternativ LAMA (Larynxmaske)
- ggf. Obturatoriusblock bei Spinalanästhesie und Seitenwandlokalisation
- Steinschnittlagerung
- Operationszeit 0,5–2 h

Material
- PVK (periphere Venenverweilkanüle) 20 G

155.1 Material und Medikamente

Material

- PVK 20 G in Lokalanästhesie
- LAMA
- Spinalset
- Desinfektionslösung
- ggf. Plexusnadel 40 mm
- Subkutannadeln

Medikamente

- balancierte Vollelektrolytlösung, z. B. Jonosteril 1000 ml
- Mepivacain 2-mal 1 ml für Lokalanästhesie
- bei LAMA TIVA (totale intravenöse Anästhesie) mit:
  - Propofol 1 % (500 mg/50 ml) 1,5–2,5 mg/kgKG zur Einleitung
    - alternativ: Etomidat (20 mg/10 ml) 1 Amp. Reserve
  - Remifentanil (2 mg/50 ml) 0,2–0,4 µg/kgKG/min zur Einleitung
- bei Spinalanästhesie:
  - Prilocain 2 % (kürzerer Eingriff) oder Bupivacain 0,5 % (längerer Eingriff)
  - Dosierung siehe SOP Spinalanästhesie (S. 210)
- ggf. 6 ml Ropivacain (0,75 %) für eventuellen Obturatoriusblock
- Atropin (0,5 mg/ml)
- Noradrenalin (4 µg/ml) 10 ml-Spritze
- Noradrenalin 1 mg in 250 ml NaCl

155.2 Eingangsbemerkung

- Bitte über den Befund informieren, um Medikamente und Verfahren adäquat zu indizieren.
- Prinzipiell sind hier TIVA und Spinalanästhesie gleichberechtigte Verfahren.
- Bei Seitenwandlokalisation ist die Spinalanästhesie durch einen Obturatoriusblock zu ergänzen.
- Ein TUR-Syndrom ist zwar möglich, aber wenig wahrscheinlich.
- Spinalanästhesie bei kardialen Vorerkrankungen eher meiden, hier auch Indikation zur invasiven Blutdruckmessung prüfen (Alter, Zustand).
- TIVA bei zu erwartenden kurzen Eingriffen.
- Gabe von Nichtopioidanalgetika schon zu Operationsbeginn zur Vermeidung von Tenesmen und Missempfindungen durch den Dauerkatheter.
- An rechtzeitige Piritramid-Applikation vor Operationsende denken.

155.3 Anästhesievorbereitung

- Basismonitoring (EKG, NIBP [nicht invasive Blutdruckmessung], SpO_2)
- periphervenöser Zugang 20 G in Lokalanästhesie linker Arm

155.4 Anästhesieeinleitung

- siehe SOP für TIVA und Spinalanästhesie (S. 210) und Obturatoriusblockade (S. 283)
- ggf. Obturatoriusblock
- Bei dem i. d. R. höheren Alter der Patienten MAD (mittlerer arterieller Druck) beachten und rechtzeitig Volumen- und Vasopressortherapie einleiten.
- Nur mit stabilem Patienten in den Operationssaal fahren.

155.5 Anästhesieführung

- TIVA mit Propofol 4–12 mg/kgKG/h und Remifentanil 0,1–0,3 µg/kgKG/min
  - alternativ: Spinalanästhesie
- ggf. Obturatoriusblock, Lokalanästhesie nicht nötig
- gut zudecken, Wärmemanagement
- evtl. Transfusionstherapie erforderlich
- ggf. Noradrenalin-Perfusor (4 µg/ml)

Vorsicht

Bei Aufhebung der Steinschnittlage kann eine Hypotonie auftreten, unbedingt eine Blutdruckkontrolle nach Herunterlagern der Beine abwarten, ggf. Volumen- und Vasopressorgabe. TUR-Syndrom ist unwahrscheinlich, kann aber auftreten. Hierzu siehe SOP TUR-Syndrom (S. 592).

155.6 Postoperatives Vorgehen und Überwachung

- postoperative Überwachung im Aufwachraum
- vor Entlassung Freigabe durch den Urologen
- Spülung klar/blutig?

156 Transurethrale Prostataresektion (TUR-Prostata)

Andreas Schilling

Übersicht

Basisinfos
- Check: Prostatavolumen und Resektionsdauer
- Ausgangswert der Natriumkonzentration im Serum muss bekannt sein
- Steinschnittlagerung
- Operationszeit 0,5–1,5 h

Material
- Arterie und ZVK (zentraler Venenkatheter) bei Drüse > 60 cm^3 und erwarteter Resektionsdauer > 60 min und relevanten kardialen Vorerkrankungen

156.1 Material und Medikamente

Material

- PVK (periphere Venenverweilkanüle) 18 G in Lokalanästhesie
- LAMA (Larynxmaske)
- Spinalset
- Desinfektionslösung
- Subkutannadeln

Medikamente

- balancierte Vollelektrolytlösung, z. B. Jonosteril 1000 ml
- Mepivacain 2-mal 1 ml für Lokalanästhesie
- bei LAMA TIVA (totale intravenöse Anästhesie) mit:
  - Propofol 1 % (500 mg/50 ml) 1,5–2,5 mg/kgKG zur Einleitung
    - alternativ: Etomidat (20 mg/10 ml) 1 Amp. Reserve
  - Remifentanil (2 mg/50 ml) 0,2–0,4 µg/kgKG/min zur Einleitung
- bei Spinalanästhesie:
  - Bupivacain (0,5 %) isobar
  - Dosierung siehe SOP Spinalanästhesie (S. 210)
- Atropin (0,5 mg/ml)
- Noradrenalin (4 µg/ml) 10 ml-Spritze
- Noradrenalin 1 mg in 250 ml NaCl
- Furosemid
- NaCl 10 % à 10 ml

156.2 Eingangsbemerkung

- Das TUR-Syndrom entsteht durch Einschwemmung hypotoner Spülflüssigkeit, besonders bei einem Drüsenvolumen > 60 cm^3 und erwarteter Resektionsdauer > 60 min. Die Höhe der Spüllösung spielt ebenfalls eine Rolle bei der Entstehung des TUR-Syndroms (60 cm empfohlen). Hier wird Purisole verwendet, das Mannitol und Sorbit enthält. Die Einschwemmung erfolgt über eröffnete Gefäße in der Resektionsphase.
- Auch bei Durchführung einer PNL (perkutane Nephrolitholapaxie) kann es zum TUR-Syndrom kommen.
- Bei TUR-Blase ist das Auftreten unwahrscheinlich aber nicht ausgeschlossen.
- Durch die hypotone Hyperhydratation kann es zum Flüssigkeitsübertritt in die Hirnzellen kommen und damit zu einem Hirnödem mit entsprechender Symptomatik.

156.3 Anästhesievorbereitung

- Basismonitoring (EKG, NIBP [nicht invasive Blutdruckmessung], SpO_2)
- periphervenöser Zugang 18 G in Lokalanästhesie linker Arm
- abhängig von Befund und Patientenzustand Absaugkatheter und ZVK
- Röhrchen für Blutgasanalyse
- NaCl (10 %) 10 ml-Ampullen
- Wenn ZVK und Arterie, dann Online-ZVD-Messung installieren (ZVD: zentraler Venendruck).

156.4 Anästhesieeinleitung

Nach den jeweiligen SOP für TIVA und Spinalanästhesie (S. 210).

156.5 Anästhesieführung

- Achtung: Blutentnahme alle 30 min während der Resektion (arteriell, sonst venös), Ziel ist die frühzeitige Erkennung einer Verdünnungshyponatriämie.
- Wenn ZVK, dann Online-ZVD-Messung oder engmaschig Einzelmessungen per PE-Line.
- Bei auffälligen Patienten sofort Blutgasanalyse (arteriell und zentralvenös).
- Patienten unter Spinalanästhesie nicht zu sehr sedieren, um die Beurteilbarkeit zu erhalten.
- Auf EKG-Veränderungen achten.
- Behandlung des TUR-Syndroms: siehe SOP TUR-Syndrom (S. 592)

Vorsicht

Durch Einschwemmung hypotoner Spülflüssigkeit Gefahr des TUR-Syndroms mit neurologischen Komplikationen (Unruhe, Angst, Krämpfe, Bewusstlosigkeit etc.) und kardiopulmonalen Komplikationen (Herzinsuffizienz, Lungenödem, Myokardischämie, Herzrhythmusstörungen).

Vorsicht

Gefahr der Entwicklung einer Hyponatriämie und Volumenüberladung. Bei inadäquater Natriumsubstitution Gefahr des OSD (osmotisches Demyelinisierungssyndrom), früher pontine Myelinolyse genannt.

156.6 Postoperatives Vorgehen und Überwachung

- postoperative Überwachung im Aufwachraum
- vor Entlassung Freigabe durch den Urologen
- Spülung klar/blutig?
- Bei TUR-Syndrom postoperative Überwachung auf IMC (Intermediate Care), bei schwerem TUR-Syndrom Überwachung auf der Intensivstation.

157 TUR-Syndrom bei transurethraler Prostataresektion

Andreas Schilling

Übersicht

Basisinfos

- Check: Prostatavolumen und Resektionsdauer
- Ausgangswert der Natriumkonzentration im Serum muss bekannt sein
- Steinschnittlagerung
- Operationszeit 0,5–1,5 h

Material

- Arterie und ZVK (zentraler Venenkatheter) bei Drüse > 60 cm³ und erwarteter Resektionsdauer > 60 min und relevanten kardialen Vorerkrankungen

157.1 Material und Medikamente

Material

- ZVK nach Standard
- Arterie nach Standard

Medikamente

- Noradrenalin (4 µg/ml) 10 ml-Spritze
- Noradrenalin 1 mg in 250 ml NaCl
- mindestens 10 Amp. NaCl 10 % à 10 ml vorhalten:
  - 10 ml NaCl 10 % enthalten 17 mmol Na^+
  - 45 ml NaCl 10 % enthalten 76 mmol Na^+
  - 1000 ml NaCl 10 % enthalten 1700 mmol Na^+
- Furosemid
- ggf. Dobutamin-Perfusor erforderlich

157.2 Eingangsbemerkung

- Das TUR-Syndroms entsteht durch Einschwemmung hypotoner Spülflüssigkeit, besonders bei einem Drüsenvolumen > 60 cm³ und erwarteter Resektionsdauer > 60 min. Die Höhe der Spüllösung spielt ebenfalls eine Rolle bei der Entstehung des TUR-Syndroms (60 cm empfohlen). Hier wird Purisole verwendet, das Mannitol und Sorbit enthält. Die Einschwemmung erfolgt über eröffnete Gefäße in der Resektionsphase.
- Auch bei Durchführung einer PNL (perkutane Nephrolitholapaxie) kann es zum TUR-Syndrom kommen.
- Bei TUR-Blase ist das Auftreten unwahrscheinlich, aber nicht ausgeschlossen.
- Durch die hypotone Hyperhydratation kann es zum Flüssigkeitsübertritt in die Hirnzellen kommen und damit zu einem Hirnödem mit entsprechender Symptomatik.
- Die Hyponatriämie ist akut, wenn sie < 48 h besteht. Hierbei darf/muss nach internationalen Leitlinien schnell substituiert werden.

157.3 Anästhesievorbereitung

- Basismonitoring (EKG, NIBP [nicht invasive Blutdruckmessung], SpO_2)
- periphervenöser Zugang 1,0–1,2 mm in Lokalanästhesie linker Arm
- abhängig von Befund und Patientenzustand Absaugkatheter und ZVK
- Röhrchen für Blutgasanalyse
- NaCl (10 %) 10 ml-Ampullen
- Wenn ZVK und Arterie, dann Online-ZVD-Messung installieren (ZVD: zentraler Venendruck).

157.4 Anästhesieeinleitung

Nach den jeweiligen SOP für TIVA und Spinalanästhesie (S. 210).

157.5 Anästhesieführung

- Achtung: Blutentnahme alle 30 min während der Resektion (arteriell, sonst venös), Ziel ist die frühzeitige Erkennung einer Verdünnungshyponatriämie.
- Wenn ZVK, dann Online-ZVD-Messung
- Bei auffälligen Patienten sofort Blutgasanalyse (arteriell und zentralvenös).
- Patienten unter Spinalanästhesie nicht zu sehr sedieren, um die Beurteilbarkeit zu erhalten.
- Auf EKG-Veränderungen achten.

Vorsicht

Durch Einschwemmung hypotoner Spülflüssigkeit Gefahr des TUR-Syndroms mit neurologischen Komplikationen (Unruhe, Angst, Krämpfe, Bewusstlosigkeit etc.) und kardiopulmonalen Komplikationen (Herzinsuffizienz, Lungenödem, Myokardischämie, Herzrhythmusstörungen).

Vorsicht

Gefahr der Entwicklung einer Hyponatriämie und Volumenüberladung. Bei inadäquater Natriumsubstitution Gefahr des OSD (osmotisches Demyelinisierungssyndrom), früher pontine Myelinolyse genannt.

157.6 Notfallmanagement des TUR-Syndroms

- Sofort Oberarzt informieren!
- Gabe von 40–80 mg Furosemid
- Blutgasanalyse abnehmen
- Wenn Serum-Natrium < 120 mmol/l und Patient symptomatisch, dann Perfusorgabe von 45 ml NaCl (10 %), entsprechend 76 mmol über 20 min.
- Nach 20 min Bestimmung der Natriumkonzentration im Serum.
- Nochmal Perfusorgabe 45 ml NaCl (10 %) über 20 min.
- Erneute Bestimmung der Natriumkonzentration im Serum.
- Fortsetzen, bis Steigerung der Natriumkonzentration im Serum von 5 mmol/l in der ersten Stunde erreicht ist.
- Verlegung des Patienten auf Intensivüberwachung oder Intensivstation organisieren.
- Wenn in der ersten Stunde eine Anhebung der Natriumkonzentration im Serum von 5 mmol/l erreicht wurde, keine weiteren 45 ml-Boli geben.
- Weitere Natriumsubstitution nach Abschätzen des Natriumdefizites im Bereich Intensivmedizin. Folgende Formeln können herangezogen werden:
  - Natriumdefizit (mmol) = Gesamtkörperwasser × (Soll Na^+ – Ist Na^+)
  - Gesamtkörperwasser (in l):
    - Kinder 0,6 × kgKG
    - Frauen 0,5 × kgKG
    - Männer 0,6 × kgKG
    - ältere Frauen 0,45 × kgKG
    - ältere Männer 0,5 × kgKG
  - Infusionsrate (ml/h) = (Natriumdefizit [mmol] × 1000)/(Natriumkonzentration der Infusionslösung [mmol/l] × Zeit [h])

Merke

Der langsame Ausgleich der Natriumkonzentration im Serum gehört in die Hände des erfahrenen Intensivmediziners.

- Die Substitutionsrate ist anzupassen. Der Anstieg der Natriumkonzentration im Serum soll in den ersten 24 h 10 mmol/l nicht übersteigen und in der Folgezeit nicht größer als 8 mmol/l/24 h sein. Dies setzt engmaschige Therapiekontrollen voraus.
- Die Substitution sollte nur bis zu einer Natriumkonzentration im Serum von 130 mmol/l erfolgen.
- Vorgehen, wenn nach dem Notfallmanagement der ersten Stunde keine Besserung der Symptome trotz Anheben der Natriumkonzentration im Serum um 5 mmol/l eingetreten ist:
  - Weitere Substitution mit NaCl (10 %) per 45 ml-Boli über 20 min, um einen Konzentrationsanstieg von 1 mmol/l/h herbeizuführen.
  - Keine weitere Substitution, wenn ein Konzentrationsanstieg von insgesamt 10 mmol/l oder eine Natriumkonzentration im Serum von 130 mmol/l erreicht ist, egal, was zuerst erreicht wird.
  - Andere Ursachen für die Symptompersistenz sind zu prüfen.
  - Trotz eventueller Normalisierung kann nicht mit einer sofortigen Normalisierung der neurologischen Situation gerechnet werden.
  - Ein neurologisches Konsil ist unbedingt anzumelden.

157.7 Postoperatives Vorgehen und Überwachung

- Verlegung auf die Intensivstation erforderlich. Hierbei möglichst präzise den präoperativen Vigilanzstatus angeben!
- **Cave:** Es ist auch ein verzögertes Auftreten eines TUR-Syndroms möglich.

157.8 Literatur

[1] Emmett M, Istre O, Hahn RG et al. Hyponatremia following transurethral resection or hysteroscopy. UpToDate 2018. Im Internet: www.uptodate.com/contents/hyponatremia-following-transurethral-resection-hysteroscopy-or-other-procedures-involving-electrolyte-free-irrigation; Stand: 10.03.2020

[2] Sahay M, Sahay R. Hyponatremia: A practical approach. Indian J Endocrinol Metab 2014; 18: 760–771

[3] Spasovski G, Vanholder R, Allolio B et al. Clinical practice guideline on diagnosis and treatment of hyponatraemia. Nephrol Dial Transplant 2014; 29 Suppl 2: i1-i39

[4] Sterns RH. Overview of the treatment of hyponatremia in adults. UpToDate 2018. Im Internet: www.uptodate.com/contents/overview-of-the-treatment-of-hyponatremia-in-adults#H21988970; Stand: 10.03.2020

158 Diagnostische und therapeutische Uretherorendoskopie (URS)

Andreas Schilling

Übersicht

Basisinfos
- ITN (Intubationsnarkose) oral
- Operationszeit 1–4 h

Material
- PVK (periphere Venenverweilkanüle) 18 G
- ggf. Temperatursonde
- ggf. Wärmedecke
- 0/0 Erythrozytenkonzentrate

Medikamente
- balancierte Vollelektrolytlösung, z. B. Jonosteril 1000 ml

158.1 Material und Medikamente

Material

- PVK 18 G
- Subkutannadel
- Dauerkatheter durch Urologie
- Tubus 7,5–8,0 mm Innendurchmesser
- LAMA (Larynxmaske)

Medikamente

- balancierte Vollelektrolytlösung, z. B. Jonosteril 1000 ml
- Mepivacain 2-mal 1 ml für Lokalanästhesie
- Thiopental (500 mg/10 ml) 3–5 mg/kgKG
- Propofol (1 %) 1,5–2,5 mg/kgKG
  - alternativ: Etomidat (20 mg/10 ml) 1 Amp. Reserve
- Sufentanil (50 µg/10 ml) 0,3–0,5 µg/kgKG zur Einleitung
- Remifentanil (2 mg/50 ml) 0,1–0,3 µg/kgKG/min
- Rocuronium (50 mg/5 ml) 0,6 mg/kgKG i. v.
- Isofluran 0,8–1,0 Vol%et, 0,7–1,0 MAC (minimale alveoläre Konzentration)
- Desfluran 4–6 Vol%et, 0,7–1,0 MAC
- Atropin (0,5 mg/ml)
- Noradrenalin (4 µg/ml) 10 ml-Spritze
- ggf. Noradrenalin-Perfusor (4 µg/ml)
- Antibiotikaprophylaxe nach Standard

158.2 Information zur Steintherapie

- Ureterolitholapaxie (ULP): Entfernung von Steinen aus dem Harnleiter mit Zangen, Körbchen etc. oder Zertrümmerung von Harnleitersteinen mit dem Laser oder Ultraschall.
- Pyelolitholapaxie (PLP): Entfernung von Steinen aus der Niere mit flexiblen Instrumenten, die durch die Harnröhre bis in die Niere vorgeschoben werden.

158.3 Anästhesievorbereitung

- Abgleich der Patientendaten
- Allergien und Nüchternheit evaluieren
- Arterielle Kanüle und/oder ZVK sind abhängig vom Patientenzustand und Risikofaktoren indiziert. Die Eingriffe können lange dauern. Daher sorgfältige Lagerung und Temperaturmanagement.

158.4 Anästhesieeinleitung

- Basismonitoring (EKG, NIBP [nicht invasive Blutdruckmessung], SpO_2)
- Relaxometrie
- periphervenöser Zugang 18 G in Lokalanästhesie
- sorgfältige Präoxygenierung (8 tiefe Atemzüge bei dicht sitzender Maske oder 3 min mit FiO_2 1,0)
- Einleitung mit Thiopental 3–5 mg/kgKG/Propofol (1 %) 1,5–2,5 mg/kgKG, Sufentanil 0,3–0,5 µg/kgKG, Rocuronium 0,6 mg/kgKG
- Etomidat 0,1–0,3 mg/kgKG zur Einleitung kardial affektierter Patienten
- Relaxometrie zur Einleitung (wenn T 4-Zahl 0, dann Intubation)
- ggf. Wärmedecke, Temperaturmessung

158.5 Anästhesieführung

- balancierte Anästhesie mit Isofluran 0,8–1,0 Vol%et, 0,7–1,0 MAC/Desfluran 4–6 Vol%et, 0,7–1,0 MAC und Remifentanil 0,1–0,3 µg/kgKG/min
- i. d. R. keine Nachrelaxierung bei ausreichender Analgesie mit Remifentanil
- ggf. Blutgasanalyse

Vorsicht

Einschwemmung von Bakterien bei Infekt mit konsekutiver Urosepsis bei infiziertem Nierenbecken.

Vorsicht

Gefahr der Perforation.

158.6 Postoperatives Vorgehen und Überwachung

- engmaschige Kontrolle der Vitalparameter im Aufwachraum
- Piritramid titrieren
- Nichtopioidanalgetika fest ansetzen

159 Zystektomie (mit Ileumkonduit/Neoblase)

Andreas Schilling

Übersicht

Basisinfos

- ITN (Intubationsnarkose) oral
- Operationszeit 6–8 h
- postoperativ IMC (Intermediate Care), ggf. ICU (Intensive Care Unit)
- Rückenlage, Arme ausgelagert

Material

- PVK (periphere Venenverweilkanüle) 2-mal 14–18 G
- arterielle Kanüle
- ZVK dreilumig
- Temperatursonde
- Relaxometrie
- weiche Magensonde
- Wärmedecke
- 2 Erythrozytenkonzentrate im Operationssaal/2 Erythrozytenkonzentrate in Reserve
- Dauerkatheter
- t-PDK (thorakaler Periduralkatheter) Th 8–10

159.1 Material und Medikamente

Material

- PVK 2-mal 14–18 G in Lokalanästhesie
- ggf. arterielle Kanüle in Lokalanästhesie (20 G, A. radialis)
- Tubus 7,5 w/8,0 m
- ZVK dreilumig, Alpha-Card-Kontrolle
- arterielle Druckmessung
- PDA-Set (PDA: Periduralanästhesie)
- Subkutannadeln

Medikamente

- balancierte Vollelektrolytlösung, z. B. Jonosteril 1000 ml
- Mepivacain 2-mal 1 ml für Lokalanästhesie
- Thiopental (500 mg/10 ml) 3–5 mg/kgKG
  - alternativ Propofol (1 %) 1,5–2,5 mg/kgKG
  - alternativ: Etomidat (20 mg/10 ml) 1 Amp. Reserve
- Sufentanil (50 µg/10 ml) 0,3–0,5 µg/kgKG zur Einleitung
- Remifentanil (2 mg/50 ml) 0,1–0,3 µg/kgKG/min
- Rocuronium (50 mg/5 ml) 0,6 mg/kgKG i. v.
- Isofluran 0,8–1,0 Vol%et, 0,7–1,0 MAC (minimale alveoläre Konzentration)
  - alternativ Desfluran 4–6 Vol%et, 0,7–1,0 MAC
- Ropivacain (0,75 %) 10–20 ml
- Ropivacain (0,2 %) Perfusor 6–10 ml/h
- Atropin (0,5 mg/ml)
- Noradrenalin (4 µg/ml) 10 ml-Spritze
- ggf. Noradrenalin-Perfusor (4 µg/ml)
- Antibiose nach Standard

159.2 Eingangsbemerkung

- lange Operationsdauer
- Oft sehr alte Patienten mit entsprechenden Komorbiditäten.
- Sorgfältige Lagerung mit dem Operationspersonal. Vermeiden von Druck- und Zugbelastungen.

159.3 Anästhesievorbereitung

- Basismonitoring (EKG, NIBP [nicht invasive Blutdruckmessung], SpO_2)
- Punktionstisch für arterielle Kanüle und evtl. ZVK, t-PDK
- periphervenöser Zugang 14–18 G in Lokalanästhesie
- Dauerkatheter durch Urologie
- Temperaturmessung, evtl. Wärmedecke
- Relaxometrie

159.4 Anästhesieeinleitung

- t-PDK-Anlage Th 8–10 unter sterilen Kautelen, siehe SOP PDK (S. 214)
- Basismonitoring (EKG, NIBP, SpO_2)
- Relaxometrie
- sorgfältige Präoxygenierung (8 tiefe Atemzüge bei dicht sitzender Maske oder 3 min mit FiO_2 1,0)
- Einleitung mit Thiopental 3–5 mg/kgKG/Propofol (1 %) 1,5–2,5 mg/kgKG, Sufentanil 0,3–0,5 µg/kgKG, Rocuronium 0,6 mg/kgKG
- Etomidat zur Einleitung bei kardial affektierten Patienten
- Relaxometrie zur Einleitung (wenn T 4-Zahl 0, dann Intubation)
- Arterie (20 G A. radialis an der nicht dominanten Hand)
- dreilumiger ZVK (V. jugularis interna rechts), Alpha-Card-Kontrolle
- weiche Magensonde legen, Lage kontrollieren.
- PDK mit Ropivacain (0,75 %) nach errechneter Höhe (siehe SOP PDK (S. 214)) mit 10–20 ml aufspritzen und dann intraoperativ Ropivacain-Perfusor (0,2 %) 6–10 ml/h zur Analgesie bestücken.

159.5 Anästhesieführung

- balancierte Anästhesie mit Isofluran 0,8–1,0 Vol%et, 0,7–1,0 MAC/Desfluran 4–6 Vol%et, 0,7–1,0 MAC, Remifentanil 0,1–0,3 µg/kgKG/min
- i. d. R. keine Nachrelaxierung bei ausreichender Analgesie über PDA und ggf. Remifentanil
- Infusionstherapie der großen Laparotomie und u. U. sehr langen Operationsdauer angemessen durchführen.
- Temperaturkontrolle und Wärmemanagement
- Blutgasanalyse arteriell/venös regelmäßig
- ggf. Blutbild, Gerinnungskontrolle
- Transfusionstherapie gemäß Querschnittsleitlinie
- ggf. Noradrenalin-Perfusor
- weiche Magensonde legen und belassen
- Vermeidung von Hypothermie und Azidose

Vorsicht

Gefahr von Lagerungsschäden, Plexusläsionen und Dekubiti. Stärkere Blutungen möglich. Gefahr der Auskühlung.

159.6 Postoperatives Vorgehen und Überwachung

- postoperativ auf IMC, ggf. auf ICU
- Laborkontrollen nach Standard der Station
- Schmerztherapie über t-PDK mit Ropivacain (0,2 %) 2–12 ml/h rechnerisch möglich. PCEA-Pumpe intraoperativ anschließen.
- Nichtopioidanalgetika

Sachverzeichnis

A

B

C

I

J

K

L

M

V

W

Z

Notizen

Notizen